Manual de Enfermagem em Emergências

2ª Edição

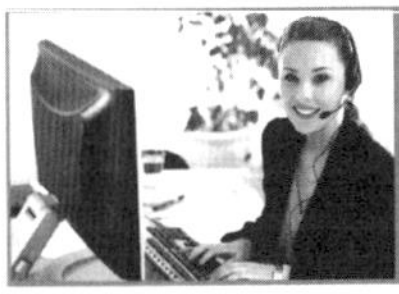

Manual de Enfermagem em Emergências

2ª Edição

EDITORES

Norma Takei Mendes
Cássia Regina Vancini Campanharo
André Luiz Peres Nicola
Valterli Conceição Sanches Gonçalves
Cibelli Rizzo Cohrs
Viviane Lima Oliveira
Hélio Penna Guimarães

CURSO DE ENFERMAGEM ENFEM EM EMERGÊNCIAS

HCor Instituto de Ensino

90 anos 1928•2018 Atheneu nossa missão é construir o futuro

EDITORA ATHENEU

São Paulo —	Rua Jesuíno Pascoal, 30 Tels.: (11) 220-9186 Fax: (11) 222-4199 E-mail: atheneu@u-net.com.br
Rio de Janeiro —	Rua Bambina, 74 Tel.: (21) 539-1295 Fax: (21) 538-1284 E-mail: atheneu@nutecnet.com.br
Belo Horizonte —	Rua Domingos Vieira, 319 — Conj. 1.104

DIAGRAMAÇÃO: Adielson Anselme
CAPA: Equipe Atheneu

CIP-BRASIL. CATALOGAÇÃO NA PUBLICAÇÃO
SINDICATO NACIONAL DOS EDITORES DE LIVROS, RJ

M251
Manual de enfermagem em emergências/editores Norma Takei Mendes ... [et al.]. – [2. ed]. – Rio de Janeiro: Atheneu, 2019.
: il.

Inclui bibliografia
ISBN 978-85-388-0923-4

1. Enfermagem de emergência – Manuais, guias, etc.

18-52990 CDD: 610.736
CDU: 616-083.98

Leandra Felix da Cruz – Bibliotecária – CRB-7/6135

04/10/2018 11/10/2018

MENDES N.T., CAMPANHARO C.R.V., NICOLA A.L.P., GONÇALVES V.C.S., COHRS C.R., OLIVEIRA V.L., GUIMARÃES H.P.
Manual de Enfermagem em Emergências – 2ª Edição

Editores

Norma Takei Mendes

Enfermeira Graduada pelo Centro Universitário Filadélfia – UNIFIL PR. Especialista em Enfermagem em Nefrologia – Modalidade Residência pela Universidade Federal de São Paulo – Unifesp. Mestre em Ciências pela Unifesp. Máster em Serviços de Saúde pela Fundação Getulio Vargas – MBA-FGV. Enfermeira Coordenadora do Instituto de Ensino do Hospital do Coração em São Paulo – IE-HCor.

Cássia Regina Vancini Campanharo

Enfermeira. Doutora em Ciências - Universidade Federal de São Paulo. Especialista em Enfermagem em Emergência – Escola Paulista de Enfermagem – Universidade Federal de São Paulo. Professora Adjunta do Departamento de Enfermagem Clínica e Cirúrgica – Escola Paulista de Enfermagem/Universidade Federal de São Paulo.

André Luiz Peres Nicola

Enfermeiro Coordenador do Núcleo Assistencial da Universidade Corporativa do Hospital do Coração. Graduado em Enfermagem pelas Faculdades Adamantinenses Integradas – FAI. Pós-graduado em Enfermagem em Cardiologia pela Real e Benemérita Sociedade Portuguesa de Beneficência – Hospital São Joaquim. Especialista em Enfermagem Cardiovascular pela Sociedade Brasileira de Enfermagem Cardiovascular – SOBENC. Pós-graduado em Formação de Docentes para o Ensino Profissional em Enfermagem pela Faculdade de Educação São Luís – FESL. Pós-graduação em Educação Permanente pela Faculdade Albert Einstein de São Paulo – FAESP.

Valterli Conceição Sanches Gonçalves

Enfermeira pela Escola de Enfermagem da Universidade de São Paulo – EE-USP. Especialista em Enfermagem Médico-Cirúrgica e Mestre em Enfermagem na Saúde do Adulto e Professora da Escola Paulista de Enfermagem da Universidade Federal de São Paulo – Unifesp-EPE. Doutoranda pela Unifesp-EPE. Docente do Curso de Especialização em Pronto-Socorro das Faculdades Metropolitanas Unidas – FMU.

Cibelli Rizzo Cohrs

Enfermeira Professora do Departamento de Enfermagem Clínica e Cirúrgica da Unifesp-EPE. Enfermeira pela Pontifícia Universidade Católica de Campinas – PUCCAMP. Especialista em Terapia Intensiva e Emergência pelo Centro Universitário São Camilo. Especialista em Educação em Enfermagem pela Fundação Oswaldo Cruz – Fiocruz. Mestre pelo Programa de Pós-Graduação em Enfermagem da Escola Paulista de Enfermagem da Universidade Federal de São Paulo – EPE/Unifesp.

Viviane Lima Oliveira

Enfermeira Graduada pela UNI Anhanguera. Enfermeira da Educação Permanente do Hospital São Camilo. Instrutora do Centro de Ensino, Treinamento e Simulação do Hospital do Coração em São Paulo – CETES-HCor. Pós-Graduação em Educação Permanente em Saúde pelo HIAE – Hospital Israelita Albert Einstein de São Paulo.

Hélio Penna Guimarães

Médico Especialista em Clínica Médica, Medicina Intensiva e Cardiologia. Mestre em Direção Clíncia e Gestão pela Universidade Carlos III, Madri, Espanha. Doutor em Ciências pela Universidade de São Paulo (USP). MBA em Gestão de Serviços de Saúde pela Fundação Getulio Vargas (FGV). Primeiro Secretário da Associação Brasileira de Medicina de Emergência (ABRAMEDE) (2018-2019). Professor Afiliado do Departamento de Medicina da Escola Paulista de Medicina da Universidade Federal de São Paulo (EPM/Unifesp).
Médico Coordenador da Unidade de Terapia Intensiva (UTI) de Clínica Médica da EPM/Unifesp. Diretor Científico do Instituto Paulista de Treinamento e Ensino (IPATRE). Coordenador Médico do Instituto de Ensino do Hospital do Coração (IE-HCor). Membro das Câmaras Técnicas de Medicina de Emergência do Conselho Regional de Medicina do Estado de São Paulo (CREMESP) e Conselho Federal de Medicina (CFM). Professor Titular de Medicina de Emergência do Centro Universitário São Camilo (CUSC). *Fellow* do American College of Physicians (FACP) e American Heart Association (AHA).

Colaboradores

Adriana da Silva Magalhães

Enfermeira Especialista em Cardiologia pela Universidade Federal de São Paulo – Unifesp. Enfermeira da Unidade de Terapia Intensiva Pediátrica do Hospital do Coração – HCor. Preceptora de Treinamento Admissional Setorial junto ao Programa de Educação Permanente do Hospital do Coração. Membro do Grupo de Enfermagem em Terapia Enteral e Nutricional. Membro do Grupo de PICC e Membro do HCor.

Aline Alcantara de Freitas

Enfermeira. Especialista em Pesquisa Clínica – Universidade Federal de São Paulo. Enfermeira da Unidade de Terapia Intensiva da Anestesiologia do Hospital São Paulo.

Aline Fanti Pedreira da Silva

Enfermeira Assistencial da Unidade de Internação Neurológica do Hospital Nove de Julho. Especialista em Enfermagem em Neurologia e Neurocirurgia, Modalidade Residência, pela Universidade Federal de São Paulo – Unifesp.

Ana Paula Santos de Jesus

Enfermeira. Mestre em Enfermagem – Universidade Federal da Bahia. Especialista em Enfermagem Intensivista – Escola de Enfermagem – Universidade Federal da Bahia. Professora Adjunta I do Centro de Ciências da Saúde – Universidade Federal do Recôncavo da Bahia.

Ana Stella de Azevedo Silveira

Enfermeira Especialista em Saúde Mental e Psiquiatria pela Faculdade de Medicina da Universidade de São Paulo – FMUSP. Mestranda pelo Departamento de Psiquiatria da Unifesp. Coordenadora de Enfermagem do Ambulatório Médico de Especialidades de Psiquiatria da Associação Paulista para o Desenvolvimento da Medicina – SPDM.

André Santos Alves de Araújo

Enfermeiro. Graduado em Enfermagem pelas Faculdades Metropolitanas Unidas – FMU. Pós-Graduado em Cardiologia pela Universidade Federal de São Paulo – Unifesp.

Andréa Fachini da Costa

Enfermeira – Centro Universitário das Faculdades Metropolitanas Unidas (FMU). Especialista em Oncologia – Faculdade Israelita de Ciências da Saúde Albert Einstein.

Aparecida Santos Noia

Enfermeira. Professora do Curso de Enfermagem Faculdade de Ciências Médicas da Santa Casa de São Paulo – FCMSCSP. Mestre em Enfermagem pelo Programa de Pós-Graduação em Enfermagem na Saúde do Adulto da Escola de Enfermagem da Universidade de São Paulo – EE-USP. Membro do Grupo de Pesquisa "Manejo da Terapia Farmacológica na Prática Clínica do Enfermeiro".

Ariadne Sanches Gonçalves

Biomédica Patologista. Mestre em Ciências Médicas e Biológicas pela Universidade Federal de São Paulo – Unifesp.

Ariane Ferreira Machado Avelar

Mestre em Enfermagem e Doutora em Ciências – Universidade Federal de São Paulo. Especialista em Enfermagem Pediátrica – Escola Paulista de Enfermagem – Universidade Federal de São Paulo. Professora-Associada do Departamento de Enfermagem Pediátrica – Escola Paulista de Enfermagem – Universidade Federal de São Paulo.

Bianca Rodrigues Caires

Enfermeira do Pronto-Socorro do Hospital São Paulo. Especialista em Enfermagem em Urgência e Emergência – Escola Paulista de Enfermagem – Universidade Federal de São Paulo.

Claudia Satiko Takemura Matsuba

Enfermeira Graduada pela Universidade Estadual de Londrina – UEL. Especialista em Metodologia da Ação Docente pela UEL, em Enfermagem na Unidade de Terapia Intensiva e em Nutrição Parenteral e Enteral pela Sociedade Brasileira de Nutrição Parenteral – SBNPE. Mestre em Enfermagem na Área da Saúde do Adulto e do Idoso pela Universidade Federal de São Paulo – Unifesp. MBA Executivo em Saúde pela Fundação Getulio Vargas – FGV. Coordenadora Técnico-Administrativo da Equipe Multiprofissional de Terapia Nutricional do Hospital do Coração – HCor.

Denise Miyuki Kusahara

Enfermeira. Doutora em Ciências – Universidade Federal de São Paulo. Especialista em Enfermagem em Cuidados Intensivos Pediátricos – Escola Paulista de Enfermagem – Universidade Federal de São Paulo. Professora Adjunta do Departamento de Enfermagem Pediátrica – Escola Paulista de Enfermagem – Universidade Federal de São Paulo.

Erica Mayumi Guskuma

Enfermeira. Especialista em Urgência e Emergência – Escola Paulista de Enfermagem – Universidade Federal de São Paulo. Enfermeira Assistencial do Hospital São Paulo.

Flavia Westphal

Enfermeira. Mestre em Ciências da Saúde – Escola Paulista de Enfermagem – Universidade Federal de São Paulo. Especialista em Enfermagem Obstétrica – Escola Paulista de Enfermagem – Universidade Federal de São Paulo. Técnico Administrativo em Educação do Departamento de Enfermagem na Saúde da Mulher – Escola Paulista de Enfermagem – Universidade Federal de São Paulo.

Gabriela Novelli Oliveira

Enfermeira. Doutoranda da Escola de Enfermagem da Universidade de São Paulo. Mestre em Ciências da Saúde pela Escola Paulista de Enfermagem – Universidade Federal de São Paulo. Especialista em Enfermagem em Emergência – Escola Paulista de Enfermagem – Universidade Federal de São Paulo. Enfermeira do Pronto-Socorro do Hospital Universitário – Universidade de São Paulo.

Itamar Souza de Oliveira Junior

Professor Titular Visitante da Disciplina de Anestesia, Dor e Medicina Intensiva – Escola Paulista de Medicina – Universidade Federal de São Paulo. Orientador do Programa de Pós-Graduação em Medicina Translacional – Escola Paulista de Medicina – Universidade Federal de São Paulo. Pesquisador Associado "Division of Anesthesia, Pain and Critical Care Medicine, Massachusetts General Hospital, Harvard Medical School, EUA.

José César Ribeiro

Gerente Administrativo e Assistencial do Hospital do Coração – HCor. Enfermeiro Especialista em Unidade de Terapia Intensiva. Coordenador do Grupo de Emergência/TRR. Instrutor do Curso em Suporte Básico de Vida – HCor. Membro do Comitê de Ética em Pesquisa – CEP HCor e da Comissão Assistencial – Tromboembolismo Venoso.

Kátia Regina da Silva

Doutora em Ciências – Programa de Pós-Graduação em Cirurgia Torácica e Cardiovascular da Faculdade de Medicina da Universidade de São Paulo – FMUSP. Pós-Doutoranda do Departamento de Cardiopneumologia da FMUSP. Enfermeira Pesquisadora da Unidade Cirúrgica de Estimulação Elétrica e Marca-Passo do Instituto do Coração do Hospital das Clínicas – InCor-HCFMUSP.

Ligia Miyori Muraki Remuska Cortez

Mestre em Oncologia pelo A.C. Camargo Cancer Center. Enfermeira Especialista em Oncologia Pediátrica pela Universidade Castelo Branco. Bacharel em Enfermagem pela Universidade Federal de São Paulo. Atuou como Enfermeira Intensivista no A.C. Camargo Cancer Center e em Transplante de Medula Óssea no GRAACC. Enfermeira Assistencial da Radioterapia do Hospital do Coração – HCor.

Lilian Aparecida de Sousa

Graduada em Enfermagem com Pós-Graduações em Terapia Intensiva Adulta, Docência para Profissionais da Área da Saúde (Técnico e Superior), MBA em Gestão de Pessoas das Organizações de Saúde. Aluna do Curso de Enfermagem em Educação Permanente na Instituição Albert Einstein. Participante do Grupo de Pesquisa PROESA sobre Neuro Stress da USP.

Lillian de Carla Sant'Anna Macedo

Graduada em Nutrição pelo Centro Universitário São Camilo. Especialista em Nutrição Humana Aplicada à Prática Clínica pelo Instituto de Metabolismo e Nutrição e Terapia Nutricional pela Sociedade Brasileira de Nutrição Enteral e Parenteral. Formação em Green Belt na Metodologia Lean Six Sigma pela SETEC Consulting Group. Coordenadora de Nutrição Clínica do Hospital do Coração – HCor.

Lucíola Pontes Leite de Barros

Graduada em Medicina pela Universidade do Estado do Pará com Residência de Clínica Médica no Hospital Santa Marcelina-SP. Residência em Oncologia Clínica no Hospital Israelita Albert Einstein. Estágio no MD Anderson Cancer Center – Houston – Texas – EUA. Estágio em Oncogeriatria no Moffit Cancer Center – Tampa/Fl. Médica do Setor de Oncologia do Hospital do Coração e do Instituto Brasileiro de Controle do Câncer.

Luiz Felipe Sales Mauricio

Enfermeiro. Especialista em Enfermagem em Urgência Emergência – Escola Paulista de Enfermagem – Universidade Federal de São Paulo. Enfermeiro do Hospital Nove de Julho – São Paulo. Enfermeiro da Universidade Paulista – UNIP.

Luiz Humberto Vieri Piacezzi

Enfermeiro. Especialista em Urgência e Emergência – Escola Paulista de Enfermagem – Universidade Federal de São Paulo. Enfermeiro do Departamento de Clínica Cirúrgica – Escola Paulista de Enfermagem – Universidade Federal de São Paulo.

Mara Michele Nunes de Moura

Graduada em Enfermagem pela Universidade Anhanguera de São Paulo. Especialista em Oncologia pela Universidade Nove de Julho. Mestranda em Enfermagem pela Universidade Nove de Julho. Enfermeira do setor de Oncologia do Hospital do Coração – HCor.

Marcia Mitie Nagumo

Enfermeira Graduada pela Universidade Estadual de Campinas (Unicamp). Especialização em Gestão da Qualidade em Saúde. Mestranda do Programa de Pós-Graduação em Neurologia da Faculdade de Medicina da Universidade de São Paulo (FMUSP). Enfermeira de Pesquisa da Unidade de Estimulação Elétrica e Marcapasso do Instituto do Coração do Hospital das Clínicas da FMUSP.

Maria Carolina Barbosa Teixeira Lopes

Enfermeira. Mestre em Ciências – Universidade Federal de São Paulo. Especialista em Enfermagem em Emergência – Escola Paulista de Enfermagem – Universidade Federal de São Paulo. Enfermeira do Departamento de Enfermagem Clínica e Cirúrgica – Escola Paulista de Enfermagem – Universidade Federal de São Paulo.

Maria Cristina Mateus

Farmacêutica. Especialista em Farmacologia Clínica pelo Instituto de Pesquisas Hospitalares do Hospital Nove de Julho. Membro do Grupo de Pesquisa "Manejo da Terapia Farmacológica na Prática Clínica do Enfermeiro".

Maria do Perpétuo Socorro Sousa Nóbrega

Enfermeira. Pós-Doutorada pelo Centro de Adicção em Saúde Mental da University of Toronto – Canadá. Especialista em Saúde Mental e Psiquiatria. Mestre e Doutora em Ciências da Saúde pela Universidade Federal de São Paulo – Unifesp. Professora do Curso de Graduação e Especialização em Enfermagem Psiquiátrica da Faculdade de Medicina do ABC – FMABC. Enfermeira da Educação Continuada em Psiquiatria da Associação Paulista para o Desenvolvimento da Medicina – SPDM.

Meiry Fernanda Pinto Okuno

Enfermeira. Pós-Doutora em Ciências – Universidade Federal de São Paulo. Especialista em Enfermagem Gerontológica e Geriátrica – Escola Paulista de Enfermagem – Universidade Federal de São Paulo. Professora Adjunta do Departamento de Saúde Coletiva – Escola Paulista de Enfermagem – Universidade Federal de São Paulo.

Melissa Lopes Frota

Enfermeira. Especialista em Urgência e Emergência – Escola Paulista de Enfermagem – Universidade Federal de São Paulo. Enfermeira Assistencial do Pronto-Socorro do Hospital do Coração – HCor.

Patrícia de Souza Melo

Enfermeira. Mestre em Ciências – Universidade Federal de São Paulo. Especialista em Enfermagem Obstétrica – Escola Paulista de Enfermagem – Universidade Federal de São Paulo. Técnico Administrativo em Educação do Departamento de Enfermagem na Saúde da Mulher – Escola Paulista de Enfermagem – Universidade Federal de São Paulo.

Priscila Fernandes Barros

Enfermeira. Especialista em Urgência e Emergência – Escola Paulista de Enfermagem – Universidade Federal de São Paulo – Unifesp. Enfermeira Assistencial da Unidade de Terapia Intensiva do Hospital de Transplantes Euryclides de Jesus Zerbini – HTEJZ.

Rennan Martins Ribeiro

Especialista em Enfermagem em Terapia Intensiva Adulto – TENTI-AD pela ABENTI. Especialista em Enfermagem em Neurologia e Neurocirurgia pela Universidade Federal de São Paulo – Unifesp (Modalidade Residência). Coordenador do Serviço de Enfermagem UTI Adulto no Hospital São Paulo – HU/Unifesp. Membro do Departamento de Enfermagem da SOPATI. Preceptor de Enfermagem nos Programas de Residência Multiprofissional na Unifesp.

Roberto Costa

Médico Cirurgião Cardiovascular, Especialista em Estimulação Cardíaca Artificial. Professor Livre--Docente da Faculdade de Medicina da Universidade de São Paulo (FMUSP). Professor-Associado da Disciplina de Cirurgia Cardiovascular da FMUSP. Diretor da Unidade de Estimulação Elétrica e Marcapasso do Instituto do Coração do Hospital das Clínicas da FMUSP.

Rubens Marinho Severo

Enfermeiro Graduado pela Universidade Bandeirantes de São Paulo – Uniban. Ex-Atendente Pré-hospitalar do Corpo de Bombeiros do Estado de São Paulo – CB-PMESP. Transporte Aeromédico, Unidade Coronariana e Pronto-Socorro. Especialização em Gerenciamento em Serviços de Saúde pelo Hospital Israelita Albert Einstein. Atua no Hospital do Coração.

Ruth Ester Assayag Batista

Enfermeira. Pós-Doutora em Ciências – Escola de Enfermagem da Universidade de São Paulo – EE-USP. Especialista em Cuidados Intensivos – EE-USP. Professora Adjunta do Departamento de Enfermagem Clínica e Cirúrgica – Disciplina de Cuidados Intensivos e Emergência da Escola Paulista de Enfermagem – Universidade Federal de São Paulo.

Silvia Regina Secoli

Enfermeira. Professora-Associada do Departamento de Enfermagem Médico-Cirúrgica da Escola de Enfermagem da Universidade de São Paulo – EE-USP. Líder do Grupo de Pesquisa "Manejo da Terapia Farmacológica na Prática Clínica do Enfermeiro". Cadastrada no Conselho Nacional de Desenvolvimento Científico e Tecnológico – CNPq.

Siomara Tavares Fernandes Yamaguti

Enfermeira Gerente de Processos Assistenciais do Hospital do Coração – HCor. Graduada em Enfermagem pelas Faculdades Adamantinenses Integradas – FAI. Pós-Graduada em Enfermagem em Cuidados Intensivos pela Escola de Enfermagem da Universidade de São Paulo – EE-USP. Especialização Enfermagem em Cardiologia – Unifesp. Pós-Graduada em Formação de Docentes para o Ensino Profissional em Enfermagem pela Faculdade de Educação São Luís – FESL. Mestre em Ciências da Saúde – EE-USP. Doutoranda em Enfermagem – EE-USP em andamento. Especialização em Ciência da Melhoria – IHI em andamento.

Solange Antonia Lourenço

Enfermeira Graduada pela Faculdade de Enfermagem e Obstetrícia Don Domênico. Especialista em Neonatologia pela UniABC. Especialista em Cardiologia pela FMU. Especialista em Acessos Vasculares pelo HIAE. Mestre em Ciências da Saúde pela Unifesp. Enfermeira Especialista em Acessos Vasculares do Hospital do Coração – HCor.

Vanessa Yukie Kita Miyasaki

Enfermeira. Especialista em Cuidados Intensivos – Escola Paulista de Enfermagem – Universidade Federal de São Paulo. Enfermeira do Departamento de Clínica Cirúrgica – Escola Paulista de Enfermagem – Universidade Federal de São Paulo.

Dedicatória

A todos os profissionais de Enfermagem que dedicam suas vidas ao atendimento das urgências e emergências em todo o país.

Ao Guilherme e Lívia, que por serem especiais em minha vida transmitiram-me segurança, amor, apoio e perseverança.
Norma Takei Mendes

A todos os profissionais de Enfermagem que dedicam suas vidas ao cuidado do próximo.
A minha família e ao Fábio, pelo apoio e compreensão.
Viviane Lima Oliveira

À Escola Paulista de Enfermagem da Unifesp, aos nossos familiares que nos deram apoio e nos encorajaram para que esta obra fosse terminada. Aos alunos, esperamos que este livro sirva de incentivo para a construção e melhoria das suas carreiras visando sempre uma assistência ao paciente segura e com qualidade.
Valterli Conceição Sanches Gonçalves

Para a Patricia e Anna... sempre!
Hélio Penna Guimarães

Prefácio

O *Manual de Enfermagem em Emergência*, em sua 2ª edição, foi elaborado contemplando os principais tópicos desse relevante tema, incluindo a sistematização da assistência de enfermagem, controle da dor e cuidados de enfermagem com pacientes oncológicos.

O aprendizado da Enfermagem em Urgências e Emergências é área de extrema relevância e fascínio aos profissionais enfermeiros, em sua prática clínica diária. A despeito disso, ainda são deficitárias as abordagens teóricas e práticas dedicadas a esse conhecimento durante os cursos de graduação em enfermagem e poucas as pós-graduações *lato sensu*.

Por vezes, é somente no decorrer da atribulada vida diária "beira-leito" dos Departamentos e Unidades de Urgência e Emergência em todo o país, sejam na rede pública ou privada, que o profissional enfermeiro troca conhecimentos e experiências em busca da consolidação de sua formação e melhoria de qualidade assistencial. Sem desconsiderar essa forma do "aprender", há que certamente reconhecer todos os vieses que esse sistema pode proporcionar.

São nesses ambientes e cenários intensos, de angústias, incertezas e sofrimento humano que sobressai a figura do profissional de enfermagem com um fundamental determinante da manutenção da qualidade e segurança do atendimento, bem como elo imprescindível para o acolhimento e humanização de práticas e processos assistenciais.

Com conhecimento teórico e prático sólidos de docentes e enfermeiros que vivenciam a prática e atualizações na área, essa obra composta de 28 capítulos, dedicadamente trabalhados por sete Editores e 42 Colaboradores, traz de forma objetiva temas de relevância e aplicabilidade à prática diária da enfermagem e, certamente, será uma sólida ferramenta para o enfrentamento das dificuldades de aprendizado e ensino dessa tão crítica área assistencial.

Mais um passo na estrada da constante busca pela excelência da qualidade assistencial nos Departamentos de Urgência e Emergência de todo Brasil! ...ainda há muito para fazer sempre...há ainda muitas vidas para preservar!

Agradecimentos

Aos superintendentes, diretoria e às senhoras voluntárias da Associação Beneficente Síria e Hospital do Coração – HCor, incansáveis no crescimento do hospital. Muito obrigado pelo apoio e pelas oportunidades!

A toda a equipe de saúde e de enfermagem, que diferem no cuidado prestado, em especial à enfermeira Fumico Sonoda, que é um exemplo de amor a essa profissão!

A toda a equipe do Instituto de Ensino do Hospital do Coração (IE-HCor): sua dedicação e profissionalismo nos fazem ultrapassar qualquer dificuldade. É um prazer e uma honra trabalhar com vocês.

À equipe da Escola Paulista de Enfermagem da Unifesp e profissionais do HCor, por mais esta parceria científica e inestimável contribuição ao projeto. Lembrando que grandes revoluções científicas são raras, mas a busca pela verdade resulta da agregação de esforços de muitos.

Aos pacientes, por nos instigar a buscar respostas para nossos questionamentos.

Sumário

capítulo 1

O Sistema de Atenção às Emergências em Saúde

• Valterli Conceição Sanches Gonçalves

Introdução

Em 1988, como marco da redemocratização do País, foi aprovada a nova Constituição Federal[1]. Entre suas determinações estabeleceram-se as bases para a edição da Lei nº 8080/90, que instituiu o Sistema Único de Saúde (SUS). A lei foi popularizada como Lei Orgânica da Saúde, tendo sido, posteriormente, complementada pela Lei nº 8.142/90[2,3]. O sistema de saúde hoje vigente é baseado nessa legislação e tem sido implementado por meio de normas operacionais e portarias ministeriais. Na prática, a década de 1990 constituiu o palco de disputa dos dois modelos, o "velho" e o SUS, sendo que o SUS, apesar da vitória da Constituição e da lei, não conseguiu, ainda, chegar ao centro do palco, embora avance "pelas beiradas"[4]. A legislação do SUS, embora não tenha tratado, especificamente, da atenção às urgências, definiu as competências de cada esfera de governo, delegando aos gestores, federal, estadual e municipal, e aos respectivos Conselhos de Saúde a autonomia para a edição e aplicação de medidas, normas técnicas e estratégias visando a sua implantação e implementação, garantidas as diretrizes de universalidade e de igualdade de acesso e da integralidade de assistência[2,3].

A realização da VIII Conferência Nacional de Saúde, no seu relatório final, apresentou as diretrizes gerais, que após debate na Assembleia Geral Constituinte, culminou com a elaboração do texto constitucional que instituiu o SUS em 1988, que apregoa "ações e serviços integrados em uma rede regionalizada e hierarquizada de serviços com acesso universal e igualitário, organizada de forma descentralizada, com direção única em cada esfera de governo, com atendimento integral e participação da comunidade"[4].

A partir da Constituição, várias iniciativas institucionais, legais e comunitárias têm criado as condições de viabilização plena do direito a saúde; entre elas, as chamadas Leis Orgânicas da Saúde e as Normas Operacionais Básicas (NOBs) de 1991, 1993 e 1996.

A Lei nº 8.080, 19 de setembro de 1990, que regula em todo o Território Nacional as ações e serviços de saúde e tem como princípios e diretrizes[5]:

- Universalidade de acesso aos serviços de saúde em todos os níveis de assistência.
- Integralidade de assistência, entendida como um conjunto articulado e contínuo das ações e serviços preventivos e curativos, individuais e coletivos, exigidos para cada caso em todos os níveis de complexidade do sistema.
- Preservação da autonomia das pessoas na defesa de sua integridade física e moral.
- Igualdade da assistência à saúde, sem preconceitos ou privilégios.
- Utilização da epidemiologia para o estabelecimento de prioridades, alocação de recursos.
- Descentralização político-administrativa, ênfase na regionalização e hierarquização da rede de serviços de saúde e maior responsabilidade para os municípios.

- Conjugação dos recursos financeiros, tecnológicos, materiais e humanos da União, dos Estados, do Distrito Federal e dos Municípios na prestação de serviços de assistência à saúde da população.
- Organização dos serviços públicos de modo a evitar duplicidade de meios para fins idênticos.

Dentre todas as fragilidades encontradas na implantação do SUS em relação à efetivação e suas principais diretrizes, o setor das urgências é, seguramente, o que apresenta menor nível de descentralização e hierarquização, mantendo a mesma estrutura hospitalocêntrica implantada desde o final da década de 1960 até os anos 1980.

A Superlotação do Serviço de Emergência, situação que revela a saturação do limite operacional, é evidenciada por meio de indicadores com: 100% de ocupação dos leitos; pacientes nos corredores; não recebimento de ambulâncias em razão da saturação operacional; sala de espera para consulta médica lotada, observando-se mais de uma hora de espera para o atendimento, com a equipe do Serviço de Emergência Hospitalar (SEH) no limite da exaustão.

A assistência ainda centralizada e a desigualdade de acesso, aliadas à crescente demanda por serviços na área da urgência e emergência, nos últimos anos, em razão do crescimento do número de acidentes e da violência urbana, da longevidade aumentada da população e da insuficiente estruturação da rede, atuam como fator perpetuador das tradicionais distorções do sistema. Da necessidade de ordenar o atendimento, garantindo acolhimento, primeira atenção qualificada e resolutiva para as pequenas e médias urgências, estabilização e referência e contrarreferência adequada dos pacientes graves dentro do SUS, surgiu à necessidade da organização da Atenção Integral às Urgências e para isso se impõe a incorporação de alguns elementos conceituais[6]:

- **Estruturação de Sistemas de Atenção** estratificada em rede pré-hospitalar, hospitalar e pós-hospitalar: cada um desses níveis assistenciais deve ser capacitado e responsabilizado pela atenção a uma determinada parcela da demanda de urgência, respeitando os limites de sua complexidade e capacidade de resolução. O objetivo dessa estratificação é organizar o sistema para que ele possa acolher a clientela acometida por quadros agudos, de maior ou menor gravidade, evitando que esta demanda deixe de se dirigir sistematicamente ao pronto-socorro.

O diagnóstico das necessidades da população deve ser feito a partir da observação das áreas geográficas e da relação população/território, da avaliação de necessidades dos diferentes grupos humanos, da utilização de dados de morbidade e mortalidade disponíveis, da observação das doenças emergentes. Deve-se também compor um quadro detalhado dos recursos existentes, levando-se em consideração sua quantidade, localização, complexidade, capacidade operacional e técnica. A Regionalização do Atendimento é indispensável para que se promovam a integralidade e a equidade na assistência[4].

Rede pré-hospitalar

Pré-hospitalar fixo – Conjunto das unidades básicas de saúde, unidades do programa de saúde da família (PSF), programa de agentes comunitários de saúde (PACS), ambulatórios especializados, serviços de diagnóstico e terapias, unidades de pronto atendimento (PA), responsáveis pela assistência prestada, em um primeiro nível de atenção, aos pacientes portadores de quadros agudos, de natureza clínica, traumática e psiquiátrica, provendo atendimento e ou transporte adequado a um serviço de saúde hierarquizado, regulado e integrante do Sistema Estadual de Urgência e Emergência.

Pré-hospitalar móvel (SAMU, Resgate e outros) – É o atendimento que procura chegar precocemente à vítima, após ter ocorrido um agravo à sua saúde, que possa levar a sofrimento, sequelas ou mesmo à morte, sendo necessário, portanto, prestar-lhe atendimento e/ou transporte adequado a um serviço de saúde. É chamado de atendimento pré-hospitalar móvel primário quando o pedido de socorro for oriundo de um cidadão e de pré-hospitalar móvel secundário quando a solicitação partir de um serviço de saúde no qual o paciente já tenha recebido o primeiro atendimento necessário à estabilização do quadro de urgência apresentado, mas necessite ser conduzido a outro serviço de maior complexidade para a continuidade do tratamento.

Historicamente, em 1991[4], o Ministério da Saúde (MS), por intermédio do Programa de Enfrentamento às Emergências e Trauma, iniciou o processo de especificação de um padrão mínimo nacional para profissionais, viaturas e equipamentos ligados aos serviços de Atendimento Pré-Hospitalar que rapidamente surgiam no País. Este programa foi extinto por problemas políticos.

Em 1998, o conselho definia o Sistema de Atendimento Pré-Hospitalar[7] como um serviço médico, quanto à coordenação, regulação e supervisão direta e a distância, aprovando ainda recomendações sobre veículos, materiais, equipamentos e funcionamento dos serviços pré-hospitalares no Brasil, ficando reconhecida a necessidade de atuação de profissionais não oriundos da área da saúde, os socorristas, na operacionalização, responsáveis pelas ações básicas de primeiros socorros para manutenção da vida sob supervisão médica.

Em junho de 2001, foi publicada pelo MS a Portaria nº 814, reforçando determinações já constantes da Portaria nº 824/99, cujo objetivo foi normatizar e especificar as diretrizes para o atendimento em nível pré-hospitalar no Brasil, contemplando as alterações nos aspectos polêmicos[7].

Principais aspectos da Portaria MS nº 814

- Define o Serviço de Atendimento Pré-hospitalar Móvel (APHM) como "atribuição da área da saúde, sendo constituída de uma central reguladora, com equipe e frota de veículos compatíveis com as necessidades de saúde da população de uma região, previamente estabelecida como referência". O sistema deve contar com a retaguarda da rede de serviços de saúde, disponibilizada conforme critérios de hierarquização e regionalização formalmente pactuados entre gestores do sistema.
- Apresenta o perfil, competências/atribuições dos profissionais. A equipe de saúde deve ser composta por: médico (coordenador, regulador, intervencionista e responsável técnico pelas atividades médicas do sistema), enfermeiro (coordenador e assistenciais), técnicos e auxiliares de enfermagem.

Além desta equipe de saúde, em situações de atendimento às urgências relacionadas às causas externas ou de pacientes em locais de difícil acesso, deverá haver uma "ação pactuada, complementar e integrada de outros profissionais não oriundos da saúde, como os policiais, bombeiros e rodoviários militares, para o desempenho das ações de segurança, socorro público e salvamento". Sempre que houver demanda de atendimento de eventos com vítimas, eles devem orientar-se pela decisão do médico regulador.

- Devem existir Centrais de Regulação Médica das urgências, com fácil acesso ao público, por via telefônica, em sistema gratuito (o número nacional de urgência é o 192). A Central de Regulação destinará a equipe que garantirá a assistência no local em que se deu o agravo e o transporte do paciente para o tratamento subsequente em uma unidade de saúde adequada à sua necessidade; atenderá profissionais das unidades que após prestarem o primeiro atendimento ao paciente o qual será remanejado para outra unidade de maior complexidade para a continuidade do tratamento.
- Define ambulância como um veículo (terrestre, aéreo ou aquaviário) que se destine exclusivamente ao transporte de enfermos.
- Estabelece que as dimensões e outras especificações do veículo terrestre deverão obedecer às normas da ABNT-NBR 14.561 de julho de 2000[8].
- Estabelece os materiais, equipamentos, medicamentos e a tripulação mínima para as ambulâncias, classificadas em seis tipos:
  - **Tipo A – Ambulância de transporte:** veículo destinado ao transporte de pacientes em decúbito horizontal que não apresentam risco de vida para remoções simples e de caráter

eletivo. Sua equipe deve constar de dois profissionais, sendo um o motorista e o outro um técnico ou auxiliar de enfermagem.

- **Tipo B – Ambulância de suporte básico:** veículo destinado ao transporte inter-hospitalar de pacientes com risco de vida conhecido e ao atendimento pré-hospitalar de pacientes com risco de vida conhecido, não classificado com potencial de necessitar de intervenção médica no local e durante o transporte até o serviço de destino. Sua equipe deve constar de um motorista e um técnico ou auxiliar de enfermagem.
- **Tipo C – Ambulância de resgate:** veículo com equipamentos para salvamento em altura, terrestre e aquático, destinado ao atendimento de urgência pré-hospitalar das vítimas de acidentes ou em locais de difícil acesso.

  Esta ambulância deve contar, como integrantes da sua tripulação, com três profissionais militares, policiais rodoviários, bombeiros militares e/ou profissionais com capacitação e certificação em salvamento e suporte básico de vida, sendo um o motorista.
- **Tipo D – Ambulância de suporte avançado:** veículo destinado ao atendimento e transporte de pacientes de alto risco em emergência pré-hospitalar e/ou transporte inter-hospitalar que necessita de cuidados médicos intensivos. Sua equipe deve ser composta por um motorista, um médico e um enfermeiro.
- **Tipo E – Aeronave de transporte médico (suporte avançado de vida):** aeronave de asa fixa (avião) ou rotativa (helicóptero) utilizada para o transporte inter-hospitalar de pacientes e aeronave de asa rotativa para ações de resgate, dotada de equipamentos médicos homologados pelo Departamento de Aviação Civil (DAC).

  O atendimento feito por aeronaves deve ser sempre considerado como suporte avançado de vida; portanto, a sua equipe deve ser composta por um piloto, um médico e um enfermeiro.
- **Tipo F – Embarcação de transporte médico:** veículo motorizado aquaviário destinado ao transporte por via marítima ou fluvial, devendo ter os equipamentos médicos de acordo com a gravidade do paciente a ser transportado.

Este tipo de transporte de paciente deve contar com dois ou três profissionais, de acordo com o tipo de atendimento a ser realizado, contando com o condutor da embarcação e um auxiliar/técnico de enfermagem, em casos de suporte básico de vida, e um médico e um enfermeiro, em casos de suporte avançado de vida.

Rede hospitalar

Composta por todos os hospitais ligados ao SUS, em todos os seus níveis de complexidade, partindo-se da premissa de que nenhum pronto-socorro hospitalar poderá apresentar infraestrutura inferior à de uma unidade não hospitalar de atendimento às urgências e emergências. São classificadas em unidades hospitalares de[9]:

- **Atendimento em urgência e emergência tipo I:** unidade instalada em hospitais gerais de pequeno porte, devendo contar com área física estruturada e adequada para o acolhimento e atendimento especializado aos portadores de danos e/ou agravos em situação de urgência e emergência, além de retaguarda de maior complexidade, previamente pactuada, mediada pela central de regulação. Deve possuir rotinas de funcionamento e atendimento escritas, contemplando critérios de avaliação do paciente, procedimentos médico-cirúrgicos e de enfermagem, rotinas de suporte nutricional, de controle de infecção e acompanhamento ambulatorial. Sua equipe deve ser composta por médicos e enfermeiros com funções administrativas e de atendimento, além dos auxiliares e técnicos de enfermagem.
- **Atendimento em urgência e emergência tipo II:** unidades instaladas em hospitais gerais de médio porte, ou seja, média complexidade. Estas unidades funcionam 24 horas por dia. A área física deve contar com centro cirúrgico e obstétrico, análises clínicas laboratoriais,

eletrocardiografia, radiologia convencional, endoscopia, ultrassonografia e banco de sangue. A sua equipe deverá ser composta, além dos profissionais especificados no tipo I, acrescida de clínico geral, pediatra, ginecologista-obstetra, cirurgião geral, traumato-ortopedista, anestesiologista e assistente social. Esta unidade deve contar com profissionais, além daqueles especificados para tipo I, mais oftalmologista, broncoscopista, otorrinolaringologista e psiquiatra.

- **Referência em atendimento em urgência e emergência tipo III:** unidade instalada em hospital especializado e que conta com recursos tecnológicos e humanos para atendimento de natureza clínica e cirúrgica, além daqueles citados no Atendimento tipo II, acrescido das áreas de pediatria (pediatra, cirurgião, intensivista), cardiologia (cardiologista, hemodinamicista, angiografista, cirurgião, intensivista), cirurgia (bucomaxilofacial, vascular e neurocirurgia), psicologia clínica, fisioterapia e terapia ocupacional. A área física deve contar com uma unidade de terapia intensiva, hemodinâmica e tomografia computadorizada. Deve contar ainda com odontólogo, toxicologista, cirurgião do tórax e terapia renal substitutiva.

Estes hospitais, tipo III, devem, ainda, desempenhar atribuição de capacitação, aprimoramento e atualização dos recursos humanos envolvidos com as atividades meio e fim da atenção às urgências e emergências.

Rede pós-hospitalar

É formada pelos serviços de internação domiciliar, rede de reabilitação e outros serviços de suporte a pacientes com patologias crônicas ou incapacitantes, e tem como função primordial a humanização do atendimento, a desospitalização e a sua reintegração na família. Esta rede cumprindo a sua função promove desobstrução da rede hospitalar, ao devolver o paciente, precocemente, à sociedade.

O Ministério da Saúde publica[10]:

- **Portaria nº 2048,** de novembro de 2002, que instituiu o Regulamento Técnico dos Sistemas Estaduais de Urgência e Emergência e define a organização estrutural e funcional dos sistemas, bem como a responsabilidade das três esferas gestoras de saúde pública brasileira, refletindo as recomendações da NOAS–SUS 01 de 2002.
- **Portaria nº 1.863,** de 29 de setembro de 2003, que instituiu a Política Nacional de Atenção às Urgências.
- **Portaria nº 1.864,** de 29 de setembro de 2003, que instituiu o componente pré-hospitalar móvel da Política Nacional de Atenção à Urgência por intermédio da implantação de Serviços de Atendimento Móvel de Urgência: SAMU – 192, suas Centrais de Regulação e seus Núcleos de Educação em Urgência em municípios e regiões de todo o território brasileiro. Esta portaria estabelece que as ambulâncias sejam adquiridas na proporção de um veículo de Suporte Básico à Vida para cada grupo de 100.000–150.000 habitantes e de um veículo de Suporte Avançado à Vida para cada grupo de 400.000–450.000 habitantes.

Estabelece, também, que o acompanhamento e a avaliação das ações serão efetuados por intermédio da apresentação trimestral de casuística e de indicadores de desempenho relacionados a seguir:

- Tempo médio: resposta entre a chamada telefônica e a chegada da equipe no local da ocorrência, decorrido no local da ocorrência e transporte até a unidade de referência.
- Taxas de mortalidade: evitável, geral no ambiente de atenção pré-hospitalar e hospitalar imediata (24 horas).
- Casuística de atendimento segundo a causa, idade, sexo, ocupação, considerando a localização das ocorrências.
- Indicadores de adequação da regulação (% de saídas de veículos do Suporte Avançado após avaliação realizada pela equipe do Suporte Básico).

No Brasil, entre 2002–2003, o Ministério da Saúde regulamentou esse tipo de atendimento com prioridade na implantação do Serviço de Atendimento Móvel às Urgências (SAMU). No entanto, ainda existem poucos estudos sobre o desempenho do subsistema de urgência e emergência, em especial com foco na superlotação dos SEH, suas causas e as intervenções para superação desse grave problema de saúde pública. Levantamento recente identificou no SUS a existência de 185 hospitais com perfil de urgência e emergência[11]. Uma parte desses hospitais participou do processo de qualificação do atendimento às urgências e emergências hospitalares, implementado pelo Ministério da Saúde, denominado QualiSUS[12]. Esse sistema de avaliação revelou que o padrão do atendimento é a superlotação, em especial nos grandes centros urbanos; em alguns, com demanda de mais de mil pacientes por dia.

A Política de Gestão do SUS aposta na não dissociação entre os modos de produzir saúde e os modos de gerir os processos de trabalho, entre atenção e gestão, entre clínica e política. Tem por objetivo provocar inovações nas práticas gerenciais e nas de produção de saúde, propondo para os diferentes coletivos/equipes implicados nestas práticas o desafio de superar limites e experimentar novas formas de organização dos serviços e novos modos de produção e circulação de poder. Operando com o princípio da transversalidade, o SUS lança mão de ferramentas e dispositivos para consolidar redes, vínculos entre usuários, trabalhadores e gestores. Ao se direcionarem as estratégias e os métodos de articulação de ações, saberes e sujeitos, pode-se efetivamente potencializar a garantia de atenção integral, resolutiva e humanizada[12-14].

Referências bibliográficas

1. Brasil. Constituição (1988). Constituição da República Federativa do Brasil. Seção II da Saúde. Senado, Brasília, DF, 1988.
2. Brasil. Lei nº 8.080/90, de 19 de setembro de 1990. Dispõe sobre as condições para a promoção, proteção e recuperação da saúde, a organização e o funcionamento dos serviços correspondentes e dá outras providências. Brasília, DF, 20 Set.1990. Disponível em www.cff.org.br/legis/leis%5Clei_8080_90.html.
3. Brasil. Lei nº 8.142/90, de 28 de dezembro de 1990. Dispõe sobre as condições para a promoção, proteção e recuperação da saúde, a organização e o funcionamento dos serviços correspondentes e dá outras providências. Brasília, 28 de dezembro de 1990a. www.pessoalsus.inf.br/Normas/ Leinº8142/90.htm.
4. Norma Operacional à Assistência à Saúde (NOAS-SUS) 1991, 1993, 1996 e 2002. http://conselho.saude.gov.br/biblioteca consultado em 20 de agosto de 2009.
5. Ministério da Saúde. Portaria nº 824/99. http://conselho.saude.gov.br consultado em 20 de agosto de 2009.
6. VIII Conferência Nacional de Saúde – http://conselho.saude.gov.br/biblioteca/relatório, consultado em 20 de agosto de 2009.
7. Ministério da Saúde Portaria nº 2.048/GM, de 05 de novembro de 2002. http://ministeriodasaúde.gov.br consulta em 20 de agosto de 2008.
8. Associação Brasileira de Normas Técnicas (NBR) 14.561 de julho de 2000. http://www.abnt.org.br consulta em 25 de agosto de 2009.
9. Agencia Nacional de Vigilância Sanitária (ANVISA). Resolução nº 50 de fevereiro de 2002. Regulamento técnico para planejamento, programação, elaboração e avaliação de projetos físicos de estabelecimentos de assistência à saúde. http://agencianacionaldevigilanciasanitoria.gov.br consulta em 20 de agosto de 2009. http://ministeriodasaude.gov.br – Portaria nº 1.864/GM de 29 de setembro de 2003, consulta em 20 de agosto de 2009.
10. Conselho Nacional de Meio Ambiente (CONAMA). Resolução nº 5 de 5 de agosto de 1993. http://conselhonacionaldomeioambiente.gov.br. Consulta em 20 de agosto de 2008.
11. Brasil. Ministério da Saúde. Política Nacional de Atenção às Urgências. Ministério da Saúde, Brasília, 2004. 236p. (Série E. Legislação de Saúde.)
12. Brasil. Ministério da Saúde. Política Nacional de Humanização. Ministério da Saúde, Brasília, 2003. 20p. (Série E. Legislação de Saúde.)
13. Higa EMS, Atallah AN et al. Guias de Medicina Ambulatorial e Hospitalar da UNIFESP-EPM Medicina de Urgência Ed. Manole, 2ª ed., 2008; 3:23-30.
14. Sousa RMC, Calil AM, Paranhos WY, Malvestio MA. Atuação no Trauma uma abordagem para a enfermagem. Ed. Atheneu, 2009, Módulos I e II: 3-149.

capítulo 2

Sistema de Acolhimento com Classificação de Risco/Escalas

• Gabriela Novelli Oliveira • Valterli Conceição Sanches Gonçalves

Introdução

O Sistema Único de Saúde (SUS) ainda apresenta fragilidades na implementação das políticas públicas com enfoque na atenção às urgências e emergências. Com relação à efetivação de suas principais diretrizes, o setor é o que apresenta menor nível de descentralização e hierarquização, mantendo a mesma estrutura hospitalocêntrica desde o final da década de 1960[1].

No modelo de saúde vigente, a assistência às urgências e emergências se dá nos serviços que funcionam exclusivamente para esse fim, ou seja, as unidades de urgência e emergência conhecidas como Serviço de Emergência Hospitalar (SEH), que recebem os usuários da atenção primária e atenção especializada[2].

Com o aumento da expectativa de vida, das doenças crônico-degenerativas, principalmente aquelas relacionadas a doenças cerebrovasculares e cardiovasculares e com o aumento dos acidentes de trânsito, o SEH se tornou a principal porta de entrada dos casos crônicos agudizados e casos agudos desse perfil de morbimortalidade[3]. Consequentemente, a superlotação no SEH é um fenômeno mundial e tem um impacto negativo na satisfação dos pacientes, e podendo implicar-se em complicações nos atendimentos de maior gravidade[4]. Estudos apontam que os atrasos nos dias de superlotação nos atendimentos de maior complexidade aumentam a mortalidade intra-hospitalar[5]. Pacientes que poderiam ser favorecidos com a internação hospitalar e tratamento precoce não conseguiram receber essas medidas, demonstrando associação com o aumento da taxa de mortalidade intra-hospitalar[6,7].

Diante da superlotação dos SEH houve a necessidade de identificar, entre os pacientes, quais necessitam de tratamento imediato, pois o tempo entre a avaliação médica e o tratamento adequado pode comprometer o prognóstico do paciente. Sabe-se que sepse, infarto do miocárdio e acidente vascular cerebral são exemplos de algumas das doenças para as quais a avaliação e a intervenção médica precoce são importantes[8]. Uma das formas de organizar a demanda excessiva do SEH foi a criação dos sistemas de triagem a partir da década de 90, que tem como objetivo principal a identificação do paciente em situação de maior gravidade para ser atendido primeiro pela equipe médica[9].

Contexto de triagem no ambiente hospitalar

Na língua portuguesa, segundo o dicionário *Michaelis 2000*[10], triagem tem o significado de escolha ou separação de pessoas ou coisas em qualquer número de classes.

No contexto hospitalar a triagem surgiu como ferramenta para gerenciar o fluxo de atendimento dos pacientes ao priorizar o acesso do atendimento médico de acordo com a gravidade e complexidade dos casos [11].

O primeiro relato de triagem no ambiente hospitalar foi, em 1898, por um senhor chamado Sir. D'Arcy Powerin, que notou que os pacientes começavam a se aglomerar na porta do hospital antes de ser aberto. Como forma de organizar a porta, que era aberta uma vez por paciente, Sir. D'Arcy Powerin perguntava sobre a queixa e encaminhava o paciente para o médico[12]. Outro relato de triagem foi dos militares para estabelecer prioridades dos soldados feridos em guerra, que eram avaliados pela gravidade das lesões. O grande objetivo dessa triagem era tentar devolver o maior número de soldados para o campo de batalha[12].

Já na década de 90, diversas instituições e hospitais de diferentes partes do mundo começaram a criar seus sistemas de triagem que são adotados até hoje. São quatro sistemas de triagem reconhecidos internacionalmente e amplamente utilizados: Australian Triage Scale (ATS), Canadian Triage Acuity Scale (CTAS), Emergency Severity Index (ESI) e Manchester Triage System (MTS)[9]. A seguir serão apresentadas as Tabelas 2.1 a 2.3 conforme a orientação de cada protocolo com os tempos de atendimento e descrição das situações de triagem.

O MTS, ATS e CTAS são semelhantes em suas concepções e permitem avaliar o grau de risco por meio de decisões e julgamentos clínicos préestabelecidos em cada protocolo, finalizando com a indicação do tempo de espera por atendimento médico[13]. O Emergency Severity Index (ESI) é o mais diferente dos sistemas de triagem, pois orienta a decisão e julgamento clínico sem avaliar o tempo de espera por atendimento médico; a gravidade do caso é estimada com base nos recursos de que o paciente vai precisar no seu atendimento[14] (Figura 2.1).

Esses sistemas de triagem estratificam a gravidade em cinco níveis por apresentarem maior validade e confiabilidade na avaliação do estado clínico do paciente[9]. A Emergency Nurses Association (ENA) e o American College of Emergency Physicians (ACEP) recomendam o uso de sistemas de cinco níveis de gravidade, denominados: **nível 1** – atendimento imediato, **nível 2** – emergência, **nível 3** – urgente, **nível 4** – pouco urgente e **nível 5** – não urgente[14].

A avaliação de pacientes em situações de risco é uma tarefa que depende de decisões e julgamentos clínicos que variam conforme cada protocolo utilizado[15]. E podem ser afetados pela experiência do enfermeiro, pelo ambiente onde acontece a triagem e pelo sistema de saúde em que está inserido[16]. De forma geral, os itens abordados durante a avaliação do paciente na triagem estão relacionados a sinais e sintomas, avaliação de sinais vitais, dor e antecedentes clínicos[16].

O profissional médico e o enfermeiro podem realizar a triagem desde que tenham realizado treinamento do sistema de triagem adotado pela instituição. A literatura tem discutido que o enfermeiro é o profissional que concentra habilidade de avaliação da clínica orientada para os sinais e sintomas e não para os diagnósticos. O enfermeiro também é responsável pela relação empática fundamental na minimização de conflitos, orientando o objetivo do processo de triagem para o paciente[17].

No processo de triagem, o enfermeiro precisa tomar a decisão com enfoque na escuta qualificada e no julgamento clínico das queixas que levam a um raciocínio lógico que determinará o grau de risco e a prioridade para o atendimento médico[17].

Tabela 2.1
Manchester Triage System (MTS)

Número	*Nome*	*Cor*	*Tempo-alvo (minutos)*
1	Emergência	Vermelho	0
2	Muita urgência	Laranja	10
3	Urgência	Amarelo	60
4	Pouca urgência	Verde	120
5	Não urgente	Azul	240

Fonte: Grupo Brasileiro de Classificação de Risco, 2010.
Fonte: Mackway-Jones K, Marsden J, Windle J. Sistema Manchester de Classificação de Risco – Classificação de Risco na Urgência e Emergência. 2ª ed. Belo Horizonte: Grupo Brasileiro de Classificação de Risco; 2010.

Tabela 2.2
Canadian Triage Acuity Scale (CTAS)

Categoria	*Tempo-alvo para avaliação médica*	*Descrição da categoria*
Nível 1	Imediato	Ressuscitação: Risco iminente de deterioração das funções vitais
Nível 2	Até 15 minutos	Emergência: condição que ameaça a vida e requer intervenção rápida
Nível 3	Até 30 minutos	Urgente: condição potencial de evolução para sérias complicações
Nível 4	Até 60 minutos	Pouco urgente: condição potencial de evolução para complicação ou relacionada à idade do paciente
Nível 5	Até 120 minutos	Não urgente: condição aguda ou crônica que não apresenta risco para deterioração das funções vitais

Fonte: *Canadian Association of Emergency Physicians* (CAEP), 2008.

Fonte: Canadian Association of Emergency Physicians. Revisions to the Canadian Emergency Department Triage and Acuity Scale (CTAS) adult guidelines.[Acessado em 10 de maio de 2018.] Disponível em: http://caep.ca/sites/caep.ca/files/caep/module_1_slides_v2.5.pdf http://caep.ca/sites/caep.ca/files/caep/participant_manual_v2.5b_november_2013_0.pdf

Tabela 2.3
Australasian Triage Scale (ATS)

Categoria	*Atendimento médico*	*Descrição da categoria*
Categoria 1	Imediato	Risco imediato de vida
Categoria 2	< 10 minutos	Risco iminente à vida ou exigência de tratamento imediato
Categoria 3	30 minutos	Potencial ameaça à vida/urgência
Categoria 4	60 minutos	Situação de potencial urgência ou de complicações/gravidade importante
Categoria 5	120 minutos	Menos urgente ou problemas clínico-administrativos

Fonte: Australasian College Emergency Medicine (ACEM), 2013.

Fonte: Australasian College for Emergency Medicine. Guidelines for implementation of the Australasian Triage Scale in Emergency. Departments. [Acessado em 10 de maio 2018.]: Disponível em: https://acem.org.au/getmedia/51dc74f7-9ff0-42ce-872a-0437f3db640a/G24_04_Guidelines_on_Implementation_of_ATS_Jul-16.aspx

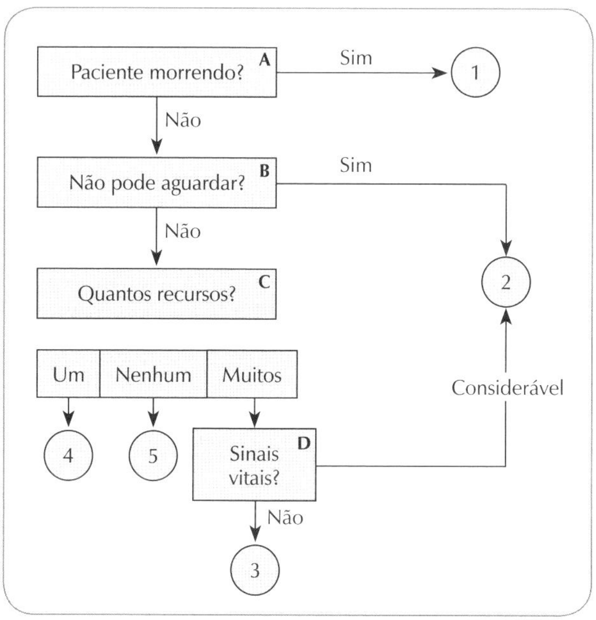

Figura 2.1 Emergency Severity Index.

Fonte: Gilboy (2005) *apud* Toledo (2009).

Fonte: Gilboy, N.; Tanabe, P.; Travers, DA.; Rosenau, AM.; Eitel, DR. Emergency Severity Index, Version 4: Implementation Handbook. AHRQ Publication nº 05-0046-2. Rockville, MD: Agency for Healthcare Research and Quality, 2005.

Toledo AD. Acurácia de enfermeiros na classificação de risco em unidade de pronto-socorro de um hospital municipal de Belo Horizonte. [Tese de mestrado.] Belo Horizonte, 2009: Escola de Enfermagem, Universidade Federal de Minas Gerais. 2009. 138p.

Triagem no ambiente brasileiro

O termo triagem é amplamente empregado nos países anglo-saxônicos, como EUA, Inglaterra, Suécia e Austrália [17]. No Brasil e nos países latinos, esse termo não foi muito bem aceito porque exprime a ideia de exclusão, a escolha de um paciente e exclusão do outro. Com isso, a sociedade espanhola propôs o termo RAC, que significa "Recepción, Acogida y Clasificación" de pacientes[17]. A RAC consiste em uma das intervenções potencialmente decisivas na reorganização e realização da promoção da saúde em todo o sistema, coordenando o enorme fluxo de circulação desordenada, presente nas portas do pronto-socorro, exigindo, portanto, mudança no processo de trabalho[18].

No ano de 2002, o Ministério da Saúde publicou a Portaria nº 2.048, que regulamenta o funcionamento dos Serviços de Urgência e Emergência no País, sendo um de seus objetivos a implantação da RAC[19]. Em 2004, o Ministério da Saúde (MS) lança a Política Nacional de Humanização (PNH), e um dos pilares foi o Acolhimento com Avaliação e Classificação de Risco (AACR), versão brasileira da RAC. Essa política tem como objetivo efetivar princípios do Sistema Único de Saúde (SUS), tais como a universalidade, a equidade e a integralidade. Além disso, a PNH possui como valores intrínsecos do SUS alguns princípios como a transversalidade, inseparabilidade entre atenção e gestão dos processos de produção de saúde e autonomia e protagonismo dos sujeitos[20].

O AACR, como diretriz operacional da PNH, é um dispositivo que visa escutar todos na busca da resolução dos problemas e ordená-los para que recebam os respectivos tratamentos conforme sua complexidade e gravidade[11,20].

Trata-se o AACR de um dispositivo técnico-assistencial, empregado no SEH que vem para substituir o processo da triagem burocrática sem sistematização, da qual eram atendidos os pacientes de acordo com sua ordem de chegada. Esta nova tecnologia pressupõe uma agilidade no atendimento, a partir de uma análise estruturada do caso do paciente, com o auxílio de um protocolo preestabelecido que envolve o grau de necessidade do usuário[20].

É importante orientar que o AACR isoladamente não garante uma melhoria na qualidade da assistência. É necessário construir pactuações internas e externas para a viabilização do processo, com a construção de fluxos por grau de risco e a tradução destes na rede de atenção[11,20].

Objetivo do AACR[11]

1. Organizar a fila de espera e propor outra ordem de atendimento que não a ordem de chegada.
2. Garantir o atendimento imediato do usuário com grau de risco elevado.
3. Informar ao paciente que não corre risco imediato, assim como a seus familiares, sobre o tempo provável de espera.
4. Promover o trabalho em equipe por meio da avaliação contínua do processo.
5. Aumentar a satisfação dos usuários.
6. Possibilitar e instigar a pactuação e a construção de redes internas e externas de atendimento.

Conforme o MS orientou a implantação do AACR no SEH do Brasil, o processo avaliativo do paciente foi uma atividade relativamente nova para o enfermeiro e, então, o COFEN emitiu uma resolução para a atuação do enfermeiro. Diante da Resolução do COFEN nº 423/2012[21], a classificação de risco e priorização da assistência em Serviços de Urgência é privativa do enfermeiro. Em 2016, o COREN-SP emitiu outro Parecer de nº 007/2016 [22], que orienta que é vedado ao enfermeiro dispensar o paciente classificado com pouca gravidade. O paciente deverá ser orientado a aguardar o atendimento médico. O encaminhamento do paciente a outro serviço é uma prerrogativa do profissional médico.

Se cabe ao enfermeiro o processo de avaliação do paciente na classificação de risco, o COREN-SP emitiu novo parecer para orientar quais são as atribuições da equipe de enfermagem. Conforme parecer do COREN-SP de nº 001/2012[23], cabem ao auxiliar de enfermagem, se necessário, somente a mensuração dos sinais vitais e a anotação das queixas apresentadas pelos pacientes em ficha de atendimento sob supervisão do enfermeiro.

Quando o MS coloca que a classificação de risco devia ser realizada com um protocolo preestabelecido, o Estado de Minas Gerais foi pioneiro em utilizar o protocolo original de Manchester traduzido e validado para o português com auxílio do Grupo Brasileiro de Classificação de Risco, e, hoje, 61,5% dos estados brasileiros usam o sistema de Manchester na classificação de risco[24,25].

O MTS é o protocolo mais utilizado e estudado desde a sua criação em 1994 por um grupo de médicos e enfermeiros em Manchester. As decisões e julgamentos clínicos são avaliados em 52 fluxogramas baseados em sintomas pertinentes para atendimento no serviço de emergência[24]. Diante da queixa do paciente, o enfermeiro seleciona o fluxograma mais adequado, que irá direcionar com base em informações relevantes quais são os sinais de gravidade para determinar o nível de prioridade com tempo de espera seguro para o atendimento médico[24].

Referente ao dimensionamento de enfermagem na classificação de risco, o COREN-MG emitiu o Parecer nº 01/2016[26] sobre o dimensionamento adequado de enfermagem, sendo no máximo 16 pacientes por hora com uma equipe de um enfermeiro e um técnico de enfermagem exclusivo para a classificação de risco. Nos dias de muita demanda deve ser disponibilizada uma segunda equipe para atuar na classificação de risco[26] Conforme orientação do Grupo Brasileiro de Classificação de Risco, o paciente deve ser avaliado em até 10 minutos após a chegada no SEH. O tempo de 10 minutos é guiado na classificação urgente do paciente de cor laranja[26].

Avaliação do paciente na classificação de risco[24,27]

A avaliação do paciente deve ser guiada pelo protocolo estabelecido pela instituição de forma sistematizada. De forma geral, deve-se questionar o motivo (queixa) que levou o paciente para o hospital.

Busca da queixa ao serviço de emergência deve ser breve

- Por que você veio para o hospital hoje?
- O que está diferente hoje?
- A dor piorou hoje?
- Alguma coisa mudou hoje?

Avaliação do estado (real) atual do paciente

- Padrão de tempo por paciente para avaliação na classificação de risco de 2–5 minutos.
- Padrão de tempo por paciente para avaliação na classificação de risco de até 3 minutos no protocolo Manchester[24,28].
- Verificar os sinais vitais, conforme o protocolo adotado por instituição.
- Avaliação do grau de dor.
- Verificar histórico alérgico.

Atenção para os extremos de idade

- Idoso.
- Criança.

O paciente idoso na classificação de risco

- Relata de forma superficial os sintomas.
- Diversas doenças crônicas associadas.
- Polifarmácia.
- Capacidade de compensação diminuída.

Como se comunicar com o paciente idoso na triagem?

- Limitar conteúdo da conversa – uma ideia por vez.
- Linguagem simples – tom mais elevado.
- Evitar gírias, expressões e sentido figurado.

Quanto à prioridade de atendimento do paciente idoso no sistema de classificação de risco, o grupo brasileiro dessa classificação emitiu uma nota técnica[28] que orienta os pacientes idosos na preferência de atendimento dentro da sua prioridade clínica[29].

Perfil da demanda da classificação de risco no Brasil

Após a implantação dos sistemas de classificação de risco, conforme orientação do MS, sabe-se que a maioria dos atendimentos é prioridade de baixa urgência (geralmente reconhecidos pelas cores verde e azul dos protocolos). Esse perfil de demanda de baixa prioridade se configura na crença de resolução dos problemas no SEH. A alta hospitalar é o desfecho da maioria dos pacientes de baixa complexidade[28,30].

Triagem em situações especiais

Nessa situação, a classificação e o atendimento baseiam-se no fornecimento de tratamento ao maior número possível de vítimas em um menor tempo[38].

A triagem de campo é um processo de avaliação de classificação das vítimas de catástrofe com base na gravidade das lesões e na possibilidade de que as vítimas possam ser salvas mediante intervenção médica[38].

Situações de catástrofe

A **Catástrofe** de acordo com a Organização Mundial da Saúde é um "fenômeno ecológico súbito de magnitude suficiente para necessitar de assistência externa"[39].

"Qualquer evento comunitário ou regional que interrompa as funções e as atividades comunitárias que cause problemas à vida, à saúde e às propriedades dos cidadãos daquela comunidade"[39].

O **Desastre médico** é definido pelo *American College of Emergency Physicians*[40] como uma "ocorrência em que os efeitos destrutivos de forças da natureza ou provocados pelo homem sobrepujam a capacidade de uma dada área ou comunidade de atender às exigências do tratamento de saúde".

As situações de desastre podem ser classificadas de acordo com o número de vítimas[40]:

- Incidente com um grupo de pessoas (número de vítimas inferior a 10 pessoas).
- Incidente com grande número de mortos e feridos (entre 10–100 pessoas).
- Incidente com mortos e feridos em massa (mais de 100 pessoas).

Fases de resposta em uma situação de catástrofe

Segundo o *Disaster Planning and Management for the Emergency Physician*[40] existem três fases de resposta em uma situação de catástrofe: ativação, implementação e recuperação.

A ativação dessa fase tem dois componentes

- **Notificação e a resposta inicial** – A primeira equipe ou pessoa a responder informa ao controle médico a natureza da ocorrência, a extensão dos danos, o número aproximado de vítimas, os riscos para as vítimas e para os socorristas, e a melhor via de acesso à cena.
- **Organização de um posto de comando de acidente e avaliação adicional da cena** – Este posto de comando costuma ser composto por bombeiros e equipe de resgate, localizado, respeitando o quesito segurança (contra o vento, fumaça e líquidos perigosos em potencial), o mais próximo possível da cena.

O posto de comando determinará o fluxo de entrada e saída das ambulâncias e demais viaturas de socorro, bem como a provável área de pouso do helicóptero, caso esteja disponível:

- Avalia o local, determinando o perímetro interno de perigo, fazendo estimativa do número e gravidade das vítimas, dimensionando os recursos necessários.
- O local do evento é dividido em área quente, morna e fria, cabendo, geralmente, aos bombeiros a definição dos limites dessas áreas:
  - **Área quente** – Área em que ocorreu o evento, onde ainda há grande risco. É a zona do resgate.
  - **Área morna** – Local de menor risco, porém ainda em contato direto com a zona quente.
  - **Área fria** – Área sem risco para as equipes que lá circulam. É nesta área que se monta o Posto Médico Avançado. A finalidade do atendimento deste posto é garantir a estabilização das vítimas portadoras de lesões que possam colocar em risco a sua vida. Esse atendimento pode ser realizado no local ou durante o transporte às unidades hospitalares.

Implementação possui os componentes

- **Procura e resgate** – Esta fase costuma ser realizada pelos bombeiros e pela equipe pré-hospitalar capacitada em atuação em ambiente perigoso.
- **Triagem, estabilização e o transporte:**
  - **Triagem:** É o processo contínuo e dinâmico de seleção e classificação dos pacientes em categorias de acordo com a prioridade para o tratamento, dimensão do acidente e recursos disponíveis. O objetivo é fazer o melhor para o maior número possível de pacientes.

O processo de triagem em catástrofe inicia com a equipe de resgate na zona quente. O resgatador processa, rapidamente, a liberação da via aérea, a verificação da respiração e da circulação, classifica a vítima e a seguir parte para a próxima. A equipe de "maqueiros" realiza o transporte da vítima de acordo com a sua classificação para o posto médico correspondente, montado na área fria. No posto médico, este paciente pode ser reclassificado de acordo com uma nova avaliação e tratamento instituído, sendo então determinado o encaminhamento para o recurso hospitalar. No hospital, esta vítima será novamente avaliada e triada de acordo com esquema montado para o atendimento intra-hospitalar.

Existem vários sistemas de triagem. No Brasil, está sendo implementado o sistema de classificação e etiquetagem (Figura 2.2) das vítimas em cores vermelhas, amarelas, verdes e pretas, respectivamente graves, moderadas, mínimas e mortas ou em vias de morrer de acordo com a prioridade de suas necessidades[41].

Na **categoria vermelha – grave ou primeira prioridade.** Estão as vítimas que, ao receberem os cuidados disponíveis, têm chance razoável de sobrevida. Este grupo de feridos tem prioridade máxima para o tratamento e o transporte para o hospital. Correspondem, geralmente, à vítimas com trauma grave, dificuldade respiratória, trauma de crânio, choque hemodinâmico, queimaduras severas.

Na **categoria amarela – necessidade moderada ou prioridade secundária.** Estão os feridos, cujas lesões não levam à morbidade nem à morte, caso não recebam tratamento e transporte imediato. Em geral são vítimas com fraturas, lesões torácicas ou abdominais sem choque.

Na **categoria verde – necessidade mínima ou prioridade tardia.** Estão os feridos "que andam". Vítimas cujas lesões não levam à morbidade significativa enquanto esperam pelo tratamento e transporte. Não devem ser consideradas isentas de lesão; apenas não são prioritárias naquele momento.

Na **categoria preta – prioridade zero ou última prioridade.** Estão as vítimas consideradas em morte ou em situações de grande dificuldade para reanimação. Neste último caso, somente poderá ser considerada cor preta se não houver número suficiente de socorrista.

Um dos métodos mais utilizados no processo de triagem em situação de catástrofe é o ***Simple Triage and Rapid Treatment(START)*** (Figura 2.3). Este fluxograma foi criado nos Estados Unidos, na Califórnia, e tem por objetivo classificar as vítimas por prioridade, em cores (verde, amarela, vermelha e preta). Não distingue as vítimas fatais das críticas inviáveis[42].

O fluxograma START, por ser simples, pode ser utilizado por qualquer pessoa devidamente treinada.

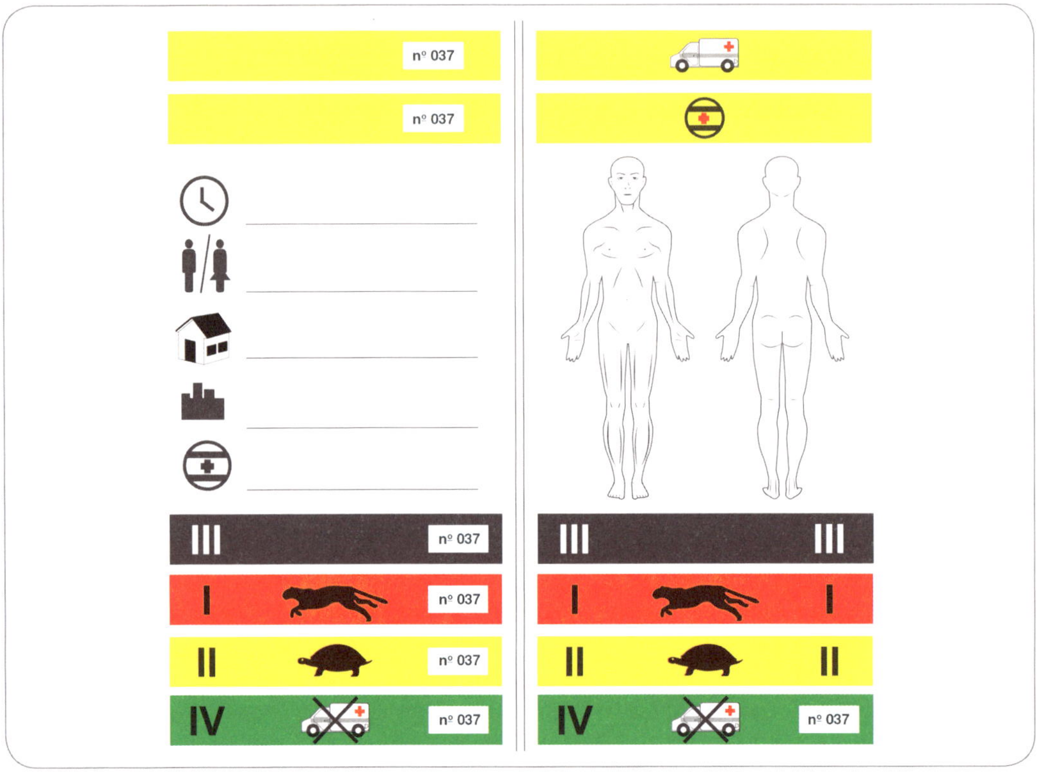

Figura 2.2 Etiquetas de identificação.

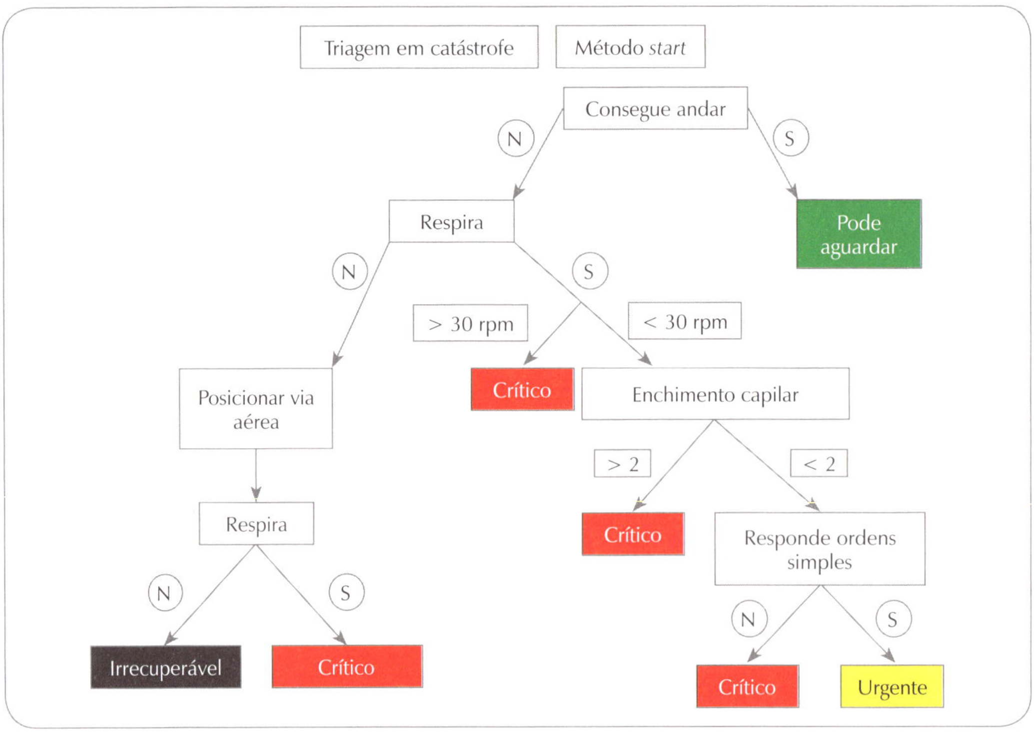

Figura 2.3 Critérios de classificação[44].

Outro método de triagem é ***Circulação, Respiração, Abdômen, Motricidade e Palavra (CRAMP)*** (Tabelas 2.4 e 2.5). Este fluxograma deve, preferencialmente, ser utilizado por profissionais da área da saúde, pois envolve conhecimentos de fisiologia e anatomia. Possibilita uma classificação mais refinada da vítima, mas é mais complexa a sua aplicação. Atribui escores de 0–2 para cada um dos cinco itens da classificação. Estes escores são posteriormente somados e correlacionados com a cor correspondente ao valor total obtido.

Após a triagem e a retirada das vítimas da cena do acidente e processado o tratamento para estabilização no posto médico avançado, as vítimas são transportadas para os hospitais para o tratamento definitivo, de acordo com as prioridades identificadas.

Tabela 2.4
CRAMP[45] – Critérios de pontuação dos achados no exame inicial

Pontos	*C* *Circulação*	*R* *Respiração/tórax*	*A* *Abdome*	*M* *Motor*	*P* *Palavra*
2	Pulso: 60–100 EC: normal PAS > 100	Respiração: normal Tórax não comprometido FR: 10–34	Não comprometido	Normal (obedece ordens)	Normal
1	Pulso > 100 ou < 60 EC lento PAS: 100–85	Dispneia Respiração abdominal Obstrução da via aérea FR > 36 ou < 10 Tórax instável Ferida penetrante no tórax, pescoço ou axila	Comprometido Trauma fechado ou contusão Ferida penetrante em abdômen ou pelve	Resposta motora somente à dor	Confuso ou incoerente Decorticação
0	Sem pulso EC – ausência PAS < 85	Apneia ou respiração agônica	Abdome aberto ou rígido	Não há resposta à dor	Ausência de palavra, ferida penetrante de crânio Descerebração

EC = enchimento capilar; PAS = pressão arterial sistólica; FR = frequência respiratória.

Tabela 2.5
CRAMP[45] – Classificação das vítimas de acordo com os pontos

Pontos	*Cartão*	*Significado*	*Prioridade de evacuação*
	branco	*Mortos*	*Quinta*
0 e 1	Preto	Críticos não recuperáveis Lesão muito grave com risco de vida nos próximos 5–15 minutos	Terceira
2 e 6	Vermelho	Críticos recuperáveis Lesão grave com risco de vida nas próximas 2 horas	Primeira imediata
7 e 8	Amarelo	Pode aguardar Lesão grave sem risco de vida nas próximas 24 horas	Segunda
9 e 10	Verde	Pode aguardar Lesão leve ou sem lesão	Quarta

Recuperação

Visa construir comunidades convenientemente preparadas promovendo uma maior consciência da importância da redução de catástrofes, como parte integrante do desenvolvimento sustentável, através de 4 medidas:

- Melhoria da informação e sensibilização pública.
- Compromisso político por parte das autoridades públicas.

- Estímulo das parcerias pública-privadas.
- Promoção do conhecimento científico no domínio da redução de catástrofes.

A *Joint Commission on Accreditation of Health Organizations*[43] exige que todo hospital possua um plano para o atendimento em situação de catástrofe, envolvendo todos os departamentos e funcionários. Este planejamento deve ser testado pelo menos duas vezes por ano, e prever a capacidade habitual e estendida da instituição, um sistema em cadeia para o acionamento das equipes e um sistema de triagem.

Referências bibliográficas

1. Ministério da Saúde. Norma Operacional de Assistência à Saúde NOAS-SUS 01/2002. [on line]. Brasília; 2002 [acesso: março de 2012]. Disponível em: http://bvsms.saude.gov.br/bvs/saudelegis/gm/2002/
2. Durand AC, Gentile S, Devictor B, Palazzolo S, Vignally P, Gerbeaux P, Sambuc R: ED patients: how nonurgent are they? Systematic review of the emergency medicine literature. Am J Emerg Med 2011, 29:333-345 [acesso: dez 2011]. Disponível em http://ccforum.com/content.
3. Brasil. Ministério da Saúde. Saúde Brasil 2014. Uma análise da situação de saúde e das causas externas. Perfil de Mortalidade Brasileiro. Brasília: MS; 2015. [Acesso: março 2018]. Disponível em: http:// http://bvsms.saude.gov.br/bvs/publicacoes/saude_brasil_2014_analise_situacao.pdf
4. Burström L, Nordberg M, Ornung G, Castrén M, Wiklund T, Engström ML et al. Physician-led team triage based on lean principles may be superior for efficiency and quality? A comparison of three emergency departments with different triage models. Scand J Trauma Resusc Emerg Med, 2012; 20(57):2-10.
5. Hong KJ, Shin SD, Song KJ, Cha WC, Cho JS. Association between ED crowding and delay in resuscitation effort. Am J Emerg Med, 2013; 31(3):509-15.
6. Blom MC, Jonsson F, Landin-Olsson M, Ivarsson K. The probability of patients being admitted from the emergency department is negatively correlated to in-hospital bed occupancy – a registry study. Int J Emerg Med, 2014; 7(8):2-7.
7. Forero R, Hillman KM, McCarthy S, Fatovich DM, Joseph AP, Richardson DB. Access block and ED overcrowding. Emerg Med Australas, 2010; 22(2):119- 35.
8. Schuetz P, Hausfater P, Amin D, Haubitz S, Fässler L, Grolimund E et al. Optimizing triage and hospitalization in adult general medical emergency patients: the triage project. BMC Emergency Medicine, 2013; 13(12):2-11.
9. Farrohknia N, Castrén M, Ehrenberg A, Lind L, Oredsson S, Jonsson H et al. Emergency department triage scales and their components: a systematic review of the scientific evidence. Scand J Trauma Resusc Emerg Med, 2011; 19(42):2-1.
10. Michaelis 2000. Moderno Dicionário da Língua Portuguesa. Ed. Melhoramentos, 2000.
11. Brasil. Ministério da Saúde; Secretaria de Atenção à Saúde. Política Nacional de Humanização da Atenção e Gestão do SUS. Acolhimento e classificação de risco nos serviços de urgência [Internet]. Brasília; 2009 [acesso: março 2018]. Disponível em: http://bvsms.saude.gov. br/bvs/publicacoes/acolhimento_classificacao_risco_servicos_2009.pdf
12. International Council of Nurses. History of emergency nursing [Internet].2010. [acesso: março 2018]. Disponível em: http://www.icn.ch/es/networks/history-of-emergency-nursing/
13. Christ M, Grossmann F, Winter D, Bingisser R, Platz E. Modern triage in the emergency department. Dtsch Arztebl Int.2010;107(50):892-8
14. Gilboy N, Tanabe P, Travers DA, Rosenau AM, Eitel DR. Emergency Severity Index, Version 4: Implementation Handbook, 2012.
15. Stanfield LM. Clinical Decision Making in triage: An integrative review. Journal of Emergency Nursing, 2015; 41(5): 396-3.
16. Chang W, Liu HE, Goopy S, Chen LC, Chen HJ, Han CV. Using the Five-Level Taiwan Triage and Acuity Scale Computerized System: Factors in Decision Making by Emergency Department Triage Nurses. Clin Nurs Res, 2017; 26(5):651-66.
17. Duro CLM, Lima MADS. O papel do enfermeiro nos sistemas de triagem em emergências: análise da literatura.Online Braz J Nurs, 2010; 9(3):1-12.
18. Díaz Chicano, FJ La enfermera de recepción, acogida y clasificación. Revista Enfermería Global. 2005;6:10-15.[acesso: março 2018]. Disponível em http://revistas.um.es/eglobal/article/viewFile/505/502.
19. Brasil. Ministério da Saúde. Política Nacional de Atenção as Urgências. Portaria nº 2.048, de 5 de novembro de 2002. Diário Oficial da União, Brasília, DF: Poder Executivo, 2002.
20. Brasil. Ministério da Saúde. Humaniza SUS: Acolhimento com Avaliação e Classificação de Risco: um paradigma ético-estético no fazer em saúde. Brasília: MS, 2004. [acesso: março 2018]. Disponível em: http://www.saude.sp.gov.br/resources/humanizacao/biblioteca/pnh/acolhimento_com_avaliacao_e_classificacao_de_risco.pdf.
21. Conselho Federal de Enfermagem (CFE). Resolução COFEN 423/2012.Brasília; DF: 2012. [Acesso março 2018]. Disponível em: http://www.cofen.gov.br/resoluo-cofen-n-4232012_8956.html.
22. Conselho Regional de Enfermagem (CRE). PARECER COREN-SP 007/2016 – CT. São Paulo, SP:2016 [acesso: março 2018]. Disponível em: http://portal.coren-sp.gov.br/sites/default/files/Parecer%2007%20Acolhimento%20UPA%20e%20PS.pdf.

23. Conselho Regional de Enfermagem (CRE). PARECER COREN-SP 001/2012. São Paulo, SP:2012 [acesso: março 2018]. Disponível em: http://portal.coren-sp.gov.br/sites/default/files/parecer_coren_sp_2012_1_0.pdf.
24. Mackway-Jones K, Marsden J, Windle J. Sistema Manchester de Classificação de Risco - Classificação de Risco na Urgência e Emergência. 2ª ed. Belo Horizonte: Grupo Brasileiro de Classificação de Risco, 2010.
25. Souza CC, Araújo FA, Chianca TCM. Produção científica sobre a validade e confiabilidade do Protocolo de Manchester: revisão integrativa da literatura. Rev Esc Enferm USP, 2015;49(1):144-51.
26. Conselho Regional de Enfermagem (CRE). PARECER COREN-MG 01/2016-CT. 2016 [acesso: março 2018]. Disponível em: http://gbcr.org.br/public/uploads/filemanager/source/56feb842ed878.pdf.
27. Oman KS, Mclain JK, Scheetz L. Segredos em enfermagem de emergência. 1ª ed. Artmed, 2003.
28. Anziliero F, Dal Soler BE, Silva BA, Beghetto MG. Sistema Manchester: tempo empregado na classificação de risco e prioridade para atendimento em uma emergência. Rev Gaúcha Enferm, 2016; 37(4):e64753.
29. Grupo Brasileiro de Classificação de Risco. Nota técnica de classificação de risco de paciente idoso. 2016 [acesso: março 2018]. Disponível em: http://gbcr.org.br/public/uploads/filemanager//source/Visualizar.pdf.
30. Gonçales PC, Junior DP, Salgado PO, Chianca TCM. Relação entre estratificação de risco, mortalidade e tempo de permanência em um hospital de urgência. Invest Educ Enferm, 2015; 33(3):3-6.
38. Organización Mundial de la Salud. Hospitales Seguros frente a los Desastres [online] Campaña Mundial 2008-2009 par la Reducción de Desastres. Genebra; Programas e Projetos, 2008. [acesso: agosto 2012]. Disponível em: http://www.unisdr.org/2009/campaign/pdf.
39. Damasceno, MCT& Ribera, JM. Desastres e Incidentes com Múltiplas Vítimas. Plano de Atendimento – Preparação Hospitalar, Secretaria Estadual da Saúde, São Paulo, 2012 [acesso: agosto 2012]. Disponível em: http://www.saude.sp.gov.br/resources/ses/perfil/gestor/homepage/desastres/preparacao-hospitalar-para-atendimento-de-desastres-e-incidentes-com-multiplas-vitimas/incidentes.
40. American College of Emergency Physicians: Disaster medical services. Ann Emerg Med, 1985; 14:1026 [acesso: agosto 2012]. Disponível em: http://lib.hpu.edu.vn:8081/bitstream/handle/123456789/14102/0470021233.pdf?sequence=2.
41. Ministério da Saúde. Plano de preparação e resposta do Sistema Único de Saúde frente aos desastres associados às inundações. Brasília; 2009 [acesso: agosto 2012]. Disponível em: http://www.portal.saude.gov.br/portal/.../plano_inundacoes_preliminar.
42. Guia de Preparação e Resposta aos Desastres Associados às Inundações para a Gestão Municipal do Sistema Único de Saúde. Brasília, Julho, 2011 [acesso: agosto 2012]. Disponível em: http://www.portal.saude.gov.br/portal/.../guia_para_sms_desastres_julho_2011.
43. Bandeira R. O Ensino da Medicina de Catástrofe em Portugal versus a Europa In: Malagutti W e Amado-Martins J (eds.). Catástrofes: Atuação Multidisciplinar em Emergências. S. Paulo, Brasil, Editora Martinari, 2011; 12:203-20 [acesso agosto 2012]. Disponível em: http://www.sfmc.eu/upload/Ensino.
44. Teixeira WA, Olcerenko, DR. A Utilização do Método S.T.A.R.T. em acidentes com múltiplas vítimas. Trabalho publicado no 10º Congresso de Iniciação Científica, 4ª mostra de Pós-Graduação e 1ª Mostra do Ensino Médio [acesso: agosto 2012]. Disponível em: http://www.unisa.br/pesquisa/arquivos/livro_10_congresso.pdf.
45. Secretaria de Estado da Saúde Plano de Contingência para o Atendimento de Múltiplas Vítimas do Hospital Geral de Itapecerica da Serra, 2011 [acesso: agosto 2012]. Disponível em http://www.hgis.org.br/blogs_arq/PLC_catastrofe.pdf.

Bibliografia consultada

Environment and Nature Disasters http://www.yahoo.com/environment_and_nature/disaster consultada em 12/07/2008.

The Internet Disaster Information Network http://www.disaster.org consultadoem 2007/2008.

Federal Emergency Management Agency http://www.fema.gov/homepage.html consultaem 20/07/2008.

Gerenciamento de Desastres http://www.defesacivil.org.gov.br consulta em 05/05/2008.

Canadian Center of emergency Preparedness http://alpha.netaccess.on.ca:80/ccep consultaem 06/05/2008.

American College of Emergency Physicians: Disaster medical services. Ann Emerg Med, 1985; 14:1026.

Lewis CP, Aghababian RV. Disasater planning, part I: Overview of hospital and emergency departament planning for internal and external disasters. Emerg.Med.Clin. North Am.14:430-52, 1996.

Birolini, D Atendimento a Desastres – Manual de Treinamento. São Paulo, IBEP/Editora Nacional, 2000.

Higa, E.M.S; Atallah, A. H. Medicina de Urgencia – Guias de Medicina Ambulatorial e Hospitalar UNIFESP/ Escola Paulista de Medicina, São Paulo. Editora Manole, 2004.

Agencia Nacional de Vigilância Sanitária (ANVISA) Resolução nº 50 de fevereiro de 2002. Regulamento técnico para planejamento, programação, elaboração e avaliação de projetos físicos de estabelecimentos de assistência à saúde. http://e-legis.anvisa.gov.br/leisref/public/search.php consulta em 20/07/2008. Grupo Brasileiro de Classificação de Risco. http://gbcr.org.br/.

capítulo 3

Vias Aéreas

• Luiz Humberto Vieri Piacezzi • Melissa Lopes Frota • Bianca Rodrigues Caires

Introdução

As vias aéreas são estruturas que conduzem o ar aos pulmões e os conectam ao ambiente externo, possibilitando, dessa maneira, a promoção das trocas gasosas[1].

Qualquer anormalidade que ocorra nessas estruturas pode impedir a passagem do fluxo de ar, levando à asfixia e consequente deterioração rápida do estado de saúde da vítima. Por isso, durante o atendimento de emergência, as vias aéreas compõem o primeiro item a ser avaliado na avaliação primária (A – *airway*), seguida da ventilação (B – *breathing*), sendo essas as prioridades de avaliação perante outras condições[2].

Anatomia e fisiologia

As vias aéreas são divididas em superiores e inferiores. As vias aéreas superiores são compostas por nariz, nasofaringe, cavidade oral, orofaringe, laringofaringe e laringe e têm como função conduzir, aquecer, filtrar e umidificar o ar inspirado. As vias aéreas inferiores correspondem à traqueia, brônquios principais (direito e esquerdo), brônquios segmentares, bronquíolos terminais, bronquíolos respiratórios e alvéolos, sendo os últimos que realizam de fato as trocas gasosas[1].

Para uma efetiva ventilação é necessário que haja extração de oxigênio do ar inspirado pelo sangue e devolução de dióxido de carbono para o ambiente, processo conhecido como hematose. O oxigênio participa do metabolismo dos tecidos celulares, promovendo formação de energia e o funcionamento adequado de todos os tecidos. Logo, a falta de oxigênio leva à morte celular, e as estruturas vitais, como os tecidos cerebral e cardíaco, são as mais sensíveis a essa escassez[1] (Figura 3.1).

Obstrução de vias aéreas por corpo estranho (OVACE)

Uma das situações mais comuns no departamento de emergência é a obstrução de vias aéreas, tendo causas variadas. Uma dessas causas é a obstrução causada pela presença de corpos estranhos na via aérea[3,4].

A aspiração de corpo estranho é um acidente grave e potencialmente fatal, principalmente se houver obstrução subtotal ou total da via aérea. Dos casos que ocorrem, 80% são em crianças, devidos às fases de desenvolvimento. No caso de adultos, isso acontece principalmente por inconsciência (politraumatizados, sedação) ou durante procedimentos, havendo aumento da incidência em idosos, principalmente acima de 65 anos, devido a dificuldades de mastigação e deglutição[3,4].

A OVACE ocorre quando corpos orgânicos (comida) ou inorgânicos (objetos como clips, dentes) acidentalmente se alojam em algum ponto da hipofaringe ou da árvore traqueobrônquica. Isso leva a uma obstrução da via aérea, que pode ser classificada como leve, subtotal ou total, sendo as

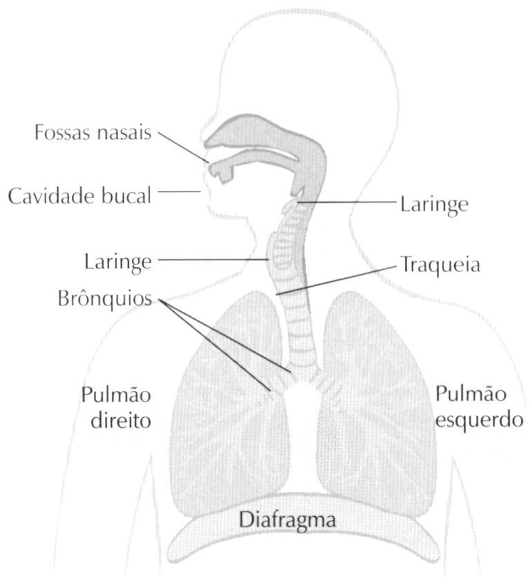

Figura 3.1 Trato respiratório superior e inferior.

últimas com maior grau de gravidade, levando à asfixia, dispneia, cursando com falência respiratória e grandes chances de óbito[3,4].

Nos adultos, é uma complicação incomum e, quando ocorre, está associada geralmente à aspiração acidental de ferramentas de trabalho (clips, tachas, pregos), fragmentos de ossos, procedimentos ortodônticos ou em estados de inconsciência (trauma, anestesia geral, sedação, intoxicação, crises epiléticas ou doenças neurológicas)[3,4]. Nos pacientes idosos, esse risco pode aumentar em até 7 vezes, mais relacionado a engasgos por alimentos[5,6].

Nas crianças, a OVACE é uma complicação muito comum. Quanto menor a idade, maior o risco, devido ao desenvolvimento incompleto da coordenação neuromuscular da garganta, associado, ainda, à tendência de as crianças levarem objetos à boca. Além de objetos, a obstrução pode ser causada por alimentos e infecções[7].

Ao avaliar um paciente com suspeita de lesão ou obstrução de vias aéreas, é imperativo que o enfermeiro busque levantar o histórico do paciente e realizar o exame físico, que deve ser focado considerando as avaliações primária e secundária e respeitando os passos propedêuticos de inspeção, ausculta, percussão e palpação[8].

Ao examinar o indivíduo, deve-se buscar pelos sinais e sintomas de obstrução de vias aéreas: sinais vitais como frequência respiratória e saturação de oxigênio, observar se há presença de corpo estranho visível na via aérea, presença do reflexo de tosse, hemoptise, dispneia, cianose de extremidades, observar se o paciente apresenta a capacidade de falar, se há presença de rouquidão, estridor, roncos ou afonia, observar presença de ferimentos penetrantes ou deformidades em região de face, cervical e tórax, palpar enfisema subcutâneo, presença de sons anormais à ausculta e percussão. Além disso, os pacientes hipoxêmicos podem apresentar agitação ou agressividade, e os hipercápnicos podem apresentar torpor ou obnubilação[8,9].

Caso seja detectada a presença de obstrução de vias aéreas, deve-se proceder imediatamente às manobras de desobstrução.

Em pacientes adultos ou pediátricos que se apresentam conscientes e com reflexo de tosse, deve-se apenas acalmar a vítima e estimular a tosse até a saída do objeto ou melhora do quadro. É importante não aplicar manobras nesse momento, pois isso pode transformar uma obstrução leve em subtotal ou total e agravar o estado de saúde do paciente[3].

Pacientes adultos que sofrem engasgo grave podem apresentar o sinal universal de engasgamento, que consiste em colocar as mãos sobre o pescoço, associado à incapacidade de falar ou tossir. Já crianças menores e bebês podem apresentar sinais de angústia, como olhos bem abertos e punhos cerrados levantados acima da cabeça e não conseguir produzir tosse ou emitir som[7,10].

Nessa situação, é necessário aplicar a manobra de *Heimlich* (Figura 3.2), em que o socorrista se posiciona atrás do indivíduo, envolve-o com os braços na altura da cintura, posiciona a mão com o punho fechado na altura da cicatriz umbilical e imprime uma força em formato de J (para dentro e para cima). Com isso, tem a finalidade de aumentar a pressão intra-abdominal, com consequente aumento da pressão intratorácica, e expulsar o corpo estranho que está causando a obstrução. Essa manobra pode ser aplicada em indivíduos, a partir de 1 ano de idade (Figura 3.3)[10,11]. Em mulheres gestantes ou pessoas muito obesas, não há indicação de realizar essas manobras, devendo ser aplicadas 5 compressões torácicas rápidas[4].

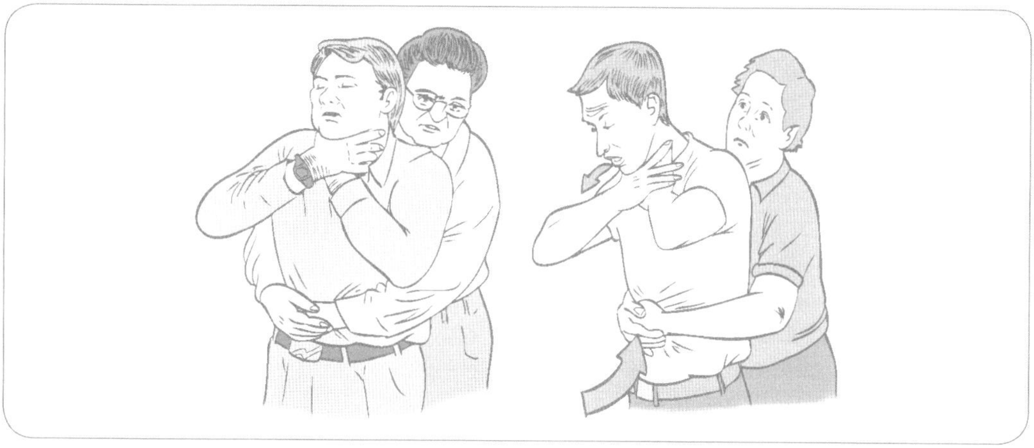

Figura 3.2 Desobstrução de vias aéreas em adulto[4].

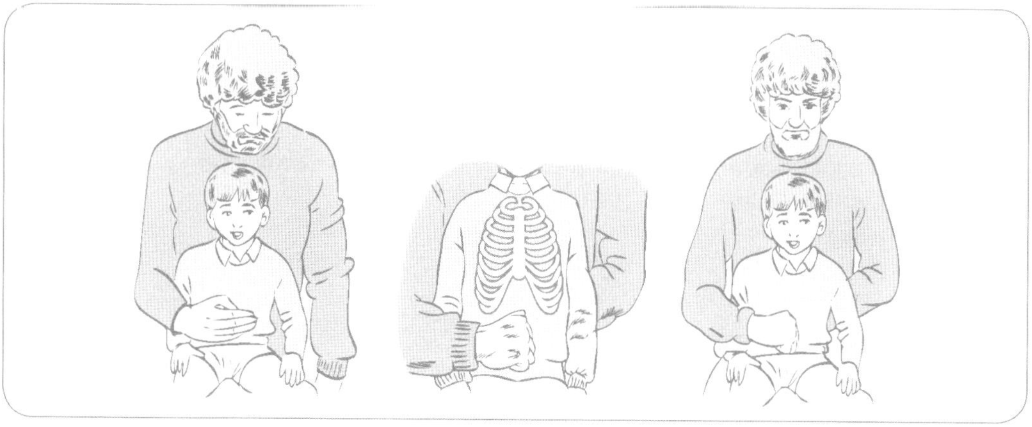

Figura 3.3 Desobstrução de vias aéreas em crianças[4-6].

Para crianças com menos de 1 ano apresentando engasgo grave ou sem reflexo de tosse, o socorrista deve apoiar a vítima em decúbito ventral com o braço não dominante sobre a perna, apoiando a cabeça com a mão, levemente inclinado para baixo e aplicar 5 golpes entre as escápulas, virar o bebê de barriga para cima e aplicar 5 compressões torácicas, realizando esses ciclos alternadamente. A cada ciclo, deve-se verificar se o objeto foi expelido e auxiliar com os dedos a sua retirada da cavidade oral (Figura 3.4)[7,11].

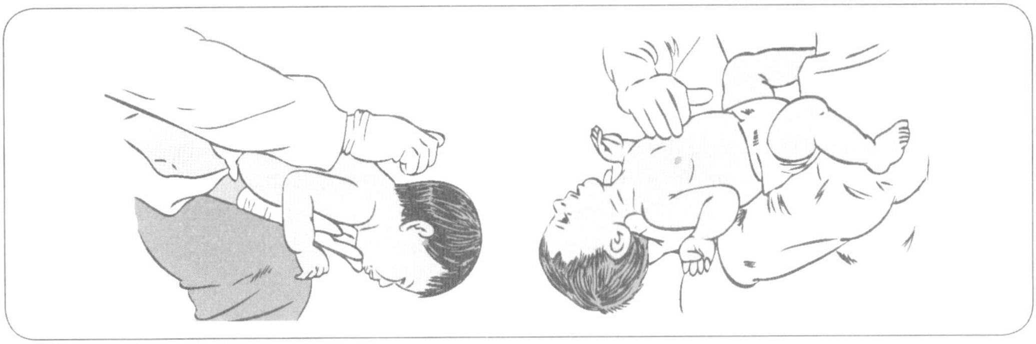

Figura 3.4 Desobstrução de vias aéreas em bebês[4].

É importante salientar que, independentemente de vítima adulta ou criança, caso evolua para inconsciência, deve-se seguir o algoritmo de Suporte Básico de Vida e iniciar ressuscitação cardiopulmonar.

Situações especiais

Além da OVACE, outras situações clínicas de urgência e emergência podem requerer técnicas adequadas de desobstrução das vias aéreas, atentando para as diferenciações com vítimas de trauma. Na situação de inconsciência, por exemplo, com um Glasgow abaixo de 8, há perdas de reflexos neurológicos e do tônus da musculatura que sustenta a língua e a epiglote, incapacitando o indivíduo de manter a permeabilidade das vias aéreas e aumentando, desse modo, o risco de aspiração. Essas técnicas aliviam a obstrução causada pela língua ou pela perda de tônus muscular da região laríngea[12].

Outra situação muito importante e comum é a queimadura de vias aéreas. Pode ocorrer em vítimas com queimaduras em face, pescoço, que permaneceram em incêndios em locais fechados ou foram vítimas de explosão. Os sinais mais comuns são cílios, sobrancelhas e vibrissas nasais chamuscados, presença de fuligem em cavidades nasal ou oral, escarro carbonado e rouquidão. Esse indivíduo é forte candidato à via aérea definitiva precoce, uma vez que a lesão inalatória pode levar a edema de glote de maneira rápida e impossibilitar uma intubação endotraqueal. Outro ponto importante é que nesses pacientes a oximetria de pulso pode apresentar-se em valores normais, porém, é necessário recordar que o processo de combustão no ambiente forma monóxido de carbono e que esse se liga fortemente à hemoglobina, substituindo o oxigênio nessa ligação. Por isso, a saturação apresenta-se adequada no monitor. Nessa situação, é necessário fornecer suporte de oxigênio a 100% por pelo menos 3 horas, tempo de meia-vida do monóxido de carbono[13].

É importante salientar ainda que os pacientes que apresentam respiração agônica ou do tipo *gasping* não representam uma ventilação satisfatória e necessitam de suporte ventilatório imediato[14].

Manobras de desobstrução

Para pacientes SEM história de trauma, utiliza-se a técnica *Chin-Lift*, que consiste em uma manobra que é realizada apoiando-se a mão na testa da vítima, inclinando a cabeça para trás ao mesmo tempo que coloca os dois dedos da outra mão sob a mandíbula, interioriza o queixo e abre a boca (Figura 3.5)[2,14].

Para pacientes COM suspeita de trauma cervical utiliza-se a técnica *Jaw-Thrust*, uma manobra que consiste em anteriorizar a mandíbula sem realizar a extensão da cabeça. Devem ser apoiados os dedos na parte posterior do ângulo da mandíbula bilateralmente e deslocar a mandíbula para a frente com o apoio dos polegares (Figura 3.6). Além disso, em pacientes vítimas de trauma, deve-se realizar aspiração de vias aéreas com aspirador de ponta rígida até que seja descartada fratura de base de crânio. Caso contrário, pode haver falso trajeto da sonda flexível e consequente aspiração de conteúdo encefálico[2,14].

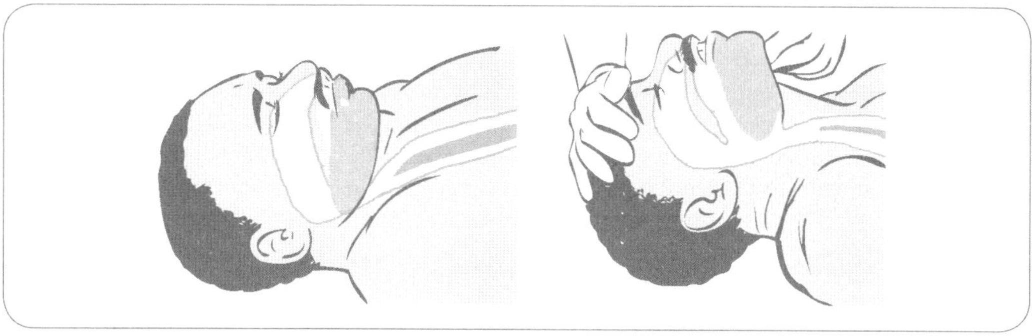

Figura 3.5 Inclinação da cabeça-elevação do queixo[4].

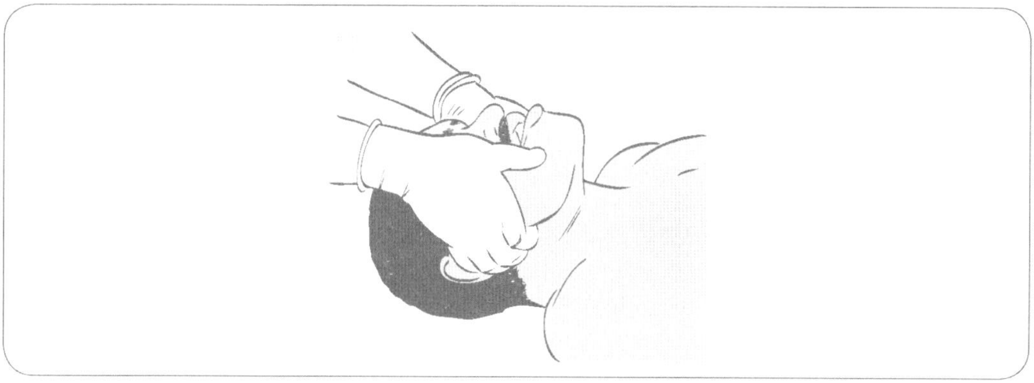

Figura 3.6 Anteriorização/subluxação da mandíbula[4].

A inconsciência, em conjunto com a incapacidade de manter as vias aéreas pérvias, pode levar a uma parada respiratória, evoluindo para uma parada cardiorrespiratória, situação de emergência que deve ser atendida prontamente.

Abrir e manter uma via aérea pérvia é essencial para uma boa respiração/ventilação. O rebaixamento do nível de consciência expõe o paciente ao risco de broncoaspiração. Assim, há a necessidade de ter um sistema de sucção montado e preparado para as emergências.

Dispositivos auxiliares das vias aéreas[2,12,14–16]

São dispositivos que auxiliam a manutenção das vias aéreas superiores abertas.

Cânula orofaríngea (cânula de Guedel)

Dispositivos feitos de plástico rígido, em formato de J, com um bucal na parte proximal, são recomendados para manter as VAS pérvias em indivíduos inconscientes ou GCS > 8. A tentativa de inserção em pacientes com reflexos laríngeos preservados pode desencadear vômitos, aumentando o risco para aspiração:

- Escolha o tamanho adequado, medindo do canto da boca até o lobo da orelha.
- Em adultos e pacientes inconscientes, aspire VAS previamente. Em seguida, introduza a cânula com a curvatura voltada para o palato duro.
- Introduza a cânula ao mesmo tempo girando 180° até o posicionamento final.
- Se bem posicionada, a ponta proximal deve estar bem acomodada entre os dentes. Então, ventilações eficazes poderão ser visualizadas.

Cânula nasofaríngea

Feita de plástico maleável, introduzido através das narinas e tem como objetivo impedir a obstrução das VAS pela elevação da língua. Apesar de ser contraindicada em vítimas de trauma cranioencefálico grave, diferentemente da orofaríngea, pode ser indicada em pacientes conscientes ou que não são capazes de abrir a boa. Como a orofaríngea, não protege as VAS da broncoaspiração. Quando usadas em pacientes com reflexos laríngeos intactos, podem exercer certo estímulo ao vômito.

Insuficiência respiratória aguda e dispositivos de oxigenação

A insuficiência respiratória aguda (IRPa) é a incapacidade de o sistema respiratório manter a oxigenação e/ou a ventilação, de instalação aguda, sendo divididas em dois grupos: **Tipo I ou hipoxêmica** (PaO_2 < 60 mmHg) e **Tipo II ou hipercápnica** ($PaCO_2$ > 45 mmHg)[12]

Apesar de o oxigênio ser considerado um gás medicinal e privativo do médico para sua prescrição em emergências, cabem ao enfermeiro o reconhecimento da necessidade de uso e a recomendação.[15] Assim, é imprescindível que o enfermeiro saiba reconhecer os sinais da insuficiência respiratória. Entre os sinais mais comuns estão[19–21]:

- ***Alterações do padrão respiratório:*** caracterizadas por um aumento do trabalho ventilatório: taquipneia ou bradipneia (FR < 10 > 29 irpm), ruídos respiratórios anormal (ex: estridor, sibilos expiratórios), mantém-se sentado não tolerando decúbito dorsal, uso da musculatura acessória, como batimento da asa do nariz, retração furcular, respiração paradoxal, retração intercostal, cianose central e periférica, revelando severidade na hipoxemia, dificuldade da fala, como frases ou palavras entrecortadas, hipoxemia evidenciada pela queda da saturação de oxigênio, com SAT O_2% < 91%
- ***Alterações no nível de consciência:*** ansiedade, agitação, confusão, podendo apresentar-se com estupor ou inconsciência
- ***Alterações cardiovasculares:*** taquicardia, sudorese profusa, palidez cutânea, hiper ou hipotensão arterial

Os sinais de hipoxemia devem ser acompanhados da sua documentação. Em todas as situações, SAT O_2% mínima aceitável é 88%. Alguns princípios devem ser levados em consideração em relação à oxigenoterapia e às suas recomendações[22]:

- Hipoxemia documentada: PaO_2 < 60 mmHg ou SAT O_2 94% são levadas em consideração situações específicas quando abaixo do esperado.
- Para todos os pacientes críticos, cuja oximetria não estiver disponível ou não for confiável, recomenda-se o uso de fontes com alta concentração de oxigênio, como a máscara não reinalante com reservatório.
- Pacientes críticos com oximetria confiável devem ter o fluxo e/ou concentração ajustada para que o alvo permaneça entre 94%–98%.
- Para pacientes com riscos de hipercapnia e que estejam em estado crítico, o alvo é 94%–98% até o reajuste após análise de gases arteriais.
- Para pacientes portadores de doença pulmonar obstrutiva crônica (DPOC) ou com risco de hipercapnia em geral, o alvo é 88%–92%.
- Para pacientes críticos cuja monitoração oximétrica esteja indisponível, continue com máscara com reservatório a 15 L/min.
- Na intoxicação por monóxido de carbono ou cianeto e pneumotórax, o oxigênio dever ser mantido mesmo com uma oximetria confiável > 94%.
- O oxigênio tem como princípio tratar a hipoxemia e não "a falta de ar" e muito menos a causa. Esta, sim, deve ser investigada e tratada.

- Devem ser registrados: fonte, fluxo, FiO_2 estimada, alvo da oximetria desejável, monitoração oximétrica e resposta do doente à terapêutica.
- Não há necessidade de umidificação em baixo fluxo (< 4 L/min) e por curto período de tempo, independentemente do fluxo. Nas demais situações, recomenda-se umidificação. Nos umidificadores onde o oxigênio produz bolhas há risco de contaminação e não há evidências de eficiência.
- Os profissionais devem estar familiarizados com os recursos disponíveis.
- Um vez que a saturação de oxigênio atinja ou supere a meta estabelecida, a fonte de oxigênio deve ser reduzida ou descontinuada.
- A todos os pacientes críticos utilizar fontes com alta concentração (máscara com reservatório) se a oximetria não for confiável.

Dispositivos de oxigenação[12-23]

Os dispositivos de oxigenação podem ser classificados:

- Quanto à concentração de O_2 fornecida:
  - Baixa: < 35%.
  - Moderada: 35%–60%.
  - Alta: > 60%.
- Quanto ao fluxo da FiO_2% inspirada: baixo ou alto fluxo
- Reservatório

As condições clínicas, além do conforto do paciente, devem ser levadas em consideração na escolha do dispositivo ideal. Para a escolha do dispositivo devem ser feitos dois questionamentos:

1. Quanto de oxigênio o dispositivo pode entregar?
2. A FiO_2% deve permanecer fixa ou deve variar de acordo com as condições clínicas?

A Tabela 3.1 traz um resumo dos dispositivos e suas recomendações.

Tabela 3.1
Sistemas de oferta de oxigênio

Dispositivo	*FiO_2 (%)*	*Vantagens e desvantagens*
Cateter nasal (fluxo: 1–6 L/min) Recomendado: pacientes em hipóxia leve. Retentores crônicos de CO_2. Pode ser indicado caso houver intolerância às máscaras.	1 L/min = 24 2 L/min = 28 3 L/min = 32 4 L/min = 36 5 L/min A partir de 1 L/min, a cada litro acrescido, a FiO_2% aumenta aproximadamente em 4%	Confortável e bem tolerado Permite conversar e se alimentar Até 4 L/min não há necessidade de umidificação Não há reinalação do CO_2 expirado. Sai facilmente do lugar Causa ressecamento e lesões de mucosas (mais célere em FiO_2 > 4 L/min) As narinas devem estar pérvias Desvios de septo e respiração pela boca reduzem a FiO_2.
Máscara facial simples (fluxos: 5– 10 L/min) Recomendada em pacientes conscientes em situações de emergência e tempo curto de uso	35%–50%	Concentrações maiores do que as cânulas nasais. Fácil aplicação e baixo custo. A própria máscara funciona como um reservatório. Fluxos < 5 L/min formam espaço morto, permitindo a reinalação do CO_2 expirado. Promove sensação e claustrofobia, podendo não ser bem tolerada. Dificulta a fala e alimentar-se. Bloqueia o vômito em pacientes inconscientes. Desconfortável em traumas e queimaduras na face. Furos na lateral permitem uma mistura dos gases inspirados deixando a FiO_2% pouco confiável.

(continua)

Tabela 3.1
Sistemas de oferta de oxigênio (*continuação*)

Dispositivo	*FiO_2 (%)*	*Vantagens e desvantagens*
Máscara facial com reservatório reinalante (Fluxo: 6–10 L/min)	Variável 40%–60%	Utilizada em situações de emergência. Oferece maiores concentrações de oxigênio do que a máscara simples. Recomenda-se umidificar. O fluxo de oxigênio deve ser o suficiente para não colabar o reservatório durante a inspiração. Outras desvantagens semelhantes à máscara facial simples.
Máscara não reinalante (Fluxo: mínimo 10 L/min)	Variável 60%–80%	Como as máscaras faciais (simples, com reinalação parcial), utilizadas em situação de emergência em curto espaço de tempo. Oferecem valores maiores (porém, variáveis) de FiO_2%, pois contam com válvulas impedem que o ar expirado entrar no reservatório e, ao mesmo tempo, com válvulas laterais que permitem a saída do ar expirado para o ambiente, ao mesmo tempo que impedem a entrada do ar ambiente. Outras características são semelhantes às citadas nas demais máscaras faciais.
Máscara de *Venturi* (Fluxo: variável)	Variável de acordo com o fluxo de cada válvula específica 24%–50%	São sistemas de alto fluxo, onde válvulas com estreitamento específico aumentam consideravelmente o fluxo do ar inspirado, conferindo assim uma FiO_2% mais confiável. Assim, são recomendados quando há necessidade de oferecer ao paciente uma FiO_2% conhecida e controlada. Não umidificar quando usados fluxos mais baixos.

Cânula nasal ou cateter tipo óculos

Consiste em um tubo plástico com duas pontas que se projetam a partir do tudo. É de baixo fluxo com FiO_2 variável. Pode contar com um pequeno reservatório e, quando não, a orofaringe surge como um reservatório anatômico. O fluxo é variável, geralmente 1 até 6L/min em adultos. Valores maiores podem (usar ou não usar?!) ser considerados, lembrando que se torna desconfortável, podendo levar lesões por ressecamento da mucosa. É recomendado para hipoxemias leves. Para os fluxos até 4 L/min não há necessidade de umidificação, e os valores maiores são pouco tolerados, podendo levar a lesões de mucosas mais celeremente. Mais confortáveis, não interferem na comunicação e alimentação. Não há reinalação do conteúdo expirado recomendado para retentores de CO_2. Deve ser considerada àqueles que não suportam máscara de O_2. Em contrapartida, como desvantagens, sai facilmente do lugar, o doente deve ser incentivado à respiração nasal, pode causar lesões nas mucosas nasais, bem como na pele (lesão por pressão) e os condutos nasais devem estar desobstruídos (Figura 3.7).

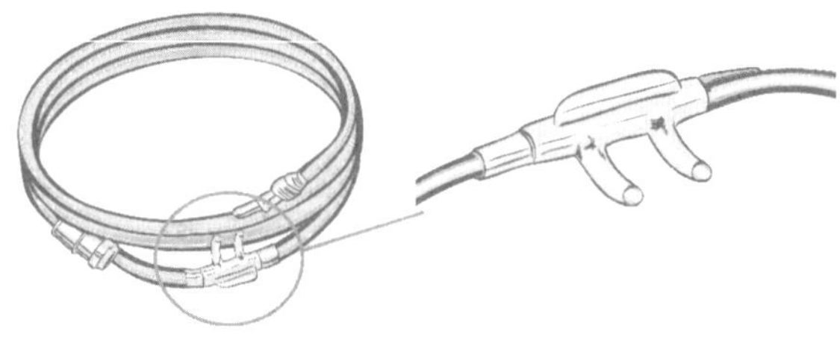

Figura 3.7 Cânula nasal.

Máscara facial simples

As máscaras faciais simples são máscaras de plástico que cobrem boca e nariz, funcionando como um reservatório. Simples, são ajustadas na cabeça por fitas elásticas. Fluxos menores do que 5L/min não são recomendados, pois geram acúmulos de CO_2 exalado. Logo, são recomendados fluxos de 5–10 L/min, gerando FiO_2, aproximadamente, de 35%–60%. Logo, são alternativas em unidades de emergência cuja necessidade de FiO_2 é maior do que o necessário. Pelo fato de serem ajustadas contra a face, podem gerar sensação de claustrofobia, podendo não ser bem toleradas em pacientes com insuficiência respiratória, além de dificultar a comunicação verbal e a eliminação de secreções. Desconforto ocular devido a vazamentos pode ser uma queixa comum. Pacientes com lesões faciais, como queimaduras, por exemplo, podem estar intolerantes ao seu uso. FiO_2 pouco confiável, visto que depende do padrão respiratório.

Máscara com reservatório: reinalante e não reinalante

Semelhante a uma máscara simples, a máscara com reservatório tem duas versões: a reinalante e a não reinalante. Ambas são parecidas com a máscara facial simples, porém contam com um reservatório de aproximadamente 1 L (Figura 3.8). Fornecem FiO_2 considerável, podendo atingir 60%–80% se a administração sobre fluxo for > 10 L/min. As máscaras não reinalantes com reservatório contam com 3 válvulas unidirecionais, sendo uma entre o reservatório e a máscara e as outras 2 nas laterais, que têm como função durante a inspiração de impedir a mistura do ar ambiente e a coleta somente do ar composto no reservatório e na própria máscara, ao passo que na expiração o ar não fluo para o reservatório e sim para o ambiente. As reinalantes não contam com essas válvulas. Assim, o ar expirado fica contido na máscara. Uma vez que o fluxo de O_2 seja superior a 10 L/min, o ar expirado sai por escapes laterais, tornando-se irrelevante no conteúdo do ar inspirado. Ambas, apesar de serem baixo fluxo, fornecem grandes concentrações de oxigênio, sendo indicadas em casos onde o cateter tipo óculos ou as máscaras faciais simples não forneçam oxigênio o suficiente. A não reinalante garante uma concentração ainda maior, sendo recomendada em situação de emergência. As desvantagens desses dispositivos são semelhantes às da máscara facial simples.

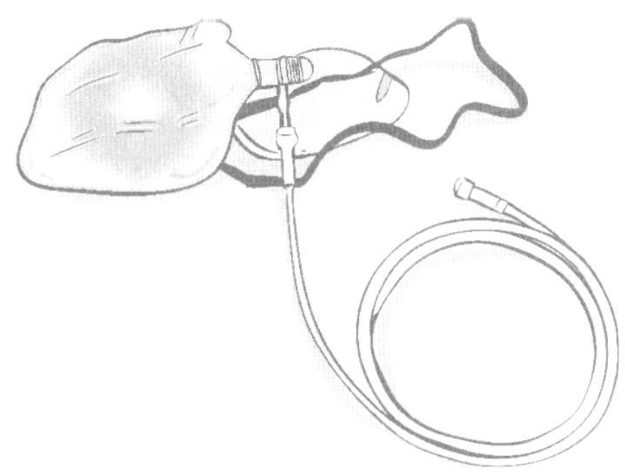

Figura 3.8 Máscara com reservatório.

Máscara de Venturi

As máscaras com sistema Venturi são consideradas de alto fluxo, pois conseguem atingir fluxos superiores ao inspirado graças ao efeito Venturi. As válvulas de arrastamento contam com orifícios de tamanhos específicos e padronizados. Um vez que o ar (fluxo) passa por um súbito estreitamento, aumenta a velocidade, trazendo por arrastamento o ar ambiente junto, aumentando o fluxo de ar inspirado. Assim, o excedente sai pelos orifícios laterais, ao passo que o ar entra nas vias aéreas sem sofrer novas misturas, trazendo determinada confiabilidade na FiO_2% oferecida. A umidificação é desestimulada em baixos fluxos, por oferecer maior resistência ao fluxo de oxigênio, perdendo a confiabilidade da FiO_2% esperada. As concentrações são variadas, de acordo com utilização da válvula/fluxo. O fluxo varia de 4–15 L/min, sendo que a FiO_2% é de 24%–50%. A relação fluxo/FiO_2% vem marcada em cada válvula. Fluxos menores podem ser substituídos por cânulas nasais. DPOC com FR superiores a 30irpm perdem a confiabilidade, podendo ter o fluxo de ar reajustado (Figura 3.9).

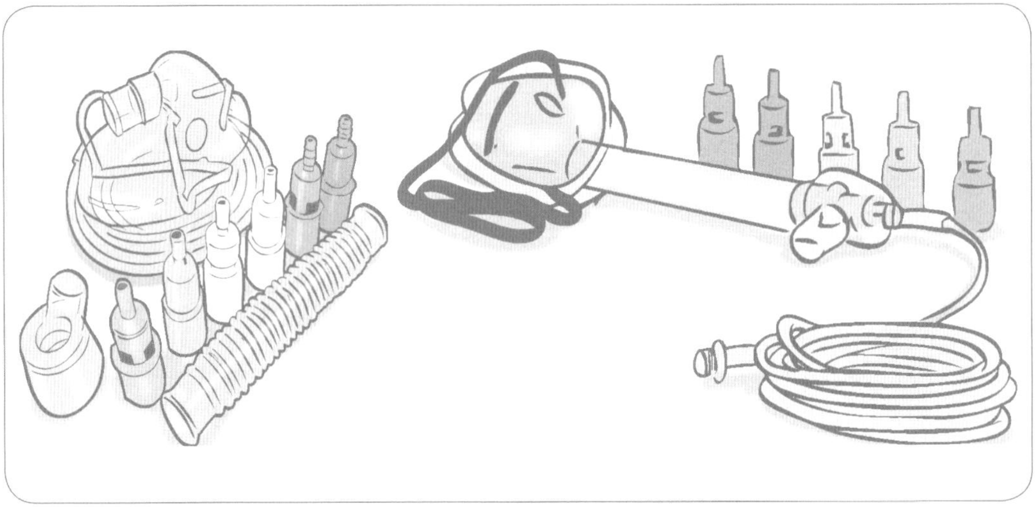

Figura 3.9 Máscara de Venturi.

Máscara aerossol ou tenda

São dispositivos de alto fluxo compostos por um umidificador acoplado a uma máscara, podendo ser em tenda ou máscara/colar para traqueostomia, ou umidificador com tubo T. São capazes de entregar FiO_2% de 24%–100% se acoplada a um sistema de *Venturi* (válvulas de arrastamento). Quando não disponível, direto na macronebulização, a FiO_2% fica imprecisa, podendo variar entre 24%–50% dependendo do fluxo, pois há mistura de gases, de forma imprecisa, pela grande abertura que ela confere. Indicada em pacientes com via aérea artificial por tubo T ou traqueostomia (máscara/colar). Causa desconforto principalmente para comer ou falar. Permite a reinalação de CO_2 principalmente em fluxos abaixo de 10 L/min. O fluxo inicial geralmente é de 10 L/min.

Via aérea artificial[2,12,26–31]

Intubação orotraqueal

As falhas na tentativa de manter o sistema respiratório em sustentar a ventilação/oxigenação ou mesmo mediante os riscos de comprometer a patência das vias aéreas superiores, a intervenção de emergência e o posicionamento de uma via aérea definitiva são necessárias. Para uma avaliação rápida da necessidade de uma intubação de emergência, o emergencista deve se perguntar:

1. Há dificuldade em manter uma via aérea pérvia e protegida?
2. Há dificuldade em manter uma boa oxigenação/ventilação?
3. Há algum sinal de curso desfavorável para via aérea?[12]

A via aérea definitiva (VAD) é definida como um tubo endotraqueal com *cuff* insuflado. Entre eles, o mais comum é o tubo orotraqueal.[2]

A intubação orotraqueal é a modalidade de VAD mais comum, de fácil e rápido acesso. Apesar de ser um procedimento médico, é imperativo que o enfermeiro tenha o conhecimento e o domínio do procedimento, pois assiste o paciente e o médico durante o procedimento. Tampouco, faz-se importante reconhecer a necessidade de uma VAD, cabendo a antecipação no preparo do paciente, dos materiais e do ambiente, para um procedimento seguro.

Intubação por sequência rápida (ISR)

Amplamente utilizada em situações de emergência em pacientes críticos, a ISR é um método rápido e seguro indicado para pacientes com insuficiência respiratória para diminuir o risco de broncoaspiração. Consiste em sete passos (7 Pês): Preparação, Pré-oxigenação, Pré-tratamento, Paralisia com indução, Proteção, Passagem do tubo endotraqueal, Pós-intubação.

Preparação

A preparação inclui:

- Equipe preparada
- Material preparado
- Paciente preparado

Para um procedimento seguro, a equipe deve contar com médicos e enfermeiros, treinados, com expertise, que se conheçam e que estejam familiarizados com a tecnologia oferecida. As funções devem estar claras e bem divididas pelo líder. Equipe com expertise maior ou cirúrgica deve estar de sobreaviso. Higgs A e cols., sugerem como composição de equipe um líder, um médico responsável pela intubação e um profissional auxiliar, um profissional responsável pelas medicações e monitoração, além de um *runner*[27].

Material

É necessário que os equipamentos e materiais estejam preparados, montados, testados e facilmente dispostos. Geralmente, é incumbida ao enfermeiro tal tarefa. Entre eles se destacam:

- EPIs: óculos, máscara e luvas de procedimento.
- Tubos orotraqueais 6–9, no mínimo 2 unidades.
- Laringoscópio, cabo, lâminas curvas (Machintosh) números 3 e 4, lâminas retas (Miller), testados.
- Estilete (fio-guia).
- Material para fixação do tubo traqueal.
- Seringa de 20 mL.
- Sistema de fornecimento de oxigênio.
- Sistema bolsa-válvula-máscara com reservatório.
- Manômetro.
- Equipamentos/materiais que auxiliam na laringoscopia ou intubação: *Gum Elastic Bougie* (GEB), ou na ventilação apropriada (máscara laríngea com *fast trach*).

Paciente preparado

Um paciente que necessita de uma via aérea definitiva pode se apresentar de diversas formas. Apesar das individualidades, todas as necessidades convertem para uma monitoração rigorosa e eficaz. Assim, minimamente, este doente deve estar com monitoração cardíaca, oximetria de pulso e pressão arterial não invasiva. O decúbito dependerá de cada situação específica: Se estiver mantendo a ventilação espontânea, via aérea patente e consciente, decúbito *Fowler* ou semi-*Fowler*, são recomendados, pois melhoram a mecânica ventilatória, reduz o trabalho e previne de certa forma a broncoaspiração, até que todos os materiais e profissionais estejam prontos e posicionados. Para pacientes inconscientes, incapazes de manter uma via aérea patente, o decúbito dorsal será recomendado por permitir que os profissionais de saúde façam a ventilação pelo sistema bolsa-válvula-máscara com reservatório. Dois acessos venosos calibrosos devem ser garantidos.

Pré-oxigenação

A pré-oxigenação tem como característica a denitrogenação. Fornecer oxigênio em altas concentrações remove o conteúdo alveolar de nitrogênio, aumentando a reserva de oxigênio (500 mL basal para 3 L). Assim, um paciente bem pré-oxigenado pode alcançar mais tempo em apneia sem hipoxemia, conferindo um procedimento mais seguro. Em situações normais, uma boa pré-oxigenação, a saturação em apneia pode chegar a valores <90% após 8min se comparado a 1min naqueles que não foram pré-oxigenados. A pressão da cartilagem cricoide no intuito de reduzir o risco para broncoaspiração é controversa.[23,24]

Pré-tratamento

Concomitantemente à pré-oxigenação são utilizados medicamentos para minimizar a resposta fisiológica negativa à intubação. Ganham destaques o Fentanil (redução da resposta adrenérgica) e a Lidocaína, reduzindo a hiper-reatividade das via aéreas (usada em casos de broncoespasmos ou HIC).

Paralisia com indução

É a essência da ISR. Administra-se um hipnótico seguido de um bloqueador neuromuscular, em *bolus* em sequência. Há uma gama de medicamentos disponíveis para esse fim, cabendo ao médico a tomada de decisão. Dentre eles, o Etomidato é o hipnótico mais difundido. Baixo custo, meia-vida curta e pouco efeito cardiovascular (não reduz a pressão arterial), faz dele ser amplamente utilizado. Como bloqueador neuromuscular (BNM), a Succinilcolina e o Roncurônio são os mais conhecidos.

Proteção e posicionamento

Após a administração do hipnótico + BNM, o paciente deve ser colocado em posição (coxim na região occipital + hiperextensão da cabeça) de "cheirador". As vias aéreas devem ser aspiradas, e as próteses, removidas. A laringoscopia deve ser realizada. Caso necessário, aplica-se a manobra BURP. Caso a BURP ou a pressão da cricoide dificulte a visualização, deve ser abandonada (Figura 3.10).

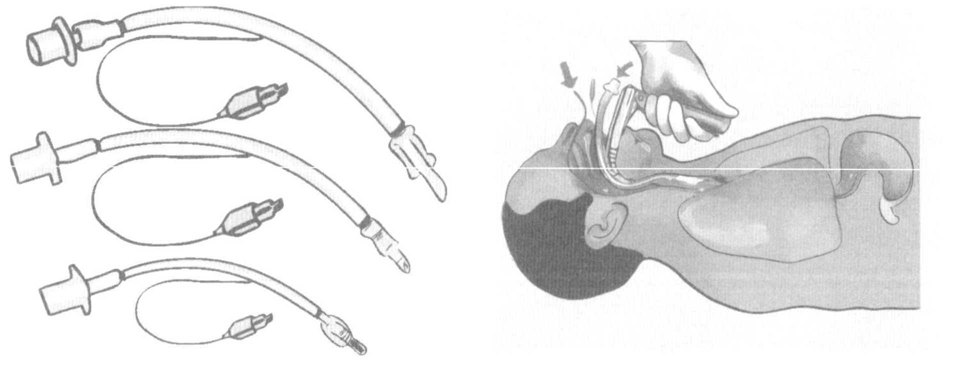

Figura 3.10 Intubação orotraqueal.

Posicionamento do tubo orotraqueal

Neste passo, o tubo endotraqueal é posicionado, e sua posição correta, checada. Recomendam-se apenas três tentativas, sendo contadas pelo número de laringoscopias feitas. Cada tentativa não deve exceder 30 segundos. Se seguro (laringe não lesionada, normoxêmico), uma quarta tentativa por um médico com maior expertise pode ser realizada. Um vez visualizadas a laringe e as pregas vocais, o enfermeiro assistente deve fornecer o tubo orotraqueal. Um vez posicionado, o médico mantém o tubo fixado na mão enquanto o *cuff* deve ser insuflado com 10–15 mL de ar. Após, deve ser checado o posicionamento através dos movimentos respiratórios a cada ventilação, da ausculta do epigástrio e dos campos pulmonares esquerda e direita.

Problemas no posicionamento

- **Ausculta sons hidroaéreos:** tubo posicionado no esôfago. Deve ser removido, paciente ventilado e, após, uma nova tentativa pode ser feita.
- **Ausculta ausente em um dos campos pulmonares: intubação seletiva**. O *cuff* deve ser desinsuflado, e o tubo orotraqueal deve ser tracionado (risco de extubação). Após reposicionado, o *cuff* novamente insuflado, o posicionamento deve ser novamente testado (epigástrio – base esquerda – base direita).
- **Escapes de ar pela boca:** *cuff* desinsuflado.
- **Vômitos e regurgitação:** sucção das VAS.

Pós-intubação

Por fim, o uso do capnógrafo exalatório a fim de obter a $ETCO_2$ (CO_2 expirado ou *end tidal* CO_2) é o método de confirmação mais confiável (valores e curva). Uma vez confirmado, o tubo orotraqueal deve ser fixado conforme rotina do serviço. O número (marcação em cm) no tubo, se comparado aos incisivos, deve ser registrado. A radiografia de tórax deve ser realizada e o paciente deve ser submetido a ventilação mecânica. A hipotensão é comum, facilmente revertida com infusão de líquidos ou droga vasoativa caso não haja resposta.

Vias aéreas avançadas: dispositivos supraglóticos[2,12,15,31–33]

Os dispositivos supraglóticos em linhas gerais, auxiliam na ventilação e/ou intubação traqueal dos doentes. São dispositivos de fácil inserção e requerem pouco treinamento, além de manterem uma ventilação eficaz quando bem posicionados, semelhantes à intubação traqueal, o que os torna cada vez mais difundidos nos meios de emergência. Lesões de partes moles e a incapacidade de manter uma via aérea definitivamente isolada limitam o tempo de permanência, tornando o dispositivo um método paliativo à intubação traqueal. A Tabela 3.2 reúne um resumo dos principais dispositivos supraglóticos disponíveis.

Dentre as principais indicações, estão:

- Atendimentos às paradas cardiorrespiratórias.
- Quando há o insucesso na intubação orotraqueal, cuja ventilação por bolsa-válvula-máscara seja ineficaz.
- Pacientes com indicações evidentes de intubação traqueal de emergência atendidos por uma equipe não treinada ou não habilitada legalmente para o procedimento.

Assim como as indicações, as contraindicações são semelhantes entre os dispositivos. Entre elas, destacam-se:

- Paciente com reflexo faríngeo íntegro.
- Suspeita de doenças esofágicas.
- Ingestão de substâncias ácidas ou cáusticas.

Combitube® – tubo esofagotraqueal

Consistem em dois tubos fundidos, formando dupla luz, com duas passagens de ar separadamente, sendo uma luz com acesso ao esôfago e a outra à traqueia. Permite um ventilação adequada por qualquer lúmen, reduz os riscos de aspiração do conteúdo gástrico, não requer treinamentos e retreinamentos ostensivos, podendo ser posicionado às cegas ou com o uso de laringoscópio. Estão contraindicada em pacientes menores de 1,22 m de altura, em pacientes que tenham ingerido substâncias cáustica ou com doença esofágica suspeita ou conhecida (Figura 3.11).

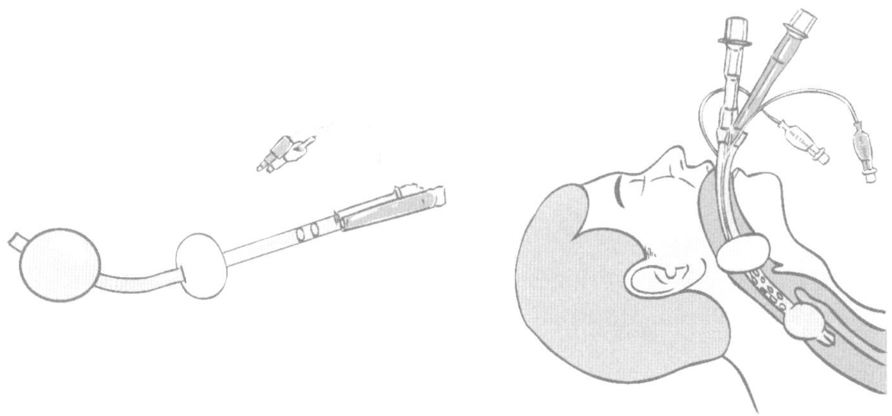

Figura 3.11 Combitube® – tubo esofagotraqueal.

Tubo laríngeo

Trata-se de uma alternativa aceitável se comparado à intubação traqueal. Recomendado no atendimento às paradas cardiorrespiratórias, em casos de tentativas frustradas de intubação orotraqueal ou quando a equipe não está habilitada ou treinada para intubação orotraqueal. Composto de um tubo curvado de único lúmen composto por dois balonetes – um distal e outro proximal –, sendo que um oclui o esôfago, e o outro, a orofaringe, ambos insuflados por um tubo único. Apesar de ser mais simples de ser posicionado do que a máscara laríngea, o emergencista deve certificar-se do posicionamento correto, pois não permite a intubação traqueal. Podem oferecer selo melhor do que a máscara laríngea (ML), dependendo do dispositivo. As contraindicações são semelhantes aos demais dispositivos supraglóticos.

Máscara laríngea

A ML consiste um tubos conectados distalmente com uma máscara em forma de balão vazio (assemelha-se a uma máscara facial), elíptica, que quando posicionada é preenchida de ar com uma seringa através de um sistema de válvula-balão. Na porção final do tubo, que termina no centro da máscara, há fenestras (dependendo do modelo), por onde o ar passa para insuflar os pulmões. A ponta elíptica final da máscara, quando insuflada, se incumbe de vedar parcialmente a laringe. A ML não garante vedação completa das vias aéreas. Nas ML de segunda geração há um conduto na parte posterior, finalizando na porção distal, que permite a passagem de cateteres gástricos para descompressão. As ML de terceira geração possuem um dispositivo, o denominado *fast trach*, que permite a inserção do tubo traqueal por dentro da ML, tornando, assim, um dispositivo que auxilia e guia a intubação traqueal (Figura 3.12).

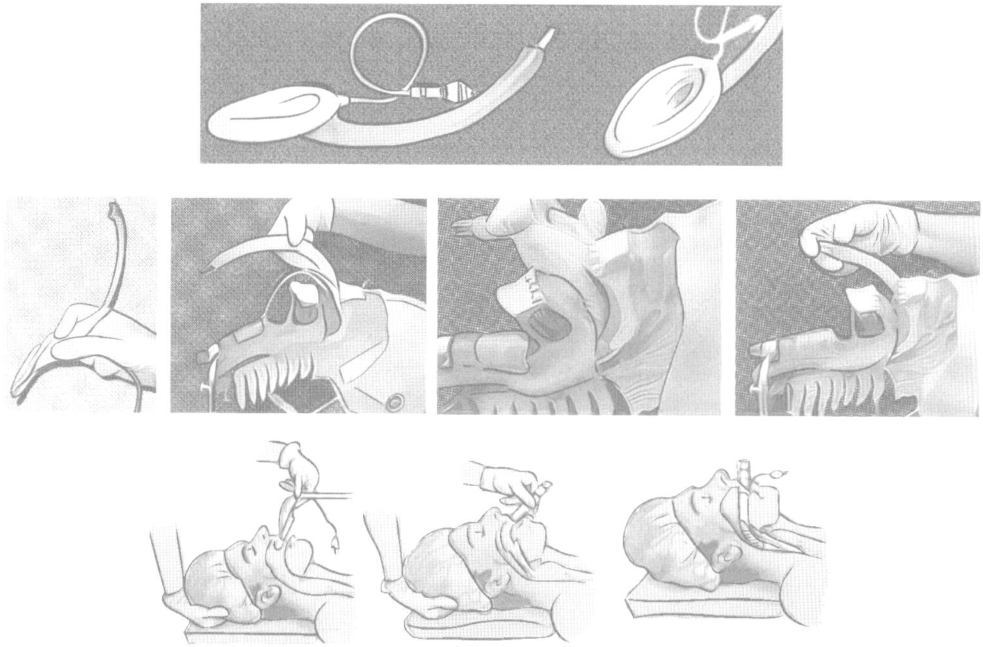

Figura 3.12 Máscara laríngea.

Tabela 3.2
Dispositivos supraglóticos para via aérea avançada

Dispositivo	*Vantagens*	*Desvantagens*	*Técnica*
COMBITUBE® Adulto pequeno: 37 Fr = 80 mL Adulto grande: 41 Fr = 100 mL Balão distal: 15 mL para ambos	Treinamento mínimo Não é necessário visualizar as VAs Fornece ventilação adequada em ambas posições (traqueal ou esofágica) Caso posição esofágica, permite a aspiração de conteúdo gástrico reduzindo riscos da aspiração	Impossível aspirar a traqueia quando o dispositivo está inserido no esôfago Traumatismos na traqueia ou esôfago	Posicionamento da cabeça em posição neutra. O profissional posiciona-se ao lado da cabeça e com o polegar, abre a orofaringe e prende a língua contra a mandíbula. Introdução do tubo de forma que os dentes incisivos fiquem posicionados entre as duas marcações pretas contidas no corpo distal do tubo Após posicionado, o balão traqueal deve ser insuflado com 15 mL de ar. O segundo balonete dependerá do tamanho do tubo escolhido: se 37 Fr (indicado em pacientes entre 1,22–1,52 m), 80 mL de ar. 41 Fr, para maiores de 1,52 m, 100 mL de ar. Realize o teste ventilando o tubo 1, de cor azul, auscultando os murmúrios vesicular observando-se a expansão torácica. Caso a ausculta se mostrar positiva, bem como os movimentos presentes, o tubo está na traqueia. Continue a ventilação e confirme checando a curva do capnógrafo se disponível. Caso negativo, o tubo está inserido no esôfago (o que ocorre em mais de 90% das vezes). Então, ventile o paciente pelo tubo menor, translúcido. Prenda o tubo com fixador ou fita Remova o Combitube tão logo seja possível a intubação orotraqueal

(*continua*)

Tabela 3.2
Dispositivos supraglóticos para via aérea avançada (*continuação*)

Dispositivo	*Vantagens*	*Desvantagens*	*Técnica*
Tubo laríngeo Nº 3: 1,22–1,52 m = 45–60 mL de ar nos balonetes Nº 4: 1,53–1,83 m = 60–80 mL Nº 5 > 1,83 m = 70–90 mL	Mais compacto e posicionamento mais simples Não há necessidade de visualização das VAs ou do uso de equipamentos especiais Menor possibilidade de intubar a traqueia Melhor vedação (esôfago e orofaringe)	Desvantagens comuns dos demais dispositivos	Escolha o tamanho de acordo com o tamanho do paciente Teste os balões para checar integridade e competência de válvula Lubrifique o lado posterior Posicione o paciente em posição de Magill ("Cheirador") ou neutra Caso necessário, prenda a língua com os polegares ou abaixador de língua Insira o tubo até que os incisivos fiquem entre as linhas demarcadas Insufle os balonetes Realize a ausculta e observe a expansibilidade Cheque $ETCO_2$ se disponível Se locado, fixe conforme rotina do serviços
Máscara Laríngea < 5 kg = 1 5–10 kg = 1,5 10–20 kg = 2 20–30 kg = 2,5 30–50 kg = 3 50–70 kg = 4 70–100 kg = 5 > 100 kg = 6	Inserida rapidamente Técnica e procedimento simples e de fácil treinamento Dispositivos que permitem a intubação traqueal (depende do dispositivo disponível) Demais vantagens são as mesmas dos outros dispositivos Barba ou ausência de dentes não interfere no selamento	Não protege contra a aspiração Não pode ser usadas se a boca não pode abrir mais do que 1,5 cm	Escolha o tamanho de acordo com o tamanho do paciente Teste o *cuff* para checar integridade e competência de válvula Lubrifique o lado posterior Posicione o paciente em posição de Magill ("cheirador") ou neutra Caso necessário, prenda a língua com os polegares ou abaixador de língua Insira a ML utilizando o dedo indicador como guia, na parte anterior, deslizando a ML no sentido posterior, introduzindo até que os incisivos fiquem entre as linhas demarcadas Insufle o *cuff* Realize a ausculta e observe a expansibilidade Cheque $ETCO_2$ se disponível Se locado, fixe conforme rotina do serviços

Via aérea por punção ou cirúrgica [2,12]

Manter uma boa ventilação/respiração é, por motivos óbvios, imprescindível. Na tentativa infrutífera de realizarem a intubação orotraqueal, os profissionais devem levar em consideração manter a boa ventilação por BVMR ou por dispositivos supraglóticos. Se ainda assim não houver condições de manter uma boa ventilação/respiração, o ato de acessar as vias aéreas passa a ser um desafio. O acesso via cartilagem cricoide é uma opção viável, porém demanda conhecimento anatômico e treinamento técnico. A cartilagem cricoide pode ser abordada por punção ou de forma cirúrgica.

Cricotireoidostomia por punção

Consiste na introdução de um cateter agulhado, tipo JELCO®, nº 14 para adultos, através da membrana cricoidiana. Assim, uma fonte de O_2 é ligada por um conector em Y a 15 L/min. Durante a inspiração, a saída lateral deve ser ocluída por 1s, em seguida liberada por 4 s. A pressão do ar proveniente da rede se incumbe da inspiração. Por vezes se faz necessário improvisar a saída lateral com um secção no conector, pois se trata de uma ventilação paliativa, gera retenção de CO_2, por vezes é incapaz de manter uma oxigenação adequada, além dos riscos de barotrauma e pneumotórax. Logo, não deve superar 45 min devendo ser substituída por uma VAD.

Cricotireoidostomia cirúrgica

Em situações emergenciais é fortemente recomendada se comparada às traqueostomias (mais demoradas e de maior risco de hemorragias). O acesso à membrana cricotireoidiana dar-se-á por secção cirúrgica e seguida pela introdução de um tubo traqueal nº 6 ou 6,5 para adultos ou cânulas traqueais específicas.

Plano dos cuidados de enfermagem[32-34]

A assistência de enfermagem no manejo da veias aéreas é complexo, pois abrange uma vasta condição clínica, com situações que dificultam a avaliação e conduta. Assim, dentro do contexto, podemos estar diante de situações simples, cujo manejo requer ações básicas, como situações de extrema gravidade, onde são requeridos pensamentos clínicos acurados e ações rápidas. Na Tabela 3.3 iremos abordar os principais diagnósticos de enfermagem relacionados ao capítulo, bem como intervenções. O plano de cuidado será de maneira genérica, pois outras ações emergenciais específicas já foram listadas no decorrer do capítulo.

Tabela 3.3
Plano de cuidados de enfermagem

Diagnóstico de enfermagem	*Características definidoras/fatores relacionados*	*Prescrição*
Desobstrução ineficaz das Vias Respiratórias	**CD:** Alteração do padrão respiratório, redução/ausência ou ruídos adventícios, agitação, sinal tosse ausente ou ineficaz, ansiedade, secreção excessiva. **FR:** Corpo estranho nas VAS, DPOC, espasmo das VAS, excesso de secreção brônquica, secreção retida, uso de via respiratória artificial, prejuízo neuromuscular	Manter decúbito 35 – 45° se não contraindicado Identificar a população de risco Manter uma via aérea pérvia Monitorar as respirações e os sons respiratórios e atentar para a frequência respiratória e os ruídos adventícios sugestivos de angústia respiratória e/ou acúmulo de secreção Avaliar o nível de consciência, reflexo de tosse ou engasgo, bem como reflexo de deglutição
Risco de Aspiração	**FR:** Redução do nível de consciência, reflexos de tosse e engasgos. Traumatismos na face. Imobilizações ou condições que impeçam elevação do decúbito ou movimentação do pescoço. Resíduo e/ou pressão intragástrico aumentado e m motilidade do gastrointestinal diminuído	Posicionar a cabeça lateralmente em caso de vômitos Manter equipamento de sucção disponível Realizar a aspiração nasal, oral e traqueal conforme necessário. Realizar manobras de desobstrução das vias aéreas superiores caso necessário.
Padrão Respiratório Ineficaz	**FR:** Dano neurológico, fadiga da musculatura respiratória, disfunção neuromuscular, distúrbios musculoesqueléticos, ansiedade, dor, posição corporal e obesidade, hiper/hipoventilação (alteração da relação entre O_2:CO_2) **CD:** Dispneia ou ortopneia, alteração na profundidade e padrões respiratórios, prolongamento da expiração, utilização da musculatura acessória	Posicionar o paciente de modo a maximizar a capacidade ventilatória e aliviar a dispneia (p. ex. decúbito elevado, entre 30 e 45º) Monitorar atentamente a condição respiratória (frequência, ritmo e profundidade) e a saturação de oxigênio do paciente Determinar fatores ou condições relacionados Posicionar o paciente com o objetivo de facilitar a combinação ventilação/perfusão Monitorar a oximetria de pulso, eletrocardiografia e pressão arterial não invasiva
Troca de Gases Prejudicada	**CD:** Redução do nível de consciência, gasometria arterial anormal, cianose, padrão respiratório anormal, taquicardia e/ou arritmias e sudorese **FR:** Desequilíbrio entre ventilação/perfusão. Alterações alvéolo-capilar. Alterações da capacidade de transporte de 02 pelo sangue	Orientar o paciente a manter uma respiração profunda e lenta Ofertar e manter oxigênio suplementar na concentração prescrita Realizar exame físico pulmonar diariamente, atentando-se principalmente à presença de áreas com ventilação reduzida ou ausente e de ruídos adventícios durante a ausculta Avaliar e estimular a tosse e remoção das secreção pulmonar e vias aéreas superiores
Ventilação espontânea prejudicada	**CD:** Dispneia, ansiedade, aumento da FR e FC, uso da musculatura acessória, hipoxemia e/ou hipercapnia **FR:** Fatores metabólicos, fadiga dos muscular respiratória, aumento da resistência das vias respiratórias e dificuldade para eliminar secreções	Realizar aspiração nasal, oral e traqueal conforme necessidade Avaliar coexistência da dor, administrar analgésicos prescrito Realizar, auxiliar e checar exames que auxiliam no diagnóstico e manejo, em especial gasometria arterial. Manter o paciente em jejum, conforme prescrição. Monitorar o nível de consciência e grau de ansiedade Manter os equipamentos de emergência de fácil acesso. Identificar a necessidade de inserção real/ potencial de via aérea artificial Auxiliar na inserção de via aérea artificial Realizar ausculta pulmonar após a inserção da via aérea artificial, para descartar a possibilidade de intubação seletiva Verificar a eficácia da terapia com oxigênio através de parâmetros vitais e exames laboratoriais (p. ex. oximetria de pulso, gasometria arterial) Monitorar os parâmetros do ventilador mecânico, atentando-se a aumentos da pressão inspiratória e reduções do volume corrente

Referências bibliográficas

1. Constanzo LS. Fisiologia. Traduzido por Denise Costa Rodrigues – 5ª ed. Rio de Janeiro: Elsevier, 2014.
2. Advanced Trauma Life Support Student Course Manual. American College of Surgeons – Tenth Edition. Chicago, 2018.
3. Gonçalves MEP. Cardoso SR. Rodrigues AJ. Corpo estranho em via aérea. Pulmão, RJ, 2011;20(2):54-8. Disponível em: http://www.sopterj.com.br/wp-content/themes/_sopterj_redesign_2017/_revista/2011/n_02/10.pdf.
4. Rodrigues AJ, Oliveira EQ, Scordamaglio PR, Gregório MG, Jacomelli M, Figueiredo VR. Broncoscopia flexível como primeira opção para a remoção de corpo estranho das vias aéreas em adultos. J Bras Pneumol. 2012;38(3):315-320. Disponível em: http://www.scielo.br/pdf/jbpneu/v38n3/v38n3a06.pdf.
5. Kramarow E, Warner M, Chen LH. Food-related choking deaths among the elderly. Inj Prev. 2014 Jun;20(3):200-3. Available from: http://injuryprevention.bmj.com/content/20/3/200.long. DOI: http://dx.doi.org/10.1136/injuryprev-2013-040795.
6. Lin L, Lv L, Wang Y, Zha X, Tang F, Liu X. The clinical features of foreign body aspiration into the lower airway in geriatric patients. Clin Interv Aging. 2014 Sep 14: 1613-18. Available from: https://www.ncbi.nlm.nih.gov/pmc/articles/PMC4181443/.
7. Salih AM, Alfaki M, Alam-Elhuda DM. Airway foreign bodies: A critical review for a common pediatric emergency. *World Journal of Emergency Medicine*, 2016; 7(1):5-12. http://doi.org/10.5847/wjem.j.1920-8642.2016.01.001
8. Barros ALBL. Anamnese e exame físico: avaliação diagnóstica de enfermagem no adulto. – 2ª ed. – Porto Alegre: Artmed, 2010.
9. Campanharo CRV, Oliveira GN, Lopes MCBT et al. Guia de bolso para assistência de enfermagem em emergência. Rio de Janeiro: Atheneu, 2017.
10. Pavitt MJ, Swanton LL, Hind M, Apps M, Polkey MI, Green M et al. Choking on a foreign body: a physiological study of the effectiveness of abdominal thrust manoeuvres to increase thoracic pressure. *Thorax* 2017;72:576-578. Disponível em: http://thorax.bmj.com/content/72/6/576. DOI: http://dx.doi.org/10.1136/thoraxjnl-2016-209540
11. Lowe DA, Vasquez R, Maniaci V. Foreign Body Aspiration in Children. Acta Otorhinolaryngol Ital, 2010 Feb; 30(1): 27-32. Avaiable from: https://www.ncbi.nlm.nih.gov/pmc/articles/PMC2881610/
12. Martins HS, Neto RAB, Velasco IT. Medicina de Emergências: abordagem prática. 11ª ed. Barueri, SP: Manole, 2016.
13. Maciel E, Serra MC. Tratado de Queimaduras. São Paulo: Editora Atheneu, 2006
14. Suporte Avançado de Vida Cardiovascular – Manual do Profissional. American Heart Association. Texas, 2016.
15. Aehlert B. ACLS, suporte avançado de vida em cardiologia. 4ª ed. Rio de Janeiro: Elsevier; 2013; Capítulo 2, Manejo das Vias Aéreas: Oxigenação e Ventilação: p. 37-79.
16. Wittels KA. Basic airway manegement in adults. UpToDate, 2018 Apr 04. Available from: https://www.uptodate.com/contents
17. Siela D, Kidd M. Oxygen requirements for acutely and critically ill patients. Crit Care Nurse [internet]. 2017 Aug 2 [cited 2018 Mai 25]; 37 (4). Available from: http://ccn.aacnjournals.org
18. Zanei SSV. Insuficiência respiratória aguda grave. In: Padilha KG ed. Enfermagem em UTI: cuidando do paciente crítico. 2ª ed. Barueri, SP: Manole, 2016:23-33.
19. Zanei SSV. Cuidados ao paciente com desconforto respiratório agudo. In: Whitaker IY, Gatto MAF (eds.). Pronto-socorro: atenção hospitalar às emergências. 1ª ed. Barueri, SP: Manole, 2015:367-81.
20. Woolard M, Graves I. Shortness of breath. Emerg Med J, 2004; 21:341-350. Available from: doi: 10.1136/emj.2004.014878
21. John RES, Seckel M, Burns SM. Fundamentos de enfermagem em cuidados críticos da AACN. 2ª ed. Porto Alegre: AMGH, 2012; 5, Manejo Ventilatório e das Vias Aéreas: p. 41-50.
22. O'DriscollBR, Howard LS, Earis J et al. British thoracic society guideline for oxygen use in adults in healthcare and emergency settings
23. Stacy KM. Priorities in critical care nursing. 7ª ed. St. Louis, Missouri: Elsevier Moby, 2016; 16, Pulmonary therapeutic management. 301-5.
24. Heuer A. Medical gas therapy. In: Kacmerek K, Stoller J, Heuer A, eds. Egan's Fundamentals of Respiratory Care. 10ª ed. St Louis, MO: Elsevier Mosby, 2013:909-44.
25. Bateman NT, Leach RM. ABC of oxygen acute oxygen therapy. BMJ, sep 1998; 318.
26. Cerqueira BGP. Avaliação da via aérea do paciente obeso para predição da dificuldade da intubação traqueal. Efeito da manipulação laríngea [dissertação]. Botucatu (SP): Universidade Estadual de São Paulo, 2009.
27. Moro ET, Goulart A. Compressão da cartilagem cricóide: aspectos atuais. Ver. Bras. Anestesiol [internet] 2008 [cited 2018 Mai 25]; 58:6:643-650. Available from: http://dx.doi.org/10.1590/S0034-70942008000600010
28. Higgs et al. Guidelines for a management of tracheal intubation in critically ill adults. Br J Anesth [internet]. 2018 Feb. 120(2):323-52. Available from: https://doi.org/10.1016/j.bja.2017.10.021
29. Tallo FS, Guimarães HP, Lopes RD, Lopes AC. Intubação orotraqueal e a técnica da sequência rápida: uma revisão para o clínico. Rev Bras Clin Med [internet]. 2011 mai-jun. 9 (3):211 – 7. Disponível em: files.bvs.br/upload/S/1679-1010/2011/v9n3/a1980.pdf
30. Wittels KA. Basic airway manegement in adults. UpToDate 2018 Apr 04. Available from: https://www.uptodate.com/contents
31. Frerk et al. Difficult Airways Society guidelines for management of unanticipated difficult intubation in adults. Br J Anesth [internet]. 2015 Nov 25 [cited 2018 May 06]. 115:6:827-48. Available from: https://doi.org/10.1093/bja/aev371

32. Komasawa N, Ueki R, Kaminoh Y, Nishi S. Evaluation of chest compression effect on airway management with air-Q_, aura-i_, i-gel_, and Fastrack_intubating supraglottic devices by novice physicians: a randomized crossover simulation study. J Anesth [internet]. 2014 Feb 22 [cited 2018 May 25]; 28:676-80. Available from: https://doi.org/10.1007/s00540-014-1802-1
33. Asai T, Shingu K. The laryngeal tube. Br J Anaesth 2005; 95:729-36. Available from: doi:10.1093/bja/aei269
34. Heardman TH. Diagnósticos de enfermagem da NANDA internacional: definições e classificação. Tradução: Regina Machado Garcez; revisão técnica: Alba Lúcia Bottura Leite de Barros et al. Porto Alegre, Artmed, 2015-2017; 19-606.
35. Moorhead S, Johnson M, Maas ML, Swanson E. Classificação dos resultados de enfermagem (NOC); tradução: Alcir Fernandes et al, 5ª ed. Rio de Janeiro, Elsevier, 2016; 149-863.
36. Bulechek GM, Butcher HK, Dochterman JM. Classificação das intervenções de enfermagem (NIC); tradução: Soraya Imon de Oliveira et al. 5ª ed. Rio de Janeiro, Elsevier, 2010; 95-764.
37. Doenges ME, Moorhouse MF, Murr AC. Diagnósticos de enfermagem: intervenções, prioridade, fundamentos; tradução: Carlos Henrique Cosendey; revisão técnica: Sônia Regina de Souza. Rio de Janeiro, Guanabara Koogan2015; 459-736.

capítulo 4

Ventilação Mecânica Invasiva e Não Invasiva no Pronto-Socorro

• Vanessa Yukie Kita Miyasaki • Aline Alcantara de Freitas

Introdução

No Brasil, os pacientes permanecem na sala de emergência (SE) em ventilação mecânica (VM) em razão da falta de leitos disponíveis suficientes na terapia intensiva[1]. O enfermeiro que atende e presta assistência a esses pacientes com demanda tão específica requer conhecimento de princípios básicos da VM[2] realizada de forma invasiva e não invasiva, assim como os modos ventilatórios mais utilizados.

A VM aplicada com indicação precisa e criteriosa pode definir prognóstico e sobrevida de um paciente com acometimento respiratório atendido em situação de emergência. Este recurso deve ser considerado no início do quadro e não deve ser adiado[3], pois uma intervenção precoce pode melhorar os resultados nesses indivíduos.

O suporte ventilatório mecânico consiste em um método que substitui total ou parcialmente a ventilação espontânea com o objetivo de melhorar as trocas gasosas[4,5] (maior oferta de oxigênio (O_2), que garante a perfusão adequada dos órgãos vitais com remoção eficiente do dióxido de carbono (CO_2), e diminuir o trabalho da musculatura respiratória[5,6] (reverte ou evita a fadiga ventilatória).

A ventilação artificial é indicada nos casos de insuficiência respiratória aguda (IRpA) ou crônica agudizada[5,7] em que o paciente não é capaz de manter as trocas gasosas (quadro de hipoxemia e acidose respiratória associada à hipercapnia).

A respiração espontânea em repouso acontece quando o *drive* respiratório é gerado no tronco cerebral e o estímulo é deflagrado para contração do diafragma e dos músculos intercostais externos na inspiração, gerando ampliação da caixa torácica e deslocamento para baixo com diminuição da pressão pleural ou intratorácica (–5 cmH_2O, ou seja, subatmosférica) com consequente entrada do volume de ar do meio ambiente para o interior dos alvéolos, através do gradiente de pressão atmosférica (em torno de zero) e da pressão alveolar no início da inspiração (–1 cmH_2O). Ao término da inspiração ocorre um decréscimo gradual da atividade dos músculos supracitados, promovendo redução do volume pulmonar e alveolar. Sendo assim, a pressão alveolar aumenta para +1 a +2 cmH_2O, causando o deslocamento do ar para o meio ambiente, acontecendo a expiração[8,9,10].

A ocorrência de patologias com alterações das propriedades mecânicas do aparelho respiratório representa o aumento de forças que se opõem ao movimento dos gases, exigindo, assim, níveis elevados de trabalho respiratório do paciente e predispondo a fadiga muscular[6,8].

Nessa situação é recomendado o uso de equipamentos – ventiladores artificiais – que insuflam as vias respiratórias com volume de ar (volume corrente – VC) de forma intermitente[7]. Esse equipamento inicia a fase inspiratória abrindo a válvula de fluxo e fechando a válvula de exalação, os gases são introduzidos pelo ventilador através do gradiente de pressão entre as vias aéreas superiores e o alvéolo, obtendo uma diminuição da pressão alveolar (ventilação por pressão negativa) ou aumento da pressão da via aérea proximal (ventilação por pressão positiva). O final da fase inspiratória coincide com o início da fase expiratória, com o ventilador fechando a válvula de fluxo e abrindo a válvula de exalação, ocorrendo, assim, o esvaziamento dos pulmões passivamente[6].

Na VM é possível controlar a concentração/fração de oxigênio ofertado (FiO_2), a velocidade em que o mesmo será oferecido (fluxo inspiratório – FI) e a forma da onda de fluxo. O número de ciclos respiratórios que os pacientes realizam por minuto (frequência respiratória – FR) será consequência do tempo inspiratório (TI), que depende do fluxo e do tempo expiratório (TE). O produto da FR pelo VC é o volume-minuto (VE)[7].

Em situações de urgência, especialmente naquelas em que o risco de vida não permite adequada avaliação da função respiratória, as indicações de ventilação mecânica a seguir listadas podem auxiliar na escolha do método mais adequado, associado ao quadro clínico apresentado pelo paciente[7]:

- ***Reanimação***: devida à parada cardiorrespiratória.
- ***Hipercapnia***: indicativo de apneia ou hipoventilação alveolar na forma aguda (lesões no centro respiratório, intoxicação ou abuso de drogas e embolia pulmonar) ou crônica (portadores de doenças com limitação ao fluxo aéreo em fase de agudização e na obesidade mórbida).
- ***Insuficiência respiratória:*** devida à doença pulmonar intrínseca e hipoxemia (PaO_2 – pressão parcial de O_2 em amostra arterial diminuída, resultado do desequilíbrio ventilação/perfusão). Na avaliação do estado de oxigenação arterial devem ser considerados concentração de hemoglobina, o débito cardíaco e a PaO_2.
- ***Alterações da mecânica respiratória***: fraqueza muscular, doenças neuromusculares, comando respiratório instável (trauma craniano, acidente vascular cerebral, intoxicação exógena, abuso de drogas).
- ***Prevenção de complicações respiratórias***: restabelecimento no pós-operatório de cirurgia de abdome superior ou torácica de grande porte, deformidade torácica, obesidade mórbida e parede torácica instável.
- ***Redução do trabalho muscular e fadiga muscular***: aumento do VE através do aumento da FR e consequente diminuição do VC. Consiste no mecanismo de adaptação transitório que quando não revertido pode levar à fadiga muscular devida ao aumento da demanda metabólica, da resistência e/ou diminuição da complacência do sistema respiratório, fatores obstrutivos intrabrônquicos, restrição pulmonar, alteração de parede torácica, elevação da pressão intra-abdominal, dor, distúrbios neuromusculares e aumento do espaço morto.

A VM pode ser aplicada ao paciente de forma não invasiva (através de interface externa) e de forma invasiva (através de dispositivos citados no capítulo anterior).

Ventilação não invasiva (VNI)

A VNI na SE é utilizada de forma ampla no atendimento aos casos agudos[11] e provê a assistência respiratória com pressão positiva sem necessidade de via aérea artificial. O paciente deve ser capaz de manter seu próprio ritmo respiratório e tolerar períodos fora do suporte ventilatório[12].

Esse processo acontece por meio de máscaras especiais (interface paciente-ventilador) adaptadas ao nariz, boca ou face por completa, conforme apresentados nas Figuras 4.1–4.4. É considerada primeira linha de tratamento na insuficiência respiratória aguda[13], pois possibilita a redução da FR e do trabalho da respiração, o aumento do volume corrente, a melhora da troca gasosa, o alívio dos sintomas, a promoção do repouso da musculatura respiratória e do conforto do paciente[11,14].

Através de uma interface, a VNI utiliza pressão inspiratória positiva (IPAP e/ou pressão de suporte – PSV) e uma pressão expiratória positiva (EPAP e/ou pressão expiratória final positiva-PEEP), para manter as vias aéreas e os alvéolos abertos para melhorar a oxigenação[5], aplicada através de um ventilador portátil específico com compensação de vazamentos (interface acoplada a circuito único e válvula exalatória no próprio dispositivo) e também por um ventilador invasivo microprocessado com programas específicos acoplados ao mesmo dispositivo através de cotovelo e circuito duplo do próprio ventilador[15,16].

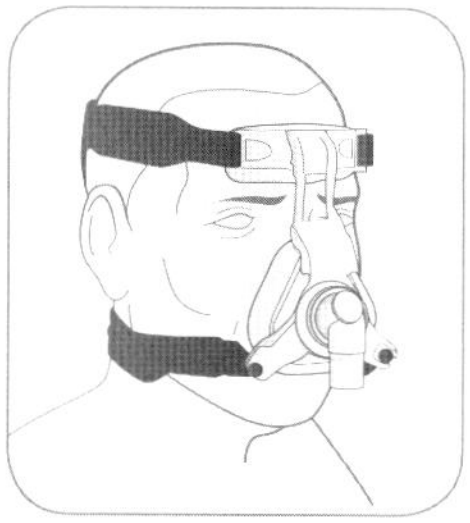

Figura 4.1 Nasal.

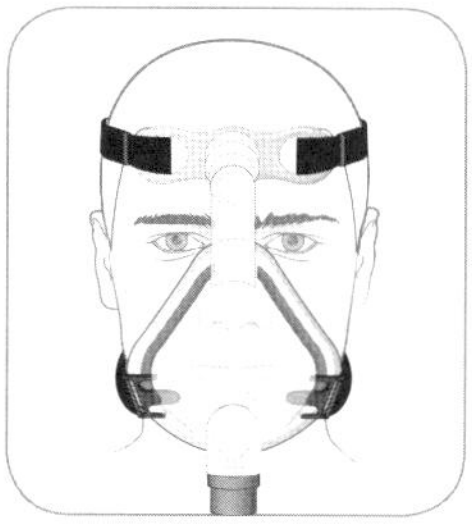

Figura 4.2 Oronasal.

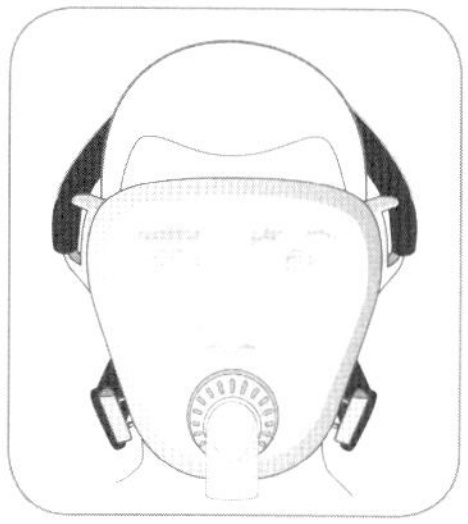

Figura 4.3 Totalface.

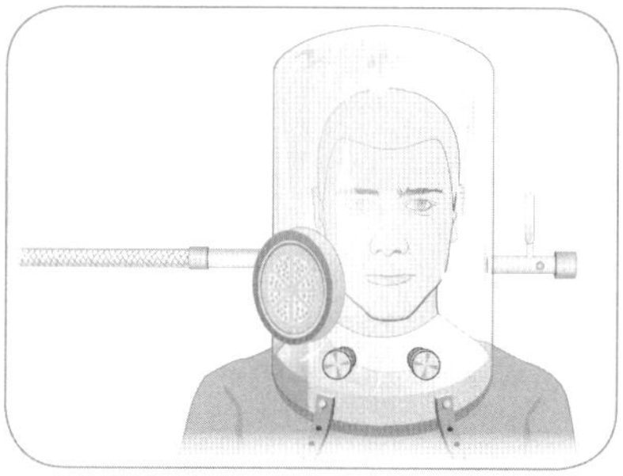

Figura 4.4 Capacete.

No ventilador portátil, a VNI é aplicada na respiração espontânea com o uso de uma interface, na modalidade CPAP (*Continuous Positive Airway Pressure*) que aplica somente uma pressão expiratória final contínua nas vias aéreas[17,18], sendo assim a pressão intratorácica positiva contínua recruta alvéolos colapsados (mantendo-os pérvios) e aumenta a capacidade residual funcional e a complacência pulmonar, melhorando a oxigenação e o trabalho respiratório[11,19]. Pode ser aplicada através de geradores de fluxo[15,16].

No ventilador microprocessado convencional hospitalar para VNI, observa-se o uso da ventilação com pressão de suporte (PSV) associada à PEEP, denominada BLPA (*Bilevel Positive Airway Pressure*), que consiste em uma modalidade em que o paciente dispara o ventilador através do *drive* respiratório, e o aparelho realiza a respiração (cicla a pressão), mantendo pressão positiva contínua[3], possibilitando, assim, a assistência parcial de ventilação (pacientes que realizam ciclos espontâneos[5]).

A VNI apresenta as contraindicações **absolutas** (necessidade de intubação de emergência, parada cardíaca e ou respiratória, falência mecânica do aparelho respiratório) e as **relativas**, que compreendem a incapacidade de cooperar, proteger vias aéreas (secreções abundantes); alto risco de aspiração; rebaixamento do nível de consciência (exceto acidose hipercápnica em DPOC); falências orgânicas não respiratórias (encefalopatia, arritmias malignas, hemorragias digestivas graves com instabilidade hemodinâmica); cirurgia facial ou neurológica; trauma ou deformidade facial; obstrução de vias aéreas superiores; anastomose de esôfago recente (evitar pressurização acima de 20 cmH_2O)[5].

Nos casos em que não houver as contraindicações supracitadas, em pacientes que não conseguem manter ventilação espontânea (com quadro de desconforto respiratório com volume-minuto > 4 lpm, $PaCO_2 < 50$ mmHg e pH > 7,25), deve ser iniciado o uso de VNI[5,13,20] com os dois níveis de pressão, sendo a pressão inspiratória suficiente para manter um processo de ventilação adequada, visando impedir a progressão para fadiga muscular e/ou parada respiratória. Os pacientes que deterioram ou não melhoram devem ser imediatamente ventilados de forma invasiva pelo risco de perda de proteção da via aérea inferior e de parada respiratória[20].

A escolha da interface adequada depende da melhor adaptação na face do paciente de acordo com as vantagens e desvantagens de cada dispositivo conforme disposto na Tabela 4.1, com o objetivo de melhorar a eficiência clínica, sendo indicado utilizar interfaces sem compressão nasal se o tempo estimado de VNI for superior a 24–48 h[5]. Podem ser combinados diferentes dispositivos quando os pacientes necessitam de assistência ventilatória contínua para evitar os pontos de isquemia devido à redução de fluxo sanguíneo secundária à pressão que a máscara exerce no rosto do paciente[21].

O uso da VNI deve ser monitorado por um profissional da saúde à beira do leito de 0,5–2h. Para ser considerado sucesso desta terapia devem ser observados diminuição da FR, aumento do VC, aumento da SpO_2 (saturação periférica de O_2)[5,18,20,22], melhora do nível de consciência, diminuição ou cessação de uso de musculatura acessória, aumento da PaO_2 e/ou diminuição da $PaCO_2$ (pressão parcial de CO_2 de sangue arterial) sem distensão abdominal significativa[5].

Na **exacerbação da asma**, a VNI é utilizada em conjunto com terapia medicamentosa para melhorar a obstrução ao fluxo aéreo e diminuir o esforço respiratório em pacientes em crise asmática moderada e acentuada[20,23,24] (grau de recomendação B[25]).

Na **exacerbação aguda da DPOC** (doença pulmonar obstrutiva crônica), a VNI tem como objetivo diminuir a necessidade de intubação, diminuição do tempo de internação hospitalar diminuição da mortalidade[20,26] e melhora da sobrevida do paciente[21,27]. A ventilação artificial é recomendada como primeira escolha na IRpA causada pela exacerbação do DPOC (grau de recomendação A)[14,17,25].

No **edema agudo de pulmão de origem cardiogênica** recomenda-se a VNI na modalidade BIPAP com EPAP (5–10 cmH_2O) e IPAP (até 15 cmH_2O) e/ou CPAP (5–10 cmH_2O) visando diminuir a necessidade de intubação orotraqueal e a redução na mortalidade hospitalar[20,28,29], devendo ser aplicado precocemente em conjunto com terapia medicamentosa convencional (grau de recomendação A).

Tabela 4.1
Vantagens e desvantagens dos diversos tipos de interfaces

Interface	*Indicações*	*Vantagens*	*Desvantagens*
NASAL *(Figura 4.1)*	Em casos de insuficiência respiratória aguda leve, pacientes com claustrofobia ou má adaptação à máscara facial	Menor risco de aspiração Facilita expectoração Menor claustrofobia Permite a fala Permite a alimentação Fácil manuseio Menor espaço morto	Vazamento oral Despressurização oral Irritação nasal Limitação de uso em pacientes com obstrução nasal Ressecamento oral
FACIAL (ou oro-nasais) *(Figura 4.2)*	Na insuficiência respiratória aguda leve e moderada visa à melhora rápida dos parâmetros fisiológicos (trocas gasosas e trabalho respiratório) Monitorar a tolerância e os efeitos colaterais como lesões em pontos de apoio e distensão gástrica.	Menor vazamento oral Mais apropriada para condições agudas, por permitir maiores fluxos e pressões	Maior chance de lesão por pressão nasal ou pontos de apoio Maior claustrofobia Maior risco de aspiração Dificulta alimentação Atrapalha comunicação Risco de asfixia com mau funcionamento do ventilador Risco de broncoaspiração
TOTAL-FACE *(Figura 4.3)*	Na insuficiência respiratória hipoxêmica mais graves permite uma pressurização maior nas vias aéreas. Com a cobertura de todo o rosto, ocorre a distribuição da pressão em todos os pontos por toda a face, evita pontos de pressão específicos e reduz o risco de lesões.	Mais confortável para uso prolongado Fácil de ajustar Menor risco de lesão cutânea facial Mínimo vazamento	Maior espaço morto Não deve ser utilizada associada à aerossolterapia Monitorar possível evento de vômito (cuidado com aspiração)
CAPACETE *(Figura 4.4)*		Mais confortável para uso prolongado Não oferece risco de lesão cutânea facial	Risco maior de reinalação de CO_2 Favorece assincronia entre paciente-ventilador Risco de asfixia com mau funcionamento do ventilador Não pode ser utilizada associada a aerossolterapia Alto ruído interno e maior sensação de pressão no ouvido

Fonte: Associação de Medicina Intensiva Brasileira/Sociedade Brasileira de Pneumologia e Tisiologia. Diretrizes Brasileiras de Ventilação Mecânica [Internet] – 2013. Disponível em: https://edisciplinas.usp.br/pluginfile.php/237544/mod_resource/content/1/Consenso%20VM%20 2013.pdf. (Acesso em: 01/05/2018.)

Os pacientes com hipercapnia associada à hipoxemia parecem ser os maiores beneficiados do uso da VNI com dois níveis de pressão (PS + PEEP de 10 cmH_2O), definido com grau de recomendação B[25].

Na **insuficiência respiratória hipoxêmica em condições específicas** (imunossupressão, pneumonia, pós-ressecção pulmonar, lesão pulmonar aguda), a VNI tem grau de recomendação B, benéfica para diminuir a mortalidade em subgrupos específicos de pacientes com este tipo de insuficiência respiratória[21]. Com nível de recomendação D nos pacientes que requerem cuidados especiais devido ao alto risco de falência da VNI e consequente necessidade de intubação, aqueles com insuficiência respiratória hipoxêmica devem receber a ventilação onde estejam disponíveis facilidades de vigilância, monitoração, intubação traqueal e ventilação invasiva[25].

Em **pacientes terminais** (grau de recomendação B), a VNI é utilizada quando a causa da insuficiência respiratória for potencialmente reversível, particularmente naqueles com quadro de DPOC agudizada ou edema pulmonar de origem cardíaca[25].

Nos **pacientes com insuficiência respiratória pós-extubação** (nível de recomendação A), a VNI não deve ser utilizada como método de resgate na insuficiência respiratória desenvolvida após a extubação, pois pode retardar a reintubação[25].

Para que o sucesso da VNI seja obtido há situações determinantes como pH arterial > 7,1, secreções em pequena quantidade, melhor escore neurológico, capacidade de cooperação e consequente sincronismo paciente/ventilador[30,31], indicação correta da interface, aplicação precoce da técnica da VNI, evitar vazamento de ar excessivo, monitoramento rigoroso dos parâmetros e manejo proativo[32,33] para melhor adequação na modalidade ventilatória.

Ventilação mecânica invasiva (VMI)

A VMI tem o objetivo de manter as vias aéreas pérvias com proteção adequada, através de uma via aérea artificial, com adequada ventilação e oxigenação do paciente (uso da máxima eficiência das modalidades ventilatórias, PEEP, relações do tempo inspiratório e expiratório, possibilidade de mudanças de decúbito especialmente na prona) e proporcionar repouso muscular por 24–48 horas nos casos de fadiga e instabilidade[34].

Conceitos

É necessário entender os conceitos envolvidos na VM para preestabelecer parâmetros ajustados e adequados a cada paciente que apresentamos na Tabela 4.2 e a seguir:

- **Tempo inspiratório:** consiste no tempo em que ocorre a insuflação do pulmão.
- **Tempo expiratório:** é o tempo de desinsuflação do pulmão, podendo ser definido pelo paciente (ventilação assistida) ou de acordo com as necessidades metabólicas através da programação (ventilação controlada)[7].
- **Pressão inspiratória:** é a pressão máxima que deve ser exercida internamente na caixa torácica.
- **Pressão de platô:** é a pressão de equilíbrio do sistema respiratório. Com o paciente em modalidade controlada, através de uma pausa inspiratória de 1–2 segundos, observa-se o final da pausa e verifica-se a pressão gerada pela retração elástica do sistema respiratório.

A VM com pressão positiva é dividida em[7,35]:

- **Fase inspiratória:** onde ocorrem a abertura da válvula inspiratória e insuflação pulmonar.
- **Ciclagem:** mudança da fase inspiratória para a expiratória.
- **Fase expiratória:** fechamento da válvula expiratória e equilíbrio da pressão do sistema respiratório com a pressão expiratória final do ventilador.
- **Disparo:** transição da fase expiratória (abertura da válvula inspiratória do ventilador) e início da fase inspiratória.

Tabela 4.2
Parâmetros ventilatórios, definição e valores de referência

Parâmetros	Definição	Valores de referência
Frequência respiratória (FR)	Quantidade de ciclos respiratórios realizados em um minuto	12–20 rpm[5]
Relação inspiração/expiração	Relação entre o tempo da inspiração e da expiração	1:2–1:3[3,5]
Volume corrente (VC)	Volume de ar mobilizado a cada ciclo respiratório na inspiração e na expiração.	6–8 mL/kg[3,5]
Fração inspirada de oxigênio (FiO_2)	Quantidade de oxigênio puro oferecido ao paciente. É um parâmetro da ventilação mecânica frequentemente utilizado para otimizar a oxigenação tecidual	Ajuste conforme gasometria arterial e oximetria de pulso, utilizando a menor FiO_2 que mantenha SpO_2 entre 94–95[3] e PaO_2 entre 65–80 mmHg[5]
Fluxo inspiratório (FI)	Velocidade em que o ar será administrado. Quanto maior o fluxo, maior a velocidade em que o VC será administrado	40–60 L/min[5]
Pressão positiva expiratória final (PEEP)	Pressão expiratória final, que fica dentro do alvéolo, utilizada para evitar o colabamento de alvéolos	5 cmH_2O[3,5]
Volume-minuto	Quantidade de ar que foi administrada ao paciente durante 1 minuto. Produto do VC pela FR[7]	5–6 L/min[7] e ajuste conforme o pH arterial[5]
Sensibilidade	Nível de pressão ou fluxo predeterminado que deve ser atingido para que seja feito o disparo que irá iniciar a inspiração. Permite que o paciente entre em conjunto com a máquina nos disparos inspiratórios. Quanto maior a sensibilidade, maior a facilidade do paciente realizar o disparo	1–2[3,5]

Modalidades ventilatórias

1. Modalidade mandatória contínua controlada

Nessa modalidade, os ciclos ventilatórios são iniciados e finalizados pelo ventilador[35,36] sem interferência do fluxo positivo realizado pelo paciente. Os ciclos são disparados pelo tempo estabelecido como parâmetro na VM, e a sensibilidade não é ativada. Pode-se estabelecer volume controlado ou pressão controlada.

2. Modalidade mandatória contínua com volume controlado

A variável de controle é o volume, limitado a fluxo e ciclado a volume, com programação da FR, do VC e fluxo inspiratório, sendo que o disparo (início da inspiração) ocorre de acordo com a FR preestabelecida, ficando a sensibilidade desativada[7].

3. Modalidade mandatória contínua com pressão controlada

A variável de controle é a pressão, limitado a pressão e ciclado a tempo, com programação da FR, do tempo inspiratório ou da relação inspiração/expiração (relação TI/TE). Os disparos ocorrerão de acordo com a FR indicada, porém a ciclagem ocorre de acordo com a relação TI/TE[7].

4. Modalidade mandatória contínua assistido-controlada

Nessa modalidade, o disparo ocorre de acordo com a pressão negativa ou fluxo positivo realizados pelo paciente[7].

5. Modalidade mandatória contínua assistido-controlada com volume controlado

No ventilador mecânico são programados o volume corrente e o fluxo inspiratório. A FR pode variar de acordo com o disparo decorrente do esforço inspiratório do paciente[7,36], caso ele não atinja o valor predeterminado de sensibilidade para o disparo, o qual manterá ciclos ventilatórios de acordo com a FR mínima programada[7].

6. Modalidade mandatória contínua assistido-controlada com pressão controlada

No ventilador são programados a FR mínima, a sensibilidade do ventilador, os níveis de pressão e o TI[37]. Os ciclos ocorrem conforme o esforço do paciente ultrapasse a sensibilidade. O VC obtido passa a depender deste esforço[7] (pressões das vias aéreas), da complacência pulmonar e das paredes torácicas[37].

7. Modalidade ventilatória mandatória intermitente

A modalidade SIMV (do inglês *Synchronized Intermittent Mandatory Ventilation*) mantém os ciclos mandatórios (FR preestabelecida) e também permite ciclos espontâneos (disparados e ciclados pelo paciente). Pode haver a modalidade sincronizada com volume controlado ou pressão controlada[7,35].

Inicia-se a ventilação determinando uma janela de tempo para os ciclos mandatórios sincronizados com os disparos do paciente. Se não ocorrer o estímulo respiratório espontâneo, ou seja, se o paciente estiver em apneia, os ciclos mandatórios são reiniciados durante a janela de tempo predeterminada até que o paciente faça novo disparo.

8. Modalidade ventilatória espontânea contínua

Nessa modalidade, todos os ciclos são espontâneos, ou seja, disparados e ciclados pelo paciente[7,35]. Podem ser assistidos pelo ventilador (pressão de suporte – PSV) ou não assistidos (pressão positiva nas vias aéreas – CPAP).

Na modalidade com PSV, os ciclos espontâneos são auxiliados por uma pressão positiva preestabelecida durante a inspiração até que o fluxo inspiratório seja reduzido a um nível predeterminado do pico de fluxo inspiratório atingido[35]. O paciente mantém o controle da FR e do TI. Sendo assim, o VC depende do esforço inspiratório, da PSV preestabelecida e da mecânica respiratória[7].

O CPAP na VM invasiva ocorre através de uma via aérea artificial, como descrito em VNI.

Na Tabela 4.3 fazemos um breve resumo da classificação dos ciclos respiratórios conforme disparo e ciclagem a seguir:

Tabela 4.3
Classificação dos ciclos respiratórios durante as fases

	Variáveis das fases	
Tipos de ciclos respiratórios	***Disparo***	***Ciclagem***
Mandatória controlada	Máquina	Máquina
Mandatória assistido-controlada	Paciente	Máquina
Suporte	Paciente	Paciente
Espontânea	Paciente	Paciente

Complicações da VM

Uma vez indicada, a VM exige uma série de intervenções inerentes ao tratamento, da intubação à retirada do tubo, e também podem ocorrer complicações por efeito direto da VM ou de procedimentos relacionados com o uso de sedativos e necessidade de sondas.

A magnitude da repercussão das complicações relacionadas à VM tem relação direta com a gravidade dos pacientes e presença de comorbidades.

São variadas as complicações relacionas à VM, como aquelas decorrentes da intubação traqueal, hipotensão com débito cardíaco diminuído, barotrauma, pneumotórax hipertensivo, pressão intracraniana aumentada, pneumonias associadas à ventilação, lesões pulmonares induzidas pela VM[37], complicações gastrointestinais decorrentes de pressão positiva, desequilíbrio hídrico devido ao aumento da pressão nos barorreceptores na aorta torácica.

1. Complicações da intubação traqueal

No ato da intubação, as complicações são decorrentes do trauma direto, que pode ocorrer em qualquer local da via aérea ou face, como o trauma ou avulsão dentária, trauma laríngeo, laceração traqueal ou intubação seletiva[38].

2. Impacto nas questões hemodinâmicas

A VM e a hemodinâmica do paciente se relacionam através da pressão positiva exercida pelo ventilador, que ocasiona o aumento da pressão intratorácica e da pressão intra-abdominal devidos à descida do diafragma.

Durante a ventilação com pressão positiva ocorrem o aumento da pressão intratorácica e, em consequência, o aumento da pressão de átrio direito (AD), reduzindo assim o retorno venoso para o ventrículo direito (VD). A pressão alveolar é transmitida aos capilares pulmonares com elevação da resistência vascular pulmonar (RVP) e aumento da pós-carga de VD. Pode ocorrer também um desvio do septo intraventricular para dentro do ventrículo esquerdo (VE), com o consequente prejuízo do enchimento diastólico desse ventrículo e também a sua redução do débito[39].

O resultado global dos efeitos hemodinâmicos da VM dependerá da volemia do paciente, do tônus venoso sistêmico e arterial, do uso concomitante de sedativos e vasopressores, do estado funcional cardíaco prévio, da presença de PEEP intrínseca (descompensação de DPOC, por exemplo) e do uso ou não de PEEP extrínseca.

Em resumo, são efeitos possíveis da VM sob a hemodinâmica do paciente: aumento da pressão do AD; diminuição do retorno venoso para o VD (especialmente em pacientes hipovolêmicos); aumento da resistência vascular pulmonar quando hiperdistendidas as unidades alveolares (compressão capilar pelo uso da PEEP excessiva); aumento da pós-carga do VD; aumento do volume diastólico final do VD (com desvio do septo interventricular para a esquerda) e diminuição do débito cardíaco e pressão arterial (com ou sem o uso da PEEP); diminuição da pós-carga do VE.

3. Impacto nos fluxos sanguíneos

Além da compressão diafragmática sobre o fígado decorrente da pressão positiva, a diminuição de circulação portal também ocorre devido à diminuição do débito cardíaco[40]. As alterações causadas pela PEEP nos fluxos portal e arterial hepático podem ser revertidas com a correção do débito cardíaco.

A pressão esplâncnica durante a VM pode ser comprometida devida à redução do débito cardíaco, da pressão arterial média[39] e/ou aumento da resistência vascular gastrointestinal. Podem ocorrer outros sintomas gastrointestinais, como esofagite erosiva, diarreia, colecistite aguda e hipomotilidade (distensão abdominal, alto volume de resíduo gástrico)[41] Foram apresentados efeitos deletérios também ao sistema renal e cardíaco relacionados à diminuição do débito cardíaco[39].

4. Impacto nas questões biofísicas

O barotrauma é definido como ruptura alveolar devido à elevada pressão transalveolar e levam à ocorrência de pneumotórax, pneumomediastino, pneumoperitôneo e enfisema subutâneo[1,42]. O diagnóstico depende da forma de apresentação, mas as suspeitas devem ser levantadas quando ocorrem alterações na complacência do sistema respiratório que podem ser anunciadas pelo alarme do ventilador (baixo VC ou pressão elevada nas vias aéreas).

No caso de pneumotórax observa-se redução de sons respiratórios do lado correspondente, com timpanismo à percussão e assimetria de expansão da caixa torácica. Pode ser identificada através de radiografia, tomografia e ultrassonografia de tórax[42].

5. Toxicidade pelo oxigênio

A toxicidade pelo oxigênio ocorre devido à produção aumentada de espécies reativas de oxigênio (formado como um subproduto do metabolismo do oxigênio)[43], incluindo os radicais livres[1]. As ações tóxicas desses radicais podem causar lesão das células epiteliais alveolares e endoteliais, edema interstício-alveolar e acúmulo local de neutrófilos.

Em pacientes portadores de hipercapnia crônica, as ofertas mais altas de oxigênio podem levar a depressão respiratória por alteração de estímulo de quimiorreceptores carotídeos e aórticos.

6. Pneumonia associada à ventilação mecânica (PAV)

A PAV, uma importante complicação da intubação e da VM[44], está associada ao aumento de tempo de internação, dos custos e da mortalidade[45]. Entretanto, o diagnóstico é mais difícil, pois há fatores associados, intrínsecos e extrínsecos a serem reconhecidos.

A PAV é definida como uma infecção pulmonar que surge após 48h de instalação do tubo endotraqueal e instituição da VMI[46]. A suspeita de PAV ocorre quando do aparecimento de infiltrado pulmonar novo ou progressivo à radiografia do tórax, associado à presença de sinais clínicos e alterações laboratoriais com indicações de infecção sistêmica (febre, contagem de células sanguíneas como a leucocitose ou leucopenia), mudanças nas características da secreção traqueal e identificação do agente causador (cultura de secreção positiva)[47].

7. Assincronias

As assincronias ventilador-paciente acontecem quando as fases disparadas no ventilador não forem aceitas pelo paciente e podem ser detectadas através do exame pulmonar do paciente (apresenta dispneia e aumento do trabalho respiratório) e da forma da onda no ventilador[3]. As causas de assincronias são apresentadas a seguir:

- **Disparo ineficaz:** desencadeado por um estímulo inspiratório insensível, ocorre a hiperinsuflação dinâmica. Pode ser diminuído ou eliminado pelo aumento da duração da expiração através do encurtamento do tempo inspiratório, seja aumentando o fluxo, diminuindo volume corrente ou ambos[3].
- **Disparo duplo:** duas respirações em sequência rápida fornecidas pelo ventilador. Esse problema pode ser resolvido através da diminuição da sensibilidade do disparo[3].
- **Tempo inspiratório prolongado:** tentativa de aumentar a ventilação por minuto, elevando o VC e consequente aumento do TI. O problema pode ser resolvido aumentando o fluxo inspiratório quando o VC aumenta[3,48].

Plano de cuidados de enfermagem aos pacientes submetidos a ventilação mecânica

Na SE, o enfermeiro realiza uma breve coleta de dados para composição de um histórico de enfermagem acompanhado de um exame físico direcionado com o objetivo de identificar potenciais problemas e os cuidados a serem prestados na assistência das vias aéreas. Sendo assim, citaremos a seguir na Tabela 4.4 os diagnósticos (NANDA), características definidoras, fatores de risco/relacionados e as intervenções de enfermagem (NIC) mais frequentes no paciente com VM:

Tabela 4.4
Plano de cuidados de enfermagem

Diagnóstico de enfermagem (NANDA[49])	*Características definidoras (CD)/ fatores de risco/fatores relacionados (FR)*	*Intervenções de enfermagem (NIC[50])*
Ventilação espontânea prejudicada	**CD:** apreensão, aumento da taxa metabólica na IRpA, dispneia, FC aumentada, $PaCO_2$ aumentada, PaO_2 diminuída, saturação arterial de oxigênio diminuída, uso aumentado da musculatura acessória, volume corrente diminuído **FR:** alteração no metabolismo, fadiga da musculatura respiratória	Aspiração e controle de vias aéreas (VA) Assistência ventilatória Fisioterapia e monitoração respiratória Controle da VM Invasiva e Não Invasiva Controle de VM: prevenção de pneumonia Controle de VA artificiais Controle de infecção Proteção contra infecção Oxigenoterapia Precauções contra aspiração
Padrão respiratório ineficaz	**CD:** batimento de asa de nariz, bradipneia, capacidade vital diminuída, dispneia, padrão respiratório anormal (FR, ritmo, profundidade), pressão inspiratória e expiratória diminuída, taquipneia, uso de musculatura acessória para respirar, ventilação-minuto diminuída. **FR:** ansiedade, fadiga da musculatura respiratória, hiperventilação.	Aspiração e controle de VA Assistência ventilatória Fisioterapia e monitoração respiratória Controle da VM: Invasiva e Não Invasiva Controle da VM: prevenção de pneumonia Inserção e estabilização de VA artificiais Controle de VA artificiais Estimulação de tosse Oxigenoterapia Precauções contra aspiração Monitoração acidobásico Monitoração de sinais vitais
Troca de gases prejudicada	**CD:** batimento de asa de nariz, cianose, confusão, CO_2 diminuído, dispneia, gases sanguíneos e pH arterial anormais, hipercapnia, hipoxemia, inquietação, padrão respiratório anormal (FR, ritmo, profundidade), sonolência, taquicardia. **FR:** desequilíbrio da relação ventilação/perfusão, mudanças na membrana alveolocapilar.	Aspiração e controle de VA Assistência ventilatória Fisioterapia e monitoração respiratória Controle de VM Invasiva e Não Invasiva Controle de VA artificiais Controle e monitoração acidobásico: acidose e alcalose respiratória Precauções contra aspiração Monitoração de sinais vitais
Desobstrução ineficaz das vias aéreas	**CD:** alteração no padrão respiratório, cianose, dispneia, inquietação, mudanças na FR, ruídos adventícios respiratórios, sons respiratórios diminuídos, tosse ineficaz. **FR:** infecção e alteração na estrutura anatômica (presença de tubo traqueal e traqueostomia).	Aspiração e controle de VA Assistência ventilatória Fisioterapia e monitoração respiratória Controle de VM Invasiva e Não Invasiva Inserção e estabilização de VA artificiais Controle de VA artificiais Estimulação da tosse Oxigenoterapia Precauções contra aspiração *Controle acidobásico:* acidose e alcalose respiratória Controle de infecção Proteção contra infecção Monitoração de sinais vitais

(*continua*)

Tabela 4.4
Plano de cuidados de enfermagem (*continuação*)

Diagnóstico de enfermagem (NANDA[49])	*Características definidoras (CD)/ fatores de risco/fatores relacionados (FR)*	*Intervenções de enfermagem (NIC[50])*
Comunicação verbal prejudicada	**CD:** dispneia, dificuldade de expressar verbalmente os pensamentos. **FR:** barreira física (tubo endotraqueal, traqueostomia, máscara de não invasiva).	*Melhora da comunicação: Déficit* da fala Escuta ativa Redução da ansiedade
Ansiedade	**CD:** inquietação, preocupações devido à mudança em eventos da vida, apreensão, medo, nervosismo, alteração no padrão respiratório, aumento da FC e FR. **FR:** estressores, mudança importante no ambiente e na condição de saúde devido à presença de ventilação mecânica.	Orientação antecipada Redução da ansiedade Técnica para acalmar Assistência em exames Apoio emocional Controle do ambiente Monitoração de sinais vitais
Risco de infecção	**FR:** elevada exposição ambiental (ambiente hospitalar, equipamento respiratório), procedimentos invasivos e ruptura de tecidos (punção venosa, intubação traqueal, aspiração).	Controle de infecção Proteção contra infecção Controle de VA Monitoração respiratória Monitoração de sinais vitais Cuidados e prevenção com úlceras por pressão Supervisão da pele Terapia nutricional e monitoração Promoção da saúde oral
Risco de aspiração	**FR:** nível de consciência reduzido, tosse ineficaz, reflexo de engasgo diminuído, capacidade de deglutição prejudicada, alimentação enteral	Aspiração e controle de VA Controle de VA artificiais Estimulação de tosse Fisioterapia e monitoração respiratória Controle da VM Invasiva e Não Invasiva Controle da VM: prevenção de pneumonia
Risco de integridade da pele prejudicada	**Fatores de risco:** fatores mecânicos e pressão sobre saliência óssea proporcionados pela pressão da máscara de não invasiva e pela fixação do dispositivo invasivo, alteração no metabolismo	Controle de infecção Proteção contra infecção Prevenção de úlceras por pressão Supervisão da pele Terapia nutricional e controle da nutrição

Cuidados gerais para pacientes em VM

- Nos pacientes em VNI e VM invasiva é essencial a monitoração do VC, FR, padrão respiratório e SpO_2[18,31], assim como o controle e alterações dos parâmetros do ventilador como modalidade, VC e FR programados, PEEP, PS, FiO_2, pressão inspiratória de pico, temperatura de gases inspirados e sensibilidade, que possibilitam uma adequação da sincronia ventilador-paciente[51]. Adequação do nível de sedação do paciente também contribui para sincronização do paciente com o aparelho[52].
- Monitorar o estado de oxigenação e ventilação através da coleta (quando recomendada) e do acompanhamento na análise da gasometria arterial, principalmente após alteração de parâmetros ventilatórios (colhida após 20 minutos da mudança) e nos casos em que o paciente apresenta alterações significativas do quadro. Observar sinais e sintomas de queda da PaO_2, aumento da $PaCO_2$ e dificuldade respiratória; realizar mudança de decúbito com frequência melhora as relações ventilação/perfusão e previne atelectasias[18,52].
- Elevar a cabeceira da cama a 30°[3,5,18,53] a 45°[54] nos pacientes em VM evita as microaspirações de conteúdo gástrico e orofaringe, permite melhorar a função pulmonar e promove o conforto respiratório. Mantenha o reanimador manual (bolsa valva-máscara) junto à cama para ventilação, caso haja mau funcionamento do equipamento[51].

- Manter umidificação e aquecimentos das vias aéreas (VA) inferiores durante a VM[55], visualizando extensores e equipamentos conectados ao paciente, sempre com cuidado para não tracionar o circuito da VM durante a manipulação da cama ou do próprio paciente durante procedimentos visando evitar tração e extubação acidental. A troca de dispositivos trocadores de umidade e calor a cada 7 dias (higroscópio e hidrofóbico), caso apresente sujidade, condensação ou dano. O circuito do ventilador não tem indicação de troca rotineira somente se apresentar sujidade visível, dano ou ventilação prolongada (mais do que 30 dias)[5].
- Aspirar VAS do paciente em VM com base na avaliação dos achados na ausculta pulmonar, como roncos ou secreção visível no tubo (documente quantidade, cor e consistência das secreções traqueobrônquicas), devendo ser realizada somente quando necessário e não como rotina[56]. Em pacientes instáveis hemodinamicamente, para evitar queda da SpO_2 em pacientes de risco e com SARA com PEEP $\geq$ 10 cmH_2O para manter recrutamento alveolar e prevenir atelectasias, é indicado o uso de sistema de aspiração fechado para aspiração traqueal, com programação de troca a cada 7 dias[5]. Este procedimento é privativo do enfermeiro conforme dispõe a Resolução do COFEN nº 0557/2017[57].
- Conservar a pressão do balonete da prótese traqueal entre 18–22 mmHg ou 25–30 cmH_2O (cuffômetro) para vigilância de vazamentos de ar sem compressão excessiva da mucosa (evitar os limites máximos), verificando essa pressão no mínimo 4 vezes ao dia e antes de realizar higiene oral (HO)[5,58]. A HO no paciente intubado deve ser realizada com solução de digluconato de clorexidine 0,12%[5,59,60] com frequência a cada 4 ou 6h, utilizando método de remoção mecânica de placas, de preferência escova de dente infantil para facilitar a manipulação na boca, devendo-se proceder à aspiração da boca com baixa pressão de sucção para evitar lesões[61,62].
- Fixar o tubo traqueal com fixador adesivo ou cadarço para que ocorra distribuição homogênea da pressão do balonete na traqueia, checar o posicionamento correto (observar a marcação do tubo na rima labial ou narinas e realizar o reposicionamento do dispositivo na cavidade oral) e no exame físico é essencial direcionar atenção para lesões na cavidade oral, comissura labial e face[5,52,58,63]. Nos pacientes com a VNI, é essencial o controle da fixação adequada da interface, atentando para os pontos de compressão da máscara tanto na face quanto em pavilhão auricular.
- Avaliar habilidades de comunicação do paciente com dispositivo não invasivo ou invasivo que pode utilizar a forma não verbal (gestos, escrita, mímica labial ou placa com letras e figuras) para expressar suas necessidades e preocupações pode ser decisiva no enfrentamento desse indivíduo. A disponibilidade de o profissional fornecer um método de comunicação e o detalhamento dos procedimentos a que será submetido é um recurso que pode tranquilizar esse paciente que está passando por uma mudança no seu estado de saúde[51,52].

Embora não sejam rotina o banho no leito e a mudança de decúbito a cada 2 horas nos pacientes em VM, eles são procedimentos realizados no pronto-socorro, cabendo ao enfermeiro avaliar a estabilidade antes de liberar a movimentação. A análise da tolerância ou estabilidade hemodinâmica deve ser observada em um período de 5–10 minutos (monitoração cardíaca e SpO_2). Quando esses parâmetros se apresentarem instáveis, há contraindicação da mobilização caso comprometa a segurança do paciente[5].

A enfermagem como integrante da equipe multidisciplinar que atua na SE participa ativamente da assistência ao paciente em suporte ventilatório não invasivo e invasivo que aguarda transferência para o leito de internação conforme indicação de cada caso. Esperamos que este capítulo forneça subsídio aos enfermeiros que prestam assistência a esses pacientes que ficam sob seus cuidados na SE.

Referências bibliográficas

1. Tallo FS, Vendrame LS, Lopes RD, Lopes AC. Ventilação mecânica invasiva na sala de emergência: revisão para um clínico. São Paulo: Rev Bras Clin Med, 2013 jan-mar; 11(1): 48-54.
2. Rodrigues YCSJ, Studart RMB, Andrade IRC, Cito MCO, Melo EM, Barbosa IV. Ventilação mecânica: Evidências para o cuidado de enfermagem. Esc Anna Nery, 2012 out-dez: 16(4):789-95.

3. Courey AJ, Hyzy RC. Overview of mechanical ventilation. [Internet] 2018. Available from: https://www.uptodate.com/contents/overview-of-mechanical-ventilation?topicRef=277&source=see_link. Acesso em: 18/04/2018.)
4. Melo AS, Almeida RMS, Oliveira CD. A mecânica da ventilação mecânica. Rev Med Minas Gerais, 2014; 24(Suppl 8): S43-S48 DOI: 10.5935/2238-3182.20140126.
5. Associação de Medicina Intensiva Brasileira/Sociedade Brasileira de Pneumologia e Tisiologia. Diretrizes brasileiras de ventilação mecânica [Internet] 2013. Disponível em: https://edisciplinas.usp.br/pluginfile.php/237544/mod_resource/content/1/Consenso%20VM%202013.pdf (Acesso em 01/05/2018).
6. Bonassa J. Princípios do funcionamento dos ventiladores artificiais. In: Valiatti JLS, Amaral JLG, Falcão LFR (eds.). Ventilação mecânica: fundamentos e prática clínica. Ed. Guanabara Koogan. Rio de Janeiro, 1ª ed., 2016:87-113.
7. Carvalho CRR, Toufen CJ, Franca SA. Ventilação mecânica: princípios, análise gráfica e modalidades ventilatórias. J Bras Pneumol. [Internet]. 2007 julho [cited 2018 Apr 16]; 33(Suppl. 2):54-70. Available from: http://www. scielo.br/scielo.php?script=sci_arttext&pid=S1806-37132007000800002&lng=en. http://dx.doi.org/10.1590/S1806-37132007000800002).
8. Manço JC. Fisiologia e fisiopatologia respiratória. Medicina (Ribeirão Preto. Online), Ribeirão Preto, junho de 1998; 31(2):177-190. ISSN 2176-7262. Disponível em: <https://www.revistas.usp.br/rmrp/article/view/7650/9187>. (Acesso em 05/05/2018.) doi:http://dx.doi.org/10.11606/issn.2176-7262.v31i2p177-190.
9. Mogami R. Ventilação pulmonar. In: Guyton AC, Hall JE (eds.). Tratado de fisiologia médica. 11ª ed. Rio de Janeiro. Ed Elsevier, 2006;:471-82.
10. Silva PL, Rocco PRM. Mecânica ventilatória. In: Valiatti JLS, Amaral JLG, Falcão LFR (eds.). Ventilação mecânica: fundamentos e prática clínica. 11ª ed., Rio de Janeiro, Ed. Guanabara Koogan, 2016:3-22.
11. Mas A, Masip J. Noninvasive ventilation in acute respiratory failure. Int J Chron Obstruct Pulmon Dis. 2014 Ago 11;9:837-52. doi: 10.2147/COPD.S42664.
12. Cordioli RL, Taniguchi C, Schettino G. Ventilação não invasiva com pressão positiva. In: Knobel E. Condutas do paciente grave. 11ª ed. Rio de Janeiro: Ed Elsevier, 2006:755-66.
13. Nava S, Hill N. Non-invasiva ventilation in acute respiratory failure. Lancet, 2009; 374(9685):250-9.
14. Cruz MR, Zamora VEC. Ventilação mecânica não invasiva. Rio de Janeiro; Revista HUPE, 2013; 12(3): 92-101. Doi: 10.12957/rhupe.2013.7535.
15. Schönhofer B, Sortor-Leger S. Equipment needs for noninvasive mechanical ventilation. Eur Respir J, 2002; 20: 1029-36.
16. Battisti A, Tassaux D, Janssens JP, Michotte JB, Jaber S, Jolliet P. Performance Characteristics of 10 home mechanical ventilators in pressures-support mode. Chest, 2005;127:1784-92.
17. Silveira LTY, Fu C. Ventilação não invasiva: equipamentos, interfaces, modos. In: Carvalho CRR, Ferreira JC, Costa ELV. Ventilação mecânica: princípios e aplicação. Ed. Atheneu, Rio de Janeiro: 2015: 99-107.
18. Barbas CSV et al. Recomendações brasileiras de ventilação mecânica. Parte 1. Rev Bras Ter Intensiva [Internet] 2014 junho; 26(2):89-121. Disponível em: http://www.scielo.br/scielo.php?script=sci_arttext&pid=S0103-507X2014000200089 & lng=en. http://dx.doi.org/10.5935/0103-507X.20140017. Acesso em: 22/04/2018.
19. Pinto PS. Ventilação não invasiva: uma prática fundamentada em evidência científica. [Internet]. Nursing Magazine Digital, 2013; 288(25):9-13. Disponível em: http://www.hevora.min-saude.pt/media/uploads/pediatria/ventilacao-nao-invasiva uma pratica fundamentada em evidencia cientifica.pdf. (Acesso em 01/05/2018.)
20. Hess DR. Noninvasive Ventilation for Acute Respiratory Failure. Respir Care, 2013;58(6):950-69.
21. Köhnlein T, Windisch W, Köhler D, Drabik A, Geiseler J, Hartl S, Karg O, Laier-Groeneveld G, Nava S, Schönhofer B, Schucher B, Wegscheider K, Criée CO, Wehe T. Non-invasive positive pressure ventilation for the treatment of severe stable chronic obstructive pulmonary disease: a prospective, multicenter, randomized, controlled clinical trial. Lancet Respir Med, 2014; 2:698-705.
22. Samolski D, Antón A, Güell R, Sanz F, Giner J, Casan P. Inspired oxygen fraction achieved with a portable ventilator: Determinant factors. Respiratory Medicine 2006; 100:1608-13.
23. Gupta D, Nath A, Agarwal R, Behera D. A prospective randomized controlled trial on the controlled trial on the efficacy of noninvasive ventilation in severe acute asthma. Respir Care 2010; 55(5):536-43.
24. Lim WJ, Mohammed Akram R, Carson KV, Mysore S, Labiszewski NA, Wedzicha JA, Rowe BH, Smith BJ. Non-invasive positive pressure ventilation for treatment of respiratory failure due to severe acute exacerbations of asthma. Cochrane Database Syst Rev. 2012 Dec 12; 12:CD004360. doi: 10.1002/14651858.CD004360.pub4.)
25. Schettino GPP et al. Ventilação mecânica não invasiva com pressão positiva. J Bras Pneumol. [online]. 2007; 33 (suppl.2) [cited 2018-04-21]:92-105. Disponível em: <http://www.scielo.br/scielo.php?script=sci_arttext&pid=S1806--37132007000800004 &lng=en&nrm=iso>. ISSN 1806-3713. http://dx.doi.org/10.1590/S1806-37132007000800004. (Acesso em 01/05/2018.)
26. Ram FS, Lightowler JV, Wedzicha JA. Non-invasive positive pressure ventilation for treatment of respiratory failure due to exacerbations of chronic obstructive pulmonary disease. Cochrane Data-base Syst Rev 2003;(1):CD004104. Update in: Cochrane Database Syst Rev 2004;(1):CD004104)
27. Cabrini L, Landoni G, Oriani A, Plumari VP. Non-invasive ventilation and survival in acute care settings: A comprehensive systematic review and metaanalysis at randomized controlled trials. Critcal Care Medicine, 2015 April; 43(4): 880-88.
28. Vital FM, Saconato H, Ladeira MT, Sen A, Hawkes CA, Soares B et al. Non-invasive positive pressureventilation (CPAP or bilevel NPPV) for cardiogenic pulmonary edema. Cochrane Database Syst Ver, 2008(3):CD005351.

29. Masip J, Roque M, Sanchez B, Fernandez R, Subirana M, Exposito JA. Noninvasive ventilation in acute cardiogenic pulmonary edema: systematic review and meta-analysis. JAMA 2005; 294(24):3124-30.
30. Ferreira S, Nogueira C, Conde S, Taveira N. Ventilação não invasiva. Revista Portuguesa de Pneumologia, 2009 jul-ago, 15(4):655-67.
31. Viganux L.Vargas F, Roeseler J et al. Patient–ventilator asynchrony during non-invasive ventilation for acute respiratory , Intensive Care Medicine 2009; 39:840-6.
32. Masip J, Peacock WF. Indications and pratical approach to non-invasive ventilation in acute heart failure. European Heart Journal, 2018 jan; 39(1):17-25.
33. Shirakabe A, Hata N, Yokoyama S, Shinada T, Kobayashi N, Tomita K, Kitamura M, Nozaki A, Tokuyama H, Asai K, Mizuno K. Predicting the success of noninvasive positive pressure ventilation in emergency room for patients with acute heart failure. Journal of Cardiology, 2011; 57:107-14.
34. Amato MBP, Neto AS, Barbas CSV. Ventilação mecânica invasiva: princípios e modos convencionais. In: Knobel E. Condutas do paciente grave. 11ª ed. Rio de Janeiro. Ed Elsevier, 2006:767-75.
35. Toufen Junior C, Carvalho CRR. Modos convencionais de ventilação mecânica. In: Carvalho CRR, Ferreira JC, Costa ELV (eds.). Ventilação mecânica: princípios e aplicação. Rio de Janeiro: Ed.Atheneu, 2015:73-85.
36. Hyzy RC, Parsons PE, Finlkay G. Modes of mechanical ventilation. [Internet] 2018. Available from: https://www.uptodate.com/contents/modes-of-mechanical-ventilation?topicRef=1640&source=see_link. (Acesso em 07/05/2018.)
37. Hou P, Baez AA, Walls RM, Grayzel J. Mechanical ventilation of adults in the emergency department. [Internet] 2018. Avaliable from: https://www.uptodate.com/contents/mechanical-ventilation-of-adults-in-the-emergency-department?-search=complications%20mechanical%20ventilation&source=search_result&selectedTitle=3~150&usage_type=default&display_rank=3. (Acesso em 07/05/2018.)
38. Demarzo SE. Complicações da ventilação mecânica. In: Carvalho CRR, Ferreira JC, Costa ELV (eds.). Ventilação mecânica: princípios e aplicação. Rio de Janeiro: Ed. Atheneu, 2015:259-67.
39. Hyzy RC, Parsons PE, Finlay G. Physiologic and pathophysiologic consequences of mechanical ventilation. [Internet] 2018. Avaliable from: https://www.uptodate.com/contents/physiologic-and-pathophysiologic-consequences-of-mechanical-ventilation?topicRef=1644&source=see_link. (Acesso em 14/05/2018.)
40. De Backer D. The effects of positive end-expiratory pressure on the splanchnic circulation. Intensive Care Med 2000 Apr; 26(4): 376-83. PMID: 10872126.
41. Mutlu GM, Mutlu EA, Factor P. GI complications in patients receiving mechanical ventilation. Chest 2001 Apr; 119(4): 1222-41.
42. Hyzy RC, Taha AR, Parsons PE, Finlay G. Diagnosis, management, and prevent of pulmonary barotrauma during invasive mechanical ventilation in adults [Internet] 2018. Avaliable from: https://www.uptodate.com/contents/diagnosis-management-and-prevention-of-pulmonary-barotrauma-during-invasive-mechanical-ventilation-in-adults?topicRef=1644&source=see_link. (Acess in: 14/05/2018.)
43. Winslow RM. Oxygen: the poison is in the dose. Transfusion 2013 Feb;53(2):424-37. doi: 10.1111/j.1537-2995.2012.03774.x. Epub 2012 Jul 15.
44. Hyzy RC, Manaker S, Finlay G. Complications of endotracheal tube following initial placement: Prevention and management in adult intensive care unit patients. [Internet] 2018. Avaliable from: https://www.uptodate.com/contents/complications-of-the-endotracheal-tube-following-initial-placement-prevention-and-management-in-adult-intensive-care-unit-patients?search=complications-of-the-endotracheal-tube-following-initial-placement-prevention-and-management-in-adult-intensive-care-unit-p&source=search_result&selectedTitle=1~150&usage_type=default&display_rank=1. (Access in: 15/05/2018.)
45. Mietto C, Pinciroli R, Patel N, Berra L. Ventilator associated pneumonia: evolving definition and preventive strategies. Respiratory Care, 2013 June; 58(6):990-1007.
46. Kalil AC, Metersky ML, Klompas M, Muscedere J et al. Management of adults with hospital-acquired and ventilator--associated pneumonia: Clinical Practice Guidelines by the Infectious Diseases Society of America and the American Thoracic Society. Clin Infect Dis. 2016; 63(5):e61. Epub 2016 Jul 14.
47. American Thoracic Society; Infectious Diseases Society of America. Guidelines for the management of adults with hospital-acquired, ventilator-associated, and healthcare-associated pneumonia. Am J Respir Crit Care Med. 2005 Feb 15; 171(4): 388-416. PMID: 15699079. DOI: 10.1164/rccm.200405-644ST.
48. Thille AW, Rodriguez P, Cabello B et al. Assincronia paciente-ventilador durante ventilação mecânica assistida. Terapia Intensiva Med, 2006; 32:1515.
49. Herdman TH, Kamitsuru S. Diagnósticos de Enfermagem da NANDA: Definições e classificação 2015-2017. 10ª ed. Porto Alegre: Ed. Artmed, 2015.
50. Dotchermann JM, Bulechek GM. Classificação das Intervenções de Enfermagem (NIC). 4ª ed. Ed. Artmed. 2008.
51. Goll CA. Ventilação mecânica. In: Swearingen PL, Keen JH (eds.). Manual de enfermagem no Cuidado Crítico: Intervenções de Enfermagem e problemas colaborativos. 4ª ed. Porto Alegre-RS: Ed. Artmed, 2005:39-52.
52. John RES, Seckel M, Burns SM. Manejo ventilatório e das vias aéreas. In: Chulay M, Burns SM. Fundamentos de Enfermagem em cuidados críticos da AACN. 2ª ed. Porto Alegre: AMGH, 2012:133-72.
53. Metheny NA, Frantz RA. Head-of-bed elevation in critically ill patients: a Review. Crit Care Nuse, June 2013 (33): 53,67. Doi:10.4037/cnn2013456)
54. CDC Guidelines for Preventing Health Care-Associated Pneumonia, 2003. Disponível em: https://www.cdc.gov/mmwr/preview/mmwrhtml/rr5303a1.htm. (Acesso em 29/04/2018.)

55. Melo EM, Teixeira CS, Oliveita et al. Cuidados de enfermagem ao utente sob ventilação mecânica internado em uma Unidade de Terapia Intensiva. Revista de Enfermagem Referência, 2014; 1(4):55-63.
56. Zanei SSV. Vias aéreas artificiais. In: Padilha KG et al (eds.). Enfermagem em UTI: cuidando do paciente crítico. 2ª ed. Barueri-SP: Ed Manole, 2016:33-50.
57. Conselho Federal de Enfermagem (COFEN). Resolução nº 0557/2017. Normatiza a atuação da equipe de enfermagem no procedimento de Aspiração de Vias Aéreas. DOU em 05/09/2017.
58. Miranda TVM, Zanei SSV, Whitaker IY. Métodos auxiliares de diagnóstico e tratamento da Insuficiência Respiratória: Aspetos de Enfermagem. In: Valiatti JLS, Amaral JLG, Falcão LFR (eds.). Ventilação mecânica: fundamentos e prática clínica. 1ª ed. Rio de Janeiro: Ed. Guanabara Koogan, 2016:474-81.
59. Jelic S, Cunningham JA, Factor P. Clinical review: Airway hygiene in the intensive care unit. Crit Care. 2008;12(2):209. doi: 10.1186/cc6830.
60. Silva SG, Nascimento ERP, Salles RK. Bundle de prevenção de pneumonia associada à ventilação mecânica: uma construção coletiva. Florianópolis: Texto Contexto Enferm, 2012; 21(4):837-44.
61. Cutler LR, Sluman P. Reducing ventilator associated pneumonia in adult patients through high standards of oral care: A historical control study. Intensive and Critical Care Nursing, 2014; 30:61-8.
62. Zanei SSV. Cuidados ao paciente com vias aéreas artificiais. In: Viana RAPP, Whitaker IY (eds.). Enfermagem em terapia intensiva: Práticas e vivências. Porto Alegre: Artmed, 2011:33-50.
63. Castellões TMFW, Silva LD. Nursing interventions for the prevention of accidental extubation. Rev Bras Enferm. [Internet]. 2009 Aug [cited 2018 Apr 22]; 62(4):540-5. Available from: http://www.scielo.br/scielo.php?script=sci_arttext&pid=S0034-71672009000400008&lng=en. http://dx.doi.org/10.1590/S0034-71672009000400008.

capítulo 5

Acesso Venoso

• Solange Antonia Lourenço • Norma Takei Mendes • Viviane Lima Oliveira

Introdução

A terapia intravenosa (TIV) é considerada um importante recurso terapêutico, indicada para a maioria dos pacientes hospitalizados e, por vezes, representa a condição prioritária para o atendimento. No ambiente hospitalar, estima-se que 90% dos pacientes recebam ou necessitem da TIV em algum momento da internação. Diante disso percebemos a importância e a magnitude desse procedimento que preconiza o mínimo de riscos e intercorrências[1-2].

As atividades envolvidas com a TIV consistem do processo de armazenamento e estocagem dos materiais e medicamentos a ela relacionados, procedimentos de escolha e obtenção do acesso vascular periférico ou central, conhecimentos de anatomia e fisiologia, administração intravenosa de medicamentos, ocorrência de eventos adversos, elaboração de indicadores e gerenciamento de riscos, utilização de tecnologias, preservação da segurança do paciente, dentre outras[1-2].

Quanto mais procuramos investigá-la e analisá-la, mais nos apropriamos de conhecimentos que resultam na constatação de sua complexidade, multidisciplinaridade e evolução de sua dinâmica. Nota-se a necessidade do desenvolvimento de competências e habilidades específicas da equipe de saúde para a adequada e segura tomada de decisão que culmine na realização de intervenções assertivas, sustentadas em evidências científicas que sejam compatíveis com as necessidades, valores e preferências do paciente e sua família[2-3].

As atuais diretrizes (AHA, 2015) recomendam em ordem de prioridade, na presença de situações extremas como a parada cardiorrespiratória, a seguinte sequência de acessos ou vias de administração de medicamentos:

1. Cateter venoso periférico (CVP).
2. Acesso intraósseo (IO).
3. Cateter venoso central (CVC).
4. Via endotraqueal (ET).

Indicações[3-4]

- Restaurar e manter o equilíbrio hidroeletrolítico.
- Administração de medicamentos e agentes quimioterápicos.
- Transfusão de sangue e hemoderivados.
- Suporte nutricional por via parenteral.

Escolha do dispositivo venoso

O sucesso da terapia venosa está relacionado com a escolha do acesso venoso e do dispositivo a ser utilizado, segundo a necessidade terapêutica do paciente. A Lei de Poiseuille diz que a velocidade de infusão está diretamente relacionada ao diâmetro do cateter (quarta potência do raio do cateter) e ao gradiente pressórico e inversamente proporcional ao comprimento do cateter e à viscosidade do fluido[4-5].

O tamanho dos cateteres vasculares é mensurado através do diâmetro externo. Nessa condição, duas unidades de mensuração são atualmente utilizadas:

- French (F): Baseia-se na mensuração métrica.
- Gauge (G): Baseia-se no tamanho de diâmetro.

A unidade French utiliza números crescentes de 1–16, iniciando com 0,33mm e sendo incrementando a cada número adicional. A unidade Gauge se apresenta inversamente ao tamanho do diâmetro do cateter, representando a quantidade de fios-guia que podem ser colocados no interior[4-5] (Tabela 5.1).

Os cateteres venosos centrais (CVC) possuem comprimento maior quando comparados aos cateteres venosos periféricos (CVP) e, em alguns casos, diâmetro menor do que os CVPs. Outro fator relevante é a viscosidade do fluido administrado: quanto maior a viscosidade do fluido, menor será a taxa de fluxo através do cateter[1-3].

Avaliados os aspectos físicos do fluxo dos fluidos através de cateteres, fica claro que os CVPs são os mais utilizados na prática clínica, devido à sua facilidade de inserção e administração de qualquer tipo de medicação indispensável em situações de emergência[2-4].

Geralmente os CVPs são cateteres tipo fora da agulha (*over the needle*), que consiste em uma agulha envolta por um cateter. São curtos normalmente com tamanhos que variam de 2–5 cm de comprimento e calibre em números pares, variando de 12–24 Gauge. Muitos possuem sistema de

Tabela 5.1
Relação entre diâmetros internos e externos nas unidades F e/ou G

Comparação entre medidas French e Gauge			
French	*Gauge*	*Diâmetro interno (mm)*	*Diâmetro externo (mm)*
1	27	0,1	0,4
2	23	0,3	0,6
3	20	0,5	0,9
4	18	0,6	1,2
5	16	0,7	1,7
7	13	1,3	2,4
9	11	1,6	3,2

Diâmetro externo do cateter		*Diâmetro interno do cateter (mm)*	*Comprimento do cateter mm*	*Taxa de fluxo (mL/min).*
Gauge	*mm*			
24	0,74	0,55	19	29
22	0,90	0,65	25	42
20	1,00	0,75	32	59
18	1,30	0,95	32	103
18	1,30	0,95	45	96
17	1,50	1,15	45	155
16	1,75	1,35	45	225
14	2,00	1,55	45	290

segurança para perfurocortante e risco biológico direcionados aos profissionais que manuseiam os dispositivos preconizados pela NR32. Podem ser administrados fármacos de uso intermitente, soluções salinas, hemoderivados, soluções cristaloides, entre outras[4-5].

As soluções com pH inferior a 5 ou superior a 9, com osmolaridade superior a 500 mOsm, segundo a Infusion Nurse Society, devem ser administradas por via central, assim como as formulações de Nutrição Parenteral contendo mais de 10% de dextrose e osmolaridade acima de 900 mOsmol e quimioterapia vesicante contínua (quimioterapia tóxica aos tecidos)[2].

A escolha do método de administração IV depende do objetivo e duração do tratamento, bem como da condição, idade e histórico de saúde do paciente.

Acesso venoso periférico

A administração de medicamentos por via intravenosa periférica faz parte da assistência de enfermagem diária nas unidades hospitalares e, para realização segura dessa terapia é necessário que a enfermagem possua conhecimentos provenientes de diversas especialidades que possibilitem implementar de maneira assertiva os diversos cuidados relacionados a essa assistência. Faz-se necessário que o enfermeiro tenha domínio e conhecimento da terapia de infusão, possua habilidade técnica e expertise clínica para avaliar as condições do paciente, a indicação da terapia, os tipos de dispositivos disponíveis e a tecnologia utilizada a fim de que resulte em mínimas complicações e máximos benefícios para o paciente[1-2].

A punção venosa periférica é uma das diversas etapas que fazem parte da terapia intravenosa e é definida como a inserção de um cateter curto no interior de uma veia. Ela oferece acesso rápido e fácil às veias, permitindo a aplicação contínua e intermitente de medicamentos e soluções, de forma a produzir alterações sistêmicas imediatas[1-3].

As veias podem ser classificadas em grande, médio, pequeno calibre. De acordo com a sua localização, as veias podem ser superficiais ou profundas. As veias superficiais são subcutâneas e com frequência visível por transparência da pele, sendo mais calibrosas nos membros superiores. Devido à sua localização subcutânea permitem visualização e sensação táctil. Nessas veias são realizadas punções para coletas de sangue[3].

As vias de acesso mais indicadas em caso de urgência são as que respeitam os critérios de calibre e acessibilidade. Para a realização do procedimento é necessário conhecimento da anatomia das veias superficiais. Os vasos preferenciais são os distais para então, se necessário, progredir para os proximais. Isso se justifica porque, ao se tentar puncionar uma veia em sua porção proximal sem sucesso, toda sua porção distal se torna inutilizável. As veias dos membros inferiores só deverão ser utilizadas em casos de total impossibilidade de se obter um acesso nos membros superiores, pois seu endotélio mais frágil propicia maior risco de flebite. Esse acesso é mais comumente realizado em pacientes pediátricos[3-4].

Deve-se escolher a veia de acesso que seja mais visível e que tenha um trajeto mais retilíneo. As veias mais utilizadas são as metacarpais, radial, basílica e cefálica (Figura 5.1)[1-2].

As veias da fossa antecubital (cefálica e basílica mediana), tornam menos recomendadas quando o tempo da terapêutica for prolongado, pela proximidade da articulação, porém são muito utilizadas quando a proposta for de coleta de exames. Entretanto, após avaliação da rede venosa e em caso de necessidade de grandes volumes e de soluções irritantes e com osmolaridade elevada, essas veias devem ser consideradas[2-5].

Pacientes idosos

As veias dos idosos são, em geral, mais proeminentes e sua pele menos resistente. Elas mostram-se de forma atípica, tortuosa, os tecidos são mais relaxados e a estabilização da veia pós-punção pode apresentar dificuldades. Além disso, as veias tornam-se frágeis, em razão da diminuição do tecido conjuntivo em sua camada externa. Portanto, a punção venosa deve ser realizada de forma rápida e

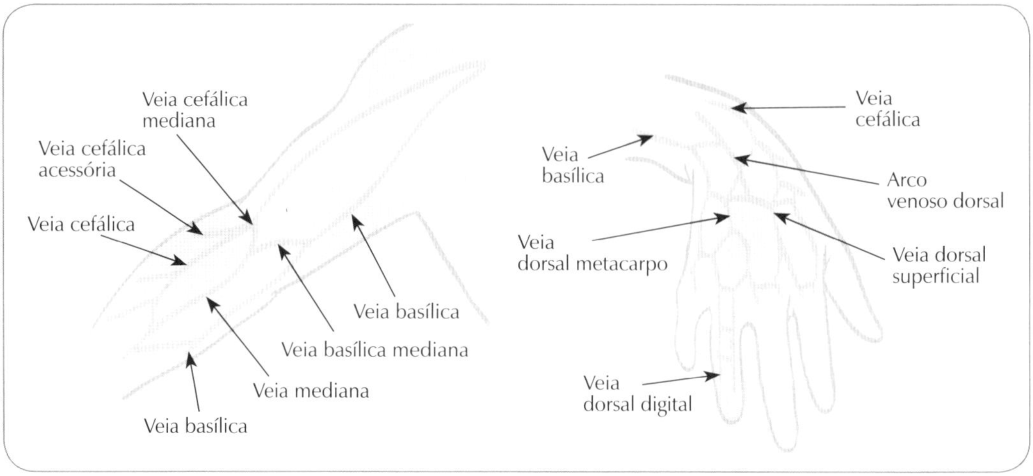

Figura 5.1 Veias metacarpais, radial, basílica e cefálica.

eficiente. A remoção rápida do garrote, a escolha do cateter de menor calibre e mais curto são cuidados que devem ser considerados. Eles apresentam grande risco de desenvolver complicações decorrentes da terapia, relacionadas às mudanças fisiológicas que se apresentam ao nível homeostático, ao sistema imunológico e cardiovascular, além de alterações nos tecidos conjuntivos e na pele[4].

População pediátrica

A punção venosa na população pediátrica é um desafio constante para a equipe de enfermagem devido as características fisiológicas, anatômicas e desenvolvimentos específicos de cada indivíduo. Na avaliação da rede venosa de uma criança, além dos fatores gerais que devem ser percebidos, como condição da rede venosa e indicação da terapia, deve-se atentar ao nível de atividade e mobilidade da criança, habilidades motoras, sucção de dedos, capacidade para desenhar e comer sozinha, percepção da autoimagem e habilidade de compreender e seguir orientações[5].

Os métodos para venopunção são os mesmos para crianças e adultos; entretanto, algumas estratégias devem ser seguidas para promoção do sucesso na realização do procedimento, como: ambiente controlado, temperatura do ambiente, contenção mecânica e farmacológica, se necessária, adequada a cada idade, orientação de acordo com a idade, promover suporte emocional antes, durante e após a realização do procedimento, encorajar a participação da família, dentre outras[5].

Outro fator a ser considerado é a imobilização do membro puncionado (talas). Devem ser utilizadas somente com o consentimento da família após orientação devida informando a necessidade, o tipo, o período da restrição aplicada e verificando, sistematicamente, as condições da pele do membro imobilizado e a presença de pulso[5].

Seleção do local de inserção

A seleção do local de inserção da punção deve ser realizada antes da escolha do dispositivo e a partir da avaliação das condições do paciente, idade, nível da atividade, mobilidade, habilidade motora fina e grossa, diagnóstico médico, condições da rede venosa, história de utilização da TIV prévia, indicação e duração da terapia, bem como preferência do paciente[3-5].

A utilização do torniquete e a palpação da veia é uma importante ferramenta para avaliação da rede venosa, e devem ser realizadas antes da punção para auxiliar a determinação do local, as condições da veia e a diferenciação entre veias e artérias[3-5].

Sempre iniciar a punção preferencialmente nas porções distais dos membros e, se necessário, realizar as punções subsequentes nas porções mais próximas, alternando os membros[4].

Dar preferência às veias macias, sem tortuosidade, que possuam fluxo adequado (realizar a compressão da veia com a ponta do dedo e avaliar o preenchimento) e que possam ser visualizadas e palpadas em locais distantes das articulações e válvulas. As válvulas podem ser percebidas como pequenas protuberâncias no trajeto da veia[4].

Lembre-se de que as veias mais proeminentes não são necessariamente as melhores, podendo estar esclerosadas devido ao uso prévio[1-5].

Evite veias em membros edemaciados, com hematomas, hiperemia, sinais de infiltração ou extravasamento, flebites, retorno vascular diminuído ou comprometido, trombose ou tromboflebite, celulite, fraturas, área de trauma cirúrgico ou ferida. Devem ser evitados também membros onde tenha sido realizado esvaziamento linfático (mastectomia) com sequelas de acidente vascular cerebral ou fístula arteriovenosa (FAV). Se possível, escolha veias de braço ou mão não dominante[1-5].

Atentar para os pacientes que fazem uso de anticoagulantes, pois apresentam maior risco de complicações hemorrágicas, como sangramentos no momento da punção e na retirada do cateter, além da tendência para formação de hematomas. Nesses casos, restringir o uso de torniquetes para promover a distensão venosa e utilizar cateteres de menor calibre, além de remover coberturas com cuidado. Após a retirada do cateter, realizar compressão do local por pelo menos 10 minutos[1-5].

As veias dos membros superiores podem ser utilizadas em todas as idades, porém as veias dos membros inferiores são indicadas apenas para a população pediátrica, considerando-se o tipo de terapia aplicada, pois o retorno venoso nessa região é menor do que nos membros superiores, podendo ocorrer trombose venosa profunda, motivo que contraindica a sua utilização em adultos[2-4].

As veias da região cefálica podem ser utilizadas até 18 meses quando possível, pois, até essa idade, os folículos capilares tornam maduros e a epiderme amadurecida. Além disso, a sua localização pode ser traumática para os pais, pois frequentemente é necessária a tricotomia dessa região, alterando sua aparência e interferindo em processos culturais e religiosos[1-5].

No caso de punções venosas subsequentes, selecione locais acima das veias previamente utilizadas. Certifique-se de alternar os locais de punção[1-5].

Material necessário para a punção[5]

- Álcool gel.
- Compressa de gaze embebida em álcool a 70% ou Swab®.
- Garrote ou torniquete.
- Cobertura (filme) transparente estéril.
- Luva de procedimento.
- Cateter sobre agulha de tamanho adequado.
- Conector de sistema fechado.
- Sistema de identificação.
- Seringa para salinização (previamente preenchida com soro fisiológico).

Preparo e considerações sobre o procedimento[5]

Antes da punção

1. Verificar e analisar a prescrição médica da terapia intravenosa.
2. Verificar a possibilidade de alergias em relação ao material que será utilizado para a punção.
3. Realizar a higienização das mãos conforme protocolo institucional.

4. Preparar os materiais e equipamentos que serão utilizados.
5. Verificar a identificação do paciente e orientar o paciente sobre o procedimento e possíveis complicações.
6. Realizar a avaliação e preparo para o procedimento.
7. Selecionar o local de punção e realizar a dilatação do vaso.

No momento da punção

1. Higienizar as mãos e calçar as luvas de procedimento.
2. Realizar o preparo do local de punção.
3. Inserir o cateter com o bisel da agulha voltado para cima pelo método direto ou indireto.
4. Salinizar o conector e implantá-lo no dispositivo.
5. Aplicar a cobertura, estabilizando o cateter.

Após a punção

1. Datar a punção.
2. Organizar o ambiente.
3. Orientar o paciente.
4. Documentar o procedimento no prontuário do paciente.
5. Higienizar novamente as mãos.
6. Monitorar o local da punção conforme protocolo institucional.

Técnicas de punção[3-5]

No método direto realiza-se a punção com o cateter sobre a agulha e diretamente sobre a veia, devendo o bisel estar voltado para cima e a agulha angulada formando um ângulo de 15° até 45°, conforme o tipo de dispositivo e a profundidade do vaso em relação à pele. Com a mão oposta, realiza-se a tração da porção distal da veia, dessa forma minimizando a mobilidade do vaso puncionado. No momento em que o cateter alcança o interior da veia, há um refluxo de sangue facilmente visível na câmara posterior do dispositivo. Nesse momento, mantém-se imóvel a agulha e se progride o cateter. Em seguida, retira-se a agulha e observa-se o livre refluxo do sangue. Deve-se realizar a compressão proximal da veia puncionada, a fim de se evitar o refluxo contínuo. De imediato, prepara-se o conector de sistema fechado salinizado e se realiza a conexão. Nesse momento pode ser realizado o teste de refluxo de sangue com a seringa de salinização.

No método indireto, o cateter é inserido na pele ao lado da veia, mantendo-se o alinhamento paralelo e avançando-se pelo tecido subcutâneo, puncionando-se a veia e diminuindo-se o ângulo até que o cateter penetre no vaso. É o método mais indicado, pois está relacionado com a menor ocorrência de ruptura do vaso no tempo exato da punção e consequente formação de hematoma.

A localização adequada do cateter ou sucesso na punção é considerada quando ocorrem o refluxo sanguíneo pelo cateter e a infusão da terapia sem queixas álgicas referidas pelo paciente e sem alteração na inspeção ou palpação do local da inserção do cateter.

No caso de insucesso da punção, nunca se deve reintroduzir a agulha no cateter, devido ao risco de fragmentação do dispositivo e, consequentemente, da ocorrência de embolia por cateter. Devem ser realizadas no máximo duas tentativas de punção por profissional.

Complicações[5]

- Flebites.
- Hematoma por extravasamento sanguíneo para estruturas subdérmicas.

- Infecção local.
- Infiltração ou extravasamento.
- Tromboflebite.
- Lesão de nervo, tendão ou ligamentos.

Tecnologias utilizadas na punção venosa

A terapia intravenosa evoluiu com o desenvolvimento de novas tecnologias, tornando-se indispensável na área da saúde. O estabelecimento efetivo do acesso intravenoso periférico para implementação de variadas terapêuticas, obtido por meio do uso de cateteres intravenosos periféricos (CIP) ou periféricos centrais, como o PICC (*Peripherally Inserted Central Venous Catheter*, caracteriza-se como uma das intervenções de enfermagem realizadas com maior frequência na prática clínica e, consequentemente, o procedimento invasivo mais executado na assistência ao paciente hospitalizado[6-7].

A utilização da ultrassonografia vascular (USV) para o direcionamento da inserção de AVP ou PICC em adultos tem demonstrado resultados positivos para a obtenção do acesso venoso, apresentando-se como alternativa ao método tradicional de punção, a partir da visualização e palpação da rede venosa periférica, principalmente em pacientes com históricos de punções sem sucesso, uso prévio e prolongado de terapia intravenosa, obesos, rede venosa difícil tanto para visualização como para palpação, sendo cada vez mais utilizada, principalmente em unidades de atendimento de emergência, podendo ser realizada tanto por médicos como por enfermeiros[6-7].

Princípios da ultrassonografia vascular com Doppler

Os princípios da ultrassonografia baseiam-se na emissão de ondas ultrassônicas por um transdutor, composto por cristais cortados desenvolvidos em material piezoelétrico, que ao serem submetidos a um campo elétrico apresentam variações em sua espessura, resultando em movimentos das faces do cristal e emissão de ondas sonoras. As ondas sonoras são emitidas até o órgão ou outra estrutura orgânica e retornam ao mesmo transdutor em forma de eco, com desenvolvimento de campo elétrico e formação de imagem ultrassonográfica no monitor do equipamento, comumente denominada: imagem em tempo real[7-8].

A forma do transdutor é escolhida de modo que o som forme um feixe com uma direção bem definida. A recepção de sinais de eco refletidos e dispersos pelo transdutor proporciona informações sobre as propriedades acústicas do meio, tornando possível a produção de imagens no ultrassom no modo brilho e permite a detecção de movimento usando o efeito Doppler[6-8].

Esse campo gera sinais que podem ser amplificados e processados em formato adequado para exibição em um osciloscópio ou registrador em imagem em escala de cinza observada pelo operador[6-8].

Equipamentos de USV operam em frequência que varia de 7,5 MHz–15 MHz e podem ser utilizados para localizar veias e artérias de duas formas – longitudinal e transversal – a partir do posicionamento do transdutor e da aquisição de imagens que permitem ao operador do equipamento a diferenciação entre artéria e veia, com a compressão do transdutor contra a pele. Por alguns segundos, o profissional pode visualizar o colabamento da veia e a contínua pulsação da artéria[6-8].

Benefícios[6]

- Segurança do procedimento por ser um método não invasivo.
- Auxilia a visualização da rede venosa em tempo real.
- Certificação da permeabilidade do vaso, a ausência de estenose ou trombose.
- Identificação de posição anômala, conduzindo o operador à escolha de outro local para punção sem inserções desnecessárias.
- Diferenciação de veias e artérias, redução de punções arteriais acidentais.

- Aumento do sucesso da punção na primeira tentativa.
- Redução do trauma tecidual e flebite mecânica.
- Possibilita o acesso a vasos calibrosos em membro superior.
- Relação custo-benefício favorável quando comparado à radiologia intervencionista convencional.
- Aumento da satisfação e conforto do paciente, familiar e do profissional.
- Redução das taxas de complicações.

Restrições e desvantagens[7]

- Exige adequada capacitação do profissional para o manuseio e interpretação correta da imagem.
- Requer mudança na habilidade de punção com necessidade do desenvolvimento da coordenação mãos-olhos, que deve ser focada no monitor do equipamento.
- Custo do equipamento.

Procedimento de utilização do US[8]

A inserção pode ser guiada através das US por duas modalidades de onda: o modo B (*Bright*) ou através do modo D (*Doppler)* onde ocorre a transformação das ondas de US refletidas de um objeto em movimento; por exemplo, o sangue em um sinal de áudio ou cores. Devido a não disponibilidade de US com modo Doppler em todos os equipamentos, será abordado o modo bidimensional[6-8].

A técnica deve seguir os passos da inserção convencional: seguindo os padrões de antissepsia do operador e do paciente, desinfecção dos materiais e mobiliados, utilização de dispositivos estéreis protegendo o transdutor (dispositivo específico de transdutor), colocação de gel estéril entre a interface do transdutor e da superfície corpórea do paciente, entre o transdutor e o dispositivo estéril para facilitar a propagação de onda e diminuir os artefatos[7].

A técnica pode ser realizada com dois operadores, ou seja, um posicionando o transdutor e o outro realizando a punção, ou um operador realizando todo o procedimento.

A técnica pode ser estática ou dinâmica[8]:

- **Técnica estática:** realiza-se a avaliação anatômica da veia onde será inserido o cateter, demarcando o ponto de punção. Após essa demarcação, é realizada a punção.
- **Técnica dinâmica:** possibilita a visualização em tempo real do cateter com avaliação imediata de complicações e inserção do cateter.

Através de US, preferencialmente os lineares (alta resolução e discernimento de estruturas < 1 mm) possibilitam sua cateterização, utilizando eixos transversais ou longitudinais de veias basílicas, cefálicas e ou axilares (Figura 5.2). Devemos ter cuidado com a pressão aplicada pelo transdutor para não colabar a estrutura a ser visualizada[6-8].

Uma vez ultrapassada a pele no sentido transversal com a agulha, deve-se progredir a agulha em direção à parede anterior da veia, tendo como referência sua movimentação. A não visualização da agulha ou a não visualização do movimento de estruturas no monitor indica provavelmente o não alinhamento do transdutor em relação à inserção da agulha. Nesse caso, devem ser realizadas a remoção da agulha e uma nova angulação e inserção da mesma[6].

A utilização dessa potencial ferramenta assegura a visualização precisa do acesso-alvo, a visualização direta da progressão da agulha, a redução das tentativas de punção, a melhoria das taxas de sucesso de inserção, entre outros benéficos já descritos (Figura 5.3). Assim, a USV mostra um importante instrumento para a melhoria da prática de enfermagem aos pacientes submetidos à terapia intravascular, fazendo-se necessária a capacitação dos profissionais para a realização da punção vascular guiada pela USV com agregação de valores culturais, conhecimentos e habilidades técnicas que promovam a máxima satisfação do paciente e da família e o mínimo, senão a ausência total, de riscos e falhas que possam comprometer a qualidade e segurança pretendidas[7].

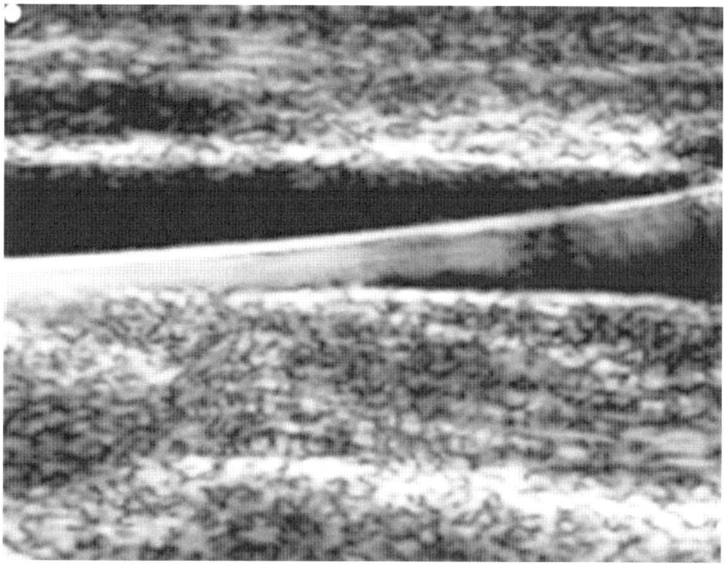

Figura 5.2 Inserção em eixo longitudinal.

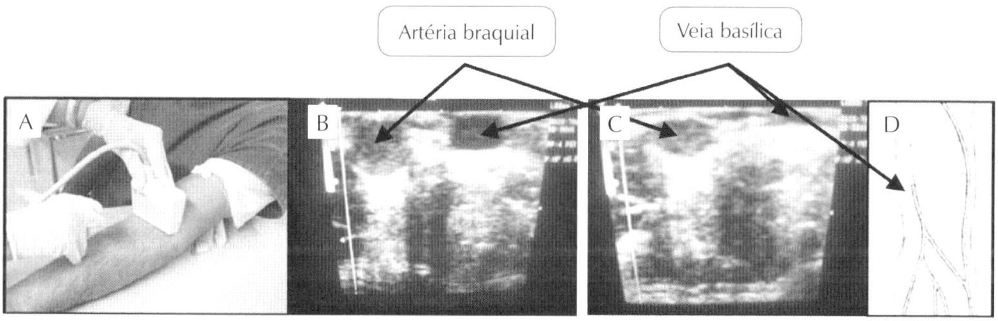

Figura 5.3 **A.** Realização do procedimento pela equipe de enfermagem. **B.** Localização anatômica eixo transversal. **C.** Manobra de compressibilidade do sistema venoso. **D.** Representação do sistema venoso.

Com relação ao uso da USV para inserção e progressão do PICC, estudos prospectivos, randomizados e controlados relatam sucesso de 90%–100% nos procedimentos realizados em pacientes submetidos à implantação deste cateter e a um maior sucesso na obtenção de acessos venosos periféricos em crianças. Quanto à inserção de cateteres centrais, há controvérsias. Em 2002, o National Institute of Clinical Excellence (NICE) elaborou um documento intitulado "Orientações sobre a utilização de dispositivos para obtenção de imagens ultrassonográficas para inserção de cateteres venosos centrais", que recomenda o uso do equipamento como método preferencial para inserção eletiva de cateteres centrais em pacientes adultos e pediátricos[8].

Com relação à utilização em punções arteriais, observou-se um aumento significativo de sucesso na primeira tentativa, indicando a utilização dessa tecnologia como primordial para o sucesso desse tipo de punção. No que concerne ao respaldo legal pelo enfermeiro na utilização da USV, o Conselho Regional e Enfermagem de São Paulo (COREN) emitiu um parecer que ressalta: "*A utilização da USV pelo enfermeiro não está relacionada ao diagnóstico de patologias associadas ao sistema vascular, e sim como um importante instrumento na melhoria da prática de enfermagem aos pacientes submetidos a terapia intravascular, fazendo-se necessária uma capacitação na realização da punção vascular periférica e guiada com agregação de valores culturais, conhecimentos e habilidades técnicas que promovam a máxima satisfação do cliente e família, senão ausência total de riscos e falhas que possam comprometer a qualidade e a segurança pretendidas*[8]."

Transiluminação[7]

O uso da transiluminação é descrito desde os anos 1970, sendo utilizado para avaliar a superfície das veias e estruturas adjacentes a partir da emissão de luz por meio de fibras ópticas. Atinge uma profundidade de 3–6 mm, dependendo da cor de luz utilizada[7].

Com o uso da transiluminação, as veias podem ser identificadas como linhas escurecidas devido a absorção de luz pela hemoglobina desoxigenada, enquanto o subcutâneo reflete a luz e se apresenta róseo. As veias superficiais aparecem mais nítidas e definidas do que as mais profundas, que se apresentam difusas. A identificação correta das estruturas requer experiência do profissional; entretanto, é um procedimento fácil de ser ensinado e de aplicabilidade prática[7].

Ela é realizada com um venoscópio, equipamento que opera com fibras ópticas, possibilitando a confirmação da permeabilidade vascular, com a interrupção e o retorno do fluxo sanguíneo no trajeto venoso, a partir da compressão do equipamento contra a região que está sendo avaliada. Alguns equipamentos são desenvolvidos com fibras ópticas posicionadas em dispositivos com rotação de 45°, permitindo o adequado posicionamento do membro no momento da punção. Para realização da transiluminação é necessário que a luminosidade do ambiente seja reduzida para possibilitar a avaliação mais precisa, sendo possível realizar a rápida visualização da rede venosa em idosos, obesos, recém-nascidos e pessoas com pele escura[7].

O método de transiluminação oposta consiste no posicionamento do equipamento na região oposta do membro a ser avaliado, de maneira que a emissão da luz seja realizada em direção ao centro da imagem a uma profundidade de 2 cm, sendo utilizado principalmente em recém-nascidos e crianças. Estudo randomizado sobre a utilização da transiluminação em crianças com histórico de difícil acesso evidenciou benefícios quanto ao aumento do sucesso nas punções na primeira tentativa. Esse estudo ainda mostra que a transiluminação dérmica elimina o efeito da estase venosa provocada pelo uso prolongado dos torniquetes[7].

Equipamentos com emissão de luz infravermelha[7]

Os equipamentos com tecnologia de emissão de raio de luz próxima à luz infravermelha, captação de imagens com uma câmera de vídeo digital e envio a um processador de imagem que realça e alinha as imagens e projeção em tempo real da imagem captada e processada, também são um excelente recurso na obtenção do acesso venoso, possibilitando a visualização da rede venosa periférica a uma profundidade de 10 mm ou a identificação de artérias como estruturas pulsáteis a uma profundidade de 6–8 mm[7].

O comprimento da onda de luz próxima à infravermelha emitida pelo equipamento varia de 700–1.000 nanômetros (nm), sendo essa luz menos absorvida por outros tecidos, atingindo o tecido subcutâneo e o sangue no interior dos vasos, possibilitando sua visualização, o que não ocorre com a luz visível, que possui um comprimento de onda de 400–700 nm atingindo apenas as camadas mais superficiais da pele que não contêm veias[7].

A projeção da imagem na pele do paciente apresenta as veias escuras e as áreas adjacentes em tom verde, permitindo que o profissional identifique o trajeto venoso, bifurcações venosas e confirme a permeabilidade do vaso por meio da compressão digital com a interrupção do fluxo sanguíneo e seu desaparecimento e posterior enchimento após a descompressão do local, sem necessitar visualizá-lo em um monitor, favorecendo a aplicabilidade clínica do método. Não existe contato do equipamento com o paciente, não havendo risco de contaminação cruzada e a possibilidade de permanência das mãos do profissional livres para a realização da punção[7].

Acesso venoso central

A TIV pode ser administrada em vasos periféricos ou centrais. A diferença importante entre essas vias diz respeito ao tamanho dos vasos e, consequentemente, a sua velocidade de fluxo de sangue e capacidade de hemodiluição. Em adultos, a veia cava superior possui um fluxo de aproximadamente 2–3 litros de sangue por minuto[9-10].

O cateter central intravenoso é um dispositivo inserido na circulação central, locado no terço inferior da veia cava superior próximo a sua desembocadura no átrio direito. Sua utilização significou um grande avanço na medicina moderna, tornando-se um dispositivo indispensável no dia a dia da prática clínica. A cateterização desses vasos permitiu o desenvolvimento de novas técnicas diagnósticas e tratamentos especializados, sendo usada com grande frequência em unidades de terapia intensiva, unidades coronarianas e até mesmo em unidades de internação. Possibilita práticas como monitoração hemodinâmica, hemodiálise, administração de nutrição parenteral, líquidos com extremos de pH e osmolaridade, quimioterápicos, infusão de sangue e hemoderivados e antibioticoterapia prolongada[9].

Atualmente existem quatro tipos de cateteres centrais[11]:

1. Cateteres não tuneilizados.
2. Cateteres tuneilizados.
3. Cateteres totalmente implantáveis.
4. Cateteres centrais de inserção periférica (PICC).

A seleção do tipo de CVC a ser utilizado deve ser baseada no tempo, no tipo e na duração da terapia prescrita.

Os cateteres não tuneilizados curtos são o tipo mais comum de acesso central em unidades de cuidados intensivos com uso destinado para dias ou semanas de terapia, podendo possuir dois ou mais lúmens com diâmetros internos variados e confeccionado com diversos materiais. É inserido por punção percutânea em uma veia central, isento de porção que permaneça em túnel subcutâneo. Existem três tipos principais de vãos utilizados: veia jugular interna, veia subclávia e veia femoral[8].

As veias jugulares e a subclávia representam os sítios de inserção preferenciais, os quais estão associados a menores taxas de infecção quando comparados à veia femoral. O diâmetro de cada lúmen pode variar. O tempo de permanência é variável. Assim, a avaliação frequente do local de inserção é recomendada. Uma vez que esse dispositivo está associado a elevado risco de infecção, os conjuntos de boas práticas devem ser instituídos para se evitar o risco de infecção da corrente sanguínea[8].

As indicações mais frequentes incluem os pacientes que necessitam de[9-11]:

- Monitoração hemodinâmica.
- Infusões múltiplas.
- Administração de drogas vasoativas e inotrópicas.
- Hemofiltração, hemodiálise, aférese e imunoadsorção.
- Infusão de medicamentos irritantes e vesicantes.
- Infusão de líquidos com osmolaridade elevada com a nutrição parenteral total (NPT).
- Intervenções diagnósticas.

Complicações[9-13]

Muitas complicações relacionadas ao uso de CVC são comuns a pacientes adultos e pediátricos. No entanto, algumas são específicas, tornando-se o risco significativamente diferenciado entre esses pacientes.

Existem múltiplos fatores que podem influenciar no risco de desenvolvimento de complicações relacionadas ao uso do CVC. São divididos em quatro categorias principais[11-13]:

1. **Fatores relacionados ao cateter:** tipo de CVC, utilização, especificações do desenho do cateter, propriedades mecânicas e antibacterianas do material de confecção do cateter.

2. **Fatores relacionados ao paciente:** gravidade da doença de base, anatomia do paciente, imunocompetência e uso de medicações.
3. **Fatores relacionados ao sítio de escolha para inserção do cateter**.
4. **Fatores relacionados ao uso do cateter e ao cuidado dispensado a ele** pela equipe de enfermagem, como posição, experiência da equipe que insere o cateter, aderência aos protocolos de riscos para infecção de corrente sanguínea, finalidade de uso do CVC e qualidade do cuidado.

Técnica de inserção[11-14]

A técnica de punção mais utilizada é a de Seldinger, com complicações que variam de 0,5%–10%. Sabe-se que quanto maior o número de punções do profissional, maior a possibilidade de complicações.

Quando possível, o paciente deve ser informado sobre a realização do procedimento. Em situações de agitação psicomotora pode ser necessária a sedação mínima[11-14].

O posicionamento do paciente é fundamental para realização do bloqueio e inserção do cateter. Normalmente o paciente é posicionado em *Trendelemburg*, posicionando coxim no ombro (dorso, superior), com a lateralização da cabeça. Essa posição distende as veias do pescoço e torácicas, tornando-as mais visíveis e acessíveis[13].

Direção:

VJI – Com inclinação de 30° em direção ao mamilo do lado puncionado, na dificuldade, o médico poderá realizar nova punção medial. Posicionar o coxim no ombro oposto para estender o pescoço e tornar mais visíveis os marcos anatômicos (Figura 5.4).

VSC – O médico pressionará com polegar o local da punção e direcionará para o manúbrio esternal com indicador. Posicionar o coxim entre as escápulas (Figura 5.5).

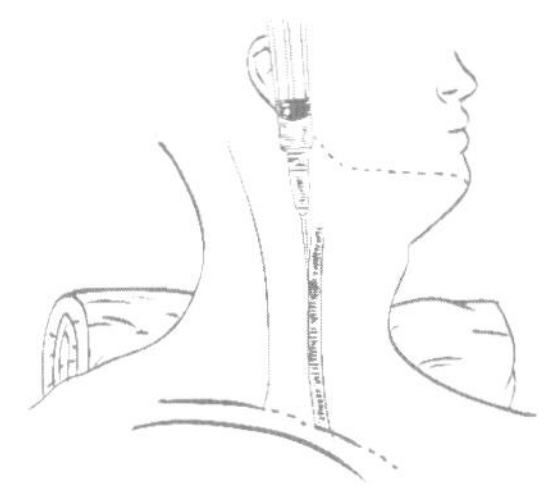

Figura 5.4 **Veia jugular interna (V-II)** – Punção homolateral em direção ao mamilo no ápice das inserções do esternocleidomastóideo (ESCM), próximo à veia jugular externa (VJE).

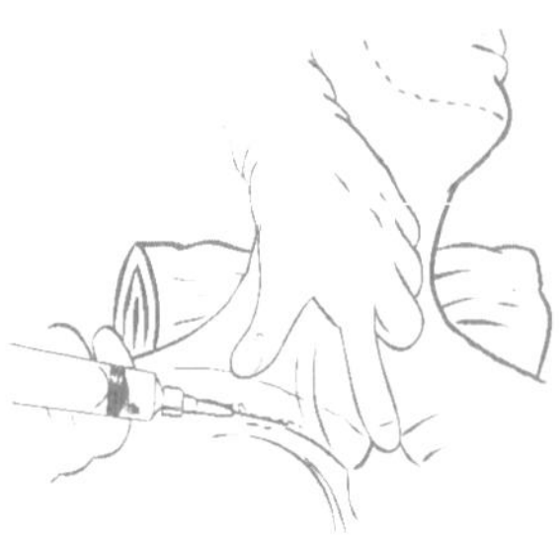

Figura 5.5 **Veia subclávia (VSC)** – Punção em direção ao manúbrio esternal, introduzindo agulha no terço médio da clavícula.

Na punção jugular, a localização da artéria carótida é fundamental, protegendo a punção acidental, que, caso ocorra, deve ser mantida a compressão local por tempo maior de 3 minutos intermitentes, com cautela no idoso. A falha do cateterização se dá entre 5%–10%. A dor é importante sintoma pós-punção, ocorrendo entre 35%–40% dos casos; portanto, avaliar a necessidade de analgesia endovenosa prévia e/ou posterior[12-14].

Realizar ausculta pulmonar e encaminhar a solicitação do Rx de tórax é imprescindível. Inicie a terapia somente após a confirmação da localização da extremidade do cateter[12].

Realizar anotação do procedimento realizado, tipo de cateter, posição da extremidade do cateter, confirmada pelos raios X, amostras de sangue obtidas, complicações, local da punção, curativo realizado e orientações realizadas[12].

A monitoração do paciente após a inserção do cateter deve ser feita à procura de sinais e sintomas de complicações:

Complicações imediatas[13-14]

- Pneumotórax, hemotórax ou quilotórax (dispneia e dor torácica súbita).
- Hematomas.
- Trombose e embolia.
- Lesão de nervos.
- Perfuração de esôfago e traqueia.
- Perfuração de balonete e sonda endotraqueal.
- Arritmias cardíacas.

Complicações tardias[12]

- Relativas ao cateter (trombose, fratura e dobras).
- Trombose venosa.
- Infecção de corrente sanguínea.
- Fístula arteriovenosa e venobrônquica.
- Pseudoaneurisma arterial.
- Osteomielite de clavícula.
- Perfuração de câmara cardíaca/tamponamento cardíaco.

Ultrassonografia na punção intravascular central[6-8]

Atualmente são inseridos mais de cinco milhões de cateteres venosos centrais nos Estados Unidos, associados a uma taxa de complicação ao redor de 15%. Com a utilização do ultrassom (US) é possível avaliar a localização da veia jugular em relação à artéria carótida, assim como seu diâmetro e diversas situações adversas, facilitando a inserção do cateter e diminuindo suas complicações[8].

A visualização se faz através de movimentos de compressão, utilizando transdutor (sinal de compressibilidade de sistema venoso) para a diferenciação das estruturas anatômicas[8].

Não se deve basear a diferenciação entre essas duas estruturas apenas pela pulsatilidade, pois nem tudo que pulsa é artéria[6].

Deve-se posicionar a veia no centro do monitor e realizar a inserção da agulha em um ângulo de 45° em relação ao transdutor e equidistante deste com a veia, semelhante ao teorema de Pitágoras[6].

Uma vez ultrapassada a pele no sentido transversal com a agulha, deve-se progredir a agulha em direção à parede anterior da veia, tendo como referência sua movimentação. Após certificar-se de que a agulha está no interior da veia, através da aspiração do sangue pelo êmbolo, retira-se o êmbolo e introduz-se o fio pela técnica usual (Seldinger)[6,8,14].

A via preferencial de acesso venoso central guiado por US é a veia jugular interna. Entretanto, a veia subclávia possui algumas particularidades. A visualização da veia subclávia através da projeção infraclavicular é dificultada pela sombra acústica da clavícula, tornando a técnica dinâmica de punção inviável. Deve-se utilizar a técnica estática, demarcando o local de punção. Uma alternativa seria a punção pela via supraclavicular, na emergência da veia subclávia com a veia jugular. Porém, não muito empregada atualmente, devido ao direcionamento da agulha em direção à pleura e às chances elevadas de acidentes de punção. Uma forma descrita na literatura é a punção da veia axilar como alternativa à veia subclávia, pois sua fácil visualização com US, localização mais lateralizada associada com uma distância maior entre o transdutor e a clavícula, possibilita a técnica de inserção dinâmica facilitada e taxas de complicações menores do que o método tradicional[8,10,14].

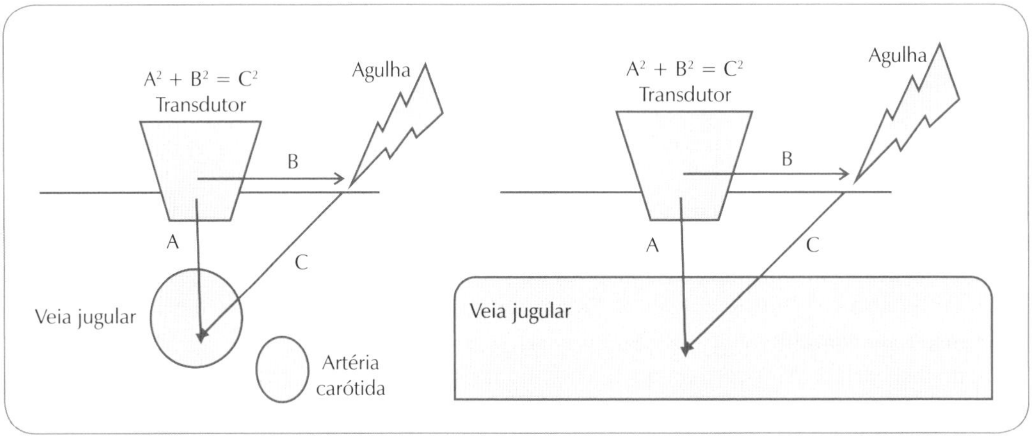

Punção intraóssea (IO)

A via intraóssea (IO) como via de acesso à circulação venosa foi descrita inicialmente em 1922 por Drinker e cols. Em 1934, Josefon publicou um trabalho sobre a via IO como substituto emergencial para a administração de líquidos em crianças. Foi amplamente utilizada durante a Segunda Guerra Mundial. A técnica passou a ser usada com frequência crescente, entrando na rotina pré-hospitalar e prontos-socorros na década de 1940. Com o surgimento dos cateteres introduzidos sobre agulhas para acesso endovenoso, esta via caiu em desuso até a década de 1980, quando passou a ser reaplicada em crianças e recentemente em adultos[15-17].

O acesso intraósseo voltou a ganhar evidência com as atuais diretrizes mundiais de ressuscitação cardiopulmonar (RCP), da American Heart Association, que posicionam como segunda opção para acesso rápido efetivo e seguro ao sistema circulatório para administração de fluídos e medicamentos em pacientes de alto risco, de todos os grupos etários, além de poder ser utilizada para obtenção das primeiras amostras de sangue durante a RCP[15-17].

A obtenção de uma via endovenosa em crianças e adultos em estado crítico tem como alternativa a via IO, quando a primeira não for estabelecida em um curto prazo ou após três tentativas[15-17].

O parecer referente à punção intraóssea em pediatria, publicado em 1995 pelo Conselho Federal de Enfermagem (Ref PAD-COFEN nº 43/95), foi favorável à realização do procedimento pelo enfermeiro. Diante das novas evidências científicas que comprovam a eficácia do procedimento com pacientes adultos, o Conselho Regional de Enfermagem de São Paulo publicou o parecer que esclarece as atribuições do enfermeiro na realização do procedimento a todos os pacientes que possam ser beneficiados com a aplicação da técnica, considerando lícito que enfermeiros realizem a punção IO em situações de emergência ou urgência, desde que capacitados para tal finalidade[15-17].

Nos ossos longos, os sinusoides da medula óssea drenam fluidos para os canais venosos que levam o sangue ao sistema venoso. A vantagem anatômica da medula óssea é seu funcionamento como veia rígida que não colaba em estado de hipovolemia e no choque circulatório periférico. Assim, a via IO tem sido usada com eficácia como via de emergência na parada cardiorrespiratória, no choque hipovolêmico e séptico, queimaduras graves, estados epiléticos prolongados e desidratação severa, principalmente em crianças[15-17].

A pressão sanguínea dentro da cavidade óssea é de cerca de 25–35 mmHg em adultos ou aproximadamente um terço da pressão sistólica sistêmica. Quando as soluções são administradas por via IO podem ser identificadas na circulação arterial em 20 segundos, a partir do sítio localizado no úmero e esterno, e em 60 segundos quando administradas na tíbia[15-17].

Os fluidos mais administrados por via IO são solução fisiológica, sangue, plasma solução de Ringer, NaCl e glicose. Os fármacos mais comumente administrados são epinefrina, dopamina, dobutamina, atropina, adenosina, digoxina, corticosteroides, morfina e diazepínicos, sendo as doses iguais às empregadas para administração intravenosa[15-17].

Existem vários métodos para a introdução de agulhas no espaço IO, incluindo o manual, o impulsionado por impacto e o de perfuratriz com o uso de uma broca movida a bateria. Alguns possuem *kits* que permitem fixar a agulha com mais estabilidade[15-17] Os tipos de sistemas de agulhas de punção IO estão descritas na Tabela 5.2.

Tabela 5.2
Sistemas de agulhas de punção IO

Tipo de sistema	*Descrição*	*Método de inserção*
Manual	Agulha oca de aço inoxidável com mandril removível. Impede a obstrução do mandril por fragmentos ósseos.	Agulha inserida manualmente na medula óssea por meio de pressão manual e realização de ligeiros movimentos de rotação do dispositivo
Impulsionado por impacto	Dispositivo acionado por mola com uma agulha oca e um mandril removível que previne a obstrução por fragmentos ósseos	A agulha ao ser impulsionada pela mola penetra no osso esterno ou no espaço medular
Perfuratriz (broca) movida a bateria	Perfuratriz com a broca, operada a bateria, com agulha de aço inoxidável oca e estilete removível que impede a obstrução por fragmento ósseo	A perfuratriz movida a bateria introduz a agulha com a profundidade adequada no espaço intraósseo

Locais de punção IO segundo a faixa etária (Tabela 5.3)

Tabela 5.3
Locais de infusão intraóssea

Local	*Referências*
Tíbia	Adultos e crianças
Maléolo medial	Adultos
Esterno	Adultos
Crista ilíaca	Adultos
Clavícula	Adultos
Fêmur	Crianças
Úmero	Crianças
Calcâneo	Crianças

Fonte: Lane KJ. Guimarães HP. Acesso venoso pela via intraóssea em emergências médicas Rev Bras Terap Inten, 2008; 20(1):63-7.

O local para punção mais frequentemente utilizado em crianças é a face interna da tíbia, cerca de 1–3 cm abaixo da tuberosidade tibial, área anatômica recoberta por pele, pouco tecido subcutâneo e periósteo. Além da tíbia, o fêmur, o úmero e o calcâneo também são muito utilizados. Em adultos, os sítios de punção recomendáveis, além da tíbia e do maléolo medial, são o esterno, a crista ilíaca e a clavícula. Em neonatos, assim como nas crianças, a tíbia é o local de punção mais utilizado (introdução da agulha 1cm abaixo da tuberosidade da tíbia), sendo sítios alternativos a parte distal do fêmur, a porção medial ou lateral do maléolo e a crista ilíaca[15-17].

Indicações[15-17]

- Necessidade urgente de acessar a circulação sistêmica em situação de urgência.
- Análise do sangue medular: embora não seja uma indicação para sua realização, as amostras colhidas antes de infusões podem trazer subsídios para condução do paciente, pois os valores não diferem praticamente dos colhidos em sítios IV. Amostras obtidas de um sítio IO podem ser utilizadas para diagnosticar e para iniciar tratamento de distúrbios acidobásico e eletrolítico.
- Utilização para culturas sanguíneas, diferencial na morfologia das células brancas e vermelhas podem ser realizadas, mas não comparadas com o sangue periférico.

Contraindicações[15-17]

- Osteogênese imperfeita ou osteoporose (doença de Albers-Schonberg ou doença marmórea).
- Fratura no membro a ser puncionado (extravasamento subcutâneo).
- Celulites ou queimaduras infectadas (riscos de complicações infecciosas).

Complicações[15-17]

- Baixa incidência de osteomielite (principal complicação: diante de períodos prolongados – acima de 32 horas, paciente com bacteriemia ou naqueles que receberam solução hipertônica).
- Também são descritos mediastinites (punção esternal), abscessos subcutâneos, fratura da tíbia e síndrome de compartimentalização.
- Lesão de cartilagens de crescimento (destruição secundária à osteomielite grave);
- Embolia gordurosa sem clínica relevante.
- Extravasamento de soluções no tecido subcutâneo (infusão sob pressão e quando a técnica não é corretamente aplicada).
- Celulite, necrose tecidual.
- Obstrução (coágulo na agulha).
- Deslocamento da agulha.

Técnica de punção em crianças e adultos

Quando a punção IO for realizada na tíbia, a agulha deve ser introduzida na pele em um ângulo de 90°, redirecionando a seguir para 10° em sentido caudal para o término da introdução. Normalmente a profundidade da introdução da agulha é determinada pela perda da resistência e contenção da força exercida na introdução para prevenir transfixação óssea. As agulhas de IO com introdutores próprios ou dispositivos que promovem a perfuração óssea possuem proporções adequadas ao tamanho do paciente. Para adultos (> 39 kg) a agulha tem comprimento máximo de 25 mm e para crianças (3–39 kg) de 15 mm, sendo o diâmetro de 15–18 G. Recomenda-se o uso de agulhas e dispositivos próprios para a execução do procedimento; contudo, encontra-se na literatura e na prática nacional a descrição do uso de agulha comum de injeção de tamanho 25 × 12 mm, agulha para raquianestesia ou com trepano para biópsia de medula óssea[15-17] (Figuras 5.6 e 5.7).

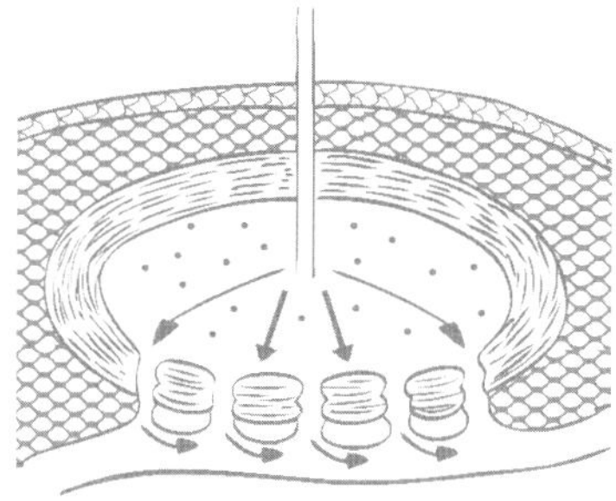

Figura 5.6 Dispositivo inserido na MO conectado com sinusoides venosos.
Fonte: Modificada de *Intraosseous Infusions System* (2005)[10].

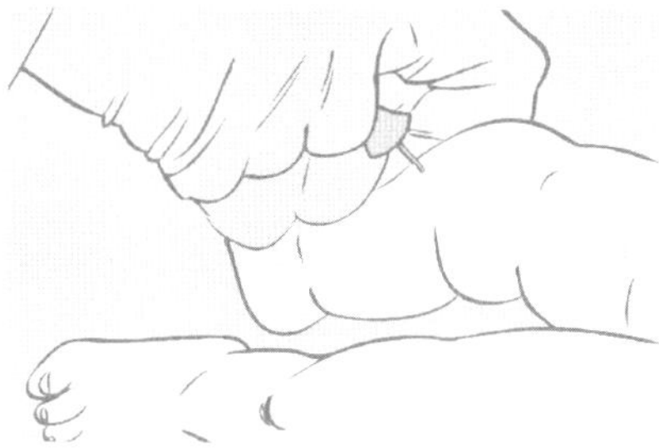

Figura 5.7 A agulha deve ser direcionada levemente inclinada (15º–30º) para a parte distal, evitando a punção da cartilagem de crescimento metafisária. Ao se sentir a ponta da agulha atravessando o córtex ósseo, não mais se deve aprofundá-la.

Ao sentir a ponta da agulha atravessando o córtex ósseo, deve-se conter a pressão para não introduzir mais a agulha. Em seguida, deve-se adaptar o sistema de infusão em uma extensão ou direcionador de fluxo e determinar a correta localização da agulha, por meio da análise da perda discreta da resistência a punção, permanência da agulha na posição reta sem suporte, aspiração de medula óssea (contendo líquido com aspecto semelhante ao sangue), infusão de bolus de 10 mL de soro fisiológico sem resistência ou bom gotejamento gravitacional sem evidência de infiltração e saída de fluido pelo local da inserção da agulha[15-17].

O acesso pode ser mantido por 24 horas do início de sua inserção, havendo necessidade de substituí-lo após esse período, não apenas pela progressiva perda de sua eficiência, como também por riscos adicionais de osteomielite e embolia gordurosa[15-17] (Figura 5.8).

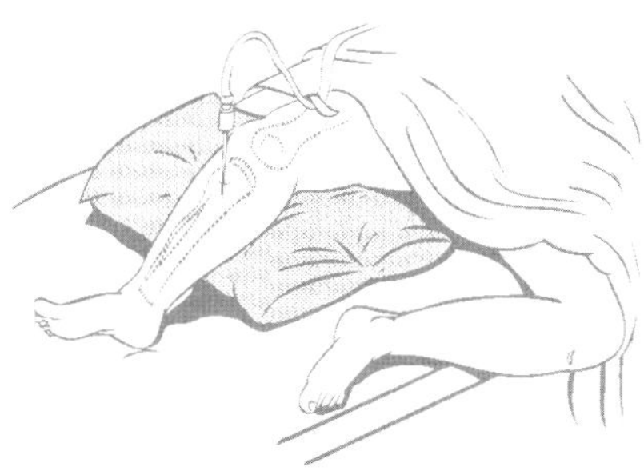

Figura 5.8 Equipo de soro em agulha IO.

Devemos estar alerta para suas complicações, como, por exemplo, necrose tecidual, síndrome compartimental geralmente relacionada à inserção inadequada da agulha e ou deslocamento da mesma para outra estrutura[15-17].

Para estabilização da agulha e cuidado com o local de inserção deve-se realizar um curativo estéril e firme, fixação da agulha, prevenindo movimentação e possível deslocamento. Todo o procedimento deve ser realizado com técnica asséptica[15-17].

Fluxo e volume de infusão intraóssea

Existem diversos tipos e formatos de equipamentos e agulhas IO (Figura 5.9).

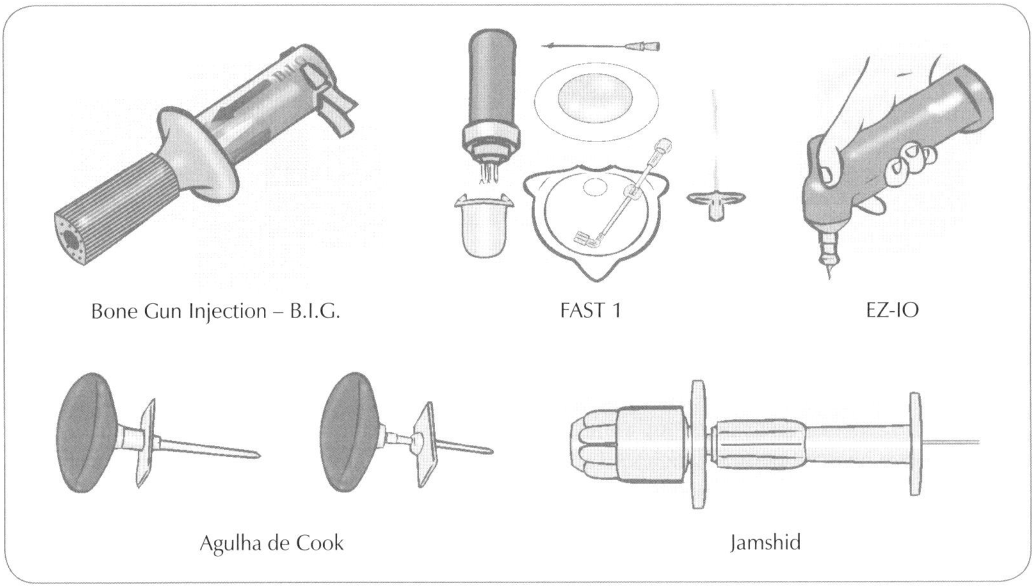

Figura 5.9 Equipamentos para punção intraóssea.
Lane JC, Guimarães HP. RBTI, 2008; 20:1.

A infusão por gravidade tem sido relatada com pouca frequência. Várias experiências sugerem que uma rápida infusão de grande volume de líquido necessita de utilização de pressão (bomba de infusão, manguito de pressão ou pressão manual). Segundo Phillips[1], o fluxo máximo que se obtém por método gravitacional é de 30 mL/h e quando são utilizados bolsas pressurizadoras com pressão de 300 mmHg podem ser atingidos até 150 mL/h. Embora o líquido possa ser infundido sob pressão (até 600 mmHg), um aumento da taxa de fluxo gera um crescimento na frequência de extravasamento e dor local, 40 mL/min (2.500 mL/h) em infusão na tíbia, por dilatação da medula óssea[15-17].

Assim, protocolos de infusão de anestésicos devem ser implementados com vistas à prevenção de dor[17].

Esses dados sugerem a grande possibilidade de infusão volumétrica diante de reanimação, em função da quantidade de gordura existente na medula velha dos ossos longos. Com o advento de novos equipamentos e bombas injetoras, a agilidade do acesso ósseo nos ossos longos dos adultos foi otimizada e trouxe sua prática mais próxima à beira do leito em adultos[15-17].

Diagnósticos e intervenções de enfermagem na TIV[18]

A seguir estão relacionados alguns diagnósticos de enfermagem, assim como as intervenções de enfermagem baseadas na prevenção e as metas propostas na utilização da TIV (Tabela 5.4).

Tabela 5.4
Diagnóstico e intervenções de enfermagem

Diagnósticos	*Intervenções de enfermagem (NIC)*	*Meta (NOC)*
Risco de infecção	Escolher o dispositivo de acesso vascular mais apropriado à terapia instituída Verificar se há sinais localizados de infecção nos locais de inserção dos cateteres invasivos, nas suturas, nas incisões cirúrgicas ou nas feridas. Verificar se há sinais e sintomas de sepse (infecção sistêmica): febre, calafrios, sudorese, alterações do nível de consciência, hemoculturas positivas.	Adesão da equipe multidisciplinar aos protocolos de inserção e manutenção de cateteres estabelecidos pelo SCIH da instituição. Orientar o paciente e ou responsáveis quanto às medidas de controle de infecção relacionadas aos cateteres. A temperatura do paciente permanecerá dentro da faixa de normalidade Os sítios IV do paciente não mostrarão sinais de inflamação O paciente identificará sinais e sintomas de infecção
Risco de integridade da pele prejudicada	Utilização da Escala de Madox para avaliação das flebites Examinar rotineiramente o *óstio* de inserção dos cateteres Proteção dos sítios de inserção evitando umidade do local Troca dos curativos conforme padronização da SCIH	Orientar o paciente e familiares quanto às ocorrências de sinais e sintomas que identifiquem situações de risco
Risco de sangramento	Monitorar exames laboratoriais realizados pelo paciente antes da inserção dos cateteres Estar atento a sinais de sangramento pela inserção do cateter	Não apresentará sinais de sangramento ativo Apresentará resultados de exames laboratoriais de coagulação dentro da faixa normal ou de acordo com o esperado para o tratamento Realizar curativos conforme a necessidade Manter os acessos venosos patentes
Risco de trauma vascular	Inserção de cateteres realizada por profissionais capacitados Utilização de tecnologias de visualização venosa para aumentar a assertividade na punção Monitoração diária do *óstio* de inserção do cateter segundo protocolo estabelecido pela instituição	Reconhecerá sinais e sintomas que precisam ser relatados aos profissionais de saúde

Referências bibliográficas

1. Flato UA, Flato E, Guimarães HP. Acessos venosos. In: Quilici AP, Gonzáles MM, Timerman A (eds.). Guia Prático para o ACLS. Barueri: Manole, 2007.
2. Phillips LD. Manual of I.V. therapeutics: evidence-based practice for infusion therapy. 5ª ed. Philadelphia: F.A. Davis. Techniques for peripheral infusion therapy. 2010; 303-401.
3. Infusion Nursing Society: Infusion Nursing Standards of Practice. J. Infus Nurs, 2011; 34(1S):S1-109.
4. Silva G.A. Priebe S, Dias FN. Benefits of establishing in intravenous team and the standardization of peripheral intravenous catheters. J. Infus Nurs, 2010; 33(3):156-60.
5. Avelar AFM. Inserção de cateteres intravenosos periféricos. In: Harada MJCS, Pedreira MLG (eds.). Terapia intravenosa e infusões. 1ª ed. São Caetano do Sul. 2011:180-201.
6. Lamperti M, Bodenham AR, Pittiruti M et al. International evidence-based recommendations on ultrasound-guided vascular access. Intensive Care Med 2012; 38(7):1105-17.
7. Avelar AFM. Métodos de avaliação da rede venosa. In: Harada MJCS, Pedreira MLG (eds.). Terapia intravenosa e infusões.1ª ed. São Caetano do Sul. 2011:454-71.
8. Pedreira MLG, Peterlini MAS, Pettengill MAM. Ultrassonografia na punção intravenosa periférica: Inovando a prática de enfermagem para promover a segurança do paciente. Acta Paul Enferm, 2008; 21(4):667-9.
9. Harada MJCS, Pedreira MLG. Terapia intravenosa e infusões. In: Cateteres intravenosos centrais de curta permanência. Kusahara DM, Peterlini MAS (eds.). 2011(15);230-250.
10. Moureau N, Lamperti M, Kellly LJ et al. Evidence based consensus on the insertion of central venous access devices: definition of minimal requirements for training. Br J Anaesth, 2013; 110(3):347-56.
11. Scales K. Vascular access: a guide to peripheral venous cannulation. Nurs Stand, 2005 Aug 17-23; 19(49): 48-52.
12. Casey AL, Elliott TSJ. Prevention of central venous catheter-related infection update. Br J. Nurs, 2010; 19(2):78-87.
13. Harada MJCS, Pedreira MLG. Terapia intravenosa e infusões. Yendis 2011. 562 p.
14. O Grady NP, Alexander M, Burns LA. et al. Guidelines for the prevention of intravascular cateter-related infections. Clin Infect Dis, 2011; 52(9):162-93.
15. Schalk R, Schweigkofler U, Lotz G, Zacharowski K, Latasch L, Byhahn C. Efficacy of the EZ-IO® needle driver for out-of-hospital intraosseous access – a preliminary, observational, multicenter study. Scand J Trauma Resusc Emerg Med, Oct 26 2011; 19:65.
16. Anson JA. Vascular accesse inresuscitation. Is there a role for the intraosseous roule? Anesthesiology, 2014; 120(4):1015-31
17. Szarpak L, Truszewski Z, Fudolej M., Krajewski P. The intraosseous access devices as a method of vascular access during cardiopulmonar ressuscitation. American Journal of Emergency Medicine, 2016; 34(2):321-22 Feb.
18. Doenges ME, Moorhouse MF, Murr AC. DE-Diagnósticos de Enfermagem. 12ª ed. Rio de Janeiro: Guanabara Koogan p.932.

capítulo 6

Monitoração Hemodinâmica em Emergência

• Lilian Aparecida de Sousa • André Luiz Peres Nicola • Siomara Tavares Fernandes Yamaguti

Histórico

A evolução histórica da monitoração de pacientes graves seguiu a par com os progressos relacionados à eletrônica e à informática. Praticamente, desde o final do século XIX até a década de 1950, a função cardiovascular era avaliada pelos dados clínicos associados à mensuração indireta da pressão arterial.

Um grande impulso na área da monitoração cardiovascular foi dado a partir da década de 1950, com os altos investimentos realizados na pesquisa aeroespacial. A aplicação de circuitos miniaturizados permitiu o aperfeiçoamento de osciloscópios e equipamentos eletrônicos, tornando possível o seu uso em salas de operação e recuperação anestésica. O osciloscópio tornou-se disponível comercialmente para monitoração contínua do sinal do eletrocardiograma (ECG), surgindo então as primeiras Unidades Coronarianas (UCs). Simultaneamente, usando um transdutor para converter a pressão em sinal elétrico, o osciloscópio passou a permitir a obtenção de curvas de pressão arterial. A necessidade de centralizar pacientes criticamente enfermos que necessitavam de cuidados intensivos de enfermagem, suporte ventilatório mecânico e monitoração eletrônica de parâmetros fisiológicos tornou-se óbvia, surgindo então as Unidades de Terapia Intensiva (UTIs).

Novas pesquisas e avanços na área da indústria eletroeletrônica e da informática permitiram o aparecimento de equipamentos cada vez mais sofisticados. Aprimoramentos na indústria do plástico fino permitiram a construção de cateteres mais apropriados para estudos hemodinâmicos invasivos.

Na aplicação de metodologias e técnicas de monitoração, devemos lançar mão de passos sucessivos para obtenção de dados acurados que possam reduzir a incerteza diagnóstica, chegando-se o mais próximo possível do real estado metabólico-fisiológico do paciente, sempre tendo em vista a instituição de manobras terapêuticas precoces e orientadas, corrigindo-se possíveis desvios que possam levar à injúria permanente.

Certamente, a instituição de métodos mais sofisticados de diagnóstico representa custos adicionais, tanto do ponto de vista financeiro quanto, não raramente, no que se relacionam a novos riscos para a saúde do paciente e, assim, só realmente serão úteis caso forneçam subsídios concretos de certeza diagnóstica e, mais fundamentalmente ainda, caso existam opções terapêuticas que possam modificar as anormalidades encontradas.

Dessa forma, a utilidade clínica de um monitor deve fundamentar-se em três aspectos básicos:

- Auxílio ao diagnóstico.
- Vigilância contínua para a detecção precoce de anormalidades e/ou desvios fisiológicos.
- Ser absolutamente indispensável no manuseio do paciente[1].

Monitoração hemodinâmica não invasiva

Monitoração hemodinâmica não invasiva consiste na medição dos sinais vitais que dizem respeito à condição fisiológica ou patológica do paciente e auxiliam as equipes médica e de enfermagem no diagnóstico, na evolução e no controle do tratamento.

Trata-se de procedimentos de fácil manuseio e baixo custo que minimizam as complicações associadas às técnicas invasivas[2]. Os parâmetros não invasivos são temperatura, frequências respiratória e cardíaca, pressão arterial, monitoração cardíaca, entre outros.

Temperatura corporal

A temperatura representa o equilíbrio entre o calor produzido e o gasto pelo corpo por meio de atividade metabólica, em que nos auxilia no diagnóstico do paciente. É comum em repouso apresentarmos uma temperatura mais baixa, principalmente ao acordar; já no meio e no fim do dia, uma temperatura mais elevada.

Sua classificação se dá como: normotermia, hipertermia e hipotermia. O valor de referência pode variar não só em relação ao do horário, como do local da aferição, idade e diagnóstico e condições clínicas do paciente.

As aferições pode se dar através da temperatura axilar, oral e retal. As condições clínicas auxiliam na localização de aferir a temperatura. Consideramos a axilar como não invasiva e de mais fácil acesso.

A temperatura oral pode ter muitos fatores que influenciam o resultado. O ato de não ter um bom contato com a mucosa e a temperatura principalmente de líquidos ingeridos antes.

A temperatura retal é indicada principalmente para os pacientes submetidos a cirurgias cardíacas e pacientes críticos por meio de monitoração multiparamétrica não invasiva (Figura 6.1). Sua contraindicação acontece nos pacientes com cirurgias retais e prostáticas, diarreia, hemorroidas e infarto agudo do miocárdio (estímulo nervo vagal).

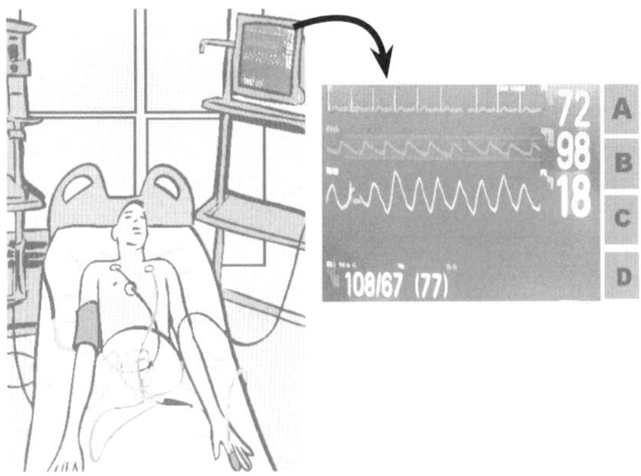

Figura 6.1 Paciente mantendo monitoração multiparamétrica. **A** – Eletrocardiograma (derivação DII); **B** – Oximetria de pulso; **C** – Frequência respiratória; **D** – Pressão não invasiva.

Procedimento

Em primeiro lugar, deve-se avaliar qual a condição do paciente e eleger o melhor método para mensurar a temperatura. Para a mensuração não invasiva, a axilar é a técnica mais antiga e utilizada em diversas situações. Para que ocorra o procedimento é preciso o aparelho adequado, compressa de gaze, álcool a 70%, impresso próprio para o registro, um relógio e seguir conforme os passos:

Axilar

- Reunir o material.
- Lavar as mãos.
- Identifique-se e explique ao paciente o procedimento.
- Posicione o paciente sentado ou deitado.
- Utilizar o material padronizado da instituição para aferir a temperatura.
- Realizar a limpeza do termômetro com álcool a 70%.
- Faça abdução do membro em que será colocado o termômetro.
- Seque a região em que será colocada o membro, uma vez que a região é altamente vascularizada e isso pode causar influências no resultado obtido.
- Coloque o termômetro com o bulbo em contato com a pele do paciente.
- Se o paciente conseguir, solicite ou segure o ombro do membro onde está sendo aferida a temperatura.
- Mantenha o termômetro de 5–10 minutos.
- Retire o termômetro e realize a leitura.
- Realize a limpeza do termômetro, novamente com álcool a 70%.
- Anote o registro.
- Lave as mãos.

Retal

- **Colocação**
  - Reunir o material.
  - Lavar as mãos.
  - Identifique-se e explique ao paciente o procedimento.
  - Coloque máscara e luva.
  - Posicione o paciente em decúbito lateral.
  - Exponha apenas o local a ser manipulado, apenas durante o procedimento.
  - Lubrifique a ponta da extremidade do cabo de temperatura com lidocaína gel.
  - Afaste a região glútea com uma das mãos.
  - Introduza aproximadamente 3 cm do termômetro.
  - Posicione o paciente no decúbito dorsal.
  - Fixe o cabo do termômetro no membro inferior (coxa) com fita adesiva.
  - Retire as luvas.
  - Conecte o cabo do termômetro no módulo do monitor multiparâmetro.
  - Ajuste o monitor e alarmes.
  - Avalie e discuta a permanência do termômetro.
  - Realize o registro dos dados obtidos.
  - Lave as mãos

- **Remoção**
  - Lavar as mãos.
  - Identifique-se e explique ao paciente o procedimento.
  - Coloque máscara e luva.
  - Posicione o paciente em decúbito lateral.
  - Retire a fita adesiva que fixava o cabo do termômetro no membro inferior.

- Retire o termômetro.
- Siga o fluxo de limpeza e esterilização do material conforme rotina institucional.
- Realize registro dos dados obtidos.

• Axilar: 35,5ºC–37,4ºC. • Oral: 36ºC–37,4ºC. • Retal: 36ºC–37,5ºC. • Timpânica: 35,8ºC–38ºC.

Frequência respiratória

Através da aferição da frequência respiratória, onde avaliamos o som, o ritmo e a profundidade respiratória, foi possível perceber possíveis alterações do estado metabólico do organismo, a condição do diafragma, dos músculos torácicos e a permeabilidade das vias aéreas. O ritmo respiratório é originado pela sucessão regular dos movimentos respiratórios e deve ser observado por 1 minuto sem a percepção do paciente.

Para realizar a técnica são necessários um relógio e um impresso próprio para o preenchimento do sinal vital e seguir estas etapas:

- Reunir o material.
- Lavar as mãos.
- Identifique-se e explique ao paciente o procedimento.
- Deixe o paciente posicionado em decúbito dorsal e à vontade.
- Simule que está avaliando o pulso, ou seja, olhando para o tórax, mas com o próprio dedo indicador e médio verifique o pulso por um minuto do paciente, lembrando-se de contar cada elevação e descida do tórax.
- Anote o registro.
- Lave as mãos.

É de extrema importância evidenciar durante a aferição de frequência respiratória sinais de dispneia, mucosa lábia, batimento de asa de nariz, expressão facial, utilização de musculatura acessória. Com o monitor multiparâmetros a respiração se dará por dois eletrodos colocados no tórax do paciente. Através da impedância, o resultado se dará pelo movimento torácico, gerando a onda na tela do monitor.

Monitoração eletrocardiográfica

A monitoração eletrocardiográfica é a representação gráfica sobre uma tela ou papel da imagem produzida pela atividade elétrica do coração. O impulso elétrico é detectado através de eletrodos colocados em áreas predeterminadas do tórax[3].

O ECG deve ser utilizado rotineiramente nos pacientes críticos. Esse sistema funciona com base em eletrodos colocados no peito do paciente que captam os impulsos cardíacos. Após sua captação, esses impulsos são levados, por meio de cabos, para o sistema de monitoração.

Em seguida, essas ondas são ampliadas e registradas no monitor. A primeira onda chamada de P representa a despolarização dos átrios. Em seguida surge o complexo QRS representando a despolarização dos ventrículos. Por último, a onda T, que corresponde à repolarização ventricular[4].

Tipos de monitoração eletrocardiográfica

Existem dois tipos de monitoração eletrocardiográfica. Um deles é a monitoração eletrocardiográfica contínua utilizada de rotina nos pacientes críticos. A outra forma de avaliação corresponde ao ECG de 12 derivações.

A monitoração eletrocardiográfica contínua é de grande importância na avaliação e na vigilância do ritmo cardíaco, já que permite a identificação de arritmias, que podem levar a distúrbios hemodinâmicos graves. No manejo dos pacientes em parada cardiorrespiratória, tem papel essencial, servindo de guia importante para manobras de reanimação[4].

Esse sistema é composto de três a cinco eletrodos posicionados sobre o tórax do paciente, um cabo de derivação e um monitor de cabeceira de leito.

Duas derivações comumente empregadas para a monitoração contínua são as derivações II e VI ou uma modificação de V1. A derivação II fornece a melhor visualização da despolarização atrial (representada pela onda P). As derivações V1 e MCL1 registram melhor a despolarização ventricular e são mais valiosas quando monitoram as arritmias ventriculares[5].

O traçado eletrocardiográfico de 12 derivações também é útil na avaliação do doente grave.

Nesse tipo de traçado são avaliadas as derivações do plano frontal (DI, DII, DIII, aVR, aVL, aVF) e as derivações precordiais (V1, V2, V3, V4, V5, V6).

Além de identificar arritmias e observar a função cronotrópica, permite o diagnóstico de outras patologias cardíacas, como: os bloqueios de ramo, as hipertrofias, as alterações isquêmicas e outras alterações causadas por distúrbios metabólicos, eletrolíticos ou iatrogênicos[4].

Os locais de posicionamento são representados pelas siglas RA, LA, RL, LL e V ou C ou G, que são padronizadas e devem estar gravadas nas extremidades dos eletrodos ou no cabo do monitor[2].

Essas siglas são descritas em inglês e têm os seguintes significados:

- A primeira letra refere-se ao lado em que o eletrodo deve ser colocado (R de *right* = direito; L de *left* = esquerdo).
- A segunda letra indica o membro de conexão do eletrodo (A de *arm* = braço; L de *leg* = perna).

Para cabos com conjunto de três eletrodos (Figura 6.2):

- **RA:** Representa o braço direito e deve ser posicionado diretamente abaixo da clavícula e próximo ao ombro direito.
- **LA:** Representa o braço esquerdo e deve ser posicionado diretamente abaixo da clavícula e próximo ao ombro esquerdo.
- **LL:** Representa a perna esquerda e deve ser posicionado na parte inferior esquerda do abdômen.

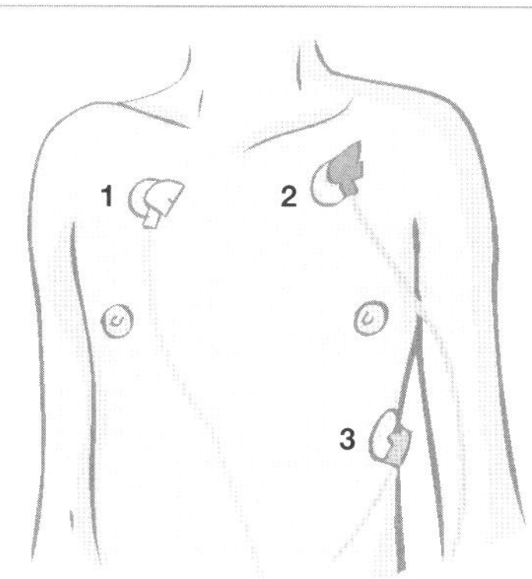

Figura 6.2 Monitoração eletrocardiográfica com três eletrodos, número 1 (RA – braço direito – eletrodo branco), número 2 (LA – braço esquerdo – eletrodo preto) e número 3 (LL – perna esquerda – eletrodo vermelho).

Para cabos com conjunto de cinco derivações (Figura 6.3):

- **RA:** Representa o braço direito e deve ser posicionado diretamente abaixo da clavícula e próximo ao ombro direito.
- **LA:** Representa o braço esquerdo e deve ser posicionado diretamente abaixo da clavícula e próximo ao ombro esquerdo.
- **RL:** Representa a perna direita e deve ser posicionado na parte inferior direta do abdômen.
- **LL:** Representa a perna esquerda e deve ser posicionado na parte inferior esquerda do abdômen.
- **V, G ou C:** Representa o fio de terra, que inibe possíveis interferências geradas por outras aparelhagens ao redor e deve ser posicionado no terceiro espaço intercostal do hemitórax direito.

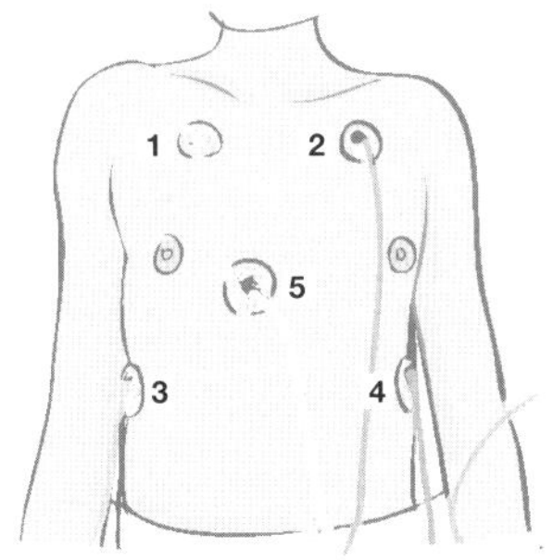

Figura 6.3 Monitoração eletrocardiográfica com cinco eletrodos, número 1 (RA – braço direito – eletrodo branco), número 2 (LA – braço esquerdo – eletrodo preto), número 3 (LA – perna direita – eletrodo verde), número 4 (LL – perna esquerda – eletrodo vermelho) e número 5 (C ou V – terra – eletrodo marrom).

As identificações e cores dos eletrodos do cabo de monitoração são determinadas conforme marca do monitor[2].

Procedimento

- Reúna o material.
- Lave as mãos.
- Identifique-se para o paciente e explique o procedimento a ser realizado.
- Calce as luvas.
- Posicione o paciente em decúbito dorsal.
- Ligue o monitor e conecte o cabo do paciente no local indicado.
- Realize a tricotomia, se houver necessidade apenas nos locais de adesão dos eletrodos.
- Realize a limpeza da pele com a gaze umedecida na clorexidina degermante a 2% e água.
- Conecte os eletrodos descartáveis no cabo de monitoração do paciente.
- Remova a parte que protege a aderência e a lubrificação do eletrodo descartável.
- Certifique-se de que o gel esteja presente em todos os eletrodos.
- Aplique os eletrodos sobre a pele do paciente de acordo com as posições padronizadas.
- Verifique a presença do traçado do ECG no monitor.
- Retire as luvas.
- Realize os seguintes ajustes ao monitor.
  - Coloque na derivação II (D II), pois permite melhor visualização da onda P e facilita a interpretação de arritmias.

- Avalie a amplitude do complexo QRS.
- Ajuste os alarmes mínimo e máximo da frequência cardíaca de acordo com a clínica do paciente.
- Ative o sistema de alarmes e a intensidade sonora do sinalizador de traçado.
- Lave as mãos.

Em impresso próprio anote data, horário, ações de enfermagem, nome do profissional, assinatura e número do registro profissional.

Quando os artefatos surgirem na tela do monitor, o alarme sonoro acionará. Certifique-se de que os eletrodos não estejam soltos antes de tomar qualquer conduta de emergência, pois movimentos bruscos do paciente, convulsões ou calafrios podem provocar uma linha bizarra ou ondulada na tela do monitor[2]. Para pacientes portadores de marcapasso definitivo ou provisório é preciso ativar a função "Ativação de Marcapasso". Veja o quadro abaixo os possíveis problemas com o monitor cardíaco.

Identificando problemas com o monitor cardíaco

Problema	*Possíveis causas*	*Soluções*
Alarme falso de frequência alta	Monitor interpretando grandes ondas T como o complexo QRS, o que duplica a frequência	Reposicionar os eletrodos para as derivações onde os complexos QRS são mais elevados do que as ondas T
	Atividade da musculatura esquelética	Colocar eletrodos afastados de massas musculares importantes
Alarme falso de frequência baixa	Deslocamento no eixo elétrico por movimento do paciente, tornando os complexos QRS muito pequenos para serem registrados	Reaplicar os eletrodos. Definir o ganho de modo que a altura do complexo seja > 1 mV
	Baixa amplitude de QRS	Aumentar o ganho
	Contato ruim entre eletrodos e pele	Reaplicar os eletrodos
Artefato (interferência na forma de onda)	Paciente apresentando convulsões, calafrios ou ansiedade	Notificar o médico e tratar o paciente conforme prescrito. Mantenha o paciente aquecido e tranquilize-o
	Movimento do paciente	Mantenha o paciente relaxado
	Eletrodos aplicados de maneira imprópria	Verifique os eletrodos e reaplique-os se necessário
	Eletricidade estática	Certifique-se de que os cabos não possuem conectores expostos
	Curto-circuito elétrico nas derivações ou no cabo	Substitua o equipamento danificado

Pressão arterial (PA)

A existência da pressão arterial é determinada pela relação débito cardíaco e resistência periférica ($PA = DC \times RP$). Cada um desses fatores sofre influência direta de vários outros, como o volume de sangue que sai do coração e a resistência que ele encontra para circular no corpo. Esses podem ser modificados pela variação do volume de sangue ou pela distensibilidade dos vasos, principalmente da aorta, que durante a sístole recebe o sangue impulsionado, acompanhado por uma energia cinética, que é absorvida pela parede do vaso, fazendo a corrente sanguínea progredir de forma contínua. A volemia também interfere de maneira significativa nos níveis de pressão arterial sistólica e diastólica, pois sua redução circulante, seja por sangramentos ou desidratação, faz com que a PA sofra uma queda. Outras variações como débito cardíaco, que em uma situação normal é de 5–6 L/min de sangue. Durante o exercício físico pode chegar a 30 L/min[6].

A pressão mais elevada nas artérias durante a fase de contração do ciclo cardíaco é chamada de pressão arterial sistólica (PAS) e a pressão mais baixa, observada durante a fase de relaxamento do coração, é a denominada pressão arterial diastólica (PAD)[2]. A PA se dará em milímetros de mercúrio (mmHg).

Atualmente existem vários tipos de aparelho para aferição da PA: os não invasivos manuais, aparelhos de coluna de mercúrio ou aneroides ou semiautomáticos, que utilizam o método auscultatório e oscilométrico, com grau de acurácia variável porque sofrem frequentemente alterações na calibração. Há também a mensuração por métodos invasivos acoplados a equipamentos específicos e normalmente utilizados em pacientes em estado critico[6].

Pressão arterial não invasiva (PNI)

O uso do manguito de tamanho adequado à circunferência do membro é fundamental para obtenção de uma medida fidedigna. O braço é o local preferencial para a realização das medidas, mas é possível utilizar o manguito na panturrilha, coxa ou antebraço[3]. A largura da bolsa de borracha do manguito deve corresponder a 40% da circunferência do braço, e seu comprimento deve envolver pelo menos 80% respeitando a proporção largura/comprimento de 1:2[2]. O quadro abaixo mostra as circunferências do tamanho do manguito de PNI.

Tamanho de manguito de PNI de acordo com a circunferência do braço		
Circunferência do braço (cm)	*Tamanho do manguito (cm)*	*Faixa etária*
6–11	2,5 × 5	Recém-nascido
10–19	6 × 12	Infantil
18–26	9 × 18	Infantil
25–35	12 × 23	Adultos
33–47	15 × 33	Adultos
46–66	18 × 36	Adultos obesos

Fonte: Adaptado de Condutas no Paciente Grave, 2006.

Se o paciente for portador de *shunt* arteriovenoso, fístulo arteriovenoso ou enxerto na extremidade de um membro ou ainda se tiver sido submetido à mastectomia, a colocação do manguito no membro ipsilateral deve ser evitada para não causar comprometimento circulatório.

Apesar de a monitoração da PNI ser um procedimento relativamente simples, há uma série de cuidados a serem adotados.

O enfermeiro deve conhecer os valores de normalidade da pressão arterial e reconhecer as situações em que valores fora desses limites demandam intervenções imediatas[3]. Veja abaixo a classificação da pressão arterial.

Classificação da pressão arterial		
	PAS (mmHg)	*PAD (mmHg)*
Normal	< 120	e < 80
Pré-hipertensão	120–139	ou 80–89
Hipertensão estágio 1	140–159	ou 90–99
Hipertensão estágio 2	> 160	ou > 100

Fonte: Adaptado de Condutas no Paciente Grave, 2006.

Material necessário

- Impresso para registro de controle de sinais vitais.
- Estetoscópio adulto.
- Esfigmomanômetro aneroide ou de mercúrio.
- Fita métrica para medir a circunferência do braço e selecionar o manguito do tamanho adequado.
- Almotolia com álcool a 70%.
- Gazes[2].

Técnica

- Reúna o material.
- Lave as mãos.
- Identifique-se para o paciente, explique o procedimento a ser realizado e solicite que não fale durante a medição.
- Posicione o paciente sentado, com os pés apoiados no chão e o dorso recostado na cadeira, ou em decúbito dorsal, com as pernas descruzadas.
- Certifique-se de que o paciente não está com a bexiga cheia, não praticou exercícios físicos (teste de esforço) e não ingeriu bebidas alcoólicas, café e alimentos nem fumou até 30 minutos antes da medida (paciente ambulatorial).
- Remova a roupa do braço em que será colocado o manguito para evitar falsos resultados.
- Mantenha o braço do paciente na altura do coração, apoiando com a palma da mão voltada para cima.
- Localize a artéria braquial por palpação com os dedos médio e indicador.
- Coloque o manguito firmemente cerca de 2–3 cm acima da fossa antecubital, centralizando a bolsa de borracha sobre a artéria braquial.
- Posicione a campânula do estetoscópio suavemente sobre a artéria braquial, na fossa antecubital, evitando compressão excessiva.
- Coloque o estetoscópio nos ouvidos, com a curvatura voltada para a frente (a posição correta das olivas do estetoscópio é para a frente em relação ao diafragma, pois permite maior adequação ao conduto auricular, diminuindo a interferência de ruídos ambientais externos).
- Posicione os olhos no mesmo nível da coluna de mercúrio ou do mostrador do manômetro aneroide.
- Feche a saída de ar com a mão dominante (válvula da pera do esfigmomanômetro), inflando rapidamente a bolsa até 70 mmHg, e gradualmente aumente a pressão aplicada até que perceba o desaparecimento do pulso, inflando 10 mmHg acima desse nível.
- Abra a válvula com a velocidade constante inicial de 2 mmHg–4 mmHg por segundo, evitando congestão venosa e desconforto para o paciente.
- Determine a pressão sistólica no momento do aparecimento do primeiro som (fase I de Korotkoff), que se intensifica com o aumento da velocidade de deflação.
- Determine a pressão diastólica no desaparecimento do som. Ausculte cerca de 20 mmHg–30 mmHg abaixo do último som para confirmar seu desaparecimento. Quando os batimentos persistirem até o nível zero, determine a pressão diastólica no abafamento dos sons.
- Proceda à deflação rápida e completa.
- Espere de 1–2 minutos antes de realizar novas medidas, caso necessário.
- Informe ao paciente sobre os valores da pressão arterial.
- Lave as mãos.
- Limpe as olivas do estetoscópio com gaze umedecida em álcool a 70%.
- Guarde os aparelhos em local adequado.
- Anote em impresso próprio data, horário, valores, membro do paciente em que foi verificada a PA, nome, assinatura e número do registro profissional[2].

Verificação da PNI por monitoração multiparamétrica

Outro método para verificação da PA muito utilizado nas UTIs é o oscilométrico, realizado pelo monitor multiparamétrico, que utiliza o próprio manguito como meio de detecção do sinal. O manguito é insuflado até atingir a pressão superior à sistólica e ocluir completamente a artéria. Gradativamente a pressão do manguito é reduzida, até o momento em que se inicia a passagem da corrente sanguínea pela artéria, provocando oscilações que se intensificam com a redução da pressão do manguito e fornecendo as pressões sistólica, média e diastólica (Figura 6.4).

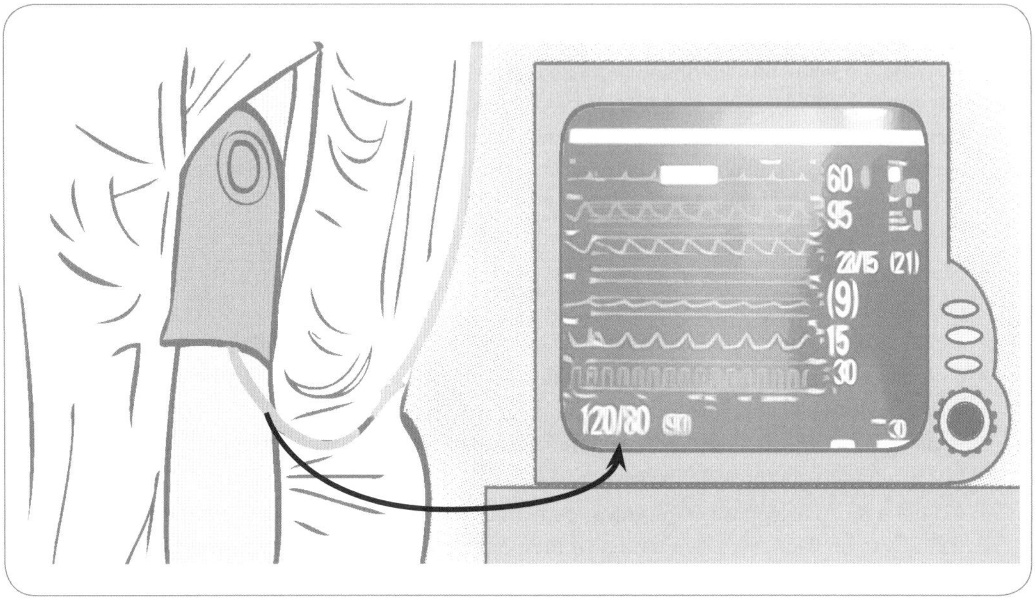

Figura 6.4 Monitoração da PNI por monitor multiparâmetros.

Material necessário

- Monitor multiparamétrico;
- Um módulo e um cabo de pressão arterial não invasiva;
- Fita métrica para medir a circunferência do braço e selecionar o manguito do tamanho adequado;
- Um manguito no tamanho adequado ao paciente;
- Luvas de procedimento[2].

Cuidados de enfermagem na monitoração da PNI	
Ação	*Considerações*
Manter o braço ao nível do coração	Facilita a leitura correta
Selecionar o braço para instalação do manguito e palpar o pulso braquial	Devem ser observadas as contraindicações já descritas para a instalação do manguito no membro
Colocar o manguito de tamanho adequado ao redor da extremidade e acima do pulso braquial	Permite a medida fidedigna da PA
Informar no monitor os limites de alarme e mantê-lo ligado	Conforme a PA de base do paciente e os limites toleráveis
Informar no monitor o intervalo da mensuração	Conforme condição do paciente
Iniciar leitura automática	
Verificar esvaziamento total do manguito	Previne obstrução ao fluxo sanguíneo
Realizar alternância do manguito entre os braços do paciente a cada 2 horas	Previne lesão cutânea pelo manguito
Monitorar condição da pele na qual é colocado o manguito	Previne lesão cutânea pelo manguito

Fonte: Adaptado de Condutas no Paciente Grave, 2006.

Oximetria de pulso

A oximetria de pulso permite o acesso não invasivo à saturação arterial de oxigênio obtida por meio da detecção das mudanças na absorção das luzes vermelha e infravermelha durante o pulso arterial por aparelhos denominados de oxímetros de pulso. Normalmente sua acurácia é considerada boa em condições onde a respiração anaeróbica e o metabolismo procedem normalmente e a maioria do ATP (ATP é um Trifosfato de Adenosina, uma molécula que é indispensável à vida da célula, sendo encontrado universalmente nos seres vivos) é regenerado via fosforilação oxidativa e hipoxemia leves. Para níveis de SpO_2 abaixo de 75%, as diferenças entre a oximetria de pulso e a saturação arterial obtida na gasometria arterial obtida na gasometria arterial variam de 5%–12%[7].

O uso clínico apropriado está inserido em duas categorias: (1) como sistema de alarme de dessaturação de oxigênio arterial e (2) como um objetivo final de nortear as intervenções terapêuticas. O uso regular desse monitor tem demonstrado uma alta prevalência de hipoxemia não detectada clinicamente tanto em adultos quanto em crianças[8].

Equipamento

A oximetria de pulso detecta a luz transmitida em dois comprimentos de onda correspondendo a Hb oxigenada e a reduzida. O emissário da luz e seu detector são colocados frente a frente, separados pelo tecido (dedo ou lóbulo da orelha) de 5 mm–10 mm de espessura. O sinal é a diferença na absorbância entre a onda de pulso sistólica periférica e a diástole subsequente[9].

Os oxímetros de pulso disponíveis no nosso meio utilizam dois comprimentos de onda de luz, 660 nm na região vermelha e de 940 nm na região infravermelha[10].

Indicações

A oximetria de pulso é de utilidade na monitoração da saturometria arterial durante ventilações mecânicas não invasivas e invasivas, durante procedimentos anestésicos e exames invasivos, como endoscopias e broncoscopias, cardioversão elétrica, ECC transesofágico, hemodiálise, durante o desmame da ventilação mecâniaca[7], e também quando o paciente apresenta uma patologia com comprometimento ou sinais de desconforto respiratório.

Interpretação dos resultados

A saturação de oxigênio arterial é, normalmente, de 95%–100%[11].

Fornecem 95% de confiança, com variação de + 4%, para leituras de saturação superior a 70%. Porém, se a saturação cai a 70% ou menos, a precisão é comprometida.

Os oxímetros de pulso medem a saturação de O_2 que se relaciona à PaO_2 de acordo com a curva de dissociação da Hb. Alterações da curva de dissociação da Hb alteram a relação entre a SaO_2 e a PaO_2. Como pode ocorrer variação de até 4% na leitura do oxímetro, se estivermos na porção superior da curva de dissociação, uma leitura de 95% de saturação pode significar uma PaO_2 = 60 mmHg ($SatO_2$ = 91%) ou uma PaO_2 = 160 mmHg ($SatO_2$ = 99%)[10].

Locais para colocação do oxímetro de pulso

Eles podem ser colocados em qualquer lugar que permita a orientação do diodo em oposição ao fotodetector através de um leito vascular. Se o tecido for muito espesso, o sinal é atenuado antes de chegar ao detector, e o oxímetro pode não funcionar. Os oxímetros podem ser aplicados nos dedos das mãos e do pé, nos lóbulos das orelhas e na asa do nariz[8] (Figura 6.5).

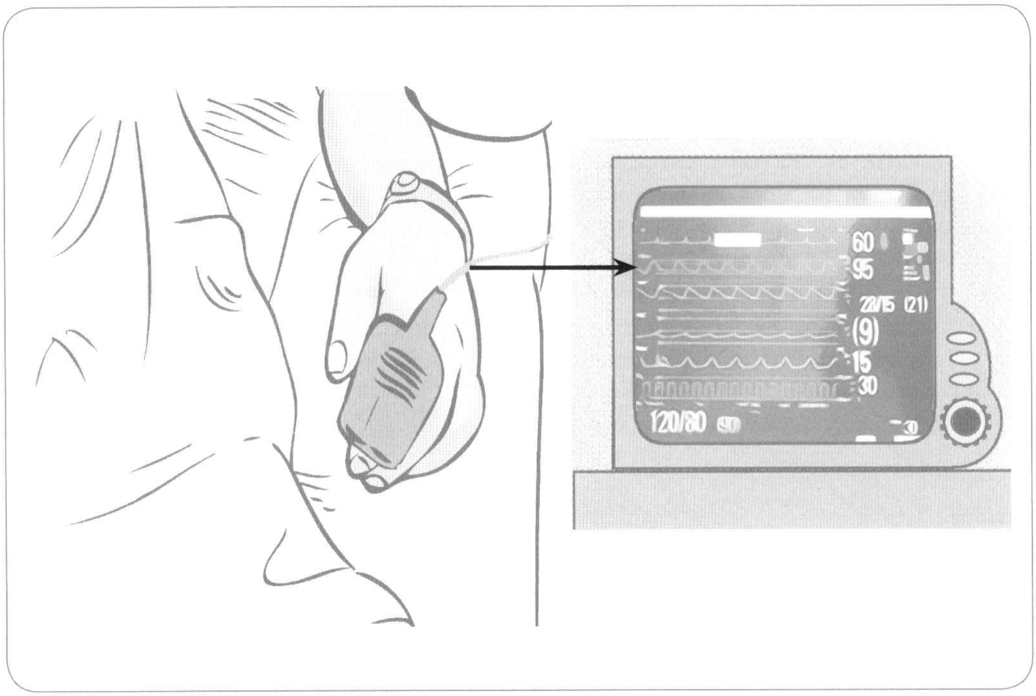

Figura 6.5 Monitoração da oximetria de pulso em monitor multiparâmetros.

Fatores que afetam as medidas de oximetria de pulso

Vários fatores podem afetar, de forma importante, a acurácia e a confiabilidade da oximetria de pulso. A maioria dos erros referentes às medidas de oximetria é resultado da pobre qualidade do sinal (i. e., hipoperfusão, vasoconstrição) ou artefatos excessivos. A interferência óptica pode ser produzida por luzes externas (principalmente fluorescentes). Corantes intravenosos, bem como esmaltes de unha (especialmente verde, azul ou preto), absorvem os comprimentos de onda, habitualmente utilizados pelos oxímetros, e produzem, artificialmente, baixas medidas. A contaminação pela pulsação venosa causada pela congestão venosa ou insuficiência valvular também pode causar baixas leituras. A natureza simultânea da pulsação arterial e venosa durante a parada cardiorrespiratória (PCR) torna as leituras do oxímetro pouco confiáveis nessa situação. Extrema hiperbilirrubinemia tem sido relatada como tendo efeitos variáveis sobre os valores da SpO_2. A presença de hemoglobinopatias pode alterar a capacidade de os oxímetros refletirem a verdadeira saturação arterial de oxigênio[8].

Deve-se verificar a qualidade da onda de pulso no monitor antes da leitura numérica da saturometria[7].

Complicações da oximetria de pulso

A oximetria de pulso é um método não invasivo e relativamente seguro. As complicações são mais frequentemente causadas por erros na interpretação dos dados, levando ao tratamento inadequado. Quando ocorre uma queda na saturação, deve-se verificar se não há artefatos interferindo e se a frequência cardíaca estabelecida pela análise do ECG coincide com essa oximetria. Os sensores contêm circuitos eletrônicos que poderiam, potencialmente, estar disfuncionantes. A necrose por pressão pode resultar da permanência prolongada em único local. Isso ocorre mais frequentemente com sensores ativados por mola ou em pacientes com má perfusão periférica[8].

Cuidados de enfermagem com a oximetria de pulso	
Ação	*Considerações*
Remover esmaltes coloridos, em caso de colocação do sensor nos dedos dos membros superiores ou inferiores	Favorece a obtenção de medidas acuradas
Posicionar o sensor em local com perfusão adequada: extremidade distal dos membros superiores ou lóbulo da orelha	Propicia medida da saturação arterial periférica de oxigênio (SaO_2) adequada em local com pulso arterial forte
Verificar o posicionamento correto do plugue do oxímetro na rede elétrica e do cabo do plugue do paciente no monitor	Diminui a ocorrência de interferência elétrica
Posicionar corretamente o sensor em contato com a pele	Evita falsos valores
Substituir o sensor descartável conforme recomendação do fabricante	Favorece a obtenção de medidas fidedignas
Alternar o local de posicionamento do sensor	Proporciona maior conforto ao paciente e evita compressão prolongada do dígito
Manter o aparelho ligado e estabelecer os limites de alarme de frequência de pulso e saturação de O_2	Alerta as mudanças ocasionadas na detecção de pulso ou dessaturação potencialmente perigosas

Fonte: Adaptado de Condutas no Paciente Grave, 2006.

Capnografia

A capnometria é a medida da pressão parcial de CO_2 na saída da via área durante o ciclo ventilatório. A representação gráfica da curva da pressão parcial de CO_2, na mistura gasosa expirada em relação ao tempo, é a denominada capnografia. Através do capnógrafo, a medida do CO_2 ao final da expiração ($ETCO_2$) permite a monitoração contínua e não invasiva do gás alveolar, refletindo indiretamente seus níveis circulantes, o CO_2 exalado ($ETCO_2$) não é a $PaCO_2$[12].

O CO_2 produzido durante o metabolismo celular é transportado pelo sistema venoso ao átrio e ao ventrículo direitos, chega aos pulmões e difunde-se dos capilares aos alvéolos. Dos alvéolos, este gás é finalmente eliminado com a mistura exalada.

A quantidade de CO_2 que alcança os espaços alveolares é proporcional ao débito cardíaco e ao fluxo sanguíneo pulmonar. A eliminação deste gás para o ambiente depende da eficácia da ventilação. Assim, a medida do CO_2 ao final da expiração ($ETCO_2$) permite a monitoração contínua e não invasiva do gás alveolar, indiretamente refletindo seus níveis circulantes[13].

Equipamento

Luft, em 1943, e Dubois et al., em 1952, descrevem o método de absorção de luz infravermelha. Essa técnica baseia-se na absorção preferencial de luz infravermelha, de comprimento de onda 4,3 cm pelo CO_2: maior a absorção de luz, maior a concentração de CO_2 na mistura analisada. O erro induzido pela presença de outros gases (O_2 e agentes anestésicos) é, na maioria dos aparelhos, corrigido automaticamente. A precisão (0,1 vol%) e rapidez de resposta (0,25 seg) permitem, através dessa técnica, determinar o CO_2 nas diversas fases de cada ciclo respiratório. Existe hoje grande número de capnógrafos por absorção de luz infravermelha. Conforme a localização do sensor eles são classificados em aspirativos (*side stream*) e não aspirativos (sensor colocado no circuito ou *mainstream*). Ambos os sistemas têm qualidades que, conhecidas, permitem melhor explorar o método[13].

A onda de CO_2 tem quatro fases:

Fase I (linha de base inspiratória): habitualmente sem CO_2.

Fase II (elevação expiratória): representar a expiração do espaço morto anatômico seguido pelos gases dos bronquíolos respiratórios e alvéolos.

Fase III (platô alveolar): corresponde à exalação do gás alveolar. A última porção do volume exalado é conhecida como $PetCO_2$.

Fase IV (queda inspiratória): o início da próxima inspiração[8].

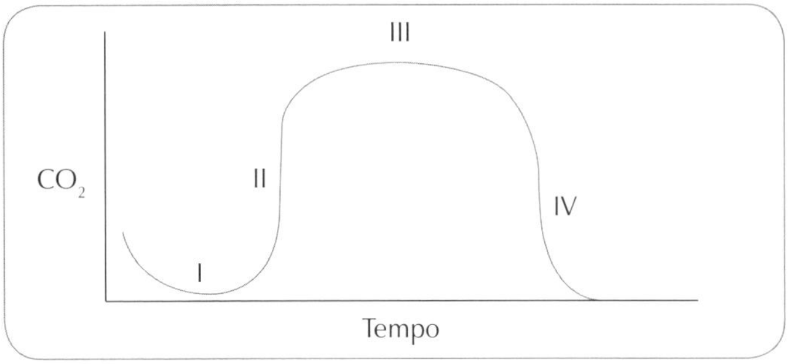

Figura 6.6 Capnograma normal.

Interpretação dos resultados

A interpretação do capnograma é realizada em três etapas: caracteriza-se inicialmente a presença de CO_2 na mistura exalada; a seguir, são analisadas as curvas geradas e, finalmente, busca-se correlacionar $PETCO_2$ com $PaCO_2$.

A ausência ou redução do CO_2 na mistura exalada implica interrupção da ventilação ou hipoventilação alveolar (ventilação de "espaço morto")[13].

A $PETCO_2$ é o valor da PCO_2 do gás exalado no platô da onda de CO_2, e em indivíduos normais 1 mmHg–5 mmHg < PCO_2 arterial[10].

Condições clínicas associadas a alterações na $PETCO_2$		
$PETCO_2$	***Súbito***	***Gradual***
Aumento	Aumento súbito no débito cardíaco Liberação de um torniquete Administração de bicarbonato de sódio	Hipoventilação Aumento na produção de CO_2
Diminuição	Hiperventilação súbita Diminuição súbita do débito cardíaco Tromboembolismo pulmonar Embolia gasosa Desconexão do ventilador Obstrução do tubo endotraqueal Vazamento no circuito	Hiperventilação Diminuição no consumo de O_2 Diminuição da perfusão pulmonar
Ausência	Intubação esofágica	

O gradiente entre a $PaCO_2$ e a $PETCO_2$ é normalmente inferior a 5 mmHg. Entretanto, esta diferença aumenta nas alterações de distribuição de ventilação e perfusão (tromboembolismo pulmonar, embolia gasosa, hipovolemia, síndrome do desconforto respiratório agudo, enfisema ou utilização de pressão inspiratória ou expiratória excessiva), aumento do espaço morto entre o paciente e o sensor.

Observação: espaço morto é o volume de gás que não participa das trocas gasosas.

Vantagens da capnografia

- Monitoração contínua da $PETCO_2$.
- Não invasiva.
- Facilita a rápida detecção de defeitos no funcionamento do ventilador.
- Facilita a rápida detecção de obstrução do tubo endotraqueal ou interrupção no circuito de ar entre o ventilador e o paciente.
- Detecção de vários tipos de distúrbios como intubação seletiva, embolia pulmonar, pneumotórax hipertensivo, reduções agudas no débito cardíaco, edema pulmonar, atelectasias.

- Determinação do espaço morto.
- A monitoração da $PETCO_2$ em diversas manipulações terapêuticas (pressão expiratória final positiva [PEEP] líquidos, vasopressores) fornece uma avaliação indireta do fluxo sanguíneo pulmonar e, portanto, permite auxiliar na determinação da PEEP adequada, na necessidade de infusão de volume e de vasopressores[10].

Capnografia aplicada aos cuidados pós-PCR

O débito cardíaco é o grande determinante do CO_2 transferido para os pulmões. Se a ventilação for relativamente constante, a $PETCO_2$ manterá boa correlação com o débito cardíaco durante a ressuscitação cardiopulmonar (RCP).

Embora a capnografia para confirmar e monitorar o correto posicionamento de vias aéreas supraglóticas (p. ex., via aérea com máscara laríngea, tubo laríngeo ou tubo esofagotraqueal) não tenha sido estudada, a ventilação eficaz pelo dispositivo de via aérea supraglótica deve resultar em uma forma de onda capnográfica durante a RCP e após a retorno da circulação espontânea (RCE).

Além de monitorar a posição do tubo ET, a capnografia quantitativa com forma de onda permite que os profissionais de saúde monitorem a qualidade da RCP, otimizem as compressões torácicas e detectem a RCE durante as compressões ou quando uma verificação do ritmo revelar um ritmo organizado[14].

Capnografia para confirmar o posicionamento do tubo endotraqueal

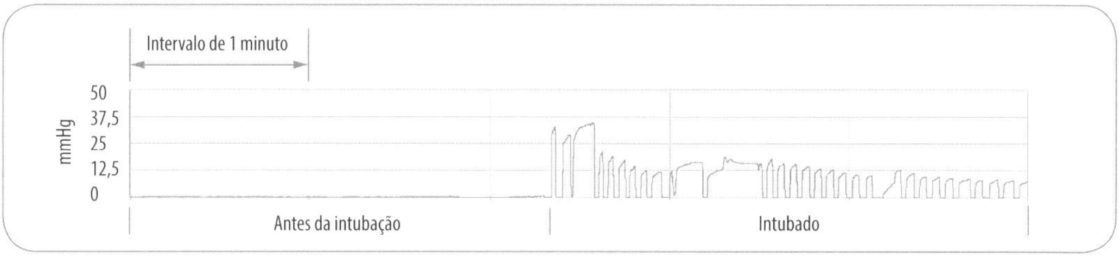

Figura 6.7 Este gráfico capnográfico mostra a pressão parcial do dióxido de carbono exalado ($PETCO_2$) em mmHg no eixo vertical em relação ao momento em que a intubação é realizada. Uma vez intubado o paciente, o dióxido de carbono exalado é detectado, confirmando o posicionamento do tubo traqueal. O $PETCO_2$ varia durante o ciclo respiratório com valores mais altos na expiração final.

Capnografia para monitorar a eficácia dos esforços de ressuscitação

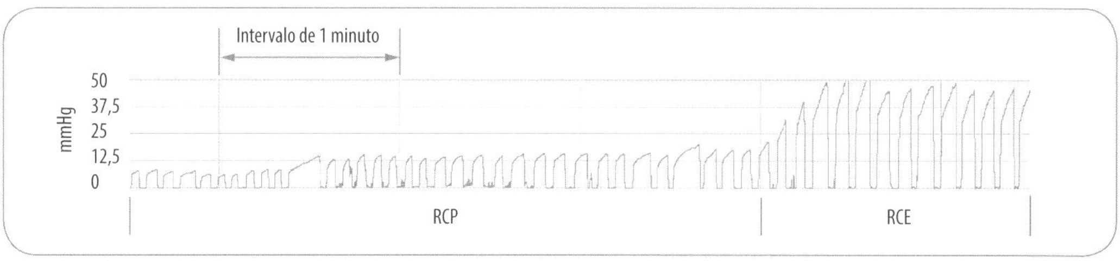

Figura 6.8 Este estudo gráfico capnográfico mostra a $PETCO_2$ em mmHg no eixo vertical em função do tempo. Este paciente está intubado e recebendo RCP. Observe que a frequência de ventilação é de, aproximadamente, 8–10 ventilações por minuto. As compressões torácicas são aplicadas continuamente a uma frequência ligeiramente > 100/minuto, mas não são visíveis nesta curva. A $PETCO_2$ inicial é inferior a 12,5 mmHg no primeiro minuto, o que indicia um fluxo sanguíneo muito baixo. A $PETCO_2$ aumenta entre 12,5 mmHg–25 mmHg durante o segundo e terceiro minutos, consistente com a elevação do fluxo sanguíneo com a ressuscitação em andamento. O retorno da circulação espontânea (RCE; na figura) ocorre durante o quarto minuto. O RCE é reconhecido pelo aumento abrupto na $PETCO_2$ (visível logo após a quarta linha vertical) para mais de 40 mmHg, o que é consistente com uma melhoria substancial do fluxo sanguíneo.

Cuidados de enfermagem com a capnografia	
Ação	***Considerações***
Conectar o monitor à rede elétrica, bem como o acabo e o sensor ao monitor e proceder à calibração do aparelho, conforme orientação do manual	A precisão dos valores obtidos depende de adequada calibração. Os valores devem ser comparados com os obtidos nas amostras gasométricas
Conectar adequadamente o monitor, o cabo e o sensor e adaptar firmemente ao circuito do paciente	Diminui a incidência de amostras inadequadas de gases, bem como de vazamentos (são as principais causas de leituras incorretas)
Certificar o posicionamento adequado do sensor ao circuito do ventilador ou à cânula de intubação	Evita o acúmulo de secreções no sensor (causa de interferência)
Determinar os limites do alarme e deixá-lo ligado	Alerta o enfermeiro sempre que ocorram alterações

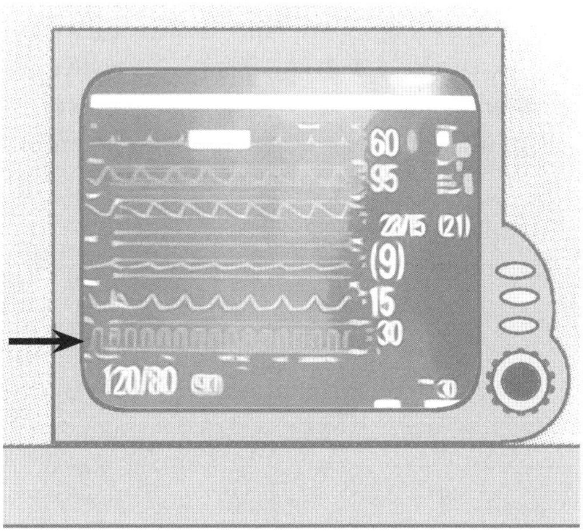

Figura 6.9 Capnografia como forma de onda em monitor multiparâmetros.

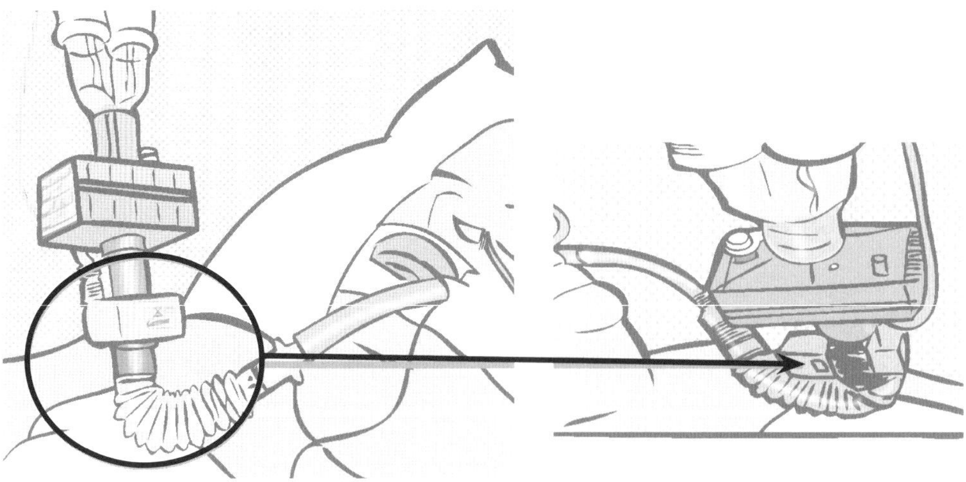

Figura 6.10 Monitoração capnográfica.

A monitoração hemodinâmica, quando clínica e criteriosamente indicada, permite a obtenção de informações qualitativas e quantitativas das pressões intravasculares.

O enfermeiro em colaboração com o médico é o responsável pela obtenção, avaliação e interpretação precisa dos dados hemodinâmicos. Portanto, é necessário que possua conhecimentos específicos sobre indicações e aplicações clínicas da monitoração hemodinâmica, dos fatores clínicos e técnicos que afetam a acuracidade das medidas, do sistema utilizado para monitoração e das complicações e riscos inerentes ao procedimento. Diante disso, é fundamental que o enfermeiro tenha um amplo conhecimento do assunto para que possa interpretar corretamente as informações obtidas. A assistência de enfermagem ao paciente com monitoração hemodinâmica invasiva é de vital importância, pois o enfermeiro participa de todas as fases do procedimento, desde o preparo do material e do paciente até a manutenção adequada, dessa monitoração, bem como da prevenção de possíveis complicações[15].

A capnografia se tornou tão importante que em 2010 fixou sua utilização no protocolo de atendimento de Suporte Avançado de Vida (ACLS), para monitoração da ressuscitação. Agora é recomendada como um sinal prognóstico objetivo para determinação de quando parar a ressuscitação. Em pacientes com via aérea avançada, um $ETCO_2$ de até 10 mmHg na capnografia após 20 minutos de ressuscitação indica baixíssima probabilidade de sucesso, podendo ser levado em consideração para a determinação do fim dos esforços.

Pulso e frequência cardíaca

A quantidade de vezes que o coração bate, pois, sempre que o sangue é lançado do ventrículo esquerdo para a aorta, a pressão e o volume provocam oscilações rítmicas em toda a extensão da parede arterial, chamamos de pulso. Para a verificação do pulso verifica-se a artéria radial. Para avaliar o pulso avaliamos: ritmo, frequência, volume e amplitude.

Procedimento

- Reúna o material: impresso e relógio.
- Lavar as mãos.
- Identifique-se e explique ao paciente o procedimento.
- Deixe o paciente posicionado em decúbito dorsal e à vontade.
- Com o próprio dedo indicador e médio verifique o pulso por minuto do paciente preferencialmente na artéria radial.
- Anote o registro.
- Lave as mãos.

Para avaliar a frequência cardíaca, utilizamos o estetoscópio para auscultar o batimento cardíaco posicionado no tórax do paciente no quinto espaço intercostal da linha hemiclavicular, logo abaixo do mamilo, damos o nome de pulso apical, tenha cuidado na exposição do tórax do paciente.

Procedimento

- Reúna o material: impresso, relógio, estetoscópio.
- Lavar as mãos.
- Identifique-se e explique ao paciente o procedimento.
- Deixe o paciente posicionado em decúbito dorsal e à vontade.
- Realize a limpeza das olivas e o diafragma do estetoscópio com álcool a 70% e gaze.
- Coloque o diafragma do estetoscópio no quinto espaço intercostal da linha hemiclavicular, logo abaixo do mamilo.
- Anote o registro.
- Lave as mãos.

Sistematização da assistência de enfermagem

Diagnóstico de enfermagem (problema)	Intervenções de enfermagem (cuidados de enfermagem)	Resultados
Hipertermia: temperatura corporal elevada acima da variação normal Hipotermia: temperatura corporal abaixo da variação normal Risco de temperatura corporal alterada: rico de incapacidade de manter a temperatura corporal dentro da variação normal Termorregulação ineficaz: oscilação da temperatura corporal entre hipotermia e hipertermia	Monitorar a temperatura com intervalos regulares Monitorizar os sinais e sintomas de hipotermia e hipertermia Adaptar a temperatura ambiente às necessidades do paciente Confirmar ausência de alergias Retirar excesso de roupas na presença de hipertermia Aplicar compressas frias na região do osso frontal da face, axilares e inguinais, na hipertermia Verificar a temperatura 30 minutos depois da aplicação de compressas frias Trocar a roupa de cama de no caso de umidade Utilizar manta térmica ou colchão de resfriamento para obter a termorregulação Verificar a necessidade de aquecer ou controlar as soluções intravenosas Aquecer membros inferiores e superiores	Termorregulação
Risco de padrão respiratório ineficaz ou padrão respiratório ineficaz: inspiração e/ou expiração que não provê a ventilação adequada Ventilação espontânea prejudicada: a baixa reserva de energia resulta em incapacidade de o indivíduo manter a respiração adequada à sustentação da vida Risco de troca de gazes prejudicada ou troca de gazes prejudicada: excesso ou deficiência de oxigenação e/ou eliminação de dióxido de carbono na membrana alveolocapilar Risco de desobstrução ineficaz de vias aéreas ou desobstrução ineficaz de vias aéreas: incapacidade de eliminar as secreções das vias respiratórias de modo a mantê-las desobstruídas	Monitorar padrão respiratório (frequência, ritmo e profundidade) Monitorar a oximetria de pulso Observar e comunicar alterações de expansibilidade torácica e o uso de musculatura acessória Comunicar alterações dos sons respiratórios Observar e comunicar alterações da coloração da pele e de temperatura Comunicar a presença de tosse com ou sem expectoração Anotar e comunicar aspecto, quantidade e odor da expectoração Manter cabeceira elevada Avaliar nível de consciência e as alterações do estado mental Examinar os circuitos para detectar obstruções (dobras ou acúmulos de água) nos drenos e nos aparelhos de ventiladores mecânicos Avaliar se o cuff da cânula endotraqueal está bem insuflado Verificar alarmes dos monitores e aparelhos de ventilação mecânica	Estabelecerá um padrão respiratório normal e eficaz Restabelecerá ou manterá o padrão respiratório eficaz por meio de um respirador e não terá retração nem utilizará os músculos acessórios Manterá as vias aéreas desobstruídas Conseguirá expectorar e/ou eliminar facilmente as secreções Demonstrará redução ou desaparecimento da congestão pulmonar com murmúrios vesiculares limpos, respiração silenciosa, melhorando a troca de gases, ausência de cianose, melhora dos resultados da gasometria arterial Demonstrará conforto respiratório Vias aéreas pérvias
Risco de debito cardíaco diminuído ou débito cárdico diminuído: o sangue bombeado pelo coração não é suficiente para atender às demandas metabólicas do corpo Perfusão tissular periférica ineficaz: redução da circulação sanguínea para os tecidos periféricos que podem comprometer a saúde Risco de perfusão cardíaca diminuída: risco da redução na circulação cardíaca Volume de líquidos excessivo: retenção aumenta de líquidos issônicos Risco de volume de líquidos desequilibrados: risco de redução, aumento ou transferência rápida de líquidos de um compartimento para outro (intravascular, intersticial e/ou intracelular) Risco de integridade da pele prejudicada: risco de alterações deletérias à pele	Monitorar pulso periférico e apical com regular frequência Comunicar alterações de frequência, ritmo e profundidade de pulso e periférico e apical Avaliar e discutir com equipe médica a realização de eletrocardiograma (ECG) de 12 derivaçõe Verificar antes e depois de administrar broncodilatadores ou antiespasmódicos, betabloqueadores e digitálicos o pulso e/ ou frequência cardíaca Mensurar a pressão arterial em membros sem restrições (fístula arteriovenosa, parestesia ou plegia, do mesmo lado que realizou em caso de mulheres mastectomia com esvaziamento ganglionar, acessos venosos) Mensurar a pressão arterial em ambos os lados, se possível, para compará-las Mensurar a pressão arterial antes de administrar medicamentos para o controle da pressão arterial Avaliar e comunicar alterações do nível de consciência Monitorar e registrar perdas Controle rigoroso de injeta hídrica Realizar balanço hídrico Avaliar aspecto e temperatura da pele e resposta da perfusão periférica Verificar alarmes dos monitores Manter repouso absoluto ou relativo com cabeceira elevada se houver instabilidade hemodinâmica Trocar eletrodos de monitoração cardíaca após o banho e comunicar se apresenta irritação na pele Rodiziar oximetro de pulso e manguito.	Apresentará estabilidade hemodinâmica (pressão arterial, débito cardíaco, perfusão/débito urinário, pulsos periféricos) Relatará ou demonstrará menos episódios de dispneia, angina e arritmias Apresentará eficácia na bomba cardíaca Reconhecerá sinais e sintomas de descompensação cardíaca Estabilizará o volume de líquidos Controle do balanço hídrico Apresentará pele aquecida sem sinais de cianose, pulsos presentes e palpáveis ausência de edema, dor ou desconforto Manterá pele integra nas regiões de aferições da pressão arterial, nos locais de colocação de eletrodo cardíaco.

Monitoração hemodinâmica invasiva

A monitoração hemodinâmica invasiva é indicada para diagnostico complementar ou diferencial, auxiliando no manuseio de situações clinicas complexas e instáveis. Em 1970, teve início a introdução do cateter de artéria pulmonar (CAP), método invasivo, e as variáveis cardio-vasculares passaram a ser monitoradas no dia a dia das unidades de terapia intensiva (UTIs). O CAP dá uma monitoração cardíaca mais precisa.

Com a evolução tecnológica associada às necessidades do paciente, hoje é discutida a praticidade do produto, e o que traz de segurança e qualidade para o paciente faz com que o homem busque outras técnicas e métodos menos invasivos, como, por exemplo: determinação do débito cardíaco (DC) por meio da análise do contorno da onda de pulso arterial, da termodiluição transpulmonar, do ECC, do Doppler, da reinalação de dióxido de carbono (CO_2) e da bioimpedância.

O enfermeiro participa juntamente com outros membros da equipe de saúde na montagem e manutenção da monitoração hemodinâmica. Dessa forma, o seu conhecimento técnico cientifico se faz necessário e importante.

Monitoração invasiva da pressão arterial média (PAM)

A monitoração da PAM requer a técnica de introdução de um cateter em uma artéria por punção ou dissecção. A monitoração invasiva proporciona mensuração contínua da pressão arterial sistólica, média e diastólica, além de facilitar coleta de sangue arterial para exames laboratoriais[16].

Para viabilização da monitoração hemodinâmica contínua, o cateter arterial é conectado a um sistema transdutor de pressão que converte o sinal mecânico em sinal elétrico, interpretado pelo monitor, que por sua vez registra de forma gráfica e numérica, e em tempo real, as pressões sistólica, diastólica e média. A pressão arterial média reflete a pressão no sistema arterial durante o ciclo cardíaco completo de sístole e diástole[17].

Os sistemas de monitoração de pressão estão divididos em dois componentes: os componentes do sistema elétrico e os do sistema de fluido ou de "encanamento". O sistema elétrico consiste do amplificador, do osciloscópio, do processador ou display e do registrador analógico. O amplificador aumenta ou amplifica o sinal do transdutor, e o sinal é mostrado no osciloscópio como uma curva de pressão e, numericamente, como um display digital. O registrador analógico registra as curvas de pressão no papel gráfico.

Os componentes do sistema de fluido ou de "encanamento" estão em contato direto com o sistema vascular do paciente e carregando sinal mecânico ao transdutor. Esses componentes consistem do cateter vascular, do tubo de pressão não complacente, de um dispositivo de fluxo contínuo que permite irrigação permanente e do manual do sistema de tubos do cateter, de duas ou três torneirinhas, de transdutor de pressão, de uma bolsa de pressurização de infusão e de solução salina normal de irrigação. A solução de irrigação usualmente contém heparina para manter a permeabilidade do cateter. A quantidade de heparina acrescentada à solução varia nas diferentes instituições. A bolsa de pressurização de infusão deve ser mantida a 300 mmHg para permitir que o dispositivo de fluxo contínuo irrigue em uma taxa de 1 mL/h–3 mL/h[18].

A pressão arterial média (PAM) é definida pela equação:

$$\frac{\text{PAM} = \text{pressão sistólica} + 2 \times \text{pressão diastólica}}{3}$$

A PAM normal varia de 70 mmHg–105 mmHg[16].

Teste de Allen

Antes da punção é necessário que se realize o teste de Allen modificado. A artéria de primeira escolha é a radial. O teste de Allen modificado deve ser realizado previamente ao procedimento com a finalidade de avaliar a presença de circulação colateral adequada para a mão pela artéria ulnar. O examinador realiza o teste segurando firmemente a mão do paciente e comprimindo as artérias ulnar e radial. O paciente é orientado a fechar e abrir a mão até que se torne pálida. Deve-se então liberar a pressão apenas sobre a artéria ulnar e observar o retorno da coloração da mão. Se a coloração retornar dentro de 5–7 segundos, a circulação ulnar está adequada. Se demorar 7–15 segundos para o retorno, o enchimento ulnar é inadequado. Nessa situação, a artéria radial deve ser canulizada[19] (Figura 6.11).

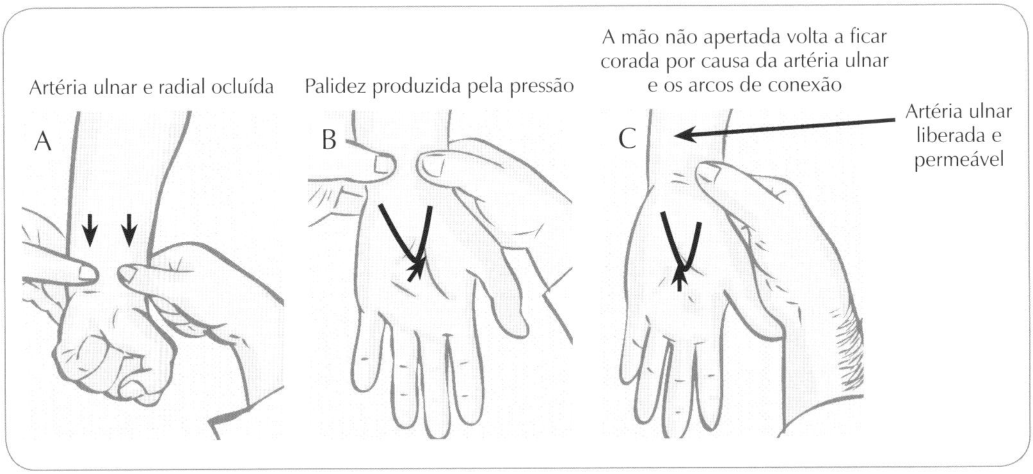

Figura 6.11 Teste de Allen modificado. **A** – Compressão simultânea das artérias radial e ulnar; **B** – Abertura da mão; **C** – Liberação da artéria ulnar e observação do tempo para retorno da coloração normal.

Indicações

- As indicações para a canulação arterial são as seguintes.
- Pós-operatório de cirurgias cardíacas.
- Pós-operatório de cirurgias nas quais não podem ocorrer grandes alterações da pressão arterial sistêmica como feocromocitoma, endarterectomia, ressecção de aneurisma de aorta, situações nas quais um rigoroso controle da PA é mandatório (exemplo: doença coronariana grave, controle de hipotensão).
- Quando o rigoroso controle de gases arteriais é necessário.
- Uso de drogas vasoativas (exemplo: nitroprussiato de sódio, amrinona, dopamina, dobutamina)[15].
- Choque hipovolêmico.
- Início e titulação de terapia vasopressora ou vasodilatadora intravenosa.
- Doença coronariana severa.
- Situações de sobrecarga volêmica, possibilitando remoção rápida de volume sanguíneo.
- Condições de baixa e elevada resistência vascular sistêmica[17].

Escolha do local de inserção do cateter (PAM)

O cateter pode ser colocado nas artérias radial, pediosa, femoral ou axilar. A artéria radial é considerada o vaso de escolha, porque a sua utilização tem sido associada com um menor número de complicações. No entanto, devido a sua localização distal e ao seu pequeno diâmetro (2 mm–5 mm), a mensuração não é muito acurada.

A punção da artéria braquial deve ser evitada devido ao potencial risco de complicações tromboembólicas em antebraço e mão.

As artérias axilar e femoral são os vasos mais calibrosos disponíveis para punção e, portanto, apresentariam o menor risco de trombose pela presença de um cateter intraluminal. O inconveniente das punções na axila e região inguinal é a dificuldade de realização de curativos e o maior potencial de contaminação dessas regiões[15].

Tamanho apropriado dos cateteres, conforme local de cateterização		
Artéria	*Calibre (Gauge)*	*Comprimento (cm)*
Radial	20 ou 22	4–5
Femoral	18 ou 20	10–15
Axilar	20	10–15
Pediosa dorsal	20 ou 22	4–5

Fonte: Modificado de Guia Prático de UTI, 2008.

Morfologia e avaliação da onda da pressão arterial invasiva

A pressão arterial normal produz uma curva característica, curva dividida em dois componentes: o anacrótico e o dicrótico. O componente anacrótico significa a ejeção do sangue e a pressão sistólica, o componente dicrótico representa a diástole, e o nó dicrótico representa o fechamento da valva aórtica (Figura 6.12).

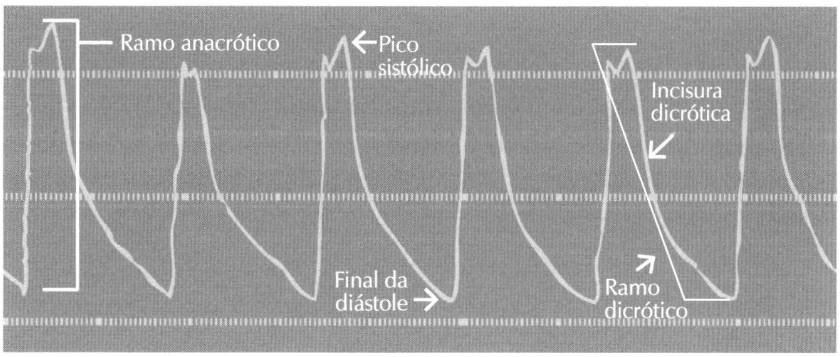

Figura 6.12 Forma de onda arterial normal. A PA normal produz uma forma de onda característica, representando a sístole e a diástole ventriculares. A forma de onda possui cinco componentes distintos: ramo anacrótico, pico sistólico, ramo dicrótico, incisura dicrótica e final da diástole.

As arritmias podem afetar a curva da pressão. Pacientes com hipertensão, hipotensão, doenças da válvula aórtica ou pericardite construtiva podem também apresentar a curva alterada[15]. Hematomas, trombos intraluminais, impactação da ponta ou dobras podem amortecer a curva. A avaliação das curvas de pressão pelo enfermeiro proporciona uma melhor interpretação e identificação de problemas.

- Os sistemas de medida de pressão utilizam líquidos em seu interior para transmitir as variações de pressão do sistema circulatório aos transdutores: dessa forma, as bolhas de ar do sistema devem ser retiradas para que os valores não sejam subestimados.

- Os tubos de extensão possuem rigidez e tamanho padronizado de até 120 cm. É incorreto acrescentar tubos intermediários com flexibilidade e tamanhos não padronizados, pelo risco de causar muita interferência nos traçados de pressão.
- A zeragem do sistema antes das medidas é essencial para garantir o nivelamento do local do sistema circulatório estudado e do transdutor de pressão.
- Após a zeragem é realizado um teste denominado *flush test* para avaliar se todos os pré-requisitos foram cumpridos. No teste é observado o traçado de pressão durante e após uma rápida e curta infusão de soro fisiológico heparinizado. Podem ser encontradas três situações:
  - Traçado normal: caracterizado por uma rápida ascensão de curva atingindo um platô com o mesmo valor colocado no pressurizador. Quando o fluxo é interrompido, a curva cai abaixo da linha de base, oscila por um pequeno período e estabiliza. O traçado normal indica que não há erros técnicos.
  - Traçado amortecido: caracterizado por uma ascensão e queda mais lenta com um platô de bordas arredondadas. Não apresenta as oscilações de uma curva normal. Este traçado pode indicar utilização de extensões não padronizadas, presença de bolhas no sistema, vazamento, trombose ou obstrução do cateter, preenchimento do sistema com soro glicosado ou falhas na calibração do monitor.
  - Traçado subamortecido: caracterizado por ascensão e queda normais, porém, se a infusão for interrompida, as oscilações obtidas se sustentam por um longo período ou não desaparecem. Este traçado pode indicar objetos móveis em contato com as extensões ou os transdutores, calibração incorreta e uso de extensões não padronizadas[19].

Fatores técnicos específicos que interferem na medida da pressão arterial

- Hematoma pós-punção – gera ausência ou pulso distal filiforme, fazendo com que a curva fique amortecida;
- Fluxo retrógrado no sistema – devido à pressão insuficiente na bolsa de pressurização do *intraflow* ou devido à má conexão da torneirinha ou tubo;
- Hemorragia – devido à desconexão do sistema;
- Embolia proximal ou distal – coágulos na luz do cateter ou irrigação do cateter empurrando o trombo para a luz dos vasos[15].

Complicações

A canulação arterial em geral é um procedimento seguro, como apontam alguns estudos prospectivos; no entanto, complicações, como dor local, infecção, tromboembolia, dissecção, pseudoaneurisma, hemorragia, hematomas, isquemia e perda da extremidade, têm sido relatadas na literatura.

Remoção do cateter

Quando não há mais necessidade de monitoração intra-arterial contínua, o médico ou a enfermeira deve remover o cateter. O procedimento deve ser explicado ao paciente. Para remover o cateter, são removidos o adesivo ou as suturas. O cateter é removido rapidamente, e o local imediatamente comprimido por 5–10 minutos ou mais tempo, se o paciente estiver recebendo anticoagulantes ou se tem distúrbio de coagulação. Ao final desses 5–10 minutos, o local é checado para avaliar se houve sangramento, hematoma ou piora circulatória distal. A compressão direita é mantida até que não haja nenhum sinal de sangramento. Caso se considere que o paciente apresenta uma infecção, pode ser encaminhada ao laboratório para cultura[18].

Cuidados de enfermagem com a monitoração invasiva da pressão arterial	
Ação	***Considerações***
Montar o sistema de transdução de pressão e conectar ao monitor de pressão com uso de técnica asséptica, mantendo as conexões firmemente unidas, removendo todo o ar do sistema e "zerando-o" adequadamente	Reduz a transmissão de micro-organismos, previne embolia gasosa e favorece a obtenção de dados confiáveis
Auxiliar na passagem do cateter	É recomendada a utilização de barreira máxima
Fixar adequadamente o cateter à pele e, se necessário, restringir o membro puncionando ou o paciente	Previne tração ou extensão do cateter impedindo hemorragia
Determinar limites dos alarmes no monitor e acioná-los	Alerta o enfermeiro para alterações dos níveis pressóricos ou desconexão do sistema
Manter o sistema pressurização com infusão contínua de solução salina heparinizada (3 mL/h) com uso de *Intraflow®*	Evita formação de coágulos e distorção nos vários aferidos, bem como a perda do acesso. Previne a isquemia do membro
Observar a cada duas horas: coloração, temperatura e perfusão da pele na extremidade distal do membro, bem como a capacidade de movimentação, sensação de parestesia ou dor	Permite detectar precocemente sinais de redução na circulação regional
Empregar técnica asséptica, lavar as mãos sempre que manipular o cateter ou o sistema	Reduz a transmissão de micro-organismos
Inspecionar o sítio de entrada do cateter regularmente. Observar hiperemia, presença de secreção e edema	Permite a detecção precoce de sinais infecciosos
Trocar curativo da inserção do cateter a cada 24 horas com técnica asséptica. Manter curativo estéril	Previne infecção
Trocar a solução de heparina a cada 24 horas e o sistema de transdutor a cada 48 horas	Previne infecção
Zerar o sistema a cada 4 horas ou a cada mudança de posição do paciente	Favorece a obtenção de resultados acurados
Realizar *flush* de solução salina heparinizada após toda a coleta de sangue	Previne a formação de coágulos
Observar continuamente a curva de pressão	Curva amortecida pode indicar presença de coágulos e de ar no sistema ou no cateter
Ao retirar o cateter, fazer compressão no local da retirada por 5 minutos e somente depois realizar curativo compressivo	Previne hemorragia e formação de hematoma local

Fonte: Modificado de Condutas no Paciente Grave, 2006.

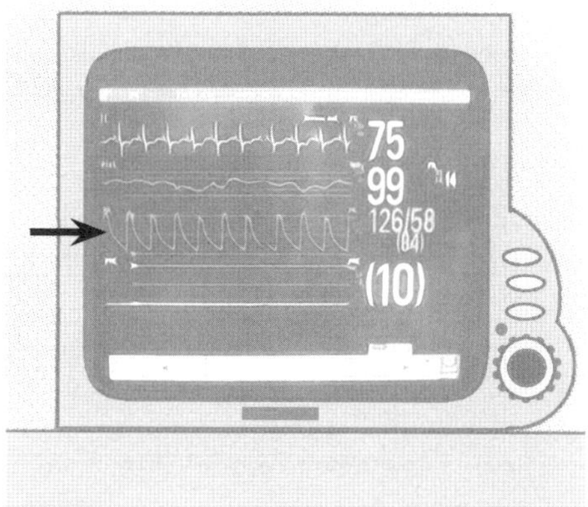

Figura 6.13 Pressão arterial invasiva em monitor multiparâmetros.

Pressão venosa central (PVC)

Introdução

A pressão média de átrio direito ou a PVC, que equivale à pressão diastólica final ou de enchimento do ventrículo direito na ausência de estenose de válvula tricúspide tem por finalidade fornecer informações clínicas relevantes para guiar a terapêutica dirigida por objetivos, com mínimo grau de risco, sendo frequentemente utilizada para auxiliar na determinação de intervenções farmacológicas e de reposição de fluidos.

A pressão pode ser medida de forma intermitente com uma coluna de água, não requerendo equipamentos, ou continuamente por meio de um transdutor de pressão continuamente e de um transdutor de pressão microprocessável[20].

A medida da PVC é um dos primeiros passos na avaliação da volemia e da função cardíaca de pacientes graves.

A PVC pode contribuir para avaliação e controle do estado do volume intravascular. Como tal análise relaciona retorno venoso com função ventricular, as variações na complacência de um dos ventrículos ou na capacitância venosa podem provocar erros nesta correlação, como ocorre na disfunção diastólica, na ventilação mecânica e com o uso de drogas vasoativas. A avaliação da PVC como indicador de volemia deve ser realizada através da resposta à infusão de líquidos de modo seriado. A ausência de aumentos na PVC de até 3 mmHg, após prova de volume padronizada, quase sempre é garantia de bom desempenho cardíaco e de espaço para reposição volêmica.

Apesar das limitações como método de avaliação da volemia, é o mais simples, pouco invasivo e disponível rapidamente à beira do leito. Valores extremos de PVC, isto é, muito baixos ou muito elevados, correspondem à hipovolemia e à hipervolemia, respectivamente.

A PVC deve ser utilizada em todo paciente no qual haja dúvida quanto ao estado volêmico e cuja correção interfira na evolução clínica, principalmente nos estágios iniciais das seguintes condições: a) choque de qualquer etiologia; b) desconforto respiratório grave; c) insuficiência renal aguda; d) sepse grave e e) acidente com alto risco cirúrgico e submetido à cirurgia de grande porte[21].

Referência anatômica para definir o zero hidrostático

A determinação correta da PVC depende fundamentalmente de três fatores do posicionamento do paciente em decúbito dorsal neutro, da localização e permeabilidade adequadas da ponta do cateter intravenoso central e da escolha do ponto externo de referência (PER) para determinação do nível de equivalência com a pressão atmosférica (nível zero).

Adicionalmente, a coluna de água ou o transdutor eletrônico devem ser posicionados em altura análoga ao nível do ponto zero fisiológico, ou seja, a posição de equivalência entre a pressão hidrostática do sistema venoso e a pressão atmosférica. Apesar de existirem poucos estudos sobre o ponto zero fisiológico em humanos, o átrio direito é considerado para essa finalidade como PER. A determinação correta e o uso constante do mesmo PER são fundamentais para que se obtenham medidas precisas da PVC[20].

A referência anatômica para definir o zero hidrostático é o quarto espaço intercostal, à altura da linha axilar média (ponto médio entre a parede anterior e posterior do tórax). Esse ponto corresponde ao eixo flebostático, que se encontra à altura do AD. É importante lembrar que a utilização deste ponto pode superestimar a PVC real até 5 mmHg[21] (Figuras 6.14 a 6.16).

Considerando que o enfermeiro é responsável por referenciar, zerar, medir e registrar os valores da PVC e que a tendência dos valores obtidos é mais importante do que a medida isolada, todos os profissionais devem utilizar o mesmo PER e o mesmo critério para identificá-lo, de modo que a comparação entre as medidas seja precisa e resulte em fidedignidade na avaliação do paciente, promovendo eficácia da terapeuta implementada[20].

O valor normal da PVC está entre 0 mmHg–8 mmHg, quando medida na linha axilar média. Uma medida isolada pode não ser significativa, sendo importante monitorar sua evolução[22].

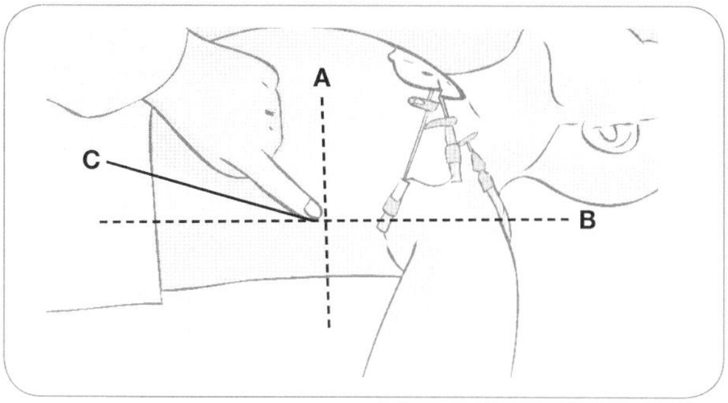

Figura 6.14 Localizando o eixo flebostático: o eixo flebostático é o cruzamento de duas linhas de referência: **A** – Uma linha do quarto espaço intercostal traçada para o lado do corpo abaixo da axila; **B** – Linha axilar média (ponto médio entre a parede anterior e posterior do tórax; **C** – Eixo flebostático.

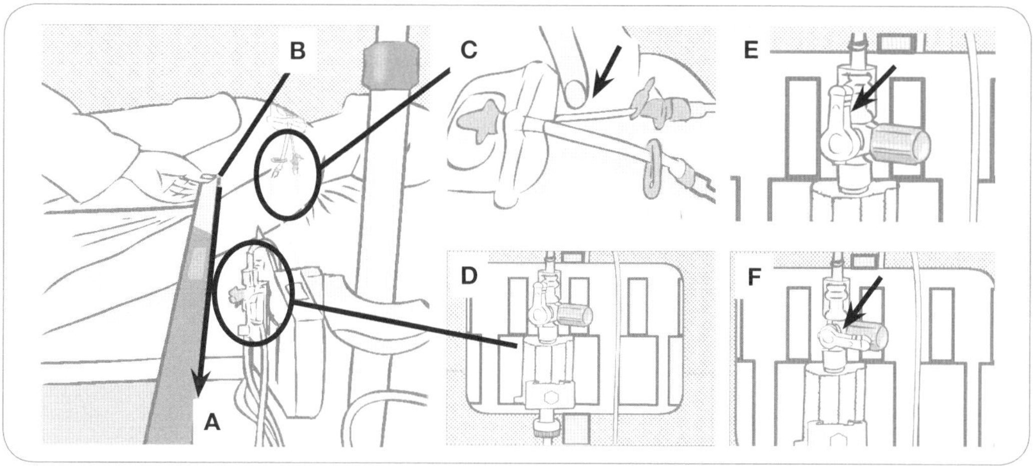

Figura 6.15 Marcação do nível zero: nivelar a abertura (a linha deverá estar aberta para o ar ambiente [**E**]) do transdutor de pressão (**D**) com o nivelamento obtido pela régua (**A**) que deverá estar alinhado no eixo flebostático (**B**), a extensão do transdutor deve ser conectada à via distal do cateter venoso central (**C**). Após obter o zero, a linha deverá ser fechada para o ar ambiente e abrir a linha para o paciente (**F**).

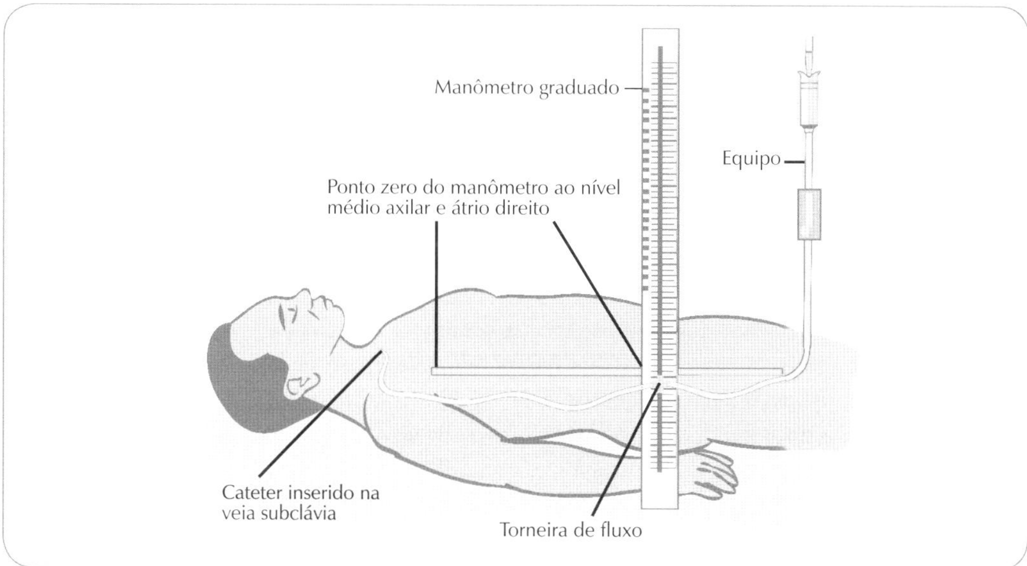

Figura 6.16 Referência anatômica para definir o "zero" hidrostático.

Técnica adequada

Deve-se preferir a monitoração eletrônica contínua, utilizando-se de transdutores de pressão.

A medida da pressão venosa central através de manômetro ou de coluna líquida é menos precisa do que a medida eletrônica contínua com a utilização de transdutores de pressão. Essa apresenta melhor correlação com a medida através do registro do traçado de pressão venosa, considerando padrão-ouro.

A monitoração da pressão venosa central com coluna de água tem como vantagens o fato de ser um método muito simples e de baixo custo, porém requer maior tempo para a coluna de água atingir a pressão intratorácica e não permite a visualização da curva de pressão[22].

Monitoração da pressão venosa central com coluna de água

- Equipamento e materiais.
- Suporte de soro.
- Solução salina 0,9% 250 mL.
- Equipo apropriado para PVC.
- Fita numérica para fixação no suporte de soro.
- Fita adesiva.
- Nível ou régua para zerar o sistema.

Monitoração da pressão venosa central com transdutor de pressão

- Kit para monitoração de pressão com transdutor de pressão.
- Suporte para monitoração de pressão.
- Bolsa pressurizadora.
- Solução salina 0,9% 250 mL.
- Solução decimal de heparina – conforme protocolo institucional.
- Nível ou régua para zerar o sistema.

Monitor com entrada de pressão invasiva. Procedimento de montagem do sistema e medida de PVC com coluna de água

- Lavar as mãos.
- Reunir o material.
- Abrir o soro e equipo.
- Fechar as pinças.
- Conectar o soro ao equipo e preencher todo o equipo com soro.
- Instalar a fita que acompanha o equipo no suporte de soro.
- Fixar o Y do equipo no "zero" da fita e a extensão do equipo do soro e do equipo mais curto paralelamente ao longo da fita.
- Conectar a extremidade do equipo ao cateter central na via distal.
- Localizar e marcar o ponto "zero" na fita, obtido pelo nivelamento da régua na linha axilar média, quarto espaço intercostal do paciente.
- Fechar o soro, abrir a pinça do paciente e a paciente do ar ambiente.
- Aguardar a coluna de água descer até que oscile. Memorizar esse número e considerá-lo em relação ao "zero" para obtenção do valor da PVC. Por exemplo, se, ao nivelar o "zero" na fita, esse estiver em 5 e a coluna de água oscilar em 9, considera-se que a PVC é 4. Se a coluna de água oscilar em 4, considera-se que a PVC é –1.

Procedimentos de montagem do sistema e medida de PVC com transdutor de pressão (Figura 6.17)

- Lavar as mãos.
- Reunir o material.
- Verificar se as conexões estão adequadamente fixadas.
- Preparar a solução com heparina (de acordo com o protocolo institucional).
- Conector o soro ao kit de monitoração.
- Preencher o equipo do kit com soro, retirando todo ar (favorece a obtenção de valores acurados).
- Instalar o soro no pressurizador e mantê-lo pressurizado a 300 mmHg (promove a infusão de fluxo fixo de 3 mL/h da solução evitando obstrução do cateter. Ao pressurizar o soro, fazê-lo com o equipo voltado para cima, permitindo a retirada de todo o ar contido no sistema).
- Posicionar o suporte do transdutor no suporte de soro.
- Instalar o kit de monitoração no suporte.
- Conectar o cabo do transdutor ao kit de monitoração, e o cabo, ao monitor.
- Conectar o kit ao cateter na via distal (mantendo técnica asséptica).
- Posicionar o paciente para zerar o sistema.
- Fechar a linha do paciente.
- Abrir a linha para o ar ambiente.
- Realizar os comandos do monitor para obter o "zero".
- Fechar a linha para o ar ambiente e abrir a linha para o paciente.
- Aguardar o aparecimento e a estabilidade da curva, observando se a curva da PVC está adequada (presença das três ondas). Caso a curva não apresente morfologia adequada, pesquisar: obstrução do cateter; presença de ar ou sangue no sistema; extensões longas; extensões complacentes.
- Registrar o valor[22].

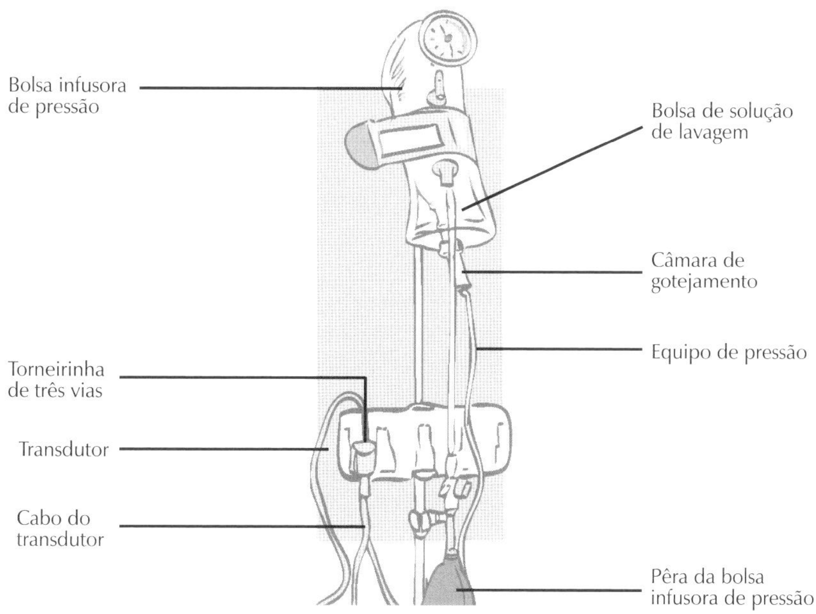

Figura 6.17 Sistema de transdutor de pressão.

Limitações

Muitas situações limitam o uso da PVC e, por isso, ela nunca deve ser usada como marcador único de volemia. Contudo, uma PVC baixa sempre representa hipovolemia.

Em situações de hipovolemia, em que ocorre venoconstricção, a PVC pode estar normal ou até alta.

Alterações anatômicas na veia cava (tumor, hematoma, etc.) tornam as medidas da PVC não confiáveis.

Doenças pulmonares, alterações de complacência do ventrículo direito e valvulopatia tricúspide tornam a mensuração da PVC sem utilidade.

Outros fatores que interferem na interpretação da PVC são a ventilação com pressão positiva. Por tudo isso, a utilidade da PVC como marcador de volemia adequada deve ser vista com ressalva[23].

Contraindicações

Não há contraindicação à monitoração da PVC, mas sim ao acesso vascular central.

As contraindicações são ao acesso vascular central: pacientes com síndromes obstrutivas de veia cava superior, trombose venosa profunda de membros superiores, infecção ou queimadura nos locais de acesso, bem como limitações anatômicas. Entretanto, o acesso venoso central, na maioria dos pacientes graves, é factível e realizado sem dificuldades.

Assistência de enfermagem para verificação da PVC

É fundamental confirmar através de radiografia de tórax a localização do cateter venoso central após sua inserção. Na sequência, executar os seguintes passos:

- Manter o paciente em posição supina sem o travesseiro.
- Certificar-se do correto posicionamento do transdutor.
- Identificar o zero hidrostático.
- Verificar o comprimento do circuito (até 110 cm).
- Verificar o preenchimento completo do cateter com líquido (remover bolhas e coágulos).
- Realizar o Teste de "Lavagem" (*Flush Test*).
- "Zerar" o sistema em relação à pressão atmosférica.
- Verificar o posicionamento da ponta do cateter venoso central.
- Identificar as ondas de PVC.
- Localizar o componente "a" da PVC/PAD, visto que é o correspondente à contratação atrial, e em seguida localizar o ponto imediatamente anterior a "c", ou seja, aquele que ocorre antes do fechamento da valva tricúspide, que corresponde à fase final da diástole e onde os ventrículos se encontram praticamente preenchidos, gerando a pressão diastólica final, que é a pressão a ser medida. Procurar relacionar a onda "a" do traçado pressórico com o final da onda P do traçado do ECG e a onda "C" com o ponto "z", que identifica o final do complexo QRS. Caso o monitor não disponha da tecnologia para congelar as ondas de pressão e o traçado de ECG, levar em consideração a média da PVC durante a fase expiratória do ciclo respiratório.
- Realizar a medida no final da expiração, tanto em pacientes intubados como em ventilação espontânea.
- Verificar a morfologia da curva (afastar sub ou superamortecimento) e sua relação com o ciclo respiratório.
- Apesar da precisão dos equipamentos eletrônicos e da grande vantagem de medir continuamente a pressão, o padrão-ouro para a medida de pressões exige o registro gráfico da curva

e sua análise minuciosa, sem se esquecer dos fatores que podem comprometer a precisão, já descritos[22].

- Trocar as soluções de infusão intravenosa (a cada 24 horas) e o sistema de monitoração descartável de monitoração (a cada 72 horas) ou conforme protocolo institucional.
- Monitorar temperatura e sinais flogísticos no local de inserção do cateter; orientar o paciente e a família sobre o uso terapêutico dos cateteres de monitoração.
- Orientar o paciente sobre as restrições de atividade durante o uso de cateteres para monitoração hemodinâmica invasiva[17].

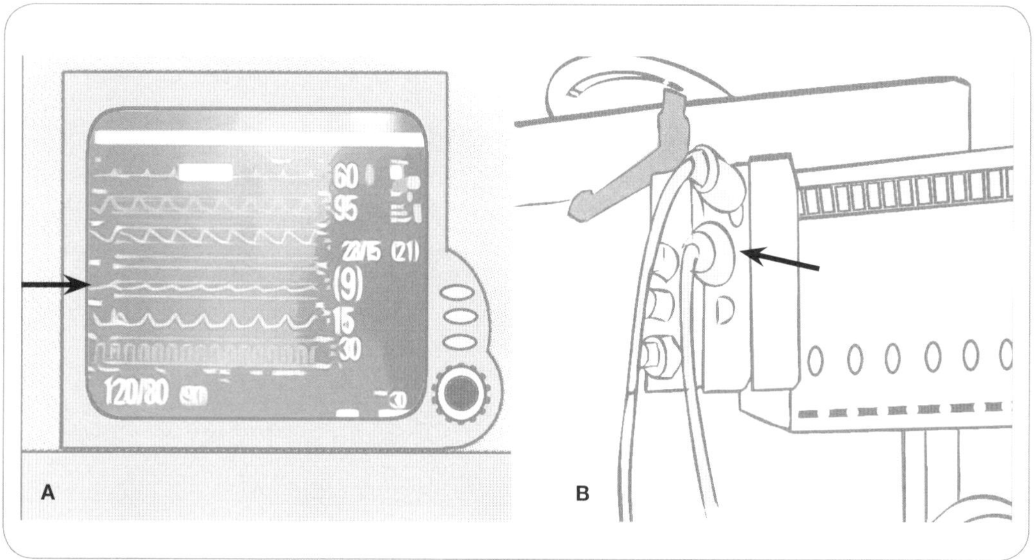

Figura 6.18 Pressão venosa central em monitor multiparâmetros (**A**), Cabos e módulos utilizados para monitoração da PVC com transdutor de pressão (**B**).

Pressão intra-abdominal (PIA)

A cavidade abdominal é um compartimento com complacência limitada. Vítimas de trauma abdominal grave, principalmente as submetidas à laparotomia abreviada, com hipotermia, acidose e coagulopatia, frequentemente apresentam aumento continuado da PIA. Esta situação também pode ser encontrada em outras entidades, mesmo na ausência de doença intra-abdominal. O aumento da PIA pode ter como consequência a síndrome compartimental abdominal (SCA)[24].

A SCA ocorre quando há um aumento de pressão em um espaço anatômico fechado, dificultando a viabilidade dos tecidos ao redor. Quando esse espaço envolvido é a cavidade abdominal, múltiplos sistemas orgânicos são afetados e o desfecho pode ser ruim. A SCA é definida como uma disfunção orgânica sintomática que resulta do aumento da PIA[25].

A monitoração da PIA está indicada em pacientes com risco de desenvolvimento de HIA ou síndrome compartimental aguda[26].

É importante ressaltar que frequentemente o diagnóstico de HIA passa despercebido e somente na presença de falências orgânicas se reconhece o aumento da PIA. Isso deve ser evitado selecionando os pacientes de risco para HIA e SCA e monitorando a PIA de rotina nesses pacientes. Dessa forma, o diagnóstico de HIA será precoce e as medidas para evitar a progressão para SCA podem ser empregadas[25].

Fatores de risco para HIA e SCA			
Diminuição da complacência abdominal	***Aumento do conteúdo abdominal***	***Coleção abdominal com fluido, ar ou sangue***	***Extravasamento capilar e ressuscitação volêmica***
Ventilação mecânica	Gastroparesia	Disfunção hepática com ascite	Acidose
Uso de PEEP e auto-PEEP	Distensão gástrica	Infecção abdominal	Hipotermia
Pneumonia basal	Íleo	Hemoperitônio	Coagulopatia (plaqueta < 50.000/mm^3 ou TTPA > 2 × normal ou TP, 50% ou INR > 1,5)
Índice de massa corpórea elevado	Volvo	Pneumoperitônio	Politransfusão/trauma (> 10 UI concentrado de hemácias)
Cirurgia abdominal (vascular)	Obstrução pseudocolônica	Trauma maior	Sepse, sepse grave ou choque séptico
Posição prona	Tumor abdominal	Diálise peritoneal	Ressuscitação volêmica maciça (> 5 L coloide ou > 10 L cristaloide em 24 horas com extravasamento capilar e balanço hídrico positivo)
Sangramento parede abdominal	Hematoma parede abdominal ou retro peritoneal	Laparoscopia	Grande queimado
Correção hérnia, grande gastrosquise ou onfalocele	Dieta enteral		
Queimadura com escara abdominal	Tumor intra-abdominal ou retroperitoneal		
	Laparotomia para controle de lesões		

Fonte: Adaptado de Síndrome Compartimental Abdominal, 2009.

Valores normais

A PIA é geralmente 0 mmHg durante ventilação espontânea e ligeiramente positiva no paciente em ventilação mecânica, devido à transmissão da pressão intratorácica através do diafragma[25].

A PIA normal varia entre 0 mmHg–12 mmHg e pode estar relacionada ao índice de massa corporal (IMC) de acordo com alguns autores.

Pressões acima de 15 mmHg–20 mmHg são capazes de causar redução do débito urinário, aumento da pressão respiratória e redução do débito cardíaco. Quando > 25 mmHg, mudanças fisiológicas são frequentes e clinicamente significativas: muitos médicos consideram este nível de PIA suficiente para indicar descompressão cirúrgica.

Após o Congresso Mundial sobre o tema em 2004, a HIA foi definida como a presença repetida ou sustentada de PIA ≥ 12 mmHg. A SCA ocorre nos casos de PIA > 20 mmHg, na presença de pelo menos uma nova disfunção orgânica.

A incidência e a prevalência de HIA são elevadas e dependem da natureza da população estudada, mas poucos centros têm uma rotina de medida de PIA estabelecida[27].

Gradação

Depois de realizadas as medidas com a técnica correta, deve-se classificá-las nos seguintes graus:

Grau	***PIA (mmHg)***	***PIA (cmH$_2$O)***
1	12–15	16–20
2	16–20	21–27
3	21– 25	28–34
4	> 25	> 34

Indicações

A monitoração da PIA deve ser realizada naqueles pacientes que apresentam risco de desenvolver HIA ou cuja evolução possa sugerir a presença de SCA. Dessa forma, são candidatos os doentes que apresentem dados que levem à suspeita de SCA ou sejam susceptíveis a ela:

- Instabilidade hemodinâmica.
- Distensão abdominal.
- Dificuldade respiratória.
- Hipóxia.
- Hipercapnia.
- Oligúria.
- Redução do débito cardíaco[24].

Complicações potenciais do procedimento

Desenvolvimento de infecção do trato urinário, secundária à manipulação do sistema de drenagem e desconforto abdominal.

Conhecimentos necessários

A obtenção do histórico de saúde do paciente permite reconhecer fatores de risco que o predispõem à HIA e à SCA.

Na avaliação do paciente, os sinais abaixo indicam mudanças fisiopatológicas nos órgãos e sistemas, associados com inicio ou presença de hipertensão intra-abdominal e síndrome compartimental aguda:

- Bradicardia.
- Hipotensão arterial.
- Oligúria ou anúria.
- Aumento da pressão inspiratória, hipercapnia e hipóxia.
- Aumento da pressão intracraniana.
- Rigidez da parede abdominal.

A bexiga age como um reservatório passivo e reflete precisamente a PIA quando o volume intravesical for ≥ 100 mL[26].

Alterações fisiológicas associadas à HIA e à SCA

Cardiovascular

- Aumento da pressão venosa central (PVC), pressão de artéria pulmonar (PAP), pressão capilar pulmonar (PCP) e resistência vascular pulmonar (RVP).
- Diminuição do débito cardíaco.
- Diminuição do retorno venoso.

Consideração – O aumento da PIA impede o retorno venoso.

Renal

- Diminuição do fluxo sanguíneo renal.
- Diminuição da pressão de filtração glomerular.
- Diminuição do débito urinário.

Consideração – O aumento da PIA comprime o parênquima renal, reduzindo o fluxo sanguíneo e a diurese.

Pulmonar

- Aumento da pressão intratorácica.
- Aumento do pico de pressão inspiratória.
- Diminuição da complacência.

Consideração – O aumento da PIA provoca elevação da pressão intratorácica e limita a excursão diafragmática, favorecendo a hipoventilação e a hipóxia.

Neurológico

- Diminuição da pressão intracraniana;
- Diminuição da pressão de perfusão cerebral.

Consideração – O aumento da PIA dificulta o retorno venoso do cérebro, aumentando a congestão venosa cerebral.

Gastrointestinal/hepático

- Baixo fluxo celíaco e portal.
- Diminuição do *clearance* de lactato.
- Diminuição do fluxo sanguíneo para mucosas (diminuição do pH).

Consideração – O aumento da PIA reduz a perfusão dos órgãos abdominais[26].

Equipamentos e materiais

- Luvas estéreis.
- Sonda vesical de demora de três vias.
- Material para sondagem vesical.
- Monitor cardíaco com sistema de pressão invasiva.
- Cabo de pressão.
- Equipo de macrogotas.
- Dois frascos de solução salina 0,9% de 500 ou 1.000 mL.
- Bolsa pressurizada de tamanho apropriado.
- Sistema transdutor de pressão.
- Torneira de três vias[26].

Medida da PIA

Apesar de a medida direta de pressão intraperitoneal, realizada por cirurgia laparoscópica, ser o padrão-ouro para mensurar a PIA, os estudos mostraram que podem ser usados meios indiretos, como a via transvesical, mas também é considerado um procedimento invasivo. A medida vesical é o método considerado mais simples e com menor custo. A PIA deve ser interpretada em mmHg, medida no final da expiração e com o paciente na posição supina, na ausência de contração abdominal[25].

Sequência

- Posicionar o paciente em decúbito dorsal horizontal antes da medição da pressão da bexiga. Essa posição reduz o efeito da pressão dos órgãos abdominais sobre a bexiga, reduzindo a chance de a PIA medida não corresponder à realidade. Os pacientes que não toleram essa posição podem fazer as medicações com a cabeceira da cama elevada. Entretanto, a mesma posição deve ser usada em todas as medições subsequentes para que sejam obtidas resultados comparáveis.
- Realizar cateterização vesical com técnica asséptica e conectar ao sistema fechado de drenagem.
- Higienizar as mãos.

- Montar o sistema de transdutor de pressão. Preencher o sistema com solução salina e pressurizar com 300 mmHg.
- Preparar o soro fisiológico (com escala de graduação de volume). Conectando-o ao equipo.
- Conectar o sistema pressurizado ao cabo transdutor e adaptá-lo ao módulo de pressão invasiva do monitor.
- Caso o paciente não esteja sondado, realizar o procedimento com técnica asséptica, utilizando sonda de três vias.
- Conectar a torneira de três vias na terceira via da sonda vesical e, em seguida, os equipos do pressurizador e do soro fisiológicos nas duas vias de saída dessa torneira.
- Zerar o sistema com a pressão atmosférica. O "zero" deve ser obtido na altura da sínfise púbica, ao nível da linha axiliar média (A sínfise púbica está próxima do nível da bexiga e deve ser usada como ponto de referência. Marcar a posição garante o uso do mesmo ponto de referência. O transdutor pode ser fixado ao lado do paciente ou ser colocado sobre o paciente ao nível da sínfise púbica.) Para zerar o sistema, abrir a torneira de três vias do transdutor de pressão para o ar ambiente e fechar para o paciente, acionando a tecla "zero" no monitor.
- Clampear o sistema de drenagem na parte distal da conexão da bolsa de drenagem[26].
- Fechar a torneira de três vias conectada ao equipo com transdutor e abri-la para o equipo contendo soro fisiológico. Infundir rapidamente entre 25 mL e no máximo 50 mL. Originalmente, grandes volumes eram usados nessa instilação, mas foi demonstrado que isso superestimava o valor da PIA. A *The World Society on Abdominal Comparment Syndrome* agora recomenda o uso de 25 mL de solução salina ou menos em crianças[25]. Recentemente, um estudo clínico demonstrou a suficiência de pequenos volumes (até 25 mL) para medida confiável da PIA. Mesmo alíquotas tão pequenas seriam capazes de eliminar o ar do sistema. Volumes > 50 mL se associaram a valores superestimados de pressão[27]. Mensurar o valor infundido usando a escala de graduação.
- Fechar a pinça do equipo com soro fisiológico e abrir a torneira de três vias para o equipo com transdutor.
- Visualizar as ondas ao monitor.

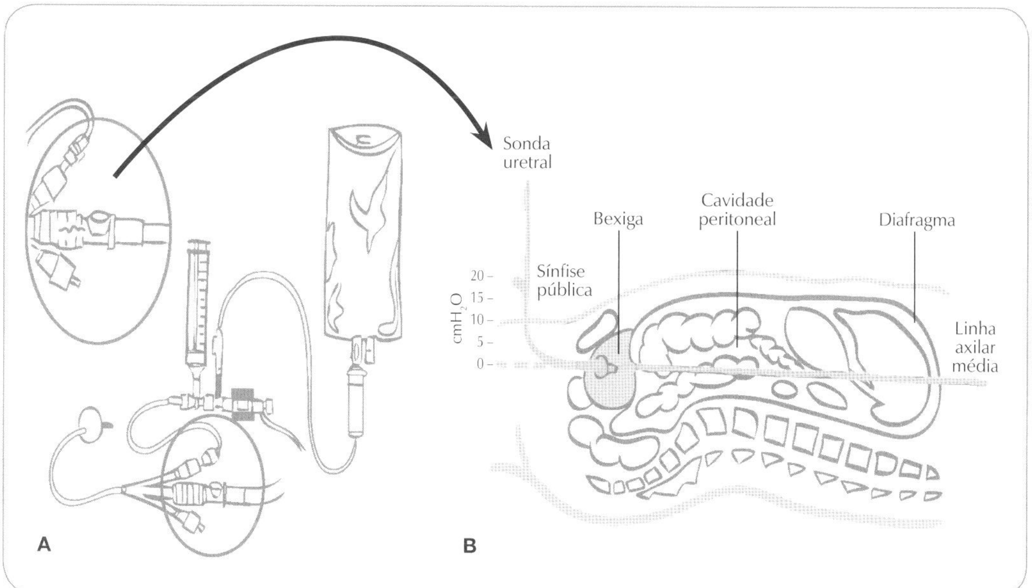

Figura 6.19 Montagem do sistema de monitoramento da pressão intra-abdominal através de cateter urinário (**A**); O transdutor é zerado e posicionado na crista ilíaca ao nível da linha axilar média (**B**).

- Medir a pressão intra-abdominal ao final da expiração. Após obter o valor numérico na tela do monitor, abrir a drenagem da sonda vesical.
- O sistema fechado para mensuração deve ser trocado a cada 72 horas, conforme a rotina do setor[26].
- Como o método é intermitente, deve ser realizado no intervalo de 4–6 horas, exceto nos pacientes com disfunção orgânica grave, os quais devem ter sua medida tomada de hora em hora.
- A medida da PIA pode ser descontinuada se o paciente não tiver mais disfunção orgânica aguda e valores de PIA < 10 mmHg por 24–48 horas[25].

Monitoração por cateter de artéria pulmonar (CAP)

Desenvolvido por Swan Ganz, que possibilitou a monitoração de parâmetros na artéria pulmonar. Conhecido por CAP, fornece informações importantes relacionadas ao desempenho cardiovascular e auxilia nas intervenções terapêuticas à beira do leito. O método de termodiluição é o mais utilizado para se aferir o débito cardíaco.

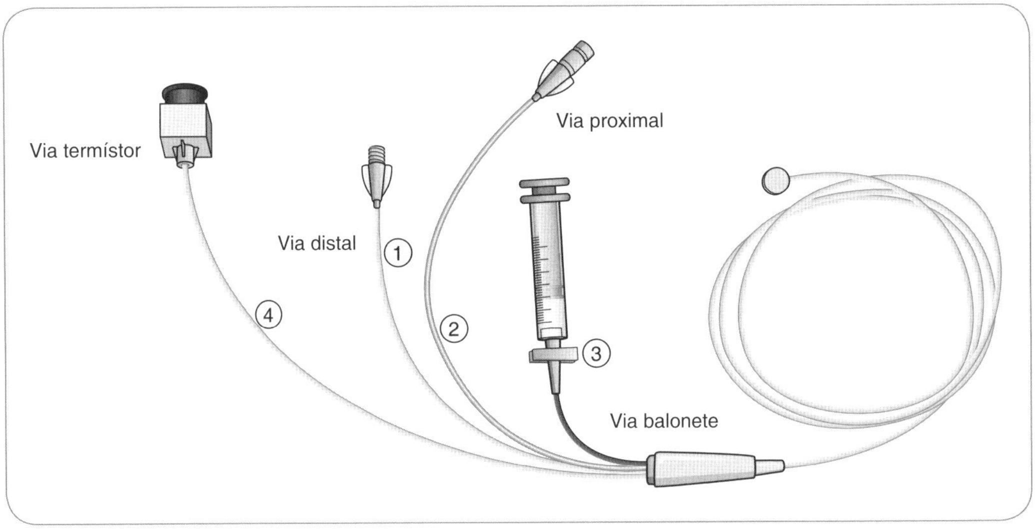

Figura 6.20 Cateter de artéria pulmonar intermitente.

Utiliza soro fisiológico gelado ou em temperatura ambiente, aplica-se uma injeção desse soro na via proximal do CAP, e um sensor térmico localizado em sua extremidade registra a variação da temperatura do sangue na artéria pulmonar.

O CAP mede 110 cm, onde possui quatro lúmens:

- *1º Lúmen distal (1):* monitora a pressão da artéria pulmonar e é indicado para coleta de amostra sanguínea de gasometria venosa.
- *2º Lúmen proximal (2):* monitora a pressão de átrio direito ou a pressão venosa central.
- *3º Lúmen para preenchimento do balão (3):* localizado na extremidade distal do CAP, é utilizado para insuflar o balão.
- *4º Lúmen do termístor (4):* localizado a 4 cm da extremidade distal, é utilizado para mensurar a temperatura sanguínea na artéria pulmonar.

Indicações

- Resposta à terapêutica em pacientes com infarto agudo do miocárdio, insuficiência cardíaca congestiva crônica descompensada e refratária, disfunsão valvar aguda, tamponamento cardíaco, monitoração intra e pós-operatória de cirurgia cardíaca em pacientes cardiopatas importantes.

- Edema agudo pulmonar cardiogênico e não cardiogênico.
- Choque de qualquer etiologia.
- Monitoração da evolução de pacientes críticos.

Material

- 1 suporte de soro.
- 2 frascos de 500 mL de solução fisiológica a 0,9%.
- 1 frasco de heparina sódica de 5.000 UI/mL.
- 2 bolsas pressurizadoras.
- 2 etiquetas para se identificar o soro.
- 2 kits transdutores de pressão descartáveis com sistema de irrigação acoplado.
- 2 etiquetas coloridas para identificação do transdutor (acompanha o kit descartável).
- 1 suporte para o sistema transdutor de pressão.
- 2 módulos e 2 cabos de monitoração de pressão.
- 1 cateter de artéria pulmonar 7,5 French.
- 1 introdutor para cateter de artéria pulmonar 8,5 French.
- Luvas estéreis.
- 1 kit estéril para passagem do cateter central, contendo 1 bandeja, 3 campos médicos e cirúrgicos, 1 avental cirúrgico, 2 compressas cirúrgicas estéreis, 1 cuba estéril, 1 pinça Koch, 1 pinça anatômica, 1 pinça Kelly curva, 1 porta agulha, 1 cabo para lâmina de bisturi.
- 1 lâmina de bisturi nº 11.
- 1 fio de mononylon 4.0.
- 1 seringa de 3 e 10 mL.
- 1 agulha 30 × 7.
- Gazes estéreis.
- 1 frasco de lidocaína a 2% sem vasoconstritor estéril.
- Fita adesiva.
- 1 almotolia com clorexidina degermante a 2%.
- 1 almotolia com clorexidina alcoólica a 0,5%.
- 1 escova com antisséptico para lavagem das mãos.
- 1 régua niveladora para mensuração de pressão.
- EPI.

Durante a passagem do cateter o enfermeiro tem o papel fundamental de auxiliar o médico na passagem, devendo também avaliar continuamente o traçado eletrocardiográfico do paciente durante a passagem, o reposicionamento e a retirada do CAP, devido ao risco de arritmias. Mantenha o carro de emergência próximo ao leito.

A partir das medidas pressóricas e do débito cardíaco, o computador realiza cálculos hemodinâmicos, tais como índice cardíaco, resistências vasculares sistêmicas, resistência vascular pulmonar, volume sistólico, trabalho sistólico do ventrículo direito e trabalho sistólico do ventrículo direito. Sua retirada pode ser feita pelo médico ou enfermeiro, devendo antes haver a consulta dos exames laboratoriais de coagulograma e plaquetas.

Material para mensuração

- 1 sistema fechado para mensuração de débito cardíaco intermitente.
- 2 kits transdutores previamente acoplados à solução fisiológica heparinizada e pressurizada entre 150 mmHg–300 mmHg: um, conectado à via proximal, e o outro à distal do CAP.

- Monitor com capacidade de computação do débito cardíaco.
- 1 cabo de sensor de temperatura.

Técnica

- Lave as mãos.
- Utilize EPI.
- Conecte o cabo do sensor de temperatura ao lúmen do termístor do cateter de termodiluição.
- Digite a constante adequada para o modelo do cateter de termodiluição em uso, a temperatura e o volume Fo injetado.
- Aspire 10 mL de soro fisiológico e através do sistema fechado que está acoplado à via proximal (azul).
- Pressione a tecla e iniciar DC no computador.
- Injete 10 mL de solução fisiológica em menos de 4 s na via proximal do CAP.
- Aguarde a curva da termodiluição e o valor da medida apareerem no monitor. Repita o procedimento de três a cinco vezes, aceitando uma variação máxima de 10% entre as medidas, e obtenha uma média dos três valores.
- Insira no canal de cálculos os valores de frequência cardíaca, pressão arterial média, pressão arterial pulmonar média, pressão venosa central, pressão de capilar pulmonar, peso e altura do paciente.

Mensuração do débito cardíaco contínuo

Tem seis lúmenes o cateter de arteria pulmonar para mensuração contínua de débito e índice cardíaco, saturação venosa mista e volume diastólico final de ventrículo direito:

- *Lúmen amarelo – distal:* monitora a pressão arterial pulmonar.
- *Lúmen azul – proximal:* monitora pressão venosa central. Utiliza-se para infundir o injetante na aferição do débito cardíaco.
- *Lúmen para o enchimento do balão:* localiza-se na extremidade distal para insuflar o balão.
- *Lúmen do termístor:* localiza-se a 4 cm da extremidade distal, mensura a temperatura sanguínea, a artéria pulmonar, também serve para medir débito cardíaco por termodiluição.
- *Lúmen de oximetria:* na extremidade distal, faz mensuração de saturação venosa mista por meio de espectrofotometria de reflexão continuamente.
- *Lúmen do filamento térmico:* fica na marca de 14–25 cm da extremidade distal, emite ondas de energia térmicas que aquecem o sangue, utilizado para termodiluição contínua.

Para realizar a leitura continua é preciso:

- Conectar uma das extremidades do fio e alimentação elétrica ao monitor e a outra extremidade a uma fonte de corrente alternada.
- Ligar o monitor apertando o interruptor verde localizado na parte inferior esquerdo. Acenderá uma pequena luz verde e uma mensagem de autoteste.
- Conecte a extremidade do cabo de interface do cateter com o receptáculo correspondente localizado na parte inferior à direita.
- Conecte o módulo óptico ao conector da SVO_2 na parte dianteira do monitor. Aguarde 20 minutos para que o módulo óptico aqueça).
- Após o autoteste aparecerá na tela HOME.
- Conecte o cateter ao módulo óptico de leitura de SVO_2.

- Pressione SVO_2 na barra de toques azul do painel dianteiro.
- Selecione o modo *in vitro calibration*, na barra do toques.
- Use a tecla cursor para selecionar o nível de hemoglobina ou hematócrito do paciente e insira o valor correto utilizando a barra de toques.
- Pressione a tecla CAL para que surja a seguinte mensagem na tela *in vitro calibration in progress*. Ao término da calibração aparecerá a mensagem *in vitro calibration* OK. Após a inserção do cateter pelo médico, pressione a tecla start SVO_2.
- Aperte *in vivo calibration* para que surja na tela a mensagem *in vivo baseline setup in progress*. Após, pressione a tecla DRAW, colete uma amostra de sangue venoso misto da via distal do cateter de artéria pulmonar.
- Pressione a tecla cursor para a introdução dos valores de saturação venosa mista de oxigênio, hematócrito e hemoglobina.
- Ao término da inserção do cateter de artéria pulmonar, pressione START SVO_2. Após surgirá automaticamente com um valor de SVO_2.
- Pressione a tecla CCO para que se iniciem as medidas de débito cardíaco contínuo.

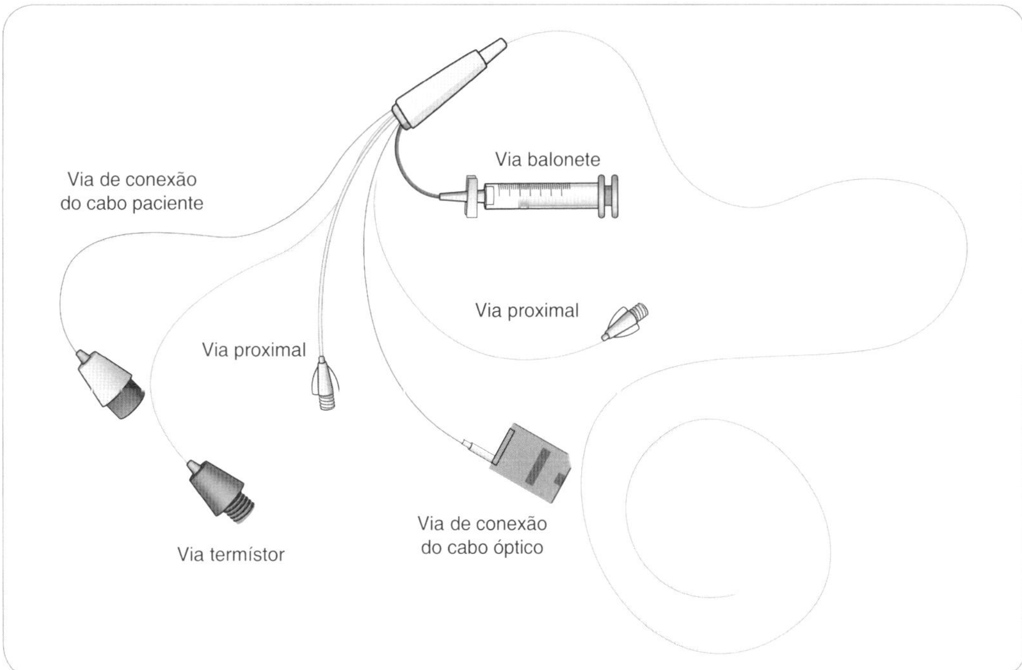

Figura 6.21 Cateter de artéria pulmonar para débito cardíaco contínuo.

Monitoração minimamente invasiva do débito cardíaco contínuo

O sistema de monitoração minimamente invasivo é constituído pelo sensor que é conectado ao monitor multiparâmetros do paciente e ao monitor de débito cardíaco minimamente invasivo. Não é necessária a calibração, mede continuamente o débito cardíaco, o volume sistólico e a variação desse volume por meio de uma linha de pressão arterial invasiva. Esse monitor permite o cálculo da resistência vascular sistêmica (RVS) e do índice de resistência vascular sistêmica (IRVS)

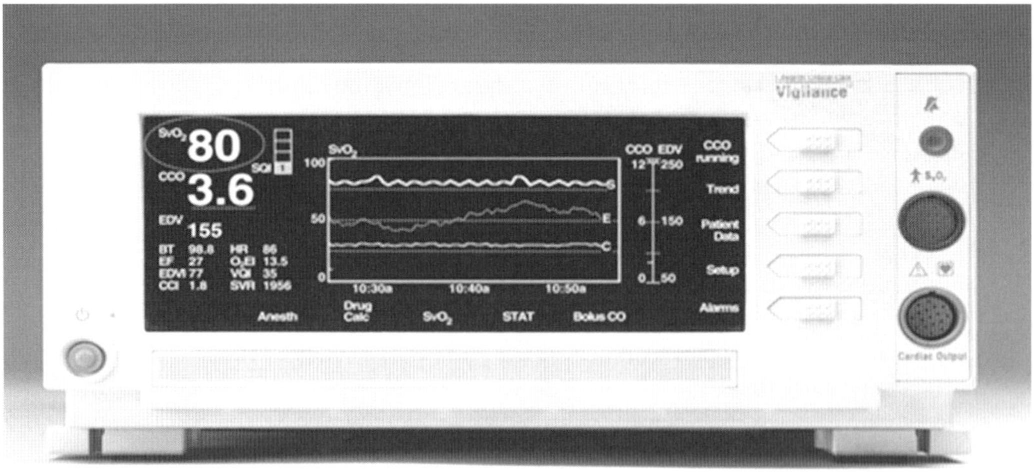

Figura 6.22 Monitor de débito cardíaco contínuo.

Sistematização da assistência de enfermagem

Diagnóstico de enfermagem (problema)	***Intervenções de enfermagem (cuidados de enfermagem)***	***Resultados***
Risco de débito cardíaco diminuído ou Débito cardíaco diminuído: O sangue bombeado pelo coração não é suficiente para atender às demandas metabólicas do corpo Perfusão tissular periférica ineficaz: redução da circulação sanguínea para os tecidos periféricos que podem comprometer a saúde Risco de perfusão cardíaca diminuída: risco de redução na circulação cardíaca Volume de líquidos excessivo: retenção aumentada de líquidos isotônicos Risco de volume de líquidos desequilibrados: risco de redução, aumento ou transferência rápida de líquidos de um compartimento para outro (intravascular, intersticial e/ou intracelular) Risco de integridade da pele prejudicada: risco de alterações deletérias da pele Proteção ineficaz: redução da capacidade de proteger-se das ameaças internas ou externas Risco de infecção: risco aumentado de ocorrer invasão por micro-organismos patogênicos Conhecimento deficiente: inexistência ou deficiência de informação cognitiva relacionada com o tópico específico Ansiedade: sentimento vago de inquietude de desconforto ou pavor, acompanhado de uma resposta autonômica (causa geralmente é inespecífica ou desconhecida para o paciente)	Comunicar alterações de sinais vitais Avaliar e comunicar alterações do nível de consciência Auxiliar no teste de Allen Zerar e calibrar os equipamentos de monitoração invasiva a cada 4 ou 12 horas Manter extensões do sistema de monitoração pérvia, livre de ar, bolha e dobras Avaliar perfusão e temperatura periférica dos membros com cateter de PAM a cada 4 horas ou quando necessário Avaliar padrão respiratório Monitorar e registrar perdas Trocar curativos dos locais de inserção de cateteres sempre que necessário e conforme rotinas institucionais Avaliar sinais flogísticos de inserções de cateteres e descrever quais são Trocar soluções de infusão intravenosa a cada 24 horas e o sistema descartável de monitoração há 72 horas ou conforme o protocolo institucional Controle rigoroso de injesta hídrica Realizar balanço hídrico Avaliar temperatura Orientar o paciente (se possível) da restrição de movimentação devido ao uso de cateteres para a monitoração hemodinâmica Explicar para os pacientes (se possível) a importância dos dispositivos que estão sendo utilizados para realizar a monitoração hemodinâmica invasiva Verificar alarmes dos monitores Manter repouso absoluto ou relativo com cabeceira elevada se houver instabilidade hemodinâmica Trocar eletrodos de monitoração cardíaca após o banho e comunicar se apresenta irritação na pele Rodiziar oxímetro de pulso e manguito	Apresentará estabilidade hemodinâmica (pressão arterial, débito cardíaco, perfusão/débito urinário, pulsos periféricos) Relatará ou demonstrará menos episódios de dispneia, angina e arritmias Apresentará eficácia na bomba cardíaca Reconhecerá sinais e sintomas de descompensação cardíaca. Estabilizará o volume de líquidos Controle do balanço hídrico Apresentará pele aquecida sem sinais de cianose, pulsos presentes e palpáveis, ausência de edema, dor ou desconforto Manterá pele íntegra nas regiões de aferições da pressão arterial e nos locais de colocação de eletrodo cardíaco

Referências bibliográficas

1. Araújo S. Riscos e Benefícios dos Procedimentos em UTI: Uma Avaliação Crítica da Monitorização do Sistema Cardiocirculatório. In: Silva MR (ed.). Choque. São Paulo: Ed. Atheneu, 1996:269-71.
2. Oliveira RP, Andreoli RLF, Pinheiro PAPC. Monitorização hemodinâmica não invasiva. In: Palomo JSH (ed.). Enfermagem em cardiologia. São Paulo: Ed. Manole, 2007:29:38-43, 45-50.
3. Junior DFM, Costa AC, Morbeck RA, Shiramizo SCPL. Monitorização do paciente grave. In: Knobel E. Condutas no paciente grave. 3ª ed. São Paulo: Ed. Atheneu, 2006, p. 2408.
4. Boaventura CS, Souza JG, Cortizo MBM, Santos PAJ. Monitorização hemodinâmica não invasiva. In: Guimarães HP, Falcão LFR, Orlando JMC (eds.). Guia Prático de UTI. São Paulo: Ed. Atheneu, 2008:248-49.
5. Smeltzer SC, Bare BG, Hinkle JL, Cheever KH. Brunner & Suddarth: Tratado de Enfermagem Médico-Cirúrgica. 10ª ed. Rio de Janeiro: Ed. Guanabara Koogan, 2008, p. 682.
6. Silva SC, Siqueira ILCP, Santos AE. Boas práticas de enfermagem em adultos: Procedimentos básicos. São Paulo: Ed. Atheneu, 2008, p. 21.
7. Amato MBP, Lorenzi-Filho G, Bueno MAS, Barbas CSV. Monitoração respiratória. In: Knobel E (ed.). Condutas no paciente grave. 3ª ed. São Paulo: Ed. Atheneu, 2006, p. 484-5.
8. Shaughnessy TE. Oximetria de pulso e capnografia. In: Parsons PE, Wiener-Kronisch JP (eds.). Segredos em terapia intensiva. 2ª ed. Porto Alegre: Ed. Artmed, 2003; 39:40-2.
9. Viegas CA. Gasometria arterial. Jornal de Pneumologia. 2002: 28(3): Suplemento: 234s.
10. Faria LS, Rossi FS, Deutsch AD. Monitoração respiratória. In: Knobel E, Stape A, Troster EJ, Deutsch AD (eds.). Terapia intensiva: Pediatria e Neonatologia. São Paulo: Ed. Atheneu, 2005; 155:157-59.
11. Akamine N, Barreto AJ, E Knobel. Anatomia e fisiologia cardiovascular. In: E Knobel (ed.). Terapia Intensiva: Hemodinâmica. São Paulo: Ed. Atheneu, 2005, 13.
12. Tallo FS, Mello PMF, Lopes RD. Monitoração respiratória básica, oximetria de pulso e capnometria. In: Mendes NT, Tallo FS, Guimarães HP (eds.). Guia de Ventilação Mecânica para enfermagem. São Paulo: Ed. Atheneu, 2011, 27.
13. Amaral JLG, Ferreira ACP, Ferez D, Geretto P. Monitorização da respiração: Oximetria e capnografia. Revista Brasileira de Anestesiologia, 1992; 42(1):53-5.
14. American Heart Association. Suporte Avançado de Vida Cardiovascular. São Paulo, 2011 [edição em Português].
15. Cintra EA. Monitorização Hemodinâmica Invasiva Assistência de Enfermagem. In: Terzi RGG, Araújo S (eds.). Monitoração hemodinâmica em UTI. São Paulo: Ed. Atheneu, 2004:357-9.
16. Tomé VE, Costa MPF. Assistência de Enfermagem e Procedimentos Técnicos em UTI. In: Guimarães HP, Falcão LFR, Orlando JMC. Guia prático de UTI. São Paulo: Ed. Atheneu, 2008:1749-50.
17. Carmine DG, Nunes TCS, Bulgarelli VS. Monitorização Hemodinâmica Invasiva. In: Palomo JSH. Enfermagem em Cardiologia: Cuidados avançados. São Paulo: Ed. Manole, 2007; 62:83-4.
18. Bridges EJ. Monitorização Hemodinâmica. In: Woods SL, Froelicher ES, Motzer SU (eds.). Enfermagem em cardiologia. São Paulo: Ed. Manole, 2005:499 e 509-10.
19. Izuka IJ, Prestes L, Scheider R. Cateter Arterial. In: Knobel E, Laselva CR, Moura Júnior DF (eds.). Terapia Intensiva: Enfermagem. São Paulo: Ed. Atheneu, 2006:218-20
20. Belela ASC, Pedreira MLG, Peterlini MAS, Kusahara DM, Carvalho WB, Gentil GC (eds.). Variabilidade na determinação do ponto externo de referência para medida da pressão venosa central em crianças. Jornal de Pediatria, 2006; 82(5):390.
21. Dias FS, Rezende E, Mendes CL, Réa-Neto A, David CM, Schettino G, Lobo SMA, Barros A, Silva E, Fiedman G, Amaral JLG, Park M, Monachini M, Oliveira MC, Santucci, Assunção C, Akamine N, Mello OCV, Pereira RAP, Costa Filho R, Araújo S, Pinto SF, Ferreira S, MItushima SM, Agareno S, Brilhante YNA. Monitorização Hemodinâmica Básica e Cateter de Artéria Pulmonar. Consenso Brasileiro de Monitorização e Suporte Hemodinâmico. Revista Brasileira de Terapia Intensiva, 2006; 18(1):64.
22. Santos ER, Leal R, Cavalheiro NA. Cateter Venoso Central. In: Knobel E, Laselva CR, Moura Júnior DF (eds.). Terapia Intensiva: Enfermagem. São Paulo: Ed. Atheneu, 2006:189-204.
23. Machado FS, Moura Júnior DF, Figueiredo LFP. Pressão Arterial Sistêmica, Pressão Venosa Central, Pressão da Artéria Pulmonar. In: Akamine N, Fernandes Junior CJ, Silva E, E Knobel (eds.). Terapia Intensiva: Hemodinâmica. São Paulo: Ed. Atheneu, 2005, p. 82.
24. Steiman M, Figueiredo LFP, Cal RGR. Monitorização da Pressão Intra-Abdominal. In: Knobel E. Condutas no paciente grave. São Paulo: Ed. Atheneu, 2006, p. 2236.
25. Bersani AL, Gomes JO, Braga ILS, Guimaraes HP, Lopes RD. Síndrome Compartimental Abdominal. Revista Brasileira Clínica Médica, 2009(7):313-21.
26. Yamashita MAA, Rosa CACA, D'Arco C. Pressão Intra-Abdominal. In: Knobel E, Laselva CR, Moura Júnior DF (ed.). Terapia Intensiva: Enfermagem. São Paulo: Ed. Atheneu, 2006, p. 503-9.
27. Japiassú AM, Falcão H, Freitas F, Freitas S, Souza PC, Lannes R, Sato RI, Dias A, Almeida GF, Soares M, Salluh JI. Mensuração da Pressão Intra-Abdominal nas Unidades de Tratamento Intensivo. A Opinião dos Médicos Intensivistas. Revista Brasileira de Terapia Intensiva, 2007; 19 (2):186-91.
28. Doenges ME, Moorhouse MF, Murr AC. Diagnóstico de Enfermagem – Intervenções/Prioridades/Fundamentos. Rio de Janeiro: Editora Guanabara Koogan, 2012.

capítulo 7

Desequilíbrio Hidroeletrolítico e Distúrbios Acidobásicos

• Norma Takei Mendes

Introdução

O estudo dos distúrbios hidroeletrolíticos e acidobásicos é de grande importância clínica. São distúrbios frequentes e muitas vezes determinantes prognósticos para a doença do paciente.

Esses distúrbios são comuns em pacientes em urgências e emergências, sejam eles portadores de patologias, como cetoacidose diabética e a síndrome da resposta inflamatória sistêmica, e em muitas ocasiões utilizam assistência ventilatória mecânica[1]. Devido a essa problemática é necessário que a equipe de enfermagem esteja pronta a reconhecer um distúrbio quando acontece e apta para assistir e antever problemas para esses pacientes, intervindo sempre que necessário.

A enfermagem tem papel fundamental no entendimento de tais distúrbios, pois continuamente presta seus cuidados e detecta as alterações clínicas. Por esse motivo, ela deve estar não só além da administração medicamentosa para o tratamento desses distúrbios, mas também como elo identificador das manifestações clínicas que ocorrem nos pacientes, podendo interagir com tais manifestações, diagnosticando e fazendo as intervenções de enfermagem cabíveis.

Sódio e água

O corpo humano é formado por uma solução aquosa que representa 50%–70% do peso corporal, e essa variação está relacionada com a quantidade de gordura presente no organismo, pois em gordura neutra, quase não há a existência de água. Assim, indivíduos obesos, embora mais pesados, possuem menos água no organismo. Nessa solução, o solvente é a água e o soluto é representado por substâncias orgânicas e inorgânicas[2,3].

Costuma-se dividir a distribuição de água no organismo em dois grandes compartimentos: intracelular e extracelular. O compartimento extracelular refere-se a toda a água externa às células e possui subcompartimentos: plasma, líquido intersticial e linfa, água dos ossos e líquidos transcelulares (Tabela 7.1). Na prática se aceita como 20% do peso corporal a representação do volume extracelular (VEC)[2-4].

Os líquidos transcelulares representam coleções de líquidos que não são simples transudatos, mas são líquidos secretados e incluem: secreções das glândulas salivares, pâncreas, fígado e árvore biliar, além dos líquidos nas cavidades pleural, ocular, peritoneal, no lúmen do trato gastrointestinal e líquido cefalorraquidiano. O terceiro espaço é um termo proposto para descrever a situação na qual o líquido extracelular é perdido ou sequestrado em uma área do corpo onde não há a participação das trocas e, consequentemente, não satisfaz as necessidades hídricas do paciente.

Tabela 7.1
Distribuição da água total em um adulto jovem§

Compartimento	*% do peso corporal*	*% da água total*
Plasma	4,5	7,5
Líquido intersticial linfático	12	20
Tecido conjuntivo denso e cartilagem	4,5	7,5
Água do osso (inacessível)	4,5	7,5
Transcelular	1,5	2,5
Extracelular total	27	45
Extracelular funcional*	21	-
Água total	60	100
Água intracelular	33	55

§Modificada de Edelman IS e Leibman J.

*O líquido extracelular funcional representa o extracelular total menos a água do osso e do líquido transcelular[2].

O volume intracelular não pode ser determinado diretamente e é deduzido através da água total do organismo e do volume extracelular. Considera-se a água total do organismo como sendo 60% do peso corporal e o volume extracelular 20%, concluindo-se que o volume intracelular é de 40% do peso total[2,3].

A composição eletrolítica do soro e dos líquidos intersticial e intracelular pode ser verificada na Tabela 7.2.

Tabela 7.2
Composição iônica do plasma, líquido intersticial e intracelular

Íons	*Plasma mEq/L*	*mEq/kg/H_2O*	*Líquido intersticial*	*Líquido intracelular*
		Cátion		
Sódio (Na^+)	142	151	144	± 10
Potássio (K^+)	4	4,3	4	156
Cálcio (Ca^{++})	5	5,4	2,5	± 3,3
Magnésio (Mg^{++})	3	3,2	1,5	26
Total	154	163,9	152	195,3
		Ânion		
Cloro (Cl^-)	103	109,7	114	± 2
Bicarbonato (HCO^{3-})	27	28,7	30	± 8
Fosfato (HPO^{4--})	2	2,1	2	95
Sulfato (SO^{4--})	1	1,1	1	20
Ácidos orgânicos	5	5,3	5	–
Proteínas	16	17	–	55
Total	154	163,9	152	180

A nutrição da célula e a remoção dos produtos do metabolismo celular somente são possíveis graças à existência de uma circulação capilar, que permite uma rápida troca de nutrientes através do líquido intersticial, entre a circulação e as células. O transporte pelo sangue dos nutrientes e catabólitos depende naturalmente da circulação do líquido, a qual depende, por sua vez, do volume de líquido circulante. Por isso, manter o volume plasmático é essencial[2].

A sede é regulada pelo mecanismo da sede, localizado no hipotálamo, nas áreas ventromedial e anterior. A desidratação celular seria detectada por osmorreceptores e poderia ocorrer nas seguintes circunstâncias: desprivação de água; administração de soluções hipertônicas cujos solutos não penetram nas células e depleção de potássio[2,3].

O déficit de VEC seria detectado por receptores de volume na parede dos vasos torácicos e ocorreria em hemorragia, depleção de sódio, vômito e diarreia, e em remoção ou sequestro de volume extracelular[2].

A manutenção do equilíbrio hídrico depende de uma adequada ingestão de líquidos, contrabalançando as perdas obrigatórias pelo rim, pele, pulmões e fezes. O organismo normal necessita pelo menos de 400 mL–600 mL de urina para eliminar os produtos do metabolismo e excessos da dieta. A quantidade média de líquidos perdidas e ingeridas durante o dia pode ser observada na Tabela 7.3[3].

Tabela 7.3
Balanço hídrico normal

Ingestão	*mL*	*Perdas*	*mL*
Via oral	1.500	Urina	1.400
Água dos alimentos	800	Pele	500
Metabolismo oxidativo	200	Respiração	400
		Fezes	200
Total	2.500		2.500

Observações: A perda de líquido pela pele e pelos pulmões aumenta de 100–300 mL para cada grau Celsius de febre; as perdas urinárias e pelo intestino podem ser muito grandes em pacientes com poliúria ou diarreia intensa; as perdas pela pele podem ser muito elevadas em dias com altas temperaturas.

O rim é capaz de manter a osmolaridade sérica dentro de uma faixa constante de 280–320 mOsm/kg de água. A sede e a liberação do hormônio antidiurético pela hipófise são os principais elementos na manutenção do balanço da água corporal[2-4].

Em casos de reposição parenteral de água e eletrólitos é conveniente saber as transformações de gramas e miligramas em mEq e mmoL, e vice-versa (Tabela 7.4)[3,4], além do conteúdo de eletrólitos nas soluções de reposição (Tabela 7.5)[3,4].

Tabela 7.4
Transformação de miliequivalentes (mEq) em gramas (g)

1 mEq Na = 23 mg Na = 58,5 mg NaCl

1 g Na = 2,54 g NaCl = 43 mEq Na

1 g NaCl = 0,39 g Na = 17 mEq Na

1 mEq K = 39 mg K = 74,5 mg KCl

1 g K = 1,91 g KCl = 26 mEq K

1 g KCl = 0,52 g K = 13 mEq K

1 mEq Ca = 20 mg Ca

1 g Ca = 50 mEq Ca

1 g Pi = 32 mmoL Pi

1 g Mg = 10,2 g $MgSO_4$, 7 H_2O = 82 mEq Mg

1 mEq Mg = 0,12 g $MgSO_4$, 7 H_2O

Tabela 7.5
Conteúdo de eletrólitos em diversas formulações

Formulação	*Quantidade (mL)*	*Quantidade (mEq ou g)*
$NaHCO_3$ 7,5%	50 mL	44,6 mEq Na
$CaCl_2$, 2 H_2O	10 mL	13,6 mEq Ca
Gluconato de Ca	10 mL	4,6 mEq Ca
$MgSO_4$, 7 H_2O	2 mL	8,1 mEq Mg
Glicose 50%	50 mL	25 g
KCl 10%	10 mL	13 mEq
NaCl 20%	20 mL	68 mEq

A osmolaridade sérica pode ser mantida diretamente ou estimada utilizando a dosagem de sódio (mEq/L), potássio (mEq/L), ureia (mg/dL) e glicose (mg/dL), de acordo com a fórmula:

Osmolaridade (mOsm/kg de água) = 2 × (Na = K) + (ureia/6) + (glicose/18)[2,3].

O sódio é o principal elemento do líquido extracelular (LEC), em que é mantido de forma ativa através da bomba de Na-K/ATPase. A concentração intracelular do sódio é de aproximadamente 10 mEq/, enquanto o LEC é de 140 mEq/L. O sódio e seus dois principais ânions, o cloro e o bicarbonato, constituem 90% ou mais da quantidade de soluto no líquido extracelular[2-4].

A ingestão de sódio da dieta é muito variável, de 50–350 mEq/dia. Nos países ocidentais, a ingestão média é de 150 mEq/dia, equivalente a 3,5 g/dia em adultos normais[3,6].

O íon sódio, uma vez absorvido, distribui-se da seguinte maneira: 45% para o líquido extracelular, 7% para o líquido intracelular e 48% para o esqueleto[2,3].

A quantidade de sódio no líquido intracelular é pequena, devido a mecanismos que ativamente eliminam o sódio das células. Os sais de potássio constituem-se nos principais solutos intracelulares. A quantidade de sódio corporal é determinada também pela ingestão e por perdas extrarrenais, mas a sua principal regulação é realizada pelo rim, capaz de conservar sódio em condições de depleção ou de excretar grandes quantidades em casos de sobrecarga[2].

O acúmulo de sódio leva o transporte de água por osmose, provocando expansão do LEC e hipervolemia; inversamente, a depleção de sódio causa contração do LEC e hipovolemia[2-4].

A regulação da osmolaridade extracelular é realizada por outros processos que envolvem o hormônio antidiurético (ADH), mecanismos renais de concentração e diluição da urina e a sede. Assim, o acúmulo de água em situações patológicas de desregulação desses processos acarreta diminuição da osmolaridade do LEC, expansão intracelular e hiponatremia, enquanto a falta de água leva ao aumento da osmolaridade do LEC, concentração intracelular e hipernatremia[3,4].

Uma característica importante da homeostasia da água e do sódio é a manutenção prioritária do volume circulante efetivo para garantir a perfusão tecidual. Em situações de contração de volume e oferta de água, o rim retém água livre para preservar volume, mesmo à custa de hiponatremia. Em situações de perda de ácidos e de líquidos, o rim retém sódio e bicarbonato, mesmo à custa de alcalose metabólica[2,3].

Quando ocorre redução do volume, o primeiro mecanismo de defesa é a taquicardia e a vasoconstrição periférica, na tentativa de manutenção do débito cardíaco[1].

O maior determinante da excreção de sódio é o volume sanguíneo arterial, que depende do débito cardíaco e da resistência arterial periférica. Após leve redução desse volume, ocorre ativação de barorreceptores presentes no seio carotídeo, arco aórtico, ventrículo esquerdo e aparelho justaglomerular, com aumento da atividade simpática e elevação das catecolaminas plasmáticas. No rim há um aumento da resistência arteriolar resultando em hipoperfusão renal com elevação da reabsorção de sódio e água.

A estimulação simpática do hipotálamo provoca a liberação do ADH, que também aumenta a absorção de água pelo rim. O ADH por ser um potente vasoconstritor e também reduz a perfusão renal[2,3].

A ação de barorreceptores e hormônios extrarrenais e a redução do volume circulante efetivo causam a estimulação beta-adrenérgica, que ativa o sistema renina-angiotensina-aldosterona, promovendo vasoconstrição, estimulação do centro da sede, aumentando a quantidade de água e sal no organismo[3].

Formação de edema

Edema é definido como acúmulo de líquido no espaço intersticial. Na prática clínica nos deparamos com pacientes com edemas de pequenas dimensões, localizados, por exemplo, em uma extremidade de um membro. Em outras situações somos apresentados a pacientes com grandes edemas, envolvendo, inclusive, cavidades. Para que o edema ocorra deve haver uma quebra dos mecanismos que controlam a distribuição do volume de líquido no espaço intersticial. Essa desregulação pode ser localizada e envolver apenas os fatores que influenciam o fluxo de fluido ao longo do leito capilar, ou, ainda, secundária às alterações dos mecanismos de controle do volume do compartimento extracelular e do líquido corporal total, ocasionando edema generalizado[2-4].

Em 1896, Starling descreveu as forças fisiológicas que controlam o movimento de fluidos ao longo do leito capilar e que, quando alteradas, podem gerar o edema. O fluxo dos fluidos, em nível capilar, depende da permeabilidade da parede capilar, definida pela constante Kf, e pela diferença entre as variações das pressões hidrostáticas (ΔPc) e da pressão oncótica ($\Delta \pi c$) ao longo do leito capilar.

$$\text{Assim: Fluxo} = Kf.\ (\Delta Pc - \Delta \pi c)$$ [3,4]

Em condições fisiológicas, espera-se que a pressão hidrostática, na extremidade arteriolar do leito capilar, seja maior do que a pressão oncótica do plasma. Esse gradiente de pressão faz com que haja fluxo de fluido do compartimento intravascular para o interstício. Ao longo do capilar, a pressão hidrostática se reduz de forma significativa. Em adição, a saída do fluido intravascular faz com que a concentração de proteínas intracapilares se eleve, o que acarretará um discreto aumento da pressão oncótica. Assim, ocorrerá a inversão do gradiente de pressão na extremidade venosa da rede capilar, ou seja, a pressão oncótica tornar-se-á maior que a pressão hidrostática. O eventual excesso de líquido no espaço intersticial será drenado através dos vasos linfáticos. Perturbações nas variáveis que regem o equilíbrio de Starling poderão ocasionar edema. Caso ocorram em um território capilar restrito, haverá formação de edema localizado[2-4].

Os grandes edemas envolvem alterações sistêmicas mais complexas, sendo ocasionados, na maioria das vezes, por perturbações nos mecanismos de controle do volume extracelular. Nesse caso, haverá aumento do volume extracelular e do peso corpóreo. O aparecimento de edema é consequência de alterações na homeostasia do sódio e da água. A fisiopatologia das doenças, os processos (mórbidos) são multifatoriais. Na dependência de tais fatores, ficam caracterizados os edemas como: cardíaco, renal, cirrótico ou nutricional, que, além das características fisiopatológicas próprias de cada grupo, apresentam também etiologia específica[2].

A distribuição do edema generalizado é afetada por fatores locais e gravitacionais. Assim sendo, o líquido intersticial em excesso pode acumular-se nos membros inferiores de pacientes ambulatoriais e região perissacra em pacientes acamados. A baixa pressão do turgor tecidual nas regiões periorbital e escrotal pode acentuar o edema nestas áreas[3].

O edema revela o sinal de cacifo quando a pressão digital deixa uma depressão transitória na pele. Em algumas situações clínicas, o edema não revela o sinal de cacifo, pois a pressão digital não consegue mobilizar o líquido intersticial devido à obstrução linfática (linfedema) ou fibrose do tecido subcutâneo, que pode ocorrer na obstrução venosa crônica[2-4].

É importante salientar que pode haver um acúmulo de quatro a cinco litros de líquido no compartimento extracelular antes que o paciente ou a equipe percebam o edema com sinal de cacifo presente. Há, entretanto, sinais e sintomas sugestivos do excesso de líquido no organismo: ganho de peso, flutuações diárias no peso (mais pesado à noite), redução de diurese, noctúria, tosse ou dispneia ao deitar-se e dispneia aos esforços[3,4].

Hiponatremia

Hiponatremia significa uma baixa proporção da relação sódio/água, o que é causada por um excesso relativo de água em relação ao sódio corporal total. Define-se hiponatremia como sendo uma concentração sérica de sódio < 135 mEq/L[2].

Deve-se distinguir a pseudo-hiponatremia (com osmolalidade normal, em torno de 295 mOsm/kg H_2O), causada pelo aumento de lipídios e proteínas e pelo acúmulo de outros solutos no sangue, como glicose, manitol e ureia[2].

A hiponatremia com osmolalidade baixa (< 285 mOsm/kg H_2O) decorre da deficiência absoluta ou relativa de volume circulante (doença de Addison e estados de retenção hídrica, como ocorre no *Kwashiorkor*, insuficiência cardíaca congestiva, síndrome nefrótica, cirrose, sepses e em pós-traumatismos graves). Nesses casos, também denominados "intoxicação pela água", geralmente há retenção anormal da água ingerida (ou administrada, na forma de soro glicosado a 5%) e da secreção (inapropriada) do hormônio antidiurético (ADH)[2,3].

Podem-se dividir as hiponatremias conforme o distúrbio renal subjacente[3,4]:

- Diminuição da oferta de cloreto de sódio ao segmento ascendente espesso da alça de Henle: isso pode ocorrer por diminuição da filtração glomerular (diminuição da perfusão renal, ICC) ou por reabsorção excessiva de NaCl no túbulo proximal (ICC, cirrose com ascite/hipovolemia) ou por ambas.
- Diminuição na reabsorção de NaCl no segmento espesso ascendente da alça de Henle (por diuréticos de alça, como a furosemida).
- Secreção aumentada de hormônio antidiurético.

Os sinais e sintomas de hiponatremia geralmente ocorrem quando há diminuição rápida dos níveis de sódio ou quando o Na^+ sérico é < 120 mEq/L. Os sintomas principais decorrem do "edema cerebral" (*brain swelling*) e incluem confusão mental, letargia, hipotermia, tremores, respiração Cheyne-Stokes, anorexia, convulsões e coma, além de náuseas, vômitos, cãibras e fraqueza[2-4].

É comum o registro de balanço hídrico positivo nos dias anteriores ao desenvolvimento da hiponatremia, ganho de peso e, eventualmente, edema pulmonar ou sistêmico. Deve-se medir o sódio urinário, que está aumentando (> 30 mEq/L) em casos de secreção inadequada de ADH, ou diminuído (< 15 mEq/L), quando há diminuição do volume circulante efetivo. Os níveis séricos de ácido úrico também podem ser úteis, estando aumentados na apropriada e diminuídos na secreção inapropriada de ADH[2].

Na hiponatremia grave, sódio < 120 mEq/L associado a sintomas neurológicos: deve-se ter em mente que a correção muito rápida da hiponatremia pode complicar-se com uma doença neurológica grave, a mielinólise pontina central, manifestada por mutismo, quadriparesia, paralisia bulbar e morte[2,3].

Além da restrição de aporte hídrico para menos de 1 litro/dia (incluindo soro glicosado), pacientes com diminuição do volume efetivo devem receber NaCl a 20%, objetivando aumentar o Na^+ sérico para 120 a 125 mEq/L, em um período de 6 horas. Uma fórmula frequentemente citada é a seguinte[2-4]:

$$\text{Na+ necessário (mEq)} = (125 - \text{Na}^+ \text{ sérico medido}) \times \text{peso corporal (kg)} \times 0{,}6.$$

A administração de dimetilclortetraciclina e de lítio pode ser útil, já que inibem a ação do ADH e aumentam a excreção renal de água livre (Fluxograma 7.1)[2,3].

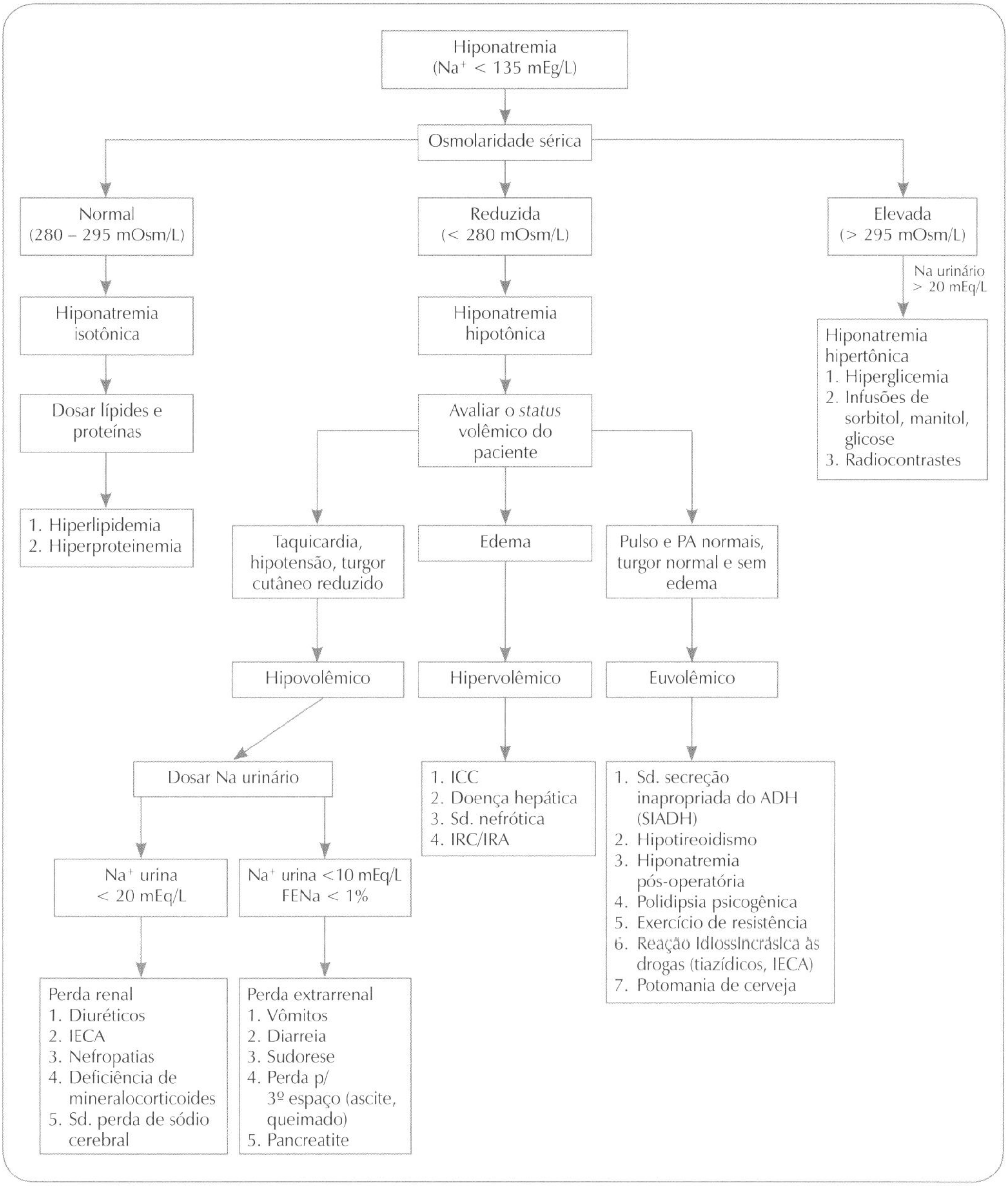

Fluxograma 7.1

Hipernatremia

Definida por valores de sódio séricos > 145 mEq/L. A hipernatremia ocorre sempre que a ingestão de água é menor do que a soma das perdas hídricas renais e extrarrenais de sódio. Pode ser definida fisiopatologicamente como uma incapacidade renal de concentrar a urina. Mais comumente decorre de iatrogenia pela "hidratação de rotina" com soro fisiológico 0,9% ou soro Ringer ou após correção de acidose com bicarbonato de sódio ou sudorese excessiva. Nos indivíduos idosos merece ser ressaltada a baixa ingestão de água, em geral decorrente de baixa oferta. Pacientes em litioterapia podem desenvolver *diabetes insipidus* nefrogênico, com poliúria e polidipsia, e hipernatremia[2-4].

A sede é um sintoma proeminente em indivíduos conscientes, mas a ingestão deficiente de água pode ser causada pelo quadro de coma (ou obnubilação), associado ou não com diurese (osmótica) excessiva[2].

A hiperosmolaridade provoca contração de todas as células do corpo, incluindo neurônios; as manifestações mais comuns são a sede intensa, confusão mental, fraqueza, náuseas, oligúria, irritabilidade e cãibras[2,4].

A administração de água por via oral ou, em casos de rebaixamento da consciência, solução IV de soro glicosado a 5%. Alguns autores recomendam que quando a hipernatremia excede 160 mEq/L deve ser corrigida lentamente para se evitar desenvolvimento de edema cerebral ou convulsões[2].

Potássio

O potássio é o principal cátion intracelular. A quantidade corporal total é em torno de 60 mEq/kg de peso corporal, sendo que 98% do potássio localizam-se no espaço intracelular com uma concentração de aproximadamente 150 mEq/L, enquanto no extracelular é de 3,5 mEq/L–5 mEq/L[2].

A ingestão diária de potássio varia de 50 mEq/dia–150 mEq/dia. Desse total, 10% são excretados nas fezes e no suor e 90% pelos rins. Mesmo em estado de deficiência crônica de potássio ocorre uma excreção renal persistente de 5 mEq/L–15 mEq/L[2].

A relação potássio intra e extracelular é o principal determinante do potencial transmembrana. Por isso, pequenas modificações no potássio extracelular podem afetar de forma importante a excitabilidade elétrica das células em vários tecidos, especialmente o tecido muscular cardíaco e esquelético[2].

Hipocalemia

A hipocalemia é definida como uma concentração sérica de potássio < 3,5 mEq/L. Essa deficiência pode alterar a função de muitos órgãos, mais comumente o sistema cardiovascular, neurológico, muscular e renal[2,5].

A hipocalemia pode resultar de redistribuição do potássio do compartimento extracelular para o intracelular, deficiência dietética, perdas renais e extrarrenais.

A hipocalemia com potássio corporal normal é o resultado de uma redistribuição do potássio extracelular para o intracelular. Os sintomas relacionados à hipocalemia são decorrentes de alterações da polaridade das membranas celulares. Em geral, só ocorrem sintomas com nível de potássio sérico < 3 mEq/L[3-5].

As manifestações clínicas mais comuns são arritmias cardíacas, constipação, fraqueza muscular, fadiga e cãibras. Além disso, a hipocalemia pode provocar predisposição à intoxicação digitálica, predisposição ao coma hepático, alcalose metabólica e intolerância a carboidratos. Sendo considerada uma hipocalemia grave, pode produzir fraqueza muscular, fadiga, conduzir à paralisia e insuficiência respiratória, alterações eletrocardiográficas, contrações atriais e ventriculares prematuras e taquiarritmias atriais e ventriculares[5].

As alterações eletrocardiográficas da hipocalemia incluem prolongamento do intervalo P-R, achatamento da onda T e surgimento de onda U[5].

Hipercalemia

A hipercalemia é definida como uma concentração sérica de potássio > 5,5 mEq/L. As principais causas de hipercalemia são insuficiência renal e drogas (bloqueadores beta-adrenérgicos, digoxina). A maioria dos casos apresenta uma etiologia multifatorial: aumento da oferta de potássio (dieta, transfusão de sangue estocado por vários dias, administração de drogas com potássio-penicilina G potássica); isquemia de membros, lise tumoral, hemólise, hipercatabolismo; diminuição da excreção renal; deficiência de insulina; hiperglicemia, entre outros[2,3].

Normalmente é assintomática até que ocorra toxicidade cardíaca. Os sintomas de hipercalemia usualmente ocorrem por alteração na repolarização da membrana celular e aparecem quando o potássio sérico é > 6,0 mEq/L. Esses sintomas estão associados principalmente com o aumento da excitabilidade cardíaca e do músculo esquelético. O maior risco é o de ocorrência de arritmias cardíacas[2-4].

As manifestações cardíacas são sérias; no músculo cardíaco, a hiperpotassemia está em associação com bradicardia sinusal, ritmos idioventriculares lentos, taquicardias ventriculares, fibrilação ventricular e assistolia. As alterações típicas no eletrocardiograma incluem especialmente ondas T apiculadas, depressão de S-T, intervalo P-R e complexo QRS aumentado, onda P com diminuição de amplitude, bloqueio A-V de segundo grau[2,3] (Figura 7.1)

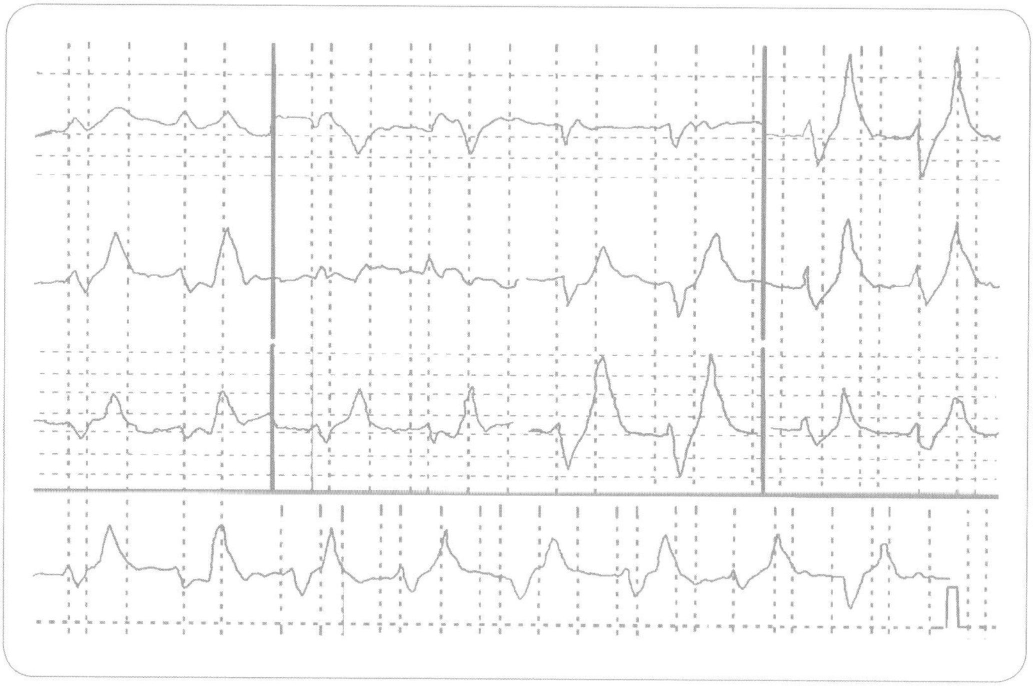

Figura 7.1 Laudo – presença de braquicardia (aparentemente ritmo juncional) associada a bloqueio completo do ramo direito e bloqueio divisional anterossuperior esquerdo. Presença de onda T apiculada em parede anterolateral que pode ser compatível com isquemia? Hipercalemia?

Sintomas – dor torácica, insuficiência repiratória.

Fonte: Projeto Telemedicina – SAMU 2011.

No músculo esquelético, a hipercalemia leva à fraqueza muscular, que pode progredir para paralisia flácida e hipoventilação e, eventualmente, parada respiratória. Fadiga, parestesias e diminuição dos reflexos também são achados comuns nesses pacientes[3].

A hipercalemia também pode causar náuseas, vômitos, dor abdominal e íleo paralítico [3,4].

O tratamento é realizado através de vários medicamentos ou procedimentos que visam estabilizar a membrana celular, redistribuir o potássio sérico e aumentar sua excreção[2,3].

No Fluxograma 7.2 estão os diferentes tipos de tratamento: emergência e não emergência[3,4].

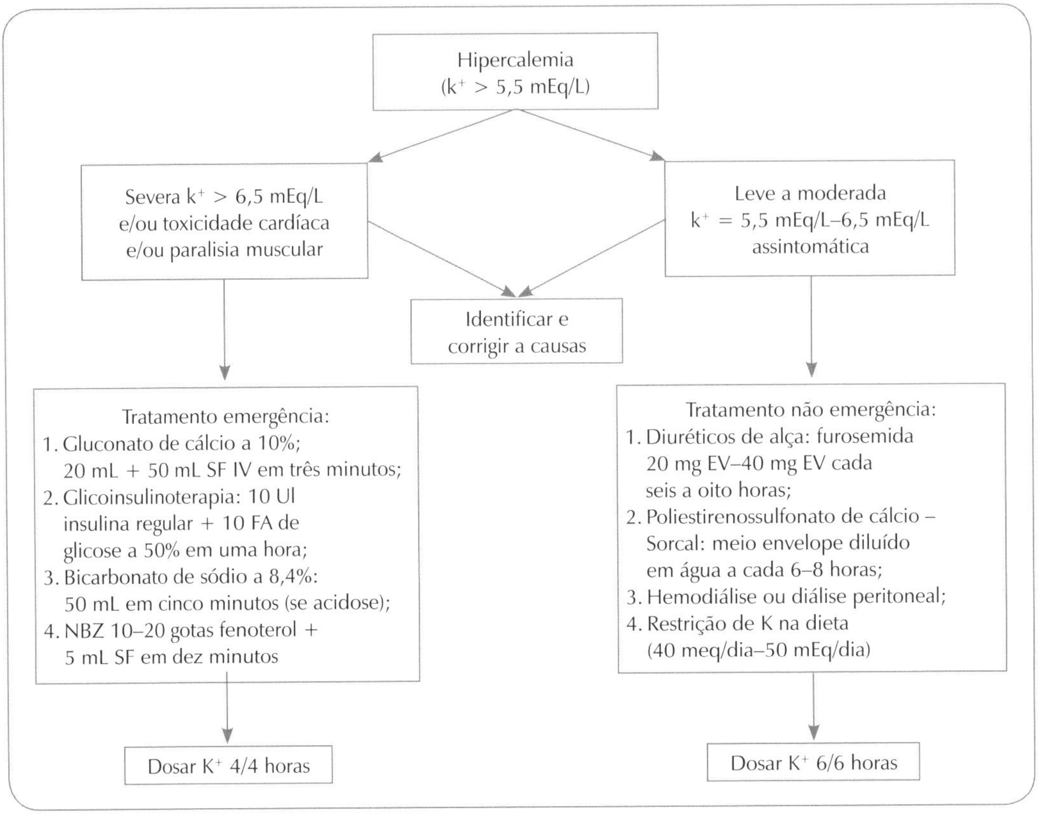

Fluxograma 7.2

Íons divalentes: cálcio, fósforo e magnésio

Os íons divalentes exercem importantes funções no organismo, tanto no nível celular como extracelular[2].

O cálcio (Ca^{++}) é o cátion divalente predominante no organismo. Ele representa 1%–2% do peso corporal total, sendo 99% localizados nos ossos e 1% distribuído nos compartimentos extra e intracelular. No plasma, a concentração de cálcio é normalmente constante, com limites entre 8,5 mg/dL–10,5 mg/dL (2,1 mM–2,5 mM; 1 mg/dL = 0,25 mM). Em crianças os níveis podem ser mais elevados. O cálcio existe no plasma de três maneiras: 40% na forma não filtrável ligado a proteínas plasmáticas, 10% complexado com fosfato, bicarbonato, lactato e citrato e 50% livre (cálcio iônico), sendo que somente a fração iônica é fisiologicamente ativa[2,3].

Como principal constituinte mineral do esqueleto, exerce função regulatória hormonal (PTH, calcitonina e 1,25 (OH) 2D3), atua na cascata de coagulação, é importante para integridade da membrana celular, excitabilidade neuromuscular e transmissão de impulsos nervosos. Além de participar de múltiplas reações enzimáticas[3].

A sua homeostasia depende da inter-relação entre intestino, rins e esqueleto com a participação de dois hormônios: PTH (hormônio da paratireoide) e 1,25 diidroxivitamina D3 (calcitriol)[3].

A dieta normal contém aproximadamente 1.000 mg de cálcio (300 mg–3.000 mg), cerca de 30%–40% do cálcio da dieta são absorvidos em nível intestinal, principalmente no intestino delgado[2,3].

O fósforo constitui 1% do peso corporal total e distribui-se da seguinte maneira: 85% no esqueleto, 14% no intracelular e apenas 1% no plasma. No intracelular, a maior parte do cálcio está na forma orgânica (90%) e 10% na forma inorgânica. Compostos orgânicos contendo fósforo são essenciais para função celular e incluem ácidos nucleicos, fosfoproteínas, fosfolipídios da membrana, ATP, AMPc, coenzimas e fatores regulatórios (NAD e 2,3 – DPG). No plasma 70% do fósforo são encontrados na forma orgânica e o restante na forma inorgânica.

O fósforo é um componente importante de ácidos nucleicos e de membrana celulares e subcelulares e está intimamente envolvido com a energia do metabolismo aeróbico e anaeróbico[2].

O fósforo também apresenta funções vitais no organismo. Ele é um dos principais componentes minerais do osso, participa de processos metabólicos e de energia celular, funciona como tampão urinário, entre outras funções. Sua homeostasia também depende de uma relação entre intestino, ossos e rins, e da ação hormonal exercida pelo PTH e vitamina D[2,3].

A ingestão diária média de fósforo é de 800 mg–1.500 mg, sendo que aproximadamente 65%–80% do fósforo são absorvidos no intestino pelo transporte ativo e passivo[2].

O magnésio é o quarto cátion divalente mais abundante no organismo e, após o potássio, é o íon mais comum no espaço intracelular. Apresenta funções importantes, principalmente em nível celular em processos bioquímicos e enzimáticos[2,3].

Hipocalcemia

A hipocalcemia é diagnosticada quando a concentração de cálcio plasmático total é < 8,5 mg/dL (2,1 mM), corrigido pela albumina e pH sanguíneo. É assintomático e em geral se relaciona a distúrbio do metabolismo, produções ou respostas ao paratormônio e/ou metabólitos de vitamina D[2,3].

As manifestações são primariamente neurológicas. O desenvolvimento lento e insidioso pode produzir encefalopatia difusa, leve, devendo dessa maneira ser suspeitada em qualquer paciente com demência inexplicada, depressão ou psicose. Ocasionalmente pode haver presença de papiledema e desenvolvimento de cataratas após hipocalcemia prolongada. As manifestações clínicas da hipocalcemia estão relacionadas na Tabela 7.6[2,3].

Tabela 7.6 Manifestações clínicas de hipocalcemia
Neuromusculares: parestesia periférica e perioral, sinal de Chvostek* e Trousseau**, cãibras, laringoespasmo, broncoespasmo, tetania, convulsão, irritabilidade, déficit na capacidade intelectual e distúrbio de personalidade, calcificações dos gânglios da base e sintomas neurológicos extrapiramidais, papiledema
Cardiovasculares: intervalo Q-T prolongado no ECG, arritmias, hipotensão, insensibilidade ao digital, insuficiência cardíaca
Manifestações ósseas: dor, fragilidade e fraturas ósseas (hipocalcemia crônica); osteíte fibrosa (se PTH elevado), osteomalacia e raquitismo (deficiência de vitamina D)
Manifestações do ectoderma (hipocalcemia crônica): pele seca, eczema e exacerbação de psoríase, queda de cabelo, unhas quebradiças, anormalidade da dentição, catarata subcapsular

*Contração dos músculos faciais em resposta a uma batida leve na região do nervo facial logo anterior ao ouvido.

**Espasmo do carpo após insuflação de manguito de pressão sanguínea para 20 mmHg acima da pressão arterial sistólica do paciente por 3 minutos: resposta clássica é flexão das articulações do punho e metacarpofalangiana, extensão da articulação interfalangiana e adução dos dígitos.

A hipocalcemia grave, < 7,5 mg/dL, pode causar laringoespasmo, tetania, complicações cardiovasculares e respiratórias e convulsões generalizadas. Mais frequente devido às malignidades (câncer) que em geral são clinicamente evidentes ou facilmente detectáveis por teste de rotina[2].

A hipocalcemia pode ser associada à deficiência de PTH, à resistência de órgãos-alvo à ação do PTH ou a estados não relacionados ao PTH, quando o cálcio é removido do sangue por outros fatores, como hiperfosfatemia, quelação de cálcio, deposição nos tecidos moles e no esqueleto, uso de determinadas drogas que causam hipocalcemia, entre outros[2].

Na hipocalcemia grave aguda, o tratamento parenteral é realizado com sais de cálcio mandatório (gluconato de cálcio 50% e cloreto de cálcio a 10%) sendo o gluconato preferível por ser menos irritativo[2,3].

Se a hipocalcemia persistir por um período maior ou for crônica, o tratamento de suplementação de cálcio oral e de compostos de vitamina D, conforme as causas, é indicado. O cálcio deve ser administrado com cautela em pacientes digitalizados, devido à sensibilidade aos efeitos adversos do digital ser aumentada pela hipercalcemia[2,3].

O Fluxograma 7.3 demonstra os tratamentos para hipocalcemia sintomática e assintomática[2,3].

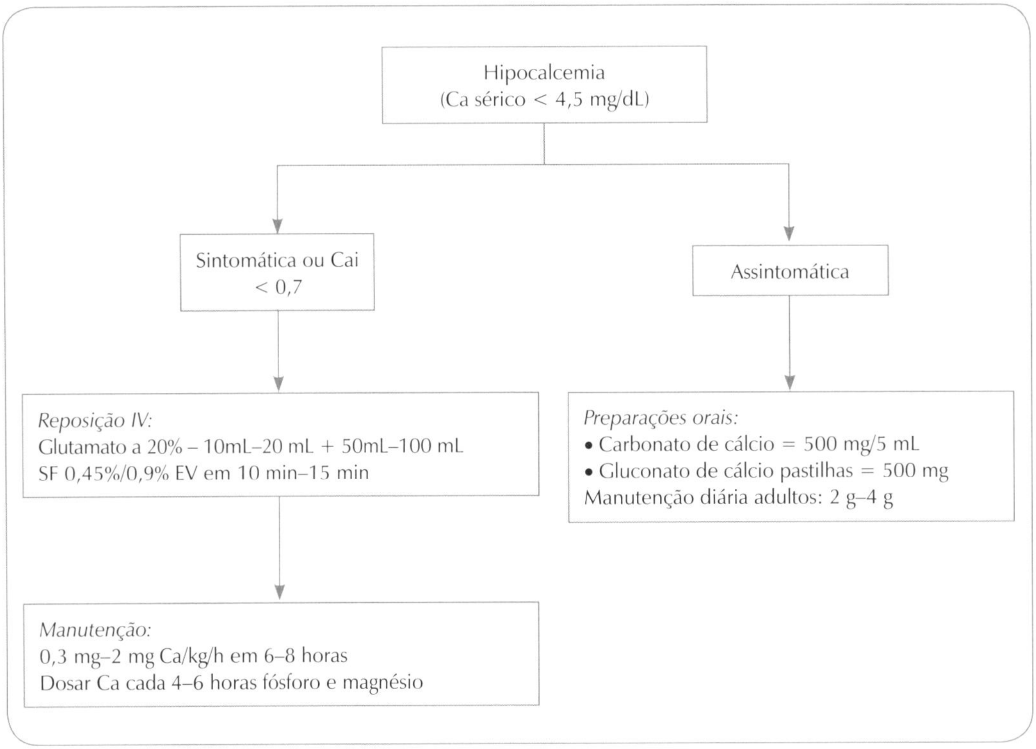

Fluxograma 7.3

Hipercalcemia

A hipercalcemia é definida como uma concentração de cálcio plasmático > 10,5 mg/dL, excluindo condições que não estão associadas com anormalidades da concentração do cálcio iônico, como hiperalbuminúria ou coleta de sangue com garrote[2].

Em aproximadamente 80% dos casos, as causas mais comuns são hiperparatireoidismo e tumores malignos. Outras causas são: sarcoidose, intoxicação por vitamina D e A, associação com doença maligna, endócrinas e drogas (diuréticos tiazídicos, carbonato de lítio e estrógeno), imobilização prolongada, entre outras. Muitos pacientes com hipercalcemia leve são assintomáticos e a condição é descoberta acidentalmente durante exames laboratoriais de rotina[2,3].

Menos frequente, a hipercalcemia grave ou prolongada pode produzir insuficiência renal aguda reversível ou dano renal irreversível devido à precipitação de sais de Ca dentro do parênquima renal. Quando excede 18 mg/dL, pode resultar em choque, insuficiência renal e morte[2].

As manifestações clínicas envolvem vários sistemas como sintomas neurológicos: irritabilidade, confusão, delírio, psicose e coma; cardiovasculares: aumento da contratilidade miocárdica, alterações no ECG (aumento do intervalo Q-T, bloqueio AV de primeiro grau, etc.) hipertensão arterial sistêmica; gastrointestinais: constipação, náusea, vômito, úlcera duodenal; renais: nefrocalcinose, litíase renal, insuficiência renal, *diabetes insipidus* nefrogênico, distúrbio acidobásicos, perdas renais de fosfato, magnésio, potássio e aminoácidos; ocular: calcificação da conjuntiva e córnea e hematológico: fibrose de medula óssea nos casos de hiperparatireoidismo secundário[2-4].

O tratamento deve ser iniciado nos pacientes sintomáticos ou com cálcio sérico acima de 15 mg/dL. De acordo com o mecanismo fisiopatológico causador, modalidades terapêuticas diferenciadas podem ser instituídas, visando diminuição da absorção de cálcio intestinal, aumento na excreção urinária, diminuição na reabsorção óssea, quelação do cálcio ionizado e, em casos graves, realização da diálise (pacientes que apresentam insuficiência cardíaca ou renal em que a infusão salina não pode ser suportada, com utilização de solução de diálise sem cálcio)[2,3].

Hipofosfatemia

O metabolismo do fósforo está intimamente relacionado ao do cálcio. A incidência da hipofosfatemia (< 2,5 mg/dL) em pacientes hospitalizados varia entre 2% e 10%. Mais de 500 g–700 g do fósforo corpóreo (85%) estão contidos no osso, e sua diminuição pode ocorrer no hiperparatireoidismo, na síndrome de hiperventilação associada ou não aos ataques de pânico e no alcoolismo e síndrome de abstinência alcoólica. O aumento do fósforo sérico é observado no hipoparatireoidismo e na hipervitaminose D (abuso de ingestão de suplementos vitamínicos)[2-4].

Na maioria dos casos, a hipofosfatemia é assintomática. Entre os mecanismos responsáveis por causar hipofosfatemia e depleção de fósforo total, três são principais[2,3]:

- Absorção intestinal diminuída ou perda intestinal aumentada de fosfato.
- Excreção urinária aumentada.
- Redistribuição de fósforo extracelular para dentro das células.

As manifestações clínicas ocorrem quando níveis de fósforo estão < 1 mg/dL. Os achados clínicos são: hemólise, disfunção dos leucócitos e plaquetas, encefalopatia, parestesia, confusão, coma, ataxia, tremores, rabdomiólise, osteomalacia, raquitismo, acidose metabólica hiperclorêmica, hipofosfatúria, hipercalciúria, hipermagnesiúria, cardiomiopatia e insuficiência cardíaca e respiratória[3,4].

O suplemento de fósforo deve ser realizado nos pacientes sintomáticos ou como medida preventiva em casos que possam causar esse distúrbio. Durante a reposição parenteral é necessária a monetarização de níveis séricos de cálcio, fósforo, potássio e magnésio a cada 6 horas, com suspensão se fósforo > que 2 mg/dL ou cálcio < 8,0 mg/dL, com substituição para terapia oral. A terapia endovenosa apresenta riscos de precipitação com cálcio, ocasiona insuficiência renal e arritmias, além de sobrecarga de volumes, hiperpotassemia, hipernatremia, hipocalcemia e hiperfosfatemia[2-4].

Hiperfosfatemia

Definida quando o nível sérico de fósforo inorgânico é > que 4,5 mg/dL em adultos e > que 6 mg/dL em crianças[2,3].

A hiperfosfatemia pode originar-se da redução de excreção renal de fósforo (insuficiência renal aguda ou crônica, hipoparatireoidismo); de carga exógena excessiva (administração de sais de fosfato endovenoso, enema e laxativos contendo fósforo) ou de redistribuição do fósforo do intra para extracelular (hemólise, estados hipercatabólicos, infecções, leucemia aguda, acidose metabólica e respiratória)[2,3].

As manifestações clínicas da hiperfosfatemia se dão em função de sua ação sobre os níveis de cálcio sérico, PTH, calcitriol e na ação inibitória sobre a atividade da 1α-hidroxilase. A hiperfosfatemia grave leva à hipocalcemia, devido aos depósitos de cálcio e fósforo nos tecidos moles, além do seu efeito inibitório sobre o calcitriol. Esse processo é visto quando os produtos cálcio e o fósforo ultrapassam o valor de 70 (normal de 40), e a calcificação se dá nos vasos sanguíneos, pulmão, córneas, rins, pele e mucosa[3].

O tratamento consiste em corrigir a causa da hipofosfatemia, reduzir a absorção e aumentar a excreção renal de fósforo, tratar a hipocalcemia e possíveis manifestações de hiperfosfatemia como arritmia e insuficiência renal aguda[2,3].

Hipomagnesemia

Na hipomagnesemia, a concentração de Mg é < 1,5 mEq/L. Ela usualmente é causada por perda gastrointestinal ou urinária[2].

Os sinais e sintomas de hipomagnesemia dependem da gravidade. Geralmente as manifestações são similares às da hipocalcemia, que frequentemente acompanha deficiência de magnésio. A Tabela 7.7 mostra as manifestações clínicas[2,3].

Tabela 7.7 Manifestações clínicas de hipomagnesemia
Neurológicas: perda de memória, apatia, depressão, perda da capacidade de concentração, confusão e convulsão
Cardiovasculares: arritmias (taquicardia e fibrilação ventricular), assistolia, insuficiência cardíaca, hipertensão arterial e morte súbita
Neuromusculares: tetania, tremor, ataxia, sinais de Chvostek e Trousseau, fasciculações e fraqueza muscular
Endócrina e outras: hipoparatireoidismo e aumento da resistência óssea à ação do PTH, nefrolitíase, anorexia, hipopotassemia, hipocalcemia

O tratamento depende da gravidade da situação clínica. Pode-se prevenir a depleção de magnésio com suplementação em situações de risco, como em pacientes recebendo nutrição parenteral total, presença de diarreia crônica, mulheres grávidas ou etilistas[2-4].

Hipermagnesemia

Na hipermagnesemia a concentração de Mg é > 2,1 mEq/L e, em pacientes com função normal, ela raramente observada, pois os rins têm grande capacidade de eliminar excessos[3].

As patologias associadas à hipermagnesemia são insuficiência renal aguda e crônica, insuficiência adrenal, recém-nascidos de mães com eclâmpsia que receberam magnésio e administração de antiácidos, vitaminas, laxantes e enemas contendo magnésio em pacientes com função renal alterada e idosos[2,3].

O aumento do Mg conduz a um prejuízo na transmissão neuromuscular, provavelmente como resultado de inibição da liberação de acetilcolina na articulação neuromuscular[3].

As principais manifestações clínicas de hipermagnesemia são principalmente neurológicas e cardíacas, como perda de reflexos tendinosos profundos, paralisia respiratória, narcose, hipotensão e defeitos de condução cardíaca, além de náuseas, vômitos e hipocalcemia. Geralmente as manifestações ocorrem com níveis séricos > 3 mEq/L[2,3].

O tratamento consiste em suspender qualquer composto contendo magnésio e na administração de cálcio EV para antagonizar os efeitos do magnésio. Diálise peritoneal ou hemodiálise está indicada apenas em casos de hipermagnesemia grave[2,3].

Tabela de composições de soro fisiológico, Ringer com lactato e simples e soro glicosado

Solução de cloreto de sódio a 0,9 % (solução fisiológica)[13]

Cloreto de sódio a 0,9%

APRESENTAÇÃO: solução injetável, límpida, estéril e apirogênica.

Apresentações: frascos, ampolas e bolsas XX mL (inserir apenas apresentações comercializadas)

USO INTRAVENOSO E INDIVIDUALIZADO

USO ADULTO E PEDIÁTRICO COMPOSIÇÃO

Cada mL da solução contém:

Cloretο de sódio – NaCl	9 mg
Água para injeção q.s.p.	1 mL
Conteúdo eletrolítico de sódio (Na^+)	154 mEq/L
Cloreto (Cl^-)	154 mEq/L
OSMOLARIDADE:	308 mOsm/L
pH	4,5–7,0

Solução de Ringer com Lactato[14]

Cloreto de sódio + cloreto de potássio + cloreto de cálcio + lactato de sódio

APRESENTAÇÃO: solução injetável, límpida e hipotônica, estéril e apirogênica.

Apresentações: Frascos, ampolas e bolsas XX mL.

USO INTRAVENOSO E INDIVIDUALIZADO

USO ADULTO E PEDIÁTRICO

COMPOSIÇÃO.

Cada mL da solução contém:

Cloreto de sódio – NaCl	6,0 mg
Cloreto de potássio – KCl	0,27–0,4 mg
Cloreto de cálcio di-hidratado $CaCl_2.2H_2O$	0,18–0,29 mg
Lactato de sódio $C3H5O_3Na$	2,3–3,3 mg
Água para injeção q.s.p.	1 mL

Conteúdo eletrolítico:

Sódio	117,39–139,13 mEq/L
Potássio	3,63–5,62 mEq/L
Cálcio	2,45–3,94 mEq/L
Cloreto	103,8–118,47 mEq/L
Lactato	25,55–31,11 mEq/L
OSMOLARIDADE:	273 mOsmol/L
pH	6,0–7,5

Solução de Ringer[15]

Cloreto de sódio + cloreto de potássio + cloreto de cálcio di-hidratado

APRESENTAÇÃO: Solução injetável, límpida e hipotônica, estéril e apirogênica.

Apresentações: Frascos, ampolas e bolsas XX mL.

USO INTRAVENOSO E INDIVIDUALIZADO

USO ADULTO E PEDIÁTRICO

COMPOSIÇÃO:

Cada mL da solução contém:

Cloreto de sódio – NaCl .... 8,6 mg

Cloreto de potássio – KCl .... 0,3 mg

Cloreto de cálcio – $CaCl_2.2H_2O$ .... 0,33 mg

Água para injeção q.s.p .... 1 mL

Conteúdo Eletrolítico:

Sódio (Na^+): .... 147–147,5 mEq/L

Potássio (K^+): .... 4–4,47 mEq/L

Cálcio (Ca_2^+): .... 4,47–4,5 mEq/L

Cloreto (Cl^-): .... 155,5–156 mEq/L

OSMOLARIDADE: .... 309–310 mOsm/L

pH 5,0–7,5

Solução de glicose 5% e 10% (solução injetável de dextrose 5% e 10%)[16]

APRESENTAÇÃO: Solução injetável, límpida, estéril e apirogênica.

Apresentações: Frascos, ampolas e bolsas XX mL.

USO INTRAVENOSO E INDIVIDUALIZADO

USO ADULTO E PEDIÁTRICO

COMPOSIÇÃO:

Glicose 5%

Cada mL da solução contém:

Glicose anidra* .... 50 mg*

Água para injeção q.s.p. .... 1 mL

**Equivalente a 55 mg de glicose monoidratada*

Conteúdo calórico .... 170 Kcal/L

OSMOLARIDADE: .... 252 mOsm/L

pH .... 3,5 – 6,5

Glicose 10%

Cada mL da solução contém:

Glicose anidra* .... 100 mg*

Água para injeção q.s.p. .... 1 mL

**Equivalente a 110 mg de glicose monoidratada*

Conteúdo calórico .... 340 Kcal/L

OSMOLARIDADE: .... 505 mOsm/L

pH 3,5–6,5

Distúrbios do equilíbrio acidobásico

Os ácidos são substâncias que, em solução aquosa, liberam prótons. As bases são substâncias capazes de absorver prótons e, ao reagirem com ácidos, formam um sal. O equilíbrio entre ácidos e bases faz parte da homeostasia do meio interno, que procura manter a concentração de íons hidrogênio livres ao redor de 40 nanoequivalentes/L (NM), cerca de 40% da concentração de prótons pelo logaritmo inverso, o pH, assim[2,7]:

H^+ = 0,00000004 mol/L corresponde a um pH; de 7,4.

O acúmulo ou a falta de ácidos no meio interno acarreta distúrbios importantes nas reações bioquímicas necessárias à vida. O corpo humano procura manter a concentração de prótons (H^+), ou o pH, em limites estreitos, apesar da produção endógena de ácidos[4].

A resposta inicial de um distúrbio no balanço acidobásico inclui tamponamento físico-químico no fluido extracelular, seguido da participação de mecanismos de tampão celulares. Os últimos incluem tanto tampões físico-químicos quanto mecanismos de regulação celular de pH através de alterações no fluxo transmembrana[7].

Nos distúrbios metabólicos o tamponamento físico químico é compartilhado de forma aproximadamente igual pelo sistema de tampão intra e extracelular. Nos distúrbios respiratórios, por outro lado, o tamponamento físico-químico ocorre predominantemente no compartimento intracelular. O bicarbonato (HCO_3) extracelular não consegue tamponar uma alteração de CO_2 porque a interconversão entre CO_2 e HCO_3^- gera ou consome quantidades equivalentes de HCO_3^- ou H^+, respectivamente[4,7].

Os principais sistemas-tampão são[2,4]:

- **Ácido carbônico – bicarbonato:** mantém o pH do líquido extracelular.
- **Fosfato monoácido – fosfato diácido:** mantém o pH intracelular em algumas células, como a célula tubular renal (auxilia a excreção de hidrogênio).
- **Proteínas ácidas – proteínas alcalinas:** importante tampão intracelular.
- **Hemoglobina reduzida – oxiemoglobina:** tampão intracelular nos eritrócitos.
- **Osso:** importante tampão nas acidemias crônicas.

O sistema-tampão mais importante no espaço extracelular é o ácido carbônico-bicarbonato, pois ele atua na faixa de pH normal desse espaço (7,4): $H_2CO_3 \leftrightarrow H^+ + HCO_3^-$.

Uma característica peculiar desse sistema é a existência de uma enzima, a anidrase carbônica, que rapidamente dissocia o ácido carbônico em H_2O e CO_2. A proporção de gás carbônico (CO_2) para H_2CO_3 é de 400:1, de modo que praticamente a reação real seja[2,4]:

$$CO_2 + H_2O \leftrightarrow H^+ + HCO_3^-.$$

O CO_2 funciona como um ácido e, à medida que sua concentração aumenta, a reação desloca-se para a direita, liberando prótons, caracterizando a "acidez volátil"[4].

O metabolismo intermediário de proteínas, carboidratos e gorduras ingeridos resulta na produção contínua de ácidos voláteis (CO_2) e não voláteis (H^+). Os mecanismos homeostáticos normais servem para manter excreção apropriada de CO_2 pelos pulmões e de ácidos não voláteis pelo rim[2,4,7].

Os valores normais desses elementos determinantes do equilíbrio acidobásico estão descritos na Tabela 7.8.

Tabela 7.8
Valores normais

	pH	*H^+ (nEq/L)*	*pCO_2 (mmHg)*	*HCO_3^-*
Arterial	7,37–7,43	37–43	36–44	22–26
Venoso	7,32–7,38	42–48	42–50	23–27

Apesar de toda eficiência dos sistemas-tampões, a variação provocada no pH por acréscimo na acidez é excessiva. Desse modo, existe uma segunda barreira amortecedora que tenta reduzir o impacto do excesso de ácidos (ou bases) nos líquidos corporais. Essa barreira não é apenas química como o tamponamento, mas fisiológica, e depende de mecanismos de retroalimentação que modificam funções dos principais órgãos responsáveis pela homeostasia acidobásica, pulmões e rins[2,4,7,8].

Essa compensação demora certo tempo para instalar-se (de 1–3 horas para pulmões e de 2–4 dias para os rins). A magnitude da compensação não pode ser prevista quimicamente, mas estudos cuidadosos mostraram que a compensação normal segue os padrões descritos na Tabela 7.9[2,3].

Tabela 7.9
Compensação normal esperada nos desequilíbrios acidobásicos primários

Desequilíbrio primário	*Compensação esperada*
Acidose metabólica	Variação de pCO_2 = 1,2 × variação de HCO_3, ou PCO_2 = 1,5 × HCO_3^- = 8 ± 2
Alcalose metabólica	Variação de pCO_2 = 0,7 × variação de HCO_3^-
Acidose respiratória aguda	Aumento de 1 mEq/L de HCO_3^- para cada aumento de 10 mmHg na pCO_2 ou variação de H^+ = 0,75 × variação da pCO_2
Acidose respiratória crônica	Aumento de 3,5 mEq/L de HCO_3^- para cada aumento de 10 mmHg na pCO_2
Alcalose respiratória aguda	Diminuição de 2 mEq/L de HCO_3^- para cada aumento de 10 mmHg na pCO_2 ou variação de H^+ = 0,75 × variação da pCO_2
Alcalose respiratória crônica	Variação de HCO_3^- = 0,5 × variação pCO_2

Três principais tipos de evidência levam à suspeita de distúrbios acidobásicos[2,3,7]:

- Sintomas ou sinais clínicos, como alterações no nível de consciência, distúrbio do comportamento, hiperventilação, arritmias cardíacas, astenia, alterações de reflexos profundos, câibras, convulsões, tetania, etc.
- Alterações eletrolíticas, especialmente hipo ou hipercalemia e anormalidades na diferença de ânions ou ânion gap (diferença entre os ânions indeterminados e cátions indeterminados, sendo que seu valor normal é de 12 + 4 mEq/L).
- Anormalidade do conteúdo total de CO_2 ou reserva alcalina.

O diagnóstico requer a coleta de uma gasometria arterial. Os distúrbios no equilíbrio acidobásico, avaliados através de gasometria arterial podem originar-se de[2,4]:

- Alterações da função respiratória que resultam em uma excreção tanto aumentada quanto diminuída de CO_2.
- Alterações no metabolismo (anaeróbico x aeróbico), dieta (função hepática e renal).
- Ingestão de toxinas.

O primeiro passo para **interpretação da gasometria é a análise do pH.** Se ele está abaixo do normal pH < 7,35, a situação é definida como uma acidemia; portanto, o distúrbio predominante é a acidose. Se está acima do normal, pH > 7,45 é definida como uma alcalemia; portanto, o distúrbio predominante é a alcalose. Esses termos significam uma alteração na concentração de íons hidrogênio no sangue, respectivamente alta ou baixa, e não dizem respeito aos processos que causam. Se o pH está normal, encontram-se balanceados[2,4,7].

O segundo passo é o diagnóstico do distúrbio primário, resumido na Tabela 7.10[2,3].

Tabela 7.10
Distúrbios acidobásicos primários

pH	pCO_2 (mmHg)	HCO_3^- (mEq/L)	Distúrbio
Acidemia	↑	↑	Acidose respiratória
Acidemia	↓	↓	Acidose metabólica
Alcalemia	↓	↓	Alcalose respiratória
Alcalemia	↑	↑	Alcalose metabólica
Normal*	↓	↓	Acidose metabólica + alcalose respiratória
Normal*	↑	↑	Acidose respiratória + alcalose metabólica
Acidemia	↑	↓	Acidose respiratória + metabólica
Alcalemia	↓	↑	Alcalose respiratória = metabólica

*A ocorrência de pH normal concomitantemente a alterações de pCo_2 e HCO_3^- é um forte indício de distúrbio acidobásico misto. A decisão de qual é o distúrbio primário (ou principal) deve ser feita em bases clínicas.

A gasometria arterial é um exame invasivo que mede as concentrações de oxigênio, a ventilação e o estado acidobásico. Tipicamente, os valores gasométricos são obtidos quando o quadro clínico do paciente sugere uma anormalidade na oxigenação, na ventilação e no estado acidobásico[2].

Os níveis dos gases arteriais também são obtidos para[2,4,8]:

- Avaliar alterações na terapia que podem afetar a oxigenação, tal como a mudança na concentração de oxigênio inspirado (FiO_2).
- Níveis aplicados de pressão expiratória final positiva (PEEP).
- Pressão das vias aéreas, ventilação (mudança de frequência da respiração, alterações do volume corrente).
- Equilíbrio acidobásico (administração de bicarbonato de sódio ou terapia com acetazolamida).

Normalmente, essa amostra é coletada na artéria radial, mas também poderá ser coletada pela artéria braquial ou femoral. Através da amostra de sangue arterial, o laboratório pode determinar as concentrações de oxigênio e de dióxido de carbono, assim como a acidez do sangue, que não pode ser mensurada em uma amostra de sangue venoso[8,9].

Os valores normais de uma gasometria arterial são[8]

- pH 7,35–7,45.
- PO_2 80–100 mmHg.
- PCO_2 35 a 45 mmHg.
- BE –2 a +2.
- HCO_3 22–28 mEq/L.
- $SatO_2$ > 95%.

pH: Avalia o pH para determinar se está presente uma acidose ou uma alcalose. Um pH normal não indica necessariamente a ausência de um distúrbio acidobásico, dependendo do grau de compensação. O desequilíbrio acidobásico é atribuído a distúrbios do sistema respiratório ($PaCO_2$) ou metabólico[9].

PaO_2: A PaO_2 exprime a eficácia das trocas de oxigênio entre os alvéolos e os capilares pulmonares, e depende diretamente da pressão parcial de oxigênio no alvéolo, da capacidade de difusão pulmonar desse gás, da existência de *shunt* anatômico e da reação ventilação/perfusão pulmonar. Alterações desses fatores constituem causas de variações de PaO_2[9].

$PaCO_2$: A pressão parcial de CO_2 do sangue arterial exprime a eficácia da ventilação alveolar, sendo praticamente a mesma do CO_2 alveolar, dada a grande difusibilidade desse gás. Seus valores normais oscilam entre 35–45 mmHg. Se a $PaCO_2$ estiver < 35 mmHg, o paciente está hiperventilando, e se o pH estiver > 7,45, ele está em alcalose respiratória. Se a PCO_2 estiver > 45 mmHg, o paciente está hipoventilando, e se o pH estiver < 7,35, ele está em acidose respiratória[9].

HCO_3^-: As alterações na concentração de bicarbonato no plasma podem desencadear desequilíbrios acidobásicos por distúrbios metabólicos. Se o HCO_3^- estiver > 28 mEq/L com desvio do pH > 7,45, o paciente está em alcalose metabólica. Se o HCO_3^- estiver < 22 mEq/L com desvio do pH < 7,35, o paciente está em acidose metabólica[2,7,9].

***Base Excess* (BE):** É a diferença entre o total de bases presente no fluido extracelular do paciente e o normal (48 mEq/L). Pode ser apresentado como BE (*extracelular fluid*). Se o BE for positivo e > +2,0 mEq/L, significa que existe um aumento do total de bases, isto é, o organismo está retendo bases, devido a um distúrbio metabólico primário ou compensatório. Se o BE for negativo e < –2,0 mEq/L, significa que houve uma redução de bases, ou seja, o organismo perdeu bases, devido a um distúrbio metabólico primário ou compensatório. O BE não se altera nos distúrbios respiratórios agudos, pois não há tempo hábil para a resposta compensatória renal[2,4,9].

Acidose respiratória

A acidose respiratória ocorre por hipoventilação alveolar com aumento de pCO_2 e acidemia. Qualquer fator que reduza a ventilação pulmonar, aumenta a concentração de CO_2 (aumenta H^+ e diminui pH) resulta em acidose respiratória[10].

Hipoventilação → Hipercapnia (PCO_2 > 45 mmHg) → Acidose respiratória

São causas de acidose respiratória[9-11]:

- Lesão no centro respiratório (AVE, TCE, tumor).
- Depressão no centro respiratório (intoxicações, anestésicos, sedativos, lesões, narcóticos).
- Obstrução de vias aéreas (asma, DPOC, secreção, corpo estranho).
- Infecções agudas (pneumonias).
- Edema pulmonar.
- SDRA, atelectasias, pneumotórax, fibrose pulmonar.
- Trauma torácico, deformidades torácicas severas.
- Pós-operatório de cirurgia abdominal alta, toracotomias.
- Distensão abdominal severa.
- Doenças neuromusculares (poliomelite, polirradiculoneurites).
- Tromboembolia pulmonar.
- Fadiga e falência da musculatura respiratória.

A Tabela 7.11 demonstra um exemplo de uma acidose respiratória[2,4]:

Tabela 7.11 Exemplo de acidose respiratória
pH = 7,30
PaO_2 = 140
$PaCO_2$ = 50
HCO_3 = 24
BE = – 6
$SatO_2$ = 99%

Quadro clínico[2,10,11]

As manifestações clínicas variam de acordo com a doença causadora do distúrbio, a gravidade da acidose respiratória, duração e se houve tempo para que os mecanismos compensatórios fossem estabelecidos.

Os sinais e sintomas mais comuns são: ansiedade, dispneia, confusão mental, psicose, alucinação, perda de memória, distúrbios do sono, sonolência diurna, modificações de personalidade, distúrbios motores, podendo evoluir para coma.

Devido a efeito vasodilatador cerebral do CO_2, também podem estar presentes sintomas de hipertensão intracraniana.

Tratamento[2,10,11]

- Garantir adequada oferta de O_2.
- Tratar a causa do distúrbio.
- Iniciar ventilação mecânica.

Alcalose respiratória

É a diminuição da PCO_2. Quando a ventilação alveolar está aumentada, a PCO_2 alveolar diminui. Consequentemente haverá diminuição da PCO_2 arterial < 35 mmHg, caracterizando uma alcalose respiratória (diminuição de H^+, aumento do pH)[7,11].

Hipoventilação → Hipocapnia (PCO_2 < 35 mmHg) → Alcalose respiratória

A alcalose respiratória pode ser aguda (menos de 20 horas) ou crônica (mais de 24 horas). Em geral, a concentração de HCO_3 reduz 2 mEq/L para cada redução de 10 mmHg da $PaCO_2$. Na alcalose respiratória aguda, cerca de 5 mEq/L para cada redução de 10 mmHg de CO_2[9,11].

As principais causas de alcalose respiratória são[2,4,12]:

- Hiperventilação por ansiedade, dor, hipertermia, hipóxia, grandes altitudes.
- Hiperventilação por ventilação mecânica.
- Lesões do SNC, tumores, encefalites, hipertensão intracraniana.
- Salicilatos e sulfonamidas.
- Alcalose pós-acidose.

A principal característica clínica é a hiperventilação, tontura, confusão mental e convulsões. Em casos graves, pode ser observada tetania com sinais de Chvostek e de Trousseau, parestesia circumoral, acroparestesia, câimbra nos pés e mãos resultante de baixas concentrações de cálcio ionizado no soro.[7,9,12]

A Tabela 7.12 demonstra um exemplo de uma alcalose respiratória[2,4,11]:

Tabela 7.12 Exemplo de alcalose respiratória
pH = 7,58
PaO_2 = 50
$PaCO_2$ = 23
HCO_3 = 22
BE = +5
$SatO_2$ = 87%

Tratamento[9,11]

- Tratar a causa do distúrbio.
- Iniciar ventilação mecânica em casos de hipocapnia grave.
- Reinalação de CO_2.

Acidose e alcalose metabólica

São anormalidades na concentração de HCO_3^- (Bic) que podem alterar o pH do sangue[2,3].

- HCO_3^- = 22–28 mEq/L.
- BE = +2 a –2 mEq/L.

Acidose metabólica

A acidose metabólica é decorrente da diminuição primária do bicarbonato (HCO_3^-), independentemente do pH, com acidemia. Pode resultar de dois mecanismos básicos: perda renal ou digestiva de bicarbonato e ganho de ácidos por aumento da produção endógena, administração exógena ou diminuição da excreção renal. As principais causas de acidose metabólica são[2,4,7,11]:

- Insuficiência renal.
- Cetoacidose diabética.
- Ingestão excessiva de ácidos.
- Perdas excessivas de bases (diarreias).
- Elevação de ácido láctico na glicogenólise muscular (aumento do trabalho respiratório).
- Hipóxia (insuficiência respiratória, choque circulatório).
- Hipertermia, doenças infecciosas, anorexia.

A acidose metabólica ocorre então principalmente por: acúmulo de substâncias ácidas, perda de fluídos contendo bicarbonato e retenção apenas de H^{+}[2].

Na acidose metabólica leve, as manifestações clínicas são aquelas decorrentes da própria intoxicação. Nos casos de acidose mais grave (pH < 7,2, bicarbonato < 13 mEq/L), independentemente da causa de base, podem ser produzidos efeitos diretos cardiovasculares, respiratórios, gastrointestinais e em SNC. A contratilidade do miocárdio é afetada e pode progredir para choque circulatório; a respiração se torna anormal, mais profunda e então mais frequente; a depressão de SNC evolui para o coma, e a dor abdominal e náusea podem estar presentes[2,4,7,9,12].

Hipercalemia é uma complicação da acidose que resulta em potencial risco de vida. Segue, um exemplo de uma acidose metabólica[8,9,12]:

- pH = 7,32.
- PaO_2 = 89.
- $PaCO_2$ = 38.
- HCO_3 = 15.
- BE = –7.
- $SatO_2$ = 97%.

Alcalose metabólica

A alcalose metabólica ocorre quando há aumento primário de bicarbonato sérico (aumento de HCO_3^-) com alcalemia (pH elevado). As principais causas de alcalose metabólica são[2,4,7]:

- Oferta excessiva/retenção de bicarbonato.
- Alcalose pós-hipercapnia.

- Hipocalemia grave (< 2 mEq/L).
- Perda renal.
- Perda de suco gástrico por vômitos ou aspirações de sondas gástricas.
- Uso abusivo de diuréticos e corticosteroides.
- Insuficiência respiratória crônica (retentores crônicos de CO_2).

A manifestação clínica na alcalose metabólica pode vir acompanhada de história recente de perda excessiva do conteúdo gástrico, administração de altas doses de diurético de alça ou sobrecarga de álcali em pacientes com falência renal, irritabilidade, hiperexcitabilidade, confusão mental, às vezes semelhante à intoxicação alcoólica, bradipneia, cianose às vezes extrema, fraqueza muscular, redução do peristaltismo gastrointestinal e poliúria, sugerem depleção associada de K^+. Tetania pode ocorrer em razão da diminuição de cálcio ionizado no soro.

Segue, um exemplo de uma alcalose metabólica[9,11,12]:

- pH = 7,50.
- PaO_2 = 93.
- $PaCO_2$ = 43.
- HCO_3 = 31.
- BE = +3.
- $SatO_2$ = 96%.

Mecanismos compensatórios na acidose e alcalose

Na acidose respiratória, a persistente elevação da pressão parcial de CO_2 repercute em nível renal, e após um período de 12–48 horas já se consegue detectar diminuição da eliminação renal de HCO_3^- com maior eliminação de H^+ na urina[7,9,11].

O aumento da reabsorção renal de HCO_3^- constitui o principal mecanismo de compensação renal à acidose hipercápnica. O HCO_3^-, elevando-se no sangue, tenderá a normalizar o pH. A acidose respiratória compensada apresentará pH normal ou próxima do normal, PCO_2 elevada e HCO_3^-[2,9,10].

Na insuficiência pulmonar, devido à hipóxia ou ao aumento de trabalho muscular respiratório, a produção de ácido láctico pode estar aumentada, e este é tamponado no plasma pelo bicarbonato, com consequente diminuição dos seus níveis, diminuindo ainda mais o pH e levando a uma Acidose Mista[2-4].

Na hipocapnia de longa duração, a eliminação renal de bicarbonato está aumentada, levando à correção do pH do sangue. A alcalose respiratória compensada apresentará um pH normal ou próximo do normal com níveis de bicarbonato baixos. A associação de alcalose respiratória e alcalose metabólica, alcalose mista, é frequente em pacientes com insuficiência respiratória quando hiperventilados mecanicamente, e ocorrem perdas de suco gástrico ou o uso de diuréticos[4,7,11].

Na acidose metabólica, a compensação ocorrerá pela hiperventilação alveolar secundária ao aumento de H^+ no plasma e no líquor, levando a uma diminuição da PCO_2. Essa hiperventilação tenderá a corrigir o pH do sangue. A compensação respiratória normal da acidose metabólica inicia rapidamente e ocorre de forma plena em 12–24 horas e pode diminuir a pCO_2 até aproximadamente 10 mmHg[2,7,9].

Na alcalose metabólica, o mecanismo de compensação não é tão eficiente. Embora o aumento de HCO_3^- no líquor deprima a respiração, sua passagem pela barreira liquórica é muito lenta. Daí o fato de que a depressão respiratória não ser observada com frequência na clínica. Em geral há aumento de pCO_2, porém a compensação respiratória é errática pela coexistência de patologias respiratórias associadas. A pCO_2 aumenta 0,7 mmHg para cada elevação de 1 mEq/L de HCO_3^-. É incomum haver pCO_2 acima de 55–60[2,7,10,12].

Sistematização da assistência de enfermagem[17,18]

Diagnóstico de enfermagem

- Risco de desequilíbrio eletrolítico.
- Risco de volume de líquidos deficientes.
- Volume de líquidos deficientes.
- Volume de líquidos excessivos.
- Risco de volume de líquidos desequilibrados.
- Troca de gases prejudicada.

Assistência de enfermagem em distúrbios hidroeletrolíticos[6]

- Monitorar os níveis elevados de eletrólitos séricos.
- Realizar exame físico e atentar para:
- Ganho agudo de peso (acima de 5%), edema, estertores úmidos nos pulmões, edema palpebral e dispneia podem indicar excesso de volume de líquidos.
- Emagrecimento agudo (acima de 5%), uma redução da temperatura corporal.
- Ressecamento da pele e mucosas, rugas ou sulcos longitudinais da língua, e oligúria ou anúria podem indicar déficit do volume de líquidos.
- Mucosas ressecadas e pegajosas, pele corada, oligúria ou anúria, sede e língua rugosa e seca podem indicar excesso de sódio.
- Cólicas abdominais, apreensão, convulsões, sinal de cacifo ao nível do esterno e oligúria ou anúria podem indicar hiponatremia.
- Anorexia, distensão abdominal, íleo intestinal silencioso, fraqueza e músculos macios e flácidos podem indicar déficit de potássio.
- Diarreia, cólica intestinal e náuseas podem indicar hipercalemia.
- As cólicas abdominais, espasmo carpopedal, cãibras musculares, tetania e parestesias das pontas dos dedos podem indicar hipocalcemia.
- Dor óssea profunda, dor em flanco e hipotonicidade muscular podem indicar hipocalcemia.
- A depressão da respiração, hipertonicidade muscular e tetania podem indicar excesso primário de bases (bicarbonato).
- O sinal de Chvostek positivo, convulsões, desorientação, reflexos profundos hiperativos e tremor podem indicar déficit de magnésio.
- Manter o paciente calmo, explicar sobre os procedimentos a serem realizados.
- Avaliar e registrar ausculta pulmonar, frequência e profundidade respiratória a cada 2 horas, ou em outros intervalos, conforme clínica do paciente, comunicando alterações.
- Manter monitoração cardíaca, oxímetro de pulso e controle de PA comunicando alterações.
- Comunicar o médico qualquer alteração em níveis gasométricos arteriais e laboratoriais.
- Posicionar o paciente no leito de forma confortável com cabeceira elevada.
- Administrar oxigênio, conforme prescrição.
- Auxiliar/supervisionar o paciente na execução de atividades e orientá-lo a não realização de esforços e proporcionar períodos de repouso.
- Realizar balanço hídrico rigoroso, reportando alterações.
- Manter o paciente tranquilo e reduzir o estresse emocional.
- Realizar punção venosa com técnica asséptica e manter o acesso pérvio.
- Administrar líquidos, eletrólitos e medicamentos conforme prescrição médica.

- Garantir a presença de responsáveis/acompanhante no local se possível.
- Anotar intercorrências, sinais e sintomas e procedimentos realizados em prontuário

Assistência de enfermagem em distúrbio acidobásico[6]

- Manter o paciente calmo, explicar sobre os procedimentos a serem realizados.
- Avaliar e registrar ausculta pulmonar, frequência e profundidade respiratória a cada 2 horas, ou em outros intervalos, conforme clínica do paciente, comunicando alterações.
- Manter monitoração cardíaca, oxímetro de pulso e controle de PA, comunicando alterações.
- Comunicar o médico qualquer alteração em níveis gasométricos arteriais e laboratoriais.
- Posicionar o paciente no leito de forma confortável com cabeceira elevada.
- Administrar oxigênio conforme prescrição.
- Aspirar vias aéreas quando necessário.
- Auxiliar/supervisionar o paciente na execução de atividades e orientá-lo à não realização de esforços e proporcionar períodos de repouso.
- Monitorar sinais vitais, atentando para taquicardia, arritmias, dispneia, hipotensão, comunicando as alterações.
- Realizar balanço hídrico rigoroso, reportando alterações.
- Manter o paciente tranquilo e reduzir o estresse emocional.
- Atentar para respiração rápida, profunda (Kussmaul), dispneia aos esforços, torpor e fraqueza que podem indicar déficit primário de bases (bicarbonato).
- Observar a presença de emagrecimento crônico, depressão emocional, palidez, fadiga, e músculos macios e flácidos podem indicar déficit de proteína.
- Realizar punção venosa com técnica asséptica e manter o acesso pérvio.
- Administrar líquidos, eletrólitos e medicamentos conforme prescrição médica.
- Atentar para sinais de desidratação, edema, alterações na perfusão tecidual; náusea, algia abdominal e alterações do nível de consciência, tontura e convulsões.
- Garantir a presença de responsáveis/acompanhante no local se possível.
- Em caso de necessidade de intubaçao orotraqueal, aspiração de vias aéreas, suporte ventilatório não invasivo, ventilação mecânica, providenciar todos os materiais necessários, prevenir complicações, auxiliar a equipe nos procedimentos, realizar anotação de enfermagem e monitorar sinais e sintomas de complicações.

Metas[17,18]

- Equilíbrio hidroeletrolítico.
- Redução de volume excessivo de líquidos.
- Troca de gases eficaz.

Referências bibliográficas

1. Woods SL, Froelicher ESS, Motzes SU. Enfermagem em Cardiologia, 4ª ed. Barueri: Manole, 2005.
2. Riella MC e cols. Princípios de Nefrologia e Distúrbios Hidroeletrolíticos. 6ª ed. Rio de Janeiro: Guanabara Koogan S.A, 2018.
3. Barros E et al. Nefrologia: Rotinas, Diagnóstico e Tratamento. 3ª ed. Porto Alegre: Ed. Artes Médicas Sul Ltda., 2006.
4. Lopes RD. Equilíbrio ácido-base e Hidroeletrolítico. 3ª ed. São Paulo: Editora Atheneu, 2009.
5. Groszek B, Fruchtengarten L. Hipocalemia. São Paulo, 2001. Disponível em: http://www.saudeemmovimento.com.br/conteudos/conteudo_exibe1.asp?cod_noticia=510 Acesso em 11 jun. 2018.
6. Ralph SS, Taylor CM. Manual de Diagnóstico de Enfermagem. 7ª ed., Rio de Janeiro: Guanabara Koogan, 200.
7. Merck et al. Equilíbrio Acidobásico. São Paulo. 2007; 12:138. Disponível em: <http://www.msd-brazil.com/msd43/m_manual/mm_sec12_138.htm>Acesso em 10 jun. 2018.

8. Parsons PE, Heffner JE. Segredos em Pneumologia: respostas necessárias ao dia a dia em rounds, na clínica, em exames orais e escritos. Porto Alegre: Ed. Artmed, 2000.
9. Presto BLV, Presto LDN. Fisioterapia Respiratória: Uma nova visão. Rio de Janeiro: Ed. Bruno Presto, 2003.
10. Silveira IC. O Pulmão na prática médica. 3ª ed., Rio de Janeiro: Ed. de Publicações Médicas, 2005.
11. Mendes NT, Tallo FS, Guimarães HP. Série Guia de Ventilação Mecânica para profissionais de saúde: Guia de Ventilação Mecânica para Enfermagem, São Paulo: Atheneu Editora, 2011(2).
12. Cheregatti AL, Amorim CP. Enfermagem em Unidade de Terapia Intensiva. 2ª ed. São Paulo: Editora Martinari. 2011.
13. Solução de cloreto de sódio 0,9 %. Disponível em: http://portal.anvisa.gov.br/documents/33836/2951567/sol+fisiologic.pdf/979c8414-b900-4762-b583-bc2f5d190a91. Acesso em 05 jun. 2018.
14. Solução de ringer com lactato. Disponível em: http://portal.anvisa.gov.br/documents/33836/2951567/sol+de+ringer+-com+lactato.pdf/038d7745-e983-403d-ad10-4a78a21ecd4d. Acesso em 05 jun. 2018.
15. Solução de ringer. Disponível em: http://portal.anvisa.gov.br/documents/33836/2951567/sol+de+ringer.pdf/312b7414-6c04-4a31-95c9-7016c07e16d9. Acesso em 05 jun. de 2018.
16. Solução de glicose 5 e 10% . Disponível em: http://portal.anvisa.gov.br/documents/33836/2951567/sol+de+glicose+5+e+10.pdf/eadea4bd-7b0f-4865-8e29-a6a34551d00e. Acesso em 05 jun.2018.
17. THH, Shigemi K. Diagnósticos de enfermagem da NANDA: definições e classificação. Porto Alegre: Artmed. 2015.
18. Johnson M, Moorhead S, Bulechek G et al. Ligações NANDA NOC – NIC: Condições Clínicas – Suporte ao Raciocínio e Assistência de Qualidade. 3ª ed. Rio de Janeiro: Elsevier, 2012.

capítulo 8

Atendimento Sistematizado ao Politraumatizado

• Maria Carolina Barbosa Teixeira Lopes • Viviane Lima Oliveira • Norma Takei Mendes

Introdução

O trauma é uma das principais causas de morbimortalidade em adultos jovens, e dados da Organização Mundial da Saúde (OMS) estimam que cerca de cinco milhões de pessoas morrem de lesões traumáticas anualmente. É a quarta causa de mortalidade e existem projeções de aumentar consideravelmente nos próximos 10 anos. Os acidentes de trânsito são responsáveis por mais de 1,2 milhão de mortes a cada ano no mundo e 90% dessas mortes ocorrem em países de média e baixa renda[1,2,3]. Considerado como uma epidemia, estratégias de prevenção e tratamento são indispensáveis no seu controle para diminuir custos relacionados ao tratamento diretamente (custos hospitalares, reabilitação), assim como custos indiretos (indivíduo economicamente inativo).

A prioridade no atendimento de pacientes politraumatizados é o reconhecimento rápido o tratamento imediato das lesões ameaçadores de vida. A reanimação do paciente tem como objetivo assegurar a perfusão dos órgãos e tecidos até o tratamento definitivo. Utilizando o método padronizado pelo Colégio Americano de Cirurgiões e posteriormente denominado Suporte Avançado de Vida no Trauma, foi possível melhorar a sobrevida dos pacientes vítimas de trauma através do protocolo de prioridades denominado ABCD do trauma[3,4,5]. No decorrer deste capítulo abordaremos tópicos relacionados à sequência de atendimento ao politraumatizado.

Avaliação inicial com ressuscitação simultânea

A avaliação inicial inclui o reconhecimento de condições que oferecem risco imediato de morte ao paciente que devem ser identificadas e tratadas com ressuscitação simultânea das funções vitais. Essas condições são avaliadas e tratadas obedecendo à sequência de prioridades representadas pelo ABCDE do atendimento ao trauma.

A – Controle das vias aéreas e imobilização da coluna cervical[3-8]

As vias aéreas devem ser rapidamente verificadas para assegurar sua permeabilidade. Caso o paciente consiga falar com facilidade, demonstra que a via aérea é patente e desobstruída. Pacientes com rebaixamento do nível de consciência podem apresentar obstrução da via aérea por queda da língua, devido ao relaxamento da musculatura orofaríngea. Nesses casos, as manobras de elevação do mento e elevação da mandíbula (*chin lift* e *jaw trust*) devem ser consideradas. Essas manobras auxiliam na permeabilidade das vias aéreas nos casos de trauma. Ainda assim, recomenda-se cuidado para que não ocorra hiperextensão do pescoço durante as manobras. As vias aéreas podem ser mantidas pérvias com o uso de uma cânula orofaríngea. Caso o paciente apresente escore menor ou igual a 8 na Escala de Coma de Glasgow, está indicado estabelecer uma via aérea definitiva.

Devemos avaliar durante a inspeção das vias áreas a presença de trauma de face, cabeça, pescoço ou tórax as quais são fatores complicadores na manipulação dessas vias. A presença de sangue, secreções, restos alimentares ou objetos na cavidade oral (ex.: dentes) deve ser corrigida imediatamente, com aspiração da cavidade oral com cânula rígida de aspiração. Para isso, um equipamento de aspiração acoplado a um cateter de sucção com ponta rígida de grosso calibre é necessário e deve estar pronto para o manuseio. Em situações que o paciente apresente regurgitação de conteúdo gástrico associado à imobilização em prancha rígida e colar cervical, devemos lateralizar o paciente em aproximadamente 30° em bloco, mantendo a estabilização da coluna.

Cateteres para aspiração de secreções[3,4,6]

Pacientes com lesões traumáticas podem apresentar fratura da placa crivosa, e as cânulas rígidas devem estar disponíveis. Não é recomendado o uso de sondas flexíveis pela possibilidade de ocorrer falso trajeto e a sonda alcançar a caixa craniana.

- **Duros e rígidos:** tubo grande com múltiplos furos na região distal e final; possibilidade de aspiração de grandes volumes de fluidos rapidamente; tamanho único, usado apenas na região orofaríngea, remove partículas grandes.
- **Cateteres maleáveis:** longos, flexíveis, diâmetro menor do que os rígidos; não podem remover grandes volumes rapidamente; diversos tamanhos de diâmetro, podem ser inseridos na orofaringe e nasofaringe, após descartada a possibilidade de fratura da placa crivosa ou dentro do tubo endotraqueal.

A retirada de corpo estranho em vias aéreas deve ser realizada com instrumental adequado, de preferência com a pinça de Magill.

Uso de cânula orofaríngea[3,5,6]

A cânula orofaríngea está indicada como dispositivo de permeabilidade de vias aéreas e deve ser utilizada em pacientes inconscientes. Nos indivíduos semiconscientes deve ser utilizada cânula nasofaríngea, porém não deve haver suspeita de lesão de base de crânio e ou trauma cranioencefálico (TCE) moderado ou grave. As complicações do uso de cânula orofaríngea são: lesões traumáticas de epiglote e ou laringe, posicionamento inadequado da cânula ocasionando obstrução das vias aéreas, devendo ser usada apenas em pacientes inconscientes ou semiconscientes sem reflexo de tosse ou vômito, pois quando esses reflexos estão preservados podem estimular vômito e laringoespasmo. O tamanho adequado da cânula orofaríngea é obtido pela mensuração da distância entre a fissura labial e o lóbulo da orelha ou o ângulo da mandíbula. A inserção deve ser realizada com a concavidade voltada para cima e depois rodada 180°.

Estabilização e imobilização da coluna cervical[3,5]

Todo paciente vítima de trauma deve ter a coluna cervical imobilizada manualmente, colocando a cabeça em posição neutra, proporcionando uma desobstrução das vias aéreas. A colocação do colar cervical rígido isolado não imobiliza a coluna de forma completa, apenas auxilia a sustentar o pescoço e a impedir movimentos de flexão e ou extensão. A imobilização lateral deve ser realizada simultaneamente. Caso o colar cervical seja removido temporariamente para a avaliação primária e ou secundária, um membro da equipe de saúde deve estabilizar manualmente a coluna cervical, mantendo o alinhamento da coluna.

Ventilação com bolsa-valva-máscara[6,7]

É recomendada a técnica de ventilação com duas pessoas para assegurar melhor vedação da máscara no paciente e, consequentemente, ventilação mais efetiva. A utilização de bolsa-valva-máscara deve sempre estar acompanhada de suplemento de oxigênio com bolsa reservatória. O fluxo de 15 litros por minuto de oxigênio permite durante a inspiração, uma fração maior que 90%. A utilização do tamanho adequado de máscara é imperativo para que se mantenham ventilações adequadas.

Via aérea definitiva[3,6,7]

Tubo endotraqueal com *cuff* insuflado protege a via aérea de prováveis aspirações broncopulmonares garantindo a oxigenação e ventilação adequadas. As principais indicações estão descritas na Tabela 8.1. A técnica de intubação deve ser realizada preferencialmente por dois profissionais, em que um dos socorristas ficará responsável pela estabilização da coluna cervical manualmente, enquanto o outro profissional realiza o procedimento.

A intubação nasotraqueal é contraindicada em casos de suspeita de fratura de base de crânio ou obstrução parcial das vias aéreas (estridor presente).

Via aérea definitiva deve ser precedida de pré-oxigenação, lembrando dispositivos alternativos, caso a IOT não seja possível, como, por exemplo, máscara laríngea, tubo multilúmen esofágico e o tubo laríngeo. Em situações de lesões de face ou trauma complexo de cabeça e pescoço, a via aérea cirúrgica através de cricotireoidostomia deve ser priorizada Não é recomendada à realização de traqueostomia cirúrgica na emergência devido às complicações vasculares, tireoidianas, tempo de execução prolongado em comparação à cricotireoidostomia e necessidade de treinamento específico.

Tabela 8.1
Indicações para via aérea definitiva

Necessidade de proteção à via aérea		***Necessidade de ventilação ou oxigenação***	
Fraturas maxilofaciais graves	• Risco de aspiração por sangramento e vômito	Esforços respiratórios inadequados	• Taquipneia • Hipóxia • Hipercarbia • Cianose • Agitação
Lesão no pescoço	• Hematoma no pescoço • Lesão traqueal ou laríngea • Lesão inalatória por queimaduras e presença de queimadura facial • Estridor • Mudança na voz	• Mudança progressiva • Uso de musculatura acessória • Paralisia da musculatura respiratória • Respiração abdominal	
Trauma de crânio	• Inconsciência • Agitação	• Deterioração neurológica aguda ou herniação • Apneia por perda da consciência ou paralisia neuromuscular	

É recomendado o uso de detector de CO_2 expirado para auxiliar na confirmação da posição do tubo endotraqueal.

B – Respiração e ventilação[3,5,8]

O tórax do paciente deve ser exposto para inspeção com avaliação da simetria da expansibilidade torácica, uso de musculatura acessória, frequência respiratória para palpação, ausculta e percussão, na qual pode ser identificada presença de ar ou sangue e avalia a oximetria de pulso. Todo paciente vítima de trauma deve receber oxigênio suplementar através de máscara com reservatório.

Habilidade para falar somente mostra que a via aérea está desobstruída e que a ventilação está presente, não que está efetiva. O trauma pode comprometer a função ventilatória pulmonar, que compreende o sistema nervoso central (ex.: traumatismo cranioencefálico), lesão medular (ex.: instabilidade de coluna cervical e lesão medular), caixa torácica (ex.: tórax instável), parênquima pulmonar (ex.:

pneumotórax) lesão diafragmática (ex.: ruptura diafragmática) e ou comprometimento da oxigenação por alteração parênquima pulmonar (ex.: contusão pulmonar), obstrução por corpo estranho, lesão de traqueia (laceração de traqueia) entre outras. Lesões, como pneumotórax hipertensivo, tórax instável com contusão pulmonar, hemotórax maciço e pneumotórax aberto, comprometem a ventilação e devem ser identificadas no exame primário devido a sua elevada gravidade.

Na presença de apneia, a utilização de um dispositivo bolsa-valva-máscara para efetuar as ventilações deve ser instituída até a possibilidade de se obter uma via aérea definitiva.

C – Avaliação de circulação e controle de hemorragias[3-7,9-15]

Independentemente do tipo de lesão, a hemorragia é a principal causa de morte em vítimas de trauma. Segundo estatísticas americanas, 50% das mortes relacionadas às hemorragias ocorrem nas primeiras 24 horas do início do evento. A hipotensão relacionada à hemorragia é fator prognóstico de mortalidade em 30 dias, e seu correto manuseio pode alterar sua evolução (Figura 8.1).

Devido a sua importância, a avaliação inicial da circulação durante o atendimento envolve alguns aspectos importantes, como estratificação da perfusão tecidual e volume circulatório, controle de hemorragia, restauração do volume intravascular e reavaliação sistemática.

A condição hemodinâmica deve ser avaliada rapidamente por meio de parâmetros clínicos que incluem avaliação da coloração da pele, do pulso, quanto à qualidade, frequência e regularidade, da pressão arterial e do nível de consciência. Palidez cutânea, pulso rápido e filiforme, hipotensão e alteração da consciência são indicativos de choque.

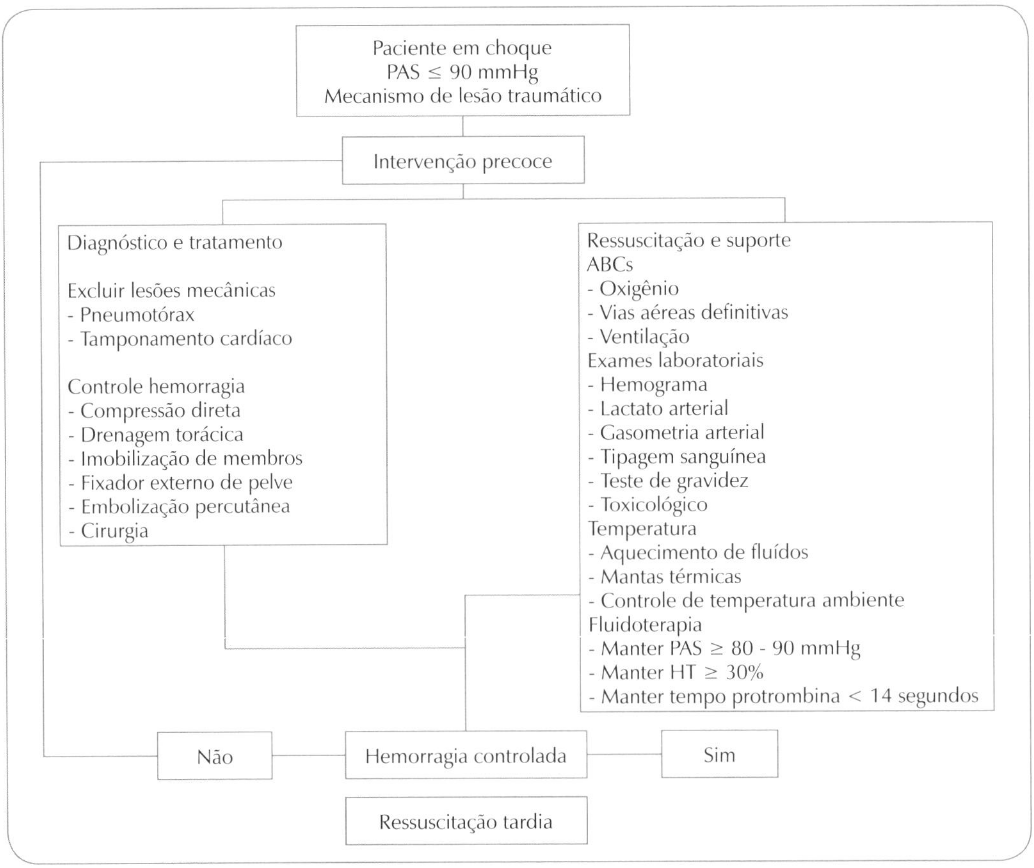

Figura 8.1 Algoritmo de avaliação do choque.

As hemorragias externas devem ser identificadas e controladas através de compressão manual direta, e as possíveis fontes de hemorragias internas devem ser reconhecidas, são comuns no tórax, abdômen, retroperitônio, por fraturas pélvicas e por fraturas de ossos longos. O uso de torniquetes é indicado somente quando a compressão manual não for efetiva e o paciente apresentar risco de morte.

O diagnóstico diferencial de paciente em choque deve contemplar as seguintes etiologias: choque obstrutivo (tamponamento cardíaco, pneumotórax hipertensivo, tromboembolismo pulmonar), choque cardiogênico (contusão cardíaca, síndrome coronariana aguda), choque distributivo (sepse, insuficiência adrenal), choque hipovolêmico (hemorragia), choque neurogênico (lesão medular).

Deve-se suspeitar sempre de hipovolemia em pacientes traumatizados e hipotensos. A hemorragia é a principal causa de choque.

De acordo com a Academia Americana de Cirurgiões foi proposta uma classificação de hemorragia baseada em critérios clínicos, sinais vitais e terapêuticos (Tabela 8.2).

Tabela 8.2
Classificação de hemorragia

Sinais vitais na apresentação	*Classe I*	*Classe II*	*Classe III*	*Classe IV*
Perda sanguínea (mL)	750 mL	750–1.500 mL	1.500–2.000 mL	> 2.000 mL
Perda sanguínea (% peso corpóreo)	> 15%	15%–30%	30%–40%	> 40%
Frequência cardíaca	< 100 bpm	> 100 bpm	> 120 bpm	> 140 bpm
Pressão arterial	Normal	Normal	Diminuída	Diminuída
Pressão de pulso* (mmHg)	Normal ou aumentado	Diminuído	Diminuído	Diminuído
Frequência respiratória	< 20 rpm	20–30 rpm	30–40 rpm	> 40 rpm
Débito urinário (mL/hora)	> 30	20–30	5–15	< 5 ou ausente
Estado mental (SNC)	Agitação discreta	Agitação moderada	Confuso	Letárgico/obnubilado
Terapia de fluido regra 3:1	Cristaloide	Cristaloide	Cristaloide/ hemoderivados	Cristaloide e hemoderivados

O manuseio inicial de um quadro hemorrágico é a reposição volêmica com soluções isotônicas de preferência Ringer com Lactato aquecido. Utilizam-se dois acessos venosos periféricos calibrosos e é observada a resposta após a infusão da solução. O paciente pode apresentar resposta completa à prova de volume, resposta transitória, ou seja, melhora dos parâmetros hemodinâmicos inicial com piora em um segundo momento indicando uma persistência do sangramento ou ausência de resposta. Questiona-se atualmente o papel da reposição volêmica agressiva nos casos de choque não responsivo a volume e ou de forma transitória, pois pode acarretar piora do sangramento relacionado à hemodiluição de fatores da coagulação, aumentar a pressão arterial e impedir a formação de novos coágulos e ou deslocar os já estabelecidos.

Devem ser obtidas amostras de sangue para tipagem sanguínea, prova cruzada, exames laboratoriais adequados e teste de gravidez para mulheres em idade fértil.

D – Avaliação neurológica (ver Capítulo 9 – Paciente Neurológico)[3,5]

Essa etapa do atendimento inicial se refere à "deficiência neurológica", incluindo qualquer injúria ao sistema neurológico central ou periférico. A Escala de Coma de Glasgow é um método simples e rápido de determinar o nível de consciência do paciente, devendo ainda ser avaliadas as pupilas quanto ao diâmetro, simetria e reação fotomotora e ao nível de lesão espinhal.

Um exame neurológico deve sempre ser relatado e documentado pela equipe de pré-hospitalar, principalmente caso o paciente tenha recebido alguma medicação e ou fez uso de substâncias ilícitas antes de sua chegada à emergência. Um rebaixamento do nível de consciência pode ser decorrente de hipóxia e hipovolemia. Contudo, os efeitos de drogas, álcool ou hipoglicemia também devem ser considerados. Qualquer alteração no exame neurológico deve ser considerada e seguida de uma tomografia computadorizada. Em qualquer paciente traumatizado, o exame neurológico na avaliação primária deve ser completado de 1–2 minutos.

E – Exposição e controle de temperatura[3,5]

Todo o corpo da vítima deve ser examinado em busca de outras lesões. Após a remoção das vestimentas, o paciente deve ser protegido contra a perda de calor, utilizando cobertores térmicos. Dispositivos de aquecimento externo devem ser considerados. A hipotermia é um fator que aumenta a morbidade e está associada à coagulopatia. Fluidos de reanimação devem ser aquecidos a 39º. A temperatura do ambiente deve ser controlada de modo a reduzir a perda de calor do paciente. A hipotermia é muito mais fácil de prevenir do que tratar.

Medidas auxiliares do exame primário e ressuscitação[3]

- Monitoração eletrocardiográfica.
- Oximetria de pulso.
- Capnografia e gasometria arterial.
- Sonda vesical (monitorar débito urinário).
- Sonda gástrica.
- Exames diagnósticos: radiografias, tomografias, lavado peritoneal diagnóstico, ultrassonografia (FAST – Focused Assessment with Sonography for Trauma).

Avaliação secundária[3,15-23]

A avaliação secundária (AS) consiste em um exame físico detalhado, cefalocaudal com reavaliação das funções vitais para identificação de outras lesões ou agravos e em planejar e definir seus cuidados definitivos e transferência do paciente (Figura 8.2).

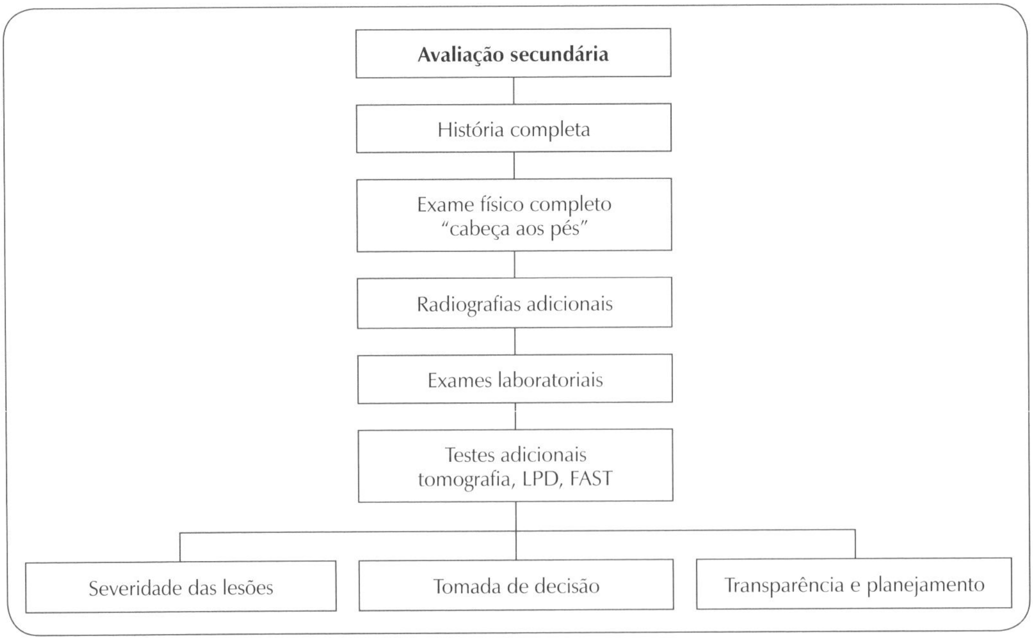

Figura 8.2 Fluxograma da avaliação secundária.

Sua aplicação e a diagnóstica e tratamento devem ser realizados após a avaliação primária (AB-CDE) estiver finalizada e os sinais vitais, normalizados, não significando que o exame físico deve ser realizado sistematicamente da "cabeça aos pés", associado à reavaliação dos sinais vitais e informações sobre a história do paciente, assim como da cinemática do trauma.

A história deve contemplar a palavra mnemônica AMPLA (Tabela 8.3) como forma de prevenir lesões secundárias em paciente exposto a um evento inicial. Por exemplo, em um indivíduo que utiliza betabloqueador de forma contínua, não observamos um aumento da frequência cardíaca frente a insulto hemorrágico e, por conseguinte, devemos utilizar outros parâmetros para guiar a terapêutica. Outro aspecto importante é o conhecimento dos eventos relacionados ao trauma, pois analisando a biomecânica do trauma podemos inferir possíveis lesões à vítima. Existem três princípios que alicerçam essa análise: o tipo de evento traumático (colisão veicular, queda, lesão penetrante), estimativa da energia transferida à vítima (velocidade do veículo no momento do impacto, altura da queda e calibre ou tamanho da arma) e o impacto e ou colisão do paciente com o objeto (carro, poste, faca, projétil etc.).

Tabela 8.3
Descrição do AMPLA

Alergia	Alergia a medicamentos e ou substâncias (ex.: iodo)
Medicação	Medicações de uso regular (betabloqueadores, anticoagulantes orais)
Passado, prenhez	Doenças pregressas e possibilidade de gravidez
Líquidos e alimentos	Última refeição (possibilidade de broncoaspiração)
Ambiente e evento e cena do acidente	Mecanismo do trauma, número de vítimas, energia envolvida no trauma, condições do paciente (ex.: uso de tóxicos)

A avaliação sistemática da regra "cabeça aos pés" descreve o exame físico iniciando-se pela cabeça, estruturas maxilofaciais, coluna cervical, pescoço, tórax, abdômen, períneo retovaginal, sistema musculoesquelético e sistema neurológico.

A importância da sistematização é evitar que lesões ameaçadoras à vida passem despercebidas pela equipe de atendimento de emergência. Nesta seção discutiremos as principais alterações de cada órgão e, para compreensão e ou aprofundamento nesses tópicos, sugerimos leituras adicionais no final deste capítulo.

Exame neurológico

Inicia-se o exame neurológico pela Escala de Coma de Glasgow (ECG) (Ver Capítulo 9 – Paciente Neurológico) de forma seriada e comparativa com o exame inicial. Sua aplicação ressalta o nível neurológico, assim como a tendência evolutiva do paciente. Devemos assegurar vias aéreas definitivas nos casos de ECG menor que 9, devido à incapacidade de manter vias aéreas pérvias. Sempre que houver lesão neurológica devemos consultar precocemente um neurocirurgião e ou transferir para um serviço que dele disponha. A presença de deterioração neurológica pressupõe uma progressão da lesão neurológica intracraniana. Na avaliação das pupilas referentes ao diâmetro, resposta à luz, a simetria deve ser realizada conjuntamente. Em hematomas subdurais, a dilatação pupilar posiciona-se do lado ipsilateral do hematoma.

Cabeça

A cabeça e o couro cabeludo devem ser palpados em toda a sua extensão para detectar possíveis lacerações, contusões e ou evidências de fratura. Sangramentos provenientes do couro cabeludo podem ser profusos, e sua hemostasia deve ser realizada com compressas e ou suturas caso necessário. A observação de equimoses ao redor da órbita (Sinal do Guaxinim) e ou retroauricular pode significar fratura de ossos da base do crânio, e seu manejo correto deve ser prontamente efetuado, e também não utilizar sondas e ou cateteres por via nasal pelo risco de lesão do sistema nervoso central. A observação das pupilas, a acuidade visual, as hemorragias conjuntivais e a avaliação dos movimentos extrínsecos e intrínsecos oculares, caso possível, devem ser executadas. Devemos observar presença de otorragia e ou saída de líquor pelo canal auditivo e ou nariz.

Coluna cervical e pescoço

A solicitação de radiografias de coluna cervical lateral, contemplando a transição cervicotorácica (C7-T1) e a transoral para visualização do processo odontoide, deve ser analisada de preferência por um médico experiente. Pacientes com trauma em região de cabeça e ou maxilofacial devem ser considerados como portadores de lesão cervical instável e, até que se prove o contrário, o colar cervical deve ser mantido, mesmo que não exista déficit motor e/ou sensorial. As Figuras 8.3–8.5 auxiliam na interpretação de radiografias de coluna cervical.

A correta interpretação, associada à retirada do colar cervical e da prancha rígida, deve ser discutida com profissionais experientes e ou confirmar com exames adicionais em casos de dúvida, como, por exemplo, tomografia computadorizada.

Os sinais a serem explorados durante a avaliação do pescoço são: dor local, enfisema subcutâneo, desvio de traqueia, estase jugular, sopro carotídeo e crepitações por fratura de ossos e ou cartilagens.

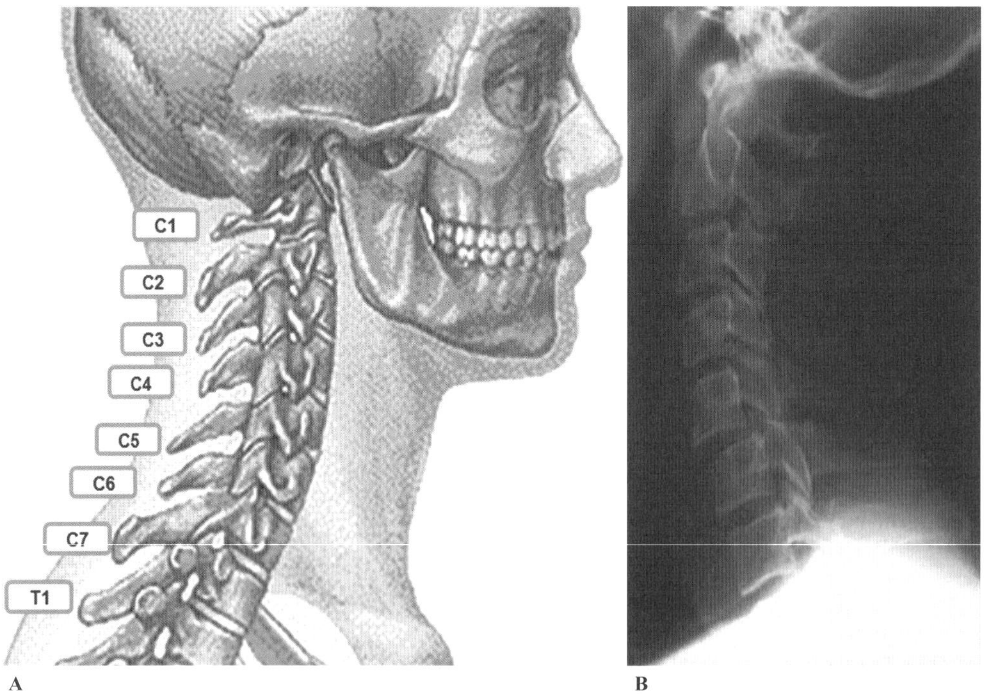

A B

Figura 8.3 A – Descrição anatômica da coluna cervical e transição cervicotorácica. **B** – radiografia cervical evidenciando a falta de transição entre C7-T1.

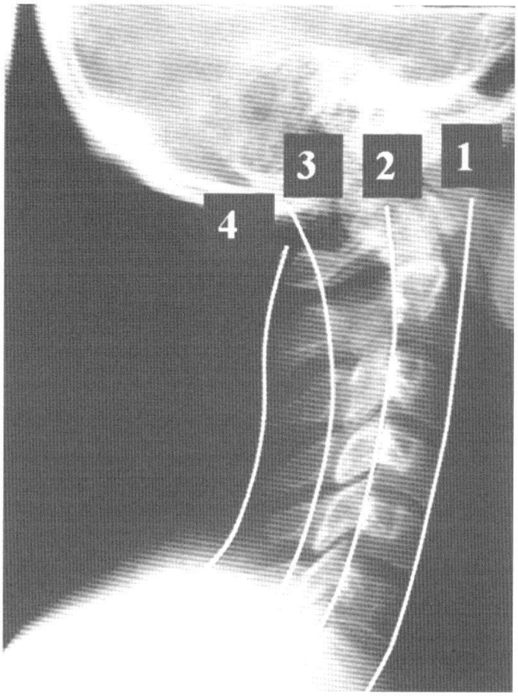

Figura 8.4 Avaliação do alinhamento da coluna cervical.

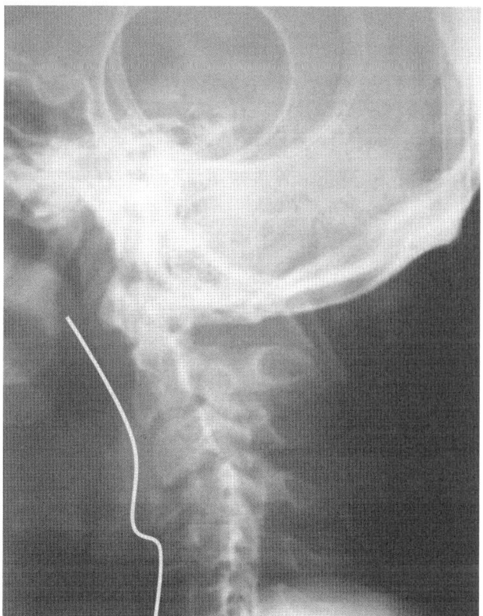

Figura 8.5 Desalinhamento da coluna cervical secundário à fratura cervical C5-C6.

Tórax

O exame do tórax inicia-se pela avaliação do padrão ventilatório. A ausculta pulmonar anterior e axilar e a qualidade e profundidade dos esforços respiratórios devem ser observadas. Avaliação de enfisema subcutâneo, fraturas, e as lacerações e ou perfurações pulmonares podem estar associadas, e seu rápido tratamento deve ser realizado. A ausculta cardíaca pode corroborar com achados importantes, como, por exemplo bulhas abafadas (tamponamento), sopros cardíacos novos (laceração traumática de valvas e ou dissecção de aorta). Lesões torácicas com potencial risco de morte e tratamento proposto na avaliação secundária estão inseridas na Tabela 8.4. Devemos realizar radiografia de tórax AP para avaliar procedimentos realizados na avaliação primária, como, por exemplo, posicionamento de drenos, assim com diagnosticar novas lesões com potencial risco de vida. A necessidade de exames complementares, como tomografia de tórax e angiografia, deve ser analisada individualmente. Em alguns casos específicos, como crianças e idosos, os sinais clínicos não são exuberantes e sua suspeição deve ser avaliada.

Tabela 8.4
Lesões torácicas graves e tratamento proposto

Lesões torácicas graves	*Tratamento*
Pneumotórax simples	Drenagem torácica
Hemotórax	Drenagem torácica
Contusão pulmonar	Oxigenoterapia, analgesia, VM
Laceração traqueobrônquica	Avaliação cirurgia torácica, permeabilidade via aérea, TQ e/ou IOT com balonete abaixo da lesão
Traumatismo contuso do coração	Avaliação cirurgia cardíaca, ECG, Eco, monitorar arritmias
Ruptura traumática da aorta	Avaliação cirurgia torácica, intervenção cirúrgica
Ruptura traumática do diafragma	Intervenção cirúrgica
Ferimentos transfixantes do mediastino	Avaliação de estabilidade hemodinâmica TC tórax, caso instável exploração cirúrgica imediata

Abdômen

O exame abdominal em paciente politraumatizado deve contemplar a procura de sinais e sintomas, como ferimentos abertos e ou trauma fechado em região anterior e dorsal, presença de dor à palpação abdominal, presença de sinal do cinto de segurança e possível lesão de vísceras abdominais e ou órgãos sólidos, hematomas e crepitações em parede abdominal.

Entretanto, um exame abdominal normal não exclui lesão abdominal, e o exame físico seriado e a reavaliação frequente auxiliam nos cuidados desses pacientes. Em pacientes que se apresentam com exame abdominal duvidoso associado à ingestão de álcool que impossibilite a veracidade do exame abdominal podemos utilizar a ultrassonografia à beira do leito através do *Focused Assesement Sonography in Trauma* (FAST) ou a TC abdômen e, em casos de hipotensão sem evidência de foco hemorrágico aparente, o Lavado Peritoneal Diagnóstico (LPD). O FAST, recomendação forte (GRAU I) por diversas sociedades internacionais desde a última década, deve ser utilizado em pacientes com trauma abdominal fechado, trauma torácico fechado e ou penetrante e em pacientes estáveis e ou instáveis. Devido ao fato de ser um exame operador dependente, requer uma curva de aprendizado que se correlaciona com os resultados obtidos. A literatura descreve uma variabilidade de resultados quanto ao tipo de operador (radiologista *vs.* não radiologista), presença de lesões parenquimatosas associadas às quais o método não foi idealizado para tal e diferenças em status hemodinâmico do paciente na realização do exame (hipotensão arterial *vs.* normotensão arterial).

Devemos salientar que a presença de um exame FAST positivo denota sangramento intracavitário e possivelmente necessidade de laparotomia exploradora, caso o paciente se encontre instável hemodinamicamente e ou continuação diagnóstica com tomografia computadorizada caso esteja disponível e o paciente estiver estável clinicamente (Figura 8.6). Complementando o exame abdominal devemos avaliar a instabilidade de quadril à procura de possíveis fraturas de quadril, as quais se relacionam com uma perda sanguínea importante, e sua correta interpretação deve ser corrigida e estabilizada. A manipulação do quadril deve ser realizada uma única vez e evitar sua manipulação desnecessária. O FAST estendido possibilita a avaliação da parede torácica em busca de lesões pulmonares (Tabela 8.5).

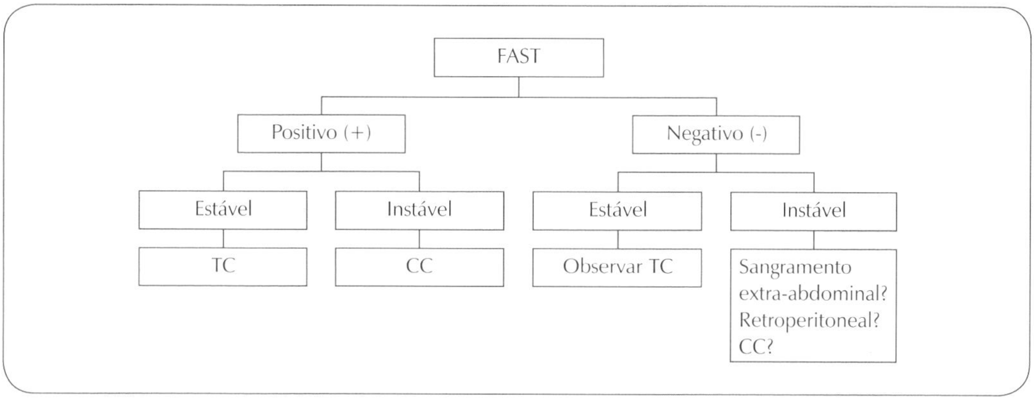

Figura 8.6 Algoritmo para utilização do FAST.

Scalea TM, Rodriguez A, Chiu WC et al. Focused assessment with sonography for trauma (FAST): results from an international consensus conference. J Trauma 1999;46(3):466–72.

Tabela 8.5 Indicações do FAST estendido
Trauma cardíaco penetrante
Trauma cardíaco fechado
Trauma abdominal fechado
Trauma torácico
Pneumotórax
Hemotórax
Hipotensão de causa não definida

Períneo, reto e vagina

Devemos realizar a avaliação e a inspeção da região perineal, retal e vaginal em busca de hematomas, lacerações, sangramento. O toque retal e vaginal deve ser realizado antes da inserção de sondas e cateteres urinários para avaliar fraturas de pelve, deslocamento de próstata e sangramento intestinal, assim como a avaliação da tonicidade do esfíncter retal nos casos de lesão medular. Em mulheres com período fértil devemos solicitar teste de gravidez.

Sistema musculoesquelético

Devemos avaliar as extremidades em busca de hematomas, lacerações, contusões, sinais de fraturas e ou deformidades. A avaliação dos pulsos em membros superiores e inferiores é imprescindível na detecção de lesões vasculares primárias e ou secundárias. A utilização dos seguintes sinais indica lesão vascular: dor, palidez, parestesia, paralisia, ausência de pulso, alteração da temperatura. Caso seja identificada alguma deformidade e ou fratura, devemos realizar exame de imagem (RX, TC) dessa área. Nesse momento devemos avaliar a coluna torácica e lombar na porção dorsal através da técnica de rolamento em bloco (necessidade de três socorristas) na tentativa de identificar alguma alteração com técnica palpatória e ou visual. Lesões esqueléticas menores de extremidades, como pé ou mãos, muitas vezes passam despercebidas nesse momento, razão pela qual devem ser examinadas. Fraturas de ossos longos devem ser estabilizadas imediatamente antes da correção vascular. Em algumas situações de fraturas, lesões arteriais agudas, obstrução arterial temporária, picada de cobra, entre outras, observamos o desenvolvimento de síndrome compartimental, ocasionando aumento na pressão entre o espaço compreendido entre a fáscia muscular e as estruturas do membro, ocasionando a diminuição do suprimento de oxigênio para os tecidos e consequente lesão celular e morte. O tratamento consiste no seu rápido diagnóstico e tratamento através da fasciotomia.

Reavaliação

A reavaliação dos pacientes deve ser frequente e incluir monitoração contínua dos sinais vitais, da oximetria de pulso e do débito urinário, sendo desejável mantê-lo em 0,5 mL/kg/h nos adultos. A avaliação e o controle da dor nos pacientes com lesões traumáticas constituem etapa importante do atendimento. Dor e ansiedade são comuns, principalmente nos casos de lesões musculoesqueléticas, e podem mascarar outras lesões ou sua real condição clínica. Qualquer alteração observada no paciente e as respostas às medidas terapêuticas empregadas devem ser documentadas.

Transferência

O reconhecimento de lesões ameaçadoras de vida em hospital que não tenha recursos necessários e ou médicos especialistas para o tratamento adequado salienta a necessidade de transferência inter-hospitalar. A partir desse momento, nenhum procedimento diagnóstico e ou exame laboratorial deve ser aguardado ou realizado para iniciar a transferência. A sistematização e interligação entre centros de trauma avançados e hospitais regionais devem ser padronizadas de forma consistente, organizada e com respeito entre eles para garantir o melhor atendimento aos pacientes politraumatizados. O contato telefônico deve ser realizado de médico para médico e avaliar o nível de cuidado, assim como o tipo de transporte necessário para a transferência. A responsabilidade da transferência inclui o médico local, o médico do centro de referência e as condições de transporte. Deve ser certificado que o centro a ser transferido disponha dos recursos necessários para o cuidado do paciente, pessoal qualificado e equipamento necessário (monitor, ventilador mecânico, etc.) no veículo de transporte, o prontuário e os exames realizados no hospital de origem devem ser enviados ao hospital referência. Preconiza-se a transferência quando o paciente esteja estável do ponto de vista trauma-cirúrgico e, quando apresentar-se instável com hemorragia no hospital regional e este possuir centro cirúrgico e cirurgião disponível, deve ser submetido ao controle da hemorragia e posteriormente à transferência.

Plano de cuidados de enfermagem[3,5-7,15,24,25]

O enfermeiro desempenha importante papel no atendimento ao paciente vítima de trauma na fase pré-hospitalar e no atendimento hospitalar, participando ativamente nas fases da avaliação e tratamento inicial, avaliação secundária e transferência.

Um aspecto a ser valorizado pela enfermagem no cuidado ao paciente vítima de trauma é a avaliação e controle da dor, pois a maioria apresenta dores frequentes, em especial aqueles com trauma musculoesquelético, visceral ou vascular. A dor pode estar relacionada a procedimentos invasivos, medicações injetáveis, imobilidade e posicionamento inadequado no leito. A observação direta do paciente permite detectar sinais de desconforto, ansiedade em se comunicar, agitação e expressões faciais da dor.

A Tabela 8.6 apresenta o plano de cuidados para pacientes vítimas de trauma multissistêmico.

Tabela 8.6
Plano de cuidados de enfermagem

Diagnósticos de enfermagem	*Características definidoras (CR)/ fatores de risco ou relacionados (FR)*	*Intervenções de enfermagem*
Risco de aspiração	**FR:** Barreira à elevação da porção superior do corpo Trauma facial, oral ou no pescoço	Auscultar os sons pulmonares, observando áreas de ventilação diminuída ou ausente, além da presença de ruídos adventícios Manter decúbito elevado de 30°–45°, se possível Manter as vias aéreas desobstruídas
Padrão respiratório ineficaz	**CD:** Batimentos de asa de nariz Dispneia Padrão respiratório anormal (frequência, ritmo e profundidade) Uso de musculatura acessória **FR:** Dor Posição do corpo que inibe a expansão pulmonar Prejuízo musculoesquelético/neuromuscular Fadiga	Manter decúbito elevado, se possível Auxiliar nas mudanças de posição, conforme apropriado Monitorar a ocorrência de fadiga dos músculos respiratórios Monitorar o estado respiratório e a oxigenação Iniciar e manter oxigênio suplementar conforme prescrição
Troca de gases prejudicada	**CD:** Batimento de asa de nariz Cianose Alteração no nível de consciência Padrão respiratório anormal (frequência, ritmo e profundidade) Dispneia Gases sanguíneos arteriais e pH anormais **FR:** Desequilíbrio na relação ventilação-perfusão	Monitorar frequência, ritmo, profundidade e esforço nas respirações Auscultar os sons respiratórios, observando as áreas de ventilação diminuída/ausente e a presença de ruídos adventícios Determinar a necessidade de aspiração, auscultando ocorrência de crepitações e roncos Manter as vias aéreas desobstruídas Auxiliar com mudanças frequentes de posição, conforme apropriado Iniciar oxigênio suplementar, conforme prescrição Verificar se há cianose de leitos ungueais ou perioral ou áreas de palidez Manter decúbito elevado, se possível Atentar para alterações no nível de consciência (sonolência, agitação)
Ventilação espontânea prejudicada	**CD:** Dispneia Pressão parcial de dióxido de carbono aumentada Pressão parcial de oxigênio diminuída Saturação arterial de oxigênio diminuída Uso aumentado de musculatura acessória **FR:** Fadiga da musculatura respiratória	Atentar para padrão respiratório (frequência, profundidade, ritmo, simetria dos movimentos torácicos e uso de musculatura acessória) Iniciar e manter oxigênio suplementar, conforme prescrição Aspirar vias aéreas, conforme necessidade Manter decúbito elevado, se possível
Risco de sangramento	**FR:** Trauma	Identificar as causas do sangramento Monitorar os sinais vitais, sempre que necessário, com base na quantidade de sangue perdido Monitorar o aparecimento de sinais/sintomas de choque hipovolêmico (p. ex., aumento da sede, frequência cardíaca aumentada, resistência vascular sistêmica aumentada, débito urinário diminuído, perfusão periférica diminuída, estado mental ou respirações alteradas) Iniciar procedimentos de emergência para hemorragia, conforme apropriado (p. ex., oxigenoterapia, terapia intravenosa, tipagem sanguínea e prova cruzada) Colher amostras para exames laboratoriais, incluindo níveis de hemoglobina / hematócrito, antes e após a perda sanguínea, e monitorar testes de coagulação, conforme apropriado Realizar balanço hídrico Elevar as extremidades inferiores, se possível, para aumentar a perfusão aos órgãos vitais; Administrar derivados do sangue, conforme apropriado Tomar as precauções adequadas ao manusear derivados do sangue Manter repouso no leito

(*continua*)

Tabela 8.6
Plano de cuidados de enfermagem (*continuação*)

Diagnósticos de enfermagem	*Características definidoras (CR)/ fatores de risco ou relacionados (FR)*	*Intervenções de enfermagem*
Risco de choque	**FR:** Hipotensão Hipovolemia Hipoxemia Hipoxia	Monitorar sinais vitais Monitorar nível de consciência (ansiedade, inquietude, confusão, letargia) Atentar para os pulsos periféricos (rápidos, filiformes) Inserir e manter acesso intravenoso calibroso Monitorar estado hídrico, ingestão e eliminação Monitorar coloração e umidade da pele (palidez, cianose dos lábios e leitos inguinais, prolongamento do tempo de enchimento capilar, pele fria e pegajosa) Administrar volume ou hemocomponentes, conforme indicação
Risco de confusão aguda	**FR:** Função metabólica prejudicada (hemoglobina diminuída, desequilíbrio eletrolítico) Mobilidade prejudicada	Manter ambiente seguro Monitorar estado neurológico continuamente Administrar medicamentos, conforme prescrição médica para ansiedade, agitação Oferecer conforto e tranquilidade
Risco de desequilíbrio na temperatura corporal	**FR:** Alteração na taxa metabólica Aumento na demanda de oxigênio Condição que afeta a regulação da temperatura	Monitorar a temperatura, no mínimo a cada 2 horas, conforme apropriado Ajustar a temperatura do ambiente, conforme a necessidade do paciente
Dor aguda	**CD:** Autorrelato da intensidade e das características da dor Comportamento expressivo (agitação, choro) Expressão facial de dor Mudança nos parâmetros fisiológicos (pressão arterial, frequência cardíaca e respiratória, saturação de oxigênio) Posição para aliviar a dor **FR:** Agente lesivo físico (trauma)	Realizar avaliação completa da dor incluindo local, característica, início, duração, frequência, qualidade, intensidade, gravidade, além de fatores precipitantes Observar a ocorrência de indicadores não verbais de desconforto Assegurar que o paciente receba cuidados precisos de analgesia Investigar com o paciente os fatores que aliviam ou pioram a dor Avaliar com o paciente e a equipe de cuidados a eficácia de medidas passadas utilizadas para controle da dor Determinar a frequência necessária para fazer uma avaliação do conforto do paciente e a implantar um plano de monitoramento da dor Escolher e implementar uma variedade de medidas (farmacológicas, não farmacológicas e interpessoais) para facilitar o alivio da dor Instituir e modificar as medidas de controle da dor com base na resposta do paciente Informar a equipe medica se medidas não funcionarem
Mobilidade física prejudicada	**CD:** Desconforto Dificuldade para se virar Movimentos lentos Restrição na amplitude dos movimentos **FR:** Prejuízo neurológico, musculoesquelético e sensório-perceptivo Restrições prescritas de movimento	Selecionar técnica de transferência adequada ao paciente Manter o corpo do paciente no alinhamento correto durante os movimentos Mobilizar em bloco Atentar para posição de sondas, drenos e cateteres durante mobilizações
Integridade da pele prejudicada	**CD:** Alteração na integridade da pele **FR:** Fator mecânico Alteração no volume de líquidos Circulação prejudicada Pressão sobre saliência óssea	Examinar a pele e as mucosas quanto à vermelhidão, calor exagerado, edema e drenagem Monitorar a pele quanto a ressecamento e umidade excessivos Monitorar aparecimento de fontes de pressão e atrito Examinar a cor, textura e turgor da pele Assegurar nutrição ideal e aumentar aporte proteico, quando possível
Risco de infecção	**FR:** Procedimento invasivo Alteração na integridade da pele	Instituir precauções universais, utilização de técnica asséptica e materiais adequados no manuseio do paciente Administrar terapia antibiótica, conforme prescrição Verificar se há sinais e sintomas de infecção local ou sistêmica (alterações na temperatura corporal, taquipneia, taquicardia, hipotensão)

(*continua*)

Tabela 8.6
Plano de cuidados de enfermagem (*continuação*)

Diagnósticos de enfermagem	*Características definidoras (CR)/ fatores de risco ou relacionados (FR)*	*Intervenções de enfermagem*
Ansiedade	**CD:** Inquietação Observação atenta Preocupação devido à mudança em eventos da vida Angústia/apreensão Medo Alteração no padrão respiratório, pressão arterial Aumento da frequência cardíaca e respiratória Boca seca Consciência dos sintomas fisiológicos **FR:** Ameaça de morte Mudança importante (p. ex., condição econômica e de saúde)	Conversar com o paciente sobre as experiências emocionais, com abordagem calma e tranquilizadora Fazer declarações de apoio e empatia Apoiar o uso de mecanismos de defesa adequados Auxiliar o paciente a identificar sentimentos e encorajar a expressá-los Encorajar o diálogo ou choro como formas de reduzir a resposta emocional Oferecer assistência na tomada de decisão Explicar todos os procedimentos, inclusive sensações que o paciente possa ter durante os procedimentos Oferecer informações reais sobre diagnóstico, tratamento e prognóstico Identificar mudanças no nível de ansiedade Orientar o paciente sobre o uso de técnicas de relaxamento Observar sinais verbais e não verbais de ansiedade Permitir, sempre que possível, que a família permaneça com o paciente

Referências bibliográficas

1. Centers for Disease Control and Prevention. National Center for Health Statistics. Leading Causes of Death. Number of deaths for leading causes of death. Disponível em: https://www.cdc.gov/nchs/fastats/leading-causes-of-death.htm
2. World Health Organization. Global status report on road safety 2015. Geneva, 2015.
3. American College of Surgeons Committee on Trauma. Advanced Trauma Life Support – ATLS. Student Course Manual. Tenth edition, 2018.
4. Rosenthal A, Rozycki GS. Initial Resuscitation and Diagnosis. In: Flint L, Meredith JW, Schwab CW, Trunkey DD, Rue LW, Taheri PA (eds.). Trauma: Contemporary Principles and Therapy. Lippincott Williams & Wilkins, 2008; 24:258-65.
5. American College of Surgeons Committee on Trauma. Atendimento pré-hospitalar no trauma - PHTLS. Oitava edição, 2017.
6. Aehlert B. ACLS, Suporte avançado de vida em cardiologia: Emergências em cardiologia. Rio de Janeiro: Elsevier. Quarta edição, 2013.
7. National Association of Emergency Medical Technicians. Advanced Medical Life Support- AMLS: An assessment-based approach. Elsevier, 2011.
8. Tal-Or E, Tanigawa K, Thierbach AR, Kuhnigk H, Michaelson M. Primary Survey Initial Resuscitation Priorities. In: Wilson WC, Grande CM, Hoyt DB (eds.) – Trauma Emergency Resuscitation Perioperative Anesthesia Surgical Management. New York: Informa Healthcare, 2007; 8(1):135-53.
9. Bickell WH, Wall MJ Jr, Pepe PE et al. Immediate versus delayed fluid resuscitation for hypotensive patients with penetrating torso injuries. N Engl J Med, 1994; 331(17):1105-9.
10. Boyd M, Keene DD. Trauma Management of shock in trauma. Anaesthesia & Intensive Care Medicine. 2017;18(8):386-9. Disponível em: https://doi.org/10.1016/j.mpaic.2017.05.002
11. Gann DS, Drucker WR. Hemorrhagic shock. J Trauma Acute Care Surg 2013; 75(5):888-95. doi: 10.1097/TA.0b013e3182a686ed.
12. ColwellC,MoreiraME,GrayzelJ.Initialmanagementofmoderatetoseverehemorrhageintheadulttraumapatient.Uptodate. 2017. Disponível em: https://www.uptodate.com/contents/initial-management-of-moderate-to-severe-hemorrhage--in-the-adult-trauma-patient
13. Maegele M, Gu ZT, Huang QB, Yang H. Updated concepts on the pathophysiology and the clinical management of trauma hemorrhage and coagulopathy. Chin J Traumatol 2017; 20(3):125-32. doi: 10.1016/j.cjtee.2017.03.004
14. Angele MK, Schneider CP, Chaudry IH. Review Bench-to-bedside review: Latest results in hemorrhagic shock. Critical Care 2008;12:218.
15. American College of Surgeons Committee on Trauma. Advanced Trauma Life Support – ATLS. Student Course Manual. Eighth edition, 2008.
16. Burton JH, Dunn MG, Harmon NR. A Statewide Emergency Medical Services Spine Assessment Protocol: Review and Outcomes From 16,000 Trauma Encounters. Journal of Trauma 2006; 61(1):161-7.
17. Burton JH, Harmon NR, Dunn MG, Bradshaw JR. EMS Provider Findings and Interventions With a Statewide EMS Spine-Assessment Protocol. Prehospital Emergency Care 2005; 9(3):303-9.
18. Kirkpatrick AW, Sustic A, Blaivas M. Introduction to the use of ultrasound in critical care medicine. Crit Care Med 2007; 35:S123-5.

19. Flato UAP, Guimarães HP, Lopes RD, Valiatti JL, Flato EMS, Lorenzo RG. Usefulness of Extended-FAST (EFAST-Extended Focused Assessment with Sonography for Trauma) in critical care setting. Rev Bras Ter Intensiva. 2010;22(3):291-299. Disponível em: http://www.scielo.br/pdf/rbti/v22n3/12.pdf
20. Richards JR, McGahan JP. Focused Assessment with Sonography in Trauma (FAST) in 2017: What radiologists can learn. Radiology. 2017;283(1):30-48. doi: 10.1148/radiol.2017160107.
21. Giraldo-Restrepo JÁ, Serna-Jiménez TJ. The FAST and extended FAST examinationsExamen FAST y FAST extendido. Colombian Journal of Anesthesiology. 2015;43(4):299-306. doi.org/10.1016/j.rcae.2015.04.007
22. Scalea TM, Rodriguez A, Chiu WC et al. Focused assessment with sonography for trauma (FAST): Results from an international consensus conference. J Trauma 1999; 46:466-72.
23. Sharma BR, Gupta M, Harish D, Singh VP. Missed diagnoses in trauma patients vis-a-vis significance of autopsy. Injury 2005; 36(8):976-983.
24. Diagnósticos de enfermagem da NANDA: definições e classificação 2015 -2017 / NANDA Internacional. Tradução Regina Machado Garcez – Porto Alegre: Artmed, 2015.
25. Classificação das Intervenções de Enfermagem (NIC) / Gloria M. Bulechek, Howard K. Butcher, Joanne MCCloskey Dochhterman; [tradução Soraya Imon de Oliveira... et al]. Rio de Janeiro: Elsevier 2016.

capítulo 9

Paciente Neurológico

• Maria Carolina Barbosa Teixeira Lopes • Cássia Regina Vancini Campanharo

Trauma cranioencefálico

Introdução

O trauma cranioencefálico (TCE) é definido como a situação em que uma força mecânica externa acarreta lesão anatômica e/ou funcional com comprometimento cognitivo, físico, psicossocial, temporário ou permanente, com diminuição ou alteração da consciência. Já a expressão trauma craniano se refere às lesões externas sem déficits neurológicos. O TCE é uma das lesões mais frequentes nas vítimas de causas externas e importante causa de morbidade e mortalidade, configurando problema de grande magnitude[1-4].

Estima-se que nos Estados Unidos 2,5 milhões de indivíduos são atendidos no serviço de emergência e hospitalizados anualmente. Desses, cerca de 50 mil morrem. Muitas das vítimas morrem antes de chegar ao hospital e estima-se que o TCE está presente em cerca de 90% das mortes pré-hospitalares relacionadas a trauma. Entre os sobreviventes, muitos permanecem com alguma incapacidade temporária ou permanente decorrente da lesão traumática[1,2,5,6]. As causas mais frequentes são os acidentes automobilísticos, as quedas que acometem principalmente crianças e idosos e as agressões[3,7].

Classificação do trauma cranioencefálico

No TCE, as lesões podem ser classificadas quanto ao mecanismo, morfologia, gravidade e fisiopatologia[1,7].

O mecanismo de lesão pode ser dividido em contuso e penetrante. As lesões contusas podem ser resultantes de impactos diretos, mecanismos de golpe e contragolpe, ação de forças inerciais, como aceleração e desaceleração, com consequente lesão do parênquima contralateral, ou rotacionais, que podem provocar lesões difusas[12-14] e estão associadas a colisões automobilísticas, quedas e agressões. Nos traumas penetrantes, as lesões ocorrem pelo impacto direto e penetração no crânio com lesão do parênquima encefálico, e de estruturas distalmente, pelo mecanismo de cavitação[12,15] provocadas por armas de fogo ou armas brancas[1,7-10].

A classificação morfológica das lesões no TCE inclui as fraturas e lesões intracranianas, como os hematomas e contusões, e são apresentadas na Tabela 9.1.

Tabela 9.1 Classificação das lesões cranianas primárias[1,7-14]		
Laceração de couro cabeludo		Podem provocar sangramentos volumosos devido à elevada vascularização do couro cabeludo e estar ou não associadas a fraturas. Essas lesões podem ser suturadas após avaliação inicial ou necessitar de reparação cirúrgica, dependendo do seu tamanho e extensão
Fraturas de crânio	**Calota craniana**	Classificadas em lineares ou com afundamento e abertas ou fechadas. Podem estar associadas a lesões vasculares e a hematomas intracranianos e em lesões da dura-máter com risco de desenvolver meningite
	Basilares	Podem provocar fístulas liquóricas por lesões da dura-máter, com drenagem de líquido cefalorraquidiano (LCR) pelo nariz (rinorreia) ou ouvido (otorreia). Pode ocorrer perda de sangue concomitantemente. Nesse caso, recomenda-se coletar o líquido drenado em uma compressa de gaze. O sangue formará um halo no centro e, ao redor, pode haver formação de um anel amarelado sugestivo de LCR, chamado sinal do "duplo anel". Outros sinais de fraturas basilares são hematoma periorbitário e hematoma retroauricular
Lesões intracranianas		
Difusas	**Concussão cerebral**	Lesão cerebral decorrente de trauma que pode ou não estar associada à perda da consciência. Em geral, os distúrbios neurológicos são transitórios, reversíveis e a recuperação é rápida. Alguns pacientes podem apresentar distúrbios de memória, cefaleias e tontura
	Lesão axonal difusa (LAD)	Coma pós-traumático prolongado, maior do que 6 horas, sem evidência de lesões expansivas à tomografia ou distúrbios metabólicos. Resulta do cisalhamento ou estiramento dos axônios por mecanismo de rotação causando seu rompimento com bloqueio da transmissão do impulso nervoso. A lesão se agrava à medida que o edema cerebral se desenvolve
Focais	**Hematoma extradural (HED)**	Coleção de sangue entre a dura-máter e a calota craniana, frequentemente em consequência de impacto de baixa energia cinética, na região temporal ou temporoparietal com sangramentos de origem arterial que, em geral, resultam de lesão da artéria meníngea média, associados ou não às fraturas. Esses hematomas podem também ser de origem venosa por ruptura de seio venoso
	Hematoma subdural (HSD)	Coleção sanguínea entre a dura-máter e a aracnoide, relacionada a mecanismos de aceleração e desaceleração de traumas de grande energia cinética. Estão associados à lesão do parênquima subjacente ao hematoma pelo contato do sangue com o córtex cerebral, que pode desencadear lesões secundárias. Podem ser classificados de acordo com o tempo da manifestação dos sintomas após o trauma, que no HSD agudo podem aparecer em até 72 horas, no subagudo em 3 a 15 dias e no crônico em período superior a 15 dias
	Hematoma intracerebral e contusão intracerebral	Os locais acometidos mais comuns são o lobo temporal e a base do lobo frontal, mas pode ocorrer em qualquer parte do cérebro. Podem expandir-se ao longo de horas ou dias, e o desenvolvimento de edema ao redor da lesão contribui para efeito de massa com hipertensão intracraniana
	Hemorragia subaracnoide traumática (HSAt)	Caracterizada pela presença de sangue no espaço subaracnóideo e/ou sistema ventricular, por laceração dos microvasos da camada aracnoide. O vasoespasmo é uma complicação da HSAt e pode resultar em redução do fluxo sanguíneo cerebral.

Fisiopatologia do TCE

A pressão intracraniana (PIC) é mantida por meio do equilíbrio entre seus componentes, o parênquima cerebral, o volume sanguíneo e o líquido cefalorraquidiano (LCR). Alterações nos volumes de um dos componentes resultam em alteração dos demais, como deslocamento de LCR para o espaço espinhal, do sangue venoso cerebral para circulação sistêmica e do sangue arterial, como compensação para manter a pressão intracraniana, sendo que esta última pode resultar em isquemia. O mecanismo de autorregulação, através da resistência vascular cerebral e da pressão de perfusão cerebral, mantém o fluxo sanguíneo cerebral adequado. A pressão de perfusão cerebral (PPC) corresponde ao gradiente de pressão do leito vascular cerebral e é obtida pela diferença entre PAM e PIC (PPC = PAM-PIC). A PPC deve ser mantida $\geq$ 60mmHg. Quando ocorre redução da PPC, por aumento da PIC, há estímulo do centro vasomotor com consequente aumento da pressão arterial média (PAM). A resistência vascular cerebral sofre variações por alteração da PAM, pressão parcial de CO_2 ($PaCO_2$) e de O_2 (PaO_2). O aumento da $PaCO_2$ resulta em vasodilatação, e a sua redução, em vasoconstrição cerebral[1,2,6,10,15,-18].

Nos pacientes com TCE grave pode haver aumento pressão intracraniana e comprometimento da autorregulação, com falha dos mecanismos compensatórios, que pode ter consequências fatais, como redução da PPC, isquemia e herniação.[2,6]

Lesões primárias e secundárias

As lesões cranianas podem ser primárias, aquelas que ocorrem no momento do trauma, e secundárias, que são decorrentes de alterações sistêmicas e cerebrais.

O dano neurológico definitivo é resultado da lesão traumática inicial e de processos fisiopatológicos intra e extracranianos, que se iniciam após o trauma e se estendem por horas e dias e contribuem para morte celular. Muitos dos processos intrínsecos relacionam-se à perda dos mecanismos de homeostase celular com alterações bioquímicas e celulares, como excitotoxicidade mediada pela liberação de aminoácidos excitatórios, como glutamato, produção de superóxidos, desequilíbrio eletrolítico, déficit energético, respostas inflamatórias, isquemia e apoptose[2,7-9,17,19,20]. Portanto, o cuidado está centrado em prevenir e tratar a lesão secundária, e a atuação do enfermeiro é de fundamental importância nesse contexto.

Os principais elementos responsáveis pela lesão secundária de origem sistêmica são hipóxia e hipotensão. A hipóxia após TCE pode estar associada à obstrução das vias aéreas, hipoventilação, broncoaspiração e traumas torácicos. A hipotensão comumente se relaciona com hipovolemia por perda sanguínea, decorrente de lesões de outros sistemas. Essas lesões devem ser identificadas e tratadas precocemente. Outras alterações que contribuem para lesão secundária são hipocapnia, hipercapnia, anemia, hiponatremia, hipoglicemia, hiperglicemia e hipertermia[2,7,8,17].

Além das alterações sistêmicas, o controle da pressão intracraniana e a manutenção da pressão de perfusão cerebral configuram aspectos críticos do atendimento para limitar o dano cerebral secundário.

Reconhecimento e avaliação

A avaliação clínica inicial de todos os pacientes vítimas de trauma deve seguir as prioridades do ABCDE, conforme preconizado pelo Colégio Americano de Cirurgiões[1]. (Ver Capítulo 8 – Atendimento Sistematizado ao Politraumatizado.)

Exame primário e reanimação em pacientes com TCE

As lesões encefálicas nas vítimas de TCE podem ser agravadas por fatores secundários, como hipotensão e hipóxia, alterações frequentes nos pacientes politraumatizados. Por interferir diretamente no prognóstico neurológico, a estabilização cardiopulmonar deve ser considerada uma das prioridades do atendimento.

- **Vias aéreas e ventilação**

A avaliação visa assegurar a permeabilidade das vias aéreas e adequada troca gasosa. É fundamental reconhecer precocemente sinais de obstrução das vias aéreas, que são comuns, seja por perda do tônus muscular com obstrução pela língua, como por secreções ou corpos estranhos. Além disso, a perda dos reflexos de proteção favorece a broncoaspiração. O comprometimento da ventilação pode ser decorrente de trauma torácico, e essas lesões devem ser tratadas. Pacientes com alteração do nível de consciência (ECGl $\leq$ 8) ou lesões torácicas que comprometem a ventilação devem ser submetidos à assistência ventilatória invasiva. A estabilização da coluna cervical também é uma das prioridades e durante o atendimento deve ser imobilizada[1,8,10,13,16,18,21].

- **Circulação e controle de hemorragias**

As lesões secundárias nas vítimas de TCE são frequentes e estão relacionadas de modo significativo a mau prognóstico. Uma das mais comuns é a hipotensão. Esses pacientes comumente sofrem politraumatismos e apresentam lesões associadas, que podem ser causa de hemorragias e choque. A hipotensão provoca redução da perfusão cerebral com isquemia. Portanto, deve ser evitada e corrigida com reposição volêmica em acesso venoso calibroso, e os sangramentos devem ser controlados[1,8,10,13,16,18,21]. Durante o atendimento do paciente devem ser coletados exames laboratoriais.

- **Avaliação neurológica**

O exame neurológico visa determinar a gravidade da lesão cerebral e a necessidade de intervenções imediatas. A Escala de Coma de Glasgow (Tabela 9.2) deve ser aplicada em todos os pacientes. Ela classifica o TCE de acordo com a gravidade em leve (escores 14 e 15), moderado (escores 9 a 13) e grave (escores 3 a 8). A pontuação varia de escore 3 a 15 e, ao aplicar a ECGl, deve-se considerar sempre a melhor resposta[1,7,10,21].

Tabela 9.2
Escala de Coma de Glasgow

	Abertura ocular		*Melhor resposta verbal*		*Melhor resposta motora*
4	Espontânea	5	Orientado	6	Obedece aos comandos
3	Estímulo verbal	4	Confuso	5	Localiza estímulo doloroso
2	Estímulo doloroso	3	Palavras impróprias	4	Retirada inespecífica
1	Nenhuma	2	Sons incompreensíveis	3	Flexão anormal (decorticação)
		1	Nenhuma	2	Extensão anormal (descerebração)
				1	Nenhuma

Pacientes com escores ≤ 8 são indicativos de coma e necessitam de via aérea definitiva.

As pupilas devem ser avaliadas quanto ao tamanho, simetria e reflexo fotomotor (RFM). O tamanho é determinado pelo sistema nervoso simpático, responsável pela contração das pupilas (miose) ou pelo sistema nervoso parassimpático que resulta em dilatação (midríase). A assimetria pupilar ou anisocoria ocorre quando estruturas são comprimidas com perda da função dos nervos parassimpáticos para a pupila com sua dilatação. O reflexo fotomotor é avaliado com aplicação de estímulo luminoso com uma lanterna na pupila e observa-se contração da mesma (resposta direta) e da pupila contralateral (resposta consensual). A perda do reflexo fotomotor associa-se à lesão do nervo oculomotor. As alterações pupilares indicam acometimento cerebral do mesmo lado[12,14].

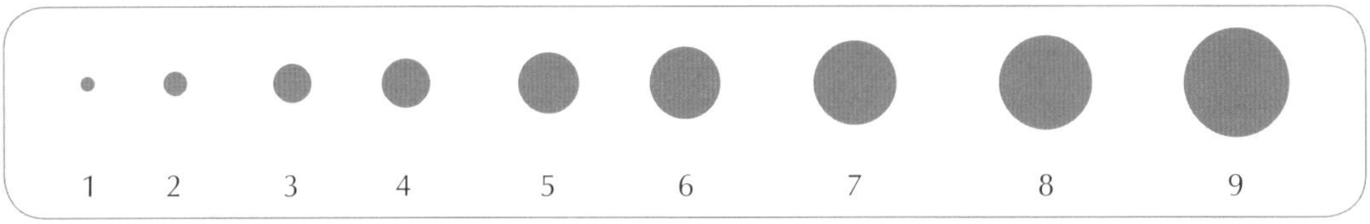

Figura 9.1 Avaliação do diâmetro pupilar (mm).

É importante a avaliação da ECGl e das pupilas antes da administração de sedativos.

A avaliação de déficits motores focais sugere o provável lado da lesão, o qual difere do lado do déficit, ou seja, déficit motor à direita indica lesão cerebral à esquerda. Respostas motoras anormais como decorticação correspondem à lesão da cápsula interna, gânglios da base, tálamo ou hemisfério cerebral e consiste em flexão dos braços, punhos e dedos, adução dos membros superiores (MMSS) com extensão dos membros inferiores (MMII), flexão dos pés e rotação interna. A postura de descerebração indica lesão de mesencéfalo e ponte, e caracteriza-se por extensão, adução e hiperpronação dos MMSS com extensão dos MMII e flexão plantar[8,10].

A avaliação deve ser frequente para identificação precoce dos sinais de deterioração com tratamento imediato.

Diagnóstico

A tomografia computadorizada (TC) de crânio é o exame diagnóstico mais importante nos pacientes vítimas de TCE e quando realizada com rapidez ajuda a definir condutas terapêuticas como necessidade de intervenção cirúrgica de emergência. Deve ser realizada após estabilização inicial do paciente assim que possível. É recomendado que a TC de crânio seja repetida em 12–24 horas nos pacientes com hematoma ou contusão para avaliar novas lesões, a evolução das lesões diagnosticadas e sempre que houver piora do quadro neurológico[1,2,6,8,].

Intervenções e tratamento

As metas no tratamento do TCE são evitar e tratar as lesões secundárias que agravam o dano neurológico. Essas intervenções iniciam com a estabilização cardiopulmonar e medidas para redução da pressão intracraniana, maximização da perfusão cerebral e oferta de oxigênio ao tecido cerebral.

As medidas de **estabilização cardiopulmonar** incluem manutenção da oxigenação (oximetria de pulso $\geq$ 95%; $PaO_2 \geq 100$ mmHg), normocapnia ($PaCO_2$ entre 35–45 mmHg) e da pressão arterial sistólica $\geq$ 100 mmHg. Hipóxia e hipotensão devem ser monitoradas rigorosamente e evitadas. É recomendado manter a euvolemia com a administração de solução salina 0,9%[2,6,8,15,18].

Para o **controle da pressão intracraniana** diversas medidas podem ser instituídas. Entre elas, técnicas simples como o posicionamento do paciente: cabeceira elevada a 30°, cabeça em posição neutra, sem rotação ou flexão, com alinhamento mentoesternal para facilitar a drenagem venosa. Outras intervenções que podem ser necessárias são terapia osmótica, hiperventilação e sedação[1,15].

A **terapia osmótica** com agentes hiperosmolares, manitol ou solução salina hipertônica cria um gradiente osmótico com redução do volume intersticial que contribui para redução da PIC. É administrado por via intravenosa e em *bolus* e, devido a seu efeito diurético, é necessário monitorar pressão arterial e débito urinário para manutenção da volemia. A **hiperventilação** não deve ser utilizada profilaticamente. Essa medida reduz a PIC, porém causa vasoconstrição cerebral, diminuição do fluxo sanguíneo cerebral (FSC) e isquemia. Pode ser necessária nos casos de herniação transtentorial, mas deve ser evitada $PaCO_2$ inferior a 30mmHg e é recomendada monitoração da saturação venosa de bulbo-jugular. A **sedação** e a analgesia contribuem para redução da PIC, pois reduzem agitação, desconforto, dor e facilitam a ventilação mecânica. Podem ser usadas em associação com bloqueadores neuromusculares para pacientes com hipertensão intracraniana (HIC) refratária. Os barbitúricos, também usados na HIC refratária, são agentes que diminuem significativamente a PIC por reduzirem o metabolismo cerebral. Essa terapia inviabiliza a avaliação neurológica completa, sendo necessária a monitoração da PIC. Outra desvantagem dos barbitúricos é a hipotensão. Portanto, os parâmetros hemodinâmicos devem ser rigorosamente controlados. O propofol também é recomendado para o controle da PIC, e por ter duração de ação curta permite avaliação neurológica intermitente do paciente, apesar de não ser observada melhora na mortalidade. Em altas doses, o propofol pode resultar em complicações graves[2,6,8,12,15,17].

O **tratamento cirúrgico** na fase inicial tem o objetivo de descomprimir o encéfalo e minimizar as lesões secundárias causadas pelo aumento da PIC. A indicação é baseada na ECGl, no exame pupilar, nas comorbidades, achados tomográficos, idade, PIC e deterioração neurológica ao longo do tempo. Pacientes com TEC grave podem necessitar de monitoração da PIC com ventriculostomia. A craniectomia descompressiva é uma alternativa terapêutica para casos de hipertensão intracraniana que não responderam às outras medidas e que há risco de morte[12,15,17].

As crises convulsivas são complicações frequentes no TCE, os **anticonvulsivantes** devem ser considerados como agentes terapêuticos para profilaxia das convulsões pós-traumáticas iniciais, que podem ocorrer principalmente nos primeiros 7 dias por irritação do tecido cerebral, na presença de hematomas intracranianos, fraturas depressíveis e ferimentos penetrantes. A fenitoína é o agente farmacológico frequentemente usado na prevenção. Nas crises agudas o tratamento de escolha é o diazepam[8,10,15,17].

A hipotermia terapêutica é conhecida por reduzir a PIC; entretanto, não há evidências de que melhore a morbidade e mortalidade no TCE e não é recomendada nas primeiras 48 horas. Além disso, seu uso está associado a complicações, como pneumonias, coagulopatias e outras complicações, principalmente em idosos. A hipertermia está relacionada a piores resultados em pacientes com lesão cerebral grave; portanto, atualmente se recomenda manter a **normotermia**[2,15,22].

Tanto a hiperglicemia quanto a hipoglicemia estão associadas a desfechos desfavoráveis nos pacientes com TCE. A meta é manter a **normoglicemia** (80–180 mg/dL)[6,15].

A **nutrição** precoce está associada à redução da mortalidade, e é recomendada que se inicie após a estabilização hemodinâmica do paciente, idealmente em 48 horas ou em até 5 ou no máximo 7 dias após a lesão. A alimentação enteral é preferível e está relacionada a menor incidência de pneumonias[6,15].

Quanto à **prevenção de tromboembolismo venoso**, pacientes com TCE apresentam elevado risco para desenvolvimento dessa complicação, mesmo quando instituídas medidas mecânicas de prevenção. É recomendado que a profilaxia farmacológica seja considerada em até 72 horas do TCE nos pacientes com baixo risco de aumento do sangramento intracraniano em que o benefício é superior ao risco[6,15].

Em decorrência do risco de desenvolvimento de coagulopatia nos pacientes com TCE, seja por uso prévio de medicamentos ou relacionada à liberação de substâncias após a lesão, os parâmetros da coagulação devem ser avaliados no Serviço de Emergência. Os eletrólitos também devem ser avaliados. Distúrbios do sódio são comuns, a hiponatremia deve ser evitada, pois pode agravar o edema cerebral. Esses pacientes podem desenvolver a Síndrome da Secreção Inapropriada de Hormônio Antidiurético (SIADH) e *diabetes insipidus*[1,10,15].

Prognóstico

Os indicadores de prognóstico contribuem para predizer as consequências do TCE. Entre estes, destacam-se a **Escala de Coma de Glasgow (ECGl),** que tem importante correlação com o prognóstico após TCE grave, tanto ao considerar a soma total do escore quanto ao avaliar a resposta motora isoladamente; a **idade**, pois relaciona-se às comorbidades e à capacidade reduzida de recuperação do cérebro à medida que ele envelhece; a avaliação do **diâmetro pupilar e reflexo fotomotor** por serem importantes parâmetros clínicos de avaliação de disfunção cerebral após lesão; a **hipotensão,** considerada um preditor independente de morbidade e mortalidade nos pacientes com TCE, e os **achados tomográficos**, pois revelam a natureza da lesão e seu efeito na dinâmica intracraniana[2,15,23].

Apesar de fornecerem informações úteis sobre a gravidade e o prognóstico do paciente, os indicadores não devem ser os únicos fatores a influenciar decisões terapêuticas, mas devem ser considerados no tratamento do TCE grave[6].

Intervenções de enfermagem[1,2,6,8,10,12,15,16,18,21,24,25,27,28]

Tabela 9.3
Plano de cuidados de enfermagem

Diagnósticos de enfermagem	Características definidoras/ fatores de risco	Intervenções de enfermagem
Risco para perfusão tissular cerebral ineficaz	Lesão cerebral **ATENÇÃO:** *A hipóxia e a hipotensão relacionam-se à redução da perfusão cerebral com consequente isquemia *A atividade convulsiva reduz a perfusão cerebral e eleva a PIC *O posicionamento contribui para drenagem venosa cerebral, evita aumento da pressão intratorácica e intra-abdominal e, assim, reduz a PIC	Monitorar o estado neurológico rigorosamente e comparar com dados iniciais Monitorar sinais vitais Monitorar sinais sugestivos de aumento da pressão intracraniana (alterações pupilares, respostas motoras como decorticação ou descerebração, bradicardia, hipertensão, alterações respiratórias) Manter decúbito elevado de 30°, se possível Manter cabeça em posição neutra com alinhamento mentoesternal Manter mínima flexão dos MMII nos decúbitos laterais Administrar sedação, conforme indicado Monitorar crises convulsivas e administrar anticonvulsivantes, conforme apropriado Administrar diuréticos ativos de alça ou osmóticos, conforme apropriado Calcular balanço hídrico a cada turno ou diariamente para determinar a necessidade de líquidos, manter hidratação e evitar sobrecarga de volume Manter a normotermia Evitar manobras de valsava
Risco de desequilíbrio na temperatura corporal	Lesão encefálica grave Condição que afeta a regulação da temperatura	Monitorar a temperatura, no mínimo a cada 2 horas, conforme apropriado Administrar a medicação antipirética Ajustar a temperatura do ambiente conforme a necessidade do paciente

(continua)

Tabela 9.3
Plano de cuidados de enfermagem (*continuação*)

Diagnósticos de enfermagem	***Características definidoras/ fatores de risco***	***Intervenções de enfermagem***
Risco de aspiração	Capacidade de deglutição prejudicada Nível de consciência reduzido Reflexo de engasgo diminuído	Auscultar os sons pulmonares, observando áreas de ventilação diminuída ou ausente, além da presença de ruídos adventícios Manter decúbito elevado de 30º–45º se possível Manter desobstruídas as vias aéreas
Ventilação espontânea prejudicada	Pressão parcial de dióxido de carbono ($PaCO_2$) aumentada Pressão parcial de oxigênio (PaO_2) diminuída Saturação arterial de O_2 diminuída	Atentar para padrão respiratório (FR, profundidade, ritmo, simetria dos movimentos torácicos e uso de musculatura acessória) Iniciar e manter oxigênio suplementar, conforme a prescrição Aspirar vias aéreas conforme necessidade Manter decúbito elevado se possível
(Risco de) Nutrição desequilibrada: menos do que as necessidades corporais	Incapacidade de ingerir os alimentos Ingestão alimentar insuficiente	Monitorar a ingestão calórica e nutricional Monitorar a ocorrência de náuseas e vômitos Monitorar níveis de albumina, proteína total, hemoglobina e hematócritos Monitorar turgor da pele, conforme apropriado
Risco de glicemia instável	Alteração do estado mental Estresse excessivo	Monitorar os níveis de glicose sanguínea e corrigir conforme indicado Monitorar sinais e sintomas de hiperglicemia e hipoglicemia
Risco de desequilíbrio eletrolítico	Disfunção reguladora endócrina **ATENÇÃO:** *Desequilíbrios do sódio são comuns no TCE. SIADH leva à hiponatremia. *Diabetes insipidus* leva a hipernatremia e hipovolemia	Realizar balanço hídrico e atentar para perdas ricas em eletrólitos (débito de sondas) Monitorar eletrólitos séricos Administrar terapia de reposição eletrolítica conforme indicado Monitorar o estado hemodinâmico
Dor aguda	Autorrelato de dor e intensidade Expressão facial de dor Comportamento protetor Mudanças nos parâmetros fisiológicos **ATENÇÃO:** *A dor provoca desconforto, pode alterar a PA, FC e elevar a PIC.	Aplicar escala da dor; Oferecer ao paciente alívio da dor mediante analgesia prescrita e comunicar o médico se tratamento não for suficiente para alcançar meta de controle da dor; Controlar fatores ambientais capazes de influenciar a resposta do paciente ao desconforto; Determinar a frequência necessária para fazer uma avaliação do conforto do paciente e implementar um plano de monitoramento da dor; Monitorar sinais vitais (FC, PA e FR).
Risco de motilidade gastrointestinal disfuncional	Circulação gastrointestinal diminuída Imobilidade Estressores	Monitorar ruídos intestinais Informar aumento ou diminuição dos ruídos intestinais Avaliar o perfil medicamentoso quanto a efeitos gastrointestinais secundários Determinar a frequência e característica das evacuações Administrar medicamentos laxativos conforme indicação
Eliminação urinária prejudicada	Retenção urinária **ATENÇÃO:** *A retenção urinária pode elevar a pressão intra-abdominal e, como consequência, a PIC	Avaliar presença de dor e localização, intensidade, e se há espasmos vesicais Verificar presença de distensão vesical Monitorar débito urinário, aspecto e coloração Monitorar ingesta hídrica
Mobilidade física prejudicada	Redução nas habilidades motoras Alteração na função cognitiva Intolerância à atividade	Selecionar técnica de transferência adequada ao paciente Oferecer privacidade, evitar correntes de ar e preservar o recato do paciente Manter o corpo do paciente no alinhamento correto durante os movimentos Mobilizar em bloco conforme indicado
Risco de integridade da pele prejudicada	Fatores mecânicos (pressão, imobilidade física) Pressão sobre saliência óssea	Avaliar integridade da pele Realizar mudança de decúbito a cada 2 horas Monitorar aparecimento de fontes de pressão e atrito Manter roupas de cama secas e bem esticadas
Conforto prejudicado	Controle ambiental e situacional insuficiente Estímulos ambientais nocivos Privacidade insuficiente Sintomas relativos à doença	Promover ambiente calmo e seguro para os pacientes Oferecer leito e ambientes confortáveis Evitar exposição, correntes de ar, aquecimento excessivo ou resfriamento desnecessários Reduzir estímulos ambientais conforme apropriado

Referências bibliográficas

1. American College of Surgeons Committee on Trauma. Advanced Trauma Life Support – ATLS. Student Course Manual. Tenth edition, 2018.
2. Brain Trauma Foundation Guidelines for the Management of Severe Traumatic Brain Injury. 4th. 2016. Disponível em: https://braintrauma.org/uploads/03/12/Guidelines_for_Management_of_Severe_TBI_4th_Edition.pdf
3. Centers for Disease Control and Prevention. Data Source: National Center for Health Statistics (NCHS). Traumatic Brain Injury & Concussion. TBI: Get the Facts. 2017. Disponível em: https://www.cdc.gov/traumaticbraininjury/data/rates.html
4. Dawodu ST. Traumatic brain injury (TBI) – Definition, epidemiology, pathophysiology. Medscape Drugs Disease e Procedures, 2011. Disponível em: http://emedicine.medscape.com
5. Centers for Disease Control and Prevention. National Center for Injury Prevention and Control. Traumatic brain injury in the United States. Emergency department visits, hospitalizations and deaths 2001–2010. 2016. Disponível em: https://www.cdc.gov/traumaticbraininjury/data/rates.html
6. American College of Surgeons. Trauma Quality Improvement Program. Best practices in the management of traumatic brain injury. 2015;1-30. Disponível: https://www.facs.org/quality-programs/trauma/tqip/best-practice
7. Hemphill JC, Aminoff MJ, Wilterdink JL. Traumatic brain injury: epidemiology, classification and pathophysiology 2016. Disponívelem:https://www.uptodate.com/contents/traumatic-brain-injury-epidemiology-classification-and-pathophysiology
8. Chesnut RM. Care of central nervous system injuries. Surg Clin N Am, 2007; 87:119-56.
9. Andrade AF. Mecanismos de lesão cerebral no traumatismo cranioencefálico. Rev Assoc Med Bras, 2009; 55(1):75-81.
10. Morton PG, Fontaine D, Hudak CM, Gallo BM. Cuidados críticos de enfermagem: uma abordagem holística. Rio de Janeiro: Guanabara Koogan, 2007; 760-868.
11. Association for the Advancement of Automotive Medicine (AAAM). The Abbreviated Injury Scale (AIS): 2005 Revision. Update, 2008. Des Plaines, Illinois, 2008.
12. Saiki RL. Current and envolving management of traumatic brain injury. Crit Care Nurs Clin N Am, 2009; 21:549-59.
13. Barash PG, Cullen BF, Stoelting RK. Clinical Anesthesia: Anesthesia for neurosurgery. 5th edition; 2006; 747-89.
14. Kramer DR, Winer JL, Matthew Pease BA, Arun P. Amar BAM, William J. Mack WJ. Cerebral Vasospasm in Traumatic Brain Injury. Neurology Research International. 2013. Disponível em: http://dx.doi.org/10.1155/2013/415813
15. Hemphill JC, Aminoff MJ, Moreira ME, Wilterdink JL. Management of acute severe traumatic brain injury. 2017. Disponível em: https://www.uptodate.com/contents/management-of-acute-severe-traumatic-brain-injury/print
16. Varghese R, Chakrabarty J, Menon G. Nursing Management of Adults with Severe Traumatic Brain Injury: A Narrative Review. Indian J Crit Care Med. 2017;21(10):684-97. doi: 10.4103/ijccm.IJCCM_233_17
17. Haddad SH, Arabi YM. Critical care management of severe traumatic brain injury in adults. Scandinavian Journal of trauma, Resuscitation and Emergency Medicine, 2012; 20:12.
18. Dash HH, Chavali S. Management of traumatic brain injury patients. Korean J Anesthesiol. 2018;71(1):12-21. doi: 10.4097/kjae, 2018.71.1.12
19. Belli A, Sen J, Petzold A, Russo S, Kitchen N, Smith M. Metabolic failure precedes intracranial pressure rises in traumatic brain injury: a microdialysis study. Acta Neurochir, 2008; 150:461-70.
20. Lipp LL. Brain perfusion and oxygenation. Crit Care Nurs Clin North Am. 2014; 26(3):389-98. doi: 10.1016/j.ccell.2014.04.008
21. Dinsmore J. Traumatic brain injury: an evidence-based review of management. *Cont Educ in Anaesth Critical Care Pain*. 2013; 13(6):189-95. Disponível em: https://doi.org/10.1093/bjaceaccp/mkt010
22. Hypothermia for Intracranial Hypertension after Traumatic Brain Injury. N Engl J Med. 2015; 373:2403-12. doi: 10.1056/NEJMoa1507581
23. Chesnut RM, Ghajar J, Maas AIR, Manion DW, Servadei F, Teasdale GM, Unterberg A, Holst H, Walters BC. Early indicators of prognosis in severe traumatic brain injury. The American Association of Neurological Surgeons and the World Health Organization's Committee on Neurotrauma. Brain Trauma Foundation. Disponível em: https://www.braintrauma.org/pdf/protected/prognosis_guidelines.pdf
24. Damkliang J, Considine J, Kent B, Street M. Using an evidence-based care bundle to improve initial emergency nursing management of patients with severe traumatic brain injury. J Clin Nurs. 2015;24(23-24):3365-73. doi: 10.1111/jocn.12923.
25. Geeraerts T, Velly L, Abdennour L, Asehnoune K, Audibert G, Bouzat P et al. Management of severe traumatic brain injury (first 24 hours). Anaesth Crit Care Pain Med, 2018;37(2):171-86. doi: 10.1016/j.accpm.2017.12.001.
26. Mesquita J, Varela A, Medina JL. Trauma and the endocrine system. Endocrinol Nutr, 2010;57(10):492-9.
27. Diagnósticos de enfermagem da NANDA: definições e classificação 2015-2017/NANDA Internacional; tradução Regina Machado Garcez – Porto Alegre: Artmed, 2015.
28. Gloria MB, Howard KB, Dochhterman JM. Classificação das Intervenções de Enfermagem (NIC); [tradução Soraya Imon de Oliveira... et al.].- Rio de Janeiro: Elsevier 2016.

Trauma raquimedular

Introdução

O trauma raquimedular é uma agressão à medula espinhal que pode resultar em danos neurológicos, transitórios ou permanentes, tais como alterações da função motora, sensitiva e autônoma[1]. Alguns doentes sofrem lesões diretas na medula espinhal como resultado de um trauma e outros sofrem um trauma da coluna vertebral que, inicialmente, não lesa a medula, mas, em decorrência da movimentação inadequada e excessiva, a lesão ocorre posteriormente[2]. Sendo assim, uma possível lesão traumática de coluna vertebral, com ou sem déficit neurológico, deve ser excluída em vítimas de traumatismo multissistêmico[3].

Nos Estados Unidos, cerca de 250 mil pessoas vivem com algum tipo de lesão de medula espinhal decorrente de um trauma, sendo que a cada ano ocorrem 12 mil novos casos[4]. No Brasil, a incidência dessas lesões vem aumentando, principalmente nos grandes centros urbanos, onde se estima a ocorrência de 40 novos casos por milhão de habitantes, somando 6 a 8 mil casos por ano, com custo elevado ao sistema de saúde[5].

As lesões traumáticas da medula espinhal podem ocorrer em qualquer idade; porém, acometem frequentemente indivíduos do sexo masculino, adultos jovens, sendo mais comuns nas situações que envolvem colisão de veículos automotores, quedas, ferimentos penetrantes e lesões por esportes[2,6]. O álcool desempenha papel importante em pelo menos 25% das lesões medulares, sendo que a existência de uma doença espinhal subjacente, como espondilose ou artropatia cervical e osteoporose, torna o paciente mais suscetível[4].

A maioria das lesões traumáticas de coluna vertebral ocorre na região cervical, acometendo a 5ª e a 7ª vértebras cervicais, seguidas da 12ª torácica e da 1ª lombar. Tais vértebras são mais suscetíveis devido a uma grande faixa de mobilidade nestas áreas[3,7].

Diante de uma vítima de trauma, cujo mecanismo sugere a possibilidade de um trauma raquimedular, deve-se considerar que sofreu uma lesão medular e proceder à proteção total da coluna, evitando a manipulação excessiva, uma vez que uma pequena porcentagem desses pacientes passa a apresentar manifestações neurológicas ou ser agravamento após receber atendimento inadequado, evoluindo com sequelas graves e permanentes, mudanças no nível de atividade diária e de independência, alterações no padrão financeiro e problemas psicossociais[2].

Bases anatômicas e fisiológicas

Coluna vertebral

A coluna vertebral é formada por sete vértebras cervicais, doze torácicas e cinco lombares, pelo sacro e pelo cóccix. A vértebra típica consiste de um corpo vertebral, principal fonte de sustentação da coluna, e de dois arcos neurais. Essas estruturas e a parte posterior de cada corpo vertebral têm forma circular com uma abertura no centro denominada forame vertebral. Cada forame vertebral alinha-se com os demais, formando um canal oco pelo qual passa a medula espinhal. Os corpos vertebrais são separados pelos discos intervertebrais e fixados, entre si, pelos ligamentos longitudinais. Cada corpo vertebral sustenta a maior parte do peso da coluna e do tronco acima dela. Ligamentos e músculos envolvem a coluna a partir da base do crânio até a pelve, revestindo toda a parte óssea da coluna, mantendo alinhamento normal e permitindo o movimento[2,3] (Figura 9.2).

Por várias razões, a coluna cervical é particularmente vulnerável ao trauma. Na parte superior da região cervical, o canal medular é amplo. Pacientes que sobrevivem a esse tipo de lesão podem manter-se neurologicamente normais, sendo que um terço deles morre em decorrência da perda de inervação do nervo frênico e consequente apneia. Ao contrário da coluna cervical, a coluna torácica é mais rígida e restrita ao movimento. A incidência de fraturas torácicas é menor, porém, quando ocorrem, quase sempre resultam em déficit neurológico completo, pois o canal medular neste nível é relativamente estreito. A área lombar também é bastante flexível, permitindo movimento em várias direções, sendo mais susceptível aos mecanismos de trauma[2,3].

Medula espinhal

A medula espinhal é uma estrutura constituída de tecido nervoso, situada dentro do canal vertebral e envolvida por líquido cefalorraquidiano, importante amortecedor das lesões medulares durante movimentos bruscos. Em adultos, mede aproximadamente 45 cm, originando-se na altura do forame magno e terminando próximo da 2ª vértebra lombar, afilando-se para formar o cone medular e, logo abaixo, a cauda equina[2,3,8].

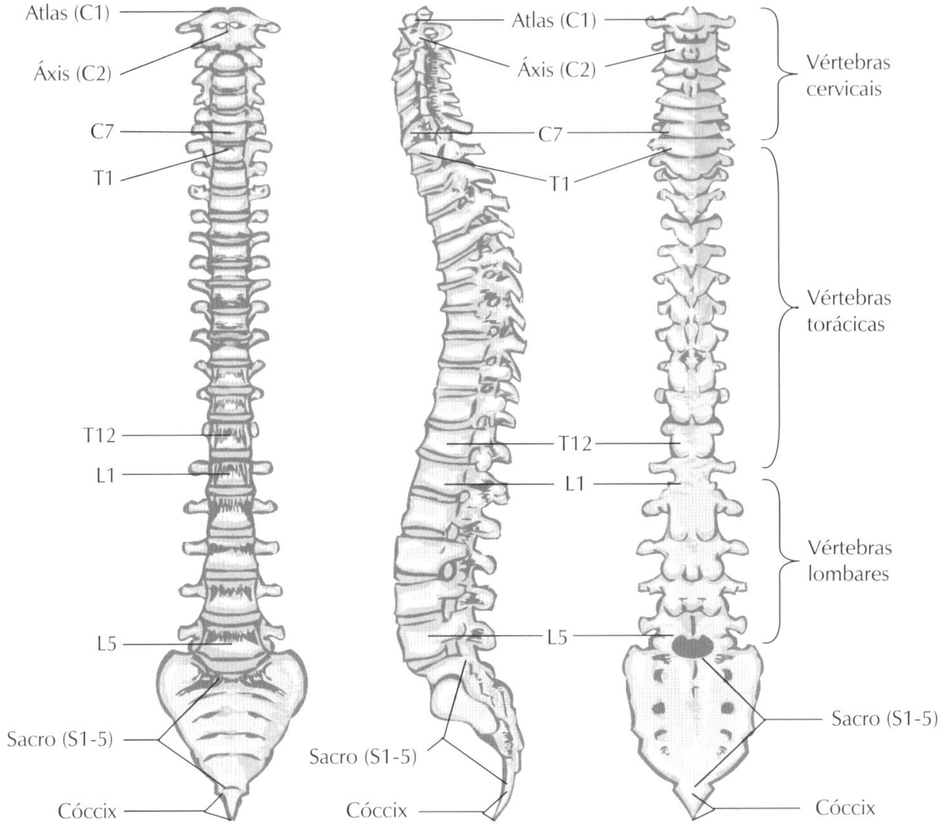

Figura 9.2 Coluna vertebral.

Fonte: Netter, Frank H. Atlas de Anatomia Humana. 2ª ed. Porto Alegre: Artmed, 2000.

Dos muitos tratos que integram a medula espinhal somente três podem ser avaliados no exame clínico. O **trato corticoespinhal** controla a força motora no mesmo lado do corpo e pode ser testado através da contração muscular voluntária ou da resposta involuntária aos estímulos dolorosos, o **trato espinotalâmico** transmite as sensações dolorosas e térmicas ao lado oposto do corpo e costuma ser avaliado tocando a pele com um objeto pontiagudo e o **trato posterior** transmite a sensação de posição espacial, a sensibilidade à vibração e a estímulos táteis do mesmo lado corpo, sendo examinado pela percepção da posição dos dedos da mão ou do pé ou da vibração de um diapasão[3].

Há 31 pares de nervos espinhais, os quais se ramificam ao longo da medula e se estendem para as várias regiões do corpo, sendo designados de acordo com o nível de onde emergem e representados pelos dermátomos, que são áreas sensitivas do corpo que ficam sob o controle de uma raiz nervosa e determinam o nível mais baixo do corpo com função sensitiva normal[2,3] (Figura 9.3).

Fisiopatologia das lesões traumáticas de medula

Principais causas

A ação de forças violentas sobre o corpo pode mover a coluna para além da amplitude normal de movimento, seja pelo impacto na cabeça ou no pescoço ou pelo deslocamento do tronco. Os mecanismos

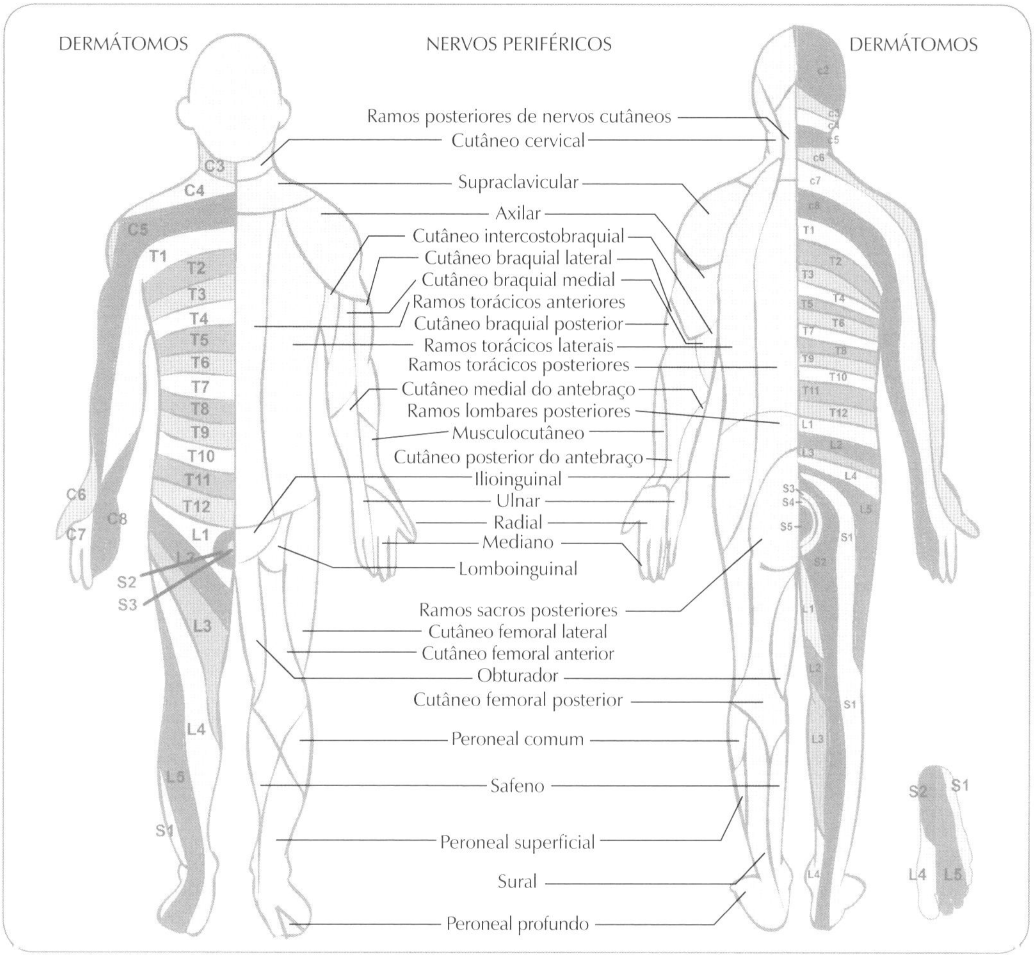

Figura 9.3 Dermátomos e distribuição cutânea dos nervos periféricos.
Fonte: luizhenriquegomessantos.blogspot.com

causadores de lesões medulares são diversos, de acordo com a força do impacto e sua direção, sendo que os mais frequentes são[2]:

Carga axial: compressão da coluna no sentido vertical devido ao impacto no ápice do crânio ou na região sacra. Nesse mecanismo ocorre aumento exagerado das curvaturas normais da coluna, podendo resultar em fraturas e compressão medular[2].

Flexão, extensão e rotação excessivas: são movimentos que, quando muito acentuados, podem causar lesões ósseas e lacerações de medula espinhal, ocasionando choque medular[2].

Carga lateral: ocorre quando o corpo recebe um impacto lateral, e a cabeça, que tende a ficar parada, é puxada bruscamente para o lado, resultando em fraturas ou deslocamento de elementos da coluna vertebral[2].

Superalongamento da coluna: é o resultado da ação de forças opostas, nos sentidos do crânio e caudal, que tracionam a coluna, causando estiramento e laceração da medula espinhal. É um mecanismo comum de lesão nos enforcamentos[2].

Lesões penetrantes: são ferimentos diretos no tecido nervoso, causados por projéteis de arma de fogo ou armas brancas, que, geralmente, ocasionam lesão neurológica completa nas regiões atingidas[2].

Classificação

- **Quanto ao nível e à gravidade da lesão**

O nível neurológico da lesão é definido pelo nível mais caudal da medula que se apresenta com funções motoras e sensitivas normais em ambos os lados do corpo e é determinado pelo exame da função motora[3] (Tabela 9.4).

Tabela 9.4
Graduação da força motora

Escore	*Achados ao exame*
0	Paralisia total
1	Contração visível ou palpável
2	Movimentação total, desde que eliminada a força da gravidade
3	Movimentação total contra a força da gravidade
4	Movimentação total, mas com força muscular diminuída
5	Força normal
NT	Não passível de teste

O quadro de ausência de função motora ou sensitiva abaixo de um determinado nível é denominado de **lesão completa** da medula espinhal. Caso certo grau de função sensitiva ou motora permaneça, reflete uma **lesão incompleta**, e o prognóstico de recuperação melhora significativamente. A preservação da sensibilidade na região perianal pode ser a única evidência de função neurológica residual, podendo ser evidenciada pela existência de alguma percepção sensorial nessa região ou pela contração voluntária do esfíncter anal[3].

- **Quanto às síndromes medulares**

Nos pacientes com trauma raquimedular são encontrados, frequentemente, alguns padrões característicos de lesão neurológica, denominados de síndromes medulares[3].

A **síndrome anterior da medula** é caracterizada por paraplegia e por dissociação da perda sensorial, com perda de sensibilidade à dor e temperatura, e preservação das respostas à vibração e pressão e da sensibilidade proprioceptiva. Entre todas as lesões incompletas, a síndrome anterior é a de pior prognóstico[2,3].

Na **síndrome central da medula** ocorre uma desproporção entre a perda de força motora nas extremidades superiores, que é mais acentuado, que nas extremidades inferiores. Essa síndrome causa graus variáveis de perda sensorial e disfunção vesical, e o prognóstico quanto à recuperação costuma ser melhor do que nas outras lesões incompletas[2,3].

Um achado raro é a **síndrome de *Brown-Sequard***, que resulta da hemissecção medular por ferimento penetrante e pode se manifestar com perda das funções motora e sensitiva no lado afetado e prejuízo nas sensações de dor e mudança de temperatura no lado oposto ao da lesão. Apesar do trauma direto na medula, pode ocorrer algum grau de recuperação[2,3].

A síndrome medular de maior gravidade é o **choque neurogênico**, resultado da lesão do sistema nervoso simpático. O quadro caracteriza-se por hipotensão, sem vasoconstricção cutânea, e bradicardia, decorrentes da perda do tônus vasomotor e da inervação simpática do coração. Além disso, o paciente pode apresentar alterações nos mecanismos de regulação térmica, abolição das funções viscerais e esfincterianas e déficit ventilatório severo, em razão da impossibilidade de contração dos músculos intercostais e do diafragma[3].

- **Quanto à morfologia**
  - **Lesões do esqueleto**

Os tipos mais comuns de lesão de coluna são as fraturas por compressão de uma vértebra, fraturas com pequenos fragmentos ósseos, subluxações, com deslocamento parcial ou total de uma vértebra e as lacerações de ligamentos e músculos[2].

Em adultos, os locais de fratura mais frequentes são a 5ª e 6ª vértebras cervicais, onde a coluna possui os maiores movimentos de flexão e extensão com grande possibilidade de lesões neurológicas permanentes[3].

As fraturas da região torácica são decorrentes, geralmente, de mecanismos de compressão axial, flexão e rotação excessiva. Na maioria das vezes, são estáveis em virtude da rigidez da coluna torácica, mas podem ocasionar danos neurológicos pela desproporção entre o tamanho do canal medular, que é estreito em relação à medula. Já as fraturas da junção toracolombar costumam resultar em diminuição da força motora nos membros inferiores e disfunção intestinal e de bexiga[3].

As fraturas de coluna lombar podem ocasionar as mesmas manifestações das lesões torácicas e toracolombares, mas provocam menos déficits neurológicos, pois acometem mais a cauda equina[3].

Qualquer uma dessas lesões pode resultar em secção irreversível, compressão ou estiramento da medula, sendo que a ausência de déficits neurológicos não exclui a possibilidade de instabilidade da coluna vertebral, sendo necessária a imobilização nesses casos[2].

- **Lesões da medula**

O traumatismo medular causa destruição mecânica do tecido neural e hemorragia intramedular. Nas lesões primárias, ocorrem ruptura mecânica do tecido e perda funcional e, nas lesões secundárias, aumento na permeabilidade da barreira hematoencefálica, apoptose glial e neuronal, além de uma complexa resposta neuroinflamatória que persiste por meses ou anos após o trauma inicial com morte axonal irreversível[9].

As radiografias de coluna são indicadas para todos os pacientes com dor local, déficits neurológicos, alterações no nível de consciência ou suspeita de intoxicação e devem ser realizadas nas incidências anteroposterior e lateral[3].

Reconhecimento

A avaliação da coluna deve ser feita no contexto de outras lesões, sendo prioridade a realização do exame primário, a fim de diagnosticar e tratar situações de risco iminente de morte[2]. As lesões de coluna vertebral e medula são comuns em pacientes com traumatismos múltiplos, principalmente na região cervical, e estão associadas a altas taxas de déficits neurológicos permanentes[10]. Durante a avaliação primária realiza-se uma breve anamnese com enfoque nos possíveis mecanismos de trauma preocupantes (Tabela 9.5) e nas condições do paciente. Quando houver suspeita de lesão raquimedular, mesmo que o paciente tenha capacidade de locomoção, ele deve permanecer com a coluna protegida até que ela seja descartada por meio de exames de imagem e da avaliação de um especialista[2].

Tabela 9.5 Situações de alerta para trauma raquimedular[2,3]
Colisões de veículos e motocicletas
Quedas
Incidentes de mergulho em lugares rasos
Impacto violento na cabeça, no pescoço, no tronco ou na pelve
Alteração do nível de consciência ou presença de déficits neurológicos
Danos significativos no capacete ou nos veículos
Aceleração, desaceleração e inclinação lateral repentinas do pescoço, tronco ou pelve
Ejeção de qualquer dispositivo de transporte
Lesões localizadas, dor ou sensibilidade na coluna
Barreiras na comunicação (intoxicação e embriaguez)
Lesões que desviam a atenção (fraturas, lesão visceral, laceração extensa, esmagamento ou queimaduras)

Avaliação primária

O doente deve ser mantido em posição neutra, utilizando-se de técnicas de imobilização, enquanto se procede ao exame primário e à estabilização das condições com risco de morte[2].

Vias aéreas e respiração

A abordagem das vias aéreas deve ser feita mantendo-se a proteção manual da coluna cervical. As vias aéreas serão avaliadas quanto à permeabilidade e, em caso de risco para obstrução ou obstrução confirmada, realiza-se a manobra de anteriorização do ângulo da mandíbula, também conhecida como *jaw-thrust*, para sua abertura, enquanto se avalia a necessidade de obtenção de uma via aérea definitiva[3].

Durante a avaliação e a manipulação das vias aéreas, deve-se evitar a movimentação excessiva da coluna cervical. Todos os pacientes com traumatismos multissistêmicos, especialmente os que têm alterações no nível de consciência, devem ser considerados como portadores de lesão da coluna cervical e imobilizados[3].

A respiração deve ser avaliada seguindo-se os passos da propedêutica do aparelho respiratório. Realizam-se a inspeção e a palpação das regiões anterior, lateral e posterior do tórax para detectar lesões da parede torácica, alterações na expansibilidade pulmonar, dor ou crepitações ósseas, além de anormalidades no padrão respiratório. A ausculta deve ser realizada para se confirmar o fluxo de ar nos pulmões, e a percussão poderá revelar a presença ou ausência de ar ou sangue na caixa torácica[3].

A oferta de oxigênio suplementar, por máscara facial com reservatório ou via aérea definitiva, é recomendada para todos os pacientes que sofrem traumatismos multissistêmicos, bem como a realização de procedimentos especiais para o manejo e controle das lesões diretas da caixa torácica, das pleuras e do parênquima pulmonar[3].

Os pacientes com lesões cervicais altas podem apresentar incapacidade de manter os movimentos respiratórios espontâneos, por perda da inervação da musculatura intercostal e diafragmática, necessitando de uma via aérea definitiva e ventilação mecânica[3].

Circulação

Os parâmetros que oferecem informações sobre o estado hemodinâmico são o nível de consciência, a coloração da pele e a qualidade do pulso. Os pacientes que se apresentam hipotensos devem ser tratados como portadores de sangramento, realizando-se reposição volêmica agressiva. Se após a infusão de 2 litros de solução cristaloide houver persistência do quadro de hipotensão, deve-se considerar a existência de lesão medular alta com consequente choque neurogênico. Pacientes com choque hemorrágico apresentam-se com diminuição da pressão arterial, taquicardia e extremidades frias, enquanto os indivíduos com choque neurogênico têm hipotensão, mas apresentam frequência cardíaca normal ou baixa e extremidades quentes[3].

Avaliação neurológica

O exame neurológico do paciente vítima de trauma é composto pela avaliação do nível de consciência, através da *Escala de Coma de Glasgow*, da simetria, tamanho e reflexo fotomotor das pupilas e da função motora[3].

As respostas imediatas à lesão medular completa caracterizam-se por uma fase de choque medular, na qual os pacientes podem apresentar paralisia, ausência de reflexos e alterações autonômicas, como sudorese e disfunção vesical e intestinal, além da perda de sensibilidade tátil, térmica e dolorosa[10].

Exposição do paciente com controle do ambiente

Nessa fase da avaliação o paciente deve ser exposto por completo, a fim de detectar outras lesões. É fundamental que se realize a prevenção da hipotermia, através da manutenção da temperatura ambiente e da instituição de medidas de aquecimento, como o uso de cobertores e soluções endovenosas aquecidas[3].

Pacientes portadores de lesões medulares podem perder os mecanismos centrais de controle da temperatura, necessitando de medidas de aquecimento ou resfriamento[11].

Avaliação secundária

O exame secundário deve ser realizado após o atendimento inicial e estabilização das condições de risco de morte. É necessário que se realize anamnese detalhada com ênfase nos mecanismos de trauma, os quais podem auxiliar na descoberta de certos tipos de lesão, e na história **AMPLA**, sigla mnemônica, referente à presença de **A**lergias, **M**edicamentos de uso habitual, **P**assado médico ou Gravidez (**P**renhez), **L**íquidos e alimentos ingeridos recentemente e fatores relacionados ao **A**mbiente do evento. É nesse momento que se reavaliam o nível de consciência, as pupilas e a coluna vertebral[3].

O exame da coluna é feito através da palpação, na qual se avalia a presença de deformidades, edema, crepitações ósseas, dor, contusões, lacerações e ferimentos penetrantes. Examinam-se, também, a presença de regiões de paralisia ou parestesia, bem como a força motora e a sensibilidade tátil, térmica e dolorosa em todos os dermátomos[3].

Tratamento

O tratamento de emergência na suspeita ou confirmação de lesão medular é essencial e deve ser criterioso, pois a manipulação incorreta desses pacientes pode provocar lesões adicionais à medula. Todos os envolvidos em mecanismos de trauma sugestivos de lesão na coluna, cabeça ou no pescoço devem ser tratados como portadores de lesão medular e, sendo assim, ter a coluna protegida[10].

O objetivo da abordagem terapêutica dos pacientes com lesão medular é otimizar os resultados, evitar complicações e manter as melhores funções neurológicas[10].

- **Imobilização**
  - **Princípios**

A imobilização da coluna consiste em manter o paciente em posição neutra alinhada e sobre uma superfície rígida para impedir a movimentação da coluna instável e o aparecimento de lesões medulares adicionais. Os pacientes apresentam-se, mais comumente, em uma das seguintes posições: sentada, semissentada, supina ou de pé, devendo-se proceder à imobilização imediatamente[2].

A imobilização da coluna segue os mesmos princípios que a imobilização de qualquer outro local onde se suspeita de fratura, ou seja, imobiliza-se uma articulação acima, que corresponde à região da cabeça, e uma articulação abaixo, região correspondente à pelve. Os braços e as pernas devem permanecer em posição mediana, alinhados com o resto do corpo e contidos para impedir movimentos anteriores ou laterais e angulações da cintura escapular e da pelve, com movimentação das partes superior e inferior da coluna[2].

  - **Técnicas e dispositivos**
    - **Cabeça**
    - **Estabilização manual**

Esse procedimento deve ser realizado sempre que se suspeitar de uma lesão de coluna frente a um mecanismo de trauma preocupante. A cabeça deve ser segura com cuidado, trazendo-a para a posição neutra alinhada sem tração significativa, devendo permanecer nessa posição até que outros dispositivos para imobilização sejam providenciados[2].

No caso de espasmo da musculatura cervical, aumento da dor, início ou aumento do déficit neurológico e comprometimento das vias aéreas ou da ventilação durante a imobilização, essa deve ser interrompida e está contraindicada. Nessas situações realiza-se a imobilização da cabeça na posição em que foi encontrada[2].

    - **Colar cervical**

A finalidade principal e específica do colar cervical é proteger a coluna de mecanismos de compressão, evitando que a carga entre a cabeça e o tronco seja transferida para a região cervical. Esse dispositivo isolado não imobiliza adequadamente; apenas ajuda a sustentar o pescoço e limitar movimentos de flexão, extensão e rotação, devendo-se associar à imobilização manual e a outros dispositivos mecânicos[2,3].

O colar cervical de tamanho adequado apoia-se sobre o peito, coluna torácica posterior, clavículas e músculo trapézio, imobilizando a cabeça sobre o ângulo da mandíbula e região occipital do crânio, o que evita movimentos de flexão e extensão da coluna sem ocasionar obstrução ou compressão das vias aéreas superiores[2,3].

- **Protetores laterais**

São dispositivos colocados sobre os planos laterais da cabeça, fixados através de faixas ou fitas à superfície rígida, que impedem a movimentação lateral da cabeça, auxiliando na sua imobilização[2].

- **Tronco**
  - **Prancha rígida**

O tronco deve ser imobilizado de modo a não se mover para cima, para baixo, para a esquerda ou para a direita. Utiliza-se um dispositivo rígido longo, também denominado de prancha rígida, para que a cabeça e o pescoço fiquem apoiados e imobilizados quando presos a ele. O tronco e a pelve são fixados ao dispositivo, de modo a apoiar os segmentos torácico, lombar e sacral da coluna, impedindo sua movimentação. O dispositivo é preso ao tronco, por meio de tirantes, na região do ombro ou tórax e na região da pelve, os quais devem ser bem ajustados, mas não apertados, pois podem causar restrição à expansibilidade torácica e aumento da pressão intra-abdominal. Recomenda-se que esse dispositivo seja removido o quanto antes possível, pois seu uso prolongado pode ocasionar úlceras de decúbito, principalmente nas regiões occipital e sacral[2,3,12].

- **Pernas e braços**

As pernas do paciente são imobilizadas e fixadas à prancha rígida, por meio de tirantes, nas regiões proximal e distal em relação aos joelhos. Recomenda-se que os pés sejam amarrados para evitar a rotação externa das pernas com movimento anterior da pelve e da coluna lombar[2,3].

Os braços devem ser fixados à prancha sobre o tronco do paciente antes de movimentá-lo[2].

A movimentação segura e o rolamento em bloco do paciente com suspeita ou confirmação de lesão de coluna devem ser planejados e dependem do trabalho coordenado em equipe. A posição neutra e alinhada da coluna vertebral deve ser mantida durante todo o movimento, sendo necessário que uma pessoa fique responsável pela estabilização da cabeça e do pescoço, duas pessoas pela rotação simultânea do tronco e outra por movimentar as pernas, remover a prancha e examinar o dorso[3].

Infusão de líquidos

A administração de líquidos, por via endovenosa, em pacientes com suspeita de lesão de coluna deve ser feita da mesma maneira que a reanimação volêmica daqueles com traumatismos multissistêmicos. A hipotensão persistente, após a reposição de 2 litros de solução cristaloide, pode ser indicativa de choque neurogênico e da necessidade de utilização criteriosa de drogas vasopressoras. A infusão excessiva de volume pode resultar em edema pulmonar, sendo de grande utilidade a monitoração da pressão venosa central e o controle do débito urinário[3].

Medicamentos

As evidências são limitadas sobre os benefícios da terapia com glicocorticoides nos desfechos neurológicos em pacientes com lesão medular aguda. Como os benefícios neurológicos são incertos, recomenda-se NÃO administrar terapia com glicocorticoides nos casos em que há riscos óbvios associados a essa terapia, como nas lesões penetrantes, trauma multissistêmico e traumatismo cranioencefálico moderado a grave[4].

O tratamento usual é a administração de altas doses de metilprednisolona nas primeiras 8 horas após o trauma. Na ausência de contraindicações, a metilprednisolona deve ser administrada em doses de 30 mg/kg em *bolus*, seguindo-se de 5,4 mg/kg por hora por 23 horas[4].

Plano de cuidados de enfermagem

A abordagem do paciente com suspeita ou diagnóstico confirmado de trauma raquimedular é multidisciplinar e tem como objetivo principal a prevenção das lesões adicionais à medula espinhal, bem como a promoção de melhores resultados nas funções motora e sensitiva e a instituição de medidas de reabilitação precoces, a fim de diminuir as sequelas e evitar complicações[13].

A assistência de enfermagem na fase aguda da lesão medular minimiza o impacto dos fatores que podem causar injúrias secundárias. O enfermeiro atua desde a fase de preparação até o estabelecimento do diagnóstico definitivo e tratamento especializado[13] (Tabela 9.6).

Durante a fase de preparação, o enfermeiro prevê recursos humanos, organizando a equipe de enfermagem para o atendimento e comunicando ao neurocirurgião, os recursos materiais para imobilização, como colares cervicais de todos os tamanhos, protetores laterais de cabeça e prancha rígida e para o atendimento inicial. Além disso, articula-se com as equipes de laboratório, diagnóstico por imagem, centro cirúrgico e unidade de terapia intensiva, que fornecem apoio na assistência desses pacientes[3].

Na sala de emergência, o enfermeiro, juntamente com a equipe multidisciplinar, participa de todas as fases da avaliação primária. Após o atendimento inicial, ele auxilia na realização da avaliação secundária, obtendo a história **AMPLA** e realizando exame físico da cabeça aos pés.

Tabela 9.6
Plano de cuidados de enfermagem

Diagnósticos de enfermagem	*Características definidoras (CD)/ fatores de risco ou relacionados (FR)*	*Intervenções de enfermagem*
Risco de disreflexia autonômica	**FR:** Fezes impactadas Estímulos de dor/irritativos abaixo do nível da lesão Flutuações da temperatura Distensão da bexiga	Identificar e minimizar estímulos capazes de precipitar disreflexia (distensão da bexiga, impactação fecal, infecção) Permanecer com o paciente e monitorar a ocorrência de estase venosa a cada 3–5 minutos caso ocorra hiper-reflexia Administrar agentes anti-hipertensivos, via intravenosa, conforme prescrição Monitorar sinais vitais Manter decúbito elevado se apropriado, para reduzir a pressão sanguínea e promover o retorno venoso cerebral
Integridade da pele prejudicada	**CD:** Alteração na integridade da pele **FR:** Fator mecânico Alteração na sensibilidade Pressão sobre saliência óssea	Examinar a pele e as mucosas quanto à vermelhidão, calor exagerado, edema e drenagem Monitorar a pele quanto a ressecamento e umidade excessivos Monitorar aparecimento de fontes de pressão e atrito Examinar a cor, textura e turgor da pele Assegurar uma nutrição ideal e aumentar aporte proteico
Mobilidade física prejudicada	**CD:** Dificuldade para virar-se Movimentos descoordenados, espásticos ou lentos Redução na amplitude de movimentos/ nas habilidades motoras **FR:** Alteração na função cognitiva/integridade de estruturas ósseas Desuso Dor Força muscular diminuída Restrições prescritas de movimento	Selecionar técnica de transferência adequada ao paciente Oferecer privacidade, evitar correntes de ar e preservar o recato do paciente Manter o corpo do paciente no alinhamento correto durante os movimentos Realizar mudança de decúbito de 2/2 horas Manter roupas de cama limpas e bem esticadas

(*continua*)

Tabela 9.6
Plano de cuidados de enfermagem (*continuação*)

Diagnósticos de enfermagem	*Características definidoras (CD)/ fatores de risco ou relacionados (FR)*	*Intervenções de enfermagem*
Troca de gases prejudicada	**CD:** Batimento de asa de nariz Cianose Confusão Dispneia Gases sanguíneos/pH arterial anormal Padrão respiratório anormal **FR:** Desequilíbrio na relação ventilação-perfusão	Monitorar frequência, ritmo, profundidade e esforço nas respirações Auscultar os sons respiratórios, observando as áreas de ventilação diminuída/ausente e a presença de ruídos adventícios Determinar a necessidade de aspiração, auscultando ocorrência de crepitações e roncos sobre as principais vias aéreas Manter desobstruídas as vias aéreas Auxiliar com mudanças frequentes de posição conforme apropriado Iniciar oxigênio suplementar conforme prescrição Verificar se há cianose de leitos ungueais ou perioral ou áreas de palidez Manter decúbito elevado Atentar para alterações no nível de consciência (sonolência, agitação)
Dor aguda	**CD:** Autorrelato de dor Comportamento expressivo (agitação, choro) Expressão facial de dor Mudanças nos parâmetros fisiológicos	Oferecer ao paciente alívio da dor mediante analgesia prescrita Controlar fatores ambientais capazes de influenciar a resposta do paciente ao desconforto Determinar a frequência necessária para fazer uma avaliação do conforto do paciente e implementar um plano de monitoramento da dor Aplicar escala da dor quando possível
Eliminação urinária prejudicada	**CD:** Incontinência/retenção urinária **FR:** Dano sensório-motor	Avaliar presença de dor e localização, intensidade e se há espasmos vesicais Monitorar débito urinário, aspecto e coloração Monitorar ingesta hídrica Verificar presença de distensão vesical e fluxo urinário excessivo
Risco de motilidade gastrointestinal disfuncional	**FR:** Imobilidade	Monitorar ruídos intestinais Informar aumento ou diminuição dos ruídos intestinais Avaliar o perfil medicamentoso quanto a efeitos gastrointestinais secundários Determinar a frequência e característica das evacuações
Risco de desequilíbrio na temperatura corporal	**FR:** Condição que afeta a regulação da temperatura	Monitorar a temperatura, no mínimo a cada 2 horas, conforme apropriado Administrar a medicação antipirética Ajustar a temperatura do ambiente conforme a necessidade do paciente

Além disso, auxilia no exame minucioso da coluna, evitando manipulação excessiva, e na avaliação neurológica[3].

Após a estabilização das condições de risco de morte e realização da avaliação secundária, cabe à equipe de enfermagem preparar o paciente para exames diagnósticos adicionais e para possíveis transferências, garantindo um transporte seguro[3].

Considerações finais

A assistência a portadores de lesão medular deve ser especializada e tem como objetivo a reabilitação precoce e a prevenção de complicações. Entre as ações fundamentais estão a **seleção de uma cama adequada**, a qual deve sustentar a coluna vertebral; **prevenção e detecção precoce de quadros infecciosos**, pulmonares e urinários, **manutenção e estimulação das funções intestinal e urinária**, com prevenção da disreflexia autonômica; **manutenção da integridade da pele**, através das mudanças de decúbito e da realização de massagens de conforto, evitando, desse modo, o aparecimento de úlceras por pressão; **prevenção da trombose venosa profunda**, com o uso de dispositivos de compressão, administração de anticoagulantes e exercícios fisioterápicos[1,4,11,12].

A inclusão desses pacientes em programas de **reabilitação** e o **apoio psicossocial** são de extrema importância, uma vez que ajudam os indivíduos a superar o impacto de uma vida limitante e o ajustamento a uma nova condição[1,4,10,12].

Plano de cuidados de enfermagem[14,15]

A Tabela 9.7 apresenta o plano de cuidados para pacientes com suspeita de SCA.

Tabela 9.7
Plano de cuidados para pacientes com suspeita de SCA

Diagnósticos de enfermagem	*Características definidoras (CD)/ Fatores de risco ou relacionados (FR)*	*Intervenções de enfermagem*
Risco de disreflexia autonômica	**FR:** Fezes impactadas Estímulos de dor/irritativos abaixo do nível da lesão Flutuações da temperatura Distensão da bexiga	Identificar e minimizar estímulos capazes de precipitar disreflexia (distensão da bexiga, impactação fecal, infecção); Permanecer com o paciente e monitorar a ocorrência de estase venosa a cada três a cinco minutos caso ocorra hiperreflexia; Administrar agentes anti-hipertensivos, via intravenosa, conforme prescrição; Monitorar sinais vitais; Manter decúbito elevado se apropriado, para reduzir a pressão sanguínea e promover o retorno venoso cerebral.
Integridade da pele prejudicada CD: Alteração na integridade da pele	**FR:** Fator mecânico Alteração na sensibilidade Pressão sobre saliência óssea	Examinar a pele e as mucosas quanto à vermelhidão, calor exagerado, edema e drenagem; Monitorar a pele quanto a ressecamento e umidade excessivos; Monitorar aparecimento de fontes de pressão e atrito; Examinar a cor, textura e turgor da pele; Assegurar uma nutrição ideal e aumentar aporte proteico.
Mobilidade física prejudicada	**CD:** Dificuldade para virar-se Movimentos descoordenados, espásticos ou lentos Redução na amplitude de movimentos/ nas habilidades motoras **FR:** Alteração na função cognitiva/integridade de estruturas ósseas Desuso Dor Força muscular diminuída Restrições prescritas de movimento	Selecionar técnica de transferência adequada ao paciente; Oferecer privacidade, evitar correntes de ar e preservar o recato do paciente; Manter o corpo do paciente no alinhamento correto durante os movimentos; Realizar mudança de decúbito de 2/2h; Manter roupas de cama limpas e bem esticadas.
Troca de gases prejudicada	**CD:** Batimento de asa de nariz Cianose Confusão Dispneia Gases sanguíneos/pH arterial anormal Padrão respiratório anormal **FR:** Desequilíbrio na relação ventilação-perfusão	Monitorar frequência, ritmo, profundidade e esforço nas respirações; Auscultar os sons respiratórios, observando as áreas de ventilação diminuída/ausente e a presença de ruídos adventícios; Determinar a necessidade de aspiração, auscultando ocorrência de crepitações e roncos sobre principais vias aéreas; Manter desobstruídas vias aéreas; Auxiliar com mudanças frequentes de posição, conforme apropriado; Iniciar oxigênio suplementar, conforme prescrição; Verificar se há cianose de leitos ungueais ou perioral ou áreas de palidez; Manter decúbito elevado; Atentar para alterações no nível de consciência (sonolência, agitação).

(*continua*)

Tabela 9.7
Plano de cuidados para pacientes com suspeita de SCA (*continua*)

Diagnósticos de enfermagem	*Características definidoras (CD)/ Fatores de risco ou relacionados (FR)*	*Intervenções de enfermagem*
Dor aguda	**CD:** Autorrelato de dor Comportamento expressivo (agitação, choro) Expressão facial de dor Mudanças nos parâmetros fisiológicos	Oferecer ao paciente alívio da dor mediante analgesia prescrita; Controlar fatores ambientais capazes de influenciar a resposta do paciente ao desconforto; Determinar a frequência necessária para fazer uma avaliação do conforto do paciente e implementar um plano de monitoramento da dor; Aplicar escala da dor quando possível.
Eliminação urinária prejudicada	**CD:** Incontinência/retenção urinária **FR:** Dano sensório-motor	Avaliar presença de dor e localização, intensidade e se há espasmos vesicais; Monitorar débito urinário, aspecto e coloração; Monitorar ingesta hídrica; Verificar presença de distensão vesical e fluxo urinário excessivo.
Risco de motilidade gastrintestinal disfuncional	**FR:** Imobilidade	Monitorar ruídos intestinais; Informar aumento ou diminuição dos ruídos intestinais; Avaliar o perfil medicamentoso quanto a efeitos gastrointestinais secundários; Determinar a frequência e característica das evacuações.
Risco de desequilíbrio na temperatura corporal	**FR:** Condição que afeta a regulação da temperatura	Monitorar a temperatura, no mínimo a cada duas horas, conforme apropriado; Administrar a medicação antipirética; Ajustar a temperatura do ambiente conforme a necessidade do paciente.

Referências bibliográficas

1. Bruni DS, Stranzzieri KC, Gumieiro MN, Giovanazzi R, Sá VG, Faro ACM. Aspectos fisiopatológicos e assistenciais de enfermagem na reabilitação da pessoa com lesão medular. Revista da Escola de Enfermagem da USP, 2004; 38(1):71-9.
2. Comitê do Prehospital Trauma Life Support (PHTLS) da National Association of Emergency Medical Technicians (NAEMT). Atendimento pré-hospitalar ao traumatizado: básico e avançado, 8ª ed. Rio de Janeiro: Elsivier, 2016.
3. American College of Surgerons. The Committee on Trauma. Adavanced Trauma Life Support. 10ª ed. 2018.
4. Hansebout RR, Kachur E. Acute traumatic spinal cord injury. 2018. [acesso em 2018 jun 21]. Disponível em: https://www.uptodate.com/contents/acute-traumatic-spinal-cord-injury#H27
5. Freitas DMO. Trauma raquimedular: epidemiologia e implicações decorrentes desta patologia. Caderno Saúde e Desenvolvimento. 2016;9(5):46-59.
6. Koizumi MS, Diccini S. Enfermagem em neurociência: fundamentos para a prática clínica, São Paulo: Editora Atheneu, 2006:233-50.
7. Linsenmeyer TA et al. Bladder management for adults with spinal cord injury: A clinical practice guideline for health-care providers. The Journal of Spinal Cord Medicine 2006; 29(5):527-73.
8. Machado A. Neuroanatomia funcional, 2ª ed. São Paulo: Editora Atheneu, 2000.
9. Martini AC, Forner S. Anatomia da medula espinhal e fisiopatologia da lesão medular. In: Schoeller SD, Martini AC, Forner S, Nogueira GC (eds.). Abordagem multiprofissional em lesão medular: Saúde, direito e tecnologia. Florianópolis; Publicação do Instituto Federal de Santa Catarina, 2016, p. 29.
10. Laurer H, Maier B, Saman AE, Lehnert M, Wyen H, Marzi I. Distribution of spinal and associated injuries in multiple trauma patients. European Journal of Trauma and Emergency Surgery, 2007; (5):476-81.
11. McKinley W, Mcnamee S, Meade M, Kandra K, Abdul N. Incidence, etiology, and risk factors for fewer following acute spinal cord injury. The Journal of Spinal Cord Medicine 2006; 29(5):501-6.
12. Yue JK, Winkler EA, Rick JW, Deng H, Partow CP, Upadhyayula OS et al. Update on critical care for acute spinal cord injury in the setting of polytrauma. Neurosurg Focus. 2017;43(5):E19.
13. McLeod A. Traumatic injuries to the head and spine 2: nursing considerations. British Journal of Nursing 2004; 13(17):1041-49.
14. Diagnósticos de enfermagem da NANDA: definições e classificação 2015-2017/NANDA Internacional; tradução Regina Machado Garcez – Porto Alegre: Artmed, 2015.
15. Gloria M. Bulechek, Howard KB, DochhtermanJM. Classificação das Intervenções de Enfermagem (NIC); [tradução Soraya Imon de Oliveira... et al].- Rio de Janeiro: Elsevier, 2016.

capítulo 10

Estados de Choque

• Ana Paula Santos de Jesus • Ruth Ester Assayag Batista

Introdução

O choque é uma condição de risco à vida em decorrência da falência circulatória. É definido como uma síndrome clínica caracterizada por incapacidade de o sistema circulatório fornecer oxigênio e nutrientes aos tecidos de forma a atender às necessidades metabólicas. O estado de hipóxia celular e tecidual ocorre devido à redução de oferta, aumento do consumo ou inadequada utilização de oxigênio[1,2].

A hipoperfusão tecidual sistêmica ocasionada pelo desequilíbrio entre oferta e demanda de oxigênio causa hipóxia e alterações bioquímicas celulares, como as disfunções na membrana celular da bomba de íons, edema intracelular, extravasamento do conteúdo intracelular para o extracelular e inadequada regulação do pH intracelular[3]. Essas alterações podem acometer o nível sistêmico, caso não seja implementada a terapêutica adequada, e são manifestadas por alterações no pH, disfunção endotelial e estimulação adicional das cascatas inflamatórias e anti-inflamatórias[2].

A mortalidade do paciente em estado de choque é alta[4], pois muitos indivíduos com falência circulatória possuem uma combinação de mais de uma forma de choque. Nas unidades de cuidado intensivo, o choque distributivo é o mais prevalente, em especial o choque séptico, seguido pelo cardiogênico e hipovolêmico[3]. Nos serviços de emergência, depende da população atendida. Em unidades de atendimento, a vítima de trauma, o choque hipovolêmico é o mais comum[5,6]. Dados epidemiológicos oriundos de estudo realizado com 103 pacientes mostram que 36% dos pacientes tiveram choque hipovolêmico; 33%, séptico; 29%, cardiogênico; e 2%, outras formas de choques[8]. Outro estudo aponta que o choque séptico é a forma mais frequente de apresentação, correspondendo a mais da metade dos casos. Choques cardiogênico e hipovolêmico correspondem a cerca de 10%–20% cada um. Já o choque obstrutivo é o menos frequente (< 5% dos casos)[9].

Os efeitos do choque inicialmente são reversíveis, mas rapidamente evoluem para a morte celular, lesão dos órgãos, falência múltipla de órgãos e óbito[2]. A fase inicial do choque é caracterizada pelo mecanismo compensatório à hipoperfusão (Figura 10.1). Nesse cenário ressaltamos a importância do reconhecimento precoce e da reversão rápida desse estado, pois se não for revertido ocorre a evolução para uma fase irreversível com disfunção de órgãos-alvos[(4)].

Diagnosticar o estado de choque em um paciente depende de uma síntese de achados clínicos e testes laboratoriais. Nenhum sinal vital e teste laboratorial, isoladamente, pode diagnosticar definitivamente o choque. A equipe da emergência deve reconhecer rapidamente a perfusão tecidual inadequada e identificar os achados clínicos que comumente ocorrem em pacientes com choque[6]. O diagnóstico de choque no departamento de emergência é complexo e deve ser alicerçado em medidas fisiológicas, nas próprias lesões e na evidência bioquímica do metabolismo anaeróbico, como o aumento do nível de lactato sérico[7].

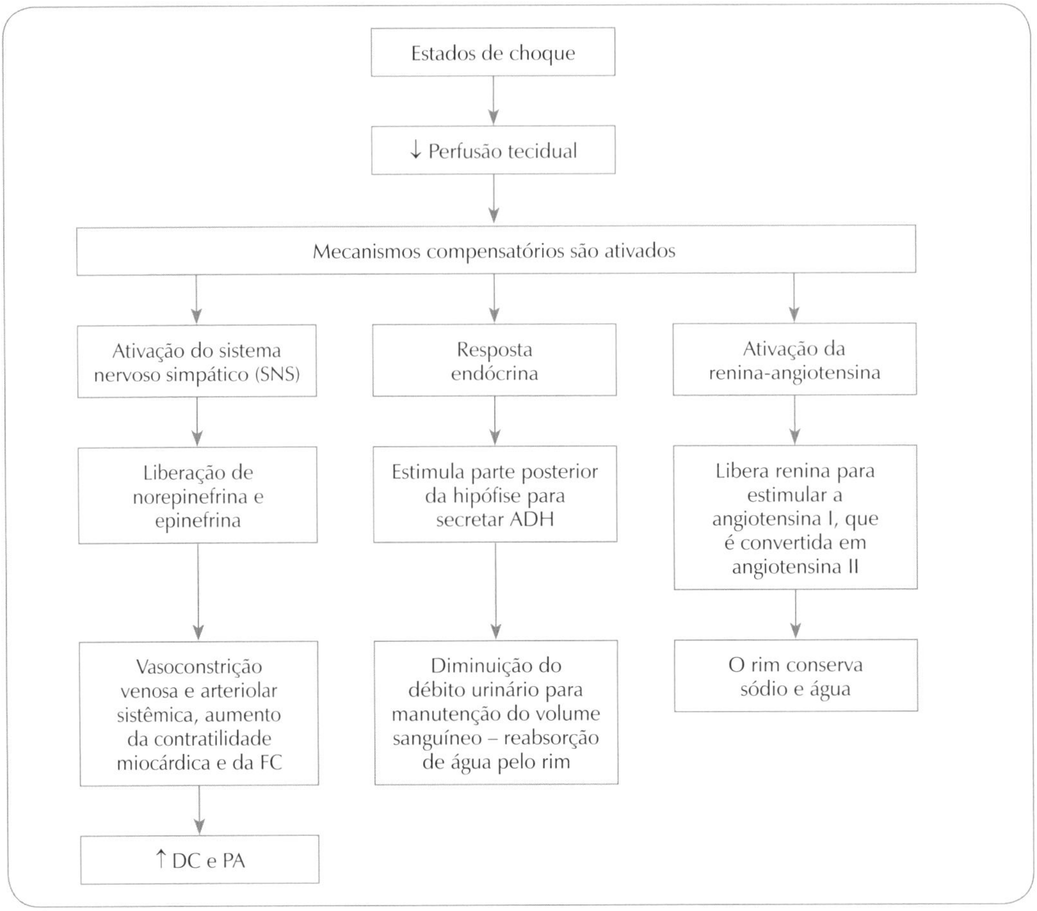

Figura 10.1 Mecanismo compensatório do quadro de choque.

Tradicionalmente, a terapia inicial para o quadro de choque na unidade de emergência concentra-se na estabilização dos sinais vitais (frequência cardíaca, pressão arterial média (PAM) e pressão venosa central), em vez de restauração da oxigenação e perfusão tecidual adequadas[8]. Importante ressaltar que a inadequada oxigenação tecidual pode ocorrer em pacientes hipertensos ou normotensos, o que é denominado choque críptico que é identificado pela hiperlactatemia sem hipotensão persistente. Por isso, a necessidade da coleta precoce da gasometria arterial e instauração de terapêutica para restabelecimento da adequada perfusão tecidual[10]. Apesar de a hipotensão ser um achado frequente, o choque pode ocorrer na presença de pressão arterial sistólica (PAS) > 90 mmHg[9]. A hipotensão sistêmica (média de PAS < 90 mmHg) é um marcador tardio de choque e a correlação entre a PAS na emergência e a gravidade da lesão é muito ruim. Outras influências na FC e PAS, como idade, ansiedade, dor, bem como aumento da pressão intracraniana ou lesão medular, devem ser consideradas. Além disso, o tratamento pré-hospitalar também pode ter impacto sobre os sinais vitais avaliados na chegada ao departamento de emergência[11].

A síndrome do choque circulatório pode ter diferentes causas e, por isso, fisiopatologias distintas, apesar de a má perfusão tecidual ser o que define esse estado. O choque é uma síndrome heterogênea que para ser eficazmente tratada precisa ser corretamente classificada. Para tanto, é indispensável conhecer a fisiopatologia e as especificidades de cada tipo de choque. Muitos esquemas são propostos para classificar os diversos estados de choque. Neste capítulo será descrita uma classificação com base em quatro grupos de etiologias do choque circulatório, baseadas em seu substrato fisiopatológico. São eles: hipovolêmico, cardiogênico, obstrutivo e distributivo[(12)].

Choque hipovolêmico

O choque hipovolêmico é resultado do volume circulante inadequado e frequentemente causado por perda sanguínea súbita, desidratação grave ou situações que levam ao sequestro de líquidos para o espaço extravascular. Nesse tipo de choque ocorre diminuição da perfusão tecidual, decorrente do baixo volume intravascular (hipovolemia absoluta) ou baixo volume relativo à sua capacitância (hipovolemia relativa). Como o volume no compartimento intravascular é inadequado para perfusão tecidual há aumento da resistência vascular sistêmica na tentativa de compensar a diminuição do débito cardíaco (DC) e manter a perfusão nos órgãos vitais[2]. A Figura 10.2 mostra a fisiopatologia do choque hipovolêmico.

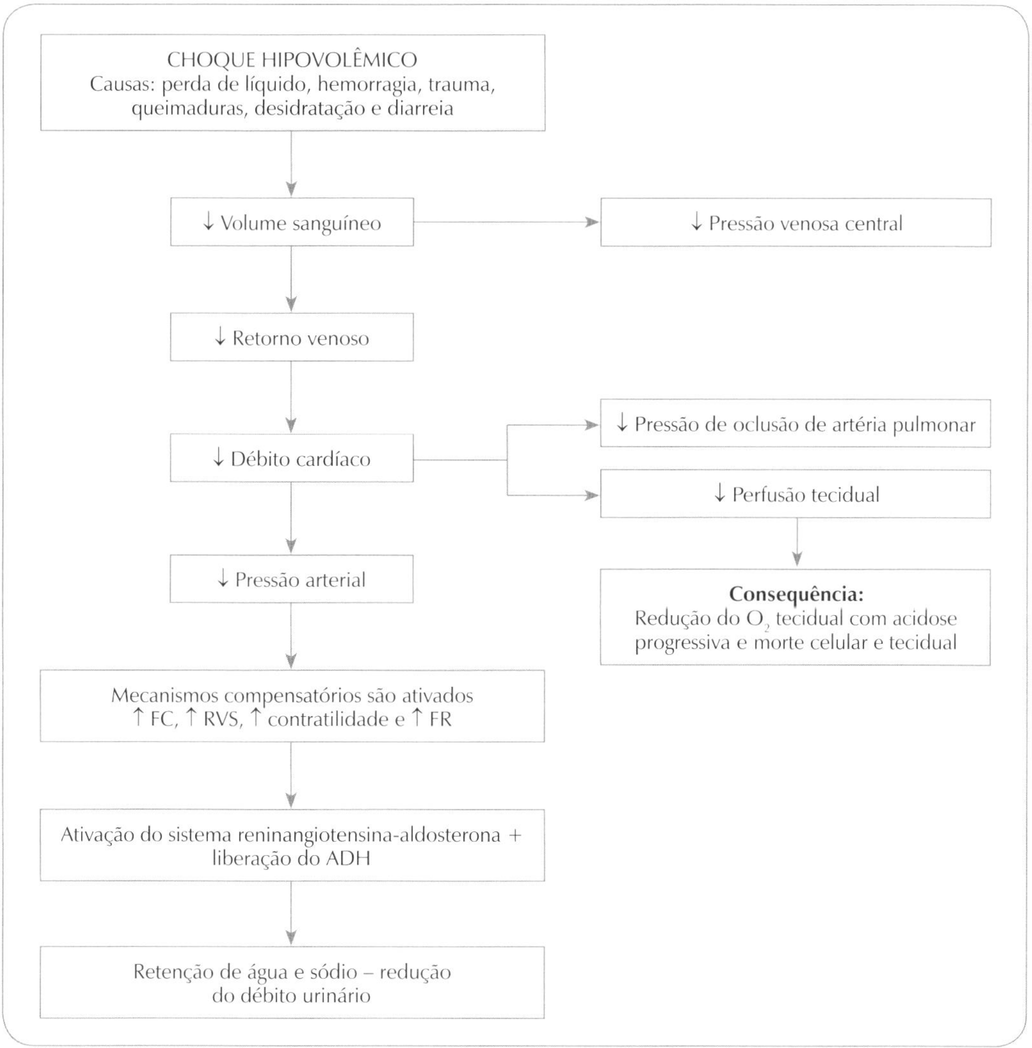

Figura 10.2 Fisiopatologia do choque hipovolêmico.

O Advanced Trauma Life Support System (ATLS) classifica o choque hipovolêmico hemorrágico em quatro classes com base na gravidade da perda de sangue. A Tabela 10.1 mostra a evolução dos sinais diante da perda sanguínea.

Tabela 10.1
Classificação do choque hipovolêmico** [6,13,14]

	Classe I	*Classe II*	*Classe III*	*Classe IV*
Perda de sangue aproximada (%)	< 15%	15%–30%	31%–40%	> 40%
Perda volêmica (mL)	< 750	750–1.500	1.500–2.000	> 2.000
Frequência cardíaca (BPM)	< 100	100–120	120–140	> 140
Pressão arterial	Normal	Normal	Reduzida	Reduzida
Pressão de pulso (mmHg)	Normal ou elevada	Reduzida	Reduzida	Reduzida
Frequência ventilatória	14–20	20–30	30–40	> 35
Débito urinário (mL/h)	> 30	20–30	5–20	Desprezível
SNC/estado mental	Levemente ansioso	Moderadamente ansioso	Ansioso, confuso	Confuso, letárgico
*Base excess**	0 a –2 mEq/L	–2 a –6 mEq/L	–6 a –10 mEq/L	> –10 mEq/L
Reposição volêmica	Cristaloides	Cristaloides	Cristaloides e sangue	Cristaloides e sangue

*O *base excess* é a quantidade de base (HCO_3^-, em mEq/L) que está acima ou abaixo da faixa normal no corpo. Um número negativo é chamado de déficit de base e indica acidose metabólica.

** Adaptação do Advanced Trauma Life Suport – ATLS (2018); ATLS (2012).

Esse sistema de classificação é útil para identificar os sinais precoces e a fisiopatologia do choque[13], embora o estudo de validação da classificação ATLS do choque hipovolêmico tenha indicado que ela não parece refletir a realidade clínica com precisão[(11)]. Porém, estudo evidenciou que em pacientes vítimas de trauma existe uma inter-relação entre alterações da frequência cardíaca (FC), pressão arterial sistólica (PAS), frequência respiratória (FR) e Escala de Coma de Glasgow (ECG), mas não no mesmo grau sugerido pela classificação ATLS de choque[7].

O choque hipovolêmico pode ser facilmente diagnosticado se a fonte de perda sanguínea ou de fluidos for evidente ou se houver sinais clínicos clássicos de instabilidade hemodinâmica, como hipotensão, taquicardia, pele fria e sudorese. Caso contrário, pode ser facilmente confundido com outro tipo de choque ou até mesmo nem diagnosticado como tal[12].

Os indivíduos vítimas de trauma que apresentam hipotermia e choque hemorrágico não respondem normalmente à reposição volêmica e à administração de sangue e podem desenvolver ou piorar o estado de coagulopatia. Assim, a temperatura corporal é um sinal vital importante que deve ser registrado durante a fase de avaliação inicial. A dificuldade na coagulação do sangue, acidose metabólica e hipotermia é denominada de Tríade Letal do Trauma[6]. Embora a ressuscitação volêmica seja o tratamento de escolha, se o paciente permanecer com instabilidade hemodinâmica após ressuscitação adequada, a adição de terapia vasopressora pode ser necessária. Os vasopressores permitem a otimização da perfusão de órgãos regionais e a utilização do oxigênio celular, levando à redução da isquemia e dos danos aos órgãos. Atualmente existem diversos vasopressores, e a escolha do agente apropriado deve ser decidida de acordo com a apresentação clínica do paciente, os fatores específicos do paciente e objetivos gerais da terapia[15].

Choque cardiogênico

No choque cardiogênico, a hipoperfusão tecidual é decorrente da falência primária da bomba cardíaca com consequente diminuição do débito cardíaco[2]. O diagnóstico clínico é realizado através de sinais como: hipotensão arterial (pressão arterial sistólica < 90 mmHg ou 30 mmHg abaixo do valor basal) associada à oligúria, alteração do nível de consciência, cianose, extremidades frias e úmidas que são sinais de hipoperfusão tissular[16]. Frequentemente os pacientes preferem ficar em decúbito elevado ou mesmo sentado, pois há desconforto respiratório, com taquipneia, tosse seca, podendo apresentar expectoração rósea espumosa. A saturação arterial de oxigênio normalmente se encontra abaixo de 90%[17].

O choque cardiogênico pode ser secundário à falência de bomba decorrente do infarto do miocárdio, cardiomiopatia dilatada, miocardite ou depressão miocárdica pós-circulação extracorpórea, cardiomiopatias hipertrófica e restritivas, pois causam distúrbios do enchimento diastólico ou obstruções ao fluxo sanguíneo secundário a valvopatias ou à embolia pulmonar maciça ou tamponamento cardíaco[18]. É importante ressaltar que a função ventricular pode piorar devido à hipotensão resultante do baixo débito, e a persistência dessa situação aumenta a hipoxemia, acidose, acúmulo de metabólito e dano endotelial e celular[16]. A Figura 10.3 apresenta a fisiopatologia do choque cardiogênico.

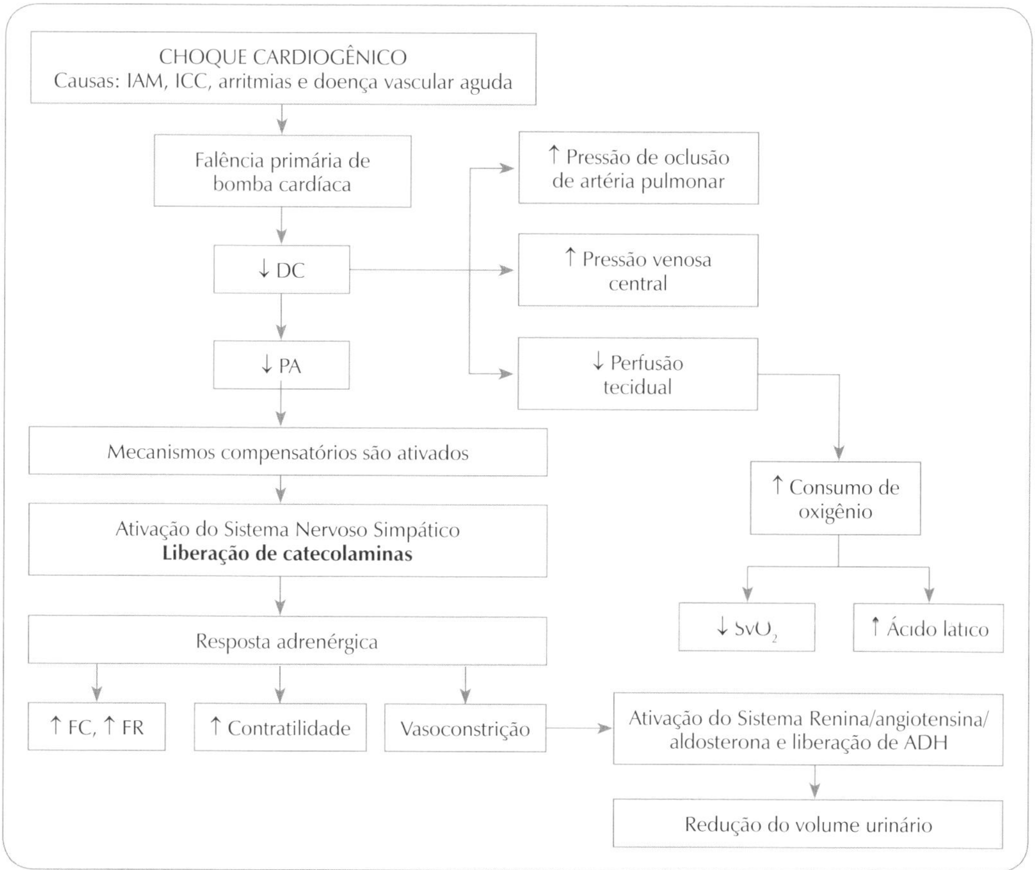

Figura 10.3 Fisiopatologia do choque cardiogênico.

O manejo clínico do choque cardiogênico, segundo as recomendações da Sociedade de Cardiologia do Estado de São Paulo, a seguinte terapêutica deve ser considerada: reposição volêmica, desde que não haja congestão pulmonar clínica e radiológica; o uso de diuréticos, se houver sobrecarga volêmica para alívio da congestão pulmonar, e os sintomas relacionados a ela depende, fortemente, da terapia diurética; ofertar oxigenoterapia e ventilação adequada; corrigir possíveis distúrbios eletrolíticos e/ou metabólicos, corrigir arritmias potencialmente comprometedoras do débito cardíaco; manter glicemia entre 150–180 mg/dL; administrar morfina, pois os efeitos sedativo, analgésico e ansiolítico produzem redução da atividade do sistema nervoso simpático e consequente diminuição da pressão arterial, frequência cardíaca e pressões de enchimentos ventriculares. Este último é o principal benefício da droga em pacientes com congestão pulmonar[19].

A administração de inotrópicos no choque cardiogênico é indicada para pacientes com inadequada perfusão tecidual e volemia adequada. A droga de escolha é a dobutamina, em pacientes muito hipotensos (PAS < 70 mmHg) considerar o uso de agente vasopressor (dopamina ou noradrenalina) porque a ação de vasodilatação periférica da dobutamina pode piorar a perfusão coronariana. Além da dobutamina, os agentes mais comumente utilizados são o levosimendan ou milrinone. Com relação aos vasodilatadores, como o nitroprussiato de sódio, podem ter indicação para redução da pós-carga quando a PAS for > 85–90 mmHg, com volemia adequada, pois aumenta o débito cardíaco. O sistema de ultrafiltração venovenosa tem sido utilizado, pois permite a remoção de até 2,6 L de volume em menos de 8 horas, pois o uso de diuréticos endovenosos, em pacientes com insuficiência cardíaca descompensada, pode contribuir diretamente para piora da função renal. Esse método consiste no transporte do sangue venoso para que ele passe por membrana semipermeável, e por gradiente pressórico (hidrostático) remova-se o líquido[19].

Choque obstrutivo

O choque obstrutivo ocorre em consequência de uma obstrução mecânica ao débito cardíaco em situações clinicas, como pneumotórax hipertensivo, tamponamento cardíaco (TC) ou tromboembolismo pulmonar, o que desencadeia a hipoperfusão tecidual[20] (Figura 10.4).

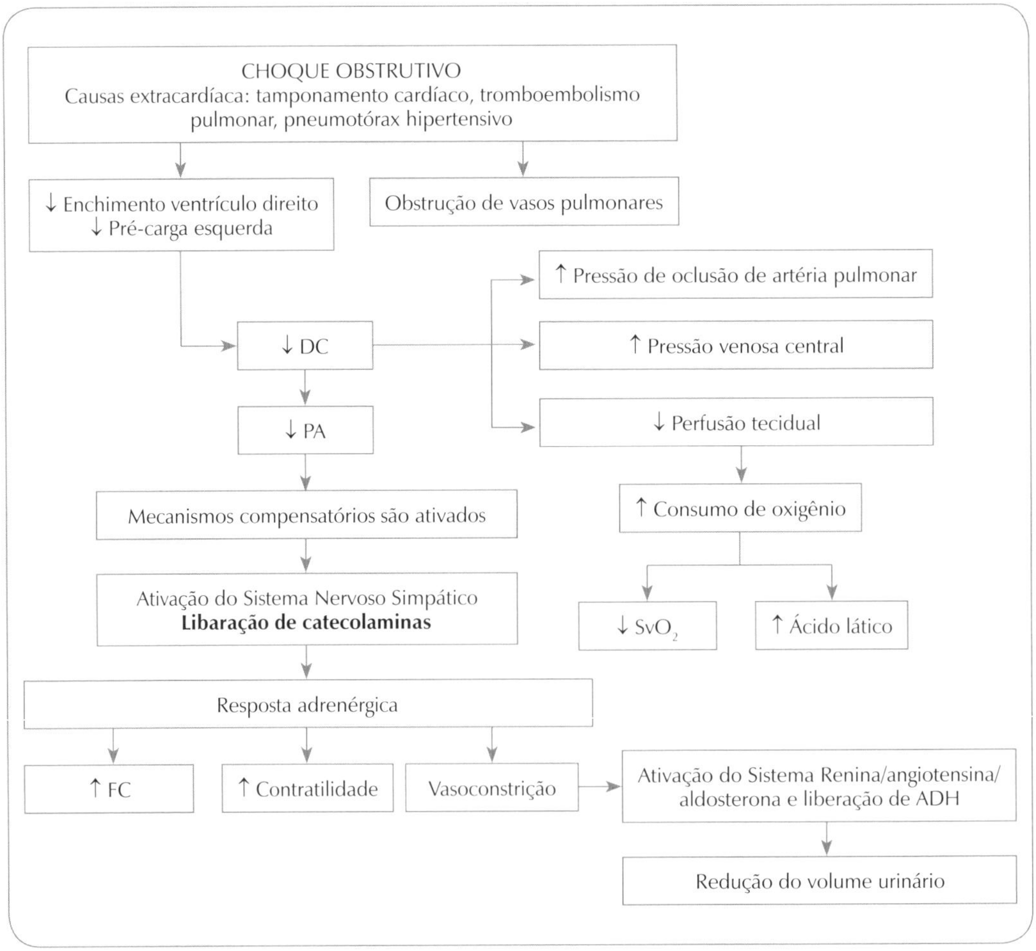

Figura 10.4 Fisiopatologia do choque obstrutivo.

O traumatismo torácico responde por 20%–25% das mortes devido ao trauma[20]. Todo paciente de trauma ao ser admitido na sala de emergência deve ser avaliado de acordo com o Advanced Trauma Life Support, e o mecanismo do trauma, investigado. O TC agudo pode ser causado pelo trauma torácico e deve ter diagnóstico e tratamento precoce, pois é uma emergência médica que coloca em risco a vida[21]. Ocorre aumento de liquido ou gás no espaço pericárdico causando aumento da pressão intrapericárdica. O aumento da pressão intrapericárdica depende da velocidade e do volume acumulado e das características do próprio pericárdio[22]. Clinicamente, o paciente apresenta aumento da pressão arterial sistêmica e redução acentuada dessa pressão durante a inspiração (pulso paradoxal). Porém, quando os mecanismos compensatórios se esgotam, ocorre hipotensão[23]. Ao exame físico o indivíduo pode apresentar a Tríade de Beck, presente em 10% dos casos, caracterizada por abafamento das bulhas cardíacas, hipotensão arterial e distensão das veias do pescoço. O examinador também deve procurar pelo sinal de Küssmaul ou dispneia[24]. O tratamento do TC agudo é cirúrgico (toracotomia ou esternotomia); entretanto, a pericardiocentese pode ser realizada para a descompressão temporária do pericárdio em pacientes hemodinamicamente instáveis e quando a toracotomia não pode ser realizada rapidamente[24].

Ainda em situação de trauma, outro evento que pode acometer as vítimas é o pneumotórax. O pneumotórax é definido como a presença de ar livre na cavidade pleural. O pneumotórax pode ser classificado em espontâneo ou adquirido. O pneumotórax espontâneo primário ocorre em pacientes sem doença pulmonar evidente; entretanto, o secundário decorre da complicação de alguma doença pulmonar existente no indivíduo. O pneumotórax adquirido pode ser iatrogênico, como, por exemplo, em punções de veias centrais ou em situação de barotrauma traumático tanto no trauma fechado, como no penetrante[25]. Nessa situação de pneumotórax hipertensivo, a pressão intrapleural se eleva para níveis acima da pressão atmosférica, podendo ocorrer desvio de mediastino contralateralmente causando pinçamento das veias cavas e obstrução do retorno venoso ao coração, acarretando a diminuição do débito cardíaco. O indivíduo acometido pelo barotrauma pode apresentar dispneia e instabilidade hemodinâmica grave. Essa condição é uma emergência que necessita de intervenção rápida[26].

Choque distributivo

O choque distributivo tem causas diversas e ocorre quando o compartimento vascular aumenta de forma desproporcional ao crescimento do volume de fluídos[6], provocando diminuição da resistência vascular sistêmica e vasodilatação periférica global que ocasiona drástica redução da pressão de enchimento capilar, comprometendo o fornecimento de oxigênio pelos capilares e a captura de oxigênio pelos tecidos[12,27]. É importante destacar que no choque distributivo ocorre vasodilatação, e nos demais tipos de choque ocorre uma vasoconstrição reflexa como mecanismo compensatório determinado pela ativação simpática[12]. No choque distributivo, esse mecanismo compensatório não acontece, pois a musculatura lisa arteriolar se encontra seriamente lesada, não respondendo ao estímulo simpático. Desse modo, o choque distributivo é considerado o mais grave, com pior prognóstico e maiores índices de mortalidade[1]. Entre os tipos de choque distributivo podemos citar o choque séptico, o anafilático e o neurogênico.

Choque séptico

O choque séptico é a forma clássica de choque distributivo. Nesse tipo de choque há desequilíbrio entre a demanda tecidual e a oferta de oxigênio por alteração no fluxo sanguíneo[4,9]. A pressão de pulso e o débito cardíaco estão aumentados, a resistência vascular sistêmica está baixa (pele úmida e quente) e ocorre hipovolemia funcional (pressão venosa jugular reduzida). Existe uma irregular "distribuição" da volemia, e inadequação entre a demanda tecidual e a oferta de oxigênio por uma alteração no fluxo sanguíneo, o que leva a redução da saturação venosa de O_2[4,9].

O choque séptico é decorrente de uma infecção grave, disseminada para todo o organismo. Cerca de 10%–15% dos pacientes sépticos apresentam depressão miocárdica grave, resultando em choque com padrão de baixo débito cardíaco[9]. A Figura 10.5 descreve a fisiopatologia do choque séptico.

O Surviving Sepsis Campaign Guidelines define Sepse como uma disfunção orgânica com risco de vida causada pela resposta desregulada do hospedeiro à infecção, e choque séptico como um subconjunto da sepse com disfunção circulatória e celular/metabólica associada a maior risco de mortalidade. Está associado à hipotensão, que persiste após ressuscitação com fluidos e que necessita de drogas vasopressoras ou na presença de hiperlactatemia[29]. Qualquer micro-organismo pode causar sepse, bactérias gram-positivas (*Staphylococcus aureus* e *Streptococcus pneumoniae*), gram-negativas (*E. coli*, *Klebsiella sp* e *Pseudomonas aeruginosa*) e fungos são os que mais frequentemente causam choque séptico[9].

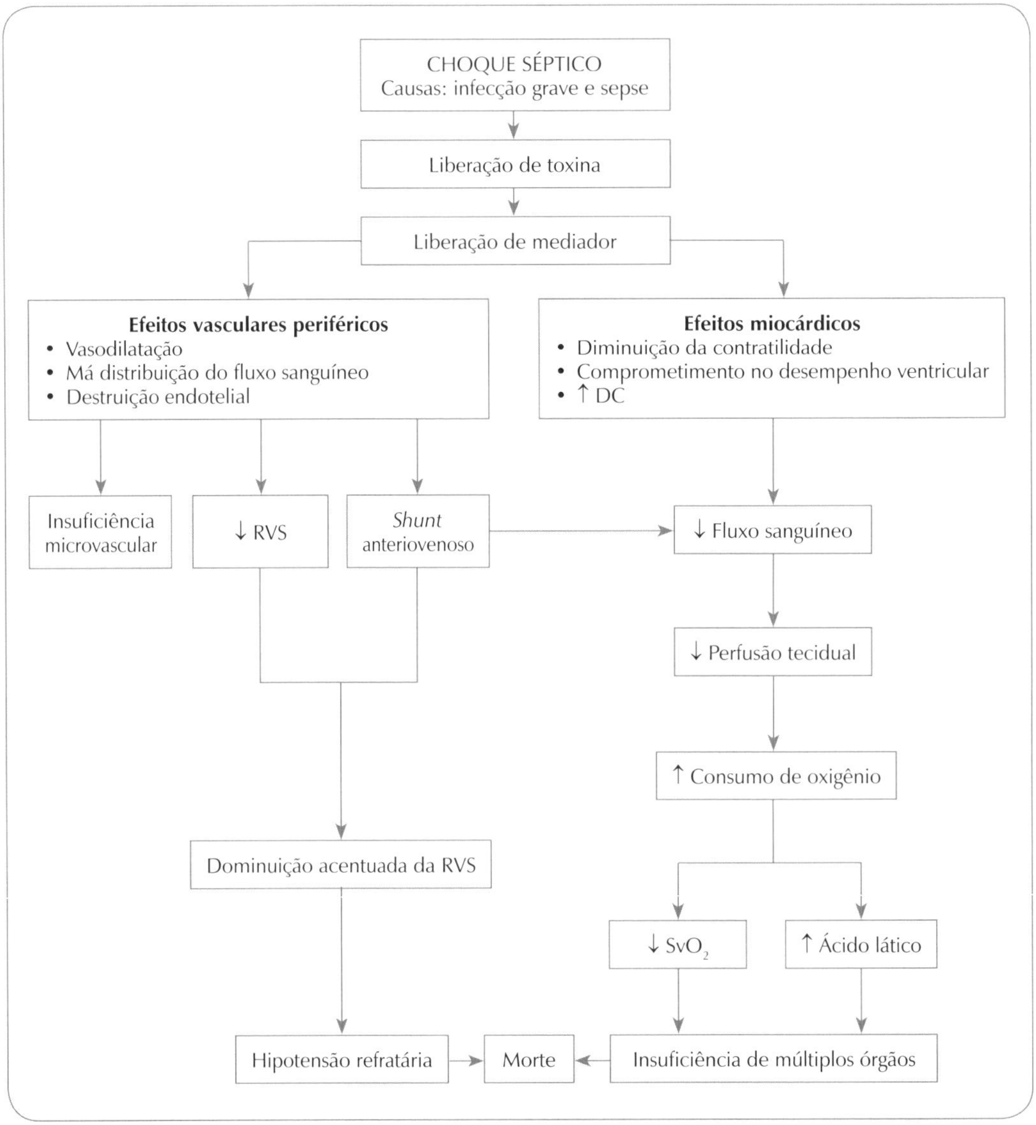

Figura 10.5 Fisiopatologia do choque séptico.

A sepse e o choque séptico são emergências médicas, recomendando-se que o tratamento e a ressuscitação comecem imediatamente[28]. A adoção de uma estratégia institucional multidisciplinar focada na identificação antecipada de pacientes com risco de sepse impede a evolução da síndrome para estágios mais graves e resulta em diminuição do risco de morte associado à sepse grave e ao choque séptico[30]. A evolução dos pacientes com sepse/choque séptico depende fundamentalmente da identificação rápida do quadro, bem como da precocidade e da eficácia do tratamento adotado na sala de emergência, especialmente nas primeiras 6 horas.

Os principais pontos do tratamento inicial, com impacto na redução de mortalidade, incluem reconhecimento rápido do paciente séptico, ressuscitação com fluidos precoces e agressiva, coleta de culturas, antibioticoterapia precoce e controle de foco infeccioso (se necessário)[9]. De acordo com o Surviving Sepsis Campaign Guidelines, a dopamina e a norepinefrina são consideradas os vasopressores iniciais de escolha no cenário de choque séptico[28]. A ação dos vasopressores nessa população tem a intenção de ser aditivo à secreção endógena de catecolaminas e restaurar a oxigenação tecidual através da promoção da vasoconstrição[15].

Inicialmente deve ser realizada a reposição volêmica, pois o uso inapropriado de terapia com vasopressores sem reposição adequada de volume pode resultar em hipoperfusão tecidual e subsequente morbidade[15]. A monitoração contínua do eletrocardiograma é essencial devido aos efeitos adversos dos vasopressores, incluindo taquicardia e taquiarritmias. Depois de tomadas as medidas terapêuticas de emergência, deve-se proceder a novo exame minucioso e completo, em que devem ser avaliados por exemplo estado ácido/básico e eletrolítico, gasometria sanguínea, hemograma (hematócrito, hemoglobina, eritrograma, leucograma), totais de sólidos e pressão venosa central.

Vale ressaltar que um aumento da pressão sanguínea pode não equivaler a uma elevação concomitante do débito cardíaco ou da recuperação do choque. Um aumento da resistência periférica, como, por exemplo, decorrente do uso de vasopressores, sem alterações no débito cardíaco, resulta em aumento da pressão arterial, mas não melhora a perfusão e a oxigenação tecidual. Desafios no diagnóstico e tratamento do choque incluem equacionar a pressão sanguínea com o débito cardíaco, os extremos da idade, gravidez, presença de alguns medicamentos, hipotermia e uso de marcapasso[6].

Choque neurogênico

O choque neurogênico é caracterizado pela perda do tônus vasomotor e inervação simpática para o coração. Pode acontecer após lesão da medula espinhal acima do nível torácico superior, no traumatismo cranioencefálico grave ou como consequência de uma inadvertida migração caudal dos fármacos usados na anestesia subdural ou epidural[9]. Nesse tipo de choque, a lesão na medula espinhal interrompe as vias do sistema nervoso simpático, acarretando perda do controle simpático do sistema vascular, o qual controla os músculos lisos nas paredes dos vasos sanguíneos, os vasos periféricos dilatam abaixo do nível da lesão, ocasionando diminuição da RVS e vasodilatação de vasos sanguíneos viscerais e periféricos. A perda da inervação simpática para o coração pode causar bradicardia ou, pelo menos, incapacidade de desenvolver uma resposta taquicárdica à hipovolemia[6]. A Figura 10.6 mostra a fisiopatologia do choque neurogênico.

A apresentação clássica do choque neurogênico é a hipotensão sem taquicardia ou vasoconstrição cutânea. Uma pressão de pulso reduzida não é vista nesse tipo de choque, a pele é quente e seca por conta da perda do tônus simpático. Esses achados ajudam no diagnóstico diferencial de hipovolemia[9].

Os efeitos fisiológicos do choque neurogênico não são revertidos apenas com a ressuscitação com fluidos, e a ressuscitação maciça pode resultar em sobrecarga hídrica e/ou edema pulmonar. O uso criterioso de vasopressores pode ser necessário após a reposição moderada de volume, e a atropina pode ser usada para combater a bradicardia hemodinamicamente significativa[6].

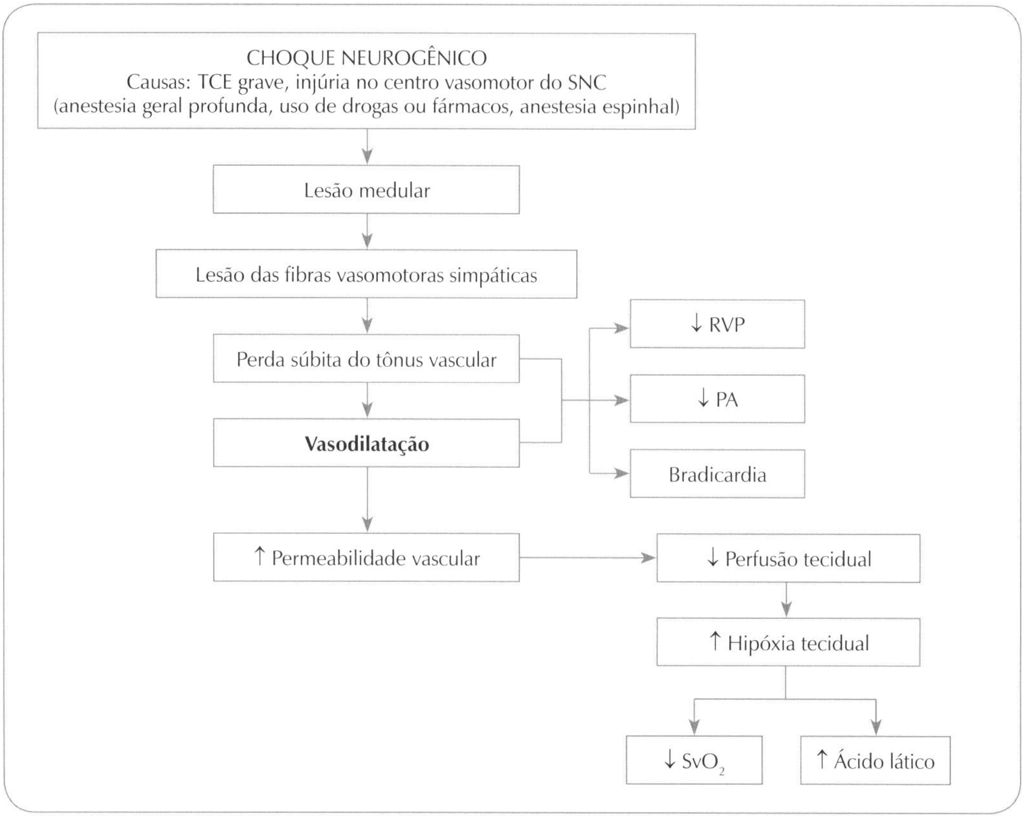

Figura 10.6 Fisiopatologia do choque neurogênico.

A Tabela 10.2 resume as manifestações clínicas apresentados no processo patológico dos diferentes tipos de choque.

Tabela 10.2
Manifestações clínicas nos diferentes tipos de choque

	Hipovolêmico	*Cardiogênico*	*Neurogênico*	*Séptico*
Temperatura e qualidade da pele	Fria, pegajosa	Fria, pegajosa	Quente, seca	Quente, úmida
Cor da pele	Pálida, cianótica	Pálida, cianótica	Rubor	Rubor
Frequência cardíaca	Taquicardia	Taquicardia	Bradicardia	Taquicardia
Frequência respiratória	Aumentada	Diminuída	Aumentada	Aumentada
Débito cardíaco	Diminuído	Diminuído	Diminuído	Aumentado ou normal
Pressão arterial	Reduzida	Reduzida	Reduzida	Reduzida
Pressão venosa central	Diminuída	Aumentada	Diminuída	Normal
Nível de consciência	Confuso/letárgico	Agitado/RNC	Normal/RNC	Normal/RNC
Tempo de enchimento capilar	> 3 s	> 3 s	Normal	Normal
Débito urinário	Diminuído	Diminuído	Normal	Normal/diminuído
Ácido lático	Aumentado	Aumentado	Aumentado	Aumentado
SvO_2	Diminuída	Diminuída	Diminuída	Diminuída

Choque anafilático

O choque anafilático é uma reação alérgica, potencialmente fatal, causada por hipersensibilidade aguda grave desencadeada por vários tipos de antígenos após prévia exposição do indivíduo. Ela pode conduzir rapidamente ao colapso cardiorrespiratório com grave hipoperfusão tecidual, secundária à vasodilatação generalizada devido a liberação de histamina, entre outros mediadores, da reação antígeno-anticorpo. A histamina produz venodilatação, com diminuição do retorno venoso; vasodilatação arteriolar, diminuição da resistência vascular periférica; e aumento da permeabilidade vascular, causando extravasamento de plasma e proteínas dos capilares para os espaços intersticiais. Esse aumento da permeabilidade pode provocar o edema de glote, que muitas vezes leva ao óbito antes mesmo que o choque circulatório se instale. A apresentação do quadro clínico pode ter início após segundos à exposição ao agente ou até 1 hora depois. A avaliação e o tratamento imediatos são fundamentais para evitar a morte. Obviamente, nem toda reação alérgica produz choque anafilático. A intensidade e a distribuição dessa reação irão depender do grau de hipersensibilidade do indivíduo àquele determinado antígeno. No entanto, há casos em que tal reação é tão significativa que leva o indivíduo à morte em poucos minutos[1, 31, 32].

Intervenções de enfermagem

No serviço de emergência, o enfermeiro da classificação de risco é responsável por identificar precocemente os sinais e sintomas e otimizar o atendimento inicial do paciente com quadro de choque, situação que deve ser priorizada e classificada como emergente, pois pode levar à perda ou ameaça das funções vitais.

O primeiro exame físico deve ser rápido, avaliando basicamente a perfusão tissular periférica (cor das mucosas, tempo de enchimento capilar), estado de hidratação, sinais e sintomas de débito cardíaco diminuído, frequência e qualidade de pulso, pressão arterial, temperatura corporal, saturação de oxigênio, nível de consciência e débito urinário.

Considerando que os profissionais da emergência são os responsáveis pela estabilização dos parâmetros hemodinâmicos e respiratórios mínimos dos pacientes em estado de choque, e que esse setor deva favorecer o encaminhamento seguro, nas melhores condições, a outra unidade específica, o enfermeiro deve organizar e planejar os cuidados de enfermagem com o objetivo de reverter o quadro de hipoperfusão tecidual e impedir a disfunção de múltiplos órgãos, em qualquer que seja o tipo de choque[27].

Na Tabela 10.3 encontram-se listados os diagnósticos, fatores de risco, fatores relacionados ou características definidoras, e as intervenções de enfermagem para pacientes em diferentes tipos de choque.

Tabela 10.3
Diagnósticos e intervenções de enfermagem aplicados ao paciente em diferentes tipos de choque[33,34]

Diagnóstico de enfermagem[33]	*Fatores de risco, fatores relacionados ou características definidoras[33]*	*Intervenções de enfermagem[28,35]*
Débito cardíaco diminuído Choque hipovolêmico Choque cardiogênico Choque obstrutivo Choque neurogênico	**Características definidora:** hipotensão, taquicardia, dispneia, pulsos periféricos diminuídos, palidez, cianose, pele fria, úmida, pegajosa, PVC ↓ ou ↑, oligúria, ansiedade e inquietação **Fatores relacionados:** frequência cardíaca, contratilidade, pré e pós-carga alteradas **Choque hipovolêmico:** desidratação, hemorragia, sequestro de líquidos ou drenagem de grandes volumes de transudatos **Choque cardiogênico/obstrutivo:** falência da bomba cardíaca decorrente de IAM, arritmias, anormalidades mecânicas e obstruções extracardíacas (tamponamento cardíaco, pneumotórax hipertensivo e tromboembolismo pulmonar) **Choque neurogênico:** perda do tônus vascular (vasodilatação) e bradicardia (ausência da ação do sistema nervoso simpático)	Monitorar os sinais vitais (FC, FR, PA, T) em intervalos regulares Avaliar nível de consciência em intervalos regulares Avaliar aspecto e controlar volume de eliminação urinária rigorosamente Avaliar frequência, qualidade de pulsos e perfusão periférica Posicionar o paciente para uma perfusão excelente, avaliar temperatura e coloração da pele Monitorar a oximetria de pulso (saturação de oxigênio), administrar oxigênio e/ou ventilação mecânica, conforme apropriado Instituir e manter a desobstrução de vias aéreas conforme apropriado. Monitorar a ocorrência de perda repentina de sangue, desidratação grave ou sangramento persistente Checar todas as secreções quanto a sangue franco ou oculto Evitar perda de volume de sangue (p. ex., aplicar pressão ao local do sangramento) Monitorar a ocorrência de queda na pressão sanguínea sistólica para menos de 90 mmHg, ou queda de 30 mmHg em pacientes hipertensos Inserir e manter acesso IV calibroso. Administrar líquidos IV, como cristaloides ou coloides isotônicos, conforme apropriado Retirar gases do sangue arterial e monitorar a oxigenação dos tecidos. Monitorar o nível de hemoglobina/hematócritos Administrar derivados do sangue (p. ex., papa de hemácias, plaquetas, ou plasma fresco congelado), conforme apropriado Monitorar exames de coagulação, inclusive tempo da protrombina (TP), tempo parcial da tromboplastina (TTPa), fibrinogênio, e contagem de plaquetas, conforme apropriado Monitorar exames laboratoriais (p. ex., lactato sérico, equilíbrio acidobase, perfis metabólicos e eletrólitos) Realizar rápida avaliação eletrocardiográfica e monitorar a ocorrência de perfusão arterial coronariana inadequada (mudanças ST no ECG, enzimas cardíacas aumentadas, angina), conforme apropriado Monitorar a ocorrência de mudanças fisiológicas relativas à perda de tônus vascular (p. ex., observar bradicardia, taquipneia, pressão de pulso diminuída, ansiedade, oligúria) Manter uma pré-carga excelente administrando líquidos ou diuréticos IV, conforme apropriado Preparar o paciente para revascularização cardíaca (intervenção coronariana percutânea ou enxerto para desvio de artéria coronária). Administrar medicamentos inotrópicos positivos/para capacidade de contrair-se, conforme apropriado Previamente à infusão de drogas vasoativas, providenciar bomba de infusão e monitor multiparamétrico com configurações de alarmes específicos para o paciente, para um controle mais fidedigno e adequado dos sinais vitais Promover a redução da pós-carga (p. ex., com vasodilatadores, inibidores da enzima conversora da angiotensina), conforme apropriado Promover uma pré-carga excelente enquanto minimiza a pós-carga (p. ex., administrar nitratos ao mesmo tempo que mantém a pressão oclusiva da artéria pulmonar dentro de variações prescritas), conforme apropriado

(*continua*)

Tabela 10.3
Diagnósticos e intervenções de enfermagem aplicados ao paciente em diferentes tipos de choque[33,34] (*continuação*)

Diagnóstico de enfermagem[33]	*Fatores de risco, fatores relacionados ou características definidoras[33]*	*Intervenções de enfermagem[28,35]*
Volume de líquido deficiente Choque hipovolêmico	**Características definidoras:** taquicardia, diminuição da pressão de pulso, diminuição do débito urinário, diminuição do enchimento venoso, mucosas secas, alteração turgor da pele, alteração do estado mental **Fatores relacionados:** mecanismo regulador comprometido, perda ativa do volume de líquidos	Monitorar os sinais vitais (frequência cardíaca, frequência respiratória, pressão arterial, temperatura corporal) em intervalos regulares. Monitorar a oximetria de pulso (saturação de oxigênio), administrar oxigênio, conforme apropriado Avaliar nível de consciência em intervalos regulares Avaliar frequência, qualidade de pulsos, perfusão periférica, mucosas e turgor da pele Monitorar a ocorrência de perda repentina de sangue, desidratação grave ou sangramento persistente Checar todas as secreções quanto a sangue franco ou oculto. Evitar perda de volume de sangue (p. ex., aplicar pressão ao local do sangramento) Inserir e manter acesso IV calibroso Administrar líquidos IV, como cristaloides ou coloides isotônicos, conforme apropriado Avaliar aspecto e controlar volume de eliminação urinária rigorosamente Monitorar sons respiratórios adventícios Realizar balanço hídrico Retirar gases do sangue arterial e monitorar a oxigenação dos tecidos. Monitorar o nível de hemoglobina/hematócritos Administrar derivados do sangue (p. ex., papa de hemácias, plaquetas, ou plasma fresco congelado), conforme apropriado Monitorar exames de coagulação, inclusive tempo da protrombina (TP), tempo parcial da tromboplastina (TTPa), fibrinogênio, e contagem de plaquetas, conforme apropriado Monitorar exames laboratoriais (p. ex.,lactato sérico, equilíbrio ácido-base, perfis metabólicos e eletrólitos)
Perfusão tissular periférica ineficaz Todos os tipos de choque	**Características definidoras:** característica da pele alterada (fria, quente, pálida e cianótica), redução da pressão sanguínea nas extremidades, tempo de enchimento capilar > 3 s **Fatores relacionados:** volume de líquido insuficiente, baixo fluxo sanguíneo, redução do débito cardíaco, hipotensão grave, vasoconstrição e déficit na oxigenação celular e congestão do território pulmonar	Monitorar os sinais vitais e avaliar nível de consciência em intervalos regulares Monitorar glicose sérica Monitorar sons cardíacos Realizar avaliação eletrocardiográfica Realizar inspeção e ausculta abdominal Observar queixas de náuseas e presença de vômitos Avaliar frequência, qualidade de pulsos e perfusão periférica Monitorar tempo de enchimento capilar Monitorar e avaliar indicadores de hipóxia tissular (saturação de oxigênio venoso misto, saturação de oxigênio venoso central, níveis de lactato sérico) Monitorar exames laboratoriais (p. ex.,equilíbrio acidobase, perfis metabólicos e eletrólitos)
Risco de débito cardíaco diminuído Choque séptico	**Fatores de risco:** taquicardia, hipovolemia, hipoxemia, volume sistólico alterado, sepse, infecção, SIRS	Monitorar e avaliar alterações de pressão arterial, em especial a PAM, frequência cardíaca, frequência respiratória Monitorar a oximetria de pulso (saturação de oxigênio), administrar oxigênio e/ou ventilação mecânica, conforme apropriado Retirar gases do sangue arterial e monitorar a oxigenação dos tecidos Auscultar os sons pulmonares em relação a crepitações ou outros sons estranhos e sons cardíacos B3 e B4 Administrar líquidos IV, como cristaloides ou coloides isotônicos, conforme apropriado Monitorar PVC e débito urinário Administrar antibióticos e medicamentos anti-inflamatórios conforme apropriado

(*continua*)

Tabela 10.3
Diagnósticos e intervenções de enfermagem aplicados ao paciente em diferentes tipos de choque[33,34] (*continuação*)

Diagnóstico de enfermagem[33]	*Fatores de risco, fatores relacionados ou características definidoras*[33]	*Intervenções de enfermagem*[28,35]
Risco de volume de líquido desequilibrado Choque séptico Choque neurogênico	**Fatores de risco:** Sepse, trauma	Monitorar os sinais vitais (frequência cardíaca, frequência respiratória, pressão arterial, temperatura corporal) em intervalos regulares Monitorar débito urinário Monitorar edema periférico, distensão da veia jugular Realizar balanço hídrico Monitorar sons cardíacos e níveis de eletrólitos
Perfusão tissular periférica ineficaz Todos os tipos de choque **Risco de perfusão tissular cardíaca diminuída** **Risco de perfusão tissular cerebral ineficaz** **Risco de perfusão tissular gastrointestinal ineficaz** Todos os tipos de choque	**Características definidoras:** característica da pele alterada (fria, quente, pálida e cianótica), redução da pressão sanguínea nas extremidades, tempo de enchimento capilar > 3 s **Fatores relacionados:** volume de líquido insuficiente, baixo fluxo sanguíneo, redução do débito cardíaco, hipotensão grave, vasoconstricção e déficit na oxigenação celular e congestão do território pulmonar **Fatores de risco:** anemia, hipovolemia, hipoxemia, hipóxia, trauma, IAM, tamponamento cardíaco, hemorragia gastrointestinal	Monitorar os sinais vitais (frequência cardíaca, frequência respiratória, pressão arterial, temperatura corporal) em intervalos regulares Avaliar nível de consciência em intervalos regulares Monitorar glicose sérica Monitorar sons cardíacos Realizar avaliação eletrocardiográfica Realizar inspeção e ausculta abdominal Observar queixas de náuseas e presença de vômitos Avaliar frequência, qualidade de pulsos e perfusão periférica Monitorar tempo de enchimento capilar Monitorar e avaliar indicadores de hipóxia tissular (saturação de oxigênio venoso misto, saturação de oxigênio venoso central, níveis de lactato sérico) Monitorar exames laboratoriais (p. ex.,equilíbrio acidobase, perfis metabólicos e eletrólitos)
Risco de desequilíbrio eletrolítico Todos os tipos de choque **Risco de perfusão renal ineficaz** Choque hipovolêmico Choque cardiogênico Choque séptico	**Fator de risco:** perdas de fluidos e eletrólitos decorrentes de desidratação intensa ou mecanismo regulador comprometido **Fatores de risco:** hipovolemia, hipoxemia, trauma, infecção, SRIS e sepse	Monitorar e avaliar alterações na frequência e ritmo cardíaco Realizar avaliação eletrocardiográfica Monitorar frequência respiratória e ritmo Monitorar débito urinário Realizar balanço hídrico Monitorar diariamente os parâmetros laboratoriais, níveis de eletrólitos (Na, K, Mg, Ca, Cl), glicose sérica, pH sérico, bicarbonato e função renal (Ur, Cr). Avaliar e monitorar nível de consciência
Risco de desequilíbrio da temperatura corporal Todos os tipos de choque	**Fatores de risco:** desidratação, alteração na taxa metabólica, aumento na demanda oxigênio, desidratação, resposta ao micro-organismo invasor, resposta inflamatória sistêmica e sepse	Monitorar a temperatura do corpo Evitar hipotermia instituindo medidas de aquecimento corporal (uso de cobertores, mantas térmicas) Tratar a hipertermia com fármacos antipiréticos, colchão de resfriamento ou banho de esponja Evitar ou controlar tremores com medicamento ou enrolando as extremidades
Risco de confusão aguda Choque hipovolêmico Choque séptico	**Fatores de risco:** desidratação, função metabólica prejudicada (diminuição da hemoglobina, desequilíbrio eletrolítico) e infecção	Monitorar os sinais vitais em intervalos regulares Monitorar a oximetria de pulso (saturação de oxigênio) e SvO_2 Oferecer terapia suplementar de oxigênio, conforme apropriado Avaliar nível de consciência em intervalos regulares Manter repouso no leito com cabeceira elevada Monitorar diariamente os parâmetros laboratoriais, níveis de eletrólitos (Na, K, Mg, Ca, Cl), glicose sérica, hematócrito, hemoglobina, pH sérico, bicarbonato e função renal (Ur, Cr)

(*continua*)

Tabela 10.3
Diagnósticos e intervenções de enfermagem aplicados ao paciente em diferentes tipos de choque[33,34] (*continuação*)

Diagnóstico de enfermagem[33]	*Fatores de risco, fatores relacionados ou características definidoras[33]*	*Intervenções de enfermagem[28,35]*
Ansiedade Choque hipovolêmico Choque cardiogênico Choque obstrutivo Choque séptico	**Características definidoras:** taquicardia, taquipnéia, hipotensão, alteração do padrão respiratório	Manter repouso no leito Monitorar os sinais vitais (FC, FR, PA, T) em intervalos regulares Monitorar a oximetria de pulso (saturação de oxigênio) e SvO_2 Oferecer terapia suplementar de oxigênio, conforme apropriado
Conforto prejudicado Todos os tipos de choque	**Características definidoras:** ansiedade, sensação de desconforto **Fator relacionado:** sintomas relacionados ao quadro de choque	

Referências bibliográficas

1. Knobel E. Condutas no paciente grave. 4ª ed. Rio de Janeiro: Editora Atheneu, 2016.
2. Gaieski DF, Mikkelsen ME (2018). Definition, classification, etiology, and pathophysiology of shock in adults In: UpTo Date, Parsons PE (Ed) UpToDate, Waltham, MA. (Accessed on July 2, 2018.)
3. Vincent JL, De Backer D. Circulatory shock. N Engl J Med, 2013 Oct; 369(18):1726-34.
4. Felice CD et al. Choque: diagnóstico e tratamento na emergência. Rev da AMRIGS. 2011 abr.-jun; 55 (2): 179-196.
5. National Association of Emergency Medical Technicians. PHTLS: Atendimento Pré-Hospitalar no Traumatizado. 8ª ed, 2016.
6. American College of Surgeons, Committee Advance Trauma Life Suport, 10ª ed. 2018.
7. Guly HR, Bouamra O, Little R, Dark P, Coats T, Driscoll P, Lecky FE. Testing the validity of the ATLS classification of hypovolaemic shock. Resuscitation, 2010 Sep;81(9):1142-7.
8. Kheng CP, Rahman NH. The use of end-tidal carbon dioxide monitoring in patients with hypotension in the emergency department. Int J Emerg Med, 2012; 5:31.
9. Martins HS et al. Medicina de emergência: revisão rápida. Barueri: São Paulo: Manole, 2017.
10. Ranzani OT, Monteiro MB, Ferreira LM, Santos SR, Machado FR, Noritomi DT. Reclassifying the spectrum of septic patients using lactate: severe sepsis, cryptic shock, vasoplegic shock and dysoxic shock. Rev Bras Ter Intensiva, 2013 Oct-Dec; 25(4): 270-8.
11. Mutschler M et al. A critical reappraisal of the ATLS classification of hypovolaemic shock: does it really reflect clinical reality? Resuscitation. 2013 Mar;84(3):309-13.
12. Mourao-Junior CA, Souza LS. Fisiopatologia do Choque. HU Revista, 2014 jan./jun;40(1):73-78.
13. American College of Surgeons, Committee Advance Trauma Life Suport, 9ª ed., 2012.
14. Mutschler A, Nienaber U, Brockamp T et al. A critical reappraisal of the ATLS classification of hypovolaemic shock: does it really reflect clinical reality? Resuscitation 2013, 84:309-13.
15. Bockenstedt TL et al. Review of Vasopressor Therapy in the Setting of Vasodilatory. Advanced Emergency Nursing Journal 2012 Jan-Mar; 34(1):16-23.
16. Regadas BT, Schineider R, Yunes E. Choque Cardiogênico. Revista HUPE, 2009 Jul/Dez; 8(2):28-36.
17. Oliveira Jr MT, Soeiro AM, Leal TCAT. Edema Agudo de Pulmão. In: Magalhães CC et al. Tratado de Cardiologia SOCESP. 3ed. Barueri SP: Manole; 2015.
18. Rangel FOD. Abordagem contemporânea do choque cardiogênico. J Bras Med, 2013 Mar-Abr; 101(02):19-24.
19. Bernoche C, Kopel L, Geisler LN, Lopes D, Macatrão-Costa MF,Lage SG. Update on clinical management of cardiogenic shock. Rev Soc Cardiol Estado de São Paulo 2016;26(1):14-20.
20. Fenili R, Alcacer JA, Cardona MC. Traumatismo torácico: uma breve revisão. Arq. Catarin Med, 2002; 31(1,2): 31-36.
21. Rozycki GS, Schmidt, JA, Ochsner MG, Han DC, Hoyt D, Knudson MM et al. The role of surgeon-performed ultrasound in patients with possible penetrating wounds: A propective multicen- ter study. J Trauma, 1999; 46 (4):543-52.
22. Ariyarajah V, Spodick DH. Cardiac Tamponade Revisited: a postmortem look at a cautionary case. Tex Heart Inst J, 2007; 34:347-51.
23. Fejka M, Dixon SR, Safian RD, O'Neill WW, Grines CL, Finta B, Marcovitz PA, Kahn JK. Diagnosis, management, and clinical outcome of cardiac tamponade complicating percutaneous coronary intervention. Am J Cardiol, 2002; 90:1183-6.
24. Barra, LD, Guimarães LA, Gomes MBV, Hanashiro M, Kilimnik LM, Lodi LD et al. Tamponamento cardíaco agudo: uma breve revisão. Revista Médica de Minas Gerais 2008; 18(3 Suppl 4): S37-S40.
25. Andrade Filho LO, Campos JRM, Haddad R. Pneumotórax. J Bras Pneumol, 2006 Aug; 32(Suppl.4): S212-S26.

26. Leigh-Smith S, Harris T. Tension pneumothorax-time for a re-think? Emerg Med J. 2005;22(1):8-16.
27. Buzatto LL, Whitaker IY. Cuidados ao paciente em estado de choque. In: Whitaker, IY; Gatto, MAF. Pronto-socorro: atenção hospitalar às emergências. Barueri (SP): Manole, 2015.
28. Howell MD, Davis AM. Management of Sepsis and Septic Shock, JAMA 2017; 317(8):847-8.
29. Singer M, Deutschman CS, Seymour CW, Shankar-Hari M, Annane D, Bauer M et al. Third International Consensus Definitions for Sepsis and Septic Shock (Sepsis-3). JAMA 2016; 315(8): 801-10.
30. Glauco AW et al. Estratégia de detecção precoce e redução de mortalidade na sepse grave. Rev Bras Ter Intensiva 2009; 21(2):113-23.
31. Figueredo LFP. À beira do leito. Medicina Baseada em Evidências: Quais as medidas imediatas no choque anafilático? Rev Assoc Med Bras, 2001 Oct./Dec; 47(4): 269-95.
32. Sampson HA, Muñoz-Furlong A, Compbell RL, Adkinson NF, Bock AS, Branum A et al. Second symposium on the definition and management of anaphylaxis: summary report-second National Institute of Allergy and Infectious Disease/Food Allergy and Anaphylaxis Network symposium. Ann Emerg Med 2006, Apr; 47(4):373-80.
33. Nanda Internacional. Diagnósticos de Enfermagem da Nanda: Definições e classificações 2015-2017. 10ª ed. Artmed, 2015.
34. Bulechek GM, Butcher HK, Dochterman JM, Wagner CM. NIC — Classificação das Intervenções de Enfermagem. 6ª ed. Mosby Elsevier; 2016.

capítulo 11

Arritmias e Interpretação do Eletrocardiograma no Pronto-Socorro

• Kátia Regina da Silva • Roberto Costa • Marcia Mitie Nagumo

Visão geral

As arritmias cardíacas são decorrentes de distúrbios na função elétrica do coração, podendo acontecer em pacientes com ou sem cardiopatias estruturais, na vigência de isquemia miocárdica, nas intoxicações medicamentosas, nos distúrbios eletrolíticos e em processos inflamatórios[1-4].

Os distúrbios do ritmo cardíaco são frequentes nos Serviços de Emergência, sendo responsáveis por número significativo de internações hospitalares. De acordo com os dados do DATASUS, as arritmias cardíacas compreendem a quinta causa de admissões hospitalares por doenças do aparelho circulatório, apresentando impacto na morbimortalidade hospitalar.

Nas situações de emergência, os pacientes com arritmias devem receber atendimento prioritário, devido ao risco iminente de deterioração para ritmos potencialmente letais e ao comprometimento do estado hemodinâmico[1-4].

Atualmente, muitas são as possibilidades para a abordagem terapêutica de indivíduos com arritmias cardíacas, incluindo a terapia farmacológica, a eletrofisiologia invasiva e os dispositivos cardíacos eletrônicos implantáveis, como os marca-passos e cardiodesfibriladores[5,6]. A incorporação de novos conhecimentos científicos é fundamental para garantir que os pacientes sejam beneficiados pela inovação tecnológica firmemente inserida nessa área da cardiologia.

Neste capítulo serão descritas as principais arritmias cardíacas e a definição de condutas terapêuticas com base em evidências científicas atuais. Princípios da estimulação cardíaca artificial temporária e permanente, assim como os cuidados dispensados aos pacientes sob uso desses dispositivos cardíacos, também serão abordados de maneira concisa.

Formação e condução do impulso cardíaco

Dois tipos principais de células constituem o coração – *as células miocárdicas* e as *células do sistema de condução elétrica*. As células miocárdicas, também denominadas células funcionais ou mecânicas, são responsáveis pela contratilidade do músculo cardíaco. As células do sistema de condução elétrica, também denominadas células marca-passos, são especializadas no automatismo e na condução de impulsos elétricos[1,2,7,8].

Graças às propriedades das células cardíacas, o coração tem a capacidade de produzir e conduzir seus próprios estímulos elétricos, gerando a contração das células musculares durante a condução desses estímulos. As principais propriedades das células cardíacas são:

- **Automaticidade:** capacidade de as células marca-passos de iniciarem espontaneamente um impulso elétrico sem serem estimuladas por outras fontes.

- **Excitabilidade:** capacidade de as células do músculo cardíaco responderem aos estímulos externos.
- **Condutividade:** capacidade de uma célula cardíaca receber e conduzir um impulso elétrico para as demais células cardíacas.
- **Contratilidade:** capacidade de as células cardíacas se contraírem em resposta a um estímulo elétrico.

Em condições normais, os impulsos cardíacos originam-se nas células P (células *pacemaker* = marca-passo), do nó sinusal (sinoatrial), situado na junção do átrio direito com a veia Cava Superior. O átrio direito é ativado, em primeiro lugar, seguido do septo interatrial e do átrio esquerdo. O registro eletrocardiográfico da ativação atrial denomina-se de onda P.

O impulso gerado nos átrios estende-se até o nó atrioventricular e, após uma pausa, prossegue ativando o feixe de His, os ramos direito e esquerdo e também as Fibras de Purkinje, promovendo a despolarização ventricular. O registro eletrocardiográfico da ativação ventricular denomina-se de complexo QRS. Ocorre, então, a fase de repolarização, correspondente ao estágio de recuperação das células miocárdicas, cujo registro eletrocardiográfico denomina-se de onda T (Figura 11.1).

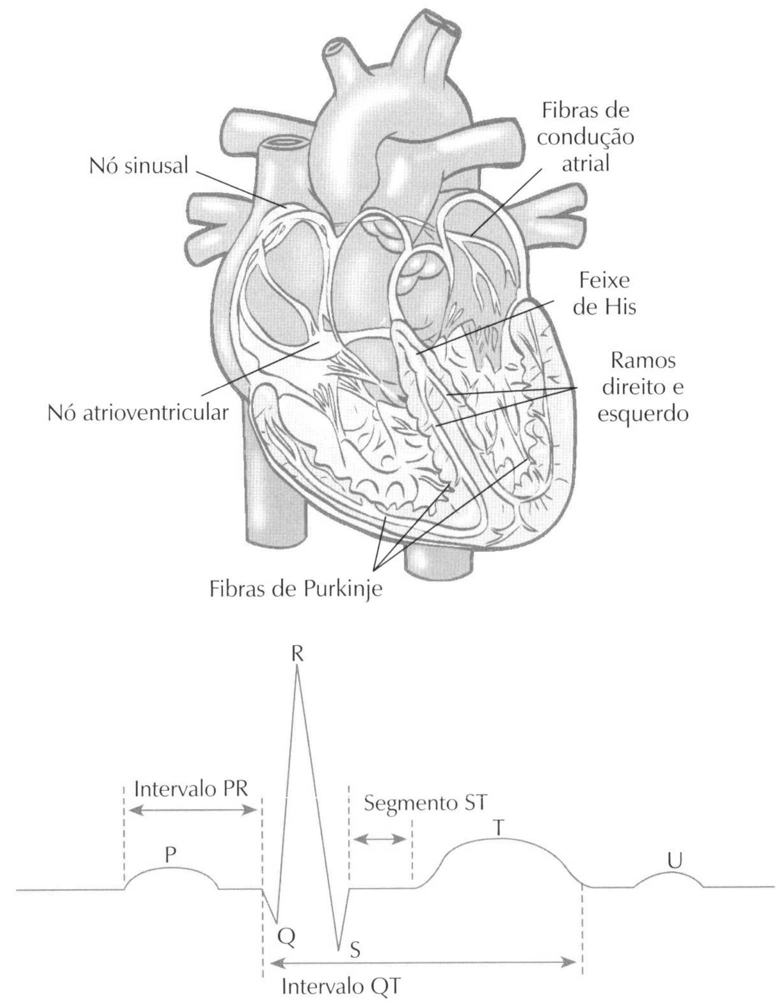

Figura 11.1 Sistema de condução elétrica do coração e componentes do eletrocardiograma.

Mecanismos envolvidos na gênese das arritmias cardíacas

As arritmias cardíacas são classificadas em dois grandes grupos – bradiarritmias e taquiarritmias – que podem ser causadas por diversos mecanismos, os quais podem ser divididos em três categorias[1,8,9]:

- **Distúrbios da formação do impulso:** podem envolver aceleração ou desaceleração de estruturas automáticas, como o nó sinusal, o nó atrioventricular ou o próprio miocárdio. A manutenção dessas arritmias requer um foco gerador de impulsos que promoverá a despolarização e ativação anormal do coração.
- **Distúrbios da condução do impulso:** podem envolver uma condução lenta (como ocorre nos bloqueios atrioventriculares) ou rápida (como ocorre nas taquiarritmias), devido à presença de atraso ou aceleração na condução do impulso cardíaco.
- **Distúrbios simultâneos da formação e condução do impulso:** resultam da combinação de focos ectópicos (extrassístoles) com bloqueios de entrada.
- **Mecanismo de reentrada:** a formação do impulso cardíaco também pode ocorrer por reentrada que é o mecanismo mais frequente na gênese das taquiarritmias ventriculares e supraventriculares. A reentrada ocorre quando o impulso cardíaco, em vez de se extinguir após ter despolarizado as células cardíacas, encontra um caminho de tecido excitável (fora do período refratário), que permite ao estímulo retornar ao seu ponto de origem e, novamente, despolarizar o coração total ou parcialmente, gerando um movimento circular (Figura 11.2).

Além desses mecanismos, a gênese das arritmias depende de interações complexas entre substrato anatômico (áreas de infarto, fibrose, hipertrofia), gatilhos (focos ectópicos) e fatores moduladores (sistema nervoso autônomo, eletrólitos, isquemia).

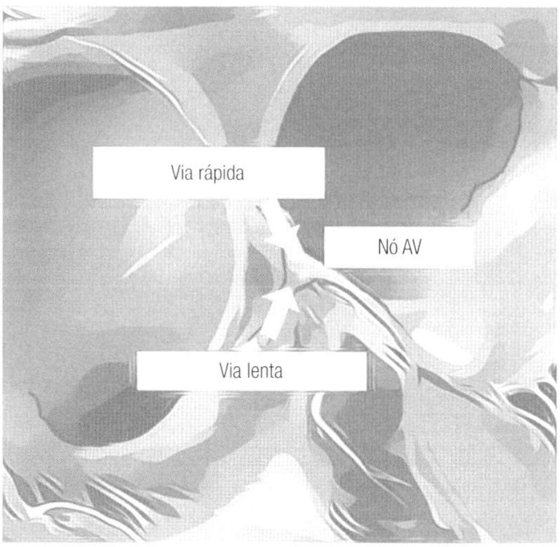

Figura 11.2 Mecanismo de reentrada. Exemplo de reentrada atrioventricular – vias rápidas e lentas no nó AV formam um circuito elétrico. Se o impulso encontrar fibras fora do período refratário, poderá recircular ao redor da área nodal e despolarizar novamente o coração.

Princípios básicos da análise do eletrocardiograma

O ECG é uma das formas de registro da atividade elétrica gerada pela despolarização das células cardíacas. É considerado um recurso fundamental para a assistência ao paciente com suspeita de arritmia cardíaca, possibilitando a determinação da abordagem diagnóstica e terapêutica nas situações de emergência[1,2,8].

Na prática clínica, geralmente, utiliza-se o ECG com 12 derivações, que proporciona a visualização da atividade elétrica do coração a partir de 12 ângulos diferentes. As derivações de membros (I, II, III, aVL, aVR e AVF) são utilizadas para visualizar o coração no plano frontal; as derivações precordiais ou torácicas (V1, V2, V3, V4, V5 e V6) visualizam o coração no plano horizontal. Assim, a análise de cada derivação permite identificar a atividade elétrica de superfícies específicas do coração[1,2,8] (Tabela 11.1).

Tabela 11.1
Superfícies do coração visualizadas com o eletrocardiograma de 12 derivações

I Lateral	aVR –	V1 Septo	V4 Anterior
II Inferior	aVL Lateral	V2 Septo	V5 Lateral
III Inferior	aVF Inferior	V3 Anterior	V6 Lateral

O papel do ECG é quadriculado, apresentando quadrados pequenos e grandes para facilitar a análise da duração e tamanho das ondas, complexos e intervalos. Os quadrados menores medem 1 mm de largura por 1 mm de altura.

O eixo horizontal do papel corresponde ao tempo (duração), medido em segundos. O eixo vertical do papel representa a amplitude (tamanho) das ondas e deflexões do ECG, medida em milímetros. A velocidade do papel que registra o traçado do ECG, habitualmente, é de 25 mm/s. Portanto, um quadrado pequeno do papel corresponde a 1 mm de amplitude e a 0,04 s de duração[1,2,8] (Figura 11.3).

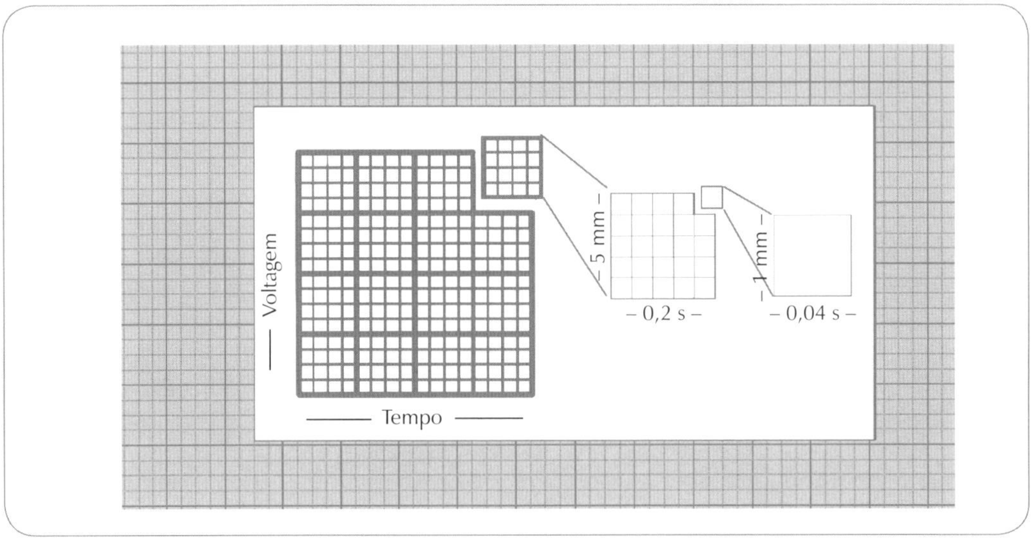

Figura 11.3 Papel usado no eletrocardiograma de superfície. O eixo horizontal representa o tempo. O eixo vertical representa a amplitude.

Durante a interpretação do ECG, em situações de emergência, é importante seguirmos um método de análise sistematizado, avaliando sequencialmente a forma e as inter-relações da onda P, do intervalo PR e do complexo QRS. O ECG deve ser analisado com relação à frequência, ao ritmo e à morfologia das ondas e complexos[1,2,8] (Tabela 11.2).

Tabela 11.2 Princípios básicos para análise do eletrocardiograma
Frequência cardíaca
Alta (acima de 100 bpm): taquiarritmias Baixa (inferior a 60 bpm): bradiarritmias
Ritmo
Regular: Intervalo RR semelhante; ondas elétricas com tamanho e forma semelhantes Irregular: Intervalo RR irregular ou ondas elétricas com tamanho e forma diferentes
Onda P
Duração: 0,06–0,10 s Aspecto arredondado Ausência ou variações na onda P indicam que o ritmo não é sinusal
Intervalo PR
Duração: 0,12–0,20 s O prolongamento do intervalo PR indica atraso na condução AV
Relação entre P e QRS
Ausência de onda P antes do QRS pode indicar que o ritmo não é sinusal ou indicar a presença de alterações na condução AV
Complexo QRS
Duração: 0,04–0,12 s Morfologia: variável conforme a derivação QRS alargado pode indicar alterações na condução elétrica dos ventrículos, como os bloqueios de ramo, ou a presença de foco ectópico que inicia o impulso a partir do ventrículo, alterando a forma do QRS

bpm = batimentos por minuto; s = segundos; AV = atrioventricular.

Bradiarritmias

Sob a denominação de bradiarritmias estão incluídos os distúrbios do ritmo cardíaco caracterizados por redução da frequência, de modo permanente ou reversível, conforme a etiologia do processo. Dependendo da região anatômica onde ocorra a disfunção do sistema excito-condutor do coração, podem-se verificar episódios de bradicardia associados a sintomas de baixo fluxo cerebral, tais como síncopes, pré-síncopes ou tonturas, insuficiência cardíaca congestiva ou até mesmo a morte súbita do paciente[1-3,6-11].

Por convenção, bradicardia ocorre quando a frequência é inferior a 60 batimentos por minuto. Essa definição, entretanto, é inadequada porque não representa limites para a correlação clínica ou hemodinâmica. Nesse sentido, sabe-se que, em corações normais, bradicardia acentuada é compensada por variações do volume sistólico. Por outro lado, pacientes cardiopatas com volume sistólico reduzido apresentam sintomas de baixo débito na presença de bradiarritmia e, por isso, foi introduzido o conceito de bradicardia sintomática para caracterizar os casos em que a redução da frequência provoca prejuízos clínicos e/ou hemodinâmicos[1-5].

Quando a causa dos sintomas é a bradicardia, a frequência cardíaca geralmente é inferior a 50 batimentos por minuto. Nesses casos é essencial determinar se os sinais ou sintomas se devem à frequência cardíaca reduzida. A bradicardia sintomática é caracterizada por três critérios: (1) frequência cardíaca lenta; (2) presença de manifestações clínicas; (3) manifestações clínicas se devem à frequência cardíaca lenta.

As bradiarritmias incluem, basicamente, a disfunção do nó sinusal e os bloqueios atrioventriculares[1-5].

Doença do nó sinusal

A doença do nó sinusal (DNS) é representada pela associação de sintomas a distúrbios eletrocardiográficos e eletrofisiológicos que envolvem o nó sinusal e suas conexões[1-6].

Tendo predisposição hereditária, essa entidade é mais frequente em mulheres de 60–69 anos, podendo, entretanto, ocorrer em indivíduos jovens e também em crianças. A forma idiopática ou primária é a mais comum. A secundária está associada a algumas doenças cardíacas, como as cardiopatias chagásica e isquêmica. Doenças degenerativas, como amiloidose e hemocromatose; doenças inflamatórias, como difteria, miocardite, pericardite e doença reumática; desordens neuromusculares e endócrinas, entre outras, também podem se associar à DNS[1-6].

O diagnóstico da doença é essencialmente eletrocardiográfico, e a monitoração contínua de 24 horas, pela técnica de Holter, permite correlacionar o eletrocardiograma (ECG) às manifestações clínicas. A história natural inclui o desenvolvimento de fibrilação atrial (FA) e o acometimento do sistema de condução (intra e atrioventricular)[1-6].

Entre as apresentações eletrocardiográficas da DNS destacam-se a **bradicardia sinusal**, a **pausa sinusal** ou **parada sinusal** e a **síndrome de braditaquicardia** (Figura 11.4).

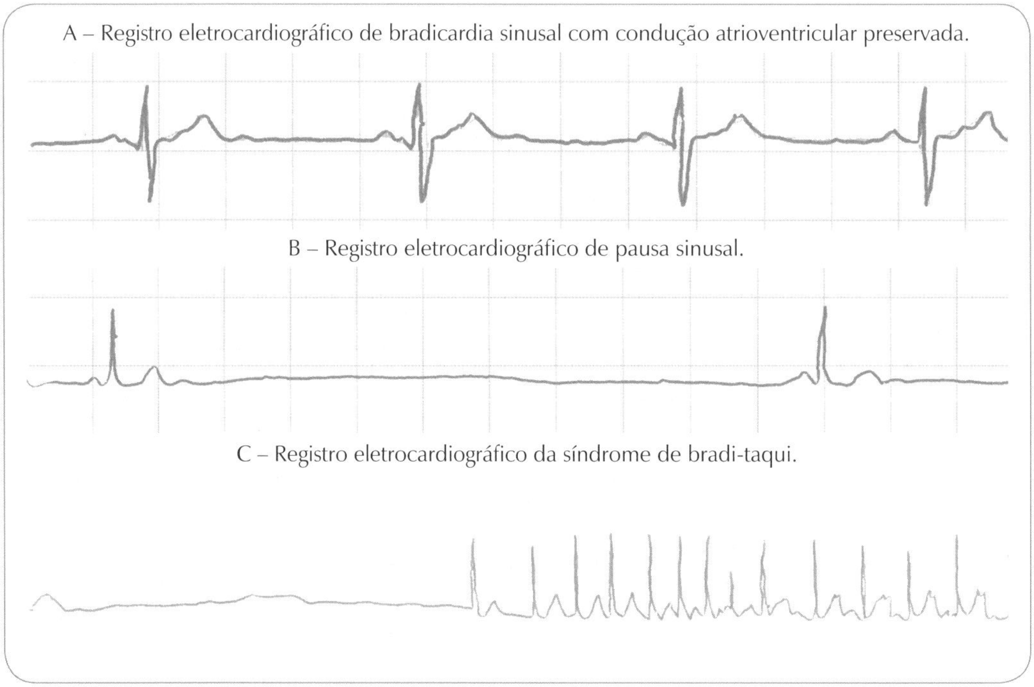

Figura 11.4 Apresentações eletrocardiográficas da doença do nó sinusal.

Bloqueio atrioventricular (BAV)

O BAV avançado é a principal causa de implantes de marca-passo, tanto pela gravidade de suas repercussões clínicas quanto por sua elevada incidência entre todas as bradiarritmias. A localização anatômica do distúrbio elétrico que desencadeia o BAV pode estar nos átrios, no nó AV ou no Sistema His-Purkinje. Apresenta-se de forma reversível, quando desaparece com a eliminação de sua causa (mais frequentemente isquêmica ou farmacológica) ou irreversível, quando determinado por disfunção definitiva do sistema de condução. O BAV pode ser intermitente, quando se manifesta de modo paroxístico, ou permanente. Pode, ainda, se apresentar de forma aguda ou crônica[1-6].

A classificação mais utilizada para os bloqueios atrioventriculares é a eletrocardiográfica, que os agrupa em: BAV 1º, 2º (tipo I ou II) ou 3º Grau, também chamado BAV total (BAVT) (Figura 11.5). Outras classificações, como, por exemplo, a etiológica (congênito ou adquirido) e a eletrofisiológica (supra-hissiano, hissiano e infra-hissiano) também são utilizadas, sobretudo para estabelecer o prognóstico clínico[1-6].

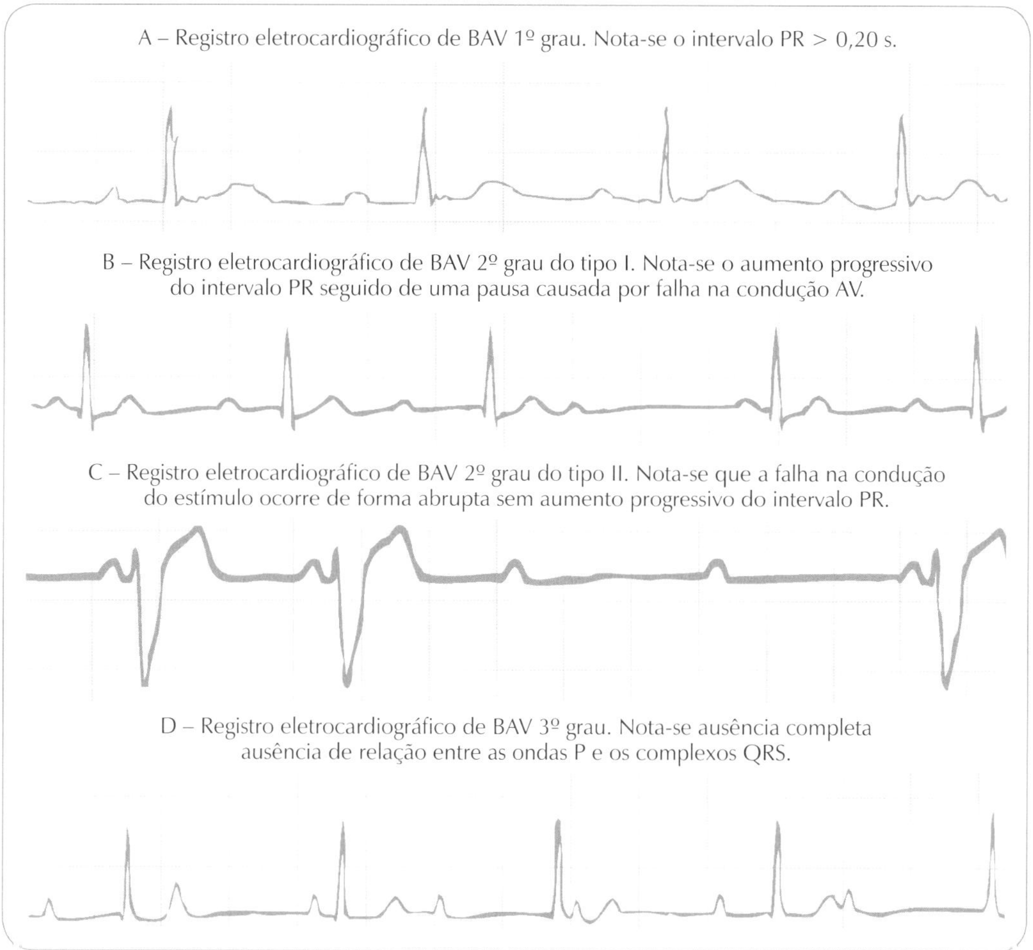

Figura 11.5 Apresentações eletrocardiográficas dos bloqueios atrioventriculares.

Causas mais comuns das bradiarritmias

A identificação de causas reversíveis assume grande importância em situações de emergência ou urgência, devendo-se investigar o uso de medicamentos, como digitálicos, betabloqueadores, bloqueadores de canais de cálcio (verapamil, diltiazem), antiarrítmicos (amiodarona, propafenona) e antidepressivos tricíclicos, a presença de distúrbios eletrolíticos e acidobásicos, reflexo vagal ou aumento do tônus parassimpático[1-6].

Os distúrbios irreversíveis, geralmente, são decorrentes de algumas doenças que podem acometer diretamente o sistema de condução, como o bloqueio atrioventricular congênito, a Doença de Chagas, o infarto do miocárdio e a doença do nó sinusal. Além disso, procedimentos cirúrgicos que envolvem a manipulação de estruturas próximas ao trajeto do sistema de condução podem ocasionar distúrbios elétricos transitórios ou permanentes[1-6].

Manifestações clínicas das bradiarritmias

Geralmente, o quadro clínico relaciona-se com a frequência cardíaca e ao grau de bloqueio AV, sendo mais frequente na vigência de esforço físico. As principais manifestações são quadros de baixo fluxo cerebral, como tonturas, pré-síncopes e síncopes, dispneia, intolerância aos esforços físicos, hipotensão, congestão pulmonar, sinais e sintomas de insuficiência cardíaca, dor torácica e até mesmo morte súbita[1-6].

Abordagem terapêutica das bradiarritmias

As diretrizes atuais para a abordagem de emergência das bradiarritmias estabelecem que o tratamento deve ser realizado somente para os pacientes sintomáticos, ou seja, naqueles com sinais de instabilidade hemodinâmica. Pacientes assintomáticos deverão ser inicialmente observados e reavaliados quanto à necessidade de tratamento na unidade de emergência[1-5].

Na vigência de sintomas e sinais importantes, o paciente com bradiarritmia deve ser, preferencialmente, submetido a implante de marca-passo temporário transvenoso (MPTV) ou utilização de marca-passo transcutâneo (MPTC). Algumas estratégias, no entanto, podem ser adotadas enquanto se prepara o paciente para o procedimento, como, a administração de atropina e de catecolaminas como a dopamina e epinefrina[3,4] (Figura 11.6 e Tabela 11.3).

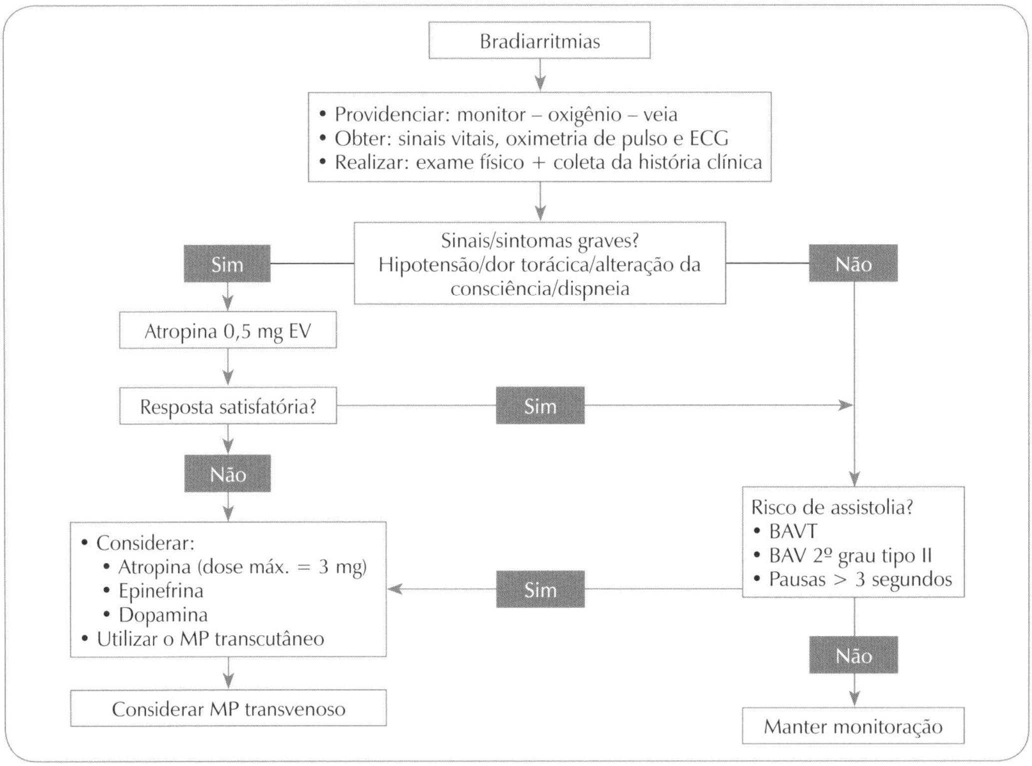

Figura 11.6 Algoritmo para a abordagem inicial das bradiarritmias.

Diferentemente da estimulação cardíaca permanente, não existem ainda diretrizes específicas para o uso da estimulação cardíaca temporária embasadas em grandes estudos. As indicações da estimulação temporária recomendadas pelas Sociedades de Cardiologia nacionais e internacionais são derivadas de outras diretrizes, como as definidas pela *American Heart Association* (AHA)/*American College Cardiology* (ACC) para o atendimento às emergências cardiológicas[3,4].

Desse modo, a indicação de estimulação temporária deve considerar três pontos principais: (1) O risco que a bradicardia oferece ao paciente; (2) A possibilidade de reversão do quadro clínico; (3) As manifestações clínicas decorrentes da frequência baixa, como a instabilidade hemodinâmica[1,12-14].

Tabela 11.3 Principais fármacos utilizados no tratamento das bradiarritmias
Sulfato de Atropina
Primeira opção para o tratamento de bradicardias sintomáticas. Bloqueia os efeitos do nervo vago (ação parassimpaticolítica), produzindo aceleração da FC. Indicada na bradicardia sinusal sintomática, no BAV 1º Grau e BAV 2º Grau do tipo I. Precações: Não deve ser usada no BAV 3º grau ou BAV 2º Grau do tipo II, que correspondem a distúrbios em áreas do coração sem inervação vagal, podendo evoluir para bloqueios mais avançados (efeito paradoxal) Dose: 0,5 mg EV a cada 3 ou 5 minutos, conforme a necessidade, sem exceder a dose total de 0,04 mg/kg (total de 3 mg)
Dopamina
Medicamento de segunda linha para bradicardia sintomática, com indicação para os casos de hipotensão (PAS ≤ 70–100 mmHg) com sinais e sintomas de choque. Em doses moderadas, apresenta efeito beta e alfa-adrenérgico, levando ao aumento da contratilidade do miocárdio, do débito cardíaco, da FC e PA. Precauções: Atenção com a diluição e controle do tempo de infusão, pois esse fármaco apresenta efeito dose-dependente. Deve ser evitado em pacientes com suspeita de IAM, pois poderá exacerbar a isquemia ou induzir arritmias ventriculares. Dose: 2–20 mcg/kg/minuto, EV.
Epinefrina
Medicamento de segunda linha para bradicardia sintomática, podendo ser considerado depois da atropina como administração alternativa à dopamina. Estimula os receptores adrenérgicos, produzindo vasoconstrição, aumento da PA, FC e fluxo sanguíneo cerebral. Uso preferencial para o tratamento de bradicardia associada à hipotensão. Precauções: Atenção com a diluição e controle do tempo de infusão. Deve ser evitada em pacientes com suspeita de IAM, pois poderá exacerbar a isquemia ou induzir arritmias ventriculares. Dose: infusão de 2 a 10 mcg/ minuto, EV.

FC = frequência cardíaca; PA = pressão arterial; BAV = bloqueio atrioventricular; IAM = infarto agudo do miocárdio; EV = endovenoso.

Marca-passo transcutâneo (MPTC)

Essa técnica consiste na aplicação de estímulos elétricos diretamente na parede torácica que irão propagar-se por condução muscular para as células miocárdicas. Com um par de eletrodos adesivos de grande superfície, colocados na parede torácica (anteroposterior, esterno-ápice ou laterolateral), permitem-se também a desfibrilação e a monitoração eletrocardiográfica (Figura 11.7). Tem a vantagem de ser uma técnica não invasiva e de instalação praticamente imediata. Sua desvantagem é a necessidade do uso de alta energia, ocorrendo estimulação muscular esquelética, principalmente dos músculos peitorais, que é tolerada por alguns pacientes e em outros exige sedação[1-5,12-14] (Tabela 11.4).

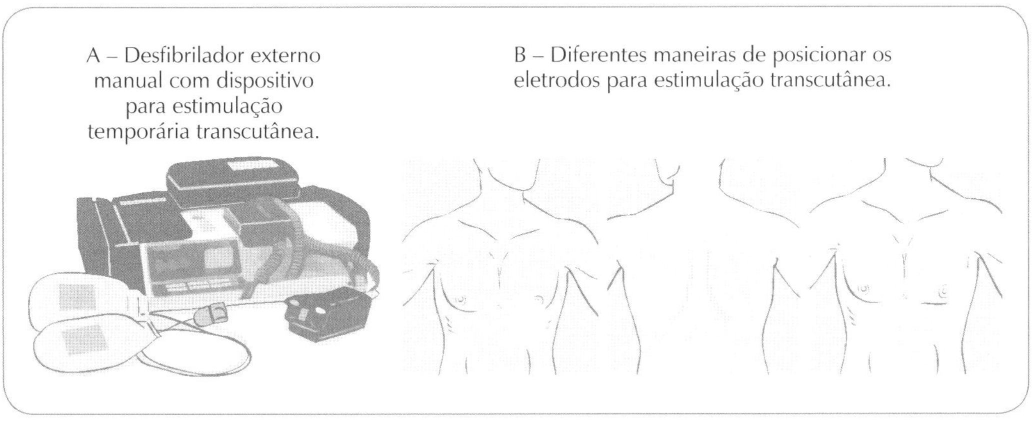

Figura 11.7 Estimulação cardíaca temporária transcutânea.

A maioria dos MPTC permite uma estimulação com **ajuste de frequência** entre 30–180 pulsos por minuto (ppm), **seleção de corrente** entre 0 mA–200 mA e duração de intervalo de pulsos variando de 20–40 milisegundos (ms). Além disso, o MPTC pode ser programado, segundo o **modo de estimulação**, de duas maneiras: no **modo de demanda** – o estímulo elétrico é disparado apenas quando a FC do paciente estiver abaixo da frequência do marca-passo e, no **modo fixo (assíncrono)** – o estímulo elétrico é disparado em uma frequência fixa independentemente da FC do paciente, sendo utilizado durante situações de transporte ou quando o paciente encontra-se muito agitado, visando minimizar as interferências por miotenciais[12-14].

Tabela 11.4 Cuidados gerais com o paciente em uso de marca-passo transcutâneo
Realizar a tricotomia, nos pacientes com muita pilificação, preferencialmente com aparelho elétrico para evitar pequenos cortes que aumentarão a dor e a irritação da pele
Realizar a limpeza da pele torácica com álcool, visando à remoção de gordura cutânea para melhor aderência das placas de eletrodo adesivas, bem como diminuir a quantidade de energia necessária
Posicionar, preferencialmente, o eletrodo anterior à esquerda do esterno e o posterior nas costas, diretamente atrás do eletrodo anterior e à esquerda da coluna vertebral torácica
Fornecer analgesia e/ou sedação para tornar suportável a dor decorrente das contrações musculares da parede torácica
Ativar o dispositivo, geralmente, em uma frequência inicial de 60–80 ppm
Aumentar gradativamente a intensidade de corrente, do mínimo até o ponto de captura elétrica, para determinar o limiar de estimulação. Manter uma margem de segurança de pelo menos 2 mA (milliampères) acima do valor no qual se observou uma captura consistente
Verificar a resposta hemodinâmica por um pulso (femoral ou carotídeo) pelo cateter arterial ou pelo manguito de pressão
Programar a saída de corrente com o dobro de energia acima do limiar de estimulação

Marca-passo temporário transvenoso

Nos transtornos reversíveis, como intoxicações medicamentosas, infarto agudo do miocárdio (IAM) ou distúrbios hidroeletrolíticos, a melhor opção para a estimulação temporária é o uso de eletrodos bipolares transvenosos, ligados a um gerador de pulsos externo (Figura 11.8). Esse tipo de estimulação traz como principal vantagem o fato de ser absolutamente indolor, por utilizar os dois polos de estimulação (positivo e negativo) no interior do coração[13-14].

A – Modelo de gerador de pulsos externo para estimulação temporária.

B – Aspecto radiológico de cabo-eletrodo temporário implantado por punção transcutânea da veia subclávia e posicionado na ponta do ventrículo direito.

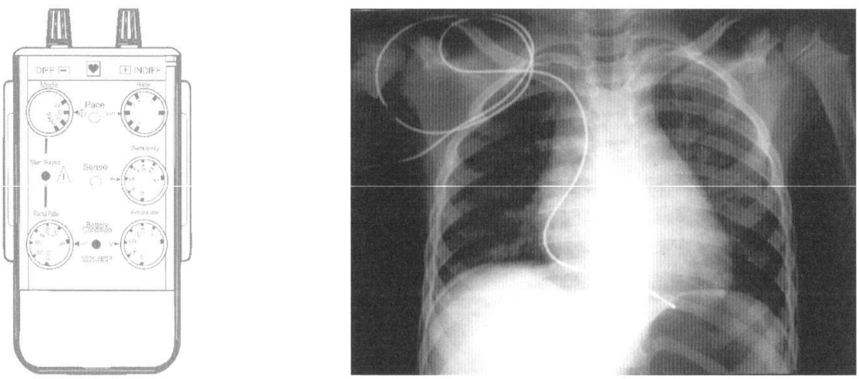

Figura 11.8 Estimulação cardíaca temporária transvenosa.

As vias de acesso mais utilizadas são as veias jugular interna (preferencial), subclávia, braquial e femoral. O cabo-eletrodo ventricular é inserido através de introdutores venosos, cujo adequado posicionamento é feito com orientação radioscópica. Com o acesso venoso estabelecido e sob visão radioscópica, o cabo-eletrodo é dirigido menos frequentemente ao átrio direito (nos casos de disfunções sinusais isoladas) e mais comumente à ponta do ventrículo direito, tomando-se o cuidado de dirigir a sua extremidade distal através das trabéculas musculares para se obter boa estabilidade. Em seguida, fixa-se o cabo-eletrodo à pele, como um cateter venoso qualquer, e conecta-se ao gerador de pulsos. Considera-se que o cabo-eletrodo tem boas condições de estimulação quando existe comando do MP com energia menor que 1 Volt (2 mA por convenção). Na ausência de radioscopia, o cabo-eletrodo poderá ser posicionado com o auxílio de um ecocardiógrafo ou utilizando-se a orientação pelo eletrocardiograma endocavitário[1,10,12].

As complicações mais comumente observadas são o pneumotórax e o hemotórax (nos casos de acesso venoso por punção), o deslocamento do cabo-eletrodo e a perfuração miocárdica, com ou sem tamponamento cardíaco. Processos infecciosos cutâneos estão frequentemente associados ao mau cuidado do dispositivo. Infecções sistêmicas e endocardite bacteriana podem ocorrer, geralmente, relacionadas à contaminação no ato do implante[1,10,12].

Quando os cuidados com esse dispositivo são adequados e o implante é realizado em condições ideais, esse tipo de estimulação pode ser mantido por períodos superiores a um mês[1,10,12] (Tabela 11.5).

Tabela 11.5
Cuidados gerais com o paciente em uso de marca-passo temporário transvenoso

Prevenção do deslocamento do cabo-eletrodo e controle de infecção
Manter o paciente em repouso relativo e providenciar a fixação adequada do sistema de estimulação (o gerador de pulsos deverá estar próximo do local de entrada do cabo-eletrodo)
Manusear de maneira asséptica todo o sistema e não permitir o contato com líquidos ou materiais condutores
Realizar curativo diariamente sobre o local de inserção do cabo-eletrodo
Garantia do funcionamento adequado
Participar da avaliação dos limiares de comando e sensibilidade, mantendo-se margens de segurança adequadas. Geralmente, a estimulação deve ser mantida com energia duas a três vezes maior do que a do limiar devido ao risco de perda de comando
Minimizar o uso de adaptadores e cabos de extensão, pois o comprimento adicional e os conectores aumentam o risco de curto-circuito, microchoques, falhas de contato e até aumento da resistência, com consequente menor entrega de corrente ao coração e possibilidade de perda de comando
Manter a monitoração cardíaca do paciente, utilizando apenas um instrumento, observando sempre o correto aterramento desse aparelho, para evitar fugas de corrente pelo cabo-eletrodo do marca-passo (correntes externas, mesmo pequenas, podem induzir fibrilação ventricular)
Se o paciente necessitar de desfibrilação externa, o marca-passo deve ser desligado ou, preferencialmente, ter os cabos eletrodos desconectados dos terminais para evitar danos ao aparelho
O marca-passo nunca deverá ser desligado abruptamente devido ao risco de assistolia. Deve-se diminuir gradualmente a frequência de estimulação, observando-se o ritmo cardíaco do paciente
Garantir a manutenção periódica do dispositivo (troca de baterias e limpeza do dispositivo de acordo com as recomendações do fabricante)

Estimulação cardíaca permanente

Indicações para o implante de marca-passo permanente

Devido ao elevado custo dos marca-passos definitivos, entidades representativas da Estimulação Cardíaca Artificial, em nosso meio, nos Estados Unidos e Europa estabelecem e atualizam periodicamente as diretrizes para o implante de marcapasso[5,6].

Atualmente, as indicações consideradas clássicas ou convencionais são a doença do nó sinusal, o bloqueio atrioventricular e a hipersensibilidade do seio carotídeo. As Diretrizes da Sociedade Brasileira de Cardiologia para implante de MP definitivo constam das referências bibliográficas citadas no final do texto[6,7].

O estágio atual da estimulação cardíaca artificial tem permitido aos profissionais de saúde contar com dispositivos implantáveis pequenos e duráveis, de alta confiabilidade, com larga programabilidade e, principalmente, com capacidade de reconstituir totalmente o ritmo cardíaco dos pacientes. Esses dispositivos propiciam o restabelecimento do sincronismo atrioventricular nos pacientes portadores de bloqueios da condução AV e o ajuste da FC na disfunção do nó sinusal. Nesse último caso, o marca-passo pode utilizar informações como, a movimentação corporal, a frequência respiratória, a temperatura sanguínea ou a impedância torácica, entre outros, para inferir a FC de que o paciente necessita[1,6,7].

Componentes do sistema de estimulação cardíaca permanente

Basicamente, os dispositivos cardíacos eletrônicos implantáveis são constituídos por fonte de energia, circuito eletrônico e cabos eletrodos. A fonte de energia e o circuito eletrônico são acondicionados em uma cápsula de titânio, hermeticamente fechada, constituindo o gerador de pulsos[1,10].

Os geradores de pulsos atuais são compostos por bateria de lítio com capacidade para ser utilizada entre 5 a 10 anos em média, ligada a um circuito eletrônico com larga capacidade de programação. Modificações dos parâmetros programáveis são realizadas externamente, por comunicação através de radiofrequência entre o sistema implantado e programadores externos. Informações em tempo real sobre o estado da bateria, a integridade dos cabos-eletrodos, as condições da interface eletrodo-miocárdio e a análise do ritmo cardíaco espontâneo do paciente também são transmitidas pelo gerador ao programador externo[1,10].

Os cabos-eletrodos são constituídos de condutor elétrico multifilamentar, com comprimento suficiente para conectar o gerador de pulsos ao coração. Revestidos por isolante elétrico inerte ao organismo (silicone ou poliuretana), têm em uma de suas extremidades o eletrodo de platina ou carbono que irá estimular o coração e na outra extremidade um conector para ser adaptado ao gerador de pulsos[1,10].

Modos de estimulação cardíaca artificial

A grande variedade dos dispositivos cardíacos eletrônicos implantáveis tornou necessária a criação de um código para definir o modo de estimulação que está sendo empregado em determinado momento. A versão atual do código foi proposta e revisada pela *North American Society of Pacing and Electrophysiology* (NASPE) e pelo *British Pacing and Electrophysiology Group* (BPEG), sendo constituída por cinco letras[15,16] (Tabela 11.6).

Tabela 11.6
Código internacional para a descrição dos dispositivos antibradicardia

1ª letra **Câmara estimulada**	*2ª letra* **Câmara sentida**	*3ª letra* **Resposta à sensibilidade**	*4ª letra* **Responsividade**	*5ª letra* **Estimulação multissítio**
0 = nenhuma	0 = nenhuma	0 = nenhuma	0 = nenhuma	0 = nenhuma
A = átrio	A = átrio	T = sincronizado	R = responsivo	A = átrio
V = ventrículo	V = ventrículo	I = inibido		V = ventrículo
D = duplo (A + V)	D = duplo (A + V)	D = duplo (T + I)		D = duplo (A + V)

0 = nenhuma – indica que a função está desativada.
A = átrio – indica que a função está ativada para a câmara atrial.
V = ventrículo – indica que a função está ativada para a câmara ventricular.
D = duplo – pode indicar que a função está ativada para as duas câmaras (A e V) ou que as duas formas de resposta à sensibilidade (T e I) estão ativadas.
T = sincronizado – quando a função-resposta à sensibilidade está ativada no modo sincronizado, o gerador emitirá um pulso elétrico ao reconhecer uma atividade espontânea (por exemplo, sincronizar a estimulação ventricular à sensibilidade atrial).
I = inibido – indica que o MP inibirá a emissão do pulso elétrico ao reconhecer uma atividade espontânea.
R = responsivo – indica que o gerador dispõe de biossensor capaz de proporcionar ajuste automático de frequência de estimulação.

Normalmente, os dispositivos são identificados pelas três primeiras letras. Os modos de estimulação mais frequentemente utilizados encontram-se representados a seguir (Figura 11.9).

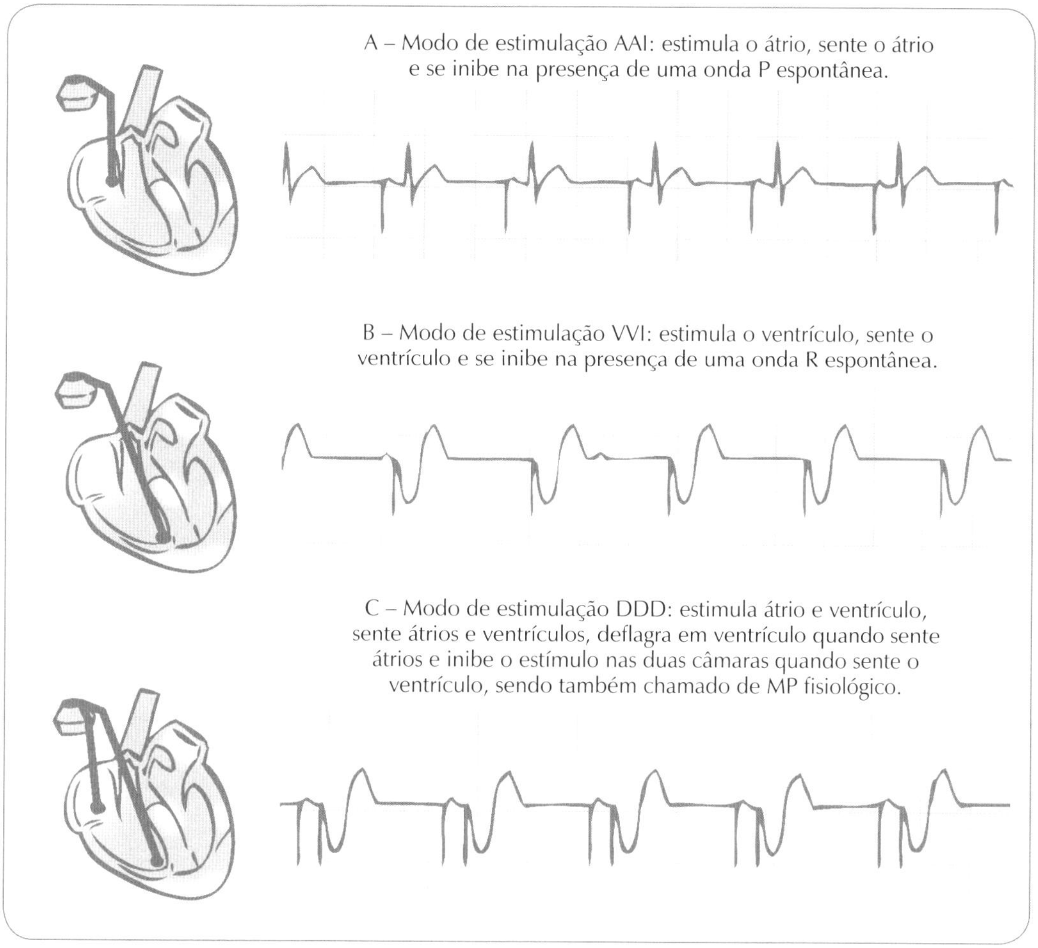

Figura 11.9 Modos de estimulação cardíaca.

Taquiarritmias

Consistem em distúrbios do ritmo cardíaco que podem ser decorrentes de automatismo exacerbado ou focos reentrantes dispostos em qualquer região do sistema de condução[1,2,8,16-18]. A classificação mais utilizada baseia-se na duração do complexo QRS, sendo: (1) Taquiarritmias com QRS estreito (duração inferior a 120 milisegundos [ms]); (2) Taquiarritmias com QRS largo (duração superior a 120 milissegundos [ms]).

Taquiarritmias com QRS estreito – supraventriculares

As taquiarritmias com QRS estreito englobam quase exclusivamente as taquiarritmias supraventriculares (TSV), cuja origem se faz em regiões do coração localizadas acima do feixe de His, podendo ser nos átrios, na junção atrioventricular ou em uma via acessória[1,2,8,16-18] (Tabela 11.7).

A análise eletrocardiográfica deve considerar os seguintes aspectos: a frequência atrial e ventricular, a relação entre o ritmo atrial e o ventricular e a morfologia da onda P. Geralmente, os complexos QRS são bem definidos, regulares e semelhantes entre si. A frequência cardíaca, em média, encontra-se entre 140 bpm–180 batimentos por minuto (bpm)[1,2,8,16-18].

Tabela 11.7
Características das principais taquiarritmias com QRS estreito

Taquicardia sinusal
Pode ser um sinal fisiológico decorrente de exercício físico, febre, hipovolemia, estimulação adrenérgica, hipertireoidismo ECG: geralmente normal, ondas P regulares com frequência alta
Taquicardia atrial multifocal
Aumento do automatismo em diferentes pontos dos átrios Pode ocorrer na ausência de doença cardíaca, embora esteja habitualmente associada a doenças cardíacas estruturais ou outras condições como DPOC, hipertensão pulmonar, toxicidade digitálica ECG: Ondas P com morfologias distintas da sinusal, com frequência atrial de 100 bpm–250 bpm
Taquicardia juncional
Foco ectópico com atividade aumentada na junção AV Pode ser decorrente de miocardites, troca valvar, intoxicação digitálica ECG: Dissociação entre a atividade atrial e ventricular; ondas P podem aparecer antes, depois ou junto com o QRS
Fibrilação atrial
Desorganização elétrica nos átrios, devido a múltiplas vias caóticas e aleatórias decorrentes do mecanismo de reentrada levando a contrações atriais inefetivas ECG: ausência de ondas P, presença de atividade atrial rápida e irregular, de baixa amplitude ("ondas f" = ondas fibrilatórias). Ritmo irregular com resposta ventricular variável (lenta ou rápida), devido a alterações na condução AV
Flutter *atrial*
Geralmente, o *flutter* atrial ocorre de maneira transitória e, mais raramente, como arritmia crônica. Caracteriza-se por ondas de ativação atrial rápidas formando um circuito ao redor do átrio ECG: as ondas P são substituídas por ondulações rápidas, regulares e de grande amplitude (ondas "F"). Em geral, o ritmo é regular com frequência ventricular ao redor de 150 bpm devido à presença de bloqueio atrioventricular fisiológico
Taquicardia por reentrada nodal (TRN)
É a forma mais comum de taquicardia supraventricular paroxística. Por isso, muitas vezes é chamada genericamente de taquicardia paroxística supraventricular (TPSV). Decorrente do mecanismo de reentrada na área do nó AV, envolvendo vias rápidas e lentas ECG: ondas P geralmente não aparecem no ECG. Ritmo regular com QRS geralmente estreito (pode estar alargado no caso de condução aberrante)
Taquicardia por reentrada atrioventricular (TRAV)
Esse tipo de arritmia é observado em pacientes com vias acessórias AV que transmitem o impulso dos átrios para os ventrículos A síndrome de Wolff-Parkinson-White (WPW) é a situação mais comum de TRAV. Nessa síndrome, a via anômala denominada de feixe de Kent conecta os átrios diretamente aos ventrículos, desviando-se completamente do sistema de condução normal. É uma doença congênita, considerada a causa mais comum de arritmias em bebês e crianças, embora, em alguns casos, suas manifestações apareçam somente na fase adulta jovem ECG: ondas P geralmente presentes, exceto quando associada à fibrilação atrial. Ritmo regular com QRS geralmente estreito (pode estar alargado no caso de condução aberrante) WPW: intervalo PR curto, presença de onda delta e QRS largo

DPOC = distúrbio pulmonar obstrutivo crônico; AV = atrioventricular; ICC = insuficiência cardíaca congestiva.

Taquiarritmias com QRS largo – ventriculares

Do ponto de vista prático, a maioria das taquiarritmias com complexo QRS largo (> 120 ms) é de origem ventricular. Além disso, se essas taquiarritmias ocorrerem em paciente hemodinamicamente instável, devem ser tratadas como ventriculares em razão do risco que oferecem ao paciente. Geralmente, relacionam-se com cardiopatia isquêmica, podendo ocorrer também em virtude de a anormalidades eletrolíticas, hipóxia ou induzidas por medicamentos[1,2,8,16-18] (Tabela 11.8).

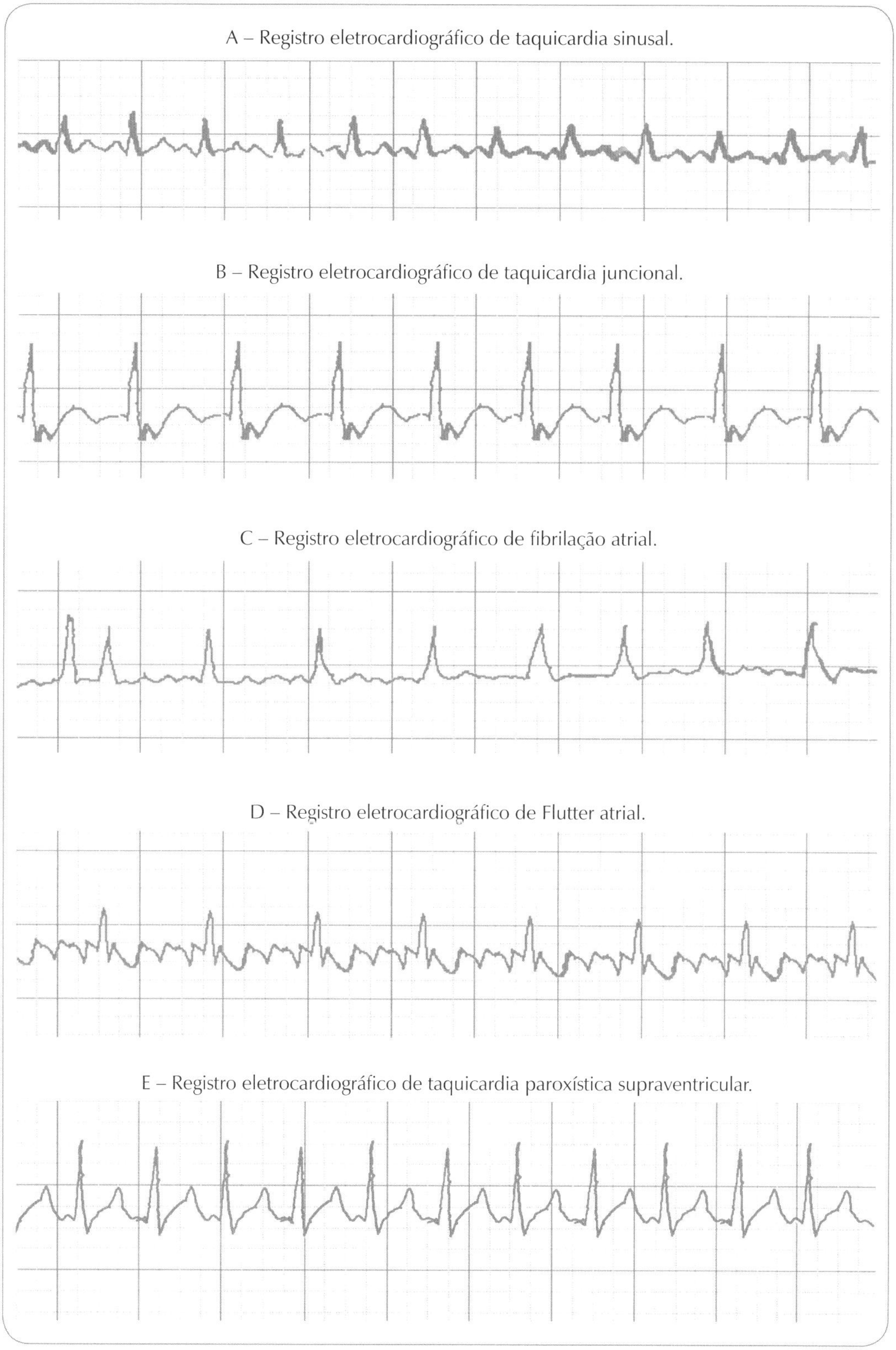

Figura 11.10 Apresentações eletrocardiográficas das principais taquiarritmias com QRS estreito.

Tabela 11.8 Características das principais taquiarritmias ventriculares
Taquicardia ventricular monomórfica
A origem dos impulsos é ventricular, existindo a mesma morfologia em cada complexo QRS ECG: ondas P geralmente não são identificadas. Complexos QRS são alargados (superior a 120 ms), aberrantes, regulares e com morfologia semelhante
Taquicardia ventricular polimórfica
Impulsos originados de diversos focos ectópicos ventriculares, existindo morfologia diferente entre os complexos QRS ECG: também não é possível definir atividade atrial. Os complexos QRS são largos, aberrantes e de morfologia variável na mesma derivação
Torsades de pointes
A origem dos impulsos é ventricular e, geralmente, é decorrente do prolongamento do intervalo QT, seja por ação de fármacos ou pelo déficit de eletrólitos, como o magnésio ECG: não é possível definir atividade atrial. Os complexos QRS são largos e aberrantes, cuja morfologia apresenta alternância no eixo, visualizando-se complexos positivos/negativos (espiral)
Fibrilação ventricular
Consiste na despolarização descoordenada dos ventrículos, resultando na interrupção abrupta do débito cardíaco, causando parada cardíaca ECG: não é possível determinar ondas P, QRS e T. O ritmo é totalmente caótico e indefinido

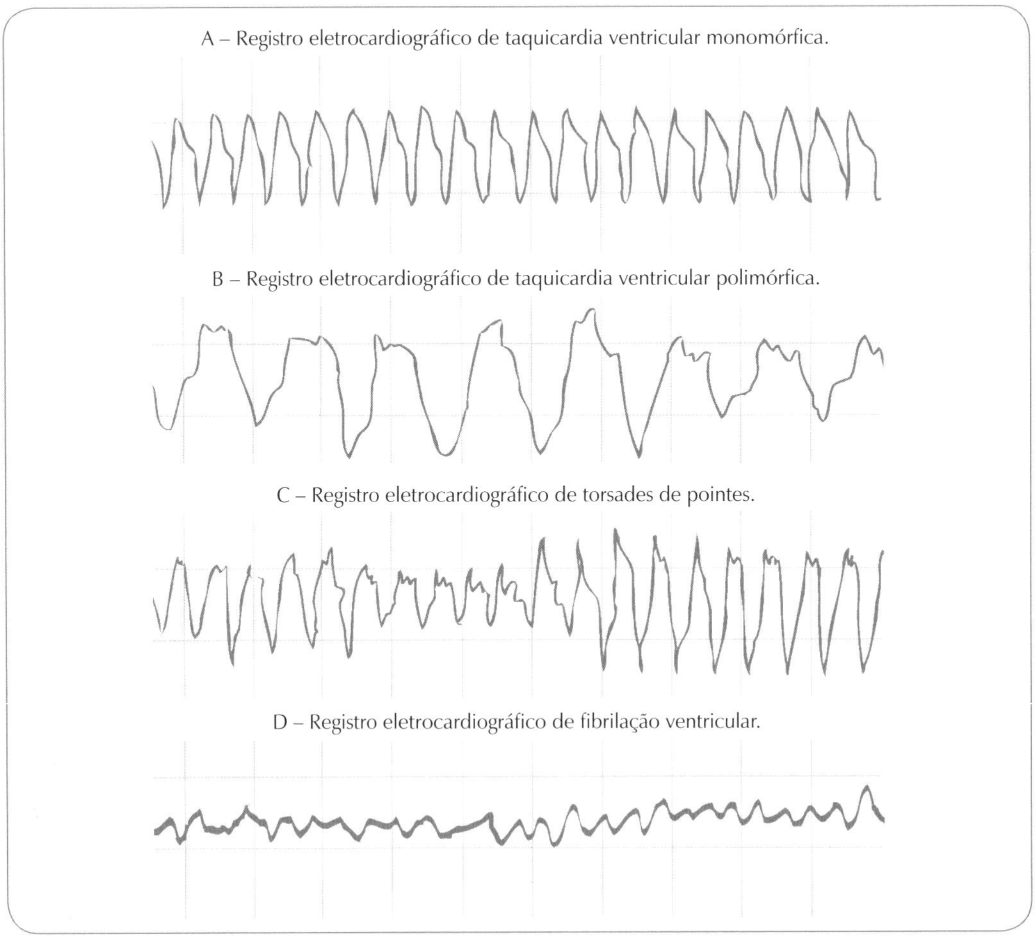

Figura 11.11 Apresentações eletrocardiográficas das principais taquiarritmias com QRS largo.

Manifestações clínicas das taquiarritmias

Os doentes podem procurar o serviço de emergência com queixas inespecíficas, como tonturas, mal-estar, angústia ou com queixas mais sugestivas de algum comprometimento cardíaco, como palpitações, desconforto precordial, dispneia, hipotensão. A presença de dor precordial, sinais de choque, congestão pulmonar, síncopes e pré-síncopes, dispneia e alteração do nível de consciência caracterizam um quadro de instabilidade hemodinâmica[1,2,8,16-18].

Abordagem terapêutica das taquiarritmias

As diretrizes atuais para a abordagem de emergência das taquiarritmias estabelecem como prioridade a determinação da existência de sintomas e sinais de instabilidade hemodinâmica, como hipotensão, sinais de choque, alteração do padrão respiratório e do nível de consciência decorrentes da arritmia. Na vigência desses sinais, deve-se optar pela cardioversão elétrica (CVE) sincronizada imediata. Nos pacientes estáveis, recomenda-se, atualmente, a necessidade de estabelecer o diagnóstico diferencial mais preciso das taquiarritmias visando a melhor escolha dos fármacos antiarrítmicos (Figura 11.12, Tabela 11.9). É importante destacar que, em caso de uma parada cardiorrespiratória, todos os cuidados preconizados para essa situação devem ser priorizados em detrimento das outras intervenções[1-5,17,18].

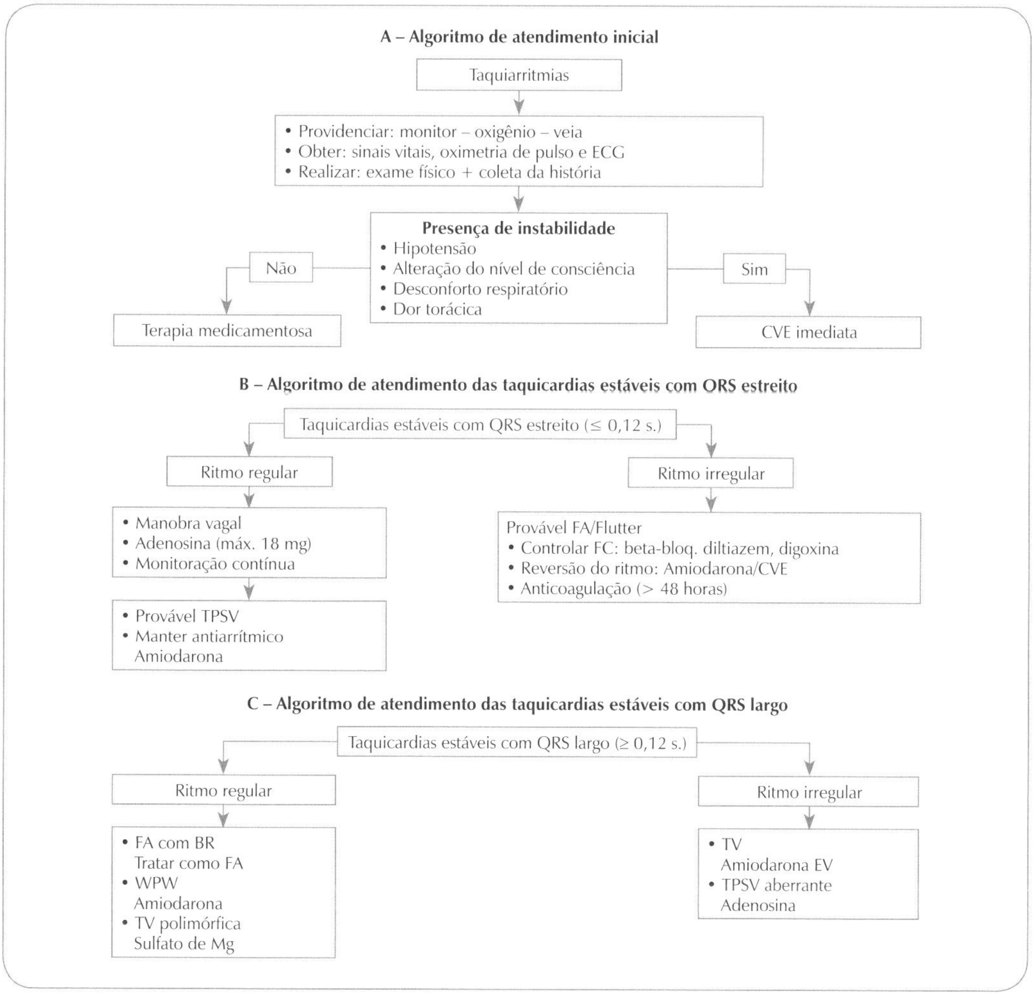

Figura 11.12 Algoritmo para a abordagem inicial das taquiarritmias.

Tabela 11.9
Principais fármacos utilizados no tratamento das taquiarritmias

Adenosina

Fármaco de escolha para o tratamento das TPSV. Eficaz para o tratamento das arritmias produzidas por reentrada e que envolvem o nó AV ou sinusal.
Pode ser considerada como manobra diagnóstica em casos de TSV de complexo QRS estreito.
Devido à meia-vida curta, a droga deve ser infundida EV (bolo rápido) seguida de 20 mL de soro fisiológico (bolo rápido) e elevação da extremidade
Efeitos colaterais transitórios: ruborização, dor torácica, períodos curtos de assistolia ou bradicardia
Dose: bólus inicial de 6 mg administrado rapidamente por 1–3 segundos, seguido de bólus de 20 mL de SF 0,9%; em seguida, eleve a extremidade. Uma segunda dose (12 mg) pode ser administrada em 1–2 minutos, se necessária.

Amiodarona

Pode ser utilizada na FA, flutter atrial, TPSV, TV e FV
Atenção com a diluição e tempo de administração: nas taquiarritmias estáveis, em geral, é feita uma infusão rápida inicial em 10 minutos, seguida de uma infusão de manutenção para as próximas horas.
Efeitos colaterais: vasodilatação, hipotensão, inotropismo negativo
Infusão rápida inicial: 150 mg EV em 10 minutos. Essa infusão pode ser repetida a cada 10 minutos conforme a necessidade.
Infusão lenta: 360 mg EV por 6 horas (1 mg/min)
Infusão de manutenção: 540 mg EV por 18 horas (0,5 mg/min)
Dose máxima cumulativa: 2,2 g EV em 24 horas

Procainamida

Pode ser utilizada para o tratamento da TV monomórfica e no controle da resposta ventricular na FA com pré-excitação, em pacientes com função ventricular normal.
Tem efeito pró-arrítmico por aumentar a duração do intervalo QT, podendo induzir *Torsades de Pointes*.
Infusão inicial: 20–50 mg/min (dose máxima = 17 mg/kg)
Infusão de manutenção: 1–4 mg/min.

Sotalol

Fármaco indicado para o tratamento FA, flutter atrial, TPSV, TV.
Efeitos colaterais: bloqueio atrioventricular, bradiarritmias, prolongamento do intervalo QT, *torsades de pointes*.
Dose: 100 mg (1,5 mg/kg) por 5 minutos.

Diltiazem

Bloqueador dos canais de cálcio, útil para o controle da frequência ventricular na FA/Flutter atrial e no tratamento de arritmias reentrantes.
Não deve ser utilizada em taquiarritmias com QRS largo ou em arritmias induzidas por drogas.
Não utilizar em pacientes que façam uso de betabloqueadores em razão do risco de hipotensão grave
Dose: 0,25 mg/kg em dois minutos (repetir s/n)

Lidocaína

Indicada nas taquiarritmias ventriculares monomórfica ou polimórfica estáveis com função ventricular preservada
Deve-se reduzir a dose de manutenção na presença de função hepática prejudicada ou disfunção ventricular.
Dose inicial: pode variar de 0,5–0,75 mg/kg, podendo ser utilizada até 1–1,5 mg/kg.
A dose pode ser repetida a cada 5–10 minutos até a dose máxima total de 3 mg/kg.
Infusão de manutenção: 1–4 mg/min (30–50 mcg/kg/min)

Metoprolol

Betabloqueador útil para reduzir a resposta ventricular em paciente com TPSV, FA/Flutter atrial
Não deve ser utilizado em pacientes com doença pulmonar broncoespástica ou com distúrbios da condução cardíaca (BAV, doença do nó sinusal). Evitar a administração em pacientes hipotensos e não associar com bloqueadores dos canais de cálcio (diltiazem, verapamil), devido ao risco de hipotensão grave
Dose: 5 mg/5 min (repetir s/n, com intervalos de 5 minutos)

Verapamil

Bloqueador dos canais de cálcio utilizado como alternativa (após adenosina) na supressão da TPSV em pacientes com PA adequada e sem disfunção ventricular. Controla a frequência ventricular na FA/Flutter atrial e na TA multifocal
Não deve ser utilizado em taquiarritmias com QRS largo. Deve ser evitado em pacientes com distúrbios da condução (BAV) e em pacientes que estejam utilizando betabloqueadores. Pode induzir hipotensão, que poderá ser revertida com a administração de cálcio (gluconato/cloreto)
Dose: 2,5–5 mg/2 min (repetir o dobro após 15–30 min s/n)

TPSV = taquicardia paroxística supraventricular; AV = atrioventricular; EV = endovenoso; FA = fibrilação atrial; TV = taquicardia ventricular; BAV = bloqueio atrioventricular; IAM = infarto agudo do miocárdio; TA = taquicardia atrial.

Destaques importantes

Fibrilação atrial (FA)

É a arritmia sustentada mais frequente na prática clínica com prevalência de 0,4% a 1% na população geral, aumentando com a idade. Existem várias classificações propostas para a fibrilação atrial, sendo que a relacionada ao padrão temporal parece ser a mais adequada nas situações de emergência[1-5,17].

A FA está associada a aumento do risco de eventos tromboembólicos, principalmente acidente vascular encefálico (AVE) e embolia pulmonar, em função da estase sanguínea nos átrios em decorrência da atividade elétrica atrial desorganizada[1-5,17].

Durante a abordagem terapêutica inicial é essencial definir o estado clínico do paciente e o tempo de início dessa arritmia. Considera-se que, em até 48 horas do início de um episódio de FA, o risco de tromboembolismo é significativamente menor do que após 48 horas[1-5,17].

Nas situações de instabilidade hemodinâmica utiliza-se a CVE sincronizada (descrita mais adiante) e, nas situações de estabilidade, a terapia farmacológica tem sido a conduta mais utilizada. A abordagem terapêutica da FA tem três objetivos: controle da frequência cardíaca, a restauração do ritmo sinusal e a prevenção de fenômenos tromboembólicos[1-5,17]. Informações mais detalhadas podem ser encontradas nas Diretrizes de Fibrilação Atrial da Sociedade Brasileira de Cardiologia citadas nas referências bibliográficas[17].

Flutter *atrial*

A abordagem terapêutica deve seguir os mesmos princípios da fibrilação atrial. Contudo, as drogas antiarrítmicas têm pouco efeito na sua reversão, sendo a CVE sincronizada considerada a melhor opção terapêutica, podendo ser realizada com cargas iniciais de 50 a 100 Joules, se o aparelho for monofásico e 50 Joules nos aparelhos bifásicos[2,3,15,16].

Desfibrilação e cardioversão elétrica sincronizada

O desfibrilador/cardioversor é um equipamento utilizado para aplicar um choque elétrico para fazer cessar um episódio de arritmia cardíaca. A técnica de administração do choque elétrico, geralmente, é chamada de **desfibrilação**, se for utilizada para cessar uma fibrilação ventricular ou taquicardia ventricular sem pulso, ou **cardioversão** se for utilizada para outras arritmias – tipicamente, fibrilação atrial, *flutter* atrial, taquicardia ventricular com pulso[1-5].

O efeito terapêutico da cardioversão elétrica difere do efeito da desfibrilação, sendo que a cardioversão atua interrompendo os circuitos repetitivos de reentrada, e a desfibrilação promove a despolarização da totalidade do miocárdio, interrompendo a fibrilação[1-5].

A cardioversão elétrica sincronizada é um tipo de terapia elétrica na qual o choque é programado, através de um sensor presente nos aparelhos, para ocorrer em sincronia com a onda R com a finalidade de prevenir que a descarga elétrica ocorra durante o período de repolarização cardíaca (onda T – período vulnerável)[1-5].

Estimulação cardíaca artificial na abordagem terapêutica das taquiarritmias

O cardioversor-desfibrilador implantável (CDI) é a terapêutica mais efetiva para evitar a morte súbita cardíaca em pacientes com taquiarritmias ventriculares (TV). A superioridade do CDI em relação à terapêutica medicamentosa, em casos selecionados, foi demonstrada em diversos estudos clínicos, com redução da morte súbita cardíaca e melhora da sobrevida. Os avanços tecnológicos simplificaram o implante do CDI, tornando-o parecido com o do marca-passo antibradicardia, o que justifica o aumento dos implantes de CDI em todo o mundo[1,18-19].

Tabela 11.10 Principais cuidados durante a realização da cardioversão elétrica sincronizada
Gerais
Assegurar a integridade das vias áreas
Fornecer oxigênio suplementar de acordo com as necessidades
Deixar o material de intubação traqueal preparado e testado
Puncionar dois acessos venosos calibrosos
Garantir a monitoração eletrocardiográfica contínua
Mensurar os sinais vitais antes e após o procedimento
Preparar sedação segundo a orientação médica
Orientar o paciente a respeito do procedimento
Preparar-se para iniciar manobras de RCP, se for necessário
Específicos
Certifique-se do funcionamento adequado do aparelho
Aplique abundantemente o material condutor (gel) às pás
Conferir se os eletrodos estão posicionados corretamente no tórax do paciente (a sincronização acontece através do sinal elétrico dos eletrodos e não das pás)
Selecionar o nível de energia a ser utilizado
Pressionar o controle SYNC no painel do aparelho
Certifique-se de que ninguém esteja em contato com o paciente
O choque elétrico será liberado apertando simultaneamente os dois botões de descarga

Os CDIs são altamente seguros na detecção e interrupção da TV e da FV com taxa de sucesso de aproximadamente 100%. Os cardiodesfibriladores contemporâneos são pequenos o suficiente para permitir implantes transvenosos com alojamento na região torácica, resultando em baixas taxas de complicações cirúrgicas e resultados estéticos satisfatórios. Esses dispositivos apresentam uma grande variedade de funções sofisticadas, incluindo terapias antitaquicardia, cardioversão e desfibrilação automáticas, estimulação antibradicardia, algoritmos para reduzir a ocorrência de choques desnecessários, capacidade de monitoramento remoto e, também, a possibilidade de estimulação biventricular através de dispositivos híbridos que combinam o CDI com a terapia de ressincronização cardíaca (TRC). [1,18-19]

As indicações para o uso do CDI têm expandido exponencialmente no mundo inteiro. Atualmente, o número de implantes de CDI em todo o mundo já ultrapassa 250.000 procedimentos por ano.[18] Na prática clínica, as indicações de implante de CDI podem ser didaticamente classificadas em duas categorias:

- ***Profilaxia primária:*** quando o objetivo é a prevenção da ocorrência de um evento arrítmico potencialmente fatal em pacientes de alto risco (doença cardíaca estrutural, cardiopatia isquêmica, disfunção ventricular grave, doenças genéticas, história familiar de morte súbita cardíaca).
- ***Profilaxia secundária:*** quando se refere à prevenção da recorrência de um evento arrítmico potencialmente fatal em sobreviventes de parada cardíaca por FV/TV ou em pacientes que apresentaram episódios prévios de TV sustentada (sincopal ou refratária).

Pelo seu alto custo, a utilização dos CDI, necessita de cuidadosa avaliação da relação custo/benefício, o que requer diretriz adequada às condições de saúde e socioeconômicas da população. Para isso, são necessários dados estatísticos de diversas formas de tratamento de arritmias cardíacas. Como sabemos, no nosso meio não existem dados e, portanto, são utilizados os publicados na literatura internacional, em particular os referentes à cardiopatia isquêmica e não isquêmica, excluída a cardiopatia chagásica crônica. Essa, endêmica em várias regiões do Brasil, disputa e às vezes supera a demanda para tratamento de arritmias malignas no nosso meio. As diretrizes internacionais e nacionais que definem a utilização desse dispositivo podem ser encontradas nas referências bibliográficas citadas no final do capítulo[1,18-19].

Princípios de funcionamento dos cardiodesfibriladores implantáveis

Atualmente, todos os CDIs disponíveis no mercado são construídos para uso transvenoso e também operam como um marca-passo cardíaco. Dessa forma, um CDI chamado de ventricular, além da capacidade de funcionar como um dispositivo para reverter taquiarritmias, também funciona como um marca-passo ventricular. Um dispositivo classificado como CDI atrioventricular corresponde, na prática, a um cardiodesfibrilador para reversão de taquiarritmias ventriculares associado a um marca-passo atrioventricular. Finalmente, um CDI ressincronizador corresponde a um cardio-desfibrilador para reversão de taquiarritmias ventriculares associado a um ressincronizador cardíaco (atriobiventricular).[20]

Além das funções antibradicardia e antitaquicardia, todos os CDIs têm a capacidade de identificar, classificar e armazenar os fenômenos elétricos captados nas câmaras cardíacas onde os cabos-eletrodos estão implantados. Os fenômenos identificados como taquicardia ventricular ou fibrilação ventricular também são armazenados na forma de eletrogramas para posterior interpretação. [20]

Uma vez identificada uma taquicardia, o sistema eletrônico do CDI utiliza algoritmos para análise dessa arritmia, que deverá ser classificada como supraventricular ou ventricular. Quando essa arritmia é identificada como ventricular, ela poderá ou não desencadear uma terapia antitaquicardia, dependendo da faixa de frequência cardíaca em que ela se apresentar. Cada fabricante de dispositivo incorpora, além do critério de frequência cardíaca, outros critérios associados à forma de início das arritmias, sua ritmicidade e morfologia do complexo QRS captado, para discriminar arritmias ventriculares de ritmos fisiológicos ou de arritmias atriais. [20]

Habitualmente, o médico que programa o dispositivo pode se utilizar de até quatro zonas de monitoramento do ritmo cardíaco. Cada uma dessas zonas de detecção pode ser classificada como ritmo sinusal, taquicardia ventricular lenta, taquicardia ventricular rápida ou fibrilação ventricular. Os limites de frequência cardíaca de cada uma dessas zonas de detecção podem ser customizados para cada paciente em função da idade, função ventricular, classe funcional ou qualquer outro parâmetro que a equipe médica julgar importante. Para cada zona de detecção podem ser programadas terapias de estimulação antibradicardia, de estimulação antitaquicardia, de choques de cardioversão sincronizados ao QRS ou de choques para desfibrilação ventricular. Pode-se ainda optar por manter a terapia desligada em uma ou mais zonas, mantendo-se se apenas o monitoramento das arritmias.

Os principais cuidados com portadores de CDI se referem às orientações em como proceder na ocorrência de uma síncope ou de um choque do dispositivo. A ocorrência de síncopes em portadores de CDIs é relativamente frequente, sendo reportada em cerca de 30% dos indivíduos. Como as terapias de choque para reversão da fibrilação ventricular ou da taquicardia ventricular rápida são programadas para ocorrer cerca de 15 segundos após o início da arritmia, a concomitância da terapia de choque com a perda da consciência é esperada. A apresentação das síncopes independe da postura ou da atividade, podendo ocorrer com o indivíduo deitado, sentado ou em pé, e nesta situação, desenvolvendo atividades rotineiras ou durante o exercício. Quando acompanhadas do choque do CDI, em mais de 50% dos casos, o primeiro choque é eficaz para reverter a arritmia. Existem fatores predisponentes para a síncope em portadores de CDI: os choques são mais frequentes em pacientes com disfunção ventricular grave, com fibrilação atrial e nos que apresentam taquicardia ventricular sustentada com frequência cardíaca elevada.[20]

A ocorrência de uma terapia por choque com o paciente consciente é sempre um evento indesejável. Um dos motivos desse tipo de evento é a programação inadequada do dispositivo, que pode estar programado para aplicar terapias de choque para taquicardias ventriculares relativamente lentas. Nessa situação, o ideal é programar sequências cada vez mais agressivas de rajadas de estímulo de marca-passo, deixando-se a cardioversão ou a desfibrilação para os casos de insucesso desse tipo de terapia. Nessa situação, embora a necessidade da terapia tenha sido adequada, a forma deverá ser reconfigurada.

Choques espúrios ou inapropriados têm sido reportados em até 15% dos pacientes, os quais podem ocorrer pela "confusão" de uma taquicardia fisiológica ou de uma taquicardia patológica de origem atrial com uma taquicardia ventricular. Embora os CDIs sejam projetados para distinguir arritmias atriais de arritmias ventriculares, muitas vezes os algoritmos não são suficientes para fazer essa separação. Podem ocorrer, também, pela contagem indevida das ondas T como QRS, fazendo com que a frequência cardíaca real e fisiológica seja contada em dobro pelo CDI. Finalmente, uma terapia inapropriada pode ser decorrência de interferência eletromagnética ou de ruídos emitidos pelo próprio cabo-eletrodo, em função de defeito ou fratura de filamentos.[20]

Independentemente do tipo de evento, síncope, choque apropriado ou inapropriado, o paciente deve, imediatamente, procurar um serviço de atendimento cardiológico e informar o médico responsável pelo seguimento de seu dispositivo. No caso de choques apropriados, a causa facilitadora da arritmia pode persistir podendo ser necessárias novas terapias. Os casos mais preocupantes, entretanto, são os de choques inapropriados por dupla contagem ou ruídos, quando a causa persiste, e os choques podem ser repetitivos.

Assistência de enfermagem

O amplo espectro das arritmias cardíacas, que envolvem desde os ritmos com baixa frequência aos ritmos com frequência cardíaca elevada em associação à grande diversidade das manifestações clínicas, que podem variar de quadros oligossintomáticos à instabilidade hemodinâmica, dificulta o estabelecimento de uma lista padronizada de diagnósticos de enfermagem. Recomendamos, desse modo, que o plano de cuidados seja estabelecido de maneira individualizada e que o enfermeiro esteja sempre atento à evolução dinâmica do quadro clínico para realizar os ajustes necessários em situações de emergência.[21]

Os principais diagnósticos e intervenções de enfermagem encontram-se descritos na Tabela 11.11.

Tabela 11.11
Assistência de enfermagem a pacientes com distúrbios do ritmo cardíaco

Diagnóstico de enfermagem	*Características definidoras/ fatores de risco*	*Intervenções de enfermagem*
Ansiedade	Medo Ameaça à condição atual	Usar uma abordagem calma e segura Ouvir atentamente o paciente Demonstrar empatia e cordialidade Proporcionar as informações sobre a condição de saúde e tratamento do paciente
Débito cardíaco diminuído	Alterações eletrocardiográficas Bradicardia / Taquicardia Edema (congestão pulmonar) Fadiga Dispneia	Controle de líquidos/eletrólitos Manter registro de ingestão e eliminação Controlar sinais vitais Monitorar presença de dispneia, ortopneia, taquipneia Proporcionar repouso Administrar oxigênio suplementar, se necessário
Padrão respiratório ineficaz	Dispneia Padrão respiratório anormal Taquipneia / Bradipneia Ansiedade Dor Fadiga	Monitorar frequência, ritmo, profundidade e esforços na respiração Manter cabeceira elevada Atentar para a presença de cianose periférica ou perioral Monitorar saturação de oxigênio Instituir esforços de reanimação, se necessário
Intolerância à atividade	Desequilíbrio entre oferta e a demanda de oxigênio Alterações eletrocardiográficas Desconforto ou dispneia aos esforços Fadiga	Verificar sinais vitais do paciente Verificar saturação de oxigênio Administrar oxigênio suplementar, se necessário

(continua)

Tabela 11.11
Assistência de enfermagem a pacientes com distúrbios do ritmo cardíaco (*continuação*)

Diagnóstico de enfermagem	*Características definidoras/ fatores de risco*	*Intervenções de enfermagem*
Controle ineficaz da saúde	Dificuldade com o regime prescrito Conhecimento insuficiente do regime terapêutico Apoio social insuficiente	Identificar os fatores causadores ou contribuintes que impedem o controle eficaz da saúde Promover atitude positiva e participação ativa do paciente e da família Orientar sobre o processo da doença Orientar sobre o regime de tratamento
Dor aguda	Autorrelato da intensidade usando escala padronizada de dor Expressão facial de dor Diaforese	Realizar um levantamento abrangente da dor (local, características, intensidade, frequência e fatores precipitantes) Assegurar ao paciente cuidados precisos de analgesia Oferecer alívio com os analgésicos prescritos
Risco de infecção	Alteração na integridade da pele Conhecimento insuficiente para evitar exposição a patógenos Procedimento invasivo	Supervisionar a pele: avaliar a presença de hematoma, vermelhidão e inchaço no local, elevação da temperatura ou erosão da pele Implementar cuidados com sondas, drenos, cateteres venosos e marca-passo temporário quando aplicável

Referências bibliográficas

1. Costa R, Silva KR. Bradiarritmias, marca-passos e cardioversores-desfibriladores implantáveis. In: Quilici AP, Bento AM, Ferreira FG, Cardoso LF, Bagnatori RS, Moreira RSL, Silva SC (eds.). Enfermagem em Cardiologia. 2ª ed. São Paulo: Editora Atheneu, 2014, p. 1010.
2. Aehlert B. Advanced Cardiac Life Support. Emergências em Cardiologia. Um guia para estudo. 4ª ed. Rio de Janeiro: Elsevier, 2012.
3. Neumar RW, Shuster M, Callaway CW et al. Part 1: Executive Summary: 2015 American Heart Association Guidelines Update for Cardiopulmonary Resuscitation and Emergency Cardiovascular Care. Circulation, 2015;132(18 Suppl 2):S315-67.
4. Link MS, Berkow LC, Kudenchuk PJ, Halperin HR, Hess EP, Moitra VK, Neumar RW, O'Neil BJ, Paxton JH, Silvers SM, White RD, Yannopoulos D, Donnino MW. Part 7: Adult Advanced Cardiovascular Life Support: 2015 American Heart Association Guidelines Update for Cardiopulmonary Resuscitation and Emergency Cardiovascular Care. Circulation, 2015;132(18 Suppl 2):S444-64
5. American Heart Association. Destaques da Atualização das Diretrizes da AHA para RCP e ACE. 2015. 36p. Disponível em: https://eccguidelines.heart.org/wp-content/uploads/2015/10/2015-AHA-Guidelines-Highlights-Portuguese.pdf
6. Departamento de Estimulação Cardíaca Artificial da Sociedade Brasileira de Cirurgia Cardiovascular (DECA/SBCCV). Diretrizes Brasileiras de Dispositivos Cardíacos Eletrônicos Implantáveis do Departamento de Estimulação Cardíaca Artificial (DECA) da Sociedade Brasileira de Cirurgia Cardiovascular (SBCCV). Revista Latino-Americana de Marcapasso e Arritmia, 2015; 28 (Suppl.2), 62p.
7. 2012 ACCF/AHA/HRS Focused Update Incorporated Into the ACCF/AHA/HRS 2008 Guidelines for Device-Based Therapy of Cardiac Rhythm Abnormalities: A Report of the American College of Cardiology Foundation/American Heart Association Task Force on Practice Guidelines and the Heart Rhythm Society. Circulation, 2013;127:e283-e352.
8. Feldman J, Goldwasser GP. Eletrocardiograma: recomendações para a sua interpretação. Revista da SOCERJ 2004; 17(4):2516.
9. Nascimento TA, De Paola AAV, Fenelon G. Mecanismos das Arritmias Cardíacas: Fundamentos para o Cardiologista Clínico. Rev Soc Cardiol Estado de São Paulo. 2008;3:194-204.
10. Costa R. Estimulação Cardíaca Artificial. In: Irany Novah Moraes (ed.). Tratado de Clínica Cirúrgica. 1ª ed. São Paulo. SP: Roca, 2005; 1:1077-85.
11. Mangrum, JM, Dimarco JP. The Evaluation and Management of Bradycardia. N Eng J Med 2000;342:703-9.
12. Andrade JCS, Andrade VS, Benedetti H, Júnior Hossne NA. Aspectos práticos, indicações e técnicas de implante de marcapasso provisório. Rev Soc Cardiol Estado de São Paulo 2004; 2:213-24.
13. Overbay D, Criddle L. Mastering Temporary Invasive Cardiac Pacing. Critical Care Nurse 2004; 24(3):25-32.
14. Gammage MD. Temporary cardiac pacing. Heart 2000;83;715-20.
15. Bernstein AD et al. The revised NASPE/BPEG Generic Code for Antibradycardia, AdaptiveRate and Multisite Pacing. PACE 2002; 25:260-4.
16. Ellenbogen KA, Kay GN, Lau CP, Wilkoff BL, editors. Clinical cardiac pacing, defibrillation, and resynchronization therapy. 4ª ed. Philadelphia: Saunders Elsevier, 2011.

17. Zimerman LI, Fenelon G, Martinelli Filho M, Grupi C, Atié J, Lorga Filho A, e cols. Sociedade Brasileira de Cardiologia. Diretrizes Brasileiras de Fibrilação Atrial. Arq Bras Cardiol 2009;92(6 suppl.1):139.
18. 2017 AHA/ACC/HRS Guideline for Management of Patients With Ventricular Arrhythmias and the Prevention of Sudden Cardiac Death: Executive Summary: A Report of the American College of Cardiology/American Heart Association Task Force on Clinical Practice Guidelines and the Heart Rhythm Society. Al-Khatib SM, Stevenson WG, Ackerman MJ, Gillis AM, Bryant WJ, Hlatky MA, Callans DJ, Granger CB, Curtis AB, Hammill SC, Deal BJ, Joglar JA, Dickfeld T, Kay GN, Field ME, Matlock DD, Fonarow GC, Myerburg RJ, Page RL. Heart Rhythm. 2017 Oct 30. pii: S1547-5271(17)31249-3.
19. da Silva KR, Costa R, Rodrigues CG, Schasechter A, Nobre MC, Passman R, Mark DB. Quality of life in patients with implantable cardioverter-defibrillator: systematic review of randomized controlled trials. Eur J Cardiovasc Nurs. 2018 Mar;17(3):196-206.
20. Medicina cardiovascular: Reduzindo o impacto das doenças / editores, Roberto Kalil Filho, Valentin Fuster. São Paulo: Editora Atheneu, 2016, p.1883.
21. Diagnósticos de enfermagem da NANDA: definições e classificação 2015–2017 [recurso eletrônico]/[NANDA International]; organizadoras: T. Heather Herdman, Shigemi Kamitsuru; tradução: Regina Machado Garcez; revisão técnica: Alba Lucia Bottura Leite de Barros ... [et al.].– Porto Alegre: Artmed, 2015.

capítulo 12

Síndromes Coronarianas Agudas

• Luiz Felipe Sales Mauricio • Cássia Regina Vancini Campanharo

Conceito

As doenças cardiovasculares, entre elas o infarto agudo do miocárdio (IAM), são as principais causas de morte no mundo[1]. No Brasil, o IAM é a principal causa de óbito, sendo responsável por 31% das mortes cardiovasculares[2].

A expressão Síndrome Coronariana Aguda (SCA) define-se pela isquemia aguda do músculo cardíaco, caracterizada por um conjunto de manifestações clínicas decorrentes da diminuição da oferta de oxigênio ao coração[3,4].

As síndromes coronarianas agudas são classificadas de acordo com o grau de obstrução da artéria coronariana e alteração nos exames laboratoriais[5,6]:

- **Angina instável:** caracterizada por dor ou desconforto torácico sem elevação dos marcadores de necrose miocárdica e exige estabilização clínica precoce e estratificação de risco para definição de estratégias terapêuticas;
- **IAM com supradesnivelamento do segmento ST (IAMCSST):** caracterizado pela **obstrução total** da artéria coronariana, com elevação dos marcadores de necrose miocárdica;
- **IAM sem supradesnivelamento do segmento ST (IAMSSST):** caracterizado pela **obstrução parcial** da artéria coronariana com elevação dos marcadores de necrose miocárdica.

Os fatores de risco para o desenvolvimento das SCAs são classificados em constitutivos, definidos pelas características próprias do indivíduo; e adquiridos[5,6]. Os fatores constitutivos são: idade (homens >45 anos e mulheres >55 anos), gênero (mulher > homem) e presença de antecedentes familiares. Os fatores adquiridos são: tabagismo, hipertensão arterial sistêmica, dislipidemia, *diabetes mellitus*, obesidade, sedentarismo, estresse e uso de contraceptivos hormonais.

Fisiopatologia[5,6]

As três formas clínicas da SCA envolvem o mesmo mecanismo fisiopatológico caracterizado pela ruptura de uma placa aterosclerótica seguida por trombose sobreposta produzindo isquemia do miocárdio.

A placa aterosclerótica é formada por lipídios na camada íntima e uma capa fibrótica externa, que possui grande quantidade de colágeno e elastina, sendo responsável pela proteção da placa contra a tensão que é gerada pela pressão do fluxo sanguíneo na luz da artéria, gerando estresse sobre esse endotélio.

Quando ocorre a ruptura da placa aterosclerótica, há exposição de colágeno subendotelial produzindo a ativação e agregação plaquetária no local da ruptura. Associado a esse evento, há ativação da cascata de coagulação pela liberação do fator tecidual da placa rota, formação de trombina, produção de fibrina que, em associação às plaquetas, formam o trombo intraluminal. O trombo, por sua vez, de acordo com seu grau de obstrução, acarreta graus de intensidade, variações clínicas e duração diferentes da isquemia miocárdica.

Sinais e sintomas[5]

A apresentação clínica usual do paciente com "dor torácica" sugestiva de isquemia miocárdica, geralmente, é prolongada (com duração de mais de 20 a 30 minutos), na maioria das vezes, de início recente e, usualmente, intensa.

Com relação às características da dor, ela pode ser em aperto, queimação ou peso. Pode ter início em repouso ou durante esforço físico e pode ser aliviada com repouso ou uso de vasodilatadores coronarianos.

A dor torácica típica de isquemia cardíaca localiza-se na região retroesternal e pode irradiar para os membros superiores, pescoço, mandíbula, dorso ou região epigástrica, sendo que pode ser acompanhada de sudorese, tontura, náuseas e vômitos, palidez cutânea e dispneia.

Idosos, mulheres, diabéticos e pacientes em pós-operatório apresentam, muitas vezes, sintomas atípicos, como dispneia, síncope, fadiga, náusea ou confusão como manifestação de isquemia cardíaca.

Durante a avaliação de pacientes com suspeita de SCA, realizada pelo enfermeiro, deve-se caracterizar a dor quanto: ao horário de início; local; presença de irradiação para outras partes do corpo; intensidade; fatores de melhora e piora e sintomas associados.

Exames diagnósticos

A dor torácica é o sintoma que leva o paciente ao serviço de emergência e que motiva a investigação diagnóstica diante de um quadro suspeito de SCA.

O tempo entre o início dos sintomas e o acesso ao serviço médico de emergência (SME) é uma variável proporcionalmente relacionada à morbidade e mortalidade desses pacientes[5,6]. A mortalidade pode ser reduzida em até 50% dos pacientes com IAMCSST, que são submetidos ao tratamento em até 1 hora após o início dos sintomas[5,6].

O diagnóstico de SCA é realizado por meio dos achados clínicos, ou seja, sinais e sintomas relacionados à SCA; alterações eletrocardiográficas e alterações dos marcadores plasmáticos de necrose miocárdica[5,6].

A dor torácica típica é o sintoma principal da doença coronariana aguda. Sua duração tem importância central, uma vez que as dores com duração superior a 20 minutos e sem momentos de melhora nos direcionam para um diagnóstico de maior gravidade, já que nos fazem pensar que a possibilidade maior é de interrupção completa do fluxo sanguíneo coronariano. Contudo, a dor intermitente, que cessa espontaneamente, principalmente aquela que se iniciou nos últimos dias ou horas, também é sugestiva de doença coronariana crônica com episódios de isquemia aguda[5,6].

O eletrocardiograma (ECG) de 12 derivações é o único meio de identificar alterações do segmento ST e é o primeiro exame a ser realizado em uma possível SCA, sendo considerado o centro decisório da abordagem terapêutica para esses pacientes, e sua obtenção deve ser precoce preferencialmente nos primeiros 10 minutos da entrada do paciente no serviço de emergência[5,6].

O ECG permite classificar o paciente como portador de IAM com elevação do segmento ST (IAMCSST) ou IAM sem elevação do segmento ST (IAMSSST) (Figuras 12.1 e 12.2).

Cerca de 50% dos pacientes com IAM avaliados nos serviços de emergência apresentam ECG de 12 derivações normal ou não diagnóstico. Entretanto, alguns pacientes podem apresentar uma depressão ou infradesnível do segmento ST[7].

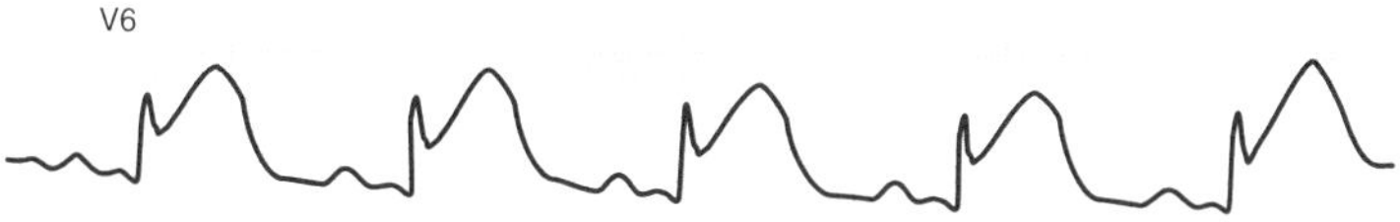

Figura 12.1 IAM com elevação do segmento ST.
Fonte: http://www.scielo.br/scielo.php?script=sci_arttext&pid=S0066-782X2006001500007

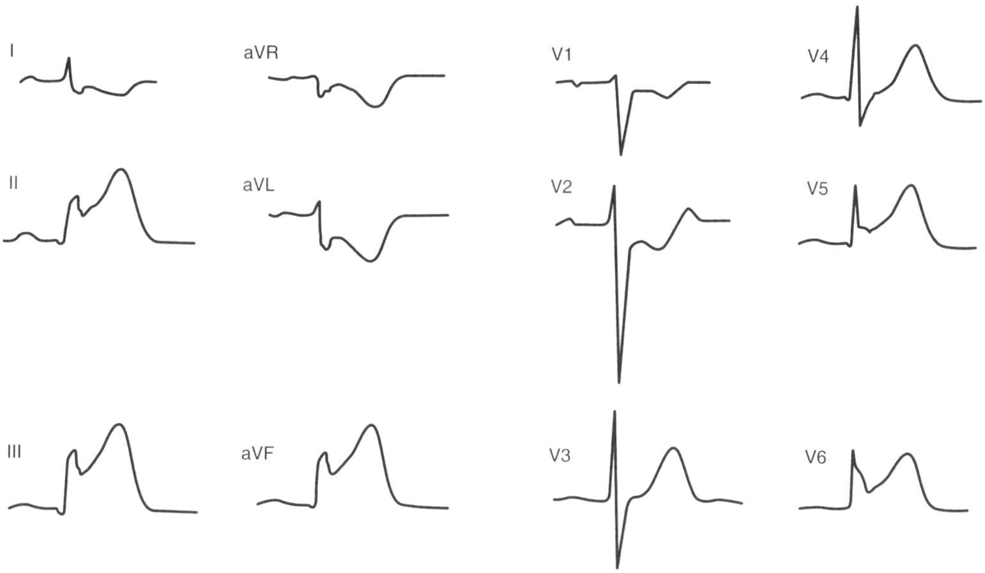

Figura 12.2 Depressão do segmento ST nas derivações D1, AVL, V1 e V2.
Fonte: http://www.medicinapratica.com.br/2010/12/03/saude-medicina-pratica/infarto-do-miocardio-como-e-o-eletrocardiograma/

Situações em que os pacientes apresentam elevação do segmento ST e sintomas persistentes (duração da dor maior do que 20 minutos) geralmente estão associadas à oclusão completa de uma artéria coronariana. Dessa forma, está indicada a reperfusão imediata, com agentes fibrinolíticos ou angioplastia coronariana transluminal percutânea[5,6].

Pacientes com sintomas intermitentes, porém sem elevação do segmento ST no eletrocardiograma, representam um desafio diagnóstico, na medida em que o eletrocardiograma pode apresentar infradesnível do segmento ST, inversão simétrica da onda T ou mesmo ser totalmente normal. Além das variações de sintomas, a gravidade do quadro clínico, também, é diversificada, visto que esses pacientes podem apresentar-se com dores de pouca intensidade e livre de sintomas associados, ou até mesmo em franco choque cardiogênico. A variabilidade do quadro clínico no momento do diagnóstico está intimamente relacionada aos graus de isquemia (SCA sem supra de ST) e necrose enfrentadas pelo músculo cardíaco (SCA com supra de ST)[5,6].

Os marcadores de necrose miocárdica são macromoléculas liberadas na corrente sanguínea após a morte e perda da integridade da membrana dos miócitos e auxiliam no diagnóstico, na quantificação da extensão do IAM e na avaliação da terapia de reperfusão[4-7].

A cretinofosfoquinase (CK) pode ser encontrada no cérebro e nos músculos esquelético e cardíaco e apresenta três frações: as isoenzimas CK-BB, CK-MB e CK-MM. A CK-MB é considerada o padrão-ouro no diagnóstico de IAM, sendo detectada no sangue a partir de 4 a 6 horas do início dos sintomas[4-7].

As troponinas, especificamente as do tipo I e T, são complexos proteicos reguladores da interação actina-miosina e têm como vantagens são serem detectadas em indivíduos saudáveis e de se elevarem bem acima dos limites de referência em casos de IAM. Esses marcadores são detectáveis no sangue de 4 a 6 horas após a injúria miocárdica[4-7].

Exames mais complexos, como o ecocardiograma, a cintilografia miocárdica, a angiotomografia coronária e a ressonância nuclear magnética, também podem auxiliar no diagnóstico e tratamento iniciais[5,6].

O ECG é um exame de baixo custo, de fácil acesso e que pode ser realizado à beira do leito. Traz informações valiosas, como a avaliação da contratilidade regional das paredes do ventrículo esquerdo, que podem confirmar o diagnóstico de uma SCA, assim como estratificar a sua gravidade[5,6].

A cintilografia do miocárdio é capaz de avaliar a função ventricular e reserva funcional cardíaca e pode ser útil nos casos em que a dor tem origem indeterminada, pois é um método de alta sensibilidade. Entretanto, o custo da instalação desses equipamentos é relativamente alto, o que torna inviável sua utilização na maioria dos serviços no Brasil[5,6].

A angiotomografia coronariana permite perfeita avaliação das coronárias e seu resultado normal exclui o diagnóstico de doença aterosclerótica[5,6].

Já a ressonância nuclear magnética, além de permitir a detecção de isquemia por meio da injeção de fármacos provocativos, como dipiridamol e adenosina, é capaz de trazer informações sobre a morfologia e função do coração, resultando em diagnósticos mais precisos[5,6].

O teste ergométrico é um exame utilizado como ferramenta diagnóstica nesses casos e para estratificação de risco, desde que realizado com o paciente já estabilizado e protocolo adequado[5,6].

Tratamento principal

O atendimento sistematizado dos pacientes que se apresentam com dor torácica é fundamental e permite que portadores de SCA sejam tratados adequadamente e que os demais recebam alta hospitalar sem qualquer prejuízo.

O atendimento nesses casos baseia-se em quatro pilares: anamnese e exame físico direcionados, eletrocardiograma, marcadores de necrose miocárdica e nos testes provocativos de isquemia não invasivos[5,6].

Pacientes com sinais sugestivos de SCA devem ser atendidos na sala de emergência e os que apresentarem achados de gravidade, ou seja, instabilidade hemodinâmica ou elétrica, dor típica e edema pulmonar devem ser tratados imediatamente[5,6].

A **abordagem inicial** na sala de emergência está apresentada na Tabela 12.1.

Tabela 12.1
Abordagem inicial do paciente com suspeita de SCA na sala de emergência[4-6]

M	**Monitoração**	De preferência no desfibrilador ou no monitor multiparamétrico devido ao risco de arritmias ou bloqueio atrioventricular. O ECG deve ser avaliado em menos de 10 minutos
O	**Oxigênio**	Oxigenoterapia, se saturação de oxigênio < 94%, pode proporcionar aumento da oferta de oxigênio ao tecido miocárdico isquêmico
V	**Acesso venoso**	De preferência calibroso para coleta de exames laboratoriais e administração de medicamentos na emergência

Fonte: Mendes NT, Oliveira VL, Gonçalves VCS, Campanharo CRV, Cohrs CR, Guimarães HP. Manual de Enfermagem em Emergências. 2014.

O **tratamento geral** e imediato para os casos suspeitos de SCA está apresentado na Tabela 12.2.

Tabela 12.2
Terapêutica geral para os casos suspeitos de SCA[4-6]

M	**Morfina**	**Indicação:** Dor refratária ao uso de nitrato **Ação:** Analgesia, redução da ativação neuro-humoral e da demanda de oxigênio do miocárdico, diminuição da pós-carga e auxílio na redistribuição do volume sanguíneo pulmonar **Dose:** 2–4 mg conforme dor **Precauções:** Hipotensão e rebaixamento do nível de consciência
O	**Oxigênio**	**Indicação:** Se saturação de oxigênio < 94% **Ação:** Aumento do aporte para o tecido miocárdico isquêmico **Dose:** 3–5 L/min **Precauções:** Doença pulmonar obstrutiva crônica
N	**Nitrato**	**Indicação:** Dor anginosa **Ação:** Vasodilatação coronariana e aumento do fluxo sanguíneo para o miocárdio isquêmico, redução da pré e pós-carga com diminuição do consumo de oxigênio pelo miocárdio **Dose:** 5 mg a cada 5 min (dose máxima de 15 mg) **Precauções:** Hipotensão, arritmias e infarto do ventrículo direito
A	**Anti-agregante plaquetário (Ácido Acetil Salicílico)**	**Indicação:** Suspeita de SCA **Ação:** Diminuição da agregação plaquetária no trombo. **Dose:** 160–325 mg **Precauções:** Hipersensibilidade à substância, hemorragias e distúrbios sanguíneos recentes, nos quais sua utilização é contraindicada

A terapia de reperfusão tem o objetivo de restaurar a patência do vaso de forma química, por meio de trombolíticos, ou mecânica, através da angioplastia coronariana, e deve ser realizada o mais precoce possível, já que nesses casos "tempo é músculo"[3].

O uso de trombolíticos está indicado nos casos de IAMCSST > 1 mm em pelo menos duas derivações periféricas ou IAM com SST > 2 mm em derivações precordiais e nos quais os sintomas iniciaram-se a menos de 12 horas[3]. Alguns trombolíticos disponíveis para uso no Brasil são Estreptoquinase, Alteplase e Tenecteplase. O tempo preconizado para a realização de trombolíticos, também denominado de tempo "porta-agulha", é de 30 minutos após a chegada do paciente no serviço de emergência[5,6].

As contraindicações para a utilização da terapia trombolítica estão apresentadas na Tabela 12.3.

Tabela 12.3
Contraindicações para o uso de trombolíticos[5,6]

Absolutas	*Relativas*
AVC hemorrágico prévio	AVC isquêmico com tempo > 3 meses do evento
AVC isquêmico nos últimos 3 meses	Hipertensão arterial grave (PAS > 180 mmHg ou PAD > 90 mmHg) no serviço de emergência
Lesão estrutural no SNC	História de hipertensão grave não controlada no ambulatório
Cirurgia no SNC ou medular nos últimos 2 meses	Uso atual de anticoagulante oral
Suspeita de dissecção de aorta	Ressuscitação cardiopulmonar > 10 minutos
Sangramento ativo	Sangramento interno nas últimas 2–4 semanas, mas não atual
Trauma facial ou craniano grave nos últimos 3 meses	Cirurgia de grande porte nas ultimas 3 semanas
Hipertensão arterial grave e não controlada no serviço de emergência	Gravidez
Se estreptoquinase, hipersensibilidade ou uso prévio nos últimos 6 meses	Punção vascular em locais não compressíveis, úlcera péptica ativa e demência

Fonte: Martins HS, Neto RAB, Neto AS, Velasco IT. Emergências clínicas: abordagem prática. 9ª ed. rev. e atual. Barueri, São Paulo: Manole, 2014; 795-6.

AVC: Acidente vascular encefálico.

A angioplastia coronariana é definida como a recanalização da artéria ocluída através da dilatação com cateter balão e está indicada nos casos de IAM extenso com duração dos sintomas < 12 horas associado à contraindicação para terapia trombolítica; IAM associado a choque cardiogênico ou disfunção ventricular; pacientes com revascularização miocárdica nos quais pode ter ocorrido uma recente oclusão dos enxertos e ambulatoriamente após tratamento clínico[5,6]. O tempo preconizado para a realização de angioplastia coronariana, denominado tempo "porta-balão", é de 60 minutos após a chegada do paciente no serviço de emergência[5,6].

Plano de cuidados de enfermagem

A Tabela 12.4 apresenta o plano de cuidados para pacientes com suspeita de SCA[8,9].

Tabela 12.4
Plano de cuidados para pacientes com suspeita de SCA[8,9]

Diagnósticos de enfermagem	*Características definidoras (CD)/ fatores de risco ou relacionados (FR)*	*Intervenções de enfermagem*
Dor aguda	**CD:** Autorrelato da intensidade e das características da dor Comportamento expressivo (agitação, choro) Expressão facial de dor Mudança nos parâmetros fisiológicos (pressão arterial, frequência cardíaca e respiratória, saturação de oxigênio) Posição para aliviar a dor **FR:** Agente lesivo biológico (isquemia)	Realizar avaliação completa da dor incluindo local, característica, início, duração, frequência, qualidade, intensidade, gravidade, além de fatores precipitantes Observar a ocorrência de indicadores não verbais de desconforto Assegurar que o paciente receba cuidados precisos de analgesia Investigar com o paciente os fatores que aliviam ou pioram a dor Avaliar com o paciente e a equipe de cuidados a eficácia de medidas passadas utilizadas para controle da dor Determinar a frequência necessária para fazer uma avaliação do conforto do paciente e a implantar um plano de monitoramento da dor Escolher e implementar uma variedade de medidas (farmacológicas, não farmacológicas e interpessoais) para facilitar o alívio da dor Instituir e modificar as medidas de controle da dor com base na resposta do paciente Informar a equipe medica se medidas não funcionarem
Ansiedade	**CD:** Inquietação Observação atenta Preocupação devido à mudança em eventos da vida Angústia/apreensão Medo Alteração no padrão respiratório, pressão arterial Aumento da frequência cardíaca e respiratória Boca seca Consciência dos sintomas fisiológicos **FR:** Ameaça de morte Mudança importante (p. ex., condição econômica e de saúde)	Conversar com o paciente sobre as experiências emocionais, com abordagem calma e tranquilizadora Fazer declarações de apoio e empatia Apoiar o uso de mecanismos de defesa adequados Auxiliar o paciente a identificar sentimentos e encorajar a expressá-los Encorajar o diálogo ou choro como formas de reduzir a resposta emocional Oferecer assistência na tomada de decisão Explicar todos os procedimentos, inclusive sensações que o paciente possa ter durante os procedimentos Oferecer informações reais sobre diagnóstico, tratamento e prognóstico Identificar mudanças no nível de ansiedade Orientar o paciente sobre o uso de técnicas de relaxamento Observar sinais verbais e não verbais de ansiedade Permitir, sempre que possível, que a família permaneça com o paciente
Risco de perfusão tissular cardíaca diminuída	**FR:** Conhecimento insuficiente sobre fatores de risco modificáveis (p. ex., tabagismo) Espasmo da artéria coronária Hipoxia História familiar de doença da artéria coronária	Monitorar frequentemente a frequência cardíaca e pressão arterial; Indicar e estimular o repouso apropriado; Observar a ocorrência de indicadores não verbais e não verbais de dor/desconforto torácico.

A Tabela 12.5 apresenta o plano de cuidados para pacientes submetidos à trombólise química[8,9].

Tabela 12.5
Plano de cuidados para pacientes submetidos à trombólise química[8,9]

Diagnósticos de enfermagem	Características definidoras (CD)/ fatores de risco ou relacionados (FR)	Intervenções de enfermagem
Risco de sangramento	**FR:** Regime de tratamento	Identificar as causas do sangramento Monitorar os sinais vitais, sempre que necessário, com base na quantidade de sangue perdido; Monitorar o aparecimento de sinais/sintomas de choque hipovolêmico (p. ex., aumento da sede, frequência cardíaca aumentada, resistência vascular sistêmica aumentada, débito urinário diminuído, perfusão periférica diminuída, estado mental ou respirações alteradas) Iniciar procedimentos de emergência para hemorragia, conforme apropriado (p. ex., oxigenoterapia, terapia intravenosa, tipagem sanguínea e prova cruzada) Colher amostras para exames laboratoriais, incluindo níveis de hemoglobina/hematócrito, antes e após a perda sanguínea e monitorar testes de coagulação, conforme apropriado Realizar balanço hídrico Elevar as extremidades inferiores para aumentar a perfusão aos órgãos vitais Administrar derivados do sangue, conforme apropriado Tomar as precauções adequadas ao manusear derivados do sangue Manter repouso no leito

Referências bibliográficas

1. Andrade JP, LAP Mattos, Carvalho AC, Machado CA, Oliveira GMM. Programa Nacional de Qualificação de Médicos na Prevenção e Atenção Integral às Doenças Cardiovasculares. Arq Bras Cardiol, 2013; 100(3):203-11).
2. http://datasus.saude.gov.br/noticias/atualizacoes/559-infarto-agudo-do-miocardio-e-primeira-causa-de-mortes-no--pais-revela-dados-do-datasus Publicado em 10/11/2014
3. Mendes NT, Oliveira VL, Gonçalves VCS, Campanharo CRV, Cohrs CR, Guimarães HP. Manual de Enfermagem em Emergências. 1ª ed. São Paulo:Atheneu Editora, 2014; 211-24.
4. Martins HS, Neto RAB, Neto AS, Velasco IT. Emergências Clínicas: abordagem prática. 9ª ed. rev. e atual. Barueri, São Paulo: Manole, 2014; 756-817.
5. Piegas LS, Timerman A, Feitosa GS, Nicolau JC, Mattos LAP, Andrade MD et al. V Diretriz da Sociedade Brasileira de Cardiologia sobre Tratamento do Infarto Agudo do Miocárdio com Supradesnível do Segmento ST. Arq Bras Cardiol, 2015; 105(2):1-105.
6. O'Connor RE, Al Ali AS, Brady WJ, Ghaemmaghami CA, Menon V, Welsford M, Shuster M. Part 9: acute coronary syndromes: 2015 American Heart Association Guidelines Update for Cardiopulmonary Resuscitation and Emergency Cardiovascular Care. Circulation. 2015; 132(suppl 2):S483–S500
7. Nicolau JC, Timerman A, Marin-Neto JA, Piegas LS, Barbosa CJDG, Franci A. Sociedade Brasileira de Cardiologia. Diretrizes da Sociedade Brasileira de Cardiologia sobre Angina Instável e Infarto Agudo do Miocárdio sem Supradesnível do Segmento ST. Arq Bras Cardiol 2014; 102(3Suppl.1):1-61.
8. Diagnósticos de enfermagem da NANDA: definições e classificação 2015–2017 / NANDA Internacional; tradução Regina Machado Garcez – Porto Alegre: Artmed, 2015.
9. Classificação das Intervenções de Enfermagem (NIC) / Gloria M. Bulechek, Howard K. Butcher, Joanne MCCloskey Dochhterman; [tradução Soraya Imon de Oliveira... et al].- Rio de Janeiro: Elsevier 2016.

capítulo 13

Emergências Hipertensivas

• Lilian Aparecida de Sousa • André Luiz Peres Nicola • André Santos Alves de Araújo

Edema agudo de pulmão

Introdução

As doenças cardiovasculares representam importante problema de saúde pública em nosso país, constituindo-se, no século XX, a principal causa de morte no Brasil[1]. A emergência hipertensiva caracteriza-se pela deterioração rápida de órgãos-alvo e risco imediato de vida, situação não encontrada na urgência hipertensiva[1]. São consideradas como emergências hipertensivas as hipertensão graves associadas às complicações agudas cerebrovasculares, como encefalopatia hipertensiva, hemorragia intracerebral, etc., hipertensão na gestação como eclâmpsia, cardiocirculatórias, como dissecção aórtica aguda, infarto agudo do miocárdio, insuficiência cardíaca com edema pulmonar hipertensivo[1].

A identificação do edema pulmonar em suas fases iniciais, e o controle de suas causas predisponentes são de grande importância, em razão da sua alta taxa de óbito. Na emergência, o edema agudo pulmonar cardiogênico é o mais comum. Trata-se de uma emergência hipertensiva, tendo como suas principais causas isquemia e arritmias, na população idosa, e hipertensão, arritmia, doenças congênitas e doença valvular, na população mais jovem[2]. O edema agudo de pulmão é a apresentação clínica inicial de cerca de 8% a 12% dos pacientes com insuficiência cardíaca aguda e está associado há um pior prognóstico intra-hospitalar[3]. Fisiopatologicamente, a diferenciação do edema agudo de pulmão em causas cardiogênicas e não cardiogênicas é de suma importância, já que a conduta irá variar conforme o diagnóstico[4].

Definição

O edema pulmonar é uma síndrome clínica que pode resultar de causas diversas. No entanto, as alterações fisiopatológicas finais são semelhantes e decorrem do acúmulo de fluidos nos espaços alveolares e intersticiais dos pulmões, resultando em hipoxemia, complacência pulmonar diminuída, trabalho respiratório aumentado e relação ventilação-perfusão anormal[5].

Etiologia

O edema agudo de pulmão cardiogênico poderá ser uma manifestação das seguintes situações:

- **Piora do fluxo atrial esquerdo:** ele ocorre quando há elevação da frequência cardíaca em casos de fibrilação atrial, exercício físico extenuante, febre, estresse etc., acarretando redução do tempo de enchimento ventricular esquerdo. Por exemplo: estenose mitral, tumores de átrio esquerdo (mixoma), cor triatriatum, insuficiência mitral, tumores por disfunção do músculo papilar ou ruptura das cordoalhas tendíneas (secundária a um infarto agudo do miocárdio)[8].

- **Disfunção ventricular esquerda:**
    - **Sistólica** – É a causa mais comum de edema agudo de pulmão cardiogênico decorrente da redução do débito cardíaco por piora da contratilidade ventricular esquerda. Pode ser secundária à doença coronariana, hipertensão arterial, doença valvular ou cardiomiopatia dilatada idiopática. Causas mais raras são as miocardites, toxinas e desordens metabólicas, entre outras.
    - **Diastólica** – Esta se refere a uma redução do enchimento ventricular esquerdo durante a diástole como consequência de um aumento da pressão diastólica final deste. De forma aguda ocorre por isquemia miocárdica e crise hipertensiva e por desordens crônicas em virtude de cardiomiopatias hipertróficas ou restritivas[8].

O edema agudo de pulmão não cardiogênico tem na lesão pulmonar aguda e na síndrome do desconforto respiratório agudo seus principais representantes. Entretanto, existem outras causas:

- Edema agudo de pulmão neurogênico (relacionado a trauma cranioencefálico, hemorragias intracranianas).
- Relacionado a grandes altitudes.
- Associado à inalação de gases.
- Associado a mergulhadores com cilindro.
- TRALI (associado à transfusão de hemoderivados, em especial plasma e plaquetas).
- Associada à pneumonite aspirativa (síndrome de Mendelson)[4].

Fisiopatologia

Os mecanismos mais frequentes envolvem o desequilíbrio nas forças que regem as trocas de fluidos entre intravascular e interstício ou a ruptura da membrana alveolocapilar; independentemente do mecanismo iniciante. Uma vez que ocorra a inundação do alvéolo, sempre está presente algum grau de sua ruptura[6].

O acúmulo de líquidos nos pulmões segue uma sequência de estágios, inicia-se com aumento de líquidos e coloides dos capilares para o interstício, com aumento compensatório de drenagem linfática, após o volume de líquidos ultrapassar a capacidade de drenagem linfática, surgindo acúmulo de líquidos no interstício ao redor de vasos e bronquíolos terminais, levando a uma distensão dos septos interalveolares e inundação dos alvéolos[2].

Classificação do edema pulmonar segundo sua fisiopatologia

- **Desequilíbrio das forças de Starling**
    - Aumento da pressão capilar pulmonar:
        - Aumento da pressão venosa pulmonar sem falência ventricular esquerda (estenose mitral).
        - Aumento da pressão venosa pulmonar com falência ventricular esquerda.
    - Diminuição da pressão oncótica plasmática: hipoalbuminemia, síndrome nefrótica, insuficiência hepática etc.
    - Aumento da negatividade da pressão intersticial:
        - Rápida correção de pneumotórax.
        - Obstrução respiratória aguda (asma).
- **Alteração da permeabilidade alveolocapilar (síndrome da angústia respiratória aguda)**
    - Pneumonia (bacteriana, viral etc.).
    - Inalação de substâncias tóxicas.
    - Toxinas circulantes (bacterianas, venenos etc.).

  - Aspiração do conteúdo gástrico.
  - Pneumonite agudo por radiação.
  - Coagulação intravascular disseminada.
  - Imunológico (reações de hipersensibilidade).
  - Trauma não torácico.
  - Pancreatite hemorrágica aguda.
- **Insuficiência linfática**
  - Após transplante pulmonar.
  - Carcinomatose linfangítica.
  - Linfangite fibrosante (ex.: silicose pulmonar).
- **Etiologia desconhecida**
  - Edema pulmonar das grandes altitudes.
  - Edema pulmonar neurogênico.
  - Embolia pulmonar.
  - Pós-anestesia e pós-cardioversão[2,7].

Diagnóstico

O diagnóstico do edema agudo de pulmão é praticamente baseado na clínica, e sua manifestação dependerá do volume de líquido acumulado nos pulmões.

Quadro clínico

Paciente apresenta-se agitado, ansioso, taquipneico, muitas vezes com sensação de sufocamento, com dor precordial nos casos de insuficiência coronariana. Durante exame físico são observados sudorese, palidez cutânea, cianose de extremidades, utilização de musculatura acessória, ausculta respiratória com sibilos, estertores subcrepitantes e crepitantes. Em casos mais graves, podem ser audíveis em ápices e presença de secreção rósea espumosa saindo pela boca e nariz[2-6,7].

A origem do aspecto rosáceo da expectoração espumosa se dá pelo aumento da pressão na rede capilar pulmonar associada a alterações da permeabilidade da membrana capilar que permitem a passagem de plasma e de algumas hemácias[9].

A ausculta cardíaca fica dificultada pela respiração, mas pode-se detectar ritmo de galope, arritmias ou sopros que podem indicar a causa do evento.

A pressão arterial, frequentemente, está elevada nos casos de crise hipertensiva ou baixa com sinais periféricos de choque.

Exames complementares

- **Radiografia de tórax**
  - Podemos encontrar:
    - Área cardíaca com cardiomegalia acentuada que pode sugerir miocardiopatia em fase dilatada.
    - O encontro do átrio esquerdo aumentado com tronco pulmonar abaulado e ventrículo direito pronunciado sugere o diagnóstico de estenose mitral.
    - No edema agudo de pulmão não cardiogênico: área cardíaca geralmente dentro dos limites da normalidade.
    - Nos campos pulmonares podemos encontrar edema intersticial que inicialmente reflete aumento da pressão venocapilar pulmonar e leva a aumento do calibre dos vasos com redistribuição da trama vascular pulmonar ou cefalização do fluxo sanguíneo. O aumento

progressivo da pressão venocapilar pulmonar leva à transudação de líquidos para o espaço intersticial localizada principalmente na região peri-hilar e na base pulmonar com perda da nitidez do contorno dos vasos hílares, espessamento das linhas septais intersticiais (linhas B de Kerley) ou verticais, tendo origem na região peri-hilar e se dirigindo para o ápice pulmonar (linhas A de Kerley), e espessamento brônquico devido ao edema intersticial peribrônquico. Encontramos também edema alveolar quando a pressão capilar pulmonar ultrapassa 25 mmHg, ocorrendo extravasamento de líquido para o espaço alveolar, comprometendo principalmente região peri-hilar, podendo se estender até a região cortical e subpleural. Quando o edema atinge apenas a região peri-hilar, o padrão radiológico fica semelhante a uma asa de borboleta[7].

- **Exames laboratoriais**
  - **Hemograma completo:** importante para avaliação de anemia e infecções, que podem instabilizar o quadro clínico de pacientes com disfunção ventricular[10].
  - **Eletrólitos, ureia e creatinina:** pacientes com elevação de ureia e creatinina poderão necessitar doses maiores de diurético, ou, quando oligoanúricos, hemodiálise ou ultrafiltração de urgência[10].
  - **Marcadores de necrose miocárdica:** a troponina é o marcador preferencial; entretanto, a dosagem de CKMB é aceitável quando esta não estiver disponível. Podem ser dosadas em amostras coletadas na admissão do paciente. Entretanto, se negativas, deverão ser repetidas 6 horas após o início dos sintomas.
  - **Peptídeo natriurético tipo-B:** apesar de não amplamente difundida, a dosagem desse peptídeo é de extrema valia no diagnóstico de pacientes com insuficiência cardíaca. Valores > 100 pg/mL sugerem o diagnóstico de insuficiência cardíaca congestiva na sala de emergência em pacientes com dispneia aguda, com acurácia diagnóstica de 83%. Já o valor preditivo negativo de um resultado < 50 pg/mL é de aproximadamente 95%.
  - **Gasometria arterial:** o achado inicial mais comum é de hipóxia e alcalose respiratória pela hiperventilação. Em casos mais graves, além da hipóxia, poderemos encontrar acidose mista, causada por hipoperfusão periférica é hipercapnia (por fadiga respiratória)[8,10].
  - **Peptideo naturético cerebral tipo B (BNP) e NT-proBNP:** importante para o diagnóstico diferencial entre dispneia de origem cardíaca e não cardíaca, além de auxiliar o diagnóstico, prognóstico e monitoração terapêutica dos casos de insuficiência cardíaca descompensada.

- **Eletrocardiograma**

Devido a sua fácil realização, o eletrocardiograma é habitualmente o primeiro exame que dispomos na avaliação dos pacientes com edema agudo de pulmão. Podem-se observar as alterações do ritmo (bradi ou taquiarritmias), sinais de isquemia miocárdica (alterações dinâmicas do segmento ST, incluindo infarto do miocárdio com supradesnivelamento do segmento ST) e a presença de alterações que indiquem cardiopatia prévia (sobrecarga de câmaras, bloqueios da condução intraventricular, presença de ondas "q" patológicas).

Entre as principais afecções que levam ao edema agudo de pulmão e que apresentam alterações no eletrocardiograma, podemos citar as cardiopatias orovalvares, sendo a estenose mitral a causa mais comum[5,10].

- **Ecocardiograma**

Importante exame para diagnosticar etiologia, na dúvida entre edema agudo de pulmão cardiogênico e não cardiogênico e acompanhamento terapêutico. Podem-se observar complicações mecânicas do infarto agudo do miocárdio, como comunicação interventricular, aneurisma de ventrículo esquerdo, disfunção e ruptura de músculo papilar, etc[7,8].

- **Monitoração hemodinâmica invasiva**

Indicada quanto à deterioração do quadro clínico, uso de altas doses de drogas vasoativas e na incerteza quanto ao diagnóstico de edema agudo de pulmão cardiogênico ou não cardiogênico[7,8].

Dados de pressão capilar pulmonar normal e elevação de pressão venosa central sugerem edema agudo de pulmão não cardiogênico. Elevação de pressão capilar pulmonar sugere um quadro cardiogênico[7,8].

- **Cinecoronariografia**

Pacientes com edema agudo de pulmão por insuficiência coronariana aguda deverão ser submetidos a uma abordagem invasiva precoce, visando ao tratamento percutâneo da artéria culpada. Da mesma maneira, a refratariedade do edema agudo de pulmão ao tratamento clínico na suspeita de insuficiência coronária aguda é justificativa para realização de estudo angiográfico de urgência[8].

Tratamento

Abordaremos neste capítulo apenas o tratamento do edema agudo de pulmão cardiogênico por se tratar de uma emergência hipertensiva, lembrando que no edema agudo de pulmão não cardiogênico o tratamento deverá ser focado no suporte clínico e ventilatório adequados[4].

A terapia deverá focar três objetivos principais: reduzir o retorno venoso (pré-carga), diminuir a resistência vascular sistêmica (pós-carga) e prover suporte inotrópico em pacientes hipotensos[10].

Inicialmente, o paciente deverá ser posicionado sentado ou semissentado com as pernas pendentes com o intuito de reduzir o retorno venoso.

Tratamento medicamentoso

- **Oxigenoterapia**

Administra-se oxigênio a 100% em máscara facial ou de efeito Venturi, com frações inspiradas de oxigênio de até 60%, para manter saturação periférica de oxigênio > 95%.

- **Vasodilatadores**

Inicia-se com nitroglicerina, por ser mais efetivo, previsível e de rápida ação na redução da pré-carga, com menor ação na pós-carga. Poderá ser sublingual na dose de 0,4–0,6 mg a cada 5 minutos, repetidas vezes. A infusão endovenosa é de grande valia, podendo ser titulada adequadamente na dose inicial de 0,3–0,5 μg/kg/min, sempre respeitando o limite pressórico sistólico mínimo de 90 mmHg, a partir do qual poderá ser prejudicial. Doses acima de 300–400 μg/min não trarão benefício, quando então se deve utilizar outro vasodilatador[10].

Nitroprussiato de sódio é um potente vasodilatador arterial e venoso sistêmico. Esse medicamento resulta em redução da pré-carga e mais intensamente da pós-carga, com consequente aumento do débito cardíaco. Tem efeito potente no relaxamento da vasculatura lisa, recomendando-se a utilização de monitoração da pressão arterial de forma contínua. O uso prolongado de nitroprussiato de sódio pode associar-se à toxicidade por tiocianato. A dose inicial é de 0,1–0,2 μg/kg/min, podendo atingir até 10 μg/kg/min[8,10].

- **Diurético de alça**

Furosemida: administrar dose de ataque de 0,5–1 mg/kg intravenosa em 1–2 minutos em pacientes que apresentam pressão arterial sistólica > 90 mmHg. No caso de não haver resposta, dobrar a dose para 2 mg/kg e infundir em 1–2 minutos. A primeira ação da furosemida é decorrente do seu efeito venodilatador, aprisionando sangue no circuito venoso, diminuindo assim o retorno venoso e, por consequência, o trabalho do ventrículo esquerdo. A ação diurética, não menos importante, ocorre posteriormente[4].

- **Opiáceos**

Sulfato de morfina: reduz a ansiedade, diminuindo a liberação simpática, além de causar venodilatação (redução do pré-carga). Deve-se ter especial cuidado em pacientes com rebaixamento do nível de consciência e depressão respiratória, podendo levar à parada respiratória. A dose inicial é de 2 mg–5 mg, endovenoso em bolo, sendo repetida a cada 2 minutos, até a dose máxima de 15 mg. Se ocorrer depressão respiratória, deverá ser administrada naloxona na dose de 0,4 mg a cada 3 minutos, até a dose máxima de 2 mg[8,10].

Sintéticos: nestes se incluem a meperidina ou petidina cuja função é similar à morfina. A dose de meperidina é de 75 mg–100 mg por via endovenosa, o que equivale a 100 mg de morfina. Utilizam-se 30 mg por dose até atingir o efeito necessário[8].

- **Inibidores da enzima de conversão da angiotensina**

Alguns estudos mostram que seu uso está associado à redução da taxa de admissão nas unidades de terapia intensiva, além de diminuir a taxa de necessidade de intubação traqueal. Entre os efeitos hemodinâmicos, incluem-se a redução da pós-carga, melhora no volume sistólico e no débito cardíaco, além de leve redução na pré-carga. Em situações de emergência dá-se preferência ao captopril por via sublingual ou oral, na dose de 25 mg, sendo seus efeitos iniciados em cerca de 10 minutos[8].

- **Suporte inotrópico**

Dobutamina: é considerado um agente agonista dos receptores beta-1, com algum grau de atuação nos receptores beta-2 e mínimo efeito alfa-receptor. Por via endovenosa, tem significativo efeito inotrópico positivo e leve efeito cronotrópico. Também induz leve vasodilatação periférica, com significativo aumento do débito cardíaco. Pode ser usado em associação com nitroglicerina no infarto agudo do miocárdio para reduzir a pré-carga e aumentar o débito cardíaco. De modo geral, evita-se sua utilização em pacientes com pressão arterial sistólica < 80 mmHg, por seu efeito vasodilatador periférico. Sua dose inicial é de 2,5–5 µg/kg/min, podendo atingir até 20 µg/kg/min[7,8].

Dopamina: é uma catecolamina cujas ações terapêuticas no miocárdio e na vasculatura periférica são dose-dependentes. Na dose de 0,5–5 µg/kg/min agem nos receptores dopaminérgicos, causando vasodilatação do leito vascular esplâncnico e renal com consequente aumento da diurese. Doses de 5–10 µg/kg/min estimulam os receptores betamiocárdicos, causando aumento da contratilidade e da frequência cardíaca. Quando em altas doses, isto é, entre 15–20 µg/kg/min, causam estimulação dos receptores alfa-adrenérgicos, resultando em vasoconstrição periférica e aumento da pressão arterial. Em doses acima de 10 µg/kg/min, provocam aumento da demanda de oxigênio miocárdico, podendo levar à isquemia e às arritmias complexas.

Noradrenalina: é uma catecolamina com ação em receptores alfa-adrenérgicos com significativo aumento na pós-carga, sendo a droga útil para pacientes com hipotensão (pressão arterial sistólica < 60 mmHg). Pode causar efeitos deletérios potenciais, como indução de isquemia miocárdica, além de poder reduzir o débito cardíaco; portanto, assim que a pressão arterial for restabelecida, outras medicações deverão ser introduzidas para mantê-lo. A dose inicial é de 0,5–1 µg/kg/min, não devendo exceder 30 µg/kg/min[8].

- **Inibidores de fosfodiesterase**

São medicamentos cujo mecanismo de ação é o aumento dos níveis de AMP cíclico que resultará em um efeito inotrópico positivo sobre o miocárdio, em vasodilatação periférica, e também reduzindo a resistência vascular pulmonar. Os efeitos hemodinâmicos são similares ao da dobutamina.

Milrinona: a dosagem terapêutica é de 50 µg/kg, via endovenosa, administrada em 10 minutos, seguida por infusão contínua de 0,375–0,75 µg/kg/min;

Amrinona: inicia-se com a dose de 0,75 μg/kg em 2–3 minutos, seguida pela infusão de 5–10 μg/kg/min. De acordo com a resposta terapêutica, poderá ser administrada uma segunda dose de 0,75 μg/kg após 30 minutos. Esses medicamentos não são utilizados de forma rotineira no tratamento do edema agudo de pulmão[8].

Suporte ventilatório

- **Suporte ventilatório não invasivo**

Quando o tratamento inicial não atinge a estabilidade clínica e/ou respiratória adequada, a ventilação não invasiva (VNI) torna-se imperativa.

Aplicação de pressão positiva por máscara tem sido sugerida como uma modalidade terapêutica efetiva no tratamento de edema agudo de pulmão cardiogênico, que deve ser associado ao tratamento medicamentoso convencional, por proporcionar uma recuperação mais rápida dos dados vitais e gasométricos, quando comparada ao tratamento convencional com oxigênio administrado por máscara. Alguns trabalhos mostram uma redução da necessidade de intubação traqueal e ventilação mecânica. São múltiplos os mecanismos envolvidos na melhora do desconforto respiratório dos pacientes com edema agudo de pulmão pelo uso de pressão positiva, como a melhora da hipoxemia, a redução da pré-carga e da pós-carga do ventrículo esquerdo e aumento da complacência pulmonar devido ao recrutamento das unidades alveolares previamente colabadas[11].

Existem duas formas de se aplicar pressão positiva respiratória de forma não invasiva: por meio de máscara com pressão positiva contínua em vias aéreas ou pela ventilação em dois níveis de pressão. No caso de pressão positiva contínua em vias aéreas, o valor de pressão predeterminado permanece constante durante todo o ciclo respiratório, e o trabalho respiratório é inteiramente realizado pelo paciente. Durante a ventilação com dois níveis de pressão, a pressão é maior durante a inspiração e diminui para um nível mais baixo durante a expiração. Trata-se, portanto, de uma modalidade que assiste a inspiração e, com isso, reduz o trabalho respiratório do paciente de forma direta[11].

O paciente submetido à VNI deve ser capaz de gerar ao menos parte do trabalho respiratório para garantir uma ventilação alveolar adequada. O sucesso da técnica depende da familiarização da equipe com a ventilação não invasiva, da seleção adequada do paciente, da adaptação da máscara ao paciente e principalmente de sua cooperação[12].

São contraindicações para o uso de ventilação não invasiva:

- Parada cardiorrespiratória.
- Infarto agudo do miocárdio.
- Instabilidade hemodinâmica, arritmia cardíaca grave.
- Alteração de sensório exceto doença pulmonar obstrutiva crônica/agitação.
- Sangramento gastrointestinal alto.
- Cirurgia, trauma ou deformidade facial.
- Cirurgia esofágica ou de via aérea alta.
- Obstrução de via aérea alta.
- Incapacidade de cooperar, proteger vias aéreas e manejar secreções.
- Distensão abdominal e vômitos.
- Pneumotórax não drenado[13].

- **Suporte ventilatório invasivo**

O uso da intubação endotraqueal seguida de ventilação mecânica reserva-se para pacientes que evoluem com falência respiratória caracterizada por letargia, ansiedade exacerbada, sudorese profusa e fadiga ou com comprometimento hemodinâmico muito importante. Nesses casos, a ventilação mecânica deverá maximizar a oxigenação miocárdica, por meio da otimização da fração inspirada de oxigênio, além da PEEP (pressão expiratória final positiva), entre outras[8].

Tratamento de arritmias

Devem ser tratadas agressiva e precocemente. As taquiarritmias são as mais comumente encontradas. Pacientes com disfunção ventricular ou com valvopatias podem beneficiar-se de digitálicos, cujo protótipo é o Cedilanide na dose de 0,4 mg, via endovenoso, podendo repetir-se a dose após 20 minutos. A presença de colapso circulatório requer cardioversão elétrica, na tentativa de retorno ao ritmo sinusal (que promove acréscimo de 25%–30% no débito cardíaco), primordial nessa situação clínica. Porém, é muito importante estabelecer o diagnóstico diferencial entre taquicardias ventriculares e supraventriculares com aberrância de condução, que podem ser debeladas de formas diferenciadas. Em casos de bradiarritmias graves com choque circulatório utiliza-se o marca-passo[8].

Assistência de enfermagem

Relacionada à insuficiência respiratória

- Identificar os sinais e sintomas com exame físico focado na ausculta pulmonar e cardíaca. Observando presença de estertores crepitantes, presença de terceira e quarta bulha cardíaca.
- Deixar o paciente, na medida do possível, na posição sentada com as pernas para fora da cama, o que faz com que exista uma redução do retorno venoso pelo aprisionamento de sangue e pelo efeito da gravidade.
- Puncionar acesso venoso periférico, iniciar monitoração cardíaca e oximetria de pulso, ofertar oxigênio com máscara com reservatório (fração inspirada de oxigênio de 100%)[4].
- Monitorar índices de falência respiratória iminente (diminuição PaO_2, fadiga de musculatura respiratória).
- Administrar morfina conforme orientação médica, mantendo vigilância, pois pode levar a uma diminuição do esforço respiratório com consequente retenção de CO_2 e rebaixamento do nível de consciência[7].
- Manter material preparado para possível intubação orotraqueal em caso de falência respiratória.

Relacionada à ansiedade

- Monitorar a ansiedade, ajudar o paciente a identificar as situações preceptoras de ansiedade, explicar todos os procedimentos, inclusive sensações que provavelmente o paciente terá durante o procedimento[14]. Administrar morfina conforme prescrição médica.
- Monitorar a ansiedade do paciente relacionada à necessidade de terapia com oxigênio[14].

Relacionada à hipertensão, hipotensão e arritmia

- Controle rigoroso de pressão arterial, quando em uso de dopamina, noradrenalina, nitroglicerina e nitroprussiato de sódio administrar em bomba de infusão, sendo esse último fotossensível e pode causar intoxicação por tiocianato[15];
- Controle rigoroso de débito urinário (sondagem vesical de demora), já que o tratamento medicamentoso é feito também com uso de diurético. Avaliar o potássio sérico.
- Monitorar presença de arritmias, realizar eletrocardiograma de 12 derivações, se necessário, e observar se o paciente apresenta dor torácica ou síncope associada à arritmia[9].

Protocolo para atendimento do edema agudo de pulmão

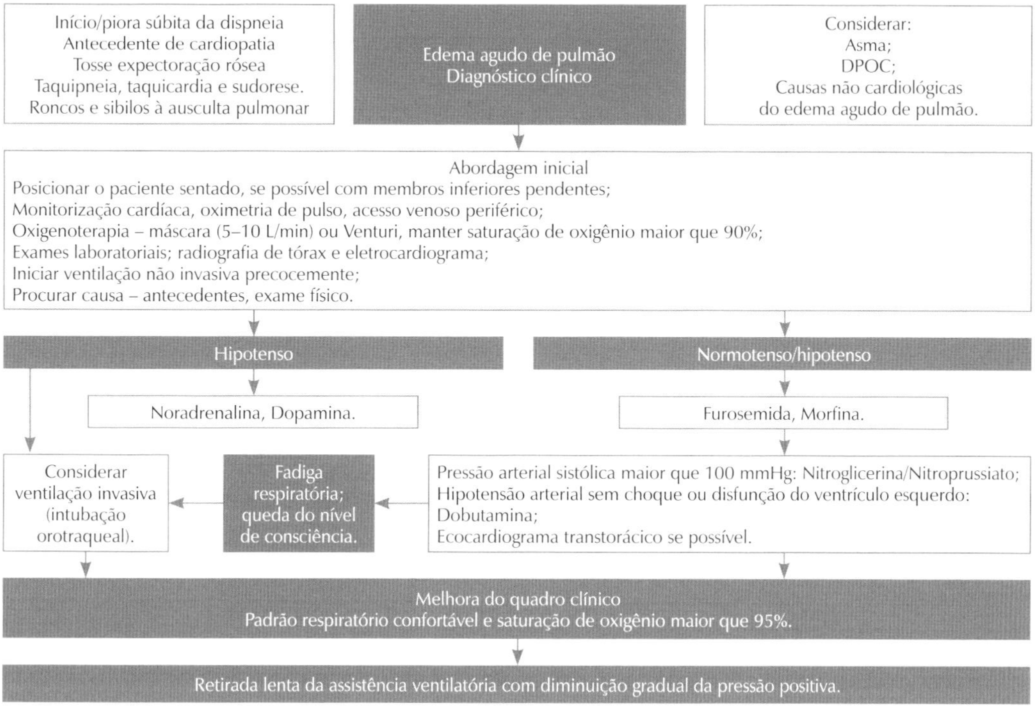

Morbidade e mortalidade

A taxa de mortalidade no edema agudo de pulmão encontra-se na faixa de 15%–20%, porém, nos pacientes com diagnóstico de infarto agudo do miocárdio chega a atingir cerca de 40% e, se houver choque cardiogênico associado, pode chegar até a 80%[8].

Quando a pressão capilar pulmonar se eleva, ainda que por pouco, acima do nível crítico necessário para manter a pressão intersticial negativa, pode ocorrer edema pulmonar letal dentro de horas ou mesmo no período de 20–30 minutos, caso a pressão capilar se eleve para 25–30 mmHg acima do nível de segurança. Dessa maneira, na insuficiência cardíaca esquerda aguda, na qual a pressão capilar pulmonar ocasionalmente chega a 50 mmHg, ocorre a morte em menos de meia hora por edema pulmonar agudo[16].

Considerações finais

O edema pulmonar é uma síndrome clínica que pode resultar de causas diversas. No entanto, as alterações fisiopatológicas finais são semelhantes e decorrem do acúmulo de fluidos nos espaços alveolares e intersticiais dos pulmões, resultando em hipoxemia, complacência pulmonar diminuída, trabalho respiratório aumentado e relação ventilação-perfusão anormal.

A identificação do edema pulmonar em suas fases iniciais, assim como o controle de suas causas predisponentes, é de grande importância para o início de um tratamento rápido.

Cabe ao enfermeiro realizar um exame físico rápido e focado, tomando como conduta inicial o posicionamento adequado do paciente, instalação de acesso venoso, monitoração cardíaca e oximetria de pulso, solicitando avaliação da equipe médica e de fisioterapia.

O controle da ansiedade do paciente deverá ser realizado com morfina e acima de tudo com orientação sobre qualquer procedimento que seja realizado e com a presença constante da equipe de enfermagem junto a esse paciente.

Dissecção de aorta

Introdução

As doenças cardiovasculares constituem a principal causa de óbito nos países desenvolvidos e também em muitos países em desenvolvimento[18].

A hipertensão arterial está presente na quase totalidade dos pacientes no momento da dissecção aórtica, independentemente da sua localização[19].

Entre as patologias que se manifestam com dor torácica é a de maior letalidade[20].

A dissecção da aorta foi mencionada pela primeira vez na Idade Média por Sennertus, que descreveu a separação das camadas das paredes da aorta. Em 1756, Morgani relatou vários casos em que o sangue penetrava nas paredes do vaso causando o que ele chamou de *ecchymosi*. Quarenta anos mais tarde, Maunoir descreveu mais detalhadamente a patologia, usando o termo dissecção. René Laennec, em 1826, usou a expressão *aneurisme dissequant* na descrição de uma dilatação aneurismática em uma dissecção crônica[21]. O primeiro diagnóstico de pré-morte foi feito, em 1856, por Swaine e Latham, um grande feito, já que isso ocorria muito raramente até 1850, quando se admite que a doença era diagnosticada durante a vida em não mais que 11% dos casos[22].

Várias tentativas de correção cirúrgica foram tentadas: a fenestração, em 1935, por Gurin, Bulmer e Derby; o envolvimento da zona dissecada com celofane, por Crowell, em 1921, Abbot, em 1948, e Pulin, em 1949; a sutura do orifício de dissecção em um caso de dissecção da aorta abdominal por Johns em 1953[22].

A era da moderna cirurgia iniciou-se em 1955 com DeBakey, que ressecou a porção da aorta comprometida, reaproximou as camadas das paredes da aorta e restabeleceu a continuidade pela sutura término-terminal dos cotos aórticos obliterando, assim, a falsa luz[22].

Wheat esclareceu a hemodinâmica das dissecções e estabeleceu os métodos terapêuticos visando controlar a hipertensão e a força contrátil do coração no tratamento medicamentoso das dissecções[22].

Há 40 anos, a mortalidade nas primeiras 24 horas era de cerca de 21%, sendo que, após 30 dias, apenas 8% dos pacientes permaneciam vivos, refletindo a história natural da dissecção aguda de aorta na ausência de terapêutica apropriada[18].

Dez anos depois, a mortalidade relatada ainda era de 50% nas primeiras 48 horas (ou 1% por hora), sendo que 20% dos pacientes faleciam antes da chegada ao hospital[18].

A incidência da doença tem aumentado de forma expressiva, devido ao diagnóstico mais fácil[23]. O processo tecnológico e particularmente o dos métodos de imagem, na última década, foi fundamental para que o diagnóstico mais precoce e efetivo dessa condição fosse possível, com direta repercussão na curva de sobrevida acima descrita[18].

Acentuada melhora prognóstica pode ser observada com o advento da terapia clínica e cirúrgica nos últimos 30 anos[18].

Definição

Embora a expressão aneurisma dissecante continue a ser empregada para caracterizar a doença em sua fase aguda, isso não é correto, já que inicialmente se tem apenas a dissecção local, que pode levar ao posterior enfraquecimento das paredes do vaso e à formação do aneurisma, que é considerado como complicação, em geral já na fase crônica da doença[24].

A dissecção da aorta caracteriza-se pela presença de delaminação de suas camadas, provocada por uma onda de sangue que, impulsionada pela pressão arterial, infiltra-se na parede da aorta através de um orifício intimal, separando-a em uma parede fina, mais externa e uma lâmina que corresponde aos dois terços internos da parede (*flap* "intimal"). Geralmente são observados orifícios de reentrada distal, redirecionando o fluxo para o lúmen verdadeiro, criando-se uma ou mais luzes paralelas (falso lúmen)[24]. O local da laceração intimal ocorre preferentemente nos pontos onde existe maior energia cinética do sangue, o início da dissecção é transversal. Uma vez que se iniciou, a progressão da dissecção pode ser distal, retrógrada ou ocorrer em ambos os sentidos e avançar por extensão variável[25].

A extensão, padrão de reentrada e acometimento de ramos arteriais secundários conferem à doença sua característica apresentação multiforme[24].

Em trabalhos clínicos, a incidência da dissecção é maior do tipo B, com aproximadamente 60%. Já os estudos anatomopatológicos dão maior incidência para o tipo A, com 60% a 70% dos casos, o que é facilmente compreensível pelo prognóstico diferente e pior para as dissecções proximais ou do tipo A[22].

Etiologia

A degeneração da média faz parte do processo geral de envelhecimento do indivíduo e é encontrada nos indivíduos com necrose cística da média da síndrome de Marfan. Dissecção da aorta é uma das causas mais importantes de mortalidade em pacientes com a síndrome de Marfan. Além dessa, outras doenças genéticas com alteração do tecido elástico, como a síndrome de Turner, Noonan e Ehlers-Danlos, podem causar dissecção da aorta[22].

Outro fator comumente associado é a hipertensão arterial, presente em dois terços dos pacientes com dissecção proximal e na maioria daqueles com dissecção distal. Embora a dissecção seja prevalente no sexo masculino, ela também ocorre no sexo feminino[22].

A ocorrência de dissecções em pacientes com válvulas aórticas bicúspides e unicúspides é cinco vezes mais frequente do que nos indivíduos com válvulas normais[21].

A gravidez é causa importante de dissecções que ocorrem em mulheres antes dos 40 anos de idade. Geralmente ocorrem no terceiro trimestre da gravidez, tendo como causas a hipervolemia, a hipertensão e as alterações hormonais que podem alterar a parede da aorta nesse período[21].

O traumatismo da aorta torácica, a exemplo dos que ocorrem em decorrência de desacelerações violentas, como em quedas de elevadores, acidentes de trânsito etc., pode levar à formação de falsos aneurismas que, em última análise, são dissecções localizadas (hematoma traumático). As dissecções podem também ser iatrogênicas, provocadas pelo manuseio dos vasos, como ocorria com certa frequência durante a circulação extracorpórea com canulação da artéria femoral, hoje praticamente abandonada. As causas da dissecção aórtica são várias, durante e após cirurgias cardíacas é um fenômeno raro e fatal, com prevalência de 0,16% observada em revisão de 14.877 pacientes e acima de 0,6% em pacientes submetidos à operação valvar aórtica. A mortalidade da dissecção durante a cirurgia é alta, variando entre 20% e 50% e necessitando de tratamento imediato[6]. A aorta também pode dissecar artérias de menor calibre, como ocorre nas artérias renais, carótidas e, em especial, nas coronárias, durante seu manuseio com cateteres para fins diagnósticos ou para colocação de *stents* intracoronarianos[22].

Independentemente da causa desencadeante, a dissecção aórtica aguda ocorre subitamente em indivíduo aparentemente sadio[22].

Fisiopatologia

A aorta é uma estrutura forte, e a sua resistência à dissecção intramural foi objeto de inúmeros estudos experimentais. Halliday e Robertson, testando a formação de um "hematoma" na parede da aorta, injetaram água na camada média da aorta e observaram que a menor pressão requerida foi de 230 mmHg e a mais alta foi de 975 mmHg, com média de 566 mmHg. Nenhuma relação foi encontrada entre resistência da parede à dissecção e a idade, sexo, presença de placa de ateroma, cardiomegalia e o tempo decorrido após a morte do paciente e o procedimento[26].

Existem dois mecanismos primordialmente descritos.

Laceração intimal

A formação de uma solução de continuidade na túnica íntima da aorta acarretaria a exposição da túnica média subjacente (geralmente acometida por necrose cística) à pressão de pulso do fluxo sanguíneo intraluminal, clivando-a longitudinalmente, ocasionando a sua dissecção[18].

Hemorragia intramural

A hemorragia intramural decorreria de ruptura do *vasa vasorum* para o interior da túnica média da aorta, com laceração secundária da túnica íntima, favorecendo a ocorrência da dissecção[18].

A extensão da dissecção é variável, geralmente ocorrendo de forma anterógrada, mas também podendo progredir retrogradamente ao sítio de lesão intimal. O sangue contido no interior da parede aórtica cria um falso lúmen de onde podem originar-se novos orifícios de entrada e saída de sangue para a parede da aorta, acarretando novos sítios de laceração intimal[18].

Tal mecanismo cria verdadeiros retalhos (*flaps*) de íntima (porção interna da parede aórtica dissecada)[18].

Com a progressão do fluxo de sangue pela aorta dissecada há progressivo colabamento da sua luz verdadeira com posterior isquemia da aorta, seus ramos e órgãos relacionados. Nesses casos de dissecção aórtica clássica, o diâmetro da luz verdadeira é habitualmente inferior ao da luz falsa em decorrência dos diferenciais de pressão intraluminal[18].

Classificação

A classificação da doença tem por objetivo identificar aqueles pacientes cuja mortalidade é muito alta na fase aguda e nos quais a indicação cirúrgica é obrigatória e de urgência, diferenciando-os daqueles que, caso se apresentem sem complicação, podem ser tratados clinicamente, uma vez que não foi comprovado benefício (com relação à melhora de mortalidade) no tratamento cirúrgico[22].

Quanto à topografia da dissecção

Tal classificação deriva do fato de a maioria das dissecções se originar de dois sítios principais:

- Na aorta ascendente, poucos centímetros acima do plano da valva aórtica;
- Na aorta descendente, distalmente à origem da artéria subclávia esquerda, no sítio do *ligamentum arteriosum*[1].

Cerca de 65% das dissecções ocorrem na aorta ascendente, 20% na descendente, 10% no arco aórtico e 5% na aorta abdominal[18].

Existem três sistemas de classificação quanto à topografia da dissecção:

Classificação de DeBakey (1982): Tipo I quando a dissecção origina-se na aorta ascendente entendendo pelo menos até o arco e frequentemente até a aorta descendente; Tipo II quando envolve apenas a aorta ascendente e Tipo III quando se origina na descendente progredindo geralmente em segmentos distais ou menos frequentemente se estendendo retrogradamente ao arco e aorta ascendente. Reul e Cooley subdividiram o Tipo III de DeBakey, em A, quando a aorta descendente torácica é acometida, ou B, quando há acometimento/extensão para a aorta abdominal[18];

Outra classificação que simplifica a anterior foi proposta por Daily, da *Stanford University*, em 1965, e que denomina de tipo A a dissecção que envolve a aorta ascendente, independentemente de o local de início da dissecção ser na própria aorta ascendente, na transversa ou na descendente, com dissecção retrógrada associada ou não. No tipo B, a dissecção é confinada à aorta descendente com extensão abdominal ou não[22].

Classificação Descritiva ou Anatômica: Proximal incluindo os Tipos I e II de DeBakey ou Tipo A de Stanford e Distal incluindo o Tipo III de Debakey ou Tipo B de Stanford[18].

Quanto ao tempo de ocorrência da dissecção

A importância do intervalo entre a instalação dos sintomas e a avaliação clínica decorre da redução progressiva da mortalidade e risco de progressão da dissecção ao longo do tempo ou à medida que se afasta do evento inicial, modificando a estratégia terapêutica[18].

Quanto ao tempo de evolução, as dissecções são consideradas agudas quando menos de 15 dias se passaram entre o seu início e o momento do diagnóstico. A partir dos 15 dias, as dissecções são chamadas de crônicas. A maior parte das mortes ocorre na fase aguda nas dissecções não tratadas[22].

Diagnóstico

Quadro clínico

Acomete mais frequentemente homens, e a proporção homens/mulheres varia de 2:1 a 5:1. Ocorre mais comumente entre os 45 e 70 anos de idade, podendo ocorrer em indivíduos jovens, porém é mais frequente entre os 50 e 55 anos para os casos de dissecção proximal e entre 60 e 70 anos para a distal[26].

Nas várias manifestações clínicas em que se pode apresentar a dissecção, o sintoma mais frequente é a dor, de início quase sempre súbito, de grande intensidade, contínua e descrita como uma sensação de "rasgar" ou de "dilacerar", acompanhada de sudorese e hipotensão, localizada inicialmente na região anterior do tórax e irradiada para mandíbula, pescoço e dentes. À medida que a dissecção na aorta avança pelo vaso, a dor passa a ser sentida no dorso, na região interescapulovertebral, região lombar, podendo avançar para a porção proximal dos membros inferiores. Isso ocorre em 70% dos pacientes com dissecção tipo A. No tipo B a dor costuma iniciar-se no dorso e estar ausente na porção anterior do tórax, irradiando-se distalmente junto com o avanço anatômico da dissecção[22].

A apresentação de dor torácica aguda na sala de emergência torna o diagnóstico diferencial com infarto agudo do miocárdio imperativo, com a intenção de se realizar a conduta terapêutica mais precisa[27]. A dor na dissecção é, geralmente, muito intensa e com localização e radiação semelhante à do infarto agudo do miocárdio. Outra característica frequente é que a dor é intensa, desde o seu início, persistindo com a mesma intensidade, em contraste com a dor do infarto agudo do miocárdio, que costuma ter início bem menos intenso e aumentar progressivamente (padrão em crescendo)[28].

A hipertensão arterial é o fator predisponente mais comum presente em 62% a 78% dos pacientes com dissecção, sendo a dissecção proximal mais frequente do que a distal em uma apresentação inicial (70% *vs* 35%), como visto nesse caso. Hipertensão severa com pressão diastólica de até 160 mmHg foi encontrada em pacientes com dissecção distal. Essa hipertensão severa pode ser secundária à isquemia renal[29].

A insuficiência aórtica concomitante encontrada no presente caso pode ser decorrente de dilatação da porção inicial da aorta com alargamento do seu anel (dificultando a coaptação dos folhetos); pressão do folheto para baixo da linha de coaptação, pelo hematoma; desabamento do suporte anular ou prolapso da delaminação da íntima em direção ao ventrículo esquerdo durante a diástole[28].

No exame físico, pacientes com dissecção aórtica podem parecer estar em choque. Porém, mais de metade dos pacientes com dissecção distal são hipertensos. Hipotensão sugere tamponamento cardíaco (ruptura para dentro do pericárdio), ruptura da dissecção para dentro do espaço intrapleural ou intraperitoneal ou oclusão das artérias braquiais, resultando em "pseudo-hipertensão". A perda dos pulsos periféricos é uma pista importante para a presença de uma dissecção aórtica. Isso ocorre em aproximadamente metade dos pacientes com dissecção proximal e significativa envolvimento dos vasos braquiocefálicos. Apenas um sexto dos pacientes com dissecção distal tem diminuição de pulso periférico[29].

A ocorrência de sopro de regurgitação aórtica é forte indício de dissecção com perda de sustentação da valva aórtica[22].

Ocasionalmente o paciente apresenta-se com síncope que, sem sinais neurológicos, pode ser consequência da ruptura da aorta ascendente para dentro do pericárdio, com tamponamento cardíaco. A morte súbita não é tão frequente na dissecção como se poderia esperar, ocorrendo entre 3% e 5% dos casos[22].

Fazem ainda parte do quadro clínico da dissecção o acidente vascular cerebral consequente à dissecção e a oclusão dos vasos que suprem o cérebro; a isquemia visceral pela extensão da dissecção no tronco celíaco ou artéria mesentérica superior; o infarto agudo do miocárdio por oclusão ou avulsão das coronárias, em geral à direita, sendo muito importante diagnosticar o infarto agudo do miocárdio como parte do quadro da dissecção e não como entidade isolada, evitando tratá-lo, então, com reperfusão trombolítica, que traria graves consequências para portadores de dissecção[28].

Achados físicos adicionais incluem a síndrome de Horner, causada por compressão do gânglio simpático cervical, manchas nos flancos, o que sugere ruptura do aneurisma no espaço retroperitoneal, e infarto do miocárdio devido à dissecção das artérias coronariana[29].

Outras manifestações menos frequentes de dissecção aórtica incluem paralisia de cordas vocais por compressão do nervo laríngeo recorrente esquerdo, compressão das artérias pulmonares pela aorta em expansão e bloqueio cardíaco completo pela extensão do hematoma aórtico para a área do nodo atrioventricular. Também foram descritas hemoptise por ruptura para a árvore traqueobrônquica e hematêmese por perfuração para dentro do estômago[29]

Congestão pulmonar, associada à elevação dos níveis pressóricos ou desenvolvimento de insuficiência aórtica aguda[20].

Paraplegia, associada à dissecção que se estende à aorta torácica descendente e acomete ramos intercostais que irrigam segmentos T7–T9 da medula vertebral[20].

Dor ou distensão abdominal, associada à dissecção que se estende para a aorta abdominal e acomete a artéria mesentérica superior[20].

Isquemia de membro inferior, associada à extensão da dissecção para artérias ilíacas com obstrução importante do fluxo para o membro acometido[20]. O exame físico pode revelar assimetria de pulsos periféricos; em 50% dos casos de dissecção do tipo A ocorrem alterações em um ou mais pulsos, e apenas em 16% no tipo B[25].

Febre, atribuída à liberação de substâncias pirogênicas pelo hematoma e pelas regiões isquêmicas, pode estar presente e ser de longa duração[21].

Exames diagnósticos

- **Eletrocardiograma**

O eletrocardiograma, feito rotineiramente no primeiro atendimento, tem seu maior valor quando se apresenta normal. Quando ocorrem alterações sugestivas da repolarização ventricular ou mesmo infarto do miocárdio, a atenção deve ser redobrada para não se deixar mascarar o principal diagnóstico que é a dissecção aórtica aguda[21]. Na dissecção tipo A pode ocorrer envolvimento da artéria coronária direita com a presença de corrente de lesão em DII, DIII e aVF[20].

Vantagens: permite avaliar a presença de corrente de lesão aguda do miocárdio (diagnóstico diferencial com infarto agudo do miocárdio)[20].

- **Radiografia de tórax**

A radiografia de tórax simples é outro exame rotineiro e útil quando analisado em virtude de suspeita de dissecção, podendo mostrar aumento de área cardíaca, alargamento mediastinal, derrame pleural, principalmente esquerdo, e mesmo congestão pulmonar pelo quadro de insuficiência cardíaca em instalação[21].

Vantagens: rápido, baixo custo e não invasivo[20].

Desvantagem: pode ser normal em 10%–40% dos casos com dissecção aórtica[20].

- **Ecocardiograma**

Pode identificar: fenda intimal (*flapping*), presença de falsa luz, refluxo aórtico (quantificando sua intensidade), derrame pericárdico, hematoma intramural e mediastinal[20].

Vantagens: o exame transtorácico pode ser realizado à beira do leito, sendo não invasivo e de custo acessível. O exame transesofágico é semi-invasivo, com alta sensibilidade (98%) e especificidade (98%) para o diagnóstico, quando realizado por equipe experiente; permite a visualização de fluxo entre as luzes verdadeira e a falsa. É o exame de eleição em pacientes instáveis[20].

Desvantagens: necessita de experiência do examinador. A sedação é necessária nos exames transesofágicos. O exame transtorácico tem valor limitado em pacientes obesos, enfisematosos ou em ventilação mecânica[20].

- **Tomografia computadorizada de tórax**

Permite identificar: luz falsa e luz verdadeira, derrame pleural, hematoma periaórtico. Avalia o diâmetro da aorta, bem como o acometimento de ramos viscerais da aorta[20].

Vantagens: alta sensibilidade e especificidade para o diagnóstico, não invasivo, disponível em vários hospitais. É o exame de imagem mais utilizado como primeira opção nos casos suspeitos[20].

Desvantagens: é obrigatório o uso de contraste endovenoso. Não possibilita avaliar a presença de insuficiência aórtica e não localiza a fenda intimal com segurança[20].

- **Ressonância magnética**

Excelente definição da localização e extensão da dissecção, sendo possível localizar a fenda intimal e avaliar o acometimento dos ramos da aorta[20].

Vantagens: não invasiva, não utiliza contraste nefrotóxico. Alta sensibilidade para o diagnóstico[20].

Desvantagens: pouco acessível, demorada, difícil utilização em pacientes instáveis. Não pode ser realizada em pacientes com prótese metálica ou com marcapasso[20].

- **Aortografia contrastada**

Permite localizar a fenda intimal e as luzes verdadeira e falsa. Avalia a extensão da dissecção, a presença de reentrada e o acometimento de ramos da aorta, assim como a presença de úlcera aórtica[21].

A aortografia contrastada, considerada durante muito tempo como o padrão-ouro para diagnóstico das afecções da aorta, exige também instalações e pessoal especializado, é invasiva, utiliza contraste iodado que pode provocar ou aumentar as lesões renais em pacientes quase sempre em más condições e hoje só tem indicação em serviços onde os outros meios de diagnóstico não estejam disponíveis[22].

Diagnóstico diferencial

O diagnóstico diferencial de dissecção aórtica aguda inclui infarto agudo do miocárdio, embolia pulmonar, acidentes vasculares encefálicos, regurgitação aórtica aguda, aneurisma torácico não dissecante, cistos ou tumores mediastinais, pericardite, colecistite, pleurite, dor musculoesquelética e embolia aterosclerótica[28].

O diagnóstico diferencial com infarto agudo do miocárdio é importante, uma vez que a administração de agentes fibrinolíticos (que está indicada nos pacientes com infarto do miocárdio), em pacientes com dissecção aórtica pode ter consequências catastróficas[21].

Tratamento

O tratamento inicial do paciente portador de dissecção aórtica aguda, em virtude da gravidade e dramaticidade do quadro, exige decisões rápidas e bem orientadas, visando estabilizar o doente e preservá-lo o suficiente para que o diagnóstico de certeza e a extensão do quadro sejam feitos e a conduta decorrente escolhida com acerto. A finalidade, portanto, é estabilizar o quadro, evitando, dentro do possível, uma extensão da área dissecada, com comprometimento maior de estruturas nobres como a valva aórtica, as artérias coronarianas, os vasos cerebrais e medulares, a ruptura extrapericárdica ou as complicações que se sucedem e levam o paciente ao óbito em 50% dos casos nas primeiras 24 horas nos casos não tratados[23].

Tratamento medicamentoso

O controle da dor se impõe de imediato, já que ela é desde o início o sintoma prevalente e característico, e é feito em geral com cloridrato de morfina em doses individualizadas[22]. Morfina 4 mg endovenoso inicialmente e após 2 mg–4 mg conforme a necessidade[20].

A seguir, com base no fato que dissecção aguda em sua evolução maligna é dependente da presença da hipertensão arterial e da força da contração do ventrículo esquerdo, que determina a velocidade de aceleração do sangue, gerando na aorta forças esgarçantes de suas paredes, Wheat, Palmer e cols. sugeriram, em 1965, o uso de medicamentos eficazes no controle da hipertensão arterial e na diminuição da contratilidade ventricular esquerda (dP/dt). Essa orientação permite uma estabilização da dissecção, enquanto o diagnóstico progride ou se providencia o transporte do paciente, agora em melhores condições, para centros de tratamento mais especializados[21].

Assim, o controle imediato da pressão arterial deve ser feito com medicamentos endovenosos de ação rápida e controlável, como o nitroprussiato de sódio, que é potente vasodilatador periférico, de uso endovenoso contínuo, provoca hipotensão imediata, mas apenas durante a infusão do medicamento. É usado na dose de 0,1 até 6 µg/kg/min para manter a pressão arterial sistólica entre 100–120 mmHg ou mais baixo, em níveis apenas suficientes para uma adequada perfusão cerebral, cardíaca e renal. O nitroprussiato não deve ser utilizado isolado, pois pode causar um aumento da dP/dt e acelerar a dissecção. Por isso, deve ser sempre associado aos betabloqueadores, que são agentes inotrópicos e cronotrópicos negativos e que agem pelo bloqueio competitivo dos receptores beta-adrenérgicos, atenuando a ação das catecolaminas circulantes, com redução da frequência cardíaca, da contratilidade do miocárdio e do consumo de oxigênio. Seu uso é endovenoso e exige controle permanente, e seu efeito pode durar horas e provocar broncoespasmo[22].

Os agentes betabloqueadores são: Propanolol: 0,05–0,15 mg/kg a cada 4–6 horas; Metoprolol: 5 mg a cada 10–15 minutos até um total de 15 mg: Esmolol: 0,5 mg/kg em 2–5 minutos, seguindo-se infusão contínua (0,1–0,2 mg/kg/min). Possui meia-vida relativamente menor do que os demais agentes[18].

O objetivo terapêutico na fase aguda é atingir a frequência cardíaca entre 60–80 batimentos por minuto. Na vigência de contraindicação absoluta para uso desses fármacos por comorbidades associadas (asma, doença pulmonar obstrutiva crônica acentuada), pode-se com menor benefício utilizar bloqueadores dos canais de cálcio com efeito cronotrópico negativo (Verapamil ou Diltiazem)[18].

Quando a dissecção é acompanhada de hipotensão, a reposição volêmica deve ser iniciada, desde que a função cardíaca o permita, podendo até mesmo associar-se a medicamentos. No entanto, é prolongar a sobrevida do paciente para permitir condutas mais enérgicas e definitivas[22].

Todo indivíduo acometido de dissecção aórtica aguda, tratado clínica ou cirurgicamente, deve ser seguido a intervalos curtos para manter, nos sobreviventes, os bons resultados iniciais. A possibilidade de expansão da aorta remanescente, de nova dissecção ou de formação de aneurisma tardio sempre existe e deve ser detectada precocemente e tratada principalmente nos pacientes com a síndrome de Marfan[22].

Tratamento cirúrgico

Os resultados do tratamento cirúrgico na dissecção aguda proximal ou tipo A são melhores do que aqueles obtidos apenas com tratamento clínico[22].

Discute-se, às vezes, se a cirurgia deveria ser postergada por dias ou semanas para os tecidos altamente friáveis e de difícil manuseio se reconstituírem, fortalecendo-se e permitindo uma intervenção mais segura e mais fácil. Essa atitude é enganosa e quase sempre fatal para os portadores da dissecção aguda, já que os acontecimentos são imprevisíveis e quase sempre irreversíveis, piorando muito a situação clínica de um paciente até então em condições razoáveis. A intervenção deve ser programada para a menor espera possível a partir do quadro agudo[22].

Diferentemente, nas dissecções agudas distais ou tipo B, não fica perfeitamente clara a vantagem da intervenção cirúrgica em relação ao tratamento clínico nos casos não complicados. Isso também parece ser pelo fato de que essas dissecções ocorrem em uma faixa etária mais avançada da população, com maior incidência de fatores agravantes, como a aterosclerose generalizada, doenças cardiopulmonares, neoplasias etc., levando a um pior resultado operatório. Além do mais, do ponto de vista anatômico, uma dissecção aguda iniciada após a origem da artéria subclávia esquerda costuma poupar a aorta ascendente e a croça, não causando aquelas complicações provenientes dessa localização e já enumeradas, possibilitando melhor resultado e evolução com o tratamento clínico. Na dissecção tipo B a intervenção ficaria assim indicada nos doentes complicados por dor prolongada e de difícil controle, progressão da dissecção, formação aneurismática local, sangramento, principalmente para a cavidade pleural esquerda, perda de fluxo sanguíneo para órgãos abdominais importantes, especialmente o rim esquerdo com piora da hipertensão, isquemia de membros inferiores[22].

Na cirurgia do tipo A agudo, a intervenção é realizada através de toracotomia mediana transesternal em pacientes com anestesia geral intubado e com todos os controles invasivos e não invasivos justificáveis, inclusive monitoração da atividade cerebral, se disponível, e controle da temperatura corporal com uso de colchão termopermutador. A utilização da circulação extracorpórea para controle e tratamento desses pacientes é crucial e a boa escolha do método pode representar grande diferença nos resultados[22].

Pode-se dizer apenas que se trata de operação de alto risco, de longa duração, que exige decisões corretas, conhecimentos detalhados de anatomia e das várias técnicas, muitas delas complexas e utilizadas ao mesmo tempo, além de cuidados pós-operatórios complexos. A necessidade de reintervenção nunca pode ser afastada e costuma ensombrear o resultado[22].

Tratamento endovascular

O tratamento tradicional para a dissecção de aorta consiste na intervenção cirúrgica com interposição de enxerto vascular. Essas cirurgias representam um grande trauma, com substancial mobilidade e mortalidade em um grupo de pacientes frequentemente idosos e debilitados por outras comorbidades[29].

O interesse pelo desenvolvimento de técnicas minimamente invasivas em cirurgias vem crescendo muito nos últimos anos. A década de 90 representou uma evolução tecnológica no tratamento das doenças da aorta[30].

Pacientes com dissecção aguda da aorta foram inicialmente excluídos dos estudos por se acreditar que a estrutura frágil da aorta nessa doença fosse uma contraindicação à utilização de endopróteses de estrutura rígida[31].

A indicação cirúrgica das dissecções agudas da aorta tipo A (Stanford) está bem estabelecida e existe quase unanimidade no procedimento logo que o diagnóstico for confirmado[32]. O tratamento ideal da dissecção de aorta torácica Stanford B é ainda um tema controverso. A constatação da elevada mortalidade do tratamento cirúrgico aberto, de até 67% em algumas casuísticas, comparada aos 15% de mortalidade do tratamento clínico, levou, nos últimos anos, à restrição do tratamento cirúrgico aos casos que apresentassem complicações[33]. A controvérsia iniciou com o clássico trabalho de Wheat et al., recomendando o tratamento clínico na comparação com a operação, deixando esta última para os casos complicados (isquemia abdominal ou ruptura). À época, a operação das dissecções incluía a fenestração na aorta abdominal, a tromboexclusão e a interposição de enxertos, todas com morbidade e mortalidade mais elevadas do que o tratamento medicamentoso. Porém, o tratamento conservador não impede o crescimento da falsa luz nem a isquemia de órgãos abdominais e membros inferiores levando a uma mortalidade em 5 anos de 65%. Houve, nos anos seguintes, o desenvolvimento de novas técnicas cirúrgicas, como a de Borst et al. "tromba de elefante", a cola biológica, as próteses intraluminais percutâneas expandidas por balão e autoexpansíveis[34].

Foi Dotter quem introduziu o conceito do tratamento de aneurisma de aorta com próteses intraluminais percutâneas em 1969. Parodi et al. apresentaram sua aplicação clínica nos aneurismas da aorta abdominal em 1991. Dake et al., em 1994, mostraram experiência com 13 aneurismas da aorta torácica com *stents* autoexpansíveis. No nosso meio, os trabalhos pioneiros de Buffolo & Palma, Palms et al. e Stolf et al. mostraram que os *stents* podem ser utilizados nos aneurismas e dissecções agudas e crônicas da aorta com segurança[34].

Ainda neste capítulo das endopróteses, uma das coisas mais interessantes foi o surgimento de diversas formas novas de abordar os segmentos da aorta utilizando os ditos procedimentos híbridos, onde o objetivo principal é simplificar, agredir menos o paciente, juntando uma operação clássica menor e um procedimento endovascular. Um dos exemplos principais nessas novas táticas é a oportunidade de solucionarmos um aneurisma ou dissecção do arco transverso realizando um enxerto bifurcado saindo da aorta ascendente e se dirigindo para o tronco braquiocefálico e para carótida e logo em seguida no mesmo ato, corrigirmos o aneurisma ou dissecção com *stents* aórticos evitando desta forma uma operação mais complexa onde necessariamente faríamos uso de hipotermia profunda e parada circulatória[35].

Os mecanismos pelos quais os *stents* agem são: oclusão do(s) orifício(s) de entrada da dissecção, reorganização das camadas do vaso e prevenção da entrada do sangue entre estas, resultando em descompressão, trombose e fibrose da falsa luz contribuindo para um remodelamento aórtico favorável e diminuição dos eventos clínicos[36].

Os resultados alentadores, associados à rapidez, à simplicidade e à segurança dos procedimentos, tornaram a indicação da colocação de *stents* revestidos na aorta descendente em dissecções do tipo B a primeira escolha, no momento atual, mudando também a tendência conservadora nos casos não complicados[22].

Assistência de enfermagem

As complicações fatais da dissecção aórtica aguda são decorrentes da sua progressão[20].

O tratamento inicial tem como objetivo impedir a progressão da dissecção, através do controle da pressão arterial e da frequência cardíaca e da velocidade de ejeção ventricular esquerda, ou seja, através da diminuição da força de cisalhamento do sangue sobre a parede do vaso[20].

Os pacientes com suspeita de dissecção aórtica devem ser levados à unidade de tratamento intensivo, monitorados e medicados até estabilização do quadro, quando os exames diagnósticos serão realizados[21].

Alívio da dor

A dor é o mais frequente dos sintomas, ocorrendo em mais de 90% dos pacientes. A dor da dissecção pode ser insuportável, forçando o paciente a contorcer-se em agonia, tornando-se inquieto, em uma tentativa de obter algum alívio. Várias manifestações da dor podem levantar suspeita de dissecção aórtica. A qualidade da dor descrita pelo paciente é frequentemente apropriada. Adjetivos como "dilacerante" e "perfurante" são usados com frequência. Outra importante característica da dor é sua tendência em migrar de seu ponto de origem a outros locais, seguindo o caminho da dissecção à medida que ela se estende através da aorta[21].

O controle da dor deve ser de imediato, visto que ela é o sintoma prevalente. Ao promover analgesia, reduz-se a ansiedade, ajudando no controle da pressão arterial, devendo-se caracterizar o tipo (em aperto, em pontada, facada, latejante, surda), a localização (valorização da queixa precordial), a intensidade (escalas de avaliação da dor), a irradiação (pescoço, braços, região epigástrica, costas, etc.), a duração (início e término, se é contínua ou intermitente), os fatores relacionados ao desencadeamento ou à piora pequenos, médios e grandes esforços, emoções ou espontaneamente) e à melhora (repouso e/ou medicamentos), além da associação com náuseas, vômitos, sudorese, palpitação, tontura, pré-síncope ou síncope. A mesma avaliação deve ser feita quando a queixa for de desconforto no peito. Para um controle efetivo da dor e sua resposta à terapêutica instituída devem ser utilizadas escalas para controle da mesma tais como a: Escala Numérica; Verbal ou Analógica Visual. Essas escalas são de uso simples pela equipe e de fácil entendimento para o cliente.

Monitoração dos sinais vitais

Ao se verificarem os sinais vitais, também se acompanham o estado hemodinâmico e o débito cardíaco do cliente. Esse cuidado permite não somente a identificação precoce das complicações, mas também facilita a determinação de prioridades para atender a necessidade do cliente. Os sinais vitais são avaliados frequentemente durante a fase aguda ou na presença de dor torácica.

- **Controle pressórico**

O controle pressórico impede a progressão da dissecção. O objetivo é reduzir a pressão sistólica para 100–120 mmHg ou manter pressão arterial média entre 60–75 mmHg[20].

Cabe ao enfermeiro observar e controlar rigorosamente a infusão de vasodilatadores e/ou vasoconstritores, visto que hipertensão favorece a progressão da dissecção e hipotensão culmina com a redução do débito cardíaco e consequente redução da perfusão orgânica.

Mensurar a pressão arterial em membro livre de acesso venoso periférico, fístula arteriovenosa e oposto à mama mastectomizada, clientes com quadro sugestivo de dissecção devem ter a pressão arterial mensurada em todos os membros e anotadas posteriormente, a progressão da dissecção pode comprometer o pulso em determinado membros com resultados de pressão arterial incoerentes com a clínica do cliente.

- **Controle da frequência cardíaca**

O ideal é manter a frequência cardíaca entre 60–80 batimentos por minuto. Com isso fica reduzida a velocidade de ejeção ventricular.

Verificar pulso antes da administração de medicamentos betabloqueadores e não administrá-los se a frequência estiver < 60 batimentos. Um cuidado especial deve ser dado aos clientes que recebem por via endovenosa medicamentos que diminuem a contratilidade, bem como a frequência cardíaca visto que uma redução aguda na frequência cardíaca, pode levar à piora do quadro por diminuição do débito cardíaco com subtração da oferta para os órgãos-alvo.

- **Realização de eletrocardiograma**

Todo cliente com dor torácica na sua admissão deve ter um registro eletrocardiográfico de 12 derivações, bem como na vigência de novo episódio de dor torácica deve-se realizar novo eletrocardiograma, o qual deverá ser comparado ao anterior a fim de se detectarem alterações que não estavam presentes no anterior na dissecção aguda. O cliente pode ter comprometimento de artérias coronarianas, e a "corrente de lesão" pode estar presente; no entanto, o diagnóstico de dissecção deve estar estabelecido, visto que o uso de medicação fibrinolítica traz consequências catastróficas para clientes com dissecção aórtica aguda.

A presença de taquiarritmias favorece o quadro de progressão da dissecção, bem como piora o débito cardíaco.

Cabe ao enfermeiro o conhecimento prévio das alterações eletrocardiográficas e na presença de arritmias avaliar a necessidade da realização de eletrocardiograma de 12 derivações.

Instabilidade hemodinâmica

Pacientes com dissecção aórtica podem cursar com importante instabilidade hemodinâmica necessitando de:

- Intubação orotraqueal e ventilação mecânica;
- Pericardiocentese nos casos de tamponamento cardíaco (que deve ser realizada somente em casos dramáticos de hipotensão profunda e atividade elétrica sem pulso como tentativa de se ressuscitar o cliente);
- Choque, que pode ser resultado de tamponamento cardíaco, ruptura intrapleural ou intraperitoneal; nesse caso, é realizada expansão volêmica com uso de vasopressores.

Quando o cliente evolui com instabilidade hemodinâmica, é imprescindível que o enfermeiro tenha conhecimento da dinâmica a ser aplicada com intuito de estabilizar o cliente. Deve ser obtidos dois acessos venosos calibrosos, sendo uma via exclusiva para reposição volêmica e outra para administração de drogas vasoativas, fazendo-se necessária a inserção de sonda vesical de demora para rigoroso controle do débito urinário, bem como controle hídrico (visto que alguns métodos diagnósticos utilizam contraste, é ideal que esse cliente esteja com adequada hidratação endovenosa com solução cristaloide e sua função renal monitorada). Frente à instabilidade, o ideal é a inserção de cateter venoso central para controle efetivo da volemia, bem como a coleta de amostras de sangue e a inserção de cateter arterial para controle rigoroso da pressão arterial, bem como coleta de amostras de sangue e, se disponível na instituição, a acoplagem ao cateter arterial de monitor específico para mensuração de Débito Cardíaco, Índice Cardíaco, Resistência Vascular Sistêmica, Volume Sistólico (conhecido como Monitoração Minimamente Invasiva). Em pacientes com distensão abdominal faz-se necessária a inserção de sonda nasogástrica (de grosso calibre) que deverá permanecer aberta (dissecções do tipo B (Stanford) podem cursar com isquemia mesentérica).

Perfusão periférica e simetria de pulsos

Os clientes com dissecção podem cursar com dissecção dos vasos braquiocefálicos resultando em "pseudo-hipotensão", isto é, a incapacidade para medir a pressão sanguínea acuradamente devido à oclusão das artérias braquiais. Pode ocorrer déficit de pulso que inclui diminuição, ausência ou reduplicação.

Ao enfermeiro se faz necessária durante o exame físico a avaliação dos pulsos do cliente a fim de identificar a simetria e presença dos mesmos ou anormalidades, tais como comprometimento vascular caracterizado por diminuição da perfusão, alterações na cor e temperatura. É válido mensurar a pressão arterial em todos os membros, pois, como já descrito, membros comprometidos pela dissecção poderão apresentar uma pressão arterial baixa ou ausência de pulso.

Pode ocorrer diminuição da temperatura no membro acometido pela dissecção. Nesse caso, aquecer o membro com algodão ortopédico e enfaixamento deixando apenas expostos os locais para verificação do pulso pedioso, bem como a extremidade dos dedos expostos a fim de verificar a perfusão periférica.

Alterações neurológicas

As alterações neurológicas estão presentes em cerca de 20% dos casos. De Santictis observou que na maioria dos casos de síncope a causa era a presença de tamponamento pericárdico. As paraparesias e as paraplegias são mais frequentes nas dissecções do tipo B, enquanto as hemiparesias e as hemiplegias com ou sem alterações de consciência, nas dissecções do tipo A[27].

Alterações neurológicas podem dificultar a compreensão, bem como a identificação de sinais e sintomas que sugerem a progressão da dissecção. Portanto, a monitoração dos sinais vitais, bem como estados que sugerem baixo débito cardíaco devem ser continuamente inspecionados.

Obtenção de acesso venoso

O acesso venoso deve ser obtido de imediato em qualquer cliente com suspeita de dissecção aórtica, a fim de possibilitar a administração de medicamentos de emergência. Alguns clientes evoluem com quadros clínicos graves e necessitam da administração intravenosa de medicamentos vasodilatadores e/ou vasoconstritores, bem como betabloqueadores e analgésicos. O enfermeiro deve providenciar dois acessos venosos com dispositivo intravenoso de grosso calibre, visto que em estados de choque se faz necessária a infusão rápida de solução cristaloide para ressuscitação volêmica. Em estados graves ou após a estabilização do quadro clínico, o ideal é a inserção de cateter venoso central (pela equipe médica) de dupla ou tripla via para infusão das referidas medicações, bem como a coleta de amostras de sangue a fim de se avaliar a função cardíaca do cliente. Tal medida também é suporte para clientes com indicação cirúrgica.

Protocolo/algoritmo de atendimento de dissecção aórtica aguda

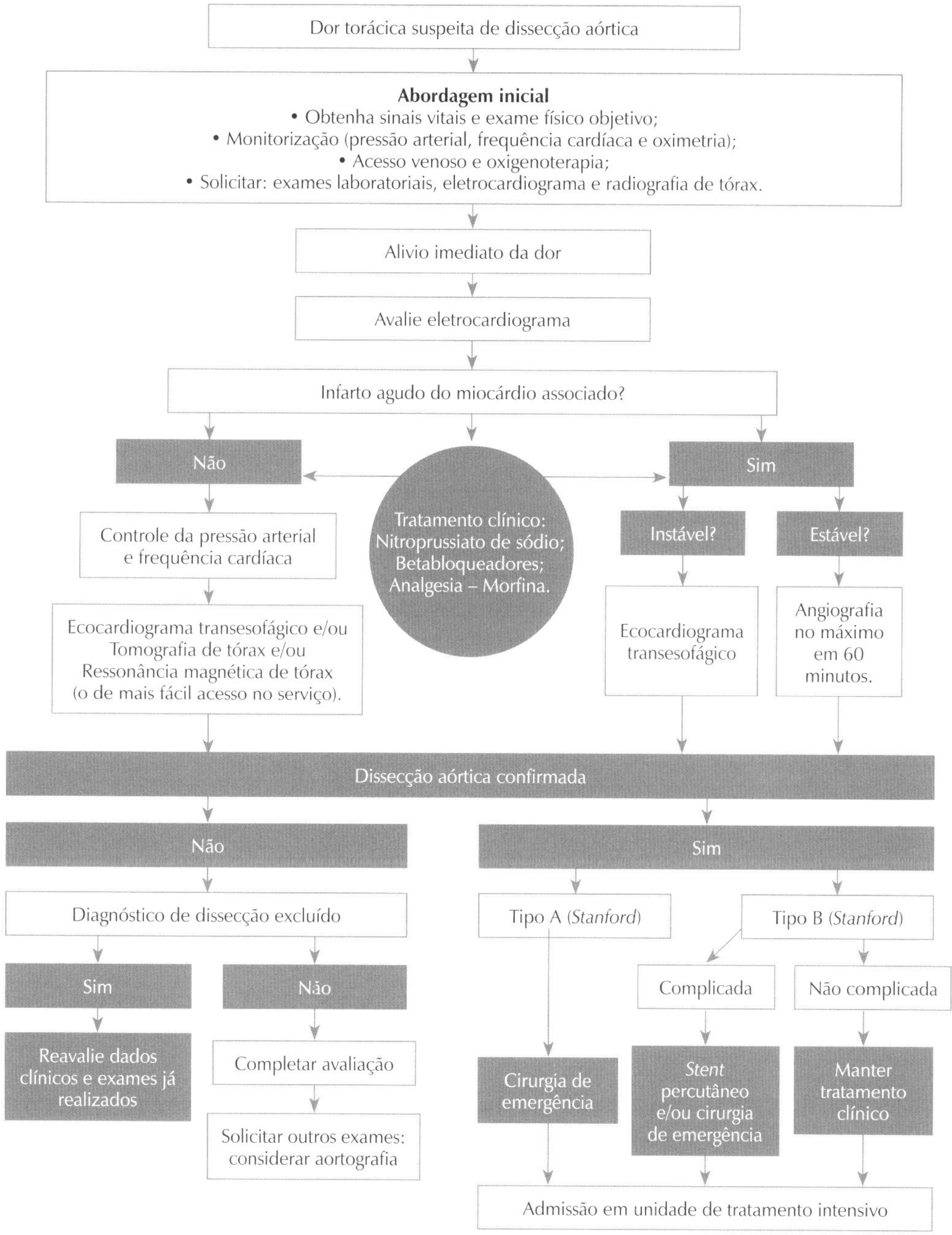

Morbidade e mortalidade

A dissecção aguda da aorta, já em si um acontecimento da mais alta gravidade, pode ser acompanhada de uma série de complicações que ensombrecem o prognóstico e que, por si só, podem levar ao óbito[22]. É uma emergência cardiovascular que cursa com alta mortalidade, variável de 50%–68,2% em 48 horas, 70% em uma semana e 85% em um mês[28]. Dados de necropsia mostram que mais de 50% dos pacientes com dissecção de aorta morrem durante as primeiras 48 horas de evolução quando não tratados. É a mais letal das patologias da aorta[21].

Considerações finais

Visto que a dissecção aórtica aguda é um evento dramático que cursa com alta mortalidade quando não identificada corretamente, compete ao enfermeiro das unidades de emergência ter a ciência da sintomatologia que envolve tal quadro e saber que todo paciente com dor torácica é um potencial portador de dissecção aórtica aguda, e a avaliação do tipo da dor será o primeiro passo a nortear o tratamento, bem como a verificação dos sinais vitais.

A terapêutica medicamentosa instituída tem por objetivo evitar a progressão da dissecção por meio de controle da pressão arterial, da frequência cardíaca e analgesia. Os tratamentos existentes dependem da classificação do tipo de dissecção que é confirmada pelos métodos diagnósticos hoje existentes.

O tratamento cirúrgico convencional apresenta índice de mortalidade de 10%–20% e 10% de paraplegia, aumentando para 50% e 30%, respectivamente, em situações de emergência. Uma alta taxa de morbidade ocorre em consequência do sangramento transoperatório, das repercussões do aumento de pós-carga, do tempo de isquemia visceral, das alterações do equilíbrio acidobásico e hidroeletrolítico[12].

Nos últimos anos, importantes contribuições surgiram e uma das mais importantes foi o conceito pelo qual as doenças da aorta passaram a poder ser corrigidas por próteses endoluminares posicionadas no interior da aorta. À medida que os equipamentos endovasculares continuam a se desenvolver, mais de 50% dos procedimentos cirúrgicos vasculares tradicionais serão substituídos por procedimentos minimamente invasivos em razão da preferência dos pacientes e dos resultados. Os algoritmos de manejo cirúrgico padrão se concentrarão nas terapias endovasculares com tratamentos combinados abertos e endovasculares para pacientes com problemas complexos que não são tratáveis apenas por abordagens endovasculares[34].

Novas técnicas, por exemplo, os procedimentos híbridos, que até bem pouco tempo atrás não existiam na literatura, pois surgiram em decorrência da visão endovascular, devem ser analisadas e carecem da apresentação dos resultados a médio e longo prazo para serem consolidados ou não como alternativas viáveis[35].

Ao enfermeiro de unidade de emergência é essencial o conhecimento de toda logística empregada, desde a identificação da dissecção, bem como o tratamento a ser instituído e o manejo desse paciente quando instável hemodinamicamente ou estabilização do quadro para posterior transferência desse para a unidade de terapia intensiva.

Outras patologias associadas às emergências hipertensivas

Encefalopatia hipertensva

Acontece em razão do comprometimento encefálico que é provocado pela elevação abrupta ou progressiva da pressão arterial, em níveis incompatíveis com limite máximo da autorregulação do fluxo sanguíneo cerebral, com consequente hiperperfusão cerebral, levando à disfunção endotelial, quebra da barreira hematoencefálica, edema cerebral e micro-hemorragias. Dessa forma, resulta no surgimento agudo ou subagudo de sintomas, como: letargia, cefaleia, confusão, distúrbios visuais e convulsão. Nos pacientes já hipertensos, a pressão fica ainda mais elevada.

Acidente vascular cerebral

Principalmente nos quadros de hemorragias intracranianas e outras catástrofes cerebrais, deve-se ter em mente que elevações da pressão arterial frequentemente traduzem uma tentativa de manutenção do fluxo sanguíneo cerebral dada pelo diferencial entre a pressão arterial média a pressão cerebral intracraniana.

Infarto agudo do miocárdio

Pacientes hipertensos com insuficiência coronariana provoca o agravamento da isquemia miocárdica pelo aumento do consumo do oxigênio do miocárdio que reduz a perfusão sanguínea.

Crises adrenérgicas

Acontece pelo aumento súbito do tom adrenérgico resultante da parada do tratamento com clonidina, interação de inibidores da monoaminoxidase com alimentos ricos em tiramina, fenocromocitoma e efeito simpatomimético de drogas, como anfetaminas e ácido lisérgico.

Eclâmpsia

Define-se por hipertensão na gestação, o que pode levar ao ciclo vicioso de lesão das células endoteliais da placenta, hipertrofia miointimal e perda da autorregulação de fluxo, ocasionando a isquemia que ativa a liberação de vasoconstritores.

Hipertensão maligna

Esse paciente se apresenta como uma urgência hipertensiva, mas, se não apresentar sinais e sintomas de deterioração rápida de órgão-alvo ou qualquer condição de risco de vida, o tratamento pode ser feito com drogas de via oral.

Hipertensão pós-operatória

Alguns tipos de cirurgias envolvendo artérias coronárias, vasos renais e carótidas são muitas vezes seguidos de hipertensão de valores variados no pós-operatório imediato com o risco de lesar a integridade das outras suturas vasculares.

Fisiopatologia

No geral, a fisiopatologia das crises hipertensivas não está bem esclarecida, sabendo-se que a autorregulação da circulação mantém a perfusão tecidual constante. Para tanto, as arteríolas reagem com vasoconstrição às elevações da pressão arterial. As crises hipertensivas geralmente resultam de uma súbita elevação da resistência vascular sistêmica com o aumento inadequado dos níveis circulantes de substâncias vasoconstritoras, como noradrenalina, angiotensina ou vasopressina.

De modo geral, os sinais e sintomas são: cefaleia, ansiedade, edema, dor torácica, disartria, noctria, fraqueza, alteração do nível de consciência. Para estabelecer os cuidados é preciso definir se a hipertensão é apenas elevada e se é uma urgência ou emergência. Dessa forma, o tratamento e os cuidados serão mais precisos.

Tratamento

Nas emergências hipertensivas devem ser reduzidas em alguns minutos a 1 hora, nas urgências de 2–24 horas, de maneira progressiva. São indicados anti-hipertensivos. O tipo dependerá da condição associada às causadoras da hipertensão. É importante manter o paciente em monitoração hemodinâmica e isso auxilia adequar o efeito terapêutico para minimizar as complicações secundárias ao tratamento. Uma vez estabilizados o quadro emergencial e as lesões de órgãos-alvo aliados ao tratamento endovenoso, a terapêutica oral deve ser iniciada, enquanto ocorre o desmame progressivo dos agentes endovenosos.

O objetivo principal do tratamento é interromper o ciclo vicioso resultante da vasoconstrição pela redução da resistência vascular sistêmica e da pressão arterial de forma rápida, porém gradual. Isso visa preservar a autorregulação cerebral, coronariana e renal, minimizando a possibilidade de hipofluxo e isquêmica nos respectivos órgãos.

Os medicamentos para o controle da pressão arterial endovenosos são utilizados nas emergências hipertensivas, e os de via oral, nas urgências. A nifedipina sublingual, por exemplo, não é indicada para todos os casos de crises hipertensivas. Nas urgências hipertensivas, os inibidores da enzima de conversão e os outros medicamentos de início de ação relativamente rápida podem ser , por exemplo, diuréticos de alça, betabloqueadores, agonistas adrenérgicos alfa-2 ou antagonista de cálcio.

Também temos para o tratamento de emergência hipertensiva o nitroprussiato de sódio, um vasodilatador arterial venoso, lembrando que a vasodilatação causa diminuição da pré-carga, e, na ausência de insuficiência cardíaca, o débito cardíaco diminui ou se mantém inalterado. Com isso, o uso do nitroprussiato pode aumentar de 20%–30% o débito devido à redução da pós-carga.

Já a nitroglicerina é um venodilatador com propriedade de redução da pré-carga e débito cardíaco, age relaxando a musculatura lisa dos vasos devido à ativação do monofosfato de guanosina cíclica das células endoteliais e consequentemente a liberação de óxido nítrico.

A hidralazina é um vasodilatador arteriolar direto com pequeno ou nenhum efeito na circulação venosa e, frequentemente, causa estímulo simpático reflexivo contraindicado na dissecção de aorta e na isquemia miocárdica.

Nas emergências hipertensivas é necessária a admissão desse paciente em um leito de terapia intensiva, onde será preciso estabelecer acesso venoso e monitoração da pressão, de preferência de forma contínua.

Sistematização da assistência de enfermagem

A Tabela13.1 mostra quais os principais diagnósticos de enfermagem, intervenções e resultados relacionados a todas as patologias já citadas nas emergências hipertensivas.

Tabela 13.1
Principais diagnósticos de enfermagem, intervenções e resultados relacionados a todas as patologias já citadas nas emergências hipertensivas

Diagnóstico de enfermagem (problemas)	*Intervenções de enfermagem (cuidados de enfermagem)*	*Resultados*
Risco de débito cardíaco diminuído ou débito cárdico diminuído: o sangue bombeado pelo coração não é suficiente para atender as demandas metabólicas do corpo Perfusão tissular periférica ineficaz: redução da circulação sanguínea para os tecidos periféricos que podem comprometer a saúde Padrão respiratório ineficaz: inspiração e/ou expiração que não provê a ventilação Volume de líquidos excessivo: retenção aumenta de líquidos isotônicos Risco de volume de líquidos desequilibrados: risco de redução, aumento ou transferência rápida de líquidos de um compartimento para outro (intravascular, intersticial e/ou intracelular) Conhecimento deficiente: inexistência ou deficiência de informação cognitivas relacionadas com o tópico específico Dor: experiencial sensorial e emocional desagradável causada por lesões tissulares reais ou potenciais ou descritas em termos dessas lesões Ansiedade: sentimento vago de inquietude de desconforto ou pavor, acompanhado de uma resposta autonômica (causa geralmente é inespecífica ou desconhecida para o paciente)	Comunicar alterações de sinais vitais Mensurar a pressão arterial em membros sem restrições (fístula arteriovenosa, parestesia ou plegia, do mesmo lado que realizou em caso de mulheres mastectomia com esvaziamento ganglionar, acessos venosos) Mensurar a pressão arterial em ambos os lados se possível para compará-las Mensurar a pressão arterial antes de administrar medicamentos para o controle da pressão arterial Avaliar padrão respiratório Comunicar presença de tosse e aspecto de secreção Manter decúbito elevado Avaliar e comunicar alterações do nível de consciência Controle rigoroso de injeta hídrica Realizar balanço hídrico Pesar o paciente Proporcionar um ambiente tranquilo Explicar sinais e sintomas Estimular o paciente no seu autocuidado Estimular o paciente no controle da pressão arterial Avaliar e valorizar queixas álgicas Avaliar dor conforme escala adequada para o paciente (idade e condições clínicas do paciente) Avaliar inicio da dor, local, irradiação, aspecto, duração e intensidade Realizar medidas farmacológicas e não farmacológicas para alívio da dor	Apresentará estabilidade hemodinâmica (pressão arterial, débito cardíaco, perfusão/debito urinário, pulsos periféricos) Estabelecerá um padrão respiratório normal e eficaz Demonstrará um padrão respiratório confortável Estabilizará o volume de líquidos Controle do balanço hídrico Saberá a importância do controle de peso Demonstrará maior interesse e assumirá responsabilidade pela aprendizagem pessoal, começando a buscar informações e fazer perguntas sobre a patologia Reconhecerá a relação entre os sinais e sintomas e a doença e estabelecerá correlação dos sintomas com os fatores etiológicos Iniciará mudança no estilo de vida e participará do esquema terapêutico Alívio da dor. Informará que a dor foi avaliada ou está controlada Seguirá o regime farmacológico prescrito Identificará formas saudáveis de lidar e expressar sua ansiedade

Referências bibliográficas

1. Martin JFV, Higashiama E, Garcia E, Luizon MR, Cipullo JP. Perfil de crise hipertensiva prevalência e apresentação clínica. Arq Bras Cardiol, 2004; 83(2):125-30.
2. Felipe AR, Campos LAA. Curso de Atualização em Emergências Médicas: aula 3: Edema agudo de pulmão. J. Bras. Med, 2007;92(5):137-42.
3. Sociedade Brasileira de Cardiologia. II Diretriz Brasileira de Insuficiência Cardíaca Aguda. Disponível em: http://www.cardiol.br/ (acesso em 04 de abril de 2011).
4. Guimarães HP, Lopes RD, Feitosa-Filho GSF, Flato UAP. Curso de simulação em medicina de urgência e emergência. São Paulo: Editora Atheneu, 2009:90-5.
5. Knobel E. Condutas no paciente grave. In: Knobel E, Andrei AM, Knobel M, Schubsky V (eds.). Edema agudo de pulmão. 2ª ed. São Paulo: Editora Atheneu, 1998:77-85.
6. Castro RBP. Edema pulmonar agudo. Medicina (Ribeirão Preto). 2003;36:200-4.
7. Knobel E, Souza JAM, Andrei AM. Terapia intensiva de cardiologia. In: Knobel M, Andrei AM, Knobel E (eds.). Edema agudo de pulmão. 1ª ed. São Paulo: Editora Atheneu, 2002:1-24.
8. Piegas LS, Armaganijan D, Timerman A. Conduta terapêutica do Instituto Dante Pazzanese de cardiologia. In: Minuzzo L (ed.). Edema agudo de pulmão. 1ª ed. São Paulo: Editora Atheneu, 2006:387-94.
9. Cheregatti AL, Amorin CP. Enfermagem em terapia intensiva. In: Gonçalves CCS. Avaliação do sistema respiratório em terapia intensiva. São Paulo: Ed. Martinari, 2010:207-71.
10. Chagas ACP, Ferreira JFM. Pronto-socorro cardiológico. In: Neto JRF, Ferreira JFM (eds.). Edema agudo de pulmão: Fisiopatologia e tratamento. São Paulo: Editora Atheneu, 2004:165-73.
11. Park M, Lorenzi-Filho G, Feltrim MI, Viecili PRN, Sangean MC, Volpe M et al. Oxygen Therapy, Continuous Positive Airway Pressure, or Noninvasive Bilevel Positive Pressure Ventilation in the Treatment of Acute Cardiogenic Pulmonary Edema. Arq Bras Cardiol, 2001; 76(3):226-30.
12. Knobel E, Laselva CR, Moura Junior DF. Enfermagem em terapia intensiva. In: Pagano C, Lucinio NM, Lima EO (eds.). Ventilação mecânica não invasiva. Ed. Atheneu, São Paulo, 2006:145-53.
13. Santos LJ, Belato JO, Hoff FC, Vieira SRR, Manfroi WC. Ventilação não invasiva no edema agudo de pulmão cardiogênico. Rev HCPA, 2008;28(2):120-4.
14. Santos VFR, Figueiredo AEPL. Intervenção e atividades propostas para o diagnóstico de enfermagem ventilação espontânea prejudicada. Acta Paul Enferm, 2010; 23(6):824-30.
15. Cheregatti AL, Amorin CP. As principais drogas utilizadas em UTI. São Paulo:Ed. Martinari, 2008:77-81.
16. Guyton AC, Hall JE. Fisiologia humana e mecanismos das doenças. 6ª ed. Guanabara Koogan, Rio de Janeiro, 1998:279-90.
17. Peres EDB, Torgler F, Mattar J. Diretrizes Assistências do Hospital Sírio-Libanês. Padronização da Abordagem e Tratamento da dissecção Aguda da Aorta no Pronto-Atendimento. 2003; Disponível em: https:// www.hsl.org.br/. (acesso em 03 março de 2011).
18. Almeida FA. Emergências hipertensivas: bases fisiopatológicas para o tratamento. Rev Bras Hipertens, 2002;9(4): 346-352.
19. Knobel E, Marcondes de Souza JA, Andrei AM. Terapia Intensiva Cardiologia. In: Erlichman MR, Marcondes de Souza JA, Cirenza C (eds.). Dissecção aórtica aguda. 1ª ed. Atheneu, São Paulo, 2002:251-60.
20. Castro I, Batlouni M, Ramires JAF, Luna RL, Feitosa GS. Cardiologia Princípios e Prática. In: Prates PR, Schvartzaman M, Schartzman PR (eds.). Aortopatias Torácicas. 1ª ed. Artmed, Porto Alegre, 1999:916-29.
21. Piegas LP, Armaganijan D, Timerman A. Condutas Terapêuticas do Instituto Dante Pazzanese de Cardiologia. In: Paulista PP, Paulista PHD (eds.). Dissecção Aórtica. 1ª ed. São Paulo: Editora Atheneu, 2006:419-32.
22. Leal JC, Ferreira VRR, Avanci LE, Braile DM. O tratamento operatório da dissecção aórtica crônica tipo A em pacientes submetidos à revascularização do miocárdio. Rev Bras Cir Cardiovasc, 2010; 25(3):403-5.
23. Chagas ACP, Ferreira JFM. Pronto-socorro cardiológico. In: Buffolo E, Palma da Fonseca JH, Marcondes de Souza JA (eds.). Dissecção da aorta. 1ª ed. São Paulo: Editora Atheneu, 2004:183-92.
24. Martin JFV, Andrade LG, Loureiro AAC, Godoy MF, Braile DM. Infarto agudo do miocárdio e dissecção aguda de aorta: um importante diagnóstico diferencial. Rev Bras Cir Cardiovasc, 2004; 19(4):386-90.
25. Timerman A, César LAM, Ferreira JFM, Bertolami MC. Manual de Cardiologia SOCESP (Sociedade de Cardiologia do Estado de São Paulo). In: Pamplona D, Ferreira JFM. Dissecção de aorta: Fisiopatologia, Diagnóstico Clínico e Prognóstico. 1ª ed. São Paulo: Editora Atheneu, 2000:218-21.
26. American Heart Association. Suporte Avançado de Vida em Cardiologia. As síndromes coronarianas agudas, incluindo o infarto agudo do miocárdio. Emergency Cardiovascular Care Programs, 1997-99:9-1 a 9-43.
27. Parsons PE, Wiener-Kronish JP. Segredos em terapia intensiva. In: Schwartz DE (ed.). Dissecção de Aorta. 2ª ed. Porto Alegre: Artmed, 2003:217-25.
28. Soares JS, Peixoto RS, Pena FM, Júnior HRP, Soares LC, Areas GS et al. Reparo endovascular de Aneurisma de Aorta Torácica: experiência de 16 casos. Rev SOCERJ. 2009; 22(1):31-5.
29. Saadi EK, Gastaldo F, Dussin LH, Zago AJ, Barbosa G, Moura L. Tratamento endovascular dos aneurismas de aorta abdominal: experiência inicial e resultados a curto e médio prazo. Braz J Cardiovasc Surg, 2006; 21(2):211-6.
30. Alves CMR, Palma da Fonseca JH, Souza JAM, Kim HC, Escher G, Buffolo E. Tratamento Endovascular nos Aneurismas Verdadeiros e na Dissecção Aórtica do Tipo B: Fase Intra-Hospitalar, Seguimento de Médio Prazo e uma Reflexão sobre Seleção de Pacientes. Rev Bras Cardiol Invas, 2009; 17(1):46-51.

31. Pereira WM, Filho JDF, Sales M, Delatorre N, Leães PE, Blacher C et al. "Stent" autoexpansível nas dissecções da aorta tipo B. Rev Bras Cir Cardiovasc, 1999; 14(3):207-14.
32. Marques CG, Fioranelli A, Telles GP, Saad P, Filho AR, Karakhanian VK, Junior VC, Caffaro RA. Fístula aortoesofágica após correção endovascular da dissecção de aorta torácica tipo B de Stanford. J Vasc Bras 2010; 9(1):51-6.
33. Palma JH, Buffolo E, Gaia D. Tratamento endovascular das doenças da aorta: visão geral. Rev Bras Cir Cardiovasc 2009; 24(2): Suplemento: 40s-4s.
34. Marques da Silva DJ, Ferreira da Silva R, Maroja FU, Cavalcanti de Oliveira DC. Tratamento endovascular de dissecção da aorta tipo B. Relato de caso. Rev Bras Clin Med 2009; 7(60):60-2.
35. Runge MS, Ohman EM. Cardiologia de Netter. In: Mendes R, Farber MA, Keagy BA (eds.). Cirurgia das Doenças Vasculares Periféricas. 1ª ed. Porto Alegre: Artmed, 2006:432-40.
36. Doenges ME, Moorhouse MF, Murr AC. Diagnóstico de Enfermagem – Intervenções/Prioridades/Fundamentos. Rio de Janeiro: Editora Guanabara Koogan, 2012.
37. Fonseca AS, Peterlini FL, Cardoso MLAP, Lopes LLA, Diegues SRS. Enfermagem em emergência. Rio de Janeiro: Editora Elsevier, 2011.
38. Urden LD, Stacy KM, Lough ME. Cuidados Intensivos de Enfermagem. Rio de Janeiro: Editora Elsevier, 2013.

capítulo 14

Ressuscitação Cardiopulmonar

• Cássia Regina Vancini Campanharo • Erica Mayumi Guskuma • Priscila Fernandes Barros

Introdução

A parada cardiorrespiratória (PCR) súbita é considerada um importante problema de saúde pública[1]. No mundo, são registradas 135 milhões de mortes por problemas cardiovasculares a cada ano, sendo que a prevalência de doença arterial coronariana, causa significativa de PCR, tem aumentado[1].

Atualmente, na América do Norte, a PCR súbita é considerada a principal causa de morte, afetando cerca de 350 mil indivíduos por ano. No Brasil, estima-se que ocorram, aproximadamente, 200 mil casos por ano de PCR súbita, sendo metade em ambiente intra-hospitalar[2,3].

A sobrevida dos pacientes após PCR pode variar, com dados norte-americanos, de 3,4%–22,0%, sendo que somente uma pequena parcela desses indivíduos recebe alta hospitalar, e, muitas vezes, com dano neurológico persistente, perda da capacidade funcional e intelectual e qualidade de vida ruim[2].

A PCR pode ser definida como a interrupção da atividade mecânica cardíaca em indivíduo com expectativa de restauração da função cardiopulmonar e cerebral, confirmada pela ausência de responsividade, apneia ou respiração agônica, e pela ausência de sinais de circulação[4].

As causas mais comuns de PCR podem ser divididas em cardíacas (síndromes coronarianas agudas, arritmias cardíacas, doença valvar cardíaca, miocardiopatias, doença cardíaca congênita e tamponamento cardíaco) e não cardíacas (acidente vascular encefálico, tromboembolismo pulmonar, insuficiência respiratória, obstrução das vias aéreas e abuso de substâncias)[4].

O tratamento da PCR baseia-se em uma sequência ideal de ações que devem ser adotadas imediatamente após o reconhecimento de um mal súbito. A corrente da sobrevivência, como é conhecida essa sequência de prioridades, consiste em etapas fundamentais e inter-relacionadas que devem ser seguidas para que as vítimas de PCR, tanto intra como extra-hospitalar, tenham mais chances de sobreviver e com melhores resultados neurológicos[4,5] (Figura 14.1).

Suporte básico de vida[5]

O suporte básico de vida é um conjunto de medidas que tem por objetivo manter fluxo sanguíneo para os órgãos vitais, até que as medidas de suporte avançado de vida sejam instituídas. O reconhecimento imediato da PCR súbita e a ativação do serviço médico de emergência, a realização de ressuscitação cardiopulmonar (RCP) precoce e rápida desfibrilação são fundamentais para o aumento da sobrevida e redução do dano neurológico nesses indivíduos (Figura 14.2).

Segurança da cena

Ao chegar no local da emergência, realize uma rápida verificação do ambiente, a fim de garantir que não haja ameaças físicas iminentes para o socorrista e para a vítima.

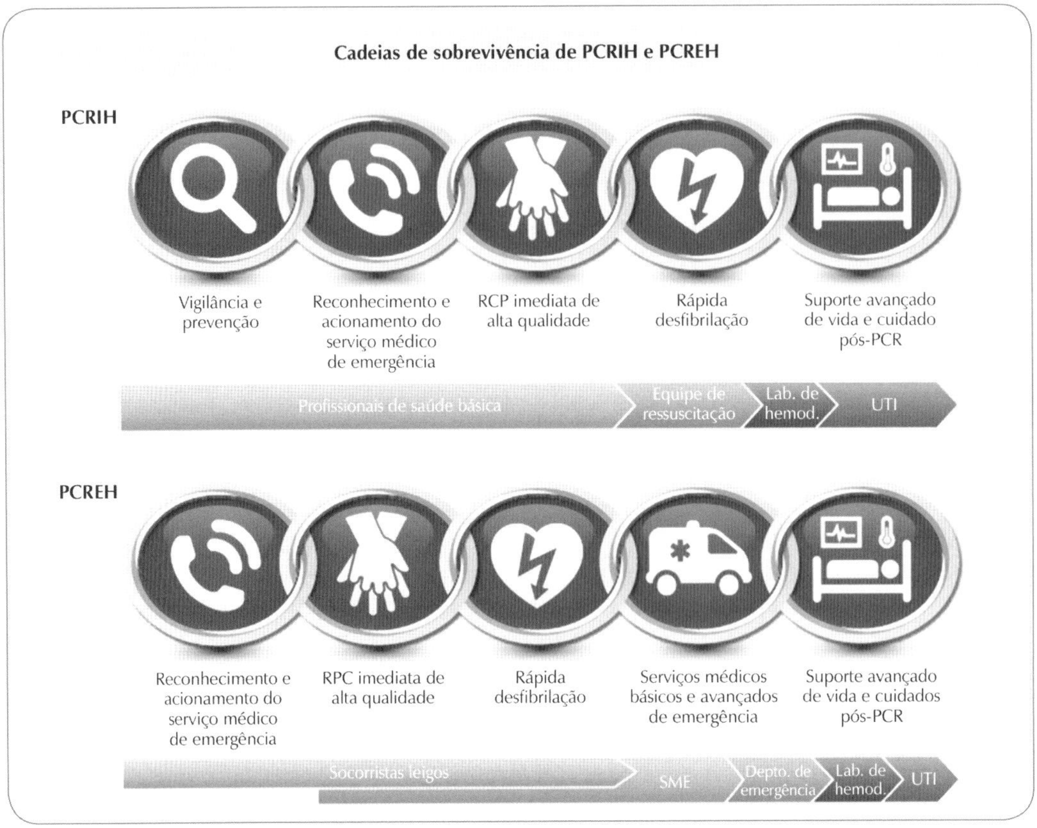

Figura 14.1 Corrente da sobrevivência.
Fonte: American Heart Association, 2015.

Rápido reconhecimento da PCR e acionamento do serviço médico de emergência

O rápido reconhecimento da PCR é imprescindível para o sucesso no atendimento, uma vez que a demora na identificação da PCR pode agravar o estado da vítima e atrasar as manobras de ressuscitação. Nessa etapa, faça uma breve avaliação da vítima, respeitando os seguintes passos:

- Após verificar a segurança do local, aproxime-se da vítima e cheque se a ela está consciente: realize toques em seus ombros e pergunte, simultaneamente, em voz alta: "Você está bem?" "Pode me ouvir?"
- Ao identificar inconsciência, peça por ajuda. Acione o serviço médico de emergência e obtenha um desfibrilador externo automático (DEA).
- Verifique, simultaneamente, se a vítima apresenta pulso e respiração normal. Observe se há movimentação efetiva do tórax do paciente e palpe um pulso central, carotídeo ou femoral, por no mínimo 5 segundos e, no máximo, 10 segundos.
- Se houver pulso e respiração normal, monitore o paciente até a chegada do serviço médico de emergência.
- Se houver pulso associado à respiração anormal, inicie ventilações de resgate, administrando 1 ventilação a cada 6 segundos. Avalie o paciente e cheque o pulso a cada 2 minutos, até a chegada do serviço médico de emergência.
- Na ausência de pulso, inicie RCP de alta qualidade imediatamente.

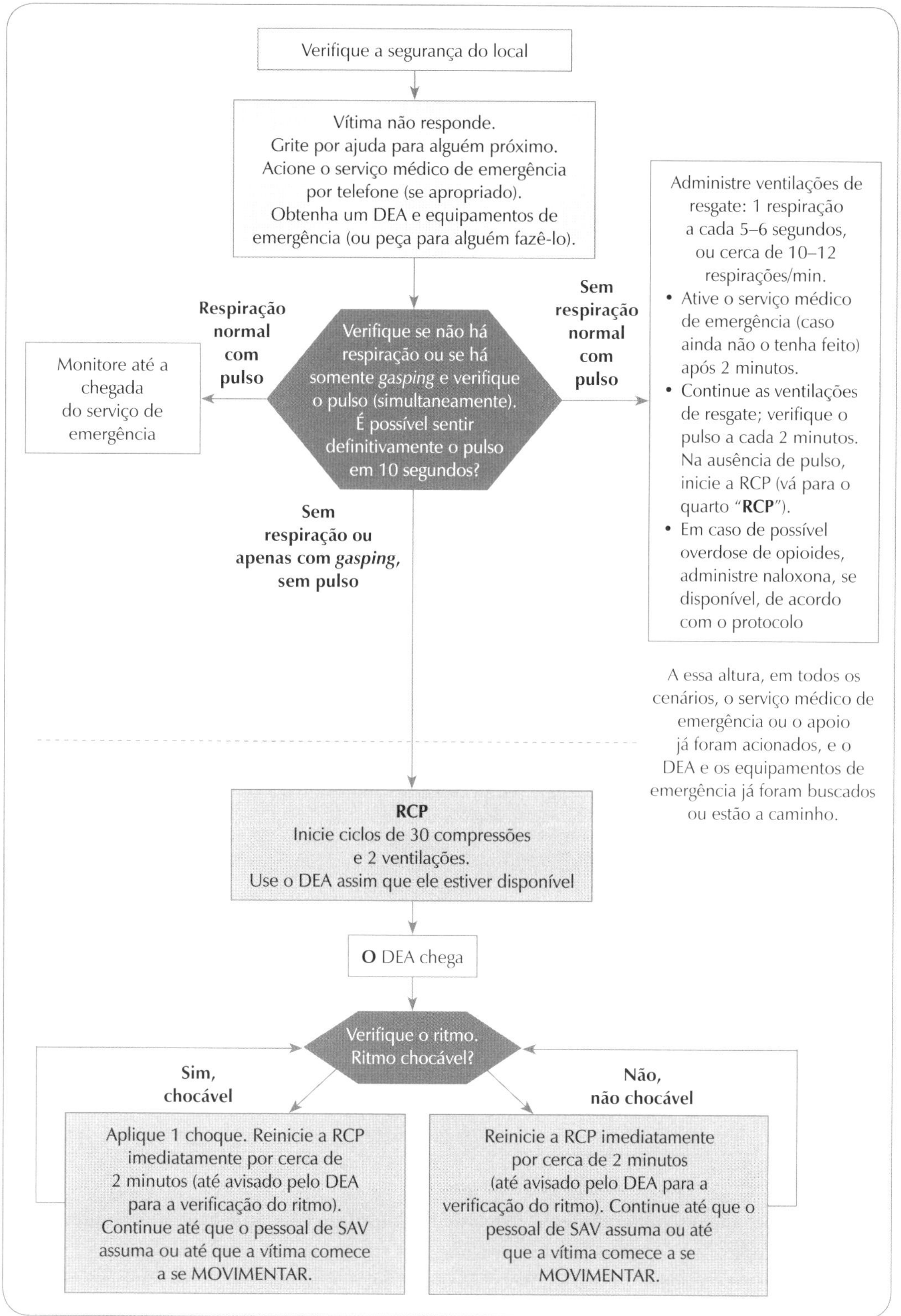

Figura 14.2 Algoritmo de suporte básico de vida.
Fonte: American Heart Association, 2015.

RCP de alta qualidade

Realize 30 compressões torácicas externa (CTE) alternadas com duas ventilações.

- Coloque o paciente em decúbito dorsal horizontal sobre uma superfície plana e rígida.
- Posicione a região hipotenar da mão dominante sobre a metade inferior do esterno da vítima e a outra mão paralelamente sobre a primeira.
- Mantenha os cotovelos estendidos, formando um ângulo de 90º com o plano horizontal.
- Comprima o tórax em uma profundidade de 5 a 6 centímetros e a uma velocidade de 100–120 compressões por minuto, permitindo o retorno total do tórax após cada compressão.
- Limite as interrupções nas compressões em, no máximo, 10 segundos.
- Após 30 CTE realize duas ventilações.
- Realize a abertura das vias aéreas antes de aplicar as ventilações – Manobra de hiperextensão da cabeça com elevação do mento (*Head tilt, Chin lift*), para pacientes sem suspeita de trauma cervical e manobra de anteriorização do ângulo da mandíbula (*Jaw thrust*), na suspeita de trauma cervical.
- Aplique duas ventilações rápidas, de aproximadamente um segundo, com o dispositivo bolsa-válvula-máscara acoplado à fonte de oxigênio, e observe a elevação visível do tórax a cada ventilação.
- Alterne ciclos de 30 CTE com duas ventilações até a chegada do serviço médico de emergência e utilize o DEA assim que disponível.
- Reveze o socorrista que faz as compressões a cada 2 minutos, evitando assim a fadiga e a diminuição da qualidade da RCP.

Rápida desfibrilação

A desfibrilação é mais eficaz quando aplicada até o terceiro minuto após o colapso. O DEA é um aparelho capaz de analisar o ritmo cardíaco, identificando a necessidade de choque, e emitir uma descarga elétrica com o objetivo de que o coração retorne ao ritmo cardíaco sinusal.

Passos universais para utilização do DEA

Antes da colocação do DEA, certifique-se de que o paciente está inconsciente, sem respiração efetiva e sem pulso. Após ligar o aparelho, siga as instruções a seguir:

- Posicione as pás adesivas no tórax do paciente: abaixo da clavícula direita e no ápice do coração.
- Encaixe o conector das pás ao aparelho.
- Analise o ritmo cardíaco. Durante a análise do ritmo e aplicação do choque, certifique-se de que você e outras pessoas estejam afastadas do paciente.
- Após a aplicação do choque, inicie imediatamente a RCP por 2 minutos.

Situações especiais na utilização do DEA

Algumas condições podem interferir na análise do ritmo e na aplicação do choque:

- Se houver excesso de pelos, retire-os ou apare-os.
- Se o tórax do paciente estiver molhado por água, suor ou secreções, seque o local.
- Nos portadores de marca-passo ou cardioversor-desfibrilador implantável, aplique as pás cerca de 2–2,5 cm da protuberância na pele.
- Adesivos hormonais ou de medicamentos, quando posicionados no tórax, devem ser retirados.

Suporte avançado de vida[6]

As intervenções de suporte avançado de vida compreendem o estabelecimento de uma via aérea avançada, a identificação e a desfibrilação manual dos ritmos de PCR, além do uso de medicações apropriadas para cada ritmo (Figura 14.3). A sequência das ações são descritas a seguir.

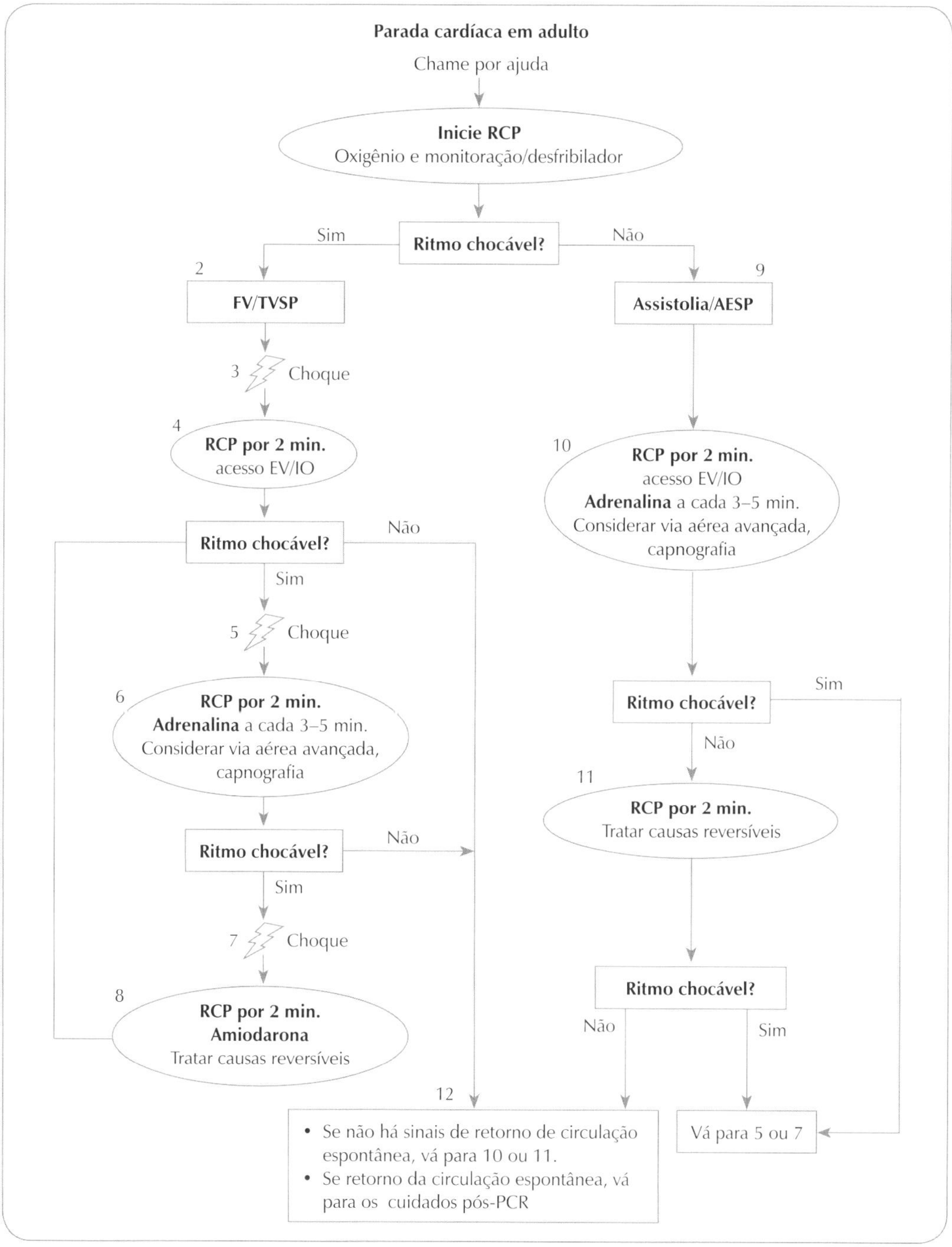

Figura 14.3 Algoritmo de suporte avançado de vida.
Fonte: American Heart Association, 2015.

Abordagem das vias aéreas

Deve ser considerada a obtenção de uma via aérea avançada por meio de um tubo traqueal ou por dispositivo supraglótico. Recomenda-se que as CTEs sejam realizadas de maneira contínua e que as ventilações sejam administradas a cada 6 segundos, com fornecimento de 100% de oxigênio durante as manobras de RCP.

Controle da circulação

Durante o atendimento avançado é necessária a manutenção de CTE eficazes. Nessa fase é realizada a monitoração do paciente por meio do desfibrilador manual e dos eletrodos, sendo obtido um acesso venoso; a via de escolha para a administração de medicamentos e reposição volêmica é a venosa periférica.

Em caso de fibrilação ventricular (FV), ritmo desorganizado, com ondas irregulares e de frequência elevada, ou taquicardia ventricular (TV), que corresponde a uma taquicardia de complexos QRS largos, ambas incapazes de gerar contração cardíaca efetiva e pulso, está indicada a desfibrilação com a aplicação de 200 Joules de energia para aparelhos com forma de onda bifásica e 360 Joules para a forma de onda monofásica. Além disso, recomenda-se a administração de 1mg de epinefrina a cada 3 minutos e de 300mg de amiodarona seguida de 150mg da mesma após 3 minutos.

Após a administração de medicamentos durante as manobras de RCP, recomenda-se a realização de um *flush* de 20mL de solução fisiológica, seguido da elevação do membro no qual foi administrado, proporcionando aumento do retorno venoso.

Nos casos de assistolia, que compreende a ausência total de atividade elétrica cardíaca ou de atividade elétrica sem pulso (AESP), entendida como qualquer ritmo organizado sem a presença de pulso, a desfibrilação não está indicada. Deve-se administrar, precocemente, 1mg de epinefrina a cada 3 minutos, além de tratar as possíveis causas reversíveis de PCR, sobretudo as não cardíacas, mais comumente associadas a esse ritmo.

A Tabela 14.1 apresenta as principais causas de PCR e seus respectivos tratamentos.

Tabela 14.1
Causas de parada cardiorrespiratória e tratamento

Causa	*Tratamento*	*Causas*	*Tratamento*
Hipovolemia	Reposição volêmica	**Tamponamento cardíaco**	Realização de pericardiocentese
Hipóxia	Oferta de oxigênio	**Trombose coronária**	Reperfusão
Hipotermia	Medidas de aquecimento	**Trombose pulmonar**	Reperfusão
Hiper/hipocalemia	Administração de gluconato de cálcio/reposição com cloreto de potássio	**Tensão no tórax**	Realização de punção de alívio
Acidose	Administração de Bicarbonato de Sódio	**Intoxicação**	Administração de antídotos

Cuidados após parada cardiorrespiratória[7]

Após o retorno da circulação espontânea (RCE), definido como a manutenção de contrações miocárdicas capazes de gerar pulso por tempo superior a 20 minutos depois de finalizada a RCP, inicia-se uma síndrome clínica grave (síndrome pós-PCR), que é responsável por cerca de 50%–70% das mortes nas primeiras 24–48 horas após a PCR. A síndrome pós-PCR é decorrente das lesões de hipóxia e da reperfusão, originadas durante a PCR e após o RCE (Figura 14.4).

Os cuidados pós-PCR têm potencial de melhorar a mortalidade precoce, ocasionada por instabilidade hemodinâmica e insuficiência de múltiplos órgãos e sistemas, a morbidade e a mortalidade tardia, que resultam do dano neurológico. Os objetivos principais são melhorar a função cardiopulmonar e a perfusão sistêmica; transportar as vítimas de PCR extra-hospitalar para a sala de emergência ou unidade de terapia intensiva; identificar a causa precipitante da PCR e prevenir a recorrência desse evento; e instituir medidas que melhorem o prognóstico dos pacientes em longo prazo, com função neurológica preservada.

As principais medidas a serem adotadas incluem: o tratamento de reperfusão precoce para os casos de trombose coronariana; a estabilização e manutenção dos parâmetros ventilatórios e hemodinâmicos; manutenção dos valores normais de glicose, o tratamento das convulsões; controle direcionado de temperatura e combate agressivo à febre e estabelecimento do prognóstico do paciente.

A decisão de encerrar os esforços de RCP deve ser baseada em um consenso entre os membros da equipe de atendimento. Não há algoritmos específicos a serem seguidos, mas os fatores que devem ser considerados incluem: tempo decorrido entre o colapso e o início da RCP e tempo total de PCR, uma vez que as chances de se obterem RCE e sobrevida com prognóstico neurológico razoável diminuem muito com o tempo, comorbidades e capacidade funcional do paciente pré-PCR e o ritmo inicial de PCR.

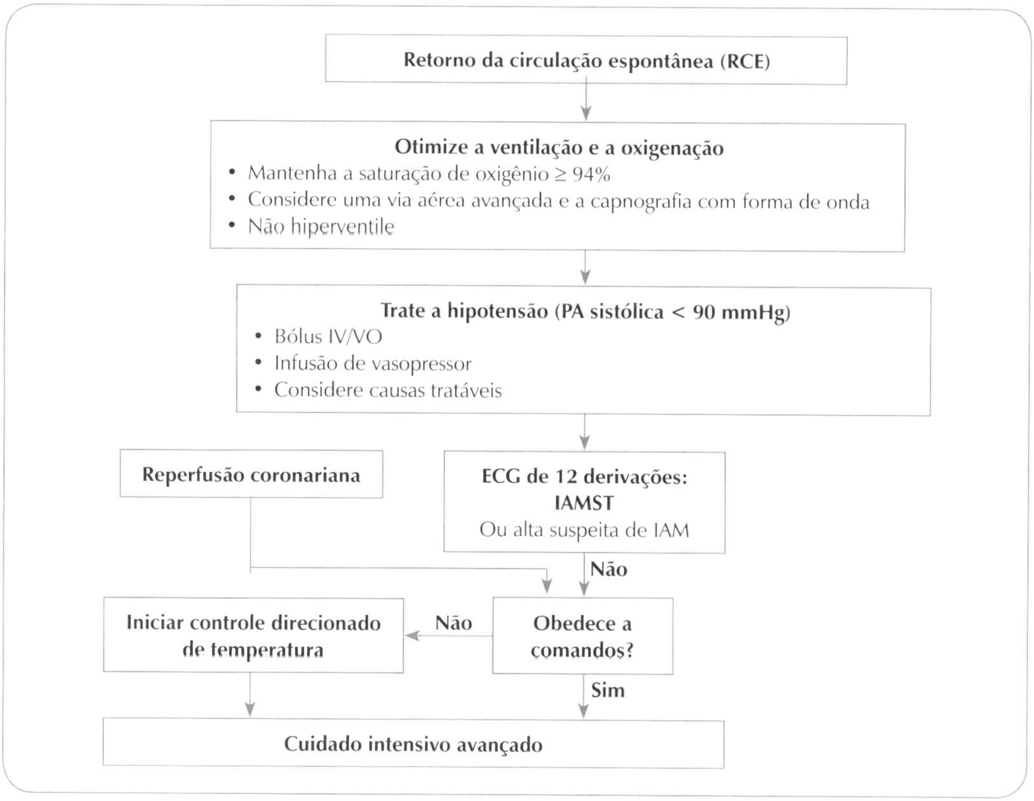

Figura 14.4 Algoritmo de cuidados pós-parada cardiorrespiratória.
Fonte: American Heart Association, 2015.

Referências bibliográficas

1. Go AS, Mozaffarian D, Roger VL, Benjamin EJ, Berry JD, Borden WB et al; on behalf of the American Heart Association Statistics Committee and Stroke Statistics Subcommittee. Heart disease and stroke statistics – 2013 update: a report from the American Heart Association. Circulation, 2013; 127:e6-e245. Erratum in: Circulation. 2013;127(23):e841; Circulation. 2013;127(1).
2. Benjamin EJ, Virani SS, Callaway CW, Chang AR, Cheng S, Chiuve SE et al. on behalf of the American Heart Association Council on Epidemiology and Prevention Statistics Committee and Stroke Statistics Subcommittee. Heart Disease and Stroke Statistics – 2018 Update A Report From the American Heart Association. Circulation. 2018;137:XX–XX.
3. Gonzalez MM, Timerman S, Oliveira RG, Polastri TF, Dallan LAP, Araújo S, et al. I Diretriz de Ressuscitação Cardiopulmonar e Cuidados Cardiovasculares de Emergência da Sociedade Brasileira de Cardiologia: Resumo Executivo. Arq Bras Cardiol, 2013; 100(2):105-13.
4. Aehlert B. ACLS, Advanced Cardiac Life Support. 3a ed. Rio de Janeiro: Elsevier; 2007.
5. Kleinman ME, Brennan EE, Goldberger ZD, Swor RA, Terry M, Bobrow BJ, Gazmuri RJ, Travers AH, Rea T. Part 5: adult basic life support and cardiopulmonary resuscitation quality: 2015 American Heart Association Guidelines Update for Cardiopulmonary Resuscitation and Emergency Cardiovascular Care. Circulation, 2015;132(suppl 2):S414-S35.
6. Link MS, Berkow LC, Kudenchuk PJ, Halperin HR, Hess EP, Moitra VK, Neumar RW, O'Neil BJ, Paxton JH, Silvers SM, White RD, Yannopoulos D, Donnino MW. Part 7: adult advanced cardiovascular life support: 2015 American Heart Association Guidelines Update for Cardiopulmonary Resuscitation and Emergency Cardiovascular Care. Circulation, 2015; 132(suppl 2):S444-S64.
7. Callaway CW, Donnino MW, Fink EL, Geocadin RG, Golan E, Kern KB, Leary M, Meurer WJ, Peberdy MA, Thompson TM, Zimmerman JL. Part 8: post–cardiac arrest care: 2015 American Heart Association Guidelines Update for Cardiopulmonary Resuscitation and Emergency Cardiovascular Care. Circulation, 2015; 132(suppl 2):S465-S82.

capítulo 15

Acidente Vascular Cerebral

• Aline Fanti Pedreira da Silva • Rennan Martins Ribeiro

Acidente vascular cerebral

Definição

O Acidente Vascular Cerebral (AVC) é definido como o déficit focal agudo do sistema nervoso de origem vascular e inclui o infarto cerebral e as hemorragias intracraniana e subaracnóidea. O Acidente Vascular Cerebral Isquêmico (AVCi) por sua vez, é entendido como um episódio de disfunção causada por infarto cerebral focal, medular ou retiniano[1].

Etiologia

A identificação da etiologia do AVCi é extremamente importante no manejo inicial do quadro, pois permite adotar medidas para prevenção secundária e evitar novos episódios isquêmicos. De acordo com a classificação TOAST, o AVCi pode ser assim classificado: aterosclerose de grandes artérias, cardioembolismo (fontes cardioembólicas, sendo a principal a fibrilação atrial), oclusão de pequenas artérias (degeneração de artérias e capilares secundário a hipertensão e diabetes), outras etiologias (vasculopatias, desordens hematológicas e vasculites) e etiologia indeterminada[1,2].

Fisiopatologia

A isquemia cerebral, que está relacionada à estenose e à oclusão arterial, ocorre por uma série de eventos que se inicia com um déficit de abastecimento sanguíneo para o tecido cerebral, ocasionando diminuição da oferta de glicose e oxigênio para uma determinada área do encéfalo, resultando em uma irrigação insuficiente que acarreta disfunção e, posteriormente, morte celular. A isquemia ocorre também quando o fluxo de sangue cerebral é inferior a 20 mL/100 g de tecido cerebral por minuto. A região que apresenta uma perfusão mais baixa é a primeira a sofrer necrose tecidual e, ao seu redor, encontra-se a denominada zona de penumbra isquêmica, que reúne tecido cerebral pouco viável, porém altamente recuperável, dependendo do fluxo sanguíneo restante, do tempo de duração da isquemia e da presença de reperfusão tecidual. Se o tratamento não for instituído rapidamente, o tecido viável poderá transformar-se em necrótico. A isquemia também pode levar ao edema cerebral e à hipertensão intracraniana, aumentando o risco de herniação cerebral[3-7].

Manifestações clínicas

As manifestações clínicas do AVCi são caracterizadas pela presença de um súbito déficit neurológico focal. Os déficits neurológicos podem ser representados por sintomas correspondentes ao território cerebral acometido como, por exemplo, alterações sensitivas e motoras, cefaleia, afasia, alterações visuais, disartria, heminanopsia, ataxia e rebaixamento do nível de consciência[3].

Diagnóstico clínico

O AVCi é considerado uma emergência, visto que a janela terapêutica é tempo-dependente. É necessário obter de maneira rápida a história clínica e diagnóstico diferencial a fim de identificar patologias que possam mimetizar essas condições. Entre elas podemos destacar: presença de crises convulsivas, hipoglicemia, encefalopatia hipertensiva, enxaqueca com aura, tumor em sistema nervoso central, intoxicação por drogas, abscesso em sistema nervoso central e encefalopatia de Wernicke[3-8].

Para facilitar a triagem e diagnóstico precoce do AVCi, é recomendado pela *American Stroke Association* o uso de escalas a fim de favorecer o reconhecimento e o prognóstico, além de estabelecer uma comunicação padronizada entre os profissionais envolvidos no cuidado e previsão de resposta ao tratamento proposto.

As escalas pré-hospitalares mais utilizadas são *Los Angeles Prehospital Stroke Screen* (LAPSS) e *Cincinatti Prehospital Stroke Scale* (CPSS) ou *Escala de Cincinatti*. Elas também podem ser usadas em programas educacionais direcionados à população, incentivando o conhecimento dos sinais e sintomas do AVC[8].

Na *Escala de Cincinatti* são avaliados itens como paresia facial, déficit motor de membros superiores e alteração da linguagem. A presença de um desses achados indica um valor preditivo positivo. A escala LAPSS possui sensibilidade de 91% e especificidade de 97% se todos os critérios forem preenchidos como SIM, conferindo alta precisão para reconhecimento de pacientes com AVC de etiologia isquêmica ou hemorrágica[8]. O Quadro 15.1, a seguir, ilustra a escala de LAPSS.

O exame neurológico deve ser direcionado para a identificação de lesões cerebrais. Para avaliar o déficit neurológico são utilizadas a *Escala de Coma de Glasgow* (ECG) e a *Escala National Institute of Health* (NIHSS). A NIHSS contém 15 itens do exame neurológico para avaliação do AVC agudo. A pontuação varia de 0 a 42 pontos, em que quanto mais alta, pior o acometimento neurológico. Os pacientes com pontuação > 22 estão associados a pior prognóstico e risco de transformação hemorrágica. Essa escala NIHSS fornece informações sobre a gravidade do quadro clínico, do prognóstico, da indicação e da resposta ao tratamento trombolítico.

Diagnósticos laboratorial e de imagem

Os exames laboratoriais e de imagem objetivam excluir diagnósticos relacionados a patologias que mimetizam o AVC.

A investigação laboratorial deve incluir a coleta de glicemia capilar para todos os pacientes, uma vez que a hipoglicemia pode mimetizar sintomas da AVCi. Os exames adicionais, como hemograma, plaquetas, coagulograma (tempo de protrombina/tempo de tromboplastina parcial ativada / relação normatizada internacional/antifator Xa), eletrólitos, betagonadotrofina coriônica humana sérica (BH-CG) para mulheres em idade fértil, gasometria arterial e saturação de oxigênio na suspeita de hipóxia são indicados em situações especificas.

É importante ressaltar que, se indicada, a terapia trombolítica não deve ser adiada em razão da espera dos resultados, exceto na suspeita de alterações no coagulograma e no uso contínuo de anticoagulantes pelo paciente, no qual o resultado definirá se existe contraindicação para sua administração[2-8].

A avaliação clínica não é capaz de diferenciar o AVC isquêmico do hemorrágico, sendo necessário o exame de imagem, visto que os tratamentos são distintos. A tomografia computadorizada de crânio é o método de escolha em razão do baixo custo, rapidez e disponibilidade quando em comparação à ressonância magnética. Deve ser realizada em até 25 minutos da admissão do paciente e interpretada em até 20 minutos após sua conclusão. Possui alta sensibilidade para inclusão ou exclusão do protocolo da terapia trombolítica[8].

Os exames complementares auxiliam na investigação etiológica. Entre eles, podem ser citados a avaliação da função renal e hepática, perfil toxicológico, enzimas cardíacas, eletrocardiograma, ecocardigrama transtorácico e transesofágico (na suspeita de infarto agudo do miocárdio e arritmias) e eletroencefalograma (na suspeita de crise convulsiva). A radiografia de tórax não é mais recomendada rotineiramente durante a fase aguda do AVC[2-3-8].

Tratamento

No AVCi, o tempo do início dos sintomas é um dos principais critérios utilizados para definição do tratamento mais adequado. Assim sendo, é imprescindível que o enfermeiro durante a coleta de dados identifique o tempo em que o déficit neurológico ocorreu, a partir de informações fornecidas pelo paciente ou acompanhante. Na impossibilidade de obter esse dado, recomenda-se considerar a última vez em que o paciente não apresentou déficit neurológico. O tratamento de reperfusão pode ser realizado através da terapia trombolítica endovenosa, intra-arterial ou trombectomia[2].

Trombólise endovenosa

A terapia trombolítica endovenosa é feita por meio da administração do ativador do plasminogênio tissular recombinante (rt-PA). A alteplase é proposta para pacientes com início de déficit neurológico entre 3–4 horas e 30 minutos, obedecendo aos critérios de inclusão e exclusão (Quadro 15.1). Após esse período, a terapia trombolítica endovenosa é contraindicada pelo se alto risco de sangramento. A dose recomendada é de 0,9 mg/kg de peso, sendo que 10% da dose deverão ser administrados em *bolus* de 1 minuto em seringa e o restante administrado em bomba de infusão, obedecendo à dose máxima de 90 mg[1-8-11].

Quadro 15.1
Critérios para terapia trombolítica EV no AVCi

Tratamento com Alteplase em até 3 horas do início dos sintomas

Os critérios de inclusão:
Diagnóstico de AVCi causando déficit neurológico mensurável
Início dos sintomas < 3 horas
Idade ≥ 18 anos

Os critérios absolutos de exclusão são:
Traumatismo craniano ou AVCi prévio nos últimos 3 meses
Sintomas que sugiram hemorragia subaracnóidea
Punção arterial em sítio não compressível nos últimos 7 dias
História prévia de hemorragia intracraniana
Neoplasia, malformação ou aneurismas intracranianos
Cirurgia intracraniana ou intraespinhal recente
Pressão arterial (sistólica > 185 mmHg ou diastólica > 110 mmHg)
Sangramento ativo
Uso de heparina nas últimas 48 horas, resultando em alterações no TTPa maior do que o limite superior normal
Plaquetas < 100 mil/mm³
Uso atual de anticoagulante com INR > 1,7 ou PT > 15 segundos
Uso atual de inibidores diretos da trombina ou inibidores do fator Xa com elevação de testes laboratoriais (TTPa, contagem de plaquetas, TT, ou testes apropriados para dosar atividade do fator Xa)
Concentração sérica de glicose < 50 mg/dL
TC com infarto definido acometendo mais de 1/3 do território da artéria cerebral

Critérios de exclusão relativos:
AVCi leve ou com melhora rápida dos sintomas (de maneira espontânea)
Gravidez
Crises epilépticas no início dos sintomas
Grande cirurgia ou trauma grave nos últimos 14 dias
Sangramento gastrointestinal ou urinário nos últimos 21 dias
Infarto agudo do miocárdio nos últimos 3 meses

Tratamento com Alteplase em até 4 horas e 30 minutos do início dos sintomas

Critérios de inclusão:
Diagnóstico de AVCi causando déficit neurológico mensurável
Início dos sintomas dentro de 3 horas a 4 horas e 30 minutos antes do início do tratamento

Critérios relativos de exclusão:
Idade > 80 anos
AVC severo (NIHSS > 25)
Tomar um anticoagulante oral independentemente do INR
História de diabetes e AVC isquêmico prévio

Trombólise intra-arterial e trombectomia

As técnicas endovasculares também são utilizadas para o tratamento do AVCi agudo, sendo capazes de aumentar os índices de reperfusão das artérias cerebrais que apresentam oclusões em regiões proximais de grandes vasos. Assim como no tratamento trombolítico endovenoso, a indicação da terapia endovascular é realizada considerando a apresentação clínica, o tempo do início do déficit neurológico e os exames de imagem e laboratoriais[8].

A trombólise intra-arterial consiste na administração de rt-Pa na artéria ocluída. A trombectomia mecânica é realizada através de dispositivos que removem o coágulo com a finalidade de restaurar o fluxo sanguíneo na região acometida. A terapia endovascular pode ser empregada no período de 6 a 8 horas após iniciados os sintomas. A combinação de métodos terapêuticos para o tratamento do AVCi agudo tanto endovenoso quanto endovascular demonstrou eficácia clínica e redução da mortalidade. A trombólise intra-arterial não é mais recomendada como tratamento isolado [2-9].

A trombectomia mecânica é indicada para pacientes com início do déficit neurológico dentro de 6 a 16 horas, na presença de uma oclusão vascular na circulação anterior e exame de imagem favorável. Estudos de imagem sugerem que alguns pacientes poderiam beneficiar-se com a trombectomia em até 24 horas após o início dos sintomas [11].

Abordagem na sala de emergência

A assistência de enfermagem ao paciente diagnosticado com AVCi na sala de emergência pode ser classificada de acordo com o tratamento proposto.

Intervenções de enfermagem no tratamento conservador

Os pacientes que não são elegíveis para o tratamento trombolítico e endovascular deverão ser encaminhados à unidade de terapia intensiva a fim de monitorar o nível de consciência através de exames neurológicos frequentes e manutenção dos sinais vitais[10].

As intervenções de enfermagem são:

- Seguir o ABC do tratamento de emergência:
- Realizar avaliações neurológicas com frequência e comunicar-se com a equipe médica se forem detectadas alterações.
- Verificar os sinais vitais no mínimo de 4/4 horas.
- Realizar coleta de exames laboratoriais.
- Manter PAS < 220 mmHg e PAD < 120 mmHg. Atentar para as doenças de base que possam diminuir esse limiar pressórico.
- Administrar anti-hipertensivo endovenoso quando necessário, conforme a prescrição médica. Os medicamentos recomendados são o Nitroprussiato ou Labetalol.
- Administrar fluidos para manter a hidratação, se necessária. Evitar soluções hipotônicas, conforme a prescrição médica.
- Ofertar oxigênio se saturação < 94 % (cateter nasal de oxigênio de 2–3 L/min).
- Temperatura axilar < 37,5ºC.
- Manter repouso absoluto no leito e decúbito elevado a 30º.
- Realizar balanço hídrico para controlar perdas e ingestas hídricas
- Controle glicêmico a fim de manter a glicemia < 140 mg/dL.
- Acompanhar o resultado do coagulograma (TP, TTPa e RNI) para se adequar à velocidade de infusão do anticoagulante prescrito de acordo com a rotina ou protocolo institucional.
- Avaliar presença de sangramentos (cavidade oral, urinário). Evitar procedimentos invasivos que possam ocasioná-los.

- Realizar compressão manual local caso ocorra a necessidade de novas punções ou retirada de cateteres, evitando a formação de hematomas.
- Manter jejum até a avaliação da fonoaudióloga em função do risco de disfagia.
- Realizar tomografia de crânio ou ressonância magnética após 24 ou 48 horas.

É recomendada reabilitação precoce envolvendo a equipe multiprofissional composta por enfermeiros, fisioterapeutas, fonoaudiólogos, psicólogos e terapeutas ocupacionais. O paciente deverá ser mantido na unidade de terapia intensiva ou semi-intensiva por um período de 24 horas a 48 horas[1].

Intervenções de enfermagem após o tratamento trombolítico

Recomenda-se que os pacientes selecionados para a terapia trombolítica endovenosa ou intra-arterial devam ser internados na unidade de terapia intensiva por um período de 24 horas após o término do procedimento[8].

Os cuidados de enfermagem após o tratamento com trombolítico são descritos a seguir:

- Avaliação neurológica e sinais vitais, exceto temperatura: as avaliações do nível de consciência, pupilar, motricidade, sensibilidade e de nervos cranianos frequentes são importantes para detectar complicações da doença ou do tratamento. A avaliação neurológica deve estar associada a verificação dos sinais vitais a cada 15 minutos nas primeiras 2 horas após o início da administração de rtPa, a cada 30 minutos nas próximas 6 horas e de hora em hora até 24 horas após início da terapia.
- A temperatura é avaliada a cada 4 horas. Deverá ser mantida a $< 37{,}5^{o}C$.
- Manter PAS < 180 mmHg e PAD < 105 mmHg. Comunicar-se com a equipe médica se houver alterações em razão da possibilidade de sangramento ou déficit de nutrientes e oxigênio para manutenção das atividades metabólicas cerebrais em virtude de hipotensão arterial. O uso de drogas vasoativas pode ser considerado.
- Atentar para a presença de cefaleia, náuseas e vômitos, sintomas que sugerem aumento da pressão intracraniana.
- Manutenção de dois cateteres venosos periféricos de grande calibre, evitando novas punções em razão do risco de sangramento. Desse modo, um cateter será de uso exclusivo para infusão do trombolítico e o outro será utilizado para intervenções adicionais.
- Monitorar eletrólitos, hemograma, hematócrito e coagulograma entre 12 e 24 horas, avaliando o tratamento após 24 horas.
- Observar a ocorrência de sangramentos gengivais e urinários.
- Ofertar oxigênio se saturação < 92 % (cateter nasal de oxigênio de 2–3L/min).
- Manter monitoração cardíaca por no mínimo 72 horas.
- Realizar balanço hídrico a fim de controlar perdas e ingestas hídricas.
- Repouso absoluto no leito por 24 horas e cabeceira elevada a 30°.
- Manter jejum até a avaliação da fonoaudióloga em função do risco de disfagia.
- Não administrar anticoagulantes por 24 horas.
- Evitar procedimentos invasivos nas primeiras 24 horas em virtude do risco de sangramento. Caso necessário, a sondagem vesical poderá ser realizada após 30 minutos do término da terapia trombolítica.
- Manter compressão pneumática nas primeiras 24 horas para prevenção de trombose venosa profunda.
- Realizar tomografia de crânio ou ressonância magnética após 24 ou 48 horas antes de iniciar a administração de anticoagulantes ou agentes antiplaquetários.

Uma das complicações do tratamento com trombolítico é a hemorragia intracraniana, que poderá desenvolver-se durante ou após o procedimento. Assim, quando evidenciados cefaleia grave, náusea, vômito e piora do exame neurológico, o enfermeiro deve proceder da seguinte maneira [2-10,11]:

- Interromper a infusão do trombolítico.
- Verificar os sinais vitais e realizar avalição neurológica de 15 em 15 minutos.
- Comunicar a equipe médica.
- Realizar tomografia de crânio ou ressonância magnética de emergência.
- Manter monitoração contínua de eletrocardiograma.
- Observar outros locais de sangramento.
- Coletar coagulograma completo.
- Manter repouso absoluto no leito e cabeceira elevada a 30°.
- Jejum oral até a avaliação da fonoaudióloga.
- Administrar hemocomponentes e hemoderivados quando prescritos.

Intervenções de enfermagem no tratamento endovascular

Os cuidados de enfermagem são os mesmos descritos durante a terapia conservadora. A pressão arterial dos pacientes submetidos à trombectomia mecânica deverá ser mantida $\leq$ 180/105 mmHg durante as 24 horas após o procedimento[11].

O enfermeiro deverá avaliar o sítio da punção arterial, observando presença de sangramentos, hematomas, edemas, temperatura e perfusão periférica do membro puncionado. Também é indicada a internação do paciente na unidade de terapia intensiva após o tratamento no mínimo 24 horas[10].

Acidente vascular cerebral hemorrágico

Definição

O Acidente Vascular Cerebral Hemorrágico (AVCh) pode ser definido como a ruptura espontânea de vaso sanguíneo intracraniano com extravasamento sanguíneo para o tecido cerebral (Hemorragia Intraparenquimatosa), espaço ventricular (Hemorragia Intraventricular) ou espaço subaracnóideo (Hemorragia Subaracnóidea). Neste capítulo daremos ênfase à Hemorragia Intraparenquimatosa pela sua importância epidemiológica[1,13,14].

Fisiopatologia

A HIP pode ser classificada como etiologia primária ou secundária. A HIP primária, responsável por cerva de 85% dos casos de hemorragia intracraniana, está relacionada ao sangramento espontâneo decorrente de hipertensão arterial crônica ou angiopatia amiloide[14].

O sangramento intracraniano leva à ruptura de artérias penetrantes intracranianas secundária à hipertensão arterial sistêmica ou alterações pressóricas sobre arteríolas e capilares em resposta às alterações do fluxo sanguíneo. A hemorragia intracraniana primária ocorre ainda devido angiopatia amiloide, em que o depósito de placas em vasos sanguíneos corticais e meníngeos leva a fragilidade e predispõe a rupturas. A angiopatia amiloide possui um componente hereditário comumente encontrado com etiologia de AVCh em idosos[14,15].

A HIP secundária, por sua vez, ocorre em consequência das rupturas de aneurismas intracranianos, malformações arteriovenosas, tratamentos com anticoagulantes, antiagregantes, em consequência de doenças, como cirrose hepática, neoplasia e vasculites.

Os territórios cerebrais comumente afetados pelo AVCh incluem o córtex cerebral envolvendo os lobos cerebrais, além do diencéfalo, putâmen, ponte e cerebelo[15].

Manifestações clínicas e diagnóstico clínico

As manifestações clínicas do AVCh incluem alteração do nível de consciência, anisocoria, náuseas e vômitos, crises convulsivas, rigidez de nuca e hipertensão arterial. Em sangramentos envolvendo tronco encefálico podem ser encontrados ainda déficits em nervos cranianos uni ou bilaterais[14].

Diagnóstico por imagem

As manifestações clínicas auxiliam na identificação do AVCh; entretanto, os exames de neuroimagem desempenham papel essencial na determinação do diagnóstico. A tomografia de crânio é o exame de escolha para o diagnóstico devido asua sensibilidade, rapidez, disponibilidade e baixo custo. Os avanços na neuroimagem possibilitam a associação da angiotomografia com a injeção de contraste endovenoso, permitindo, assim, a identificação de expansão ativa do hematoma como o chamado *spot sign* (sinal hiperdenso no local do hematoma, após injeção EV de contraste decorrente do vazamento de contraste evidenciando a presença de sangramento)[13].

Abordagem na sala de emergência

O manejo do paciente pode ser realizado de forma clínica ou cirúrgica, dependendo da gravidade e extensão do sangramento. Na sala de emergência, o manejo do paciente com HIP tem por objetivo[14]:

- Monitoração neurológica rigorosa a fim de identificar piora neurológica associada à expansão do hematoma ou hipertensão intracraniana.
- Identificação da etiologia da hemorragia intracraniana com o objetivo de estabelecer o tratamento definitivo e evitar novos sangramentos.
- Prevenção da expansão do hematoma por meio do controle da pressão arterial, níveis glicêmicos e temperatura corporal.
- Prevenção e tratamento da hipertensão intracraniana.

Intervenções de enfermagem em paciente com AVCh[13-15]

As intervenções de enfermagem na sala de emergência incluem:

- Promoção do ABC (Airway, Breathing, Circulation) da emergência
- Monitorar frequência respiratória e saturação de oxigênio.
- Administrar oxigênio suplementar se $SpO_2 < 94\%$.
- Monitorar rigorosamente a pressão arterial e considerar uso de monitoração de pressão arterial invasiva.
- Manter pressão arterial sistólica < 140 mmHg e considerar uso de droga vasoativa (nitroprussiato de sódio).
- Monitorar nível de consciência com a *Escala de Coma de Glasgow*.
- Avaliar tamanho, simetria e reatividade pupilar.
- Atentar para sinais de hipertensão intracraniana (hipertensão arterial, bradicardia e alteração do padrão respiratório – Cheyne-Stokes).
- Manter cabeceira 30° com alinhamento mentoesternal.
- Monitorar glicemia capilar (140–180 mg/dL).
- Controlar temperatura corporal objetivando valores inferiores 37,5.
- Avaliar dor e controlar com administração de analgésicos objetivando redução da hipertensão secundária a dor.
- Adotar medidas para controle da pressão intracraniana:
  - Auxiliar na entubação orotraqueal
  - Avaliar níveis de sedação com escala de RASS (Richmond Agitation Sedation Scale)

- Administração de bloqueio neuromuscular s/nº.
- Administração de diuréticos osmóticos
- Coletar gasometria arterial (monitorar níveis de CO_2).

Quadro 15.2
Principais diagnósticos e intervenções de enfermagem para pacientes com AVCi e AVCh

Diagnósticos de enfermagem (NANDA-I)	*Características definidoras (CD)/ fatores de risco ou relacionados (FR)*	*Cuidados de enfermagem (NIC)*
Risco de perfusão tissular cerebral ineficaz Comum nos casos de: *AVC-I, AVC-H*	**FR:** Aneurisma cerebral, aterosclerose aórtica, coagulação intravascular disseminada, lesão cerebral, regime de tratamento	Monitorar estado neurológico: Nível de consciência (aplicar *Escala de Coma de Glasgow*), pupilas (tamanho, simetria e reação fotomotora), força motora dos quatro membros e sensibilidade tátil, dolorosa e térmica Monitorar frequência respiratória e saturação de oxigênio (estado respiratório e oxigenação) Monitorar pulso, pressão arterial e perfusão periférica (estado hemodinâmico) Realizar monitoração do ritmo cardíaco Monitorar a ocorrência de palidez cutânea, pele fria e sudorese Manter cabeça/ pescoço em posição neutra (evitar flexão, extensão e lateralização do pescoço), quando adequado Evitar flexão do quadril a 90° ou mais Manter decúbito a 30°, quando adequado Limitar/ evitar atividades que aumentem as pressões intratorácica/ abdominal (p. ex. tosse, vômitos) Monitorar glicemia capilar Identificar sinais/sintomas sugestivos de descompensação da PIC (p. ex. alteração do nível de consciência, hipertensão, bradicardia, alteração do padrão respiratório)
Risco de confusão aguda ou confusão aguada Comum nos casos de: *AVC-I*	**CD:** Agitação, alteração na função cognitiva e psicomotora, alteração do nível de consciência **FR:** Delírio, alteração no ciclo sono-vigília	Avaliar sinais vitais (como indicadores de perfusão tecidual ineficaz: hipotensão, taquicardia, taquipneia) Orientar paciente em relação a tempo, espaço e pessoa Monitorar resultados de exames laboratoriais e atentar para hipoxemia, distúrbios hidroeletrolíticos, glicose sérica, sinais de infecção Permitir presença de familiar, sempre que possível Evitar uso de restrições mecânicas
Desobstrução ineficaz de vias aéreas Comum nos casos de: *AVC-I, AVC-H*	**CD:** Alteração no padrão e frequência respiratório, cianose, dispneia e ruídos adventícios respiratórios **FR:** Prejuízo neuromuscular	Manter o decúbito elevado (entre 30°–45°), quando adequado Identificar sinais de obstrução de vias aéreas precocemente (utilização de musculatura acessória, respiração ruidosa, presença de roncos, gorgolejos e estridor, ruídos aéreos anormais e rouquidão) Realizar abertura da via aérea (técnica de elevação do queixo e inclinação da cabeça), conforme adequado Realizar aspiração de vias aéreas/endotraqueal, quando adequado Monitorar estado respiratório e oxigenação (observar frequência, ritmo, simetria, profundidade, uso de musculatura acessória e oximetria de pulso) Auscultar os sons respiratórios, observando áreas de ventilação diminuída ou ausente, e a presença de ruídos adventícios Inserir cânula oro/nasofaríngea, conforme adequado Iniciar e manter oxigênio suplementar, conforme prescrito Identificar paciente que requer inserção potencial ou real de via aérea artificial e auxiliar na inserção de via aérea artificial

(*continua*)

Quadro 15.2
Principais diagnósticos e intervenções de enfermagem para pacientes com AVCi e AVCh (*continuação*)

Diagnósticos de enfermagem (NANDA-I)	*Características definidoras (CD)/ fatores de risco ou relacionados (FR)*	*Cuidados de enfermagem (NIC)*
Risco de aspiração Comum nos casos de: *AVC-I, AVC-H,*	**FR:** Capacidade de deglutição prejudicada, nível de consciência reduzido, engasgo diminuído	Manter decúbito elevado (entre 30°–45°), quando adequado Manter as vias aéreas desobstruídas Atentar-se ao nível de consciência, reflexo de tosse, reflexo de vômito e à capacidade de deglutição do paciente Monitorar o estado respiratório do paciente e auscultar os sons pulmonares, observando áreas de ventilação diminuída ou ausente, além da presença de ruídos adventícios Manter o aparelho de aspiração sempre disponível Supervisionar jejum, conforme indicado Solicitar avaliação fonoaudiológica após 24 horas do AVC-I antes de administrar medicamentos e nutrição Avaliar a necessidade de sondagem gástrica/enteral com equipe multiprofissional, conforme apropriado Verificar o posicionamento da sonda gástrica ou enteral antes de administrar medicamentos ou dieta ao paciente
Dor aguda Comum nos casos de: *AVC-H*	**CD:** Expressão facial, dilatação pupilar, mudanças no parâmetro fisiológico, autorrelato	Monitorar a ocorrência de dor Realizar avaliação da dor incluindo local, característica, início, duração, frequência, qualidade, intensidade (escala de dor), além de fatores precipitantes Observar a ocorrência de indicadores não verbais de desconforto, em especial nos pacientes incapazes de se comunicar com eficiência Oferecer ao paciente alívio da dor mediante analgesia prescrita e comunicar o médico se tratamento não for suficiente para alcançar meta do controlo da dor Reduzir ou eliminar fatores que precipitam ou aumentam a experiência de dor Controlar fatores ambientais capazes de influenciar a resposta do paciente ao desconforto
Risco de sangramento Comum nos casos de: *AVC-I* (relacionado ao tratamento fibrinolítico)	**FR:** Aneurisma, coagulopatia inerente	Monitorar alterações no nível de consciência e das pupilas (tamanho, simetria e reação fotomotora) Monitorar alterações da escala NIHSS Monitorar a ocorrência de sangramento visível e controlar Monitorar a ocorrência de outros sangramentos Monitorar sinais vitais e perfusão periférica Monitorar a ocorrência de palidez cutânea, pele fria e sudorese Realizar balanço hídrico
Deglutição prejudicada Comum nos casos de: *AVC-I, AVC-H*		Verificar a presença e o vigor da tosse e do reflexo de engasgo Auscultar os sons respiratórios para avaliar possibilidade de aspiração Manter o decúbito elevado (entre 30°–45°), quando adequado Avaliar a necessidade de sondagem gástrica/enteral com equipe multiprofissional, conforme apropriado

Referências bibliográficas

1. Saco RL. An updated definition of stroke for the 21st century: a statement for healthcare professionals from the American Heart Association/American Stroke Association. Stroke., 2013 Jul; 44(7):2064-89.
2. Diccini S. Enfermagem em neurologia e neurocirurgia. In: Bichuetti. (ed.). Acidente vascular encefálico isquêmico. 1ª ed. São Paulo: Rio de Janeiro, Belo Horizonte: Atheneu, 2017: 245-41.
3. Gross H, Grose N. Emergency Neurological Life Support: Acute Ischemic Stroke. Neurocrit Care Society, 2017 Sep; 27 (Suppl 1): 102-15.
4. Rodrigues MM, Bertolucci PHF. Neurologia para o clínico geral. In: Figueiredo MM, Carvalho FA, Silva GS (eds.). Doenças cerebrovasculares. 1ª ed. São Paulo: Manole, 2014; 385-414.
5. Rede interagencial de informações para a saúde. Ministério da Saúde. Indicadores de mortalidade. Taxa de mortalidade específica por doenças cerebrovasculares. Acesso em: 02 abr 2018. Disponível em: <http://tabnet.datasus.gov.br/cgi/tabcgi.exe?idb2012/c08.def>.
6. Rede interagencial de informações para a saúde. Ministério da Saúde. Indicadores de mortalidade. Óbitos por doenças cerebrovasculares. Acesso em: 2 abr 2018. Disponível em: <http://tabnet.datasus.gov.br/cgi/tabcgi.exe?idb2012/c08.def>.
7. Silva GS, Miranda RCAN, Massaud RM. Acidente vascular cerebral: prevenção, tratamento e reabilitação. In: Resende HAC, Silva GS (eds.). Epidemiologia do acidente vascular cerebral. São Paulo, Rio de Janeiro, Belo Horizonte: Atheneu, 2015:3-6.
8. Frizzell JP, PhD, RN. Acute Stroke Pathophysiology, Diagnosis, and Treatment. AACN Clinical Issues. Oct-Dec 2005; 16(4): 421-40.
9. Silva GS, Miranda RCAN, Massaud RM. Acidente vascular cerebral: prevenção, tratamento e reabilitação. In:Vacari AH, Alves MB, Miranda RCAN (eds.). Enfermagem no manejo do paciente com acidente vascular cerebral. São Paulo, Rio de Janeiro, Belo Horizonte: Atheneu; 2015; pp.275-87.
10. Silva GS, Miranda RCAN, Massaud RM. Acidente vascular cerebral: prevenção, tratamento e reabilitação. In: Baccin CE, Abud TG, Piske RL. Tratamento Intra-arterial do acidente vascular cerebral isquêmico.São Paulo, Rio de Janeiro, Belo Horizonte: Atheneu, 2015; 105-22.
11. Diccini S. Enfermagem em neurologia e neurocirurgia. In: Silva SCF (ed.). Intervenções de enfermagem no acidente vascular encefálico isquêmico.1ª ed. São Paulo, Rio de Janeiro, Belo Horizonte: Atheneu, 2017:253-9.
12. Powers WJ, MD, FAHA et al. Guidelines for the Early Management of Patients With Acute Ischemic Stroke: A Guideline for Healthcare Professionals From the American Heart Association/American Stroke Association. Stroke, March 2018.
13. Hickey JV, Livesay SL. The continuum of Stroke care: na interprofissional approuch to evidence-based care. In: Casper CI, Graves AM (eds.). Intracerebral hemorrhagic stroke. Philadelphia: Wolters Kluwer, 2016:116-40.
14. Hemphill JC et al. Guidelines for the Management of Spontaneous Intracerebral Hemorrhage: A Guideline for Healthcare Professionals From the American Heart Association/American Stroke Association. Stroke. 2015 Jul;46(7):2032-60.
15. Presciutti M. Nursing priorities in caring for patients with intracerebral hemorrhage. J Neurosci Nurs. 2006 Sep; 38(4 Suppl):296-9:315.

capítulo 16

Distúrbios da Glicose

• Valterli Conceição Sanches Gonçalves • Cibelli Rizzo Cohrs

Diabetes *mellitus*

O diabetes *mellitus* (DM) é um distúrbio no qual a concentração sanguínea de glicose encontra-se elevada, pois o organismo não libera ou não produz insulina de modo adequado ou quando as células não respondem à insulina liberada[1].

A insulina, hormônio liberado pelas células beta do pâncreas, após a ingestão de glicose, é a principal substância responsável pela manutenção da concentração sérica da glicose.

A insulina atua sobre o fígado para facilitar a captação de glicose e sua conversão em glicogênio. Inibe a clivagem do glicogênio (glicogenólise) e impede a gliconeogênese (utilização dos aminoácidos como fonte de energia)[2].

Ação da insulina nos tecidos

Tecido	*Ação da insulina*	*Insulinopenia*
A – Hepático	Glicogênese Inibição da gliconeogênese Lipogênese Inibição da cetogênese	Glicogenólise Gliconeogênese Inibição da lipogênese Cetogênese
B – Muscular	Captação de glicose Oxidação da glicose Glicogênese Síntese proteica	Não captação da glicose Oxidação de ácidos graxos Glicogenólise Proteólise com liberação de aminoácido
C – Adiposo	Captação de glicose Captação de triglicérides Lipogênese	Não captação de glicose Liberação de triglicérides Lipólise com liberação de ácidos graxos

A concentração sanguínea de glicose (70–140 mg/dL) varia durante as 24 horas do dia, aumentando após uma refeição, retornando ao normal em 2 horas. A elevação da concentração de glicose estimula o pâncreas, normal, a produzir insulina, mantendo, dessa forma, os níveis de glicose no sangue.

As células alfas do pâncreas são responsáveis pela produção do glucagon. Esse hormônio tem função contrária à da insulina e inibe sua secreção. Outras substâncias que aumentam a glicemia (hormônios contrarreguladores) são[3]:

- **Corticoides** – Diminuem a utilização periférica da glicose e aumentam a gliconeogênese.
- **Catecolaminas** – Inibem a glicogênese e estimula a glicogenólise e a gliconeogênese.
- **Hormônios do crescimento** – Diminuem a utilização periférica da glicose e inibem a secreção da insulina.

Segundo as Diretrizes da Sociedade Brasileira de Diabetes 2017–2018[1], a classificação e a definição atual estão assim descritas:

Tipo	Definição
DM tipo 1 –subclassificada em 1A e 1B	1A – ocorre a deficiência de insulina por ocorrer a destruição autoimune das células betas com comprovação laboratorial
	1B – ocorre a deficiência de insulina por causa idiopática
DM tipo 2	Ocorrem a diminuição progressiva de secreção da insulina e também a resistência à insulina
DM gestacional	Ocorre hiperglicemia de níveis diferentes durante a gestação sem que a gestante tenha algum critério de DM prévio
Outros tipos de DM	Monogêmicos (MODY), diabetes neonatal, secundária a endocrinopatias, secundários a doenças do pâncreas exócrino, secundária a infecções e a medicamentos

- **Diabetes *mellitus* tipo 1 (DM1).** É definida como uma doença autoimune, poligênica e causada pelas destruições das células betas do pâncreas, levando à deficiência completa da produção de insulina. Segundo a *International Diabetes Federation,* estima-se que mais de 30 mil brasileiros sejam portadores de DM1, e o Brasil ocupa o terceiro lugar nessa prevalência de DM1 no mundo, mas ela equivale a apenas 5%–10% de todos os casos de DM. O diagnóstico é mais frequente em crianças e adolescentes e, eventualmente, em adultos jovens, podendo ser encontrados casos igualmente em homens e mulheres e subdivididos em DM tipos 1A e 1B, conforme ausência ou presença de autoanticorpos circulantes comprovada por exames laboratoriais.
- **Diabetes *mellitus* tipo 2 (DM2).** É uma doença com etiologia complexa e multifatorial que envolve fatores genéticos e ambientais, como hábitos alimentares inadequados e falta de atividade física que colaboram para a obesidade. Ocorre a hiperglicemia concomitante com hiperglucagonemia, resistência dos tecidos periféricos à ação da insulina, aumento da produção hepática de glicose, disfunção incretínica, aumento de lipólise, acarretando aumento de ácidos graxos livre circulantes, aumento da reabsorção renal da glicose e variados graus de deficiência na síntese e na secreção de insulina pelas células betapancreáticas. Não apresenta marcadores específicos, e a doença está associada à obesidade e aos componentes da síndrome metabólica, sendo assintomática na maioria dos casos. A DM2 corresponde a 90%–95% dos casos de diabetes.
- **Diabetes gestacional.** Durante a gestação a placenta produz hormônios hiperglicemiantes e enzimas placentárias que destroem a insulina, levando ao aumento da produção e resistência à insulina e podendo evoluir com disfunção das células betas. Essa condição inicia-se na gestação sem que anteriormente houvesse um critério de DM. A prevalência é de 1%–14% e está associada a vários fatores para seu desenvolvimento.

Emergências diabéticas

O estado de cetoacidose diabética e o coma hiperosmolar hiperglicêmico não cetótico são sérias descompensações agudas do diabetes *mellitus* tipos 1 e 2, respectivamente, desencadeado pela deficiência, em graus variados, de insulina e pelo aumento dos hormônios contrarreguladores[4,5].

Cetoacidose diabética

Definição

É uma situação clínica de emergência caracterizada por hiperglicemia, desidratação, cetonemia e acidose metabólica na vigência de profunda deficiência de insulina e um excesso concomitante de hormônios do estresse (contrarreguladores)[6].

Fisiopatologia da cetoacidose diabética (Figura 16.1)

A deficiência aguda de insulina leva a uma situação semelhante à do jejum, ocasionando aumento da produção da glicose hepática através da glicogenólise e gliconeogênese para a qual contribui a hipersecreção de glucagon.

O aumento de catecolaminas, de cortisol e do hormônio de crescimento (hormônios de estresse) contribui ainda mais para a depressão das células betas do pâncreas, responsáveis pela produção de insulina. A utilização da glicose é ainda menor por indução de resistência à insulina, aumentando ainda mais os níveis de glicemia.

A insuficiência de insulina e o aumento dos hormônios catabólicos (particularmente catecolaminas) levam à lipólise dos triglicérides do tecido adiposo, liberando ácidos graxos livres de cadeia longa. Esses, por deficiência dos mecanismos de reesterificação, são oxidados a corpos cetônicos, preferencialmente ácido acetoacético e beta-hidroxibutírico.

Ocorrem diurese osmótica e desidratação com perda secundária de eletrólitos[7].

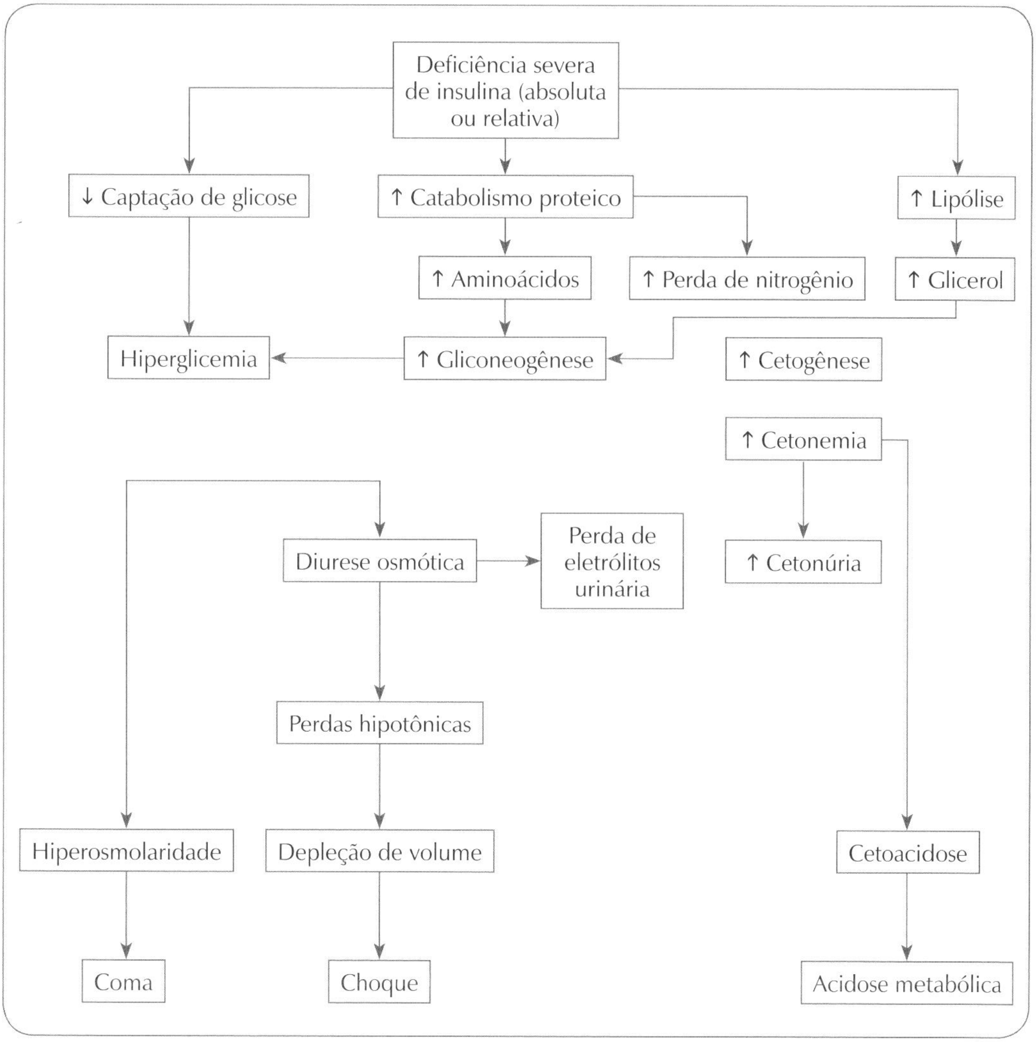

Figura 16.1 Cetoacidose diabética – efeitos metabólicos.

Fonte: Guthrie RA e Guthrie DW. Pathophysiology of Diabetes *Mellitus* Crit Care Nurs, 2004; 27(2):113-25.

Fatores precipitantes

- **Deficiência absoluta de insulina** nos casos de diabetes *mellitus* tipo I, recém-diagnosticados e omissão do tratamento insulínico.
- **Deficiência relativa de insulina:**
  - Doença aguda (aumento dos hormônios de estresse), processos infecciosos, traumas, cirurgias, infarto agudo do miocárdio, etc.
  - Drogas hiperglicemiantes, corticosteroides, diuréticos tiazídicos, betabloqueadores, fenitoína.

Quadro clínico

Fraqueza, adinamia, prostração, cansaço, náuseas, vômito, presença de hálito cetônico (odor de maçã estragada), polidipsia e poliúria (decorrentes da diurese osmótica induzida pela hiperglicemia) que tem como consequência a desidratação e a hipovolemia. A maioria dos pacientes apresenta taquicardia reflexa, podendo ocorrer hipotensão e choque.

A diurese osmótica também causa perda de sódio, cloreto, potássio, fósforo, cálcio e magnésio. A perda de eletrólitos pode piorar em decorrência dos frequentes episódios de vômitos.

A dissociação dos íons hidrogênio a partir dos corpos cetônicos circulantes é o processo responsável pelo aparecimento da acidose e pela queda do nível de bicarbonato sérico. Alguns dos corpos cetônicos são oxidados em acetona, uma substância neutra, volátil e solúvel que causa o característico hálito com odor de frutas no paciente com cetoacidose[8].

Em razão da grave acidose metabólica ocorre hiperventilação (respiração de Kussmaul) com alcalose respiratória compensatória. A febre e a dor abdominal podem ser secundárias à cetoacidose.

A troca entre os íons H+ por íons K+ através da membrana celular é parcialmente responsável pelo nível de potássio sérico elevado observado nos pacientes com cetoacidose. O nível de consciência pode estar alterado desde sonolência, confusão, agitação até o coma, decorrente do aumento da osmolaridade sérica (> 340 mOsm/kg).

Alterações laboratoriais

Hiperglicemia, glicosúria, cetonúria, acidose metabólica, alterações dos níveis de potássio plasmático (geralmente elevados, porém com potássio corpóreo total diminuído).

As razões para níveis plasmáticos aparentemente normais são:

- Passagem de potássio do intra para o extracelular em resposta à acidose;
- A deficiência de insulina leva à diminuição da atividade da Na-K-ATPase, com menor troca de sódio e potássio através da membrana celular;
- A hiperglicemia promove a depleção do potássio do espaço intracelular. No entanto, o potássio do espaço intravascular é perdido como consequência da diurese osmótica e dos vômitos; isso, acrescido à administração de insulina (que movimenta o potássio para o espaço intracelular), pode levar à hipocalemia fatal, durante estágios iniciais da terapia[9].

Tratamento[8,9]

- **Reposição volêmica.** A hidratação tem como objetivo restaurar a volemia e a perfusão tecidual, além de reverter fatores que perpetuam o processo de cetogênese, como, por exemplo, a resposta adrenérgica. Deve ser tratada com **SF a 0,9%**. A quantidade de volume a ser administrada varia de acordo com a idade e as condições hemodinâmicas do paciente. **Soro glicosado a 5%** deve ser administrado. Sem interromper a insulinoterapia, quando a glicemia cair < 250mg/dL.
- **Insulinoterapia.** Visa à supressão da gliconeogênese e cetogênese hepática, aumenta a captação periférica de glicose e inibe a degradação do tecido adiposo. Utiliza-se insulina regular

(curta duração) até compensação do quadro agudo. A insulina pode ser administrada por via intramuscular, endovenosa. A hipoglicemia deve ser evitada através da adição de SG 5%, sempre que a glicemia for ≤ 250 mg/dL.

Dose de ataque: 0,1–0,2 U/kg EV em *bolus*.

Manutenção: 0,1 U/kg/hora ou 6 U/hora EV em bomba de infusão. Espera-se que a glicemia caia pelo menos 75–100 mg/dL após 2 horas.

- **Reposição do potássio.** Caso o paciente apresente hipo ou normocalemia na admissão, deve ser iniciada a reposição de potássio imediatamente.
- **Reposição de bicarbonato.** Sua reposição está indicada toda vez que o pH sanguíneo for < 7 e/ou bicarbonato < 9 mEq/L. Algumas das desvantagens da terapia com bicarbonato incluem hipocalemia, hipernatremia, queda do pH do líquor (acidose paradoxal) e dissociação da hemoglobina para a esquerda, piorando a hipóxia tissular.

Coma hiperosmolar não cetótico

Definição

Complicação aguda do diabetes *mellitus* tipo 2 (não insulinodependente), caracterizada por intensa hiperglicemia (glicose > 500 mg/dL), hiperosmolaridade plasmática (> 330 mmoL), profunda desidratação, ausência de cetonemia e cetonúria e alteração do nível de consciência. É a emergência diabética de maior mortalidade (20%–50%), apesar do tratamento intensivo[9].

Fatores precipitantes

Desidratação, inadequada administração de drogas hipoglicemiantes, infecções, função renal inadequada, cirurgia, ingestão de medicamentos (corticoides, diuréticos diazóxido e tiazídicos, propanolol, fenitoínas, manitol, agentes imunossupressores, bloqueadores dos canais de cálcio e cimetidina), afecções associadas (acidente vascular cerebral, insuficiência coronariana, sangramento digestivo) e procedimentos (diálise peritoneal, hemodiálise).

Fatores que aumentam a mortalidade

- **Idade:** em geral, trata-se de pacientes na terceira-idade com outras afecções que desencadeiam e ajudam a perpetuar esse estado, como afecções cardíacas que reduzem a tolerância à administração de grandes quantidades de líquidos, necessárias para esse paciente; afecções renais que contribuem para que apareça o coma.
- Diabetes *mellitus* desconhecido: pode retardar o tratamento.

Fisiopatologia (Figura 16.2)

Existe uma deficiência relativa ou absoluta de insulina acompanhada de um excesso de glucagon e de uma resistência hepática ao glucagon (limitada à cetogênese). A hiperglicemia é resultado do aumento na produção hepática de glicose acompanhada da diminuição na sua utilização periférica. A hiperglicemia extrema, que caracteriza a síndrome, é consequência da diminuição da função renal. Ocorre diurese osmótica em razão da hiperglicemia, que leva à desidratação e perda de eletrólitos.

A desidratação aumenta a secreção dos hormônios contrainsulínicos (glucagon, cortisol, adrenalina) e a hipocalemia dificulta a secreção pancreática de insulina[10].

Quadro clínico

O exame clínico revela desidratação grave, e alguns pacientes podem apresentar sinais de choque (taquicardia e hipotensão). Distensão gástrica e íleo paralítico são achados frequentes.

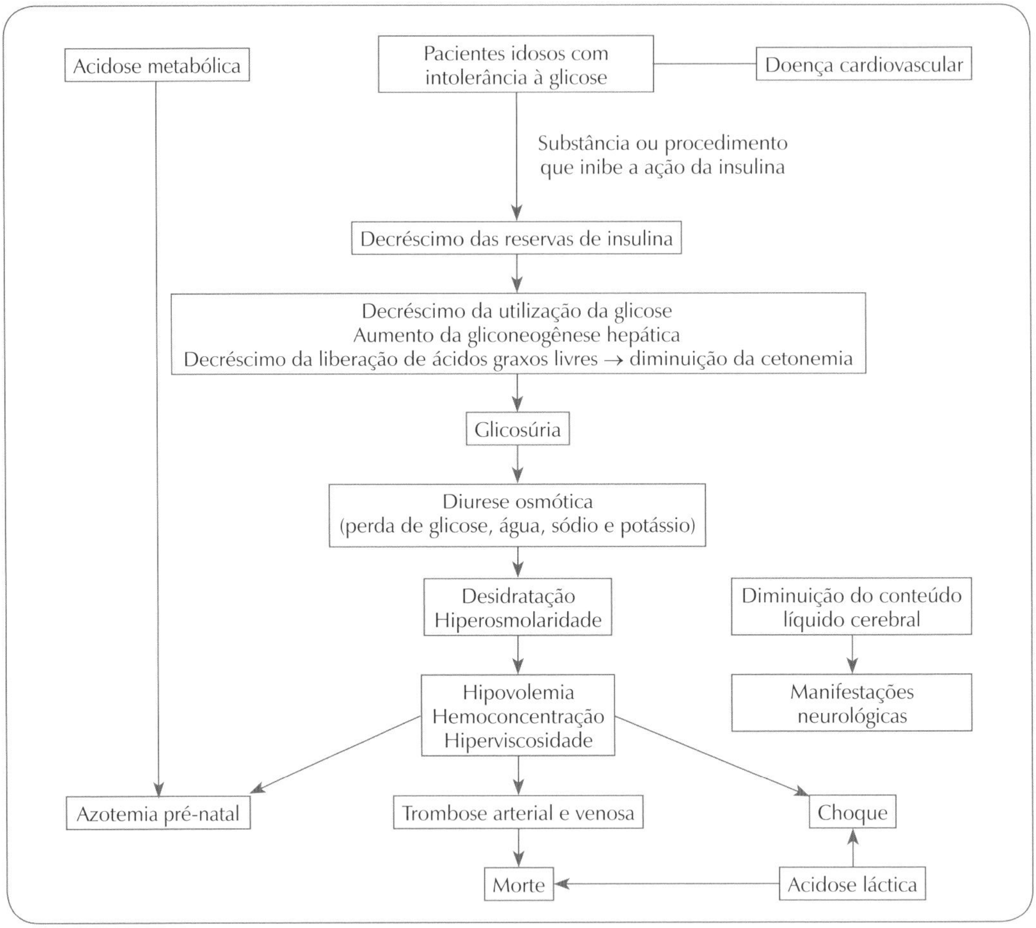

Figura 16.2 Fisiopatologia do coma hiperosmolar não cetótico.

O quadro neurológico pode variar desde confusão mental, sonolência e agitação (osmolaridade entre 325–350 mOsm/L), torporoso (350–400 mOsm/L) até o coma (> 400 mOsm/L). É frequente o aparecimento de convulsões focais ou generalizadas.

O cálculo da osmolaridade plasmática pode ser feito pela fórmula:

$$2 \times (\text{Na} + \text{K}) + \frac{\text{glicemia}}{18}$$

Quadro laboratorial

- Hiperglicemia > 500 mg/dL.
- Glicosúria.
- Cetonúria negativa.
- Osmolaridade plasmática > 325 mOsm/L.
- Potássio plasmático pode estar diminuído devido à diurese osmótica.
- Hipertrigliceridemia.
- Ureia e creatinina elevada, refletindo a depleção de volume e/ou doença renal associada.

Tratamento

A finalidade do tratamento do coma hiperosmolar não cetotico é a manutenção da perfusão tecidual, que pode estar comprometida, tanto pela desidratação quanto por possível infecção associada , tendo por finalidade a restauração do balanço eletrolítico e redução da glicemia e da osmolalidade sérica.

- Hidratação: a reposição hídrica pode levar à redução da glicemia. Pode ser feita com solução salina, NaCl a 0,9% ou 0,45%, dependendo do nível da osmolaridade plasmática e do sódio sérico. O soro fisiológico corrige o déficit de volume extracelular, estabiliza a pressão sanguínea e mantém o débito urinário. Essa reposição deve ser acompanhada com medidas frequentes da Pressão Venosa Central (PVC), débito urinário, pressão arterial, estase jugular, quadro neurológico. A grande preocupação é que a rápida correção da hiperosmolaridade extracelular possa levar ao edema cerebral.
- Insulinoterapia: pela gravidade do quadro e sua rápida modificação com a hidratação, a insulina deve ser administrada em pequenas doses e sempre de ação rápida (insulina regular). A insulina deve ser interrompida quando a glicemia atingir valores próximos a 250 mg/dL (Quadro 16.1)[9,10].
- Reposição eletrolítica: a reposição dos eletrólitos deve ser baseada nos níveis séricos.
- Identificar e tratar o fator desencadeante
- Medidas gerais: observação do nível de consciência, monitoração do padrão respiratório, do ritmo e traçado cardíaco, dos sinais vitais, da glicemia e eletrólitos (sódio, potássio, cálcio, magnésio) e gasometria.

Quadro 16.1
Tipos de insulina disponíveis no mercado

Tipo de insulina	*Marca*	*Nome genérico*	*Início*	*Pico*	*Duração*
Ação rápida	Novolog	Insulina asparto	15 minutos	30–90 minutos	3–5 horas
	Apidra	Insulina glulisina	15 minutos	30–90 minutos	3–5 horas
	Humalog	Insulin lispro	15 minutos	30–90 minutos	3–5 horas
Ação curta	Humulin R	Regular (R)	30–60 minutos	2–4 horas	5–8 horas
	Novolin R				
Ação intermediária	Humulin N	NPH (N)	1–3 horas	8 horas	12–16 horas
	Novolin N				
Ação prolongada	Levemir	Insulina detemir	1 hora	Sem pico	20–26 horas
	Lantus	Insulina glargina			
NPH pré-mesclada (ação intermediária e regular)	Humulin 70/30 Novolin 70/30	70% NPH e 30% regular	30–60 minutos	Varia	10–16 horas
	Humulin 50/50	50% NPH e 50% regular	30–60 minutos	Varia	10–16 horas
Suspensão pré-mesclada de insulina lispro com protamina (ação intermediária) e insulina lispro (ação rápida)	Humalog Mix 75/25	75% insulina lispro com protamina e 25% insulina lispro	10–15 minutos	Varia	10–16 horas
	Humalog Mix 50/50	50% insulina lispro com protamina e 50% insulina lispro	10–15 minutos	Varia	10–16 horas

Complicações

Pulmão úmido (SARA), edema cerebral (consequente à correção rápida da hiperglicemia ou uso de soluções hipotônicas), trombose em vasos cerebrais e coagulação intravascular disseminada.

Coma hipoglicêmico

Definição

A hipoglicemia é o estado no qual o nível plasmático de glicose encontra-se < 40 mg/dL (adulto) e 50 mg/dL (idoso), acompanhado de sinais e sintomas compatíveis com hiper-reatividade adrenérgica e/ou neuroglicopenia e que é reversível após administração de glicose[12-14].

Etiologia

- Administração exógena de insulina a pacientes diabéticos.
- Medicamentos, como sulfonilureia, quinino, disopiramida, fenilbutazona, salicilatos
- Hepatopatias, como cirrose hepática grave, hepatite fulminante, carcinoma hepático, etc.
- Endocrinopatias como hipopituitarismo.
- Estados de hipersecreção endógena: insulinoma e outros tumores pancreáticos.

Quadro clínico

Os sintomas da hipoglicemia podem ser relacionados a alterações adrenérgicas e ao estado de neuroglicopenia, que pode ser fatal.

Sinais e sintomas adrenérgicos: ansiedade, nervosismo, tremor, sudorese, palpitações, fome, irritabilidade, náuseas, palidez, arritmias cardíacas.

Sinais e sintomas neuroglicopênicos: cefaleia, alterações visuais, parestesias, fraqueza, cansaço, confusão mental, amnésia, alterações de comportamento, sensação de frio, hemiplegia, afasia, convulsão, coma.

Manifestação[12]

- Glicose ↓ 90 mg → resposta parassimpática = fome.
- Glicose ↓ 70 mg → ↓ função cerebral = desânimo, sonolência, irritabilidade, baixa concentração.
- Glicose ↓ 50 mg → resposta simpática = ansiedade, rubor, sudorese, ↑ FC, tremores.
- Glicose ↓ 40 mg → coma hipoglicêmico = inconsciência, convulsão, midríase, descerebração, arreflexia.

Tratamento

Os sintomas da hipoglicemia são aliviados minutos após o consumo de qualquer açúcar, quando o paciente ainda está consciente. Quando a administração oral de açúcar não é possível, a infusão endovenosa de glicose hipertônica e/ou Glucagon pode ser eficaz nas hipoglicemias, principalmente aquelas induzidas por insulina exógena.

O glucagon estimula o fígado a produzir grandes quantidades de glicose a partir de suas reservas de carboidrato, restaurando a concentração sérica de glicose em minutos.

Quadro 16.2
Principais diagnósticos e intervenções de enfermagem para pacientes com distúrbios da glicemia

Diagnóstico de Enfermagem	*Fatores de risco (FR) ou características definidoras (CD)*	*Intervenções de Enfermagem*
Risco de glicemia instável	**FR:** Alteração do estado mental, monitoração inadequada da glicemia, condição da saúde física comprometida	Controle sistêmico da glicemia Controle dos sinais vitais e perfusão periférica Atentar para o diagnóstico precoce de hipocalemia [K < 2,5] – fraqueza generalizada, cãibras, parestesias além de arritmias cardíacas Monitoração cardíaca – atentando para alteração do padrão eletrocardiográfico e sinais de hipercalemia [K > 6,5] onda T apiculada, prolongamento de PR, alargamento do complexo QRS, fibrilação ventricular Fazer controle de glicemia capilar e cetonúria
Volume de líquido deficiente	Mecanismo regulador comprometido	Acesso venoso calibroso para reposição volêmica e infusão de medicamentos Balanço hídrico
Padrão respiratório ineficaz	**FR:** Ansiedade, hiperventilada, fadiga da musculatura respiratória	Manutenção das vias aéreas livres, ventilação e oxigenação adequada
Risco de perfusão tissular cerebral ineficaz	**RF:** lesão cerebral	Avaliação do nível de consciência

Referências bibliográficas

1. Diretrizes da Sociedade Brasileira de Diabetes 2017-2018/Organização José Egídio Paulo de Oliveira, Renan Magalhães Montenegro Junior, Sérgio Vencio. – São Paulo: Editora Clannad, 2017. Vários autores. Vários coordenadores. ISBN: 978-85-93746-02-4
2. Gross JL, Silveiro SP, Camargo JL, Reichelt AL, Azzevedo AJ. Diabetes Melito: diagnóstico, Classificação e Avaliação do Controle Glicêmico. Arq Bras Endcrinol Metab, 2002; 46(1):14-25.
3. Morales JO, Conejero AMS, Lantigua LC, Reboredo W. Diabetes *Mellitus*. Diagnóstico Positivo. Rev Cubana Méd Gen Integr, 2006; 22(1):1-7.
4. Pires AC. Crises Hiperglicêmicas Agudas no Diabetes Melito – Aspectos Atuais – Artigo de Revisão Arq Cienc Saúde, 2004 out-dez; 11(4):262-5.
5. American Diabetes Association. Clinical Pratice Recommendation. Diabetes Care, 2000; 23(suppl 1).
6. Brandão Neto, Rodrigo Antonio e Scalabrini Neto, Augusto Cetoacidose Diabética: considerações sobre o tratamento. Rev Assoc Méd Bras, 2001, apr/jun; 47(4).
7. Guthrie RA, Guthrie DW. Pathophysiology of Diabetes *Mellitus*. Crit Care Nurs, 2004, apr-jun, 27(2):113-25.
8. Bianca Barone, Melanie Rodacki, Maria Claudia Peixoto Cenci, Lenita Zajdenverg, Adolpho Milech, José Egidio P. de Oliviera. Cetoacidose diabética em adulto - atualização de uma Complicação Antiga. Arq Bras Endocrinol Metab, 2007;51:9.
9. Yared, Z e Chiasson, JL Ketoacidosis and hyperosmolar hyperglycemic state in adult diabetic patients. Diagnosis and treatment. Minerva Med, 2003 dec; 94(6):409-18, In: http://www.ncbi.nlm.nih.gov/entrz/query (24/02/2008).
10. Grossi SAA. O manejo da cetoacidose em pacientes com Diabetes Mellitus: subsídios para a prática clínica de enfermagem. Rev Esc Enferm USP. 1º de dezembro de 2006; 40(4):582-6.
11. Beer KD, Michael S, Thacker M, Wynne E, Pattni C, Gomn M, Ball C, Walsh D, Thomlinson A, Ullah K. Diabetic Ketoacidosis and Hyperglycaemic Hyperosmolar Syndrome – Clinical Guidelines. Nursing in Critical Care 2008: 13(1).
12. Nery Márcia. Hipoglicemia como fator complicador no tratamento do diabetes melito tipo 1. Arq Bras Endocrinol Metab [serial on the Internet]. 2008 Mar [cited 2009 Nov 27]; 52(2): 288-98. Available from: http://www.scielo.br/scielo.php?script=sci_arttext&pid=S0004-27302008000200016&lng=en. doi: 10.1590/S0004-27302008000200016.
13. Barbosa RB, Barceló AM, Carlos Alberto. Campanha nacional de detecção de casos suspeitos de diabetes *mellitus* no Brasil: relatório preliminar. Rev. Panam. Salud Publica/Pan Am J Public Health, 2001; 10(5).
14. Brasil, Ministério da Saúde, Secretaria de Política de Saúde. Plano Nacional de Reorganização da Atenção à Hipertensão Arterial e ao Diabetes *Mellitus*. Brasília: Ministério da Saúde, 2001.

capítulo 17

Intoxicações Exógenas Agudas

• Valterli Conceição Sanches Gonçalves • Cibelli Rizzo Cohrs

Introdução

Dados da Organização Mundial da Saúde (OMS) apontam a intoxicação como importante problema de saúde pública em todo o mundo, especialmente em países subdesenvolvidos ou em desenvolvimento[1]. As intoxicações exógenas representam de 5% a 10% de todos os atendimentos em serviços de emergência e das internações em unidades de terapia intensiva. Nos Estados Unidos, dos dois milhões de casos relatados no ano de 2004, 50% necessitaram de internação hospitalar. No Brasil não existem dados estatísticos confiáveis[2].

Os centros de toxicologia proporcionam atendimento telefônico de emergência, gratuito, 24 horas por dia. Esse serviço é composto por profissionais especializados e se destina ao esclarecimento de dúvidas para o público e o profissional da área da saúde[3].

Intoxicação exógena aguda é definida por Chaves[4] como as consequências clínicas e/ou bioquímicas da exposição aguda a substâncias químicas encontradas no ambiente (ar, água, alimentos, plantas, animais peçonhentos ou venenosos, etc.) ou isoladas (pesticidas, medicamentos, produtos de uso industrial, produtos de uso domiciliar, etc.). Estima-se que somente em São Paulo os casos de intoxicação exógena correspondam a 3% dos atendimentos em pronto-socorro, mas sem registro detalhado[5].

Apesar da insuficiência de dados estatísticos, é possível admitir que, no Brasil, a intoxicação aguda constitui importante problema de saúde pública, particularmente na faixa etária pediátrica. Embora a verdadeira incidência seja desconhecida em razão do subdiagnóstico e subnotificação, constam dos dados da Fiocruz[6] que, aproximadamente das 108 mil notificações, os agentes tóxicos mais frequentes foram os medicamentos (30,46%), produtos domissanitários (11,02%) e agrotóxicos agrícolas e domiciliares (8,88%). Quanto à circunstância de contaminação, encontramos maior incidência de tentativa de suicídio na faixa etária de 20 a 29 anos e acidente individual entre 1–4 anos. O gênero feminino aparece com 50% e o masculino com 49% das notificações.

Quando consideradas as notificações de óbito, os agrotóxicos (37,46%) aparecem em primeiro lugar seguido por medicamentos (20,29%), raticidas (11,68%) e drogas de abuso (8,61%). A circunstância mais frequente é a tentativa de suicídio, e a faixa etária é dos 20 aos 49 anos, sendo que morrem mais homens (57,79%) do que mulheres[6].

A exposição do organismo ao tóxico e consequentemente uma absorção podem ocorrer de várias maneiras, que por ordem decrescente de rapidez ou eficiência são as seguintes: via endovenosa, respiratória, subcutânea, intramuscular, intradérmica, oral e tópica. Os venenos podem entrar pelo olho, causando queimaduras químicas. Gases venenosos, solventes e vapores podem ser inalados. Podem penetrar no sistema circulatório pelas paredes do aparelho digestivo. Venenos e drogas injetáveis penetram rapidamente na corrente sanguínea. Cobras, peixes ou insetos venenosos podem injetar seu veneno na pele. Produtos fortes, como corrosivos e pesticidas, podem ser absorvidos pela pele e também causar queimaduras[7].

A gravidade e a reversibilidade da intoxicação exógena aguda são dependentes da:

- Dose (concentração do tóxico).
- Tempo de contato e tipo da superfície exposta.
- Doenças coexistentes e resposta individual.
- Idade.
- Farmacodinâmica (concentração tissular do produto).
- Farmacocinética (absorção, distribuição, metabolismo, eliminação do produto).

Exame físico

O exame físico objetivo deve incluir[5,6]:

- Avaliação do estado geral.
- Avaliação do nível de consciência, por meio da *Escala de Coma de Glasgow*.
- Mensuração dos sinais vitais periodicamente, incluindo a medida da saturação de oxigênio e da glicemia capilar.
- Monitoração da ocorrência de tremores, convulsões, dor ou desconforto, odores diferentes e alterações na pele, nos olhos – midríase, miose, anisocoria e nistagmo – e nas fossas nasais.
- Realização da propedêutica pulmonar, cardíaca e abdominal.

Os achados úteis no reconhecimento de uma classe específica de envenenamento são chamados de toxíndromes. A familiaridade das toxíndromes comuns pode auxiliar no conhecimento do significado diagnóstico, implementando um plano de cuidados adequado, principalmente quando o paciente não for capaz de fornecer as informações[3].

A equipe de emergência deve estar atenta a um possível agente tóxico de liberação prolongada, situação na qual o paciente procura o serviço de emergência estável e, após algumas horas, evoluiu para graves complicações[1] (Quadro 17.1).

Quadro 17.1
Apresentação clínica das toxíndromes específicas[2,6]

	Sinais e sintomas	*Agentes*	*Antídoto*
Anticolinérgica	Estado mental alterado, taquipneia, taquicardia, temperatura elevada, visão borrada, pupilas dilatadas, retenção urinária, peristalse diminuída, pele seca e com rubor	Atropina, escopolamina e difenidramina	Fisostigmina
Colinérgica	Estado mental alterado, taquipneia, broncoespasmo, taquicardia ou bradicardia, febre, salivação excessiva, pupilas constritas, poliúria, evacuação, vômito, lacrimejamento, convulsões e sudorese	Inseticidas organofosforados e carbamatos	Atropina
Opioide	Estado mental alterado, bradipneia ou apneia, bradicardia, hipotensão arterial, pupilas puntiformes e hipotermia	Codeína, fentanil, heroína e meperidina	Naloxona
Sedativo-hipnótico	Estado mental alterado, fala arrastada, hipotensão arterial, taquicardia, dilatação ou constrição das pupilas, visão borrada, ataxia, nistagmo, parestesias, boca seca, depressão respiratória, hipotermia e coma	Etanol, anticonvulsivantes, barbitúricos e benzodiazepínicos	Flumazenil (benzodiazepínicos)
Simpatomimética	Estado mental alterado, confusão, agitação, taquipneia, taquicardia, hipertensão, febre, tremores, pupilas dilatadas, insônia, convulsões e sudorese	Anfetaminas, cocaína, efedrina e cafeína	Benzodiazepínicos

Abordagem geral do paciente[8,9]

Os pacientes com intoxicação exógena aguda devem ser tratados da mesma maneira que as outras doenças ameaçadoras à vida, ou seja, seguindo os princípios do suporte básico e avançado de vida em cardiologia. Dessa forma, o atendimento baseia-se em:

- Ressuscitação e estabilização.
- História, exame físico e laboratorial.
- Métodos de descontaminação, eliminação de tóxico e antídotos.

Ressuscitação e estabilização

Os pacientes intoxicados podem adentrar o pronto-socorro em choque hemodinâmico, convulsões, rebaixamento do nível de consciência. Assim, é imperativo que se mantenha a via aérea aberta através das manobras manuais, aspiração da orofaringe, utilização de cânula guedel e, se necessário, que se proceda à intubação traqueal. Devem ser observados o padrão respiratório e a saturação através da oximetria de pulso e oferecer oxigênio suplementar. O ritmo cardíaco deve ser obtido via monitoração, o padrão hemodinâmico deve ser avaliado através do pulso, pressão arterial e perfusão periférica, e os acessos venosos de grosso calibre devem ser obtidos para reposição volêmica. A glicemia capilar deve ser obtida e, se necessária, a administração de glicose. Cabe lembrar a aplicação de tiamina naqueles pacientes em que há suspeita de ingestão alcoólica. Realiza-se a avaliação neurológica por meio da *Escala de Coma de Glasgow* e da pupila quanto ao tamanho, simetria e reflexo fotomotor (Quadro 17.2).

Quadro 17.2
Medidas de suporte avançado de vida aplicadas aos casos de intoxicação exógena[2,3]

Prioridade	*Avaliação*	*Tratamento*
Vias aéreas	Permeabilidade Sinais de obstrução (estridores e mudança na qualidade da voz)	Abertura das vias aéreas (manobras manuais, cânula orofaríngea e intubação traqueal)
Respiração	Expansibilidade torácica Ausculta pulmonar (murmúrios vesiculares e ruídos adventícios) Saturação de oxigênio	Oferta de oxigênio por cateter, máscara facial ou ventilação pulmonar mecânica
Circulação	Nível de consciência Qualidade do pulso (frequência, amplitude e regularidade) Pressão arterial Monitoração cardíaca Coloração da pele	Acesso venoso calibroso Coleta de sangue para exames Infusão de soluções cristaloides Infusão de antídotos ou sintomáticos Controle do débito urinário
Diagnóstico diferencial	Causa da alteração encontrada	Tratamento específico

História, exame físico e laboratorial[9]

Haverá a realização da história, do exame físico e laboratorial após completa estabilização do paciente ou concomitante, caso haja profissionais disponíveis. A coleta de dados será feita junto ao paciente, caso esteja consciente, e junto à família ou outro acompanhante. Informações importantes para o tratamento podem ser obtidas no local onde foi encontrado o paciente.

Devem ser obtidas respostas para as seguintes perguntas:

Quê? A identificação do produto que causou a intoxicação é sempre importante para o diagnóstico e tratamento.

Quanto? Possível quantidade ingerida.

Como? A via de entrada. Essa informação é importante para a determinação do método de descontaminação.

Quando? O tempo decorrido desde o acidente.

Onde? Lugar onde ocorreu, onde e em que posição estava o paciente, pois se deve suspeitar de que houve um trauma quando a vítima foi encontrada caída. Algumas intoxicações atingem múltiplas vítimas; por exemplo, intoxicações alimentares por monóxido de carbono e derramamento de produtos químicos. Assim, a equipe deve ficar preparada para proceder a vários atendimentos concomitantes.

Quais os medicamentos de uso habitual do paciente? Nomes, dosagem, número de cartelas vazias. Questionar sobre prescrições da medicina folclórica e alternativa. No caso de pacientes pediátricos ou potencialmente suicidas levantar os medicamentos utilizados por todos os membros da família.

Existem comorbidades e antecedentes mórbidos? Apresenta alergia? Está grávida?

O exame físico completo pode ser de grande auxílio na identificação do agente tóxico. Focalizar:

- Nos sinais vitais, estado respiratório, cardiovascular e neurológico.
- Exame dos olhos (nistagmo, tamanho e reatividade pupilar).
- Exame da cavidade oral em busca de lesões, sinais de queimadura.
- Exame do abdome (atividade intestinal, bexiga, cólicas).
- Pele e fâneros (sinais de queimaduras, bolhas, coloração, calor, umidade, marcas de punção).
- Sinais de traumatismo.
- Odor da respiração ou do vômito.

Nível de consciência:

- Delírios sugerem intoxicação: simpaticomimético, anticolinérgico, abstinência alcoólica, narcóticos ou sedativo-hipnóticos.
- Depressão da consciência: superdosagem por narcóticos ou sedativo-hipnóticos.

Alterações cutâneas:

- Sinais de punções venosas, flebites – uso de drogas.
- Cianose – agentes que causem hipoxemia, metemoglobinemia ou hipotensão.
- Pele avermelhada e seca – anticolinérgico.
- Pele úmida – droga colinérgica, simpaticomimética.

Alterações do hálito:

- Fumaça: toxinas liberadas durante incêndio.
- Alho: arsênico.
- Ovo podre: sulfetos.
- Acetonas: cetoacidose diabética.
- Amêndoas amargas: cianeto.

Alterações pupilares:

- Miose: depressão do SNC (opiáceo), estímulo colinérgico (carbamato, organofosforado), bloqueio alfa-adrenérgico (fenotiazinas).
- Midríase: inibição colinérgica (atropina, antidepressivos), estimulação alfadrenérgica (anfetamina, cocaína).

Alterações do tônus muscular:

- Aumento: antipsicóticos.
- Flacidez: narcóticos e sedativo-hipnóticos.
- Fasciculações: organofosforado, carbamato, lítio.
- Tremores: anfetaminas, abstinência alcoólica e sedativo-hipnóticos.

Alterações dos sinais vitais:

- Diminuição da frequência respiratória (FR): depressão do SNC – opiáceos, álcool, sedativos;
- Aumento FR: estimulação do SNC – teofilina, salicilatos;

- Diminuição da frequência cardíaca (FC): estímulo parassimpático – organofosforado, carbamato, cardiotoxicidade – digitálicos, betabloqueadores;
- Diminuição da pressão arterial (PA): perda do tônus vasomotor – teofilina, antidepressivos, depressão do SNC – opiáceos e sedativos;
- Aumento PA: estímulo alfadrenérgico – simpaticomiméticos;
- Diminuição da temperatura (T): depressão do SNC – opiáceos, barbitúricos;
- Aumento T: estimulação do SNC – salicilatos.

Alterações cardiovasculares (alterações no traçado eletrocardiográfico):

- QT prolongado – antidepressivos, fenotiazinas, arsênico, hipocalcemia;
- QRS prolongado – antidepressivos, fenotiazinas;
- BAV – betabloqueadores, digitálicos, bloqueadores de cálcio;
- Taquiarritmias ventriculares – anfetaminas, cocaína, digitálicos, teofilina;
- Padrão de isquemia miocárdica – cianeto, monóxido de carbono.

Avaliação laboratorial

Exames gerais: hemograma, glicemia, eletrólitos, função hepática, renal e cardíaca podem ser necessários de acordo com os possíveis tóxicos e presença de comorbidades.

- Gasometria arterial: realizada em indivíduos com hipóxia, evidência de hipoventilação e para detectar acidose ou distúrbios mistos. A acidose metabólica com âmnion gap aumentado é encontrada nas intoxicações por álcool etílico, metanol, etilenoglicol, ferro, salicilatos, metformina, paraldeído, cianeto.
- Lactato arterial quando aumentado indica perfusão periférica ruim (hipovolemia, choque), falência de múltiplos órgãos ou convulsões reentrantes. As intoxicações que cursam com acidose metabólica com lactato elevado são por monóxido de carbono e metformina.
- Cetose presente ocorre nos casos de formaldeído, salicilatos, acetona, álcool etílico e ácido valpróico.
- Gap osmolar aumentado (acima de 10 mmol/L) ocorre com intoxicação por acetona, ácido valproico, etilenoglicol, metanol, álcool etílico.

Exames toxicológicos: nem sempre disponível, a busca deve ser dirigida segundo a manifestação clínica que o paciente apresenta. Exames qualitativos ou quantitativos (*screening* toxicológico) da urina, sangue, conteúdo gástrico e cabelo podem detectar a presença de substâncias como: antiarrítmicos, anticonvulsivantes, barbitúricos, carboxihemoglobina, digoxina, teofilina, lítio, metanol, etilenoglicol, paracetamol, paraquat, salicilatos.

O manejo adequado de um paciente com suspeita de intoxicação depende do agente envolvido e da sua toxicidade, assim como do tempo decorrido entre a exposição e o atendimento. Além do suporte de vida, o tratamento envolve medidas específicas, como descontaminação, administração de antídotos e técnicas de eliminação, descritas a seguir:

Métodos de descontaminação

Essess métodos visam à remoção do agente tóxico com o intuito de diminuir a sua absorção. Durante o procedimento, a equipe de atendimento deverá tomar as precauções para se proteger da exposição ao agente tóxico. Os seguintes procedimentos estão indicados de acordo com a via de exposição:

Descontaminação ocular

Recomenda-se a irrigação do olho, utilizando-se as lentes de Morgan, com soro fisiológico ou água por um período de 15 a 20 minutos e a avaliação do oftalmologista.

Descontaminação dérmica, cutânea

Deve-se retirar toda a roupa da vítima e colocá-la em saco plástico. Em seguida, todo o seu corpo deve ser lavado, dando ênfase às regiões com dobras e recoberta por pelos.

Descontaminação respiratória

Nas intoxicações por via inalatória recomenda-se a remoção da vítima do local da exposição e administrar oxigênio umidificado suplementar e, nos casos em que o produto é irritante das vias aéreas, poderá ser necessária a administração de broncodilatadores.

Descontaminação gastrointestinal (GI)

A descontaminação gastrointestinal consiste na remoção do agente tóxico do trato gastrointestinal no intuito de evitar ou diminuir sua absorção. A indicação dessa GI depende da substância ingerida, do tempo decorrido da ingestão, dos sintomas apresentados e do potencial de gravidade do caso. Recomenda-se avaliação criteriosa do nível de consciência do paciente antes de iniciar o procedimento e sempre considerar intubação orotraqueal, caso julgar necessário, para proteção de vias aéreas. Os benefícios maiores desse procedimento estão nas seguintes situações:

- Na ausência de fatores de risco para complicações, como torpor e sonolência.
- Na ingestão de quantidades potencialmente tóxicas da(s) substância(s).
- Nas ingestões recentes, isto é, até 1–2 horas da exposição.

A indicação da descontaminação pode ser mais tardia nos casos envolvendo agentes que diminuam o trânsito intestinal (anticolinérgicos, fenobarbital, etc.) ou de substâncias de liberação prolongada.

Lavagem gástrica

A lavagem gástrica consiste na infusão e posterior aspiração de soro fisiológico a 0,9% (SF 0,9%) através de sonda nasogástrica ou orogástrica com o objetivo de retirar a substância ingerida. Estudos têm demonstrado que esse procedimento é útil somente se realizado na primeira hora após a ingestão do agente tóxico[11]. No entanto, em situações em que a lavagem gástrica é a única medida disponível, este procedimento costuma ser realizado após decorrido o tempo preconizado. Sempre avaliar criteriosamente a relação risco × benefício antes de iniciar o procedimento, pois há grande risco de aspiração

Técnica

Consiste na introdução de uma sonda gástrica de grosso calibre em adultos de 18–22 anos e crianças de 10–14 anos, na manutenção do paciente em decúbito lateral esquerdo, para facilitar a retirada do agente tóxico, e na diminuição da velocidade do esvaziamento gástrico para o intestino e, se possível, caso não haja risco de aspiração brônquica, com cabeça levemente mais baixa do que o corpo, com a finalidade de auxiliar na drenagem do líquido infundido.

Administrar e drenar, sucessivamente, pequenos volumes de soro fisiológico recomendado de acordo com a faixa etária até completar o volume total ou até que se obtenha retorno claro e sem aparente resíduo da seguinte forma: **Crianças**: 10 mL/Kg por infusão e **Adultos:** 250 mL por vez, evitando, dessa forma, a distensão gástrica e a passagem do tóxico para o intestino e a absorção sistêmica. Guardar o conteúdo gástrico para, se necessário, o encaminhamento ao laboratório para identificação do agente tóxico (Quadro 17.3).

Volume total da lavagem gástrica:

- **Adultos:** 06 a 08 L ou até que o liquido de retorno esteja límpido
- **Crianças:**
  - **Escolares:** 04 a 05 L
  - **Lactentes:** 02 a 03 L
  - **Recem-nascidos:** 0,5 L

Quadro 17.3
Passos da lavagem gástrica[1]

Passagem de sonda gástrica de grosso calibre

Posicionar o paciente em decúbito lateral com a cabeça em nível levemente inferior ao corpo

Administração de pequenos volumes (**adulto** – 250 mL; **criança** – 10mL/kg) de soro fisiológico via sonda gástrica

Drenagem gravitacional do conteúdo gástrico
Realizar esse procedimento várias vezes até haver mais retorno de resíduo

Indicação: na ingestão de tóxicos que diminuem a motilidade gastrointestinal (antidepressivos tricíclicos, atropina), retardam o esvaziamento gástrico (benzodiazepínicos), provocam piloroespasmo (salicilatos) e substancias de liberação lenta ou de ação retardada (Quadro 17.4).

Quadro 17.4
Alguns tóxicos com ação ou liberação lenta[12]

Ação retardada	*Liberação lenta*
Agentes antitumorais	Teofilina
Digoxina	Carbamazepina
Etilenoglicol	Fenitoína
Metais pesados	Lítio
Metanol	
Paracetamol	
Salicilatos	
Tetracloreto de carbono	

Contraindicação: nas intoxicações por derivado de petróleo (risco de pneumonia química), substâncias corrosivas (aumento da lesão da mucosa e risco de perfuração). Nos pacientes com depressão do sistema nervoso central em que a via aérea não está protegida devem ser avaliados o risco de aspiração e o benefício desse procedimento.

Precaução: risco de bradicardia e hipóxia por estimulação vagal durante a passagem da sonda gástrica.

Observação: atualmente, a indução do vômito com xarope de ipeca não é mais recomendada[11].

- **Carvão ativado[13,14]:** é um pó fino, obtido da pirólise de material orgânico com partículas porosas, com grande poder de adsorção de várias substâncias e prevenir a sua absorção sistêmica. Um grama de carvão ativado tem uma superfície de adsorção de 1.200 m^2. A revisão de literatura realizada por Bond[12] demonstrou que esse carvão é superior à lavagem gástrica na descontaminação gastrointestinal. Utiliza-se 1 g/kg de peso. Para um adulto, a dose recomendada é de 50 g a 100 g, diluída em até 300 mL de água, suco ou soro fisiológico. Pode ser administrado por via oral (pacientes conscientes) ou pela sonda gástrica.

Nas intoxicações graves por fenobarbital, ácido valproico, carbamazepina, teofilina, clorpropramida e por substâncias de liberação entérica ou de liberação prolongada estão indicadas múltiplas doses de carvão ativado (0,5 g/kg de carvão de 4/4 horas). Quando da prescrição de múltiplas doses, existe o risco de o paciente apresentar constipação e obstrução intestinal, para prevenção dessa complicação recomenda-se administrar junto com o carvão ativado algum catártico.

Contraindicação:

- Não adsorve substâncias corrosivas (ácidos e bases), ferro, lítio, hidrocarbonetos, álcoois (metanol, etanol, etilenoglicol, isopropílico), cianeto e flúor. Quando da ausência de ruídos gastrointestinais, ou sinais de obstrução intestinal, risco de hemorragia ou perfuração[13].
- RN, gestantes ou pacientes muito debilitados, cirurgia abdominal recente, administração de antídotos por VO.

Complicações que podem ocorrer com o uso do carvão ativado:

- Constipação e impactação intestinal, principalmente quando utilizado em doses múltiplas.
- Broncoaspiração, especialmente quando realizado em pacientes torporosos sem a proteção da via aérea
- **Irrigação intestinal[15]:** consiste em administrar via sonda nasoenteral de uma solução isotônica de eletrólitos não absorvível (polietilenoglicol). Essa solução, de composição osmótica e eletrolítica, semelhante ao plasma, que objetiva a prevenção de distúrbios sistêmicos, provocará uma limpeza "mecânica" do trato gastrointestinal[13].

Indicação: indivíduos com ingestão de ferro e outros metais pesados e para expelir pacotes de drogas (*body-packing*) ingeridos por indivíduos utilizados como transporte para o tráfico de entorpecentes.

Contraindicação: na presença de íleo paralítico, perfuração gastrointestinal, hemorragia gastrointestinal e instabilidade hemodinâmica. A dose recomendada é:

- Crianças de 9 meses a 6 anos: 500 mL/h.
- Crianças de 6 a 12 anos: 1.000 mL/h.
- Adolescentes e adultos: 1.500 a 2.000 mL/h.

Métodos de eliminação dos tóxicos quando já absorvidos[16,17]

Diurese forçada – O nível de evidência desta recomendação é mínimo, embora a manutenção do paciente hiper-hidratado, desde que não apresente insuficiência cardíaca ou renal, aumenta a excreção de substâncias, como: álcool, cálcio, flúor, lítio, isoniazida. Quando indicado esse método, a solução infundida é o soro fisiológico com o objetivo de se obter um débito urinário de 100 a 400 mL/h para o paciente adulto.

Alcalinização da urina – Tem por objetivo a manutenção do pH urinário > 7,5. Para isso infunde-se uma solução de soro fisiológico com 1–2 mEq/kg de bicarbonato de sódio até se obter o pH urinário desejado. Esse método aumenta a excreção de substâncias, como: fenobarbital, salicilatos, clorpropamida, flúor, metotrexato e sulfonamidas.

Métodos dialíticos (hemodiálise, hemoperfusão e hemofiltração) – Indicados nas intoxicações graves, principalmente naqueles pacientes que apresentam insuficiência hepática e/ou renal. A diálise pode ser útil na remoção de substâncias, como: barbitúricos, hidrato de cloral, salicilatos, paraquat, metanol, ácido valproico.

Assistência de enfermagem aos pacientes com intoxicação exógena[3,18,19]

- Garantir a permeabilidade das vias aéreas por meio da manutenção de decúbito a 30° e da realização de manobras manuais de abertura das vias aéreas, bem como do auxílio ao procedimento de intubação traqueal e ventilação mecânica, em caso de rebaixamento do nível de consciência.

- Garantir ventilação e respiração adequadas, por meio da oferta de oxigênio suplementar e mensuração contínua da oximetria de pulso, para os pacientes com saturação de oxigênio $\leq 92\%$.
- Manter monitoração contínua do traçado eletrocardiográfico e da pressão arterial (PA) não invasiva, identificando e comunicando a ocorrência de arritmias, bem como de alterações nos níveis pressóricos (hipotensão ou hipertensão arterial).
- Puncionar acesso venoso calibroso.
- Coletar sangue para a realização de exames complementares e do *screening* toxicológico quando os pacientes permanecerem sintomáticos, tiverem comorbidades significativas, não se conhecer a substância ingerida, e a droga apresente potencial significativo de toxicidade sistêmica ou a ingestão tenha sido intencional.
- Realizar anamnese e exame físico geral, identificando sinais e sintomas das toxíndromes específicas.
- Preparar-se para a realização de medidas de prevenção da absorção e aumento da excreção dos tóxicos, como lavagem gástrica, administração de carvão ativado, diurese forçada, alcalinização da urina e hemodiálise, atentando para as suas indicações, contraindicações e cuidados tomados durante esses procedimentos.
- Preparar-se para a realização de medidas de descontaminação dérmica e ocular, quando necessária.
- Administrar antídotos, quando necessário (Quadro 17.5).
- Preparar o paciente, garantindo transporte seguro, para a realização de exames complementares, quando indicados.
- Prevenir e auxiliar no manejo das complicações das intoxicações exógenas e da terapia empregada.
- Providenciar transferência do paciente para unidade de terapia intensiva (Figura 17.1).

Quadro 17.5
Principais antídotos disponíveis[20]

Intoxicação	*Antídoto*
Acetaminofen	N acetilcisteína
Anticoagulantes	Vitamina K, plasma fresco congelado
Anticolinérgicos	Fisostigmina
Benzodiazepínicos	Flumazenil
Bloqueadores de canais de cálcio	Gluconato de cálcio e glucagon
Betabloqueador	Glucagon
Digoxina	Anticorpo antidigoxina
Isoniazida	Piridoxina (B6)
Metais pesados	Ácido etilenodiamino tetra-acético (EDTA) e deferoxamina (ferro)
Metanol e etilenoglicol	Álcool etílico, fomepizole
Monóxido de carbono	O_2 100%
Opioides	Naloxona
Organofosforado	Pralidoxima, atropina
Betabloqueador	Glucagon

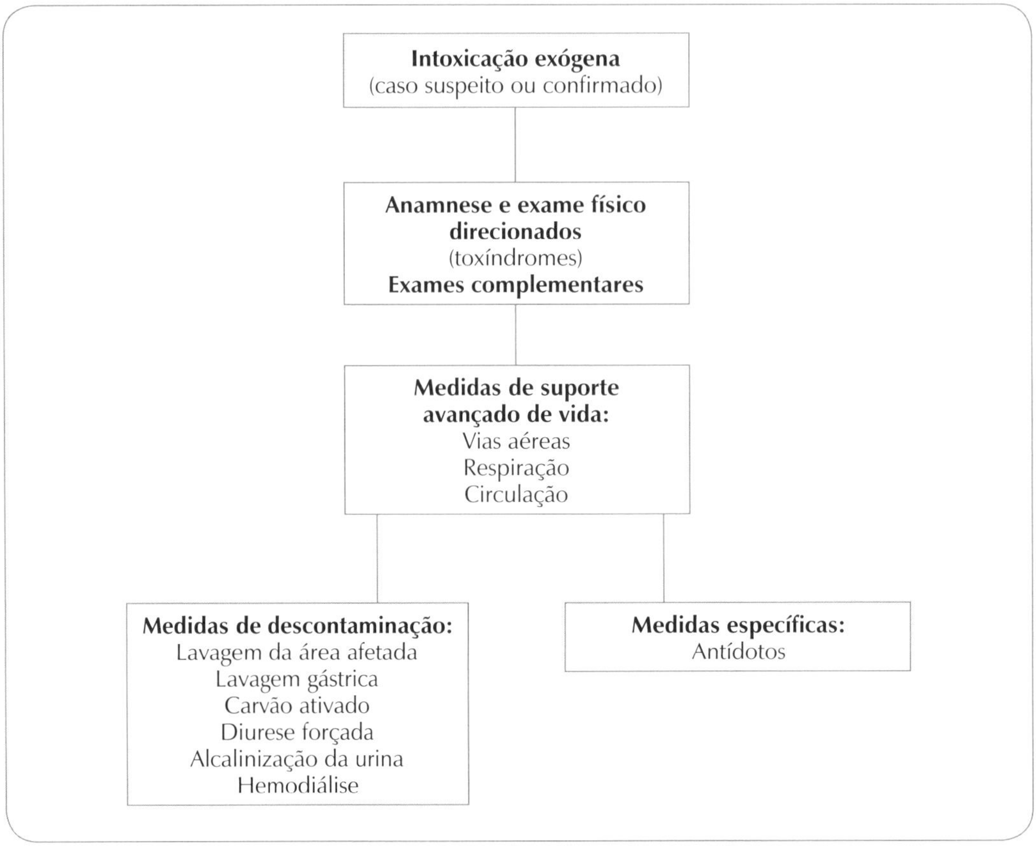

Figura 17.1 Resumo esquemático – intoxicações exógenas.

As principais síndromes toxicas, manifestações clinicas e exemplos de tóxicos estão apresentadas no Quadro 17.6.

Quadro 17.6
Síndromes tóxicas[8]

Síndrome	*Manifestação clínica*	*Tóxico*
Colinérgica	Sialorreia, lacrimejamento, diarreia, incontinência de esfíncteres, vômito, cólica abdominal, broncorreia, miose, sudorese, broncoconstrição, fasciculação	Organofosforado Carbamatos Fisostigmina Neostigmina
Anticolinérgica	Pele seca, quente, delírio, midríase, mioclonia, arritmia, taquicardia, retenção urinária, convulsões, RHA diminuídos	Antidepressivos Anti-histamínicos Antipsicóticos Antiespasmódicos Atropina Escopolamina
Simpaticomimético	Confusão mental, taquicardia, hipertensão, hiperpirexia, sudorese, piloereção, midríase, hiper-reflexia, convulsões	Anfetamina Efedrina Teofilina
Opiáceos Sedativos Etanol	Depressão respiratória, miose, hipotensão, bradicardia, hipotermia, RHA diminuídos, hiporreflexia, edema pulmonar, coma	Narcóticos Benzodiazepinas Etanol Barbitúricos

Um resumo sobre os principais tipos de intoxicação exógena (toxico, ação, sinais e sintomas e tratamento) são apresentados no Quadro 17.7.

Quadro 17.7
Considerações especiais sobre os principais tipos de intoxicação exógena aguda[7,8,20]

Tóxico	*Ação*	*Sinais e sintomas*	*Tratamento*
Acetaminofen	Analgésico e antipirético sem atividade anti-inflamatória	Dor e distensão abdominal, hepatomegalia e icterícia	Carvão ativado. Antídoto: N-acetilcisteína
Ácidos e álcalis (soda cáustica e água sanitária)	Ocasionam graves lesões de pele, olhos e mucosa do trato respiratório e gastrointestinal	Dor torácica e abdominal, disfonia, disfagia, perfuração esofágica e gástrica, acidose metabólica (ácidos) e eritema local	Hidratação vigorosa; correção da acidose; antieméticos; protetores da mucosa gastrointestinal; analgésicos
Anticolinérgicos (Atropina, Hioscina, Escopolamina, Ipratrópio, antiparkinsonianos e relaxantes musculares)	Inibem a produção de acetilcolina	Estado mental alterado e desordens do movimento, depressão respiratória, pupilas dilatadas, pele e mucosa secas, retenção urinária, taquicardia, hipertensão e hipertermia	Lavagem gástrica; carvão ativado; hidratação; resfriamento; benzodiazepínicos. Antídoto: Fisostigmina
Anticonvulsivantes (Fenobarbital e Fenitoína)	Diminuem a excitação neuronal, através da inibição dos canais de sódio, potássio e cálcio dos neurônios e da lateração nas concentrações locais de ácido gama-aminobutírico (GABA), noradrenalina e acetilcolina	Depressão do sistema nervoso central (SNC), ataxia, nistagmo, diplopia, borramento visual, tontura e fala "empastada"	Medidas de suporte; carvão ativado; benzodiazepínicos nos casos de convulsão
Antidepressivos tricíclicos (Amitriptilina, Imipramina e Clomipramina)	Agem no SNC, bloqueando os sítios receptores de dopamina e a recaptura de norepinefrina e serotonina	Convulsões, arritmias, contratilidade miocárdica diminuída e coma	Medidas de suporte; lavagem gástrica; carvão ativado; benzodiazepínicos para o controle das convulsões
Benzodiazepínicos (Diazepam, Clonazepam e Midazolam)	Causam depressão do SNC por potencialização da inibição neuronal mediada por GABA	Sonolência excessiva, depressão respiratória, hipotensão, hipotermia e coma	Medidas de suporte; lavagem gástrica; carvão ativado. Antídoto: Flumazenil
Betabloqueadores (Propranolol e Metoprolol)	Antagonizam os receptores betas de noradrenalina	Bradicardia, hipotensão, pele fria e pálida, depressão do SNC, bloqueios cardíacos e assistolia	Medidas de suporte; lavagem gástrica; carvão ativado. Antídoto: Glucagon
Bloqueadores dos canais de cálcio (Verapamil e Diltiazem)	Inibem o influxo de cálcio na célula muscular lisa	Bradicardia, hipotensão, choque, lesões por hipofluxo, depressão do SNC, bloqueios cardíacos e assistolia	Medidas de suporte. Antídoto: Gluconato de cálcio a 10%
Cocaína e simpaticomiméticos	Tem potente ação estimulante do SNC, bloqueando a recaptura e aumentando a liberação de dopamina e noradrenalina no SNC e sistema nervoso periférico (SNP)	Estado mental alterado, agitação, ansiedade e nervosismo, palpitações, hipertensão, taquicardia e taquiarritmias, cefaleia, tremores, convulsões, coma e morte súbita	Suporte cardiovascular com nitroglicerina, nitroprussiato de sódio e antiarrítmicos; benzodiazepínicos para o controle da ansiedade
Digitálicos (Digoxina)	Causam inibição reversível da sódio-potássio ATPase, ocasionando o aumento da entrada de cálcio na célula	Náuseas, vômitos, diarreia, estado mental alterado, visão borrada e xantopsia, hipotensão, bradicardia e síncope	Medidas de suporte; lavagem gástrica; carvão ativado. Antídoto: Anticorpo Antidigoxina

(*continua*)

Quadro 17.7
Considerações especiais sobre os principais tipos de intoxicação exógena aguda[7,8,20] (*continuação*)

Tóxico	*Ação*	*Sinais e sintomas*	*Tratamento*
Organofosforados e carbamatos	Inibem a atividade das colinesterases, impedindo o acúmulo de acetilcolina nos receptores muscarínicos, nicotínicos e nas sinapses do SNC	Síndrome colinérgica: Dor abdominal, náuseas e vômitos, incontinência fecal e urinária, aumento das secreções, dispneia, miose, bradicardia, hipotensão, bloqueios cardíacos e assistolia	Medidas de suporte; lavagem gástrica; aarvão ativado. Antídotos: Atropina e Pralidoxima
Metanol	É transformado em ácido fórmico, que causa aumento da produção de lactato e acidose metabólica, além de efeitos neurotóxicos	Náuseas, vômitos, dor abdominal, agitação, confusão, taquipneia, hipotensão, sonolência, convulsões, depressão do miocárdio, choque e coma	Medidas de suporte; lavagem gástrica; bicarbonato de sódio para o tratamento da acidose. Antídotos: álcool etílico e Fomepizol
Monóxido de carbono	Forma com a hemoglobina do sangue um composto mais estável do que ela e o oxigênio, podendo levar à morte por isquemia e asfixia	Estado mental alterado, dispneia, dor torácica isquêmica, arritmias, hipotensão, síncope, cefaleia, alteração da cor da pele e das mucosas e cegueira	Medidas de suporte; oxigênio por ventilação mecânica ou máscara facial a 100%
Opioides (Codeína, Morfina, Meperidina, Fentanil e Heroína)	Diminuem a atividade do SNC, deprimem a respiração, os batimentos cardíacos e o centro da dor	Coma, miose, hipoventilação e bradicardia	Medidas de suporte; lavagem gástrica; carvão ativado em múltiplas doses. Antídoto: Naloxona
Rodenticidas (Warfarin)	Tem efeito semelhante aos anticoagulantes, antagonizam a vitamina K	Sangramentos espontâneos – gengivorragia, hematúria, enterorragia	Correção da instabilidade hemodinâmica; lavagem gástrica; carvão ativado; plasma fresco congelado e vitamina K nos casos de sangramento maciço
Salicilatos (Aspirina)	Analgésicos e antipiréticos agem no centro termorregulador do hipotálamo	Náuseas, vômitos, sudorese, confusão, taquipneia, taquicardia, febre, sangramentos espontâneos, depressão respiratória, colapso cardiovascular, convulsões e coma	Lavagem gástrica; carvão ativado em múltiplas doses; hidratação vigorosa e alcalinização da urina; correção dos distúrbios acidobásicos; vitamina K; hemodiálise

No Quadro 17.8 são apresentados os principais diagnósticos de enfermagem, características definidoras e propostas de intervenções.

Quadro 17.8
Principais diagnósticos de enfermagem aplicados aos casos de intoxicação exógena[21,22]

Diagnósticos de enfermagem	*Características definidoras (CR)/fatores de risco ou relacionados (FR)*	*Intervenções de enfermagem*
Risco de aspiração	**FR:** Barreira à elevação da porção superior do corpo Trauma facial, oral ou no pescoço	Auscultar os sons pulmonares, observando áreas de ventilação diminuída ou ausente, além da presença de ruídos adventícios; Manter decúbito elevado de 30°–45°, se possível Manter as vias aéreas desobstruídas

(*continua*)

Quadro 17.8
Principais diagnósticos de enfermagem aplicados aos casos de intoxicação exógena[21,22] (*continuação*)

Diagnósticos de enfermagem	*Características definidoras (CR)/fatores de risco ou relacionados (FR)*	*Intervenções de enfermagem*
Padrão respiratório ineficaz	**CD:** Batimentos de asa de nariz Dispneia Padrão respiratório anormal (frequência, ritmo e profundidade) Uso de musculatura acessória **FR:** Dor Posição do corpo que inibe a expansão pulmonar Prejuízo musculoesquelético/neuromuscular Fadiga	Manter decúbito elevado, se possível; Auxiliar nas mudanças de posição, conforme apropriado Monitorar a ocorrência de fadiga dos músculos respiratórios Monitorar o estado respiratório e a oxigenação; Iniciar e manter oxigênio suplementar conforme prescrição
Troca de gases prejudicada	**CD:** Batimento de asa de nariz Cianose Alteração no nível de consciência Padrão respiratório anormal (frequência, ritmo e profundidade) Dispneia Gases sanguíneos arteriais e pH anormais **FR:** Desequilíbrio na relação ventilação-perfusão	Monitorar frequência, ritmo, profundidade e esforço nas respirações Auscultar os sons respiratórios, observando as áreas de ventilação diminuída/ausente e a presença de ruídos adventícios Determinar a necessidade de aspiração, auscultando ocorrência de crepitações e roncos; Manter as vias aéreas desobstruídas Auxiliar com mudanças frequentes de posição, conforme apropriado Iniciar oxigênio suplementar, conforme prescrição Verificar se há cianose de leitos ungueais ou perioral ou áreas de palidez Manter decúbito elevado, se possível Atentar para alterações no nível de consciência (sonolência, agitação)
Ventilação espontânea prejudicada	**CD:** Dispneia Pressão parcial de dióxido de carbono aumentada Pressão parcial de oxigênio diminuída Saturação arterial de oxigênio diminuída Uso aumentado de musculatura acessória **FR:** Fadiga da musculatura respiratória	Atentar para padrão respiratório (frequência, profundidade, ritmo, simetria dos movimentos torácicos e uso de musculatura acessória) Iniciar e manter oxigênio suplementar, conforme prescrição Aspirar vias aéreas, conforme necessidade, Manter decúbito elevado, se possível
Risco de choque	**FR:** Hipotensão Hipovolemia Hipoxemia Hipóxia	Monitorar sinais vitais Monitorar nível de consciência (ansiedade, inquietude, confusão, letargia) Atentar para os pulsos periféricos (rápidos, filiformes) Inserir e manter acesso intravenoso calibroso Monitorar estado hídrico, ingestão e eliminação Monitorar coloração e umidade da pele (palidez, cianose dos lábios e leitos inguinais, prolongamento do tempo de enchimento capilar, pele fria e pegajosa) Administrar volume ou hemocomponentes, conforme indicação
Risco de confusão aguda	**FR:** Função metabólica prejudicada (hemoglobina diminuída, desequilíbrio eletrolítico) Mobilidade prejudicada	Manter ambiente seguro Monitorar estado neurológico continuamente Administrar medicamentos, conforme prescrição médica para ansiedade, agitação Oferecer conforto e tranquilidade

(*continua*)

Quadro 17.8
Principais diagnósticos de enfermagem aplicados aos casos de intoxicação exógena[21,22] (*continuação*)

Diagnósticos de enfermagem	*Características definidoras (CR)/fatores de risco ou relacionados (FR)*	*Intervenções de enfermagem*
Risco de desequilíbrio na temperatura corporal	**FR:** Alteração na taxa metabólica Aumento na demanda de oxigênio Condição que afeta a regulação da temperatura	Monitorar a temperatura, no mínimo a cada 2 horas, conforme apropriado Ajustar a temperatura do ambiente, conforme a necessidade do paciente
Risco de motilidade gastrointestinal disfuncional	Circulação gastrointestinal diminuída Imobilidade Estressores	Monitorar ruídos intestinais Informar aumento ou diminuição dos ruídos intestinais Avaliar o perfil medicamentoso quanto a efeitos gastrointestinais secundários Determinar a frequência e característica das evacuações Administrar medicamentos laxativos, conforme indicação
Integridade da pele prejudicada	**CD:** Alteração na integridade da pele **FR:** Fator mecânico Alteração no volume de líquidos Circulação prejudicada Pressão sobre saliência óssea	Examinar a pele e as mucosas quanto à vermelhidão, calor exagerado, edema e drenagem Monitorar a pele quanto a ressecamento e umidade excessivos Monitorar aparecimento de fontes de pressão e atrito Examinar a cor, textura e turgor da pele Assegurar nutrição ideal e aumentar aporte proteico, quando possível
Risco de infecção	**FR:** Procedimento invasivo Alteração na integridade da pele	Instituir precauções universais, utilização de técnica asséptica e materiais adequados no manuseio do paciente; Administrar terapia antibiótica, conforme prescrição; Verificar se há sinais e sintomas de infecção local ou sistêmica (alterações na temperatura corporal, taquipneia, taquicardia, hipotensão)
Ansiedade	**CD:** Inquietação Observação atenta Preocupação devido à mudança em eventos da vida Angústia/apreensão Medo Alteração no padrão respiratório, pressão arterial Aumento da frequência cardíaca e respiratória Boca seca Consciência dos sintomas fisiológicos **FR:** Ameaça de morte Mudança importante (p. ex., condição econômica e de saúde)	Conversar com o paciente sobre as experiências emocionais, com abordagem calma e tranquilizadora Fazer declarações de apoio e empatia; Apoiar o uso de mecanismos de defesa adequados; Auxiliar o paciente a identificar sentimentos e encorajar a expressá-los; Encorajar o diálogo ou choro como formas de reduzir a resposta emocional; Oferecer assistência na tomada de decisão; Explicar todos os procedimentos, inclusive sensações que o paciente possa ter durante os procedimentos; Oferecer informações reais sobre diagnóstico, tratamento e prognóstico; Identificar mudanças no nível de ansiedade; Orientar o paciente sobre o uso de técnicas de relaxamento; Observar sinais verbais e não verbais de ansiedade; Permitir, sempre que possível, que a família permaneça com o paciente.

Referências bibliográficas

1. WHO. International Programme on Chemical Safety. Disponível em: http://www.who.int/ipcs/poisons/en/ . Acesso em: 20 jul. 2018.
2. Martins HS, Neto AS, Velasco IT. Abordagem inicial das intoxicações exógenas. "In": Martins HS, Damasceno MCT, Awada SB (eds.). Pronto-socorro: condutas do Hospital das Clínicas da Faculdade de Medicina da Universidade de São Paulo – Barueri – SP: Manole, 2007. 801-810.

3. Acidente vascular cerebral e situações especiais de ressuscitação. "In": Aehlert B. ACLS: Advanced cardiac life support. Emergências em cardiologia: Suporte avançado de vida em cardiologia. Um guia para estudo – Rio de Janeiro: Elsevier, 2007: 381-90.
4. Chaves, VM. Droga – Morte. Psicopedagogia on line (serial on line) 2003. Disponível em URL:<ww.Psicopedagogia.com.br/opiniao consulta em 20/06/2011.
5. Kachava AM, Escobar BT. Perfil das intoxicações exógenas registradas no Hospital Nossa Senhora da Conceição (HNSC) em Tubarão (SC) Arquivos Catarinenses de Medicina, 2005; 34(4):46-52.
6. Fundação Oswaldo Cruz. Estatísticas anuais de casos de intoxicação e envenenamento. Sistema de Informação Nacional de Informação Tóxico-Farmacológica. Brasil, RJ, 2006 http://www.fiocruz.br/sinitox/2006 consultado em 20/05/2011.
7. Gandolfi E, Andrade MGG. Eventos toxicológicos relacionados a medicamentos no Estado de São Paulo. *Rev Saúde Pública*, 2006; 40 (6): 1056-64.
8. Valdivia-Infantas, M. Guia de manejo general del paciente intoxicado agudo. Rev. Soc. Peru Méd. Interna, 2007; 20(1):29-33.
9. Oliveira RDR & Menezes JB. Intoxicações exógenas em Clínica Médica. Ribeirão Preto: Medicina, abr./dez. 2003; 36:472-9.
10. American Academy of Clinical Toxicology: European Association of Poison Centres and Clinical Toxicologists. Poison Paper: Gastric Lavage. Clinical Toxicology, 2004; 42(7):933-43.
11. Luang Y, Wolf R. Past, present and fucture role of ipecac syrup. Curr Opin Pediatr. 2000; 12:153-62.
12. Bond R. The role of activated charcoal and gastric emptying in gastrointestinal descontamination. A state of the art – review. Ann Emerg Med, 2002; 39(3):273-86.
13. American Academy of Clinical Toxocology:European Association of Poison Centres and Clinical Toxicologists. Poison Paper: Whole bowel irrigation. Clin Toxicol, 2004; 42(6):843-54.
14. Borkan S. Extracorporeal therapies for acute intoxications. Crit Care Clin, 2002; 18(2) 36-40.
15. Thanacoody R et al. Position paper update: whole bowel irrigation for gastrointestinal decontamination of overdose pacients. Clinical Toxicology, Philadelfia, 2015; 53(1):5-12.
16. Intoxicações agudas: diagnóstico e tratamento. "In": Atallah NA, Higa SEM, Schiavon LL, Kikuchi LOO, Cavallazi (eds.). Guia de medicina ambulatorial e hospitalar: guia de medicina de urgência – Barueri, SP: Manole, 2004: 143-78.
17. Phillips M. Toxicologic emergencies. In: Emergency Nurses Association. Emergency nursing core curriculum – St. Louis – Missouri: Elsevier, 2007: 604-56.
18. Rezende CS, Martins HS. Tratamento das intoxicações exógenas agudas. In: Martins HS, Damasceno MCT, Awada SB. Pronto-socorro: condutas do Hospital das Clínicas da Faculdade de Medicina da Universidade de São Paulo – Barueri – SP: Manole, 2007; 811-24.
19. Ministério da Saúde (Brasil). Portaria nº 1.271, de 6 de jun de 2014. Define a Lista Nacional de Notificação Compulsória de doenças, agravos e eventos de saúde pública nos serviços de saúde públicos e privados em todo o território nacional, nos termos do anexo, e dá outras providências [portaria na internet]. Diário Oficial da União 7 jun 2014 [acesso em 16 jul 2018];Seção1 (37). Disponível em: bvsms.saude.gov.br/bvs/saudelegis/gm/2014/prt1271_06_06_2014.html.
20. Gummin DD, Mowry JB, Spyker DA, Brooks DE, Fraser MO, Banner W 34th Annual Report of the American Association of Poison Control Centers' National Poison Clin Toxicol (Phila). 2017 Dec; 55(10):1072-252. [acesso em 16 jul 2018]; Disponivel em:https://www.ncbi.nlm.nih.gov/pubmed/29185815
21. Diagnósticos de enfermagem da NANDA: definições e classificação 2015 -2017 / NANDA Internacional; tradução Regina Machado Garcez – Porto Alegre: Artmed, 2015.
22. Classificação das Intervenções de enfermagem (NIC) / Gloria M. Bulechek, Howard K. Butcher, Joanne McCloskey Dochhterman ; [tradução Soraya Imon de Oliveira... et al].- Rio de Janeiro: Elsevier, 2016.

Sites de interesse

MerckManuals:https://www.merckmanuals.com/es-us/professional/SearchResults?query=Introducción+a+las+intoxicaciones+o+envenenamientos.

Academia Americana de Toxicologia Clínica: http://www.aactox.org.

Sociedade Britânica de Toxicologia: http://www.dts.org.

Colégio Americano de Toxicologia Médica: http://www.acep.org.

Associação Americana dos Centros de Intoxicação: http://www.aapcc.org.

Toxicologia Clínica Europeia: http:www.eapcct.org.

Colegio Americano de Médicos Toxicologista: http://www.acmt.net.

Centro de Intoxicação do HC da USP: http://www.icr.hcnet.usp.br/ceatox.

capítulo 18

Distúrbios Respiratórios: Asma e DPOC

• Lilian Aparecida de Sousa • José César Ribeiro • Rubens Marinho Severo

Insuficiência respiratória aguda

Definição

Define-se como IRpA a incapacidade de o sistema respiratório desempenhar sua principal função, desenvolvida agudamente, de promover as trocas gasosas, ou seja, oxigenação e eliminação de gás carbônico. Em um paciente respirando ar ambiente, definimos gasometricamente IRpA quando a PaO_2 <60 mmHg (ou SpO_2 < 90%), em associação ou não à $PaCO_2$ > 50 mmHg (exceto para pacientes retentores crônicos de gás carbônico). É importante lembrar que o conceito de insuficiência respiratória se refere ao consumo tecidual de oxigênio. Portanto, alterações na capacidade de carrear o oxigênio captado pelos pulmões até as células, como a anemia grave, as intoxicações por monóxido de carbono ou os choques, também podem levar a essa síndrome, mesmo no caso de pulmões normais[3,6].

Fisiopatologia

A IRpA ocorre quando há comprometimento em um ou mais mecanismos responsáveis pelas trocas gasosas, ou seja, quando há hipoventilação, alteração na difusão ou na relação ventilação-perfusão[3,12].

- **Hipoventilação**

Não há renovação do ar alveolar para reduzir as concentrações de oxigênio e elevar as de gás carbônico. Como o consumo de oxigênio e a produção de gás carbônico prosseguem, o indivíduo desenvolve hipoxemia e hipercapnia.

- **Alteração da difusão**

Ocorre por espessamento da membrana alveolocapilar, criando um bloqueio à difusão passiva de oxigênio e gás carbônico. Como há grande reserva funcional na capacidade de difusão, esses defeitos habitualmente não determinam insuficiência respiratória isoladamente. Além disso, a difusão é muito mais fácil para o gás carbônico do que para o oxigênio, fazendo com que seu comprometimento contribua para hipoxemia, mas não para hipercapnia, exceto em fases muito avançadas.

Alteração da relação ventilação/perfusão (V/Q)

O desequilíbrio na relação entre ventilação e perfusão pode ocorrer nos dois sentidos, ou seja, baixa ventilação em relação à perfusão (baixa V/Q) ou alta ventilação em relação à perfusão (alta V/Q).

Na baixa V/Q, o sangue passa por alvéolos pouco ventilados, sofrendo oxigenação insuficiente. Pela facilidade de difusão do gás carbônico não há hipercapnia, exceto em fases muito avançadas. Como mecanismo de compensação, há vasoconstrição na circulação para os alvéolos com baixa tensão de oxigênio (vasoconstrição hipóxica), na tentativa de desviar o sangue para capilares cujos alvéolos estão ventilados, melhorando a V/Q. Por outro lado, quando as áreas não ventiladas, são extensas, como na síndrome do desconforto respiratório agudo. Esse mecanismo de compensação pode determinar hipertensão pulmonar e comprometimento da função ventricular direita. Quando a baixa V/Q ocorre em sua apresentação máxima, ou seja, parte do sangue passa por áreas sem qualquer ventilação, mantendo sua composição venosa, ela é denominada *shunt*.

Na alta V/Q, áreas alveolares ventiladas adequadamente não são perfundidas. Quando ocorre em grandes extensões, funciona como hipoventilação, pois a ventilação alveolar está sendo "perdida" para áreas onde não há trocas gasosas. Quando a alta V/Q ocorre em sua extensão máxima, com área sem perfusão, denomina-se espaço morto[8,9].

Classificação da insuficiência respiratória aguda (IRpA)

Baseando-se nos mecanismos de hipoxemia e hipercapnia, a IRpA pode ser classificada em:

- **Falência de oxigenação (Tipo I)**

Condições em que a ventilação é normal, sendo a hipoxemia decorrente de alterações nas trocas gasosas dentro dos pulmões, por alterações na relação V/Q ou na difusão. Gasometricamente há hipoxemia, sem hipercapnia, embora ela possa ocorrer nas fases avançadas. A $PaCO_2$ pode estar até mesmo baixa, pois há uma tentativa de compensar a hipoxemia com hiperventilação[3,6].

- **Falência de oxigenação (Tipo II)**

Condições em que as alterações nas trocas gasosas decorrem da hipoventilação. Gasometricamente há hipoxemia e hipercapnia. A $PaCO_2$ está alta[3,6].

Quadro clínico da insuficiência respiratória

As doenças que mais comumente determinam IRpA pulmonar são as cardíacas e as pulmonares. O predomínio de sintomas compatíveis com o acometimento desses órgãos no quadro clínico da IRpA sugere sua natureza pulmonar. Entre eles, destacam-se: tosse; produção de escarro purulento ou com hemoptise; dor torácica pleurítica; dispneia com sibilância; dispneia com características de insuficiência cardíaca, ou seja, progressiva, que piora com decúbito, chegando à ortopneia e com dispneia paroxística noturna, acompanhada de edema de membros inferiores e de nictúria.

A presença de sintomas de infecção, mesmo que o foco não sejam os pulmões, pode sugerir a natureza pulmonar da IRpA, pois a sepse é a causa mais comum de edema pulmonar não cardiogênico, configurando a síndrome do desconforto respiratório agudo (SDRA)[3,5,8].

Entre os antecedentes patológicos, a pesquisa de doenças com caráter recidivante, como asma, DPOC, insuficiência cardíaca, pode auxiliar no diagnóstico. A pesquisa de fatores de risco para embolia pulmonar também é importante, pois além de ser causa comum de IRpA, a embolia pode apresentar-se de forma inespecífica, podendo sua suspeita diagnóstica ser difícil.

No exame físico, a natureza pulmonar da IRpA é reforçada pela presença de alterações no aparelho cardiovascular, com sinais de insuficiência cardíaca esquerda e/ou direita, e no pulmonar, com alterações no murmúrio vesicular e com a presença de ruídos adventícios. A presença de sinais sugestivos de infecção grave também é importante, pela possibilidade de sepse e, consequentemente, da SDRA[3,9].

Diagnóstico

A confirmação do diagnóstico de IRpA é feita com a gasometria arterial, quando ela mostra a presença de hipoxemia e/ou hipercapnia:

- $PaO_2 < 60$ mmHg – com o paciente respirando ar ambiente.
- $PaCO_2 > 50$ mmHg.

Quando o paciente está recebendo oxigênio suplementar, sob a forma de cateter ou máscara na respiração espontânea, ou durante a ventilação mecânica, o valor da PaO_2 não pode ser usado como parâmetro isolado, pois ele passa a refletir não só a condição de troca gasosa do paciente, mas também sua resposta ao tratamento com oxigênio. Para permitir a avaliação da oxigenação em diferentes condições de oferta de oxigênio, deve-se usar a relação PaO_2/FIO_2, calculada pela divisão da PaO_2 pela FIO_2 (em número decimal, ex.: 40% = 0,4). Os valores normais e as gradações de anormalidade estão assim relacionados:

- $PaO_2/FIO_2 > 400$ mmHg – normal.
- $PaO_2/FIO_2 > 300$–400 mmHg – déficit de oxigenação, mas ainda não em níveis de insuficiência respiratória.
- $PaO_2/FIO_2 < 300$ mmHg – insuficiência respiratória.
- $PaO_2/FIO_2 < 200$ mmHg – insuficiência respiratória grave.

Por ser de fácil obtenção e permitir avaliar a oxigenação em diferentes condições de oferta de oxigênio, a PaO_2/FIO_2 é considerada hoje o melhor parâmetro de monitoração de oxigenação. Sua grande limitação está na dificuldade de definir a FIO_2 que o paciente está recebendo. Embora seja preciso em pacientes em ventilação mecânica, o mesmo não ocorre em pacientes em respiração espontânea com oferta de oxigênio sob cateter ou máscara. Há uma estimativa que, em adultos, para cada litro de oxigênio ofertado, a FIO_2 é aumentada em 3%–4% (ou 0,03– 0,04), mas ela pressupõe que a ventilação esteja mantida em volumes normais, o que nem sempre ocorre[5,10,11].

Exames complementares

Saturação da hemoglobina pelo oxigênio no sangue arterial (SaO_2)

Existe uma relação entre a PaO_2, que é a porção de oxigênio do sangue arterial que se encontra dissolvida no plasma, e a SaO_2, que é a porcentagem da hemoglobina que se encontra saturada pelo oxigênio.

Quando queremos monitorar a função pulmonar de oxigenação, a análise da PaO_2 é melhor do que a da SaO_2. Isso porque, nos pacientes com $SaO_2 > 90\%$, podem ocorrer grandes comprometimentos da função pulmonar, com reduções acentuadas da PaO_2, com apenas discretas reduções na SaO_2, em função da conformação da curva de dissociação da oxi-hemoglobina.

Pode-se concluir que a SaO_2 não é adequada para avaliar a capacidade de oxigenação do sangue arterial pelos pulmões, o que deve ser feito pela análise da PaO_2 e, principalmente, pela relação PaO_2/FIO_2. A SaO_2 é capaz de avaliar se o nível de oxigênio no sangue arterial é adequado para as necessidades dos tecidos[3,12].

A SaO_2 pode ser medida pela oximetria de pulso

A oximetria de pulso constitui-se em um método de monitoração extremamente útil, pois, de forma não invasiva, imediata e contínua, avalia a saturação da hemoglobina pelo oxigênio no sangue arterial periférico (SpO_2), apresentando, em linhas gerais, uma boa precisão, mas que diminui em faixas mais baixas de SaO_2[3,13].

Capnografia e a sua utilidade

A capnografia é a medida da pressão parcial de gás carbônico (CO_2) no ar exalado, realizada pela conexão de um analisador contínuo de CO_2, o qual é virtualmente ausente no gás ofertado ao paciente, mas, por outro lado, extremamente difusível pela membrana alveolocapilar pulmonar. Desse modo, ao final da inspiração, o ar que se encontra no espaço morto (áreas que não sofrem trocas gasosas – traqueia, brônquios e bronquíolos) não apresenta CO_2, enquanto o ar nos alvéolos o apresenta em níveis iguais aos do sangue arterial. Em função disso, a capnografia apresenta três fases: uma inicial, em que o CO_2 é zero, referente à exalação do ar do espaço morto; uma segunda com elevação abrupta do CO_2, referente à exalação progressiva do ar alveolar em conjunto com quantidades cada vez menores de ar do espaço morto; e uma terceira caracterizada por um platô, referente à exalação apenas de gás alveolar. O valor do CO_2 ao final da expiração é denominado $PETCO_2$ (do inglês *end tidal*, final da exalação), sendo muito próximo do CO_2 arterial (em indivíduos normais há diferenças de 1 a 4 mmHg).

Radiografia de tórax

A radiografia de tórax deve ser realizada em todos os pacientes com IRpA, mesmo quando uma causa extrapulmonar está evidente, pois elas evoluem frequentemente com complicações pulmonares, como, por exemplo, a pneumonia aspirativa em pacientes com AVE e as atelectasias em pacientes com trauma raquimedular.

A radiografia de tórax pode ainda identificar deformidades torácicas que explicam IRpA extrapulmonar. A radiografia normal ou com alterações discretas, desproporcionais à clínica, sugere etiologia extrapulmonar ou, entre as causas pulmonares, crise de asma, exacerbação de DPOC e embolia pulmonar[12,13].

Outros exames complementares podem auxiliar no diagnóstico etiológico da insuficiência respiratória aguda (IRpA)

Diante da diversidade de causas de IRpA, fica difícil traçar uma rotina de exames complementares para seu diagnóstico etiológico. A solicitação dos exames deve basear-se nos achados clínicos, sendo a classificação entre pulmonar e extrapulmonar muito útil nessa fase.

Na suspeita de causas cardíacas, o eletrocardiograma e o ecocardiograma são os exames que complementam a avaliação radiográfica. Na suspeita de causa isquêmica para a descompensação cardíaca, a dosagem de enzimas também é útil e a investigação pode culminar com o cateterismo cardíaco.

A angiotomografia computadorizada de tórax ou a cintilografia pulmonar auxiliam na investigação da embolia pulmonar, que pode ser complementada pelo estudo de membros inferiores por *duplex scan* e, eventualmente, por arteriografia. Em relação às demais doenças pulmonares, a tomografia computadorizada de tórax pode fornecer mais detalhes do que a radiografia e ser útil para o diagnóstico.

Na vigência de edema pulmonar, sem causa cardíaca aparente, deve-se pesquisar infecção, lembrando-se da possibilidade de o foco não ser pulmonar. O hemograma pode ser útil, e a hemocultura e as culturas específicas, conforme a suspeita clínica, devem ser realizadas. Exames de imagem, como ultrassonografia e tomografia computadorizada, podem ser necessários na pesquisa do foco infeccioso.

Tratamento

Oxigenoterapia

A indicação de administração de oxigênio nas condições agudas é a presença de hipoxemia documentada ($PaO_2 < 60$ mmHg e/ou $SpO_2 < 90\%$). Em algumas condições clínicas críticas específicas (ex.: infarto agudo do miocárdio, trauma grave, recuperação pós-anestésica), até que se conheça a condição de oxigenação do paciente, a administração de oxigênio pode ser iniciada.

As formas de administração de oxigênio podem ser divididas em dois grandes grupos de sistemas: os de baixo e alto fluxos. Com os sistemas de baixo fluxo, o oxigênio é fornecido em um fluxo menor do que a demanda do paciente, representando apenas parte do ar inspirado, o que faz a FIO_2

ser variável (inversamente proporcional ao volume-minuto do paciente). Os sistemas de alto fluxo fornecem todo o gás inspirado pelo paciente; portanto, em uma FIO_2 mais controlada.

Sistemas de baixo fluxo

Cateter e cânula nasal: em adultos podem ser usados com fluxos de 0,5–6 L/min. Em condições basais de ventilação (frequência de 12 respirações por minuto e volume corrente de 500 mL), cada litro de oxigênio eleva a FIO_2 em 3%–4%. Entretanto, aumentando-se a ventilação, a eficácia dos cateteres e cânulas nasais em aumentar a FIO_2 diminui progressivamente. Podem ser acrescidos ao sistema reservatórios de oxigênio, aumentando a capacidade de elevar a FIO_2.

Máscaras nasais: o oxigênio é ofertado através de máscaras em fluxos de 5–12 L/min, as quais permitem oferta maior de oxigênio em relação aos cateteres, mas ainda variável com a ventilação do paciente. Também podem ser acrescidos reservatórios de oxigênio, aumentando sua oferta ao paciente. Esses sistemas podem ter válvulas que impedem a exalação do ar do paciente para dentro do reservatório, evitando a respiração desse ar e a retenção de gás carbônico (máscaras sem respiração). Algumas máscaras não possuem esse sistema e podem apresentar hipercapnia (máscaras com respiração parcial).

Sistemas de alto fluxo

Máscaras de Venturi: oferecem altos fluxos de oxigênio, em altas velocidades (em função da passagem dos fluxos por pequenos orifícios ajustados na entrada da máscara). Os ajustes do fluxo inspiratório e do tamanho do orifício (as máscaras apresentam numerações com especificações da FIO_2 proposta) permitem estimar a FIO_2 fornecida. Essa estimativa perde sua acurácia para FIO_2 acima de 35%.

Sistemas de aerossóis umidificados de grande volume (grandes máscaras em tenda ou tubo T): permitem uma maior oferta de oxigênio (acima de 60%), desde que grandes fluxos de oxigênio sejam ajustados. Entretanto, não há precisão quanto a FIO_2 ofertada.

Ventilação mecânica na IRpA

A indicação da intubação traqueal para ventilação mecânica deve ser baseada em critérios clínicos, embora alguns parâmetros gasométricos auxiliem nessa decisão. Os critérios gasométricos mais amplamente difundidos como indicadores de intubação traqueal são:

- $PaO_2 < 60$ mmHg (ou $SaO_2 < 90\%$), mesmo após oferta de oxigênio sob máscara.
- $PaCO_2 > 55$ mmHg (exceto em pacientes cronicamente retentores de gás carbônico), sobretudo quando determinam acidose respiratória (pH < 7,30–7,25).

Os critérios gasométricos devem ser encarados apenas como diretrizes gerais. Muitas vezes, pacientes com valores ainda aceitáveis de gases arteriais, mas clínicamente desconfortáveis e, principalmente, sem perspectiva de melhora no curto prazo, devem ser prontamente intubados. Deve ser lembrado que a intubação traqueal pode ser um procedimento de difícil execução, e sua realização ainda com certo grau de reserva funcional do paciente é desejada.

O contrário também pode ocorrer, ou seja, um paciente já com indicação gasométrica para intubação, mas com perspectivas de melhora da condição que está causando a IRpA em curto tempo, pode ter o procedimento protelado, desde que sob rigorosa vigilância clínica e da saturação da hemoglobina pelo oxigênio.

Dentre as condições clínicas que indicam intubação em paciente com IRpA, independentemente dos achados da gasometria arterial, destacam-se: nível de consciência rebaixado, impedindo o controle adequado do paciente sobre a patência de suas vias aéreas superiores; falência cardiocirculatória concomitante: choque circulatório, sinais de isquemia miocárdica, arritmias graves; paciente com grande trabalho respiratório, com taquipneia persistente e utilização da musculatura acessória da respiração, para manter valores limítrofes na gasometria arterial[3,5].

Asma

Definição

Doença inflamatória crônica das vias aéreas inferiores caracterizada pela sua hiper-responsividade e pela limitação variável ao fluxo aéreo, com hiper-reatividade das vias aéreas, que determina episódios recorrentes de sibilos, dispneia, aperto no peito e tosse particularmente à noite e pela manhã. Esses episódios associam-se com obstrução ao fluxo aéreo difusamente nos pulmões, mas variável, reversível espontaneamente ou com medicações[1,5,6].

Etiologia e fisiopatologia

Apesar de importantes alternativas terapêuticas recentemente desenvolvidas e dos avanços nos conhecimentos quanto aos componentes inflamatórios e imunológicos da asma, permanece deficiente a compreensão dos mecanismos celulares e moleculares responsáveis pelas alterações estruturais observadas no sistema respiratório dos asmáticos: hipertrofia da musculatura lisa brônquica; transformação de fibroblastos em miofibroblastos (que por sua vez produzem colágeno); deposição de colágeno subepitelial dos tipos I, III e V, além de fibronectina e tenascina; hiperplasia e metaplasia das células caliciformes produtoras de muco (que leva a mais obstrução em vias aéreas); proliferação aumentada de vasos e nervos; aumento da permeabilidade vascular e consequente edema. Todas as alterações, quando irreversíveis, constituem o aspecto anatomopatológico do remodelamento brônquico, que pode fazer com que a parede das vias aéreas varie, em espessura, de 10%–100% do nível considerado normal[7,8].

As pesquisas dos últimos 15 anos têm colocado a inflamação como causa quase exclusiva da asma e do processo de remodelamento brônquico. Para diferentes fatores desencadeantes das crises de asma, a resposta inflamatória e a injúria em vias aéreas são similares[9].

Holgate et al. relataram que o aumento da prevalência da asma nos últimos 30 anos pode deve-se a alterações genéticas em evolução. As alterações comportamentais e a exposição aos fatores desencadeantes, especialmente para indivíduos de genótipo susceptível, poderiam não só induzir a manifestação da doença como piorar as formas de sua expressão[10].

A Quadro 18.1 ilustra os principais fatores relacionados à asma.

Quadro 18.1
Fatores relacionados à ocorrência e manifestação da asma

Fatores do hospedeiro	*Fatores ambientais*
Genéticos Genes que predispõem a atopias Genes que predispõem a hiper-reatividade das vias aéreas Obesidade Sexo Infância: mais comum em homens Idade adulta: mais comum em mulheres	Alérgenos Domiciliares: ácaros, poeira, animais, baratas, fungos, mofo Externos: pólen, fungos, poeira Infecções: em geral virais Ocupacionais Fumaça do cigarro: tabagismo ativo e passivo Poluição Alimentos

As principais células envolvidas na asma são os mastócitos, os eosinófilos e os linfócitos Th2 e *natural killer*: são mastócitos ativados pela interação entre antígeno e IgE ou por estímulos osmóticos. Eles liberam substâncias broncoconstritoras, como histamina, leucotrienos e prostaglandinas D2. Os eosinófilos liberam proteínas básicas capazes de lesar o epitélio e também estão implicados na liberação de fatores de crescimento e no remodelamento brônquico. Os linfócitos T liberam uma série de citocinas responsáveis pela manutenção da inflamação eosinofílica e pela produção de IgE pelos linfócitos B[1,3].

Outras células que podem participar de alguma forma da inflamação são as células dendríticas, os macrófagos e os neutrófilos.

A Quadro 18.2 ilustra os principais mediadores inflamatórios envolvidos na asma, com suas origens e efeitos mais importantes.

Quadro 18.2
Mediadores inflamatórios envolvidos na asma

Mediadores	*Origem*	*Efeitos*
Quimiocinas	Células epiteliais	Recrutamento de células inflamatórias
Leucotrienos	Mastócitos Eosinófilos	Broncoconstrição Estimula liberação de outros mediadores
Citocinas (IL-1β, TNF-α, IL-4, IL-5, IL-13)	LTh2	Amplifica inflamação: ativação de eosinófilos, ativação de LTh2 Estímulo para secreção de IgE
Histamina	Mastócitos	Broncoespasmo Inflamação das vias aéreas
Óxido nítrico	Células epiteliais	Inflamação das vias aéreas
Prostaglandina	Mastócitos	Recrutamento de LTh2

Quadro clínico

Principais sintomas da asma

Dispneia, tosse e sibilos torácicos constituem a tríade clássica de sintomas associados à asma. No entanto, não é incomum um ou mais desses sintomas estarem ausentes ou o paciente apresentar outras queixas, como, por exemplo, opressão ou desconforto torácico.

Caracteristicamente, os sintomas ocorrem de forma episódica ("crises") recorrente e são mais intensos durante a noite ou nas primeiras horas do dia. É comum a detecção de fatores precipitantes ou agravantes: infecção respiratória viral, exposição a alérgenos ambientais ou ocupacionais (polens, fungos, ácaros, pelos de animais, fibras de tecidos etc.), exposição a irritantes (fumo, poluição do ar, aerossóis etc.), drogas (aspirina, anti-inflamatórios não hormonais, betabloqueadores), alterações climáticas, ar frio, alterações emocionais (riso, ansiedade), exercícios. Os sintomas costumam melhorar espontaneamente ou pelo uso de medicações específicas, como os broncodilatadores e os antiinflamatórios hormonais (corticoide tópico ou sistêmico). Durante o período intercrise, o paciente geralmente permanece assintomático ou oligossintomático, embora nas formas graves da doença os sintomas possam ser contínuos[2-4].

Os pacientes asmáticos frequentemente têm manifestações de outras atopias, sobretudo rinite alérgica, e, geralmente, têm história familiar de asma ou de outra doença atópica.

Achados no exame físico

As alterações de exame físico na asma estão diretamente relacionadas com a obstrução ao fluxo aéreo. Assim, com a obstrução sob controle, o exame físico pode apresentar-se absolutamente normal.

O principal achado de exame físico na obstrução ao fluxo aéreo são os sibilos. Conforme a gravidade da obstrução, podem ser audíveis somente à expiração forçada ou apenas na expiração, ou na inspiração e na expiração (níveis crescentes de gravidade). Em obstruções extremas, os sibilos podem desaparecer em conjunto com a redução do som vesicular (constituindo o "silêncio respiratório") e com outros sinais de gravidade. Outros achados observados na ocorrência de obstrução ao fluxo aéreo são taquipneia, prolongamento do tempo expiratório e tiragens, as quais estão presentes em formas mais graves e em pacientes com parede torácica mais complacente (ex.: crianças).

Pacientes com asma grave ou durante crises graves podem apresentar hiperinsuflação pulmonar, cujo exame físico pode evidenciar: redução da altura laríngea (distância entre a proeminência laríngea e a fúrcula esternal), redução da expansibilidade, hipersonoridade à percussão e redução do murmúrio vesicular. Por fim, em razão da associação frequente com as doenças atópicas, podem ser encontrados estigmas dessas patologias, como rinorreia, polipose nasal, eczema flexural, entre outros.

Diagnóstico

Apresentação clínica

O diagnóstico de asma é fundamentado na história clínica de tal forma que, se o paciente apresenta sintomas e evolução característicos (dispneia, tosse e sibilo torácico, que ocorrem de forma episódica e recorrente e há identificação de fatores desencadeantes), o médico está autorizado a iniciar o seu tratamento. No entanto, não são todos os pacientes que cursam com essa apresentação típica; assim, nos casos em que há dúvida diagnóstica, pode ser necessária a avaliação da função pulmonar, com identificação do distúrbio obstrutivo e sua reversibilidade.

Prova de função pulmonar

Durante um quadro agudo e, ocasionalmente, mesmo quando da ausência de sintomas, eles revelam redução no expiratório forçado no primeiro segundo (VEF) e, frequentemente, uma redução proporcionalmente menor na capacidade vital forçada (CVF), produzindo uma razão VEF/CVF reduzida (< 0,75). Além disso, pode-se observar hiperinsuflação pulmonar associada a volume residual aumentado (VR) e à capacidade funcional residual (CFR) diminuída.

Como diferenciar asma da doença pulmonar obstrutiva crônica (DPOC)

Por serem duas doenças que se caracterizam por obstrução ao fluxo aéreo, asma e DPOC têm várias características clínicas e funcionais em comum, fazendo com que nem sempre seja fácil, ou mesmo possível, a distinção entre elas.

A Quadro 18.3 ilustra a lista das características que auxiliam nesta diferenciação.

Quadro 18.3
Características que auxiliam na diferenciação entre asma e DPOC

Asma	*DPOC*
Início na infância, mas pode haver um grande período assintomático com reinício dos sintomas após os 40 anos	Início após os 40 anos de idade
Antecedentes de atopias: presentes com frequência	Antecedentes de atopias: ausentes ou presentes
História familiar de asma ou outras atopias: presente com frequência	História familiar de asma ou outras atopias: ausente ou presente
História de tabagismo ou exposição prolongada a partículas inaladas – presente ou ausente	História de tabagismo ou exposição prolongada a partículas inaladas: presente
Desaparecimento dos sintomas com o tratamento adequado	Diminuição variável dos sintomas com o tratamento
Espirometria normal nas intercrises ou com distúrbio obstrutivo com acentuada reversibilidade	Espirometria com distúrbio obstrutivo com pouca ou nenhuma reversibilidade

Calcula-se que aproximadamente 20% dos pacientes com DPOC apresentem características asmáticas. Nessa situação, o tratamento dessa doença será praticamente igual ao da asma. Por outro lado, algumas formas de asma comportam-se como tais, ou seja, mantêm quadro obstrutivo persistente a despeito do tratamento adequado. Tais quadros, principalmente quando se desenvolvem em indivíduos fumantes, não têm como ser diferenciados da DPOC. Trata-se de uma situação em que a asma pode ser considerada como doença crônica. O dado aqui indicativo de asma, na maioria das vezes, é a sua história na infância.

Exames complementares

Espirometria

A espirometria é o método recomendado para se caracterizar a obstrução ao fluxo aéreo e sua resposta ao broncodilatador, sendo, pois, importante no diagnóstico de asma, embora, em muitos casos, ele possa ser feito apenas em bases clínicas. A obstrução ao fluxo aéreo é caracterizada, na espirometria, pela relação $VEF_1/CVF < 70\%$, ou, sendo mais rigoroso, abaixo do limite inferior particular (calculado por equações baseadas em sexo, idade e altura). A reversibilidade ao broncodilatador é definida pelo aumento do $VEF_1 \geq 12\%$ ou ≥ 200 mL. Vale a pena lembrar que a espirometria pode ser normal em períodos de estabilidade da doença, com ou sem medicação, ao mesmo tempo que a resposta ao broncodilatador pode ser negativa em pacientes já em uso dessa classe de medicamento.

Importância do pico de fluxo expiratório (PFE) na asma

O PFE é o fluxo máximo de ar obtido durante uma manobra de expiração forçada, podendo ser medido durante a espirometria ou por meio de pequenos aparelhos portáteis elaborados especificamente para isso, os chamados *mini peak-flow meter*. A medida do PFE pode ser útil no diagnóstico da doença, pois asmáticos apresentam variação diurna exagerada do PFE. Assim, a monitoração do PFE no período de 2 a 3 semanas pode identificar uma diferença percentual média entre o PFE matinal e o noturno superior a 20%, fato bastante sugestivo de asma. Outro dado extraído da medida do PFE indicativo de asma é o aumento do PFE 15 minutos após o uso do beta-2 agonista de curta duração (> 20% nos adultos e > 30% nas crianças). No entanto, convém salientar que a medida do VEF_1, obtida na espirometria, e sua resposta ao broncodilatador são um parâmetro diagnóstico de melhor acurácia do que o PFE.

O PFE também é importante na monitoração dos pacientes, especialmente naqueles com maior gravidade. Em pacientes com má percepção dos sintomas, pode-se usar a redução do PFE como sinal de alerta para a busca do recurso médico ou a implementação de um plano terapêutico.

Nas crises de asma, o PFE também pode trazer dados objetivos sobre a gravidade, podendo auxiliar em algumas tomadas de decisão, como, por exemplo, internar ou não o paciente. Ele é mais amplamente disponível e fácil de ser obtido do que o VEF_1; por isso, mesmo que com menor acurácia, tem substituído esse parâmetro espirométrico na avaliação da crise de asma[3,6].

Gasometria arterial

A gasometria arterial avalia o estado de oxigenação e o equilíbrio ácido-base. Inicialmente, a PaO_2 é normal e então se reduz à medida que a falta de sincronia entre a ventilação e a perfusão se torna mais grave. Usualmente, a $PaCO_2$ é reduzida nos estagio iniciais por conta da hiperventilação. Quando a $PaCO_2$ é normal ou acima do normal, a insuficiência respiratória pode estar iminente por causa da hipoventilação relativa.

Radiografia de tórax

Com exceção dos quadros mais graves, a asma por si só não provoca alterações radiográficas. Assim, a importância da radiografia na avaliação do asmático é principalmente excluir outras patologias associadas. De maneira geral, recomenda-se realiza-la no início do acompanhamento do paciente asmático e nas crises mais graves da doença.

Os pacientes com formas leves e moderadas da doença habitualmente apresentam essa radiografia normal, enquanto aqueles com doença grave podem ter sinais radiográficos de hiperinsuflação pulmonar. Nas exacerbações graves da doença, a radiografia está indicada para afastar ou identificar complicações relacionadas, como pneumotórax e pneumomediastino.

Hemograma

O diferencial irá mostrar elevação dos eosinófilos em pacientes não recebendo corticosteroide, o que é uma resposta inflamatória. O hematócrito (Ht) pode estar elevado por causa de hipovolemia e hemoconcentração.

Pesquisa da hiper-responsividade das vias aéreas no paciente com suspeita de asma

Não é raro o paciente com sintomas sugestivos de asma apresentar espirometria normal e ausência de resposta ao broncodilatador durante o exame espirométrico. Tal fato ocorre em função de a asma ser uma doença que caracteristicamente intercala períodos de sintomas com outros em que o paciente permanece assintomático. Assim, a espirometria pode não detectar a obstrução se realizada em um momento de remissão dos sintomas, principalmente nos pacientes com doença mais leve.

Como a asma se caracteriza por apresentar hiper-responsividade brônquica, a detecção dessa resposta exagerada das vias aéreas pode sugerir o diagnóstico da doença. Assim, em indivíduos com função pulmonar normal e suspeita clínica de asma, a detecção da hiper-responsividade brônquica através de testes de broncoprovocação pode ser muito útil. Tais testes consistem em submeter o paciente a estímulos externos e verificar o grau de broncoconstrição desencadeada. Os exames mais realizados são: A) Teste de broncoprovocação com agentes broncoconstritores (metacolina, histamina, carbacol), com queda do VEF_1 acima de 10% a 15%, com alta sensibilidade e alto valor preditivo negativo; B) Teste de broncoprovocação por exercício demonstrando queda do VEF_1 acima de 10%–15%.

Importante destacar que a presença de hiper-responsividade brônquica não é exclusiva do asmático, pacientes atópicos não asmáticos, fumantes ou idosos podem ter teste de broncoprovocação positivo sem que sejam necessariamente asmáticos, ou seja, os testes de broncoprovocação têm alta sensibilidade para o diagnóstico de asma, porém limitada especificidade. Isso significa que, se em um indivíduo com suspeita de asma o teste para a pesquisa da hiper-responsividade brônquica for negativo, o diagnóstico de asma pode ser praticamente excluído. Por outro lado, a identificação de hiper-responsividade não permite afirmar com toda certeza que o paciente tem asma.

Tratamento

Os principais objetivos do tratamento da asma, recomendados por diferentes diretrizes, são: alcançar e manter o controle dos sintomas; manter atividade física normal, incluindo a possibilidade de executar exercícios físicos; manter a função pulmonar o mais perto possível do normal; prevenir exacerbações; evitar efeitos adversos das medicações; prevenir mortalidade por asma.

A base do tratamento da asma constitui-se em dois grupos de medicamentos: os de alívio/"resgate" e os de manutenção. É importante que o médico e o paciente saibam reconhecer que os medicamentos da asma podem ser divididos entre os controladores da doença (tratamento de manutenção) e os para alívio dos sintomas e tratamento das crises (tratamento sintomático ou de alívio). Alguns medicamentos encaixam-se nas duas classes, conforme ilustrado na Quadro 18.4.

Quadro 18.4
Medicamentos usados no tratamento da asma

Controladores da doença	*Aliviadores de sintomas ou crises*
Corticoides inalados Antileucotrienos Beta-2 agonistas de ação prolongada Xantinas Cromonas Corticoides sistêmicos Anti-IgE Outras opções: Metotrexato Ciclosporina Sais de ouro Macrolídios Imunoterapia	Beta-2 agonistas com rápido início de ação Ação curta: salbutamol, fenoterol, terbutalina Ação prolongada: formoterol Anticolinérgicos Xantinas Corticoides sistêmicos Outras opções menos estabelecidas Sulfato de magnésio Corticoides inalados

Papel da educação em asma para o controle da doença

Assim como os medicamentos, a educação é um dos pilares do tratamento da asma, que pode melhorar o controle da doença e permitir vida normal aos pacientes. A educação dos pacientes e dos familiares deve ser feita com uma linguagem clara e com conteúdo adequado ao público-alvo; estabelecendo-se uma boa relação entre médico, paciente e familiares, adequando-se o que precisam saber (julgado pelo médico) com o que querem saber (as necessidades dos próprios pacientes).

Todos os envolvidos no processo de educação devem ter em mente que se trata de um processo contínuo, em que conhecimentos e experiências são trocados mutuamente com ampla discussão sobre expectativas, receios e crenças.

Os programas de educação em asma devem ser adaptados para as realidades locais, segundo as disponibilidades profissionais e físicas da instituição, levando em conta também as características da população atendida.

Medidas que reduzem a exposição do paciente asmático a alérgenos

A asma piora, consideravelmente, com a exposição a uma série de fatores denominados gatilhos, que incluem alérgenos, irritantes, infecção viral, ar frio e medicamentos. A redução da exposição a esses fatores facilita o controle da doença. Recomenda-se atenção a: tabagismo ativo ou passivo – deve ser evitado; poeira doméstica – apesar da importância desses gatilhos, diferentes medidas são empregadas para reduzir a exposição, mesmo quando são eficazes em diminuir a população de ácaros, não trazem resultados clínicos relevantes; animais no domicílio – também não foram demonstrados, ainda, os benefícios clínicos com a redução dessa exposição; fungos – evitar desenvolvimento de fungos nas paredes, fato comum em áreas de maior umidade; baratas – evitar a presença do inseto no domicílio; agentes ocupacionais – após sensibilização, a remoção do ambiente é importante para o controle da asma; poluição ambiental – pacientes com a doença não controlada devem evitar ambientes com altos índices de poluição; medicamentos – aspirina, anti-inflamatórios não hormonais, betabloqueadores (incluindo colírios); influenza – deve-se vacinar anualmente.

Critérios para a escolha do dispositivo inalatório no tratamento da asma

Os dispositivos empregados para a administração de medicações por via inalada dividem-se basicamente em três grupos:

- Nebulizadores.
- Aerossóis dosimetrados, nebulímetros ou spray (forma mais conhecida de "bombinha").
- Inaladores de pó.

A escolha do dispositivo a ser utilizado depende de vários aspectos e deve ser individualizada. A preferência pessoal do paciente deve ser levada em consideração, bem como a sua capacidade de utilizar corretamente o dispositivo. Certos pacientes têm dificuldade em utilizar os aerossóis dosimetrados, inclusive quando acoplados a espaçadores, pois eles exigem coordenação para seu uso correto. Nesses casos, os inaladores de pó parecem ser mais indicados. Pacientes com deficiências motoras ou visuais, idosos debilitados ou com alterações cognitivas podem ter dificuldade de usar tais medicações. É importante escolher o dispositivo que melhor se adapte ao caso, sendo os nebulizadores de jato uma opção.

Sempre que possível, deve-se usar apenas um tipo de dispositivo para facilitar o aprendizado da técnica e melhorar a adesão ao tratamento. Mais detalhes sobre o assunto estão disponíveis no tema Como Administrar Drogas pela Via Inalatória. Mais detalhes sobre o assunto estão disponíveis no Quadro 18.5.

Quadro 18.5
Níveis do tratamento da asma

Em todos os níveis: ***Educação e controle ambiental para todos pacientes beta-2 agonista de curta duração como medicação de alívio***				
Nível 1	***Nível 2***	***Nível 3***	***Nível 4***	***Nível 5***
		1ª opção		
	CI baixa dose	CI baixa dose + BAAP	CI moderada ou alta dose + BAAP	Adicionar ao esquema da etapa 4 Corticoides oral em dose baixa e/ou anti-IgE
		Alternativas		
	Antileucotrieno	CI moderada ou alta dose	CI baixa dose + BAAP + antileucotrieno	
		CI baixa dose + antileucotrieno	CI moderada ou alta dose + antileucotrieno	
		CI baixa dose + teofilina	CI baixa dose + BAAP + teofilina	
			CI moderada ou alta dose + teofilina	

CI = corticoide inalado; BAAP = beta-2 agonista de ação prolongada.

No nível 4, pode-se chegar a altas doses de CI e ainda associar BAAP, antileucotrieno e teofilina (opção não descrita na recomendação inicial).

Adaptado do GINA, 2006.

Critérios para o tratamento medicamentoso da asma

Habitualmente a escolha do tratamento inicial da asma tem por base a gravidade estimada da doença, conforme a classificação já apresentada. Assim, existem quatro níveis iniciais de tratamento:

- **Asma intermitente**
  - Educação e controle ambiental.
  - Beta-2 agonista de curta duração conforme a necessidade.

- **Asma persistente leve**
  - Educação e controle ambiental.
  - Corticoide inalado em baixa dose (1ª opção) ou antileucotrieno.
  - Beta-2 agonista de curta duração conforme a necessidade.

- **Asma persistente moderada**
  - Educação e controle ambiental.
  - Corticoide inalado em baixa dose + beta-2 agonista de ação prolongada (1ª opção) ou corticoide inalado em dose alta. Outras opções: corticoide inalado em baixa dose + antileucotrieno ou corticoide inalado em baixa dose + teofilina.
  - Beta-2 agonista de curta duração conforme a necessidade.

- **Asma persistente grave**
  - Educação e controle ambiental.
  - Corticoide inalado em dose moderada/alta + beta-2 agonista de ação prolongada (1ª opção). Outras opções: corticoide inalado em dose baixa/moderada/alta + beta-2 agonista de ação prolongada + antileucotrieno; corticoide inalado em dose baixa/moderada/alta + beta-2 agonista de ação prolongada + teofilina.
  - Beta-2 agonista de curta duração conforme a necessidade.

Prevalência

A asma é uma doença comum e com distribuição universal entre as diferentes regiões do mundo. Estimam-sem 300 milhões as pessoas acometidas. Apesar de universal, a ocorrência de asma não é uniforme, com prevalências que variam de 1% a 18% da população. Não se sabe se essas diferenças decorrem de fatores genéticos, ambientais ou de variações nos métodos de obtenção dos dados para análise estatística. A Quadro 18.6 ilustra a variação da prevalência de asma em diferentes regiões do mundo. Estimativas do *Global Initiative for Asthma* da OMS[3].

Quadro 18.6
Variações na prevalência de asma em diferentes regiões

Faixas de prevalência	*Países*
Maior que 10%	Brasil, EUA, Canadá, Reino Unido, Austrália, Nova Zelândia
Entre 7,6%–10%	Uruguai, Paraguai, África do Sul, Israel, República Tcheca, Finlândia
Entre 5,1%–7,5%	Argentina, Chile, Alemanha, França, Espanha, Suécia, Japão
Entre 2,6%–5,0%	México, Itália, Dinamarca, Polônia, Índia, Coreia do Sul
Entre 0%–2,5%	Suíça, Rússia, Grécia, China

Existem evidências de que a prevalência de asma está aumentando em alguns países, enquanto em outros, após elevação recente, ela se encontra estável. Especula-se que o aumento da sensibilização atópica, com aumento concomitante de rinite, seja um dos fatores responsáveis pela elevação dessa prevalência. Verifica-se esse fenômeno, por exemplo, em populações que têm mudado o estilo vida para o padrão ocidental e que têm migrado da zona rural para a urbana. Em países desenvolvidos a "teoria da higiene" tem sido usada para explicar, pelo menos em parte, esse aumento.

Prevalência no Brasil

O estudo mais recente sobre a prevalência de asma em adultos de 20–69 anos de idade, de base populacional, é o de Macedo, no RS. Utilizando diferentes definições para asma, as seguintes prevalências foram encontradas:

- Sintomas atuais de asma: 6,0% (IC 95% 4,9%–7%).
- Asma cumulativa 14,3% (IC 95% 12,7%–15,8%).
- Diagnóstico médico de asma 12,9% (IC 95% 11,4%–14,4%).

- Asma atual: 4,7% (IC 95% 3,8%–5,6%).
- Sintomas atuais ou reversibilidade (obstrução com resposta ao broncodilatador ou broncoprovocação positiva): 9,3% (IC 95% 8%–10,6%).

Mortalidade da asma

O número de óbitos anuais relacionados à asma foi estimado em cerca de 250.000. Da mesma forma que ocorre com a prevalência, as taxas de mortalidade por asma variam entre as diferentes regiões. De forma interessante, não há, necessariamente, uma correlação entre as áreas de maior prevalência com as de maior mortalidade por asma.

Apesar de trazer grande impacto sobre a qualidade de vida das pessoas, a asma tem letalidade relativamente baixa, conforme pode ser visto na Quadro 18.7.

Quadro 18.7
Letalidade da asma em diferentes países

China	37	Estados Unidos	5
Rússia	29	Alemanha	5
México	15	Espanha	5
Japão	9	Austrália	4
Portugal	7	Reino Unido	3
França	7	Canadá	2
Argentina	6	Brasil	2

Letalidade avaliada em indivíduos entre 5–34 anos, expressa em óbitos/100.000 asmáticos/ano.

Da mesma forma que vem ocorrendo com a prevalência da asma, diversos estudos têm demonstrado aumento da mortalidade em vários países nas últimas décadas. O estudo de Chatkin avaliou a tendência dos coeficientes de mortalidade por asma no Rio Grande do Sul e encontrou um progressivo crescimento anual da mortalidade no grupo de 5–19 anos, com uma tendência inversa de mortes por todas as causas, no período de 1970–1992. O acréscimo percentual médio anual foi de 8,4%[1,5,13].

Planejamento de alta

- Informar sobre a doença: conceitos básicos sobre a fisiopatologia e a clínica.
- Informar sobre fatores desencadeantes de asma, ensinando como evitá-los.
- Abordar medos, crenças e outros sentimentos acerca da asma.
- Ensinar sobre os medicamentos:
- Reconhecer medicações de controle e de alívio de sintomas.
- Uso dos dispositivos inalatórios.
- Conhecer efeitos colaterais.
- Desfazer crenças infundadas.
- Ensinar a reconhecer precocemente os sintomas da asma e iniciar o plano de ação proposto para os períodos de exacerbação.
- Ensinar reconhecer a necessidade de ir a um serviço de emergência.
- Ensinar como monitorar a estabilidade da asma.
- Incentivar o restabelecimento das atividades físicas e sociais, minimizar a perda de dias de escola ou de trabalho.

- Criar um canal de comunicação efetiva entre o médico, outros participantes da equipe de saúde, o paciente e seus familiares[1,4].

Considerações finais

O impacto do binômio asma e DPOC no indivíduo sobre sua família e a sociedade é enorme e vem aumentando em relação direta com o envelhecimento da população, com a poluição ambiental e com o aumento do consumo de tabaco. As estimativas da Organização Mundial da Saúde (OMS) são de que, em 2025, a população mundial envelhecerá e que o grupo etário de maiores de 65 anos passará a representar 10% da população em contraste com os 6,6% atuais[1,3].

Aparentemente, a prevalência da asma está aumentando tanto nos países desenvolvidos como naqueles em desenvolvimento, afetando pessoas de todas as idades, raças e grupos étnicos. As estimativas do *Global Initiative for Asthma* da OMS são de que 300 milhões de pessoas em todo o mundo sofrem de asma[3]. Sua prevalência é variada, entre 1% e 18% da população em diferentes países[3]. Há evidências de que venha aumentando em certos países, de que tenha aumentado recentemente em outros e de que, no presente, esteja estabilizada em alguns outros. Com a projeção de que a proporção da população mundial urbana passará de 45% para 59% em 2025, tudo indica que o número de asmáticos aumentará nas próximas duas décadas. Assim, estima-se que mais 100 milhões de pessoas serão asmáticas em 2025[1,3,6]. Segundo estimativas da OMS, a asma provoca a perda de 15 milhões de *disability-adjusted life years* (DALYs, anos de incapacitação ajustados pela idade), que representa a soma dos anos de vida perdidos por morte prematura ou por incapacitação. Essa medida representa o impacto de uma doença na sociedade, representando 1% de todas as perdas causadas por doenças. Ainda segundo as estimativas da OMS, a asma causa cerca de 250 mil mortes anualmente em todo o mundo[1], o que representa 1:250 mortes.

Doença pulmonar obstrutiva crônica (DPOC)

Introdução

A DPOC, uma doença prevenível e tratável, é caracterizada pela limitação do fluxo aéreo, que não é totalmente reversível. A limitação do fluxo aéreo geralmente é progressiva e associada a uma resposta inflamatória anormal do pulmão a partículas ou gases nocivos. Exacerbações, efeitos extrapulmonares e concomitantes alterações contribuem para a gravidade nos pacientes individualmente.

Etiologia e fisiopatologia

A DPOC é resultado da interação entre os fatores genéticos e ambientais. Essa predisposição genética é sempre lembrada pelo fato de que "apenas" 20%–40% dos tabagistas desenvolvem a DPOC. Outro dado que salienta o componente genético é que "apenas" 5% dos fumantes de etnia oriental desenvolvem a doença. No entanto, ainda não estão bem estabelecidos quais cromossomos seriam os responsáveis por tal predisposição. Uma causa, embora rara, de origem genética bem documentada para o surgimento da DPOC é a deficiência de alfa-1 antitripsina[14].

As características fisiopatológicas são[13-15]:

Enfisema: permanente e anormal aumento dos espaços aéreos, distalmente aos bronquíolos terminais, acompanhada de destruição de suas paredes, sem fibrose importante.

Bronquite crônica: tosse produtiva por mais de 3 meses, durante 2 anos consecutivos. A tosse ocorre por hipersecreção de muco, não necessariamente com obstrução ao fluxo aéreo.

A perda de VEF1 é de 15 mL a 30 mL ao ano em pessoas normais. No doente com DPOC, essa perda anual é aumentada em duas a cinco vezes. Curiosamente nos fumantes, essa perda exagerada de VFE1 só ocorre em torno de 15% dos indivíduos, mostrando que há componentes genéticos envolvidos. De outra forma, um componente genético parece também envolvido em razão de casos aglomerados em famílias de DPOC, inclusive com idade mais jovem, e diferenças em prevalência de acordo com raças.

Os doentes com DPOC, em sua maioria, são identificados pela presença de um anormal VEF, usualmente na quinta década de vida. Geralmente, VEF1 < 40% do predito implica dispneia aos pequenos esforços e < 25% implica dispneia em repouso, retenção de CO_2 e cor pulmonale.

Além da diminuição do VEF1, existem outras alterações, como[5,9,15]:

- Aumento do volume residual e da capacidade residual funcional.
- Progressiva disfunção diafragmática por retificação da cúpula, o que pode apresetar a desvantagem mecânica na ventilação.
- Aumento da capacidade pulmonar total e, frequentemente, redução da capacidade vital.
- Vasoconstrição arterial pulmonar por hipoxemia, com aumento na pressão da artéria pulmonar (PAP). O endotélio de doentes com DPOC tem diminuição da síntese de óxido nítrico (deficiência da NO sintase).
- Hipóxia, junto com hipercapnia, ocasiona a aumento dos níveis de catecolaminas, renina e aldosterona, o que pode levar à retenção de sal e água.
- Hipóxia, aumento de trabalho respiratório e níveis aumentados de citocinas e TNF-Alfa podem ocasionar perda de peso (caquexia).
- Entre os fatores ambientais envolvidos na gênese da DPOC o tabagismo é o principal. Dos casos de DPOC, 80%–90% ocorrem em fumantes, que geralmente fumaram mais de 20 anos/maço. Outras etiologias são a inalação da fumaça originada da combustão da lenha, utilizada principalmente em fogões domésticos, de produtos químicos e poeiras ambientais[9,12,13].
- Genéticos, o melhor documentado é a deficiência de alfa 1-antitripsina (AAT)[13].

A AAT é uma glicoproteína constituída por uma cadeia de 394 aminoácidos e três cadeias laterais de carboidratos. A sua transmissão genética é do modo simples, autossômico, com dois alelos, sendo cada um proveniente de um dos progenitores, transmitindo aos filhos a expressão genética em 50%. No entanto, a sua ação mais importante é a inibição da elastase produzida pelos neutrófilos, a qual tem a capacidade de destruir a elastina pulmonar por meio da digestão. A maior parte da AAT é produzida no fígado, sendo o restante derivado dos macrófagos e do epitélio brônquico[13].

A sua deficiência, uma condição rara (1%–2% de toda a população com DPOC), está associada ao desenvolvimento, em pessoas jovens, de enfisema predominantemente nas bases, o qual é classificado como panacinar. Esses pacientes habitualmente são subdiagnosticados e ficam rotulados como portadores da DPOC sem que, no entanto, se procure diagnosticar a deficiência[9,10,12].

Apresentação clínica da DPOC[13-15]

O estereótipo do portador da DPOC é aquele indivíduo com idade superior a 40 anos e tabagista de longa data (fumou, em média, mais de um maço/dia por 20 anos ou equivalente), que apresenta sintomas respiratórios crônicos. Esses sintomas são:

Tosse

Inicialmente o paciente apresenta tosse pela manhã, que pode ser produtiva ou não. Com a passagem dos anos, ela passa a ser produtiva e constante, sendo que na maior parte do tempo o aspecto da secreção é mucoide. Eventualmente a secreção pode ser purulenta, de pequena a moderada quantidade, com duração de vários dias, caracterizando a exacerbação. Nessa fase inicial da doença, em que a tosse é predominantemente pela manhã após o despertar, o paciente a rotula como um "pigarro" e tende a não lhe dar muita importância[16].

Dispneia

A dispneia apresenta-se inicialmente aos grandes esforços, como subir escada ou ladeira ou andar depressa. Nessa fase, em função do sedentarismo, é comum o paciente atribuir a sua falta de ar "à idade". A dispneia costuma ser progressiva e, com o passar dos anos, ela pode estar presente aos esforços das atividades da vida diária, como trocar de roupa, nas relações sexuais ou ao carregar uma sacola. Somente nessa fase é que ele valoriza a falta de ar e vai ao médico, fato que contribui para o atraso do diagnóstico da enfermidade[16].

Sibilância

A sibilância é relatada em intensidade variável, podendo estar ausente em alguns pacientes. A Quadro 18.8 mostra os graus de dispneia[16].

Quadro 18.8
Índice de dispneia

Grau	*Caracterização*
0	Falta de ar ao realizar exercício intenso
1	Falta de ar quando apressa o passo ou sobe escadas ou ladeiras
2	Precisa parar algumas vezes quando anda no próprio passo ou anda mais devagar do que outras pessoas da mesma idade
3	Precisa parar muitas vezes em função da falta de ar quando anda perto de 100 metros ou poucos minutos de caminhada no plano
4	Sente tanta falta de ar que não sai de casa ou precisa de ajuda para se vestir ou despir.

Fonte: Modificado do MRC (Medical Research Council).

A evolução dos sintomas da DPOC

A DPOC é uma doença progressiva. No entanto, a velocidade dessa progressão varia de paciente para paciente e de acordo com as intervenções terapêuticas adotadas. A cessação do tabagismo é a medida mais importante para reduzir a progressão da DPOC.

No início, todos os sintomas são leves e não constantes, podendo haver sua intensificação (exacerbações) em intervalos variáveis. Com o progredir da doença, os sintomas ficam mais intensos e frequentes e as exacerbações ocorrem mais amiúde. Nos estádios mais avançados a dispneia torna-se incapacitante, limitando, significativamente, a vida do paciente. Nessa fase podem surgir hipoxemia e, consequentemente, *cor pulmonale* (insuficiência ventricular direita secundária à hipertensão arterial pulmonar). Posteriormente os indivíduos podem evoluir com hipercapnia[13].

As manifestações sistêmicas da DPOC

Tradicionalmente, acreditava-se que essa doença era uma doença limitada ao aparelho respiratório sem manifestações sistêmicas. Porém, vários estudos revelam que a inflamação presente nesses pacientes poderia resultar em manifestações extrapulmonares. Tal raciocínio se baseia no fato de que na DPOC, doença inflamatória, os mediadores circulantes afetariam vários órgãos, provocando alteração da sua função. Essa posição é reforçada por estudos que mostram que os pacientes fumantes e com DPOC apresentam maior incidência de acometimento cardiovascular, por exemplo, do que os fumantes sem a doença. Outros efeitos extrapulmonares bem reconhecidos nela são anormalidades nutricionais, perda de peso, disfunção de músculo esquelético, osteoporose, infecção respiratória, fraturas ósseas, depressão, distúrbio do sono, anemia e glaucoma. Embora a relação de causalidade não esteja completamente definida, podemos afirmar que há manifestações sistêmicas na DPOC[13-15].

Os achados do exame físico do paciente com DPOC

O exame físico do paciente com DPOC pode variar de normal, ou quase normal, a acentuadamente alterado, dependendo da fase em que se encontra a doença.

No seu estágio inicial, são poucas as alterações observadas no exame. A inspeção, a palpação e a percussão são normais na grande maioria dos casos. Podem ser observados sibilos, principalmente à expiração forçada (é importante não se esquecer desse recurso propedêutico no exame de pacientes com doenças obstrutivas). A ausculta sem expiração forçada pode ser completamente normal. Roncos também podem estar presentes[11].

Aquele exame classicamente descrito de tórax em tonel, com redução do espaço da fúrcula à cartilagem cricoide, com hipersonoridade à percussão e murmúrio respiratório diminuído à ausculta, só vai estar presente nos pacientes em fase avançada da doença. Importante destacar que o sinal mais sensível para a detecção dessa hiperinsuflação pulmonar é a medida da altura laríngea. Essa medida (espaço entre a fúrcula e a cartilagem cricoide) deve ser feita ao final da expiração, e valores menores do que 4 cm indicam hiperinsuflação pulmonar[11].

Nas fases avançadas da DPOC podemos observar ainda sinais de *cor pulmonale*, ou seja, sinais de insuficiência cardíaca direita: turgência jugular, hepatomegalia e edema de membros inferiores. No paciente com sintomas respiratórios crônicos e com estertores crepitantes bilaterais com predomínio em bases, pense sempre na hipótese de insuficiência cardíaca congestiva ou doença intersticial pulmonar[13-15].

Exames complementares[9,11,13-15]

Rx de tórax

O Rx de tórax pode ser normal em formas leves de DPOC e revelar diagnósticos associados ou diferenciais (câncer, pneumonia, aumento de mediastino, etc.). Zonas de enfisema, especialmente em lobos superiores, podem surgir em doença mais avançada. Na deficiência de Alfa-1-AT essas zonas de enfisema predominam em lobos inferiores. Bolha, retificação do diafragma, aumento do espaço retroesternal e retrocárdio, aumento do espaço entre as costelas e sinais de hipertensão pulmonar também podem surgir.

Ecocardiograma (ECG)

O ECG pode mostrar sinais de hipertensão pulmonar, arritmias e isquemia.

Tomografia computadorizada de tórax

A tomografia computadorizada de tórax tem maior sensibilidade e especificidade, raramente é necessária e tem especial utilidade para diagnóstico diferencial com outras doenças, no diagnóstico de bronquectasias e para avaliação de grandes bolhas. Também auxilia na definição o diagnóstico diferencial de tromboembolismo pulmonar (TEP).

Provas de função pulmonar

As provas de função pulmonar são úteis no diagnóstico da DPOC leve e moderada e para avaliar a gravidade e a reversibilidade da DPOC. Um VEF1 normal exclui o diagnóstico. Entretanto, o valor da espirometria no pronto-socorro ainda é incerto. A classificação da DPOC é feita de acordo com a espirometria.

Gasometria arterial

Podem ser observadas a pressão parcial de oxigênio no sangue (PaO_2) <60 mmHg e/ou pressão parcial de gás carbônico ($paCO_2$) > 50 mmHg (ar ambiente), onde indica a necessidade de ofertar oxigênio. Mas quando temos valores de paO_2 > 70 mmHg e/ou pH < 7,3 indica que o paciente precisa ser transferido para a Unidade de Terapia Intensiva (UTI) com ventilação não invasiva (VNI).

Ecodopplercardiograma

Pode-se por meio desse exame definir hipertrofia ventricular direita nos casos de DPOC.

Diagnósticos diferenciais

A asma é um dos principais diagnósticos diferenciais da DPOC. Em alguns pacientes, ambas as doenças podem coexistir, não sendo possível diferenciá-las.

A iniciativa Global para a Doença Pulmonar Obstrutiva Crônica (GOLD) é vista como um guia para auxilio no diagnóstico, tratamento e prevenção da DPOC (Quadro 18.9).

Quadro 18.9
Diagnóstico diferencial da DPOC

Diagnóstico	*Características sugestivas*
DPOC	Início na meia-idade Sintomas vagarosamente progressivos Longa história de tabagismo Dispneia durante o exercício Limitação do fluxo aéreo irreversível
Asma	Surgimento no início da vida (frequentemente na infância) Os sintomas variam de um dia para o outro Sintomas à noite/de manhã cedo Alergia, rinite e/ou eczema também presentes História familiar de asma Limitação do fluxo aéreo amplamente reversível
Insuficiência cardíaca congestiva	Finas crepitações basilares na ausculta Radiografia do tórax revela coração dilatado e edema pulmonar Os testes de função pulmonar indicam restrição do volume e não limitação do fluxo aéreo
Bronquiectasia	Grande quantidade de expectoração purulenta Comumente associada à infecção bacteriana Crepitações grosseiras à ausculta pulmonar Radiografia/TC do tórax mostra dilatação brônquica e espessamento da parede brônquica.
Tuberculose	Surgimento em todas as idades Radiografia do tórax revela infiltrados pulmonares Confirmação microbiológica Alta prevalência local de tuberculose
Bronquiolite obliterante	Surgimento em idade mais jovem, não fumantes Pode haver história de artrite reumatoide ou exposição a poluentes químicos TC na expiração mostra áreas hipodensas
Panbronquiolite difusa	Maioria dos pacientes de sexo masculino e não fumantes. Quase todos com sinusite crônica. Radiografia /TCAR do tórax mostra pequenas opacidades nodulares centrolobulares difusas

Fonte: Adaptado do GOLD 2008.

Às vezes é difícil fazer o diagnóstico diferencial entre asma e DPOC, principalmente naquele paciente na fase inicial da doença, ou seja, que ainda não tem uma história muito prolongada de sintomas respiratórios e que apresenta agudizações mais espaçadas, principalmente no período do inverno.

A despeito disso, calcula-se que aproximadamente 20% dos pacientes com essa doença apresentem características asmáticas. Nessa situação, o seu tratamento será praticamente igual ao da asma. Por outro lado, algumas formas de asma comportam-se como DPOC, ou seja, mantêm quadro obstrutivo persistente a despeito do tratamento adequado. Tais quadros, principalmente quando se desenvolvem em indivíduos fumantes, não têm como ser diferenciados da DPOC. A despeito dessa obstrução brônquica fixa, a asma não deve ser considerada como doença pulmonar crônica. O dado aqui indicativo de asma, na maioria das vezes, é a história de asma na infância.

A importância em serem diferenciadas essas duas entidades reside no fato de que a base do tratamento adequado da asma é o uso de corticoide inalado, enquanto o tratamento da DPOC se fundamenta, até o momento, no uso de broncodilatadores (Quadro 18.10).

Quadro 18.10
Principais diferenças entre DPOC e asma

DPOC	*Asma*
Início após os 40 anos de idade	Início na infância, mas pode haver grande período assintomático com reinício dos sintomas após os 40 anos
Antecedentes de atopias – ausentes ou presentes	Antecedentes de atopias – presentes com frequência
História familiar de asma ou outras atopias – ausente ou presente	História familiar de asma ou outras atopias – presente com frequência
História de tabagismo ou exposição prolongada a partículas inaladas – presente	História de tabagismo ou exposição prolongada a partículas inaladas – presente ou ausente
Diminuição variável dos sintomas com o tratamento	Desaparecimento dos sintomas com o tratamento adequado

Qual a orientação do GOLD para a suspeita de DPOC e a realização de espirometria[15,16]?

Segundo o GOLD, a espirometria para o diagnóstico da DPOC deveria ser realizada sempre que um paciente respondesse com *sim* a pelo menos três entre as seguintes perguntas:

- Você tem 40 anos ou mais?
- Você é fumante ou ex-fumante?
- Você tem tosse pela manhã na maioria dos dias?
- Você tem secreção pela manhã na maioria dos dias?
- Você se cansa mais do que uma pessoa da sua idade ao caminhar com ela?

- **A espirometria pode ser dispensável no diagnóstico de DPOC?**

Não se justifica a ausência da espirometria em locais onde possa ser feita. Devemos considerar que a condução de um paciente com DPOC sem espirometria é como a condução de um paciente cardiopata sem ECG, com a diferença de que a interpretação dos dados de uma espirometria é muito mais simples do que a análise de um ECG. No entanto, se tivermos um paciente com história típica de DPOC, com exame físico e radiografia de tórax compatíveis e afastando a possibilidade de outras doenças, e se está em um local onde a espirometria não é possível de ser realizada, o paciente deveria ter o tratamento iniciado para DPOC.

- **A medida do pico do fluxo expiratório é um bom método para seguir ou diagnosticar pacientes com DPOC?**

O pico do fluxo expiratório é usado algumas vezes como medida para limitação do fluxo aéreo, ma0s na DPOC ele pode subestimar o grau de obstrução das vias aéreas. Dados da *US National Health and Nutrition Examination Survey* sugerem que o pico do fluxo expiratório tem boa sensibilidade, identificando mais de 90% dos casos de DPOC diagnosticados pela espirometria. No entanto, uma vez que sua especificidade é mais fraca, não deve ser utilizado como o único teste diagnóstico.

- **Quando deve ser solicitada a gasometria arterial no paciente com DPOC?**

Nessa doença já avançada é importante a avaliação da gasometria arterial com o paciente respirando ar ambiente. Esse teste deve ser realizado em pacientes estáveis que possuam VEF1 < 50% do previsto ou com sinais clínicos sugestivos de insuficiência respiratória ou falência ventricular direita. O exame tem como objetivo detectar a hipoxemia e, nos casos mais graves, a hipercapnia. No entanto, convém ressaltar que a identificação da hipoxemia pode ser feita de forma rápida e não invasiva pela oximetria de pulso, que deve fazer parte da avaliação clínica dos pacientes com a doença, principalmente daqueles com o mal mais avançado.

- **Como estadiar a DPOC?**

O estadiamento em níveis de gravidade tem por finalidade dar uma ideia do prognóstico da doença e de propor condutas terapêuticas de acordo com a sua gravidade. O estadiamento da DPOC leva em consideração fatores funcionais (espirométricos) e gasométricos. O estadiamento proposto pelo GOLD até o momento está descrito na Quadro 18.11.

A proposta do Comitê Científico do GOLD é que, na próxima atualização, essa classificação baseada no VEF1 não mais seja descrita como estadiamento, mas tão somente como classificação espirométrica. Foi reconhecido que durante anos foi criado o hábito de se basear o tratamento nesse estadiamento, quando, na realidade, a sua finalidade era somente de indicar gravidade da doença[16].

Quadro 18.11
Estadiamento da DPOC (GOLD)

Denominação	*Estádio*	*Características*
Doença leve	I	VEF_1/CVF pós-BD < 0,70 e VEF_1 pós-BD ≥ 80%
Doença moderada	II	VEF_1/CVF pós-BD < 0,70 e VEF_1 pós-BD < 80% e ≥ 50%
Doença grave	III	VEF_1/CVF pós-BD < 0,70 e VEF_1 pós-BD < 50% e ≥ 30%
Doença muito grave	IV	VEF_1/CVF pós-BD < 0,70 e VEF_1 pós-BD < 30% ou VEF_1 pós-BD < 50% e presença de sinais de falência respiratória crônica (PaO_2 < 60 mmHg com ou sem $PaCO_2$ > 50 mmHg)

Segue a classificação de parâmetros clínicos na Quadro 18.12.

Quadro 18.12
Classificação da crise de asma de acordo com parâmetros clínicos e funcionais[16,17]

*Achado**	*Muito grave*	*Grave*	*Moderada/leve*
Gerais	Cianose, sudorese, exaustão	Sem alterações	Sem alterações
Estado mental	Agitação, confusão, sonolência	Normal	Normal
Dispneia	Grave	Moderada	Ausente/leve
Fala	Frases curtas/monossilábicas	Frases incompletas/parciais	frases completas
Musculatura acessória	Retração acentuada ou em declínio (exaustão)	Retração subcostais e/ou esternocleidomastóideos acentuados	Retração intercostal leve/ausente
Sibilos	Ausente com MV- localizados ou difusos	Localizados ou difusos	Ausente c/ MV localizados ou difusos
F respiratória	Aumentada	Aumentada	Normal ou aumentada
FC	> 140 ou bradicardia	> 110	< 110
SaO_2 (ar amb)	< 90%	91%–95%	> 95%
PaO_2 (ar amb)	< 60 mmHg	Ao redor de < 60 mmHg	Normal
$PaCO_2$ (ar amb)	> 45 mmHg	< 40 mmHg	< 40 mmHg
PFE	< 30%	30%–50%	> 580%

*A presença de vários parâmetros, mas não necessariamente todos, indica a classificação da crise.

A exacerbação da DPOC[12,15,17]

Tratar adequadamente uma exacerbação da DPOC é fundamental, pois reduz as chances de óbito e melhora a qualidade de vida do paciente. Além disso, o tratamento adequado é capaz de reduzir a recorrência precoce da exacerbação. Assim, para que haja sucesso na condução do paciente com exacerbação, alguns objetivos devem ser alcançados, como:

- Identificar e tratar a causa, se possível.
- Otimizar a função pulmonar, principalmente através da administração mais intensiva de broncodilatadores.
- Garantir oxigenação adequada.
- Tentar prevenir, se possível, a necessidade de intubação.
- Prevenir as complicações relacionadas à imobilidade, como o descondicionamento físico e a embolia pulmonar.
- Garantir a manutenção das necessidades nutricionais.

Alterações fisiológicas da exacerbação

Durante a exacerbação da DPOC ocorrem diversas alterações, sendo a mudança e o aumento da inflamação das vias aéreas a mais importante. Caracteristicamente, ocorre aumento dos eosinófilos, TNF-α, LTB4 e interleucinas. Está mostrado também que as concentrações dos mediadores inflamatórios estão regularmente mais altas nos pacientes que apresentam mais exacerbações por ano[15].

Esse incremento na inflamação contribui para as alterações na dinâmica respiratória, promovendo hiperinsuflação pulmonar e piora da relação ventilação/perfusão. Além disso, durante o período da exacerbação, o paciente naturalmente acentua a sua inatividade física e piora ainda mais a sua perda de massa muscular, o que retarda ainda mais a sua recuperação[15].

As exacerbações afetam significativamente a qualidade de vida e o prognóstico de pacientes com DPOC. Por exemplo, a mortalidade hospitalar de pacientes internados por exacerbação com elevação da $PaCO_2$ é de, aproximadamente, 10% e o prognóstico de longo prazo ruim. A mortalidade chega a 40% em 1 ano naqueles que precisam de ventilação mecânica, e a mortalidade por qualquer causa é ainda mais alta (de até 49%) 3 anos após internação por exacerbação da DPOC[15-17].

A avaliação da gravidade de uma exacerbação é baseada na história do paciente antes da exacerbação, nas comorbidades preexistentes, nos sintomas, no exame físico, na gasometria arterial e em outros exames laboratoriais.

São necessárias informações específicas da frequência e gravidade das crises de dispneia e tosse, volume e cor do escarro e limitação das atividades diárias. As gasometrias arteriais anteriores são extremamente úteis para comparação com as realizadas durante o episódio agudo, uma vez que uma variação aguda é mais importante do que os valores absolutos. Então, quando possível, os médicos devem instruir seus pacientes para que tragam o resumo de sua última avaliação quando vêm ao hospital com uma exacerbação. Em pacientes com *Estádio IV: DPOC Muito Grave*, o sinal mais importante de uma exacerbação grave é a mudança no estado mental do paciente e isso sinaliza a necessidade de avaliação imediata no hospital (Quadro 18.13).

Quadro 18.13
Avaliação de exacerbações na DPOC

História	*Sinais de gravidade*
Gravidade do VEF_1	Uso da musculatura acessória
Duração da piora ou novos sintomas	Movimentos paradoxais da parede torácica
Número de episódios anteriores (exacerbações/internações)	Piora ou início de nova cianose central
Comorbidades	Aparecimento de edema periférico
Tratamento atual	Instabilidade hemodinâmica
	Sinais de falência ventricular direita
	Diminuição do estado de alerta

As infecções respiratórias são responsáveis por 50% a 70% das exacerbações da DPOC. Os agentes mais frequentes estão listados na Quadro 18.14.

Importante destacar que coinfecção de vírus e bactérias pode ser encontrada em até 25% das exacerbações. Esse tipo de infecção associa-se com maior comprometimento funcional pulmonar e maior tempo de hospitalização. Com relação aos vírus, uma das características das exacerbações provocadas por eles é a presença de eosinofilia no escarro.

Quadro 18.14
Bactérias e vírus mais frequentes nas exacerbações da DPOC

Bactéria (30% a 50% das exacerbações)	*Frequência*
Haemophilus influenzae	20%–30%
Streptococcus pneumoniae	10%–15%
Moraxella catarrhalis	10%–15%
Pseudomonas aeruginosa	5%–10%
Chlamydophila pneumoniae	3%–5%
Mycoplasma pneumoniae	1%–2%
Vírus (30% a 65% das exacerbações)	***Frequência***
Rinovírus	20%–25%
Parainfluenza	5%–10%
Influenza	5%–10%
Sincicial respiratório	5%–10%
Coronavírus	5%–10%
Adenovírus	3%–5%

Tratamento

Os princípios do tratamento da exacerbação são:

- Corrigir a hipoxemia.
- Broncodilatores.
- Corticosteroides.
- Antibióticos.
- Corrigir distúrbios associados (volemia, eletrólitos, hiperglicemia e cormobidades).
- Suporte ventilatório.

Broncodilatadores

Os broncodilatadores constituem-se na base do tratamento dos pacientes sintomáticos. Podem ser usados, se necessário, nos pacientes com sintomas eventuais ou como terapêutica de manutenção naqueles pacientes com sintomas persistentes. Esses medicamentos promovem a broncodilatação, melhorando o esvaziamento pulmonar e, consequentemente, reduzindo a hiperinsuflação dinâmica. Geralmente há pouca melhora espirométrica (VEF1 < 12%), mas com melhora importante da dispneia.

Os broncodilatadores aqui considerados vão ser os beta-2 adrenérgicos de curta ação (salbutamol, fenoterol e terbutalina) e o anticolinérgico (brometo de ipratrópio). O paciente com DPOC, principalmente em exacerbações, utiliza melhor a via inalatória por meio dos nebulizadores, geralmente de ar comprimido, embora os aerossóis dosimetrados comumente chamados de *sprays* ou bombinhas também possam ser utilizados. Nas exacerbações graves, as nebulizações devem ser feitas com oxigênio ou associadas ao uso do mesmo, pois os beta-2 adrenérgicos podem alterar a relação ventilação/perfusão gerando ou agravando uma hipoxemia preexistente.

Com relação aos beta-2 adrenérgicos de curta duração por via inalatória, no nosso meio dispomos do fenoterol e do salbutamol em solução a 0,5% para nebulização. A dose utilizada varia de 2,5 mg (0,5 mL ou 10 gotas) a 5 mg (1 mL ou 20 gotas), associada a 1 ou 2 mL de soro fisiológico, dose essa repetida com intervalos variáveis de 30 minutos a 6 horas de acordo com a gravidade do quadro.

O brometo de ipratrópio é considerado como tendo feito aditivo aos beta-2 adrenérgicos, embora alguns autores o considerem dispensável no tratamento das exacerbações da DPOC. Recomendamos o seu uso em forma de solução para nebulização a 0,025%, 250 mcg (1 mL ou 20 gotas) a 500 mcg (2 mL ou 40 gotas) associado ao beta-2. Damos preferência à dose de 500 mcg. Essa associação em geral permite-nos usar uma menor dosagem do beta-2 adrenérgico com menos efeitos colaterais, principalmente tremores e taquicardia, que se apresentam com maior intensidade no grupo de pacientes mais idosos. Associamos a esta dose do brometo de ipratrópio o fenoterol ou salbutamol, de 1,25 mg a 2,5 mg de (5 a 10 gotas).

Veja na Quadro 18.15 as doses dos broncodilatadores no tratamento da exacerbação da DPOC.

Quadro 18.15
Inalatório da exacerbação da DPOC

Medicamento ou solução	Doses	Intervalo		
		Inicial	Com boa resposta	Com pouca resposta
Fenoterol ou salbutamol	0,5 mL ou 10 gotas	30 minutos entre neb 1–2	4/4 h ou 6/6 h	2/2 h até melhora
Brometo de ipratrópio	2 mL ou 40 gotas			
Soro fisiológico	2 mL			

A associação de salbutamol e ipratrópio na forma de spray pode ser utilizada. Nesse caso, o paciente deve ser cuidadosamente ensinado sobre como utilizar o *spray*. O mais adequado é que ele use um espaçador (câmara de expansão). Com relação à dose, o paciente pode inalar 2 a 4 vezes a cada 6 horas.

O GOLD recomenda usar de início somente o β-adrenérgico e, se houver pouca resposta, associar ao ipratrópio.

Em doentes mais graves recomenda-se usar os dois em conjunto desde o início.

Estudos comparando o β-adrenérgico e o ipratrópio como droga inicial não mostraram diferenças.

Apesar de muito usado, não há nenhuma vantagem do β-adrenérgico parenteral *versus* o inalatório.

Corticoides

Os corticoides sistêmicos são benéficos no tratamento de exacerbações da DPOC, pois diminuem o tempo de recuperação, melhoram a função pulmonar (VEF_1) e a hipoxemia (PaO_2) mais rapidamente e podem reduzir o risco de recaída precoce, falha no tratamento e duração de internação.

Nas exacerbações que não requeiram internação é usada geralmente a dose de 40 mg de prednisona, uma vez ao dia por 10–14 dias, com suspensão abrupta, sem necessidade de redução progressiva. Pode também ser usado um esquema com 40 mg de prednisona nos primeiros 5–7 dias e 20 mg nos 5–7 dias subsequentes. Há evidências que comprovam que o uso de corticoide sistêmico na exacerbação melhora mais rapidamente o fluxo aéreo e as trocas gasosas.

Quando há necessidade de internação, a via endovenosa tem sido preferida, podendo ser usada a metilprednisolona (62,5–125 mg por dia) ou a hidrocortisona (200 mg a cada 6 ou 8 horas), em média por 3 dias. Após essa fase inicial, havendo melhora do paciente, pode-se passar para a via oral com prednisona (40 mg/dia) por mais 10 dias.

Embora um estudo extenso tenha sugerido que a budesonida em nebulização poderia ser uma alternativa (embora mais cara) aos corticoides orais no tratamento de exacerbações não acidóticas, ainda não há evidência suficiente para a recomendação dos corticoides inalados no tratamento das exacerbações da DPOC.

Antibióticos

O aspecto que melhor se correlaciona com a necessidade de uso de antibióticos em exacerbação da DPOC é o escarro de aspecto purulento. Frente a essa observação, o GOLD recomenda que os antimicrobianos devam ser utilizados nas exacerbações com as seguintes características:

Aumento da dispneia, do volume do escarro e purulência do escarro (evidência B);

Aumento da purulência do escarro, acompanhado de aumento da dispneia ou do volume do escarro (evidência C);

Exacerbação grave com necessidade de ventilação mecânica invasiva ou não invasiva (evidência B).

Oxigênio

Doentes com exacerbação da DPOC e saturação de oxigênio < 90% devem receber oxigênio em baixo fluxo (1 a 3 litros).

Especialmente em DPOC grave ou muito grave (GOLD III e IV), há risco de piora da acidose respiratória e da hipercapnia com o uso de oxigênio em altos fluxos. É importante lembrar que esses doentes mais graves convivem adequadamente com hipóxia. Por isso, não há necessidade de manter a saturação de oxigênio desses doentes em níveis > 95%. Se houver a possibilidade de restabelecer a saturação > 88%–90%, um grande benefício já foi estabelecido. Portanto, evite colocar máscaras de oxigênio em alto fluxo (8–10 L/min) no doente com DPOC grave.

O mecanismo da acidose e da hipercapnia induzidas pelo oxigênio é multifuncional e inclui:

- Redução no drive respiratório por correção da hipoxemia.
- Aumento do desequilíbrio ventilação-perfusão.
- Aumento do espaço morto.

Ventilação não invasiva (VNI)

A VNI é um modo ventilatório que não requer a intubação traqueal, utilizando-se de uma máscara facial ou nasal acoplada a um respirador gerador de pressão positiva, específico para VNI, ou a um respirador convencional microprocessado.

Estudos mostram que a VNI é capaz de promover melhora da acidose respiratória, diminuir a frequência respiratória, reduzir a dispneia e a duração da internação no paciente com exacerbação da DPOC. Porém, o mais importante é que o uso adequado da VNI durante a exacerbação da DPOC está associado com redução da intubação orotraqueal e da mortalidade.

A VNI está indicada nos pacientes com exacerbação da DPOC que evoluem com:

- Desconforto respiratório importante, caracterizado por frequência respiratória superior a 25 incursões por minuto.
- Evidente dificuldade respiratória com intensa utilização de musculatura acessória.
- Acidose respiratória descompensada (elevação da $PaCO_2$ com pH inferior a 7,35) (Quadro 18.16).

A despeito da menor mortalidade e de ser uma técnica de utilização relativamente simples, os pacientes com DPOC submetidos à ventilação não invasiva requerem monitoração continuada, visto que aproximadamente um terço deles evolui com necessidade de intubação traqueal e ventilação invasiva.

Quadro 18.16
Indicações e contraindicações relativas para ventilação não invasiva

Critério de seleção
Dispneia moderada a grave com uso dos músculos acessórios e movimento paradoxal abdominal
Acidose moderada a grave (pH ≤ 7,35) e/ou hipercapnia ($PaCO_2$ > 45 mmHg)
Frequência respiratória > 25 respirações por minuto
Critério de exclusão (qualquer um pode estar presente)
Parada respiratória
Instabilidade cardiovascular (hipertensão, arritmias, infarto do miocárdio)
Mudança do status mental; paciente não cooperativo
Risco de aspiração alta
Secreções viscosas ou abundantes
Recente cirurgia facial ou gastroesofágica
Trauma craniofacial
Anomalias nasofaríngeas fixas
Queimaduras
Obesidade extrema

A ventilação não invasiva está contraindicada em pacientes com instabilidade hemodinâmica, acentuado rebaixamento do nível de consciência, hipersecreção traqueobrônquica, trauma craniofacial e naqueles com iminência de parada respiratória.

Assistência de enfermagem ao paciente com DPOC

A DPOC é uma doença crônica incapacitante por ter caráter permanente e produzir alterações somáticas. Assim, o doente sofre restrições e perda da capacidade para desempenhar atividades anteriormente realizadas. Têm de enfrentar a perda de um corpo saudável e ativo, levando a uma diminuição da autonomia e da capacidade de agir com independência[17].

As incapacidades dos doentes com DPOC são variadas, pois todas as vertentes do ser humano são afetadas, o que os leva a lutar contra as suas incapacidades. Cabe ao enfermeiro desenvolver um plano de cuidados para ajudá-lo a adaptar-se às suas incapacidades, utilizando práticas e técnicas de atendimento que visam à reestruturação das suas funções e a prevenção das complicações[16,17].

Antes de desenvolver um plano de cuidados é necessário realizar a orientação do paciente e de seus familiares na busca da saúde e independência. É essencial ensiná-los acerca da patologia e da sua evolução, motivando-os a integrar-se na equipe como membros ativos e atuantes e não como consultores passivos e aparentemente obedientes. O doente tem de ser ensinado e responsabilizado pela autogestão da sua doença, e aos familiares deve ser dado conhecimento da intervenção adequada em cada momento. A enfermagem passa por proporcionar poder aos clientes, de forma que mobilizem e reconheçam as suas forças e recursos, adquiriram conhecimentos e desenvolvam competências e atitudes que melhorem as suas capacidades[13,14].

Sistematização da assistência de enfermagem

Diante desses distúrbios respiratórios, a enfermagem tem como prioridade realizar ações direcionadas para otimizar melhor a ventilação/oxigenação, promovendo sempre o conforto e suporte emocional.

No quando a seguir abordamos os principais diagnósticos de enfermagem, suas intervenções e resultados.

Diagnóstico de enfermagem (problema)	*Intervenções de enfermagem (cuidados de enfermagem)*	*Resultados*
Risco de padrão respiratório ineficaz ou padrão respiratório ineficaz: inspiração e/ou expiração que não provê a ventilação adequada Ventilação espontânea prejudicada: a baixa reserva de energia resulta em incapacidade de o indivíduo manter a respiração adequada à sustentação da vida Risco de troca de gazes prejudicada ou troca de gazes prejudicada: excesso ou deficiência de oxigenação e/ou eliminação de dióxido de carbono na membrana alveolocapilar Risco de aspiração: risco de entrada das secreções gastrointestinais ou orofaríngeas, ou dos alimentos sólidos ou líquidos nas vias respiratórias traqueobrônquicas Risco de confusão aguda: risco de distúrbios reversíveis da consciência, da atenção, da cognição e da percepção, que se desenvolve em curto intervalo de tempo Perfusão tissular periférica ineficaz: redução da circulação sanguínea para os tecidos periféricos que podem comprometer a saúde Hipertermia: temperatura corporal elevada acima da variação normal Fadiga: sensação persistente e intolerável de exaustidão e redução da capacidade de realizar trabalhos físicos e mentais no nível habitual	Monitorar padrão respiratório (frequência, ritmo e profundidade) Monitorar a oximetria de pulso; Observar e comunicar alterações de expansibilidade torácica e o uso de musculatura acessória Comunicar alterações dos sons respiratórios; Observar e comunicar alterações da coloração da pele e de temperatura; Comunicar a presença de tosse com ou sem expectoração Anotar e comunicar aspecto, quantidade e odor da expectoração Manter cabeceira elevada Avaliar nível de consciência e as alterações do estado mental Monitorar a temperatura com intervalos regulares Atentar para sinais de cansaço	Estabelecerá um padrão respiratório normal e eficaz Restabelecerá ou manterá o padrão respiratório eficaz por meio de um respirador e não terá retração nem utilizará os músculos acessórios. Manterá as vias aéreas desobstruídas Conseguirá expectorar e/ou eliminar facilmente as secreções Demonstrará redução ou desaparecimento da congestão pulmonar com murmúrios vesiculares limpos, respiração silenciosa, melhorando a troca de gases, ausência de cianose, melhora dos resultados da gasometria arterial Demonstrará conforto respiratório Vias aéreas pérvias Demonstrará compreensão de sua patologia Apresentará orientação no tempo e espaço Termorregulação Realizará as atividades da vida diária e participará das atividades desejadas de acordo com sua capacidade

Diagnóstico de enfermagem (problema)	Intervenções de enfermagem (cuidados de enfermagem)	Resultados
Conhecimento deficiente: inexistência ou deficiência de informação cognitivas relacionadas com o tópico específico Ansiedade: sentimento vago de inquietude de desconforto ou pavor, acompanhado de uma resposta autonômica (causa geralmente é inespecífica ou desconhecida para o paciente) Risco de infecção: risco aumentado de ocorrer invasão por microorganismo patogênicos Nutrição desequilibrada: menos do que as necessidades corporais: ingestão insuficiente para atender às necessidades metabólicas	Proporcionar um ambiente tranquilo Explicar sinais e sintomas Estimular o paciente no seu autocuidado Pesar diariamente Auxiliar e anotar a injeta da dieta	Demonstrará maior interesse e assumirá responsabilidade pela aprendizagem pessoal, começando buscar informações e fazer perguntas sobre a patologia Reconhecerá a relação entre os sinais e sintomas, e a doença e estabelecerá correlação dos sintomas com os fatores etiológicos Iniciará mudança no estilo de vida e participará do esquema terapêutico Identificará formas saudáveis de lidar e expressar sua ansiedade Terá ganho de peso ponderal progressivo até alcançar a meta estabelecida

Referências bibliográficas

1. GINA – Global Initiative for Asthma. Update 2006. www.ginasthma.com
2. Carvalho, CRR. Ventilação Mecânica. Volume I Básico. Clínicas Brasileiras de Mecânica Intensiva 2000; 8.
3. GOLD – Global iniciative for obstructivelung disease. National Heart, Lung and Blood Institut-USA/World Health Organization Workshop Report, 2001. Disponível em: www.goldcopd.com
4. Manual de Enfermagem nos cuidados críticos: intervenções em enfermagem e problemas colaborativos/Pamela L. Swearingem, Janet Hicks Keen; 4ª ed. Porto Alegre: Artmed, 2005.
5. Sociedade Brasileira de Pneumologia e Tisiologia. IV Diretrizes Brasileiras para o manejo da asma. J Bras Pneumol 2006; 32(suppl 7):S447-S474.
6. II Consenso Brasileiro no Manejo da Asma. J Pneumol, 2006;32 (suppl 7): 447-74.
7. Elias JA. Airway remodeling in asthma. Unanswered questions. Am J Respir Crit Care Med, 2000; 161:S168-171.
8. Fernandes ALG, Faure AM, Alves RF, Barbieri A. Asma brônquica, em: Guias de Medicina Ambulatorial e Hospitalar. Unifesp-EPM. Pneumologia. São Paulo, Editora Manole Ltda., 2006; 213-26.
9. Cohn L, Elias JA, Chupp GL. Asthma: Mechanisms of disease, persistence and progression. Annu Rev Immunol, 2004; 22: 789-815.
10. Davies DE, Holgate ST et al. Airway remodeling in asthma: new insights. J Allergy Clin Immunol, 2003; 111: 215-25.
11. Homer J, Elias JA. Consequences of long-term inflammation. Airway remodeling. Clin Chest Med, 2000; 21(2):331-43.
12. Fernandes ALG, Cabral ALB, Faresin SM. I Consenso Brasileiro de Educação em Asma. J Pneumol 1996; 22(Suppl):1-24.
13. Global Initiative for Asthma Management and Prevention. NHLBI/WHO workshop report, US Department of Health and Human Services. National Institutes of Health, Bethesda 1995; Pub # 95-3659 (revised 2002).
14. Cavalcante, TSL et al, 57 Congresso Brasileiro de Enfermagem: DPOC Estudo de Caso Baseado na Teoria de Wanda Horta, 2005, GO.
15. Cosme, AF; Martins LMB. Revista Sinais, Cuidar do Doente com DPOC, 2009, Port.
16. Martins, HS et al. Doença Pulmonar Obstrutiva Crônica. In: Martins, HS; Neto RAB; Neto AS; Velasco IT. Emergências Clínicas: Abordagem Práticas. 3ª ed. Barueri: Manole, 2009. p. 517-529.
17. Cukier A. et al. Guia de Bolso para o Diagnóstico, Conduta a Prevenção da DPOC. 2006. Disponível em: < http://www.golddpoc.com.br/index.php>. Acesso em: 25 fev. 2011.br/ceatox.
18. Doenges ME, Moorhouse MF, Murr AC. Diagnostico de Enfermagem – Intervenções/Prioridades/Fundamentos. Rio de Janeiro: Editora Guanabara Koogan, 2012.
19. Fonseca AS, Peterlini FL, Cardoso MLAP, Lopes LLA, Diegues SRS. Enfermagem em emergência. Rio de Janeiro: Editora Elsevier, 2011.
20. Urden LD, Stacy KM, Lough ME. Cuidados Intensivos de Enfermagem. Rio de Janeiro: Editora Elsevier, 2013.

capítulo 19

Hemorragia Digestiva Alta e Encefalopatia

• Valterli Conceição Sanches Gonçalves • Ariadne Sanches Gonçalves

Hemorragia digestiva alta

Conceito e epidemiologia

O sangramento gastrointestinal agudo constitui um problema clínico com significativo índice de morbimortalidade e elevado consumo dos recursos do Sistema Único de Saúde (SUS) e apresenta uma taxa de mortalidade hospitalar de 10%, apesar dos avanços no manejo do paciente crítico nos últimos 50 anos[1].

É uma emergência comum e potencialmente letal, podendo ser dividida em sangramento gastrointestinal alto e sangramento gastrointestinal baixo, de acordo com o local do sangramento. O sangramento que ocorre no trato gastrointestinal inferior raramente é ameaçador à vida e, em geral, não justifica a internação, principalmente em uma unidade de cuidados intensivos[2].

O sangramento gastrointestinal alto ou hemorragia digestiva alta (HDA) é uma emergência clínica relativamente frequente, consistindo em sangramento intraluminal proveniente do trato gastrointestinal, desde o esôfago superior, estômago e duodeno até ângulo de Treitz ou flexura duodenojejunal. Esse sangramento gastrointestinal alto resulta da lesão da mucosa esofágica ou gastroduodenal com ulceração ou erosão de um vaso subjacente. Clinicamente, manifesta-se por **hematêmese** (vômito de sangue "vivo" com coágulos ou em "borra de café" – sangue de coloração escura), **melena** (fezes enegrecidas e extremamente fétidas) ou sangue oculto em fezes, **enterorragia ou hematoquezia** (sangramento "vivo" pelo ânus, isolado ou misturado com as fezes, geralmente devido a sangramento maciço do trato gastrointestinal superior)[3-5].

A HDA é duas vezes mais frequente nos homens do que nas mulheres e aumenta com a idade, variando a incidência anual entre 36–102 por 100.000 habitantes[6]. As doenças mais recorrentes que cursam com HDA são: úlceras gastroduodenais (38%), varizes esofagianas, Mallory Weiss e erosões gastroduodenais. Outros grandes fatores de risco para o desenvolvimento de HDA são o uso de anti-inflamatórios não hormonais, infecção pelo *Helicobacter pylori*, estresse e acidez gástrica excessiva[7].

A HDA pode ser classificada em não varicosa (úlceras gastroduodenais, Mallory Weiss e erosões gastroduodenais) e varicosa ou associada à hipertensão portal.

Em razão da gravidade dos pacientes que adentram o pronto-socorro com HDA, eles devem ser atendidos de acordo com a prioridade esquematizada para o trauma multissistêmico, ou seja, segundo o ABCDE. Assim, depois de asseguradas uma via aérea pérvia e uma ventilação adequada, nós nos deparamos com o principal escopo do atendimento do paciente com HDA: o estado hemodinâmico.

Soares[8] enfatiza que na avaliação inicial do paciente com HDA, independentemente da causa, é importante:

- Verificar sinais e sintomas de hipovolemia, que deverão nortear a estratégia do curso do tratamento.
- Classificar a hemorragia em varicosa e não varicosa.
- Identificar o local do sangramento por métodos endoscópicos.
- Reconhecer as variáveis clínicas e endoscópicas associadas a uma maior mortalidade e maior risco de recidiva hemorrágica.

Barkun, Bardou e Marshall consideram um paciente com HDA estável hemodinamicamente quando[9]:

- Pulso < 100 batimentos/minuto,
- Pressão arterial sistólica > 90 mmHg (> ou = 100 mmHg)
- Boa perfusão tecidual periférica.
- Após determinado o estado hemodinâmico, é necessário repor as perdas conforme o grau de choque hipovolêmico (Quadro 19.1).

Quadro 19.1
Classificação da hemorragia de acordo com o grau de sangramento, pressão arterial, pulso e hematócrito

Intensidade	*Sangramento*	*Sinais/sintomas*	*PA/P*	*Ht*
Leve (oculta)	Sangue oculto nas fezes	Assintomática	nl	30%
Moderada (manifesta)	< 1.500 mL em 24 horas	Palidez, sudorese, lipotimia	PA ↓ 100–120	25%
Grave (maciça)	> 1.500 mL em 24 horas	Choque hipovolêmico	PA ↓↓ > 120	< 25%

Fonte: Barkun, Bardou e Marshall, 2003.

HDA não varicosa

A HDA não varicosa apresenta uma frequência de 50–150 casos/100.000 habitantes/ano. É frequentemente causada por úlcera péptica e apresenta mortalidade de 7%–15%, sendo significantemente maior em pacientes com idade avançada ou com comorbidade significativa[8].

As principais variáveis associadas à maior mortalidade na HDA não varicosa são:

- Idade superior a 60 anos.
- Comorbidade significativa.
- Sangramento volumoso expresso por hematêmese ou hematoquezia e/ou instabilidade hemodinâmica.
- Estigmas endoscópicos associados a sangramento persistente ou recorrente.

Vários índices prognósticos envolvendo parâmetros clínicos, laboratoriais e endoscópicos foram propostos, sendo o mais empregado o escore de risco de Rockall (Quadro 19.2).

As etiologias da HDA não varicosa são: úlcera péptica gastroduodenal, lesão aguda da mucosa gastroduodenal (relacionada ao estresse), câncer gástrico, esofagites e a síndrome de Mallory-Weiss decorrente da laceração da mucosa no esôfago distal na junção gastroesofágica. Essa condição é habitualmente verificada em situações de abuso de álcool, embora outras causas de náuseas e vômitos possam ser responsáveis, tais como a quimioterapia, a toxicidade por digoxina, a insuficiência renal ou um processo maligno em estado avançado. Normalmente, o sangramento cessa espontaneamente e, desse modo, a intervenção endoscópica ativa ou cirúrgica raramente é necessária[10]. As causas menos frequentes de HDA estão relacionadas a lesões vasculares: angiodisplasias, fístula aortoduodenal, lesão de Dieulafoy (malformação vascular caracterizada por vasos mucosos ou submucosos calibrosos, frequente em fundo gástrico), pólipos, hemobilia, hemosuccus pancreaticus[11] (Quadro 19.2).

Quadro 19.2
Classificação de riscos – Rockall

	0	*1*	*2*	*3*
Idade (anos)	< 60	60–79	> 80	–
Pulsação	< 100	> 100	–	–
PAS	> 100	> 100	< 100	–
Comorbidade	Nenhuma		Doença coronariana, insuficiência cardíaca congestiva, doenças malignas do TGI	Doenças malignas do TGI neoplasia com metástase
Sinais endoscópicos de hemorragia recente	Nenhum ou pontos vermelhos escuros	–	Qualquer outro sinal	

Fonte: Rockall et al[12] 1996.

Úlcera péptica

O sangramento das úlceras pépticas (gástrica ou duodenal) pode ser decorrente de lesões nos capilares nas bordas da lesão ou de ruptura de uma veia na base da úlcera, mas as causas mais frequentes das hemorragias volumosas são aquelas que se originam de arterite causada pela digestão cloridropéptica de artérias de médio calibre, em geral de 1 mm–3 mm, localizadas na submucosa do estômago ou do bulbo duodenal, aliada à incapacidade de a mucosa secretar muco para a proteção do estomago[13].

A erosão acidopéptica nos vasos submucosos e extraluminais está na origem da úlcera sangrante, e a magnitude do sangramento está relacionada diretamente com o tamanho do defeito causado no vaso e no seu diâmetro. Dessa maneira, as artérias de maior calibre estão associadas a hemorragias maiores e a uma elevação nas taxas de morbidade e mortalidade, podendo ser refratárias à terapia endoscópica. No caso das úlceras gástricas altas da pequena curvatura, o sangramento pode ser severo por erosão dos ramos da artéria gástrica esquerda. As úlceras duodenais posteriores estão associadas a um risco maior de hemorragia, devido à erosão da úlcera na vasculatura retroperitoneal e extraluminal, que supre o duodeno e o pâncreas. Todavia, é importante salientar que qualquer úlcera duodenal pode sangrar. Os sangramentos ao nível duodenal com maior gravidade surgem mais frequentemente de ramos das artérias gastroduodenal e pancreaticoduodenal superior[14].

HDA varicosa

A hemorragia varicosa, a maior causa de morbidade e mortalidade em cirróticos, ocorre em 50%–90% dos pacientes, sendo consequência direta da hipertensão portal. A cada episódio de sangramento varicoso agudo é associada uma mortalidade de 30%. Os sobreviventes de um episódio agudo têm 70% de risco de recorrência em até 1 ano do episódio inicial[15].

Na insuficiência hepática cirrótica crônica, a morte celular no fígado apresenta uma pressão na veia porta aumentada, que leva ao desenvolvimento de canais colaterais na submucosa do esôfago e do reto e na parede abdominal anterior para desviar o sangue da circulação esplâncnica para fora do fígado. À medida que a pressão aumenta nessas veias, elas vão se distendendo. Esses vasos dilatados são denominados varizes e podem romper-se, ocasionando uma hemorragia gastrointestinal maciça[16].

Varizes gastroesofágicas

As varizes gastroesofágicas são vasos colaterais portossistêmicos, ou seja, canais vasculares que unem a circulação venosa portal e sistêmica, preferencialmente localizados na submucosa. A hemorragia resultante da ruptura de varizes gastroesofágicas representa uma das principais complicações da hipertensão portal e associa-se a taxas de mortalidade elevadas. A hemorragia digestiva alta causada por ruptura de varizes é responsável por 10%–30% da totalidade de casos de HDA[14] (Quadro 19.3)

Quadro 19.3
Classificação das varizes esofágicas segundo Palmer & Brinker

Grau	Características
Grau I	Diâmetro < 3 mm
Grau II	Diâmetro entre 3 mm e 6 mm
Grau III	Diâmetro > 6 mm, tortuosa
Grau IV	Diâmetro > 6 mm, tortuosa e com telangiectasias ou manchas hematocísticas na superfície

Fonte: Sá, EO[17] 2005.

Diagnóstico

Após avaliação da gravidade da HD e início da recomposição volêmica, a história clínica e o exame físico podem auxiliar na identificação do local do sangramento (se alto ou baixo), da etiologia e de condições mórbidas associadas que podem estar relacionadas com o sangramento ou agravar a evolução do paciente.

Histórico (anamnese)[18]

- Hematêmese e melena são as manifestações mais frequentes da hemorragia digestiva alta.
- História prévia de úlcera ou varizes de esôfago.
- Etilismo pelo consumo maciço de álcool aumenta a probabilidade de cirrose e sangramento de varizes esofágicas.
- História de hepatopatia.
- Dor epigástrica que desaparece com a hemorragia sugere úlcera duodenal.
- Existência de vômitos de grande intensidade pode estar presente na síndrome de Mallory Weis em virtude da laceração da mucosa.
- O doente deve ser cuidadosamente questionado quanto ao uso de fármacos/drogas. Esse elemento da história é relevante, pois pode representar tanto um fator etiológico da hemorragia como um agente perturbador da coagulação. É o caso dos outros anti-inflamatórios não esteroides AINES e do ácido acetilsalicílico AAS que alteram a função plaquetária, podendo prejudicar a coagulação. A varfarina e a heparina de baixo peso molecular são agentes anticoagulantes e, portanto, aumentam o risco de hemorragia. Importa referir que os fármacos utilizados para perturbações cardiovasculares, como betabloqueadores, antagonistas dos canais de Ca^{2+} e anti-hipertensivos, podem modificar os sinais fisiológicos de hipovolemia.
- Os pacientes com comorbidades, como doenças cardíacas, respiratórias, hepáticas, renais e hepáticas, pertencem a um grupo que pode apresentar alto risco de mortalidade após episódio de sangramento digestivo.

Exame físico[18]

O exame físico, que deve ser direcionado para identificação e tratamento das situações que possam ameaçar a vida do paciente, apoia-se nos achados do toque retal e nas características do aspirado da sonda nasogástrica.

- Avaliação da estabilidade hemodinâmica e dos sinais vitais buscando identificar sinais e sintomas de perfusão tissular deficiente (PA sistólica < 90 mmHg) como angina, cianose, palidez cutânea, taquicardia, hipotensão e alteração do nível de consciência como agitação e confusão mental. A realização do teste de GreenMatheney, que consiste na verificação da PA e do pulso com o paciente na posição supina e 3 minutos após verificar esses sinais com o paciente sentado ou em pé – quando observado aumento da frequência do pulso maior que 25 batimentos por minuto e/ou diminuição na PA de 15 mmHg é sugestivo de hemorragia grave. Alterações posturais de 10 mmHg na PA e frequência de pulso acima de 120 batimentos por minuto sugerem perdas volêmicas de 20%–25% (Quadro 19.4).

Deve ser enfatizado que alguns pacientes com hemorragia grave podem apresentar bradicardia por reflexo vagal e, ainda, os idosos e os usuários de beta-adrenérgicos podem não apresentar alterações hemodinâmicas significativas com a perda de sangue.

Quadro 19.4
Avaliação hemodinâmica do doente com hemorragia digestiva

Hemodinâmica	*Perda de sangue (%)*	*Severidade da hemorragia*
Choque (hipotensão em repouso)	20–25	Grave
Postural (taquicardia ortostática/hipotensão)	10–20	Moderada
Normal	< 10	Ligeira

Fonte: Palmer E[10] 2011.

- O abdome deverá ser examinado quanto aos sons intestinais, hipersensibilidade, presença de rigidez, defesa ou massas abdominais A presença de esplenomegalia, de ascite e de circulação colateral sugere doença hepática
- O toque retal realizado pelo médico é útil para verificação da presença de sangramento (melena residual ou ativa)[10].

Diagnóstico da fonte de sangramento – Endoscopia digestiva

A colocação de uma sonda nasogástrica é recomendável, pois permite a verificação da presença de sangue vermelho vivo ou coágulos e facilita a visualização da cavidade gástrica durante a endoscopia. Se indicada a lavagem gástrica, ela deve ser feita com 1.000 mL–1.500 mL de solução fisiológica a 0,9%[10]. O diagnóstico da causa e do local do sangramento geralmente é feito pela endoscopia digestiva alta ou baixa, pois é um exame que fornece dados para terapêutica mais racional e específica.

A endoscopia é, geralmente, o primeiro e o único exame a ser feito para o diagnóstico da fonte de sangramento na maioria dos casos de hemorragia digestiva (HD) e deve ser realizada, de preferência, após a reposição volêmica e a estabilização clínica inicial. A endoscopia realizada nas primeiras 12–24 horas após o sangramento aumenta a probabilidade do diagnóstico de certeza da causa e da sede da hemorragia e reduz as necessidades de transfusão, cirurgia e internação hospitalar.

A endoscopia de urgência é feita quando há suspeita de fonte varicosa da hemorragia ou sangramento ativo, manifestado por hematêmese, aspirado gástrico de sangue vermelho rutilante ou ainda se houve grande sangramento, que cessou, mas tornou necessária transfusão igual ou maior de 3 unidades de sangue. Para os pequenos sangramentos, com necessidade de transfusão de duas unidades ou menos de sangue e que já cessaram, a avaliação endoscópica pode ser eletiva. Esse método diagnóstico está associado à alta acurácia e capacidade terapêutica com baixa morbidade. Os seus achados permitem, ainda, estabelecer a estratificação dos riscos e o prognóstico[19].

A Classificação de Forrest é utilizada para a estratificação do risco dos doentes com hemorragia digestiva alta e baseia-se na aparência real da úlcera na endoscopia. Constitui um método significativo de previsão do risco de sangramentos recorrentes e é utilizado com frequência no planejamento das modalidades de intervenção endoscópicas e cirúrgicas (Figura 19.1).

I. Hemorragia ativa
- **Ia**. Hemorragia ativa em jato
- **Ib.** Hemorragia ativa lenta, em gotejamento.

II. Hemorragia recente
- **IIa**. Presença de vaso visível não sangrante
- **IIb.** Presença de coágulo na base da lesão
- **IIc.** Presença de hematina na base da lesão

III. Sem hemorragia
- Presença de lesão com base limpa, sem evidências de sangramento

Figura 19.1 Classificação de Forrest[19].

Profilaxia na HDA

O tratamento profilático na HDA diminui a incidência de ressangramento, além de reduzir pela metade os custos da internação. Usa-se a endoscopia digestiva alta (EDA) como método terapêutico para avaliar e classificar as taxas de ressangramento tendo como parâmetro o aspecto da lesão. Após a avaliação inicial, recomenda-se a repetição da EDA em 24 horas para reavaliação da terapêutica. A classificação mais utilizada na análise desses parâmetros é a de Forrest[10].

Tratamento

Perante uma hemorragia aguda do trato gastrointestinal alto, os principais objetivos da conduta inicial são[9]:

- Avaliação clínica do doente com particular atenção ao estado hemodinâmico e comorbidades significativas.
- Ressuscitação e monitorização dos sinais vitais.
- Identificação da origem da hemorragia.
- Instituições de medidas terapêuticas que visam cessar ou controlar a hemorragia.

A determinação do local do sangramento é importante para orientar o tratamento específico. Todavia, os esforços para localizar a origem da perda sanguínea não devem preceder as medidas de estabilização das funções vitais do paciente. A abordagem do sangramento digestivo alto deve ser orientada pelos princípios que se seguem[20]:

- Avaliação clínica sumária e estabilização hemodinâmica, com início da ressuscitação apropriada.
- Avaliação da gravidade do sangramento.
- Acesso à endoscopia precoce para o diagnóstico e controle do sítio de sangramento.
- Tratamento farmacológico quando recomendado.
- Prevenção da recorrência do sangramento, monitorização para ressangramento com instituição de terapêutica adequada.
- A anamnese e o exame físico inicial devem ser sumários e simultâneos com a caracterização da repercussão hemodinâmica, da duração, do local e da causa do sangramento. O paciente deve permanecer deitado até que se obtenha a estabilidade hemodinâmica.

Medidas gerais no atendimento do paciente com HDA[9,18]

- Após manter a permeabilidade das vias aéreas, boa oxigenação e ventilação.
- Obter 2 acessos venosos periféricos de grosso calibre.
- Coleta de amostra de sangue para exames laboratoriais (Hb, Ht, função renal, eletrólitos e provas de coagulação) e para o banco de sangue (tipagem e prova cruzada).
- Reposição da volemia com cristaloides (solução fisiológica a 0,9%) cujo objetivo é normalizar a PA e a diurese. Nos casos de instabilidade hemodinâmica devem ser administrados coloides e transfusões de concentrados de hemácias.

Deve-se ter **Atenção** quando da administração de soluções salinas em doentes com doença hepática pelo risco de esses doentes reterem sódio e água, podendo desenvolver edema agudo do pulmão além da ascite.

- Reserva de concentrados de hemácias. A transfusão está indicada quando: hematócrito < 25%/Hb < 8 g/dL.
- Prever transfusão de plasma fresco nos casos de politransfusão.
- Monitoração da perfusão sistêmica pode ser realizada com mensuração do lactato sérico, se possível, o lactato arterial. Devido à redução na sua depuração hepática, o lactato pode encontrar-se elevado na ausência de hipoperfusão periférica, devendo ser analisados não somente o seu valor absoluto, mas também sua queda durante a ressuscitação[21].
- Colocação de cateter vesical nos pacientes com choque hipovolêmico para monitorar a resposta da reposição de fluídos por meio da perfusão renal.
- O controle do sangramento e da resposta à terapêutica transfusional é feito basicamente pela monitoração do doente que deve incluir oximetria, pressão arterial (PA), frequência cardíaca (FC), débito urinário e, em pacientes com hemorragia grave, idosos e comorbidades significativas, pressão venosa central (PVC).

Terapêutica endoscópica[1]

Existem vários métodos de terapêutica endoscópica, como injeção de substâncias, método térmico, mecânico (hemoclipes) e outros (como o *laser*).

Soluções usadas na terapêutica endoscópica por injeção (escleroterapia)[1]

Álcool absoluto; Etanolamina (1%–5%); Polidocanol a 1%; Adrenalina (pura – 1:10.000; com NaCl normal ou hipertônica; com esclerosantes; prévia aos térmicos); Trombina com NaCl; solução de glicose hipertônica.

- **Terapêutica térmica[1]**
  - *Heater probe*/sonda de cautério.
  - Eletrocoagulação mono/multipolar.
  - Eletrocoagulação com gás de argônio.

- **Terapêutica mecânica[1]**
  - Hemoclipes.
  - Laqueação elástica.
  - *Endoloop*.
  - Sutura/*Sewing*.

Terapêutica farmacológica[1,9,22]

Na fase aguda do sangramento varicoso, as drogas vasoativas, que reduzem a hipertensão portal diretamente ou indiretamente, são eficazes tanto para o controle do sangramento como para a redução na frequência de recidiva hemorrágica. Quatro drogas estão disponíveis no mercado farmacêutico brasileiro: o octreotide (Sandostatin®), a somatostatina (Stilamin®), a vasopressina (Encrise®) e a terlipressina (Glypressin®).

- **Vasopressina** (ou similar): é um potente vasoconstritor da circulação esplênica e, em doses farmacológicas, reduz não só o fluxo como a pressão da veia porta.

Dose inicial: 20 U em 200 mL de soro fisiológico a correr entre 15–20 minutos.

Efeitos secundários: pode provocar vasoconstrição sistêmica, incluindo as artérias coronárias pelo que, em doentes acometidos de patologia cardíaca, deverá associar-se à nitroglicerina.

- **Terlipressina:** análogo sintético de ação prolongada da Vasopressina. Tem atividade vasoativa intrínseca e transforma-se lentamente em Vasopressina, por clivagem enzimática, prolongando a sua meia-vida (4 horas) e contribuindo para uma marcada diminuição dos seus efeitos colaterais cardiovasculares. Seu uso se associa à redução significante das pressões portal e intravaricosa e do fluxo da veia ázigos.
- **Somatostatina:** é um peptídeo natural (hormônio da hipófise), tem vida média curta (1–2 minutos), induz vasoconstrição esplênica, diminuindo o seu fluxo, quer a nível sistêmico, bem como da pressão porta. Não tem efeitos adversos sistêmicos como a Vasopressina. Os efeitos colaterais principais da Somatostatina e seus análogos são dor abdominal, diarreia, hiperglicemia e cefaleia.

Dose inicial: 250 μg em injeção intravenosa direta e seguida da infusão endovenosa de 250 μg por hora durante 2–5 dias.

- **Octreotide (sandostatina):** é um análogo sintético da somatostatina. A sandostatina tem meia-vida de 113 minutos e é 45 vezes mais potente do que o hormônio da hipófise.

A dose proposta para controle da hemorragia por ruptura das varizes esofágicas é de 25–50 μg/hora

- **Propranolol:** é um dos bloqueadores não seletivos dos receptores adrenérgicos. Produz bloqueio de ß-receptores e liberta a função de α-receptores, que leva à vasoconstrição das arteríolas esplênicas. Os efeitos secundários mais importantes são broncoconstrição, insuficiência cardíaca, fadiga, bradicardia, hipotensão, impotência.

- **Terapia antissecretora**[23]

O emprego de medicamentos que suprimam a acidez gástrica, na abordagem dos pacientes com HDA não varicosa, sobretudo de natureza péptica, respalda-se na observação de que a estabilidade do coágulo sanguíneo é menor no ambiente ácido.

- **Inibidor de bomba de prótons (IBP):** Omeprazol, Lanzoprazol, Rabeprazol e Esomeprazol.

A terapia com IBP iniciada precocemente, antes da endoscopia, reduz a taxa de morbidade em portadores de HDA. Atua na bomba de próton (H+, K+- ATPase) da célula parietal, inibindo a secreção gástrica.

Usado em doentes com úlceras gástricas ou duodenais. Tem meia-vida de 24 horas, Pode ser usado em forma injetável por via EV na dose de 40 mg.

- **Antagonistas do receptor H2 da histamina**: Cimetidina, Ranitidina, Famotidina e Nizatidina. Atuam ao nível dos receptores de H2 da célula parietal, diminuindo o teor do cAMP e consequentemente a secreção ácida. Têm efeitos benéficos em doentes com úlcera duodenal, úlcera gástrica e em doentes com gastrite erosiva hemorrágica e nas úlceras de estresse.

Estudos concluíram que não há melhora estatisticamente significante quando em comparação com outros fármacos ou com a terapia endoscópica. NÃO SÃO RECOMENDADOS aos pacientes com HDA[24].

Balão gastroesofágico ou sonda de Sengstaken-Blakemore (SSB)[25]

O tamponamento com balão ou SSB é uma alternativa eficaz de tratamento paliativo em vigência da hemorragia digestiva massiva por varizes de esôfago, com finalidade de promover a hemostasia momentânea, por curto tempo (menor do que 24 horas em virtude do risco de isquemia da mucosa) e como uma ponte para tratamento definitivo seja medicamentoso, endoscópico ou cirúrgico.

É uma sonda gástrica com os dois balões (gástrico e esofágico) com capacidade de poder insuflar ar para comprimir as veias da junção gastroesofágico e do próprio esôfago. A compressão das varizes promove condições para trombose ao fim de algumas horas (Figura 19.2).

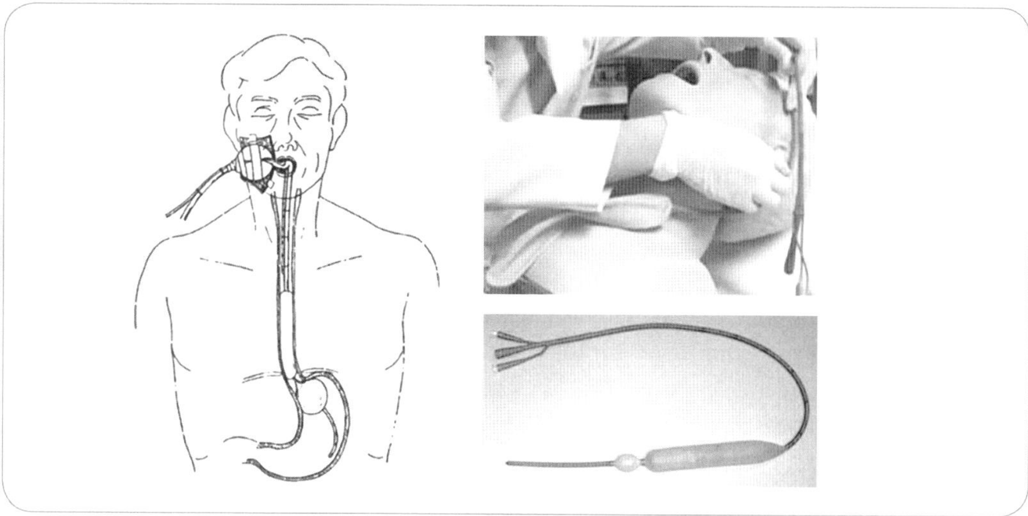

Figura 19.2 Balão gastroesofágico.

- **Indicação do balão gastroesofágico**[22]

O balão gastroesofágico está indicado nos casos em que a hemorragia não tenha cessado na primeira fase e o doente continua hemodinamicamente instável, de acordo com os critérios de sua instabilidade nas primeiras 6 horas:

- Transfusão de quatro ou mais unidades de concentrado de glóbulos vermelhos (CGV).
- Pressão arterial sistólica < 70 mmHg.
- FC > 100 batimentos por minuto.
- Lavagem gástrica contínua com sangue e/ou melenas.

- **Procedimento para introdução**
    - Checar integridade dos balões da SSB antes da utilização.
    - Lubrificar com xilocaína gel.
    - A inserção da SSB deve ser feita por uma das narinas até 50 cm (dobrar o balão esofágico para melhor passagem).
    - Introduzir a sonda bastante profunda no estômago para garantir que o balão gástrico da SSB esteja no lúmen gástrico. Checar o posicionamento, aspirando o conteúdo gástrico.
    - Encher o balão intragástrico (100 mL–200 mL de ar – dependendo do tamanho da sonda). Tracionar a sonda com objetivo de impactar contra a cárdia, para comprimir as veias da junção esofagogástrica.
    - Fixar junto à asa do nariz, recorrendo à aplicação de gaze enrolada em torno da sonda para proteger o nariz, fixando com esparadrapo.

Insuflar o balão esofágico (30–40 mmHg). Pode-se usar o esfigmomanômetro para o controle da pressão no balão esofágico.

- **Atenção:**
  - A pressão dentro do balão esofágico não pode ser superior a 45 mmHg. Nesse caso, o volume de ar é individual para cada um dos doentes. Cuidado ao encher o balão esofágico de forma a evitar qualquer dor retroesternal.
  - O balão não deve permanecer insuflado por um período superior a 24 horas dado o risco de aspiração traqueal, a migração, a formação de úlceras, a necrose e a perfuração esofágica.
    - Quando a SSB está colocada, deve-se fazer uma lavagem gástrica com soro fisiológico até o líquido de retorno sair limpo.
    - Checar posicionamento com raios X.

- **Cuidados com o paciente com SSB**[26]
  - Atentar para os parâmetros vitais para identificação de sinais de ressangramento.
  - Observar características e volume do líquido drenado pelo balão.
  - Manter decúbito elevado a 30º para prevenir refluxo.
  - Repouso absoluto, pois o exercício, a tosse, o esforço podem aumentar a pressão intra-abdominal, predispondo a um sangramento maior.
  - Higiene e aspiração frequente da orofaringe para evitar broncoaspiração.
  - Controlar e manter as pressões dos balões gástrico e esofágico.
  - Avaliar as narinas em busca de sinais de alteração da perfusão/necrose da asa do nariz produzida pela compressão do tubo.
  - Avaliar complicações, como ruptura ou desinsuflação do balão, broncoaspiração e ruptura esofágica.
  - Paciente com alteração do nível de consciência (agitado, inquieto) é aconselhável instituição profilática de restrição física, a fim de evitar o deslocamento acidental do balão.

Embolização percutânea

Baseia-se na oclusão intencional de um vaso através da injeção de certos agentes (espirais metálicas, balões, materiais particulados (gelfoam, microsferas) e líquidos (álcool, Hystoacril®) considerados embólicos e constitui uma alternativa terapêutica à cirurgia quando as medidas endoscópicas falham na obtenção de uma hemostasia adequada. A angiografia percutânea é realizada com o objetivo de identificar com precisão a localização anatômica da hemorragia arterial e, quando possível, o vaso lesado. Os efeitos da deposição desses materiais no leito vascular através de cateterismo percutâneo serão uma obstrução mecânica e a ativação da agregação plaquetária e dos mecanismos de coagulação do doente, à exceção dos líquidos esclerosantes que não causam obstrução mecânica[16].

Anastomose portossistêmica intra-hepática transjugular (TIPS)[27]

Esta técnica constitui alternativa terapêutica quando as outras – endoscópicas e farmacológicas – falham no tratamento do sangramento recorrente, nos casos de hemorragia por varizes. Esse procedimento pode apresentar como efeito colateral – à ocorrência de encefalopatia hepática.

Tratamento cirúrgico[28]

As alternativas cirúrgicas para o tratamento do sangramento de varizes refratárias à abordagem endoscópica incluem shunts de descompressão do sistema portal, e o transplante hepático. Elas podem constituir terapêuticas de resgate invasivas eficazes, mas se relacionam com taxas de mortalidade elevadas, especialmente nos pacientes Chil-Pugh C.

O transplante hepático deve estar reservado para os pacientes classificados como Child-Pugh B ou C (Quadro 19.5).

Quadro 19.5
Classificação de Child-Pugh

Fator	1 ponto	2 pontos	3 pontos
Bilirrubina sérica µmol/L (mg/dL)	< 34 (< 2,0)	34 - 51 (2,0 - 3,0)	> 51 (> 3,0)
Albumina sérica, g/l (g/dL)	> 35 (> 3,5)	30 - 35 (3,0 - 3,5)	< 30 (< 3,0)
Ascite	Nenhuma	Facilmente controlada	Mal controlada
Distúrbio neurológico	Nenhum	Mínimo	Coma avançado
Tempo de protrombina (Segundos de prolongamento) INR	0 - 4 < 1,7	4 - 6 1,7 - 2,3	> 6 > 2,3

Fonte: Martinelli, ALC; Carneiro, MV; Lescano, MAL; Souza, FF; Teixeira, AC, 2003.

O escore de Child-Pugh é calculado somando os pontos dos cinco fatores e varia de 5–15, sendo divido em classes:

- Child-Pugh A – escore de 5–6.
- Child-Pugh B – escore de 7–9.
- Child-Pugh C – > 10.

Em geral, a "descompensação" indica cirrose com um escore de Child-Pugh > 7 (classe B de Child-Pugh) e esse nível é um critério aceito para inclusão no cadastro do transplante hepático.

Outras recomendações[1]

- Recomenda-se que seja pesquisada a presença de *Helicobacter pylori* no momento da endoscopia pelo teste da urease ou pela histologia, pois a sua erradicação reduz o índice de ressangramento.
- Pacientes considerados de baixo risco para morbimortalidade e para ressangramento podem receber alta, após EDA, em 24 horas, ou seja, esses pacientes podem deixar o hospital imediatamente após a estabilização clínica.
- Pacientes com Forrest III podem iniciar a alimentação oral logo após a endoscopia.

Encefalopatia hepática (EH) ou portossistêmica

Conceito

A encefalopatia hepática (EH) é um distúrbio funcional do sistema nervoso central (SNC) associado à insuficiência hepática, ou shunt portossistêmico de fisiopatologia multifatorial e complexa. É uma síndrome que apresenta sintomas neurológicos e mentais em diferentes graus de gravidade, desde manifestações subclínicas até estupor e coma profundo sempre secundária à enfermidade hepática. Acomete 50%–70% dos cirróticos, no curso da sua doença, e está associada à hipertensão portal. Por ser um transtorno metabólico de caráter progressivo e curso flutuante, a EH é potencialmente reversível, desde que diagnosticada e tratada adequadamente[27,28].

Patogênese[29-31]

O fígado desempenha funções extremamente importantes no que se refere à produção, armazenamento, biotransformação e excreção de uma variedade de substâncias envolvidas no metabolismo, como a regulação da concentração sanguínea de glicose, conversão de amônia (substância tóxica ao organismo) em ureia, síntese de vitaminas e proteínas plasmáticas, secreção de bile que atua na digestão das gorduras, entre outras. Portanto, os distúrbios hepáticos geram consequências desastrosas para o organismo como um todo.

A EH caracteriza-se por distúrbios da atenção, alterações do sono e distúrbios motores que progridem desde simples letargia a estupor ou coma. A amônia está relacionada à sua gênese, ao lado de várias neurotoxinas e fatores diversos, como o edema cerebral, o tônus GABAérgico e microelementos como zinco e manganês. Seu alvo comum é o astrócito.

A encefalopatia é resultante da não metabolização hepática de compostos nitrogenados provenientes normalmente dos intestinos, o que pode acontecer devido a alterações na circulação tanto do desvio do sangue portal colateralmente intra ou extra-hepática ou simplesmente pela falta de capacidade metabólica causada por insuficiência hepatocelular. Diferentes hipóteses foram propostas para explicar as alterações neurológicas observadas nos pacientes com doenças hepáticas. Embora ainda seja polêmica a fisiopatologia da EH, a amônia é considerada o principal agente da intoxicação cerebral, cujas alterações metabólicas em nível cerebral ocasionam o aumento de volume dos astrócitos, único marcador morfológico da encefalopatia hepática. Contudo, explicar toda a variabilidade do quadro clínico com apenas uma teoria é muito difícil. Desse modo, acredita-se que EH seja multifatorial e envolva fatores interdependentes.

As teorias, de modo geral, baseiam-se em três condições básicas: a) acúmulo plasmático de neurotoxinas, b) efeitos de falsos neurotransmissores e c) ação de substâncias neuroinibidotórias[28].

Acúmulo plasmático de neurotoxinas[21,28]

A amônia (NH3) tem papel fundamental na EH e deve ser vista como uma neurotoxina, pois promove alterações em astrócitos e induz neuroinflamação. Existem diferentes processos metabólicos para sua geração ou eliminação em diversos órgãos e sistemas no chamado metabolismo interórgão da amônia.

A proteólise de alimentos no intestino tem como resultado produtos nitrogenados – entre eles a amônia – que são absorvidos e aproveitados pelo organismo para produção de energia e para estruturas das células. A amônia também é produzida no intestino por hidrólise da ureia sanguínea, ao atravessar a mucosa intestinal, e, nas hemorragias digestivas, pela degradação do sangue por bactérias da luz intestinal. A amônia é transportada até o fígado, sendo metabolizada no ciclo da ureia. Em pacientes com insuficiência hepática ou shunts portos sistêmicos, a formação da ureia está prejudicada, havendo elevação plasmática de NH3.

A amônia atravessa a barreira hematoencefálica (BHE), sendo metabolizada nos astrócitos, causando uma série de eventos neuroquímicos, que culminam com alteração da função da célula e, consequentemente, da neurotransmissão anormal. Ressalta-se, entretanto, que os níveis séricos de amônia não estão diretamente relacionados com a gravidade da EH O aumento de citocinas inflamatórias, o uso de benzodiazepínicos e os distúrbios hidroeletrolíticos são outros fatores que promovem o edema cerebral presente na encefalopatia hepática.

Efeitos de falsos neurotransmissores[28,32]

A alteração no metabolismo normal de aminoácidos por diferentes mecanismos como a descarboxilação mediada por bactérias, desaminação hepática reduzida e metabolismo extra-hepático aumentado. Promove um aumento de aminoácidos aromáticos (ACA): fenilalanina, metionina, triptofano, e uma redução de aminoácidos de cadeia ramificada (ACR): leucina, isoleucina, valina. Os ACAs estimulam a produção de falsos neurotransmissores, como feniletanolamina e octopamina, os quais atravessam facilmente a BHE e competem com neurotransmissores normais, como a dopamina e a norepinefrina, levando a uma depressão do sistema nervoso central.

Ação de substâncias neuroinibitórias[26,30]

O ácido γ-aminobutírico (GABA) é o principal neurotransmissor inibidor do cérebro e é sintetizado no sistema nervoso central e no intestino grosso a partir do glutamato. Nos pacientes com cirrose hepática, a hiperamoniemia, que pode ser associada ou agravada por situações em que há sangue retido nos cólons, facilita a produção do GABA, que atravessa a BHL e pode inibir a neurotransmissão. Os diazepínicos endógenos também são neuroinibidores e parecem aumentar a atividade neuroinibitória do GABA.

A associação de múltiplos fatores pode contribuir para o desenvolvimento da EH em um indivíduo com insuficiência hepática como[21]:

- O aumento da produção de amônia oriunda do substrato fornecido pelo sangue retido no tubo intestinal em razão da HDA.
- A dieta rica em proteína animal também representa uma fonte para a produção intestinal de amônia.
- O uso excessivo de diurético pode muitas vezes levar à hipocalemia que pode estar associada com alcalose metabólica, aumentando a permeabilidade da barreira hematoencefálica e permitindo a livre passagem da amônia para o cérebro.
- O uso de sedativos pode aumentar a depressão do sistema nervoso central em virtude da presença de insuficiência hepática. Essas substâncias não são captadas e excretadas da forma adequada.

Diagnóstico[21]

A base fundamental para o diagnóstico da EH é a evolução clínica e o exame físico em pacientes com doença hepática crônica, A graduação clínica da EH é importante para uma avaliação objetiva do paciente, e o sistema mais amplamente aceito e usado são os critérios de West Haven (Quadro 19.6), em associação à *Escala de Coma de Glasgow*.

Quadro 19.6
Avaliação do estado mental segundo os critérios de West Haven

Estágio	*Alterações*
0	Ausência de alterações clínicas (sem anormalidades de personalidade ou comportamento)
1	Alterações leves de comportamento e de funções biorregulatórias, como a alternância do ritmo do sono, distúrbios discretos do comportamento, como riso e choro "fácil", hálito hepático
2	Letargia ou apatia, lentidão nas respostas, desorientação no tempo e espaço, alterações na personalidade e comportamento inadequado, presença de *flapping*
3	Sonolência e torpor com resposta aos estímulos verbais, desorientação grosseira e agitação psicomotora, desaparecimento do *flapping*
4	Coma não responsivo aos estímulos verbais e com resposta flutuante à dor

Fonte: Modificada de Martinelli 2003.

Embora os sinais e sintomas decorrentes da EH não sejam específicos, podendo estar presentes em outros tipos de encefalopatias. Assim, faz-se necessário a exclusão de outros diagnóstico responsáveis por alterações no sensório dos pacientes portadores de doença hepática crônica (Quadro 19.7).

Quadro 19.7
Diagnóstico diferencial da EH e outras encefalopatias

Tipo	*Causa*	*Teste diagnóstico*
Metabólicas	Hipoglicemia, hiperglicemia, distúrbios eletrolíticos, hipóxia, narcose por dióxido de carbono, azotemia, cetoacidose	Análises bioquímicas séricas
Tóxicas	Álcool (intoxicação aguda, síndrome de abstinência, síndrome de Wernicke-Korsakoff), drogas psicoativas, salicilatos e metais pesados	Dosagem de alcoolemia, atividade da transcetolase eritrocitária, resposta terapêutica a tiamina, avaliação toxicológica
Lesões intracranianas	Hemorragia subaracnoide, subdural ou intracerebral, infarto, tumor, abscesso cerebral, meningite, encefalite, epilepsia ou encefalopatia pós-convulsão.	Tomografia computadorizada de crânio, pulsão lombar, arteriografia, eletroencefalografia, sorologia virais
Transtornos neuropsiquiátricos		Teste para síndromes neurológicas orgânicas

Tratamento

No combate das EH graus 1 ao 4, as medidas a serem tomadas vão desde uma dieta com restrição proteica até prevenção do edema cerebral nos casos de pré-coma. Para uma boa eficácia no tratamento fazem-se necessárias a identificação e a remoção dos fatores precipitantes (Quadro 19.8); suspensão do uso de diuréticos e, se preciso, fazer o uso de sondas nasogástrica, urinária e, nos casos de coma, a orotraqueal com suporte ventilatório[28,30,32].

Quadro 19.8
Fatores precipitantes da EH

Insuficiência renal	*Desidratação*	*Alteração eletrolítica (hipocalemia)*	*Constipação*
Hemorragia digestiva alta	Excessiva ingestão proteica	Excesso de diuréticos (hipovolemia, alcalose metabólica e hipovolemia)	Peritonite bacteriana espontânea
Alcalose metabólica	Lesão hepática adicional (viral, medicamentos, intoxicação exógena)	Infecções (urinária pneumonia, sepse)	Uso de benzodiazepínicos ou opioides
	Shunts portossistêmicos (TIPS)	Uso de etanol	

O importante passo no tratamento de alguns pacientes é a redução de substratos precursores da amônia. O tipo varia de acordo com o grau clínico associado. Nos pacientes com HDA deve ser feita a lavagem gástrica e o tratamento da constipação e a redução da ingestão de proteína podem ter bom efeito nos casos de EH crônica[30,32].

Na vigência da EH, deve-se iniciar uma dieta de 0,5 g proteína/kg/dia com aumento progressivo de 10 g para 20 g a cada 2 ou 5 dias, se bem tolerado, sendo recomendado o uso preferencial de proteínas de origem vegetal ou leite e derivados[30,33].

Nos casos onde houver constipação ou HDA, limpeza do colón e lavagem gástrica, respectivamente, são efetivas em especial com solução de lactitol ou lactulose 20% (enemas 1 L ou 3 L). Também podem ser utilizados antibióticos, como Neomicina 4–6 g/dia fracionado em quatro doses (resposta positiva em 70%–80% dos casos). A utilização deste antibiótico tem como ponto negativo o risco de ototoxicidade e nefrotoxicidade. Outra opção de antibiótico é o Metronidazol[30,32,33].

Os objetivos do tratamento do portador de encefalopatia hepática são[21]:

- Identificação e remoção (ou tratamento) dos fatores precipitantes.
- Redução do nitrogênio intestinal através de catárticos ou de dissacarídeos e/ou antibióticos.
- Avaliação da necessidade de terapia em longo prazo, ou seja, medidas para prevenção de fatores precipitantes (dieta; profilaxia para sangramento de varizes esofágicas; profilaxia para peritonite bacteriana espontânea; uso correto de diuréticos; evitar drogas vasoativas), tratamento profilático em indivíduos de maior risco (como os submetidos a TIPS) e avaliação da indicação de transplante hepático.

As opções atuais de tratamento são[21,32,34]:

- **Terapia nutricional:** Ingestão inadequada em função da perda do apetite, anorexia, náuseas, vômitos, saciedade precoce, decorrente da ascite e redução da expansibilidade gástrica, redução da palatabilidade dos alimentos e doença do refluxo gastroesofágico são alguns dos fatores que contribuem para desnutrição do paciente com cirrose. Esses pacientes devem ter uma dieta limitada em proteínas (geralmente 1,2 g/k/dia). Nunca deixar o paciente sem proteína por vários dias, pois poderá desencadear um processo catabólico levando à desnutrição e piora da encefalopatia; recomenda-se o uso de vegetais e laticínios para isso e há evidência de que a complementação de zinco seja benéfica, especialmente em cirróticos desnutridos.

- **Redução do nitrogênio intestinal:**
  - Lavagem intestinal é um modo simples, barato, fácil e efetivo.
  - Dissacarídeos não absorvíveis (lactulona, lactulose ou lactitol) diminuem a concentração da amônia intestinal de duas maneiras: diminuindo o pH do colón com produção de ácidos orgânicos pela fermentação das bactérias e pelo mecanismo catártico osmótico.
  - Antibióticos podem ser utilizados por curtos períodos, especialmente a Neomicina (1–2 g/dia) e o Metronidazol (250 mg 2×/dia), mas com cuidados pela toxicidade renal e neurológica, respectivamente, além de a Neomicina poder causar atrofia de mucosa no intestino delgado.
- **Drogas que afetam a neurotransmissão**: como o Flumazenil e a Bromocriptina, elas podem oferecer melhora significativa em alguns pacientes, mas em período muito curto.
- **Manipulação da circulação esplâncnica**: em paciente com encefalopatia recorrente sem uma função hepática tão ruim ou fatores precipitantes deve ser investigada a presença de *shunts* portossistêmicos – em alguns casos, esses *shunts* podem ser ocluídos por procedimentos radiológicos.

Prognóstico[21,32,35]

Mesmo que a maioria das encefalopatias seja reversível pelo tratamento, o seu aparecimento significa doença hepática mais severa. Após um episódio de encefalopatia hepática, em 1 ano sem transplante, a sobrevida média é de apenas 40%. E, tanto na encefalopatia aguda quanto na crônica, o paciente que desenvolve estágio 4 de West Haven apresenta mortalidade de 80%.

Nos últimos 10 anos houve o desenvolvimento e aperfeiçoamento de mecanismos artificiais capazes de prover as principais funções hepáticas, como a utilização de sistemas extracorpóreos de remoção de toxinas (diálise com membrana de poliacrilonitrila, hemoperfusão com carvão ativado, exsanguineotransfusão e plasmaferese) os ensaios clínicos iniciais não conseguiram demonstrar benefícios em termos de mortalidade. Entre os métodos disponíveis no momento como suporte hepático, está o tratamento *Molecular Adsorbent Recirculating System* (MARS), o qual é baseado em elementos de terapias renais substitutivas extracorpóreas, como hemodiálise, a ultrafiltração e adsorção, sendo utilizado como suporte hepático em situação de transplante, permitindo maior estabilidade do paciente até a chegada do órgão[33].

Diagnóstico de enfermagem	*Intervenções de enfermagem*
ALTO RISCO DE LESÃO (Mecanismos de coagulação alterados)	Estar alerta para nível de consciência, palidez cutânea/mucosa e sinais vitais e registrar informações Observar as manifestações hemorrágicas (equimose, epistaxe, petéquias e sangramento gengival) Manter o cliente em repouso no leito Puncionar veia de grande calibre e providenciar coleta de sangue para provável hemotransfusão e exames laboratoriais, como hematócrito e hemoglobina Controlar parâmetros hemodinâmicos
PERFUSÃO TISSULAR PREJUDICADA (Gastrointestinal)	Controle de HIPOVOLEMIA Controle do CHOQUE: hipovolêmico Monitoração HÍDRICA Monitoração de ELETRÓLITOS Terapia ENDOVENOSA Sondagem gástrica e VESICAL Prevenção do CHOQUE Redução do SANGRAMENTO Realizar cateterismo nasogástrico (SNG), se a hemorragia for do trato digestivo alto. Indicado como procedimento para o esvaziamento do conteúdo do estômago Não realizar procedimento se a hemorragia tiver diagnóstico de varizes de esôfago Providenciar o material necessário para a realização do procedimento da introdução do balão de Sangestaken Blackmore Manter o cliente em estado de jejum, se indicado Monitorar a ingestão e o débito a cada 4 horas, utilizando o balanço hídrico

(*continua*)

Diagnóstico de enfermagem	Intervenções de enfermagem
Déficit de volume de líquido volume de líquidos deficiente	Monitorar e registrar os sinais vitais (SSVV) a cada 2 horas ou quando necessário Observar e registrar alterações relacionadas a fezes, urina, êmese e drenagem gástrica Administrar líquidos parenterais, hemoderivados ou expansores plasmáticos, com rigoroso controle do gotejamento Avaliar o volume urinário a cada 2 horas Avaliar o turgor cutâneo e o estado das mucosas Permanecer em alerta constante durante episódios de sangramento
Oxigenação prejudicada	Movimentar o cliente lentamente para evitar hipotensão ortostática Administrar sangue ou hemoderivados e monitorar as reações adversas Realizar ausculta pulmonar para detectar anormalidades; Monitorar os SSVV e administrar oxigênio úmido, se prescrito Manter narinas higienizadas e livres de secreção Preparar material para possível intubação orotraqueal e ventilação mecânica
Riscos para a dor	Lavar as mãos antes e depois de prestar assistência Trocar as extensões do soro intravenoso a cada 72 horas Observar continuamente o local de inserção do cateter. A qualquer sinal de hiperemia, dor, edema ou extravasamento de líquidos, devem ser providenciadas a retirada do cateter e a inserção em novo local Providenciar medidas de higiene corporal, dando atenção especial aos cuidados higiênicos após ocorrência de sangramento ou sempre que necessário
Riscos para a dor	Observar e registrar queixas de dor, bem como o local e a sua intensidade Administrar os analgésicos prescritos com parcimônia Muitos narcóticos reduzem a motilidade gástrica Usar técnicas de distração da dor para proporcionar alívio com métodos não farmacológicos (massagens e mudança de decúbito)

Referências bibliográficas

1. National Institute for Health and Clinical Excellence (NHS) Acute upper gastrointestinal bleeding: management. NICE clinical guideline, 2012; 141:2-23. Disponível em: http://www.nice.org.uk/nicemedia/live/13762/59549/59549.pdfacessado em: ago de 2012.
2. Garrido A, Márquez JL, Guerrero FJ, Leo L, Pizarro MA, Trigo C. Cambios en la etiología, resultados y características de los pacientes con hemorragia digestiva aguda grave a lo largo del periodo 1999–2005 Rev Esp Enferm Dig, 2007, 99(5):275-9. Disponível em: http://scielo.isciii.es/pdf/diges/v99n5/original5.pdf, acessado em agosto de 2012.
3. Montes CG. Hemostasia endoscópica na hemorragia digestiva alta não varicosa. Disponível em: http://www.gastrocentro.unicamp.br/endo/html/hdanv.html, Acessado em out 2012.
4. Maia JMC. Rotinas médicas de internação no HOSPED, 2009.
5. Feu F, Brullet E, Calvet X et al. Recomendaciones para El diagnóstico y El tratamiento de La hemorragia digetiva alta aguda não varicosa. Gastoenterol Hepatol 2003; 26(2):70-85. disponível em: http://www.elsevier.es/en/node/2022662 Acessado em out 2012.
6. Sampaio M et al. Situações Urgentes em gastroenterologia – Hemorragia Digestiva Alta no Serviço de Urgência. P 53-64. Disponível em: http://www.nghd.pt/pdfs/miolo.pdf Acessado em out 2012.
7. Araujo EA, Torres FSC, Carneiro FS et al. Profilaxia dos sangramentos gastintestinais em Medicina de Urgência. Ver Bras Clin Med, 2010; 8(4):333-7. Disponivel em: http://files.bvs.br/upload/S/1679-1010/2010/v8n4/a009.pdf Acessado em out 2012.
8. Soares MAP, Rosa Neto DGR, Vasconcelos GBS. Hemorragia digestiva: Modulo II. Disponível em: http://www.hportugues.com.br/medicos/ensino/copy_of_plonearticle.2005-06-20.8485126394/Attachment00008322/4.Hemorragia%20 Digestiva.pdf Acessado em out 2012.
9. Barkun A, Bardou M, Marshall JK. Consensus recommendations for managing patients with nonvariceal upper gastrointestinal bleeding. Ann Int Med, 2003; 139(10):843-53. Disponível em: http://www.ncbi.nlm.nih.gov/pubmed/14623622 Acessado em out 2012.
10. Palmer E. Acute upper gastrointestinal bleeding Medicine, 2011; 39(2):94-100. Disponível em: http://www.sciencedirect.com/science/journal/13573039/39/2 Acessado em out 2012.
11. Ornellas AT, Ornellas LC, Souza AFM, Gaburri PD. Hemorragia digestiva aguda alta e baixa. In: Dani R, editor. Gastroenterologia essencial. 2ª ed. Rio de Janeiro: Guanabara Koogan, 2001.
12. Rockall TA, Logan RFA, Devlin HB et al. Risk assessment after acute upper gastrointestinal haemorrhage. Gut 1996;38:316–21. Disponível em: http://gut.bmj.com/content/38/3/316.full.pdf Acessado em out 2012.
13. Giordano-Nappi J, Filho FM. Aspectos endoscópicos no manejo da úlcera péptica gastroduodenal. Rev. Col. Bras. 2008,35(2):124-131. Disponível em: http://www.scielo.br/pdf/rcbc/v35n2/10.pdf Acessado em out 2012.

14. Luis SMC. Hemorragias digestivas altas: Revisão da Abordagem Diagnóstica e terapêutica. Dissertação Mestre em Medicina. Universidade da Beira Interior. Covilhã – Portugal 2011.
15. Moura EGH, Benevides G, Moura ETH, Ishioka S. Hemorragia digestive alta varicose: avaliação e terapêutica, GED 2009; 28(4):121-32.
16. Silva ISS. Cirrose hepática RBM 2010; 67(4):111-20. Disponível em: http://www.moreirajr.com.br/revistas
17. Sá EO. Hemorragia digestiva alta varicosa, J. Bras Gastroenterol, 2005; 5(4):151-8. Disponível em http://www.socgastro.org.br/site/scripts/revistas/jbg04/jbg405hemoaltavaricosa.pdf
18. Townsend C, Beauchamp R, Evers B, Mattox K. Sabiston, Tratado de Cirurgia: a base biológica da prática cirúrgica moderna. 17ª ed. Rio de Janeiro: Elsevier Editora Ltd; 2005.
19. Lourenço KG; Oliveira RB. Abordagem do paciente com hemorragia digestiva alta não varicosa. Medicina, Ribeirão Preto, 2003; 36:261-5. Disponível em: http://www.fmrp.usp.br/revista/2003/36n2e4/12abordagem_paciente_hemorragia_digestiva_alta_nao_varicosa.pdf
20. Ferguson CB, Mitchell RM. Nonvariceal upper gastrointestinal bleeding: standard and new treatment. Gastroenterol Clin North Am, 2005; 34(4):607-21.
21. Bittencourt PLS, Strauss E, Terra C, Alvares-da-Silva MR e membros do Painel Experts da Sociedade Brasileira de Hepatologia. Encefalopatia Hepática: Relatório da 1ª Reunião Monotematica da Sociedade Brasileira de Hepatologia. GED Gastroenterol. Endosc. Diag. 2011:30 (separata): 10-34 disponível em http://files.bvs.br/upload/S/0101-7772/2011/v30nSep.1/a2801.pdf
22. Bittencourt PLS, Strauss E, Terra C, Alvares-da-Silva MR e membros do Painel Experts da Sociedade Brasileira de Hepatologia Hemorragia digestiva alta varicosa: relatório do 1º Consenso da Sociedade Brasileira de Hepatologia GED Gastroenterol. Endosc. Diag. 2011: 30 (Supl.2): 10-30 Disponível em: http://www.sbhepatologia.org.br/pdf/consensos/consenso1.pdf
23. Federação Brasileira de Gastroenterologia. Projeto Diretrizes Hemorragias Digestivas. Brasil: Associação Médica Brasileira e Conselho Federal de Medicina; 2008. 14p. http://www.projetodiretrizes.org.br/projeto_diretrizes/057.pdf
24. Lau JY, Sung JJ, Lee KK, Yung MY, Wong SK et al. Effect of intravenous omeprazole on recurrent bleeding after endoscopic treatment of bleeding peptic ulcers N Engl J Med, 2000; 3; 343(5):310-6. Disponívelem http://www.nejm.org/doi/pdf/10.1056/NEJM200008033430501.
25. Franchis, R Evolving Consensus in Portal Hypertension Journal of Hepatology, 2005; 43: 167-76. Disponívelem: http://www.endoscopiadigestiva.it/spaw2/uploads/files/bavenoIV.pdf
26. Bari K, Garcia-Tsao G. Treatment of portal hypertension. World J Gastroenterol, 2012; 18(11):1166-75. Disponível em http://www.ncbi.nlm.nih.gov/pmc/articles/PMC3309905/pdf/WJG-18-1166.pdf.
27. Kumar A, Singh S, Madan K, Garg PK, Acharya SK. Undiluted N-butyl cyanoacrylate is safe and effective for gastric variceal bleeding. Gastrointest Endosc. 2010; 72(4):721-7. http://www.ncbi.nlm.nih.gov/pubmed/20883849.
28. Martinelli ALC, Carneiro MV, Lescano MAL, Souza FF, Teixeira AC. Complicações da doença hepática crônica Medicina, Ribeirão Preto, 2003; 36:294-306.
29. Ferraz LR, Figueiredo LFP. Diagnóstico de encefalopatia hepática Rev. Assoc. Med. Bras, 2004; 50(2)116. Disponível em http://www.scielo.br/scielo.php?script=sci_arttext&pid=S0104-42302004000200012
30. Strauss E. Encefalopatia hepática – atualização terapêutica Gaz. Méd. Bahia, 2006; 76 (Suplemento 1):43-45. Disponível em http://www.gmbahia.ufba.br/index.php/gmbahia/article/viewFile/333/322
31. Rosa H. Encefalopatia hepática. In: Castro LP & Coelho LGV, (eds.). Gastroenterologia, Medsi, Rio de Janeiro, 2004; 267-77.
32. Dittrich S, Mattos AA, Mattos AZ, Alves AV, Araújo FB. Associação entre gradiente de pressão portal e ascite em pacientes com cirrose Arq Gastroenterol, 2010; 47(2):174-7. Disponível http://www.scielo.br/pdf/ag/v47n2/v47n2a11.pdf
33. Coelho FF, Perini MV, Kruger JAP, Fonseca GM, Araújo RLC, Makdissi FF et al. Tratamento da hemorragia digestiva alta por varizes esofágicas: conceitos atuais. ABCD, arq. bras. cir. dig. [Internet]. 2014 June [cited 2018 May 28]; 27(2):138-44. Available from: http://www.scielo.br/scielo.php?script=sci_arttext&pid=S0102-67202014000200138&lng=en. http://dx.doi.org/10.1590/S0102-67202014000200011.
34. Bittencourt PL, Farias AQ, Strauss E, Mattos AA. Panel of the 1st Brazilian Consensus of Variceal Bleeding, Brazilian Society of Hepatology. Variceal bleeding: consensus meeting report from the Brazilian Society of Hepatology. Arq Gastroenterol [Internet]. 2010; 47(2):202-16 [cited 2018 May 28] http://www.scielo.br/scielo.php?script=sci_arttext&pid=S0004-28032010000200017
35. Idrovo V. Encefalopatía hepática. Rev Col Gastroenterol [online]. 2003, vol.18, n.3 ISSN 0120-9957. Disponível em: http://www.scielo.org.co/scielo.php?script=sci_arttext&pid=S0120-99572003000300009&lng=en&nrm=iso

capítulo 20

Queimaduras

• Viviane Lima Oliveira • André Luiz Peres Nicola • Cibelli Rizzo Cohrs

Introdução

A equipe de enfermagem que presta assistência ao paciente com lesões por queimaduras deve estar preparada tecnicamente e conhecer a fisiopatologia da queimadura a fim de atuar na detecção das alterações fisiológicas e complicações e para determinar as condutas a serem tomadas em cada fase do tratamento.

Conceito

A queimadura caracteriza-se por um traumatismo térmico que lesa os tegumentos corporais orgânicos, causando destruição parcial ou total da pele e seus anexos e pode atingir camadas profundas, como o tecido subcutâneo, músculos, tendões e ossos.

As queimaduras graves não devem ser encaradas como lesões cutâneas, mas como trauma sistêmico, que produzem grande desequilíbrio hidroeletrolítico e hemodinâmico. Além disso, podem estar associadas a lesões em outros sistemas, como os traumas abdominais fechados, os traumas de extremidades, lesões inalatórias, etc.

A gravidade é determinada pela extensão da área corpórea superficial total (ACST) (Figura 20.1) utilizando a "regra dos nove". Esse método aplica o princípio de que as principais regiões do corpo, em adultos, representam 9% da ACST. Assim como pela profundidade, a eventual lesão inalatória, o politrauma e outros fatores também determinarão a gravidade do paciente.

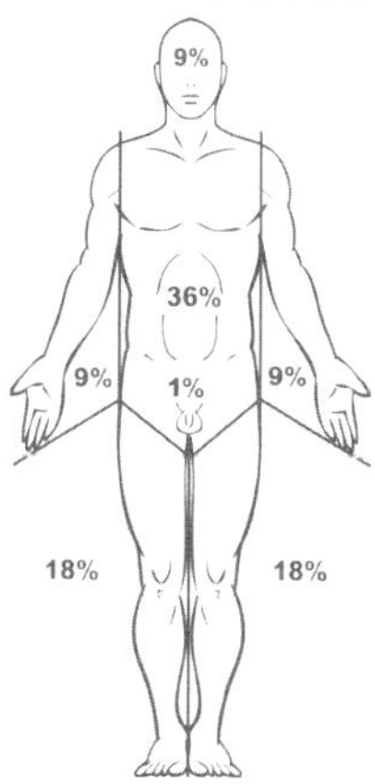

Figura 20.1 Regra dos nove.

Classificação

As lesões por queimaduras são classificadas segundo a profundidade de destruição tecidual e extensão da superfície corporal lesionada (Tabela 20.1 e Figura 20.2).

O agente causador de queimadura pode ser térmico (incluindo queimaduras elétricas), radiação ou químicas.

Tabela 20.1
Classificação quanto à profundidade da queimadura e principais características

Grau	*Sinais*	*Comprometimento*	*Sintomas*	*Causas habituais*
1º grau	Eritema	Epiderme	Dor que suaviza com o frio, hipersensibilidade	Sol
2º grau superficial	Eritema e flictenas	Epiderme e derme superficial	Dor Hiperestesia	Luz Líquidos quentes
2º grau profundo	Flictenas, pele branca, rosada e úmida	Epiderme e derme profunda, glândulas pilosas e sudoríparas	Dor maior ou menor dependendo da superfície nervosa atingida, hipersensibilidade	Sólidos mais quentes Chama Lesões irradiantes intensa
3º grau	Pele nacarada, cinza, seca e vasos observados por transparência	Epiderme e derme total, porções de gordura subcutânea, tecido conjuntivo	Pouca dor Sensível à pressão, indolor, choque	Chama contínua Elétrica Química Vapor
4º grau	Pele nacarada, cinza, seca e vasos observados por transparência	Epiderme e derme total e estruturas profundas (tendões, ossos, etc.)	Indolor Edema Choque	Chama contínua Elétrica Química Vapor
Grau	***Características***	***Cicatrização***	***Formas de reparação***	
1º grau	Seca Sem vesículas Vermelho róseo	Cerca de 5 dias	Epidermização a partir da derme superficial – regeneração	
2º grau superficial	Úmida Róseo vermelho Vesícula	Cerca de 21 dias, fibrose mínima	Epidermização a partir da derme superficial ou a partir dos brotos dérmicos – restauração	
2º grau profundo	Seca Pálida	Prolongada: fibrose hipertrófica tardia, acentuada formação de contraturas	Epitelização a partir dos brotos dérmicos (folículos, glândulas) – restauração ou enxertia	
3º grau	Avascular Fissuras Amarelo pálida Castanho carbonizada	Não se autorregenera, necessita de enxerto	Epitelização concêntrica ou por transplantes cutâneos – enxertia	
4º grau	Avascular Fissuras Amarelo pálida Castanho carbonizada	Não se autorregenera, necessita de enxerto	Epitelização concêntrica ou por transplantes cutâneos – enxertia e retalhos	

Fonte: Adaptado de Fernandes Jr. CJ, Marra AR, Vana LFM, Fontana C – O Grande Queimado, em: Knobel E – Condutas no Paciente Grave, 3ª ed., São Paulo, Atheneu, 2006; p. 2485.

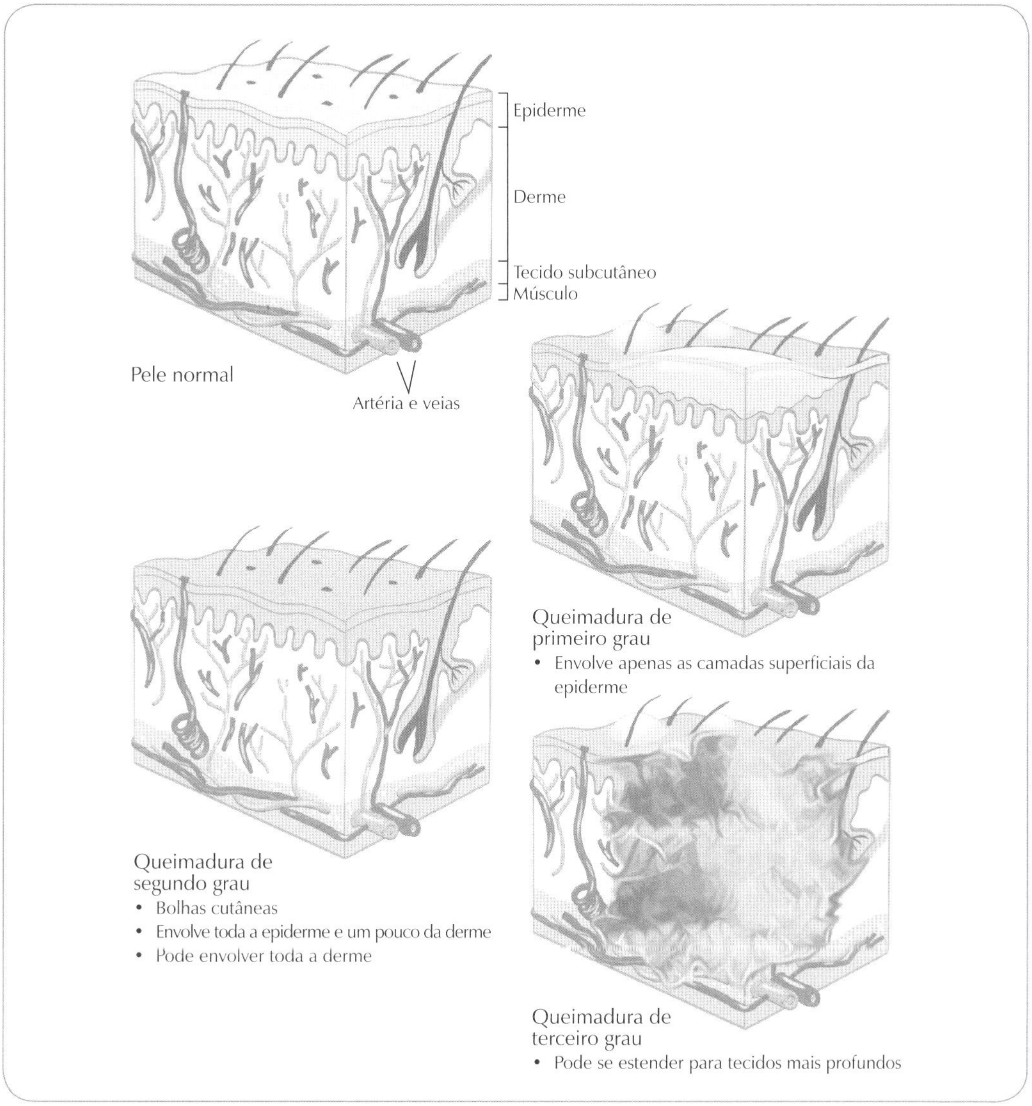

Figura 20.2 Classificação das queimaduras da pele.

Fisiopatologia

A fisiopatologia da queimadura em nível local provoca uma lesão tissular que se traduz na lise e necrose de células e altera a permeabilidade dos capilares, provocando a saída de substâncias, como íons (Na e K) e proteínas plasmáticas. A liberação de enzimas resultantes da necrose celular aumentará e acelerará essas alterações capilares. Essas alterações locais têm repercussão morfológica, produzindo edemas, e podem provocar síndrome compartimental e alterações de caráter volêmico, como perda de proteínas e plasma, e, portanto, a diminuição das concentrações intracapilares de íons e proteínas. Essa perda diminui a pressão intravascular e anula a possibilidade de reabsorção de líquidos.

Durante o período inicial do choque por queimadura, as alterações fisiopatológicas incluem a hipoperfusão tecidual e a hipofunção orgânica secundária ao débito cardíaco diminuído, seguidas por uma fase hiperdinâmica e hipermetabólica.

A hipovolemia é a consequência imediata da perda de líquido e resulta em perfusão e liberação de oxigênio diminuídos. A infusão com líquidos imediato mantém a pressão arterial e melhora o débito cardíaco. As transfusões de sangue são periodicamente necessárias para manter os níveis adequados de hemoglobina para liberação de oxigênio. Com a perda de líquido, o volume vascular diminui, o débito cardíaco continua a diminuir e a pressão arterial cai. Em resposta, o sistema nervoso aumenta a resistência periférica (vasoconstrição) e aumenta a frequência cardíaca. Esse é o início do choque por queimadura.

O edema causado por lesão térmica é frequentemente extenso. Em razão da perda da integridade capilar e do deslocamento de líquido localizado na própria lesão, resulta em formação de bolhas e edema local, que pode ser reduzido, evitando-se a administração excessiva de líquidos durante o período inicial da queimadura.

Lesões por inalação exigem hospitalização prolongada, pois ocorrem a broncoconstrição e a constrição torácica. Mesmo sem lesão pulmonar, a hipóxia pode estar presente. No início do período pós-queimadura, a liberação de catecolamina em resposta ao estresse da lesão por queimadura altera o fluxo sanguíneo periférico e reduz o aporte de oxigênio.

Em consequência do volume sanguíneo diminuído, a função renal pode ser alterada, e a hemoglobina e a mioglobulina ocluem os túbulos renais, resultando em necrose tubular aguda e em insuficiência renal.

Existe um comprometimento significativo da produção e liberação dos granulócitos e macrófagos a partir da medula óssea depois da lesão por queimadura. A imunossupressão resultante coloca o paciente em alto risco de sepse.

A perda da pele resulta na incapacidade de regular a temperatura corporal. Pacientes com lesão por queimadura podem exibir baixas temperaturas corporais na fase inicial da lesão e, à medida que o hipermetabolismo redefine as temperaturas centrais, o paciente torna-se hipertérmico a maior parte do período pós-queimadura, mesmo na ausência de infecção.

Podem ocorrer duas complicações gastrointestinais: íleo paralítico e úlcera de Curling (Tabela 20.2), os componentes gastrointestinais são alterados depois da lesão por queimadura: a barreira mucosa se torna permeável, a perabilidade permite o crescimento excessivo das bactérias gastrointestinais e as bactérias se translocam para outros órgãos, causando infecção.

Tabela 20.2
Alterações por instabilidade hemodinâmica

Cardiovasculares	Hipovolemia, ↓ débito cardíaco, ↓ PA, ↑ FC
Hidroeletrolíticas	Edema, deslocamento líquido na lesão, hiponatremia, hipercalemia
Pulmonares	↓ O_2, hipóxia, broncoconstrição, constrição torácica
Renal	Necrose tubular aguda, insuficiência renal
Imunológicas	Imunossupressão, ↑ risco sepse
Termorreguladoras	↓ regulação de temperatura na fase inicial, ↑ temperatura período pós-queimadura
Gastrointestinais	Íleo paralítico, úlcera de Curling, translocação bacteriana

Agentes causadores

Trauma elétrico

Lesões provocadas por contato com fonte de energia elétrica. Apresentam altos índices de mortalidade e mutilações, principalmente nas extremidades. As lesões nos pontos de entrada e saída são mínimas, porém, se estendem em superfície e profundidade, atingindo, também, o tecido subcutâneo, músculos, tendões, nervos, ossos e órgãos a distância.

Características da lesão

A lesão de entrada apresenta carbonização com depressão central, a de saída é em geral menor e mostra a pele evertida como se a corrente houvesse "empurrado" a pele para sair.

Intervenções imediatas

A vítima deve ser afastada da corrente o mais rápido possível, o socorrista deve certificar-se de que a fonte de energia esteja desligada antes de tocar na vítima. Manobras de ressuscitação devem ser iniciadas imediatamente quando a vítima apresentar PCR, pois a parada respiratória e a fibrilação ventricular são as principais causas de morte nesses casos. Muitas vezes pode necessitar de intubação ou eletrochoque.

Tratamento

Instituir a reposição hídrica (4 mL/kg de peso × % corporal queimada). Há um efeito *iceberg*, pois necessita-se de grandes quantidades de líquidos para compensar as grandes perdas de plasma e glóbulos e também para garantir um volume circulatório adequado aos glomérulos e túbulos renais, pela grande quantidade de mioglobina liberadas pelos músculos e células vermelhas destruídas. Deve-se manter o débito urinário em 50 mL/hora nos adultos.

Podem ser necessárias escarotomias ou fasciotomias que garantirão a sobrevivência do membro afetado, principalmente de nervos e dedos da extremidade superior. Considerando-se que o tecido necrótico é um bom meio de cultura, poderá ser necessário instituir o uso de antibiótico sistêmico, além de inúmeras cirurgias de desbridamento. A profilaxia antitetânica é obrigatória por ser o tétano uma complicação de extrema frequência em queimados. Nas cirurgias de reparação, o uso de retalhos locais poderá ser mais indicado pela vasta destruição tecidual e exposição de estruturas nobres apresentadas.

Químicas

Causada pelo contato de produtos químicos corrosivos sobre a pele, olhos ou ingeridas oralmente.

As extremidades e a face são os locais mais frequentemente atingidos. O dano tecidual está diretamente relacionado com a força ou concentração do agente, quantidade do agente, modo e duração do contato, da extensão da penetração e do mecanismo de ação do agente. Os agentes oxidantes produzem oxidação dos tecidos, os corrosivos causam destruição proteica, as bases causam saponificação nas gorduras e os dissecantes destroem os tecidos por desidratação celular (Figura 20.3).

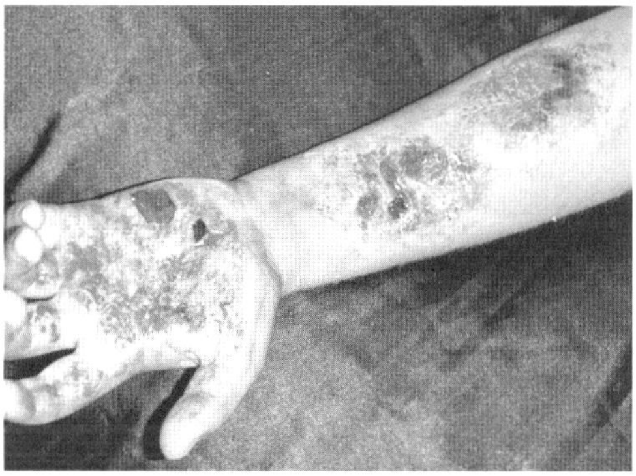

Figura 20.3 Contato de substâncias químicas corrosivas na pele.

Fonte: http://hypescience.com/como-as-substancias-quimicas-podem-causar-queimaduras/

Intervenções imediatas

Retire roupas e acessórios contaminados com o produto, lave o local de contato com água corrente para remover o agente químico, cubra o local com pano úmido e limpo, procure saber qual a substância responsável pela queimadura e procure ajuda médica imediatamente.

Tratamento

A mortalidade precoce em paciente com queimadura química está relacionada à hipotensão ou necrose tubular aguda. O tratamento deve ser local e a reposição hídrica adequada. Quando há manifestações sistêmicas de toxicidade, poderá ser necessária a diálise peritoneal ou a hemodiálise.

Radiação ionizante

As fontes geradoras de radiações ionizantes são utilizadas principalmente nas áreas da Medicina (radiodiagnóstico, radioterapia) e na indústria e instalações nucleares com fins pacíficos (por exemplo, para a obtenção de eletricidade) ou bélicos (armas nucleares) ou até mesmo pelo sol, radiação ultravioleta.

Quando a queimadura é por infravermelho, ocorrem dor e edema imediatos. Quando por raios ultravioleta, ocorre um período de latência de 2 a 12 horas e naquelas por raios X pode chegar a 14 dias. Os sinais e sintomas crônicos são a pele atrófica, endurecida, com hipo ou hiperpigmentação, presença de telangiectasias e perda de anexos da pele. Pode haver, também, degeneração maligna para espinocelular anos após.

Intervenções imediatas

Usar equipamento de proteção individual. Remover a vítima em caráter emergencial para longe da fonte de radiação. Se a vítima não apresentar risco imediato de vida, aguardar equipamento de proteção especializada (manta, avental, luvas e botas forrados de chumbo e máscara com filtro), sendo importante saber que a segurança da equipe pode estar em risco se houver exposição às substâncias radioativas presentes no ambiente ou na vítima. Atender as ocorrências que envolvam substâncias radioativas sempre sob orientação adequada e com a devida proteção.

Tratamento

Os danos manifestam-se pelo aparecimento tardio de vermelhidão e edema, seguidos de bronzeamento e descamação da pele. Na fase aguda, o tratamento é oclusivo com gaze vaselinada. Nos casos graves, pode ser necessária a sedação pela dor intensa. Nos casos leves, basta usar fotoprotetor. Na fase crônica, as lesões ulceradas ou com grande alterações na pele necessitam de excisão cirúrgica extensa, enxertia ou cobertura com retalhos.

Assistência de enfermagem na fase aguda

O objetivo da assistência de enfermagem na fase aguda é promover a estabilização da condição hemodinâmica e respiratória do paciente, aliviar a dor, prevenir infecções, suporte nutricional e complicações potenciais, conforme apresentado na Tabela 20.3.

Tabela 20.3
Procedimentos de enfermagem na fase aguda

Ações	*Considerações*
Realizar exame físico detalhado na admissão do paciente	
Avaliar sinais vitais	Instabilidade hemodinâmica deve ser prontamente diagnosticada
Reconhecer tipo de queimadura e circunstância em que ocorreu	Local fechado ou aberto (risco de inalação de fumaça)
Assegurar permeabilidade das vias respiratórias	
Retirar roupa do paciente de forma asséptica e menos agressiva	Molhando-o com soro fisiológico e não retirando as roupas aderidas à pele, remover pelos nas áreas queimadas
Extensão da lesão, grau, mobilidade e dor	
Instituir uma ou duas vias venosas de grande calibre	Coleta de exames laboratoriais, administração de medicação e controle de líquidos e eletrolíticos
Realizar SVD conforme prescrição médica	Controle hidroeletrolítico, principalmente se a queimadura compromete a região genital
Mobilizar o paciente queimado em bloco	
Controle da dor. Avaliar permanentemente a necessidade de sedativos e analgesia	Agitação psicomotora pode ser indicativa de hipoperfusão ou hipóxia tissular
Realizar SNG imediata conforme prescrição médica	Pacientes apresentando vômitos
Reposição de líquidos	Queimaduras extensas consistem nas alterações hidroeletrolíticas
Realizar curativos conforme orientação médica	Recomenda-se manter técnica asséptica, ambiente aquecido, adequada analgesia e/ou sedação
Administrar toxoide tetânico	Conforme prescrição médica ou protocolo institucional

Assistência de enfermagem na fase de reabilitação

Pacientes que sofrem amplas queimaduras necessitam de muitos meses para se recuperar e reabilitar. As medidas de reabilitação física e psicológica devem ser iniciadas na UTI e mantidas por todo o período de internação e pós-alta. Os procedimentos de enfermagem também devem ser aplicados durante o período de reabilitação (Tabelas 20.4 e 20.5).

Tabela 20.4
Procedimentos de enfermagem na fase de reabilitação

Ações	*Considerações*
Estimular e ensinar o paciente a adotar uma dieta equilibrada	É conveniente a avaliação nutricional
Manter controle do peso	
Avaliar a imagem corporal e ansiedade sobre retorno para casa e trabalho	A identificação de sinais de inadequada adaptação pode exigir encaminhamento ao especialista
Observar sinais de depressão, apatia, afastamento, isolamento social e regressão	A equipe de psicologia pode auxiliar o paciente e sua família para o enfrentamento da situação
Manter avaliação e alívio da dor	
Orientar aos exercícios preconizados	
Orientar quanto ao uso de vestuário de compressão e sua importância	

Fonte: Adaptado de Fernandes Jr. CJ, Marra AR, Vana LFM, Fontana C – O Grande Queimado, em: Knobel E – Condutas no Paciente Grave, 3ª ed., São Paulo, Atheneu, 2006; 2489.

Tabela 20.5 Procedimentos de enfermagem na emergência de queimaduras	
Extinguir as chamas	Abafar as chamas com uma toalha, cobertor ou casaco molhados. Orientar a pessoa a cair no chão e rolar (quando a pessoa fica em pé, respira e inala a fumaça)
Resfriar a queimadura	Expor a área queimada e colocar em água corrente em temperatura ambiente, aplicar toalhas molhadas ou SF 0,9%. Nunca aplique gelo na queimadura, pois aumenta a extensão do dano tecidual, podendo induzir hipotermia.
Remover objetos restritivos	Remover imediatamente roupas, joias, etc. As roupas aderentes não devem ser removidas
Cobrir a ferida	Aplicar curativos estéreis e não aderentes impedindo a contaminação e o fluxo de ar sobre as feridas e diminuindo a dor. Pomadas e cremes não devem ser utilizados.
Irrigar queimaduras químicas	Remova as roupas que entraram em contato com a substância química e lave todas as áreas do corpo com água corrente em temperatura ambiente ou SF 0,9%. A equipe responsável pelo primeiro atendimento deve utilizar equipamentos de proteção individual (EPIs) para evitar o contato com o agente químico.
Monitoração cardíaca no trauma elétrico	Realizar a monitoração cardíaca contínua por 24h a 48h, acompanhar a dosagem de enzimas (CPK e CKMB) sinalizando alterações.

Complicações

Insuficiência respiratória aguda

A equipe de enfermagem deve suspeitar de hipoxemia na vigência de agitação psicomotora, taquicardia, sudorese ou cianose. As alterações respiratórias agudas no paciente queimado podem ser devidas a lesões por gases tóxicos e aquecidas e por insuficiência respiratória associada ao trauma. A inalação de substâncias aquecidas pode destruir a árvore brônquica e provocar edema das vias aéreas superiores, levando à obstrução. As principais complicações respiratórias tardias são pneumonia e embolia pulmonar.

O barotrauma ocorre pela baixa complacência pulmonar e torácica, o que exige cautela na técnica ventilatória aplicada a esses pacientes, sendo muitas vezes necessária a realização de fasciotomia como mecanismo de viabilizar uma adequada ventilação pulmonar (Figura 20.4).

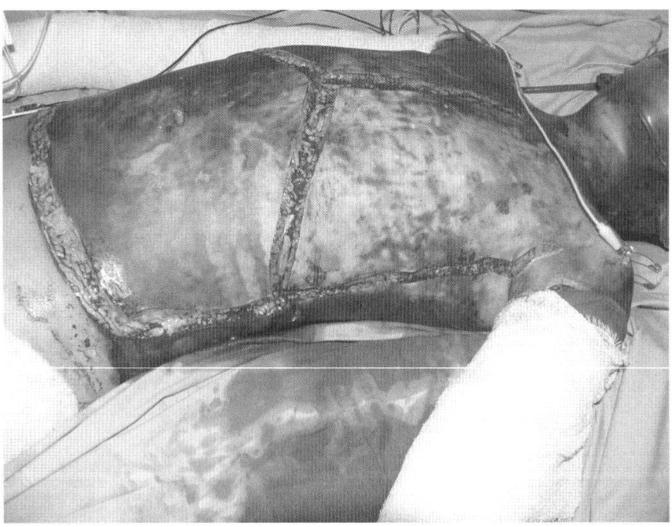

Figura 20.4 Fasciotomia para aumento da complacência torácica.
Fonte: http://www.saj.med.br/uploaded/File/artigos/Queimados.pdf

Choque

A enfermagem deve observar os sinais vitais do grande queimado, em particular a pressão arterial e o débito urinário. A insuficiência renal aguda também é uma complicação grave nos grandes queimados, assim como a hipotermia por incapacidade de o corpo reter calor em razão de grandes áreas de pele queimada.

O controle hídrico deve ser rigoroso para que medidas de hidratação sejam adotadas o quanto antes, evitando hipovolemia.

Alterações metabólicas

O estresse da queimadura é um fator desencadeador de alterações endócrinas dificultando a liberação da insulina. A glicose é o suporte energético que sustenta o metabolismo do queimado. Por isso, o organismo busca diversos meios para aumentar a taxa de glicose. A enfermagem deverá controlar a glicemia capilar, e um esquema de insulina deverá ser implementado.

Infecção

O primeiro problema das queimaduras é a quebra da barreira de proteção contra germes do ambiente, favorecendo a infecção das feridas por bactérias da pele e o desenvolvimento da sepse. O paciente queimado sofre uma autocontaminação da pele por germes que colonizam a sua pele normalmente, em uma contagem de até 100 mil colônias/gr. de tecido. Quando ocorre a infecção, os valores excedem esses limites, e o organismo perde o controle.

Tratamento

Agentes de antimicrobianos tópicos

Espera-se que um antimicrobiano tópico retarde a colonização bacteriana, mantenha a densidade bacteriana da ferida em níveis mais baixos e a flora bacteriana homogênea e menos diversificada, além de produzir reações adversas mínimas para o paciente, como:

Sulfadiazina de prata a 1%

É o mais utilizado, é cremoso, indolor, tem ação bactericida, *in vitro*, contra *Stafilococus aureus, Escherichia coli, Proteus sp, enterobacter* e *Cândida albicans*. Tem poder de penetração limitado em escaras mais espessas e é mal absorvido, o que reduz a toxicidade.

Nitrato de prata a 0,5%

Usado como antisséptico, exerce importante efeito antimicrobiano. Apresenta absorção mínima, não é alérgico, produz grande espoliação de Na^+, K^+ e outros. Apresenta um risco, embora reduzido, de provocar metemoglobinemia.

Nitrato de cério a 4%

Baixa toxicidade, parece prevenir os efeitos imunossupressores dos tecidos queimados.

Acetato de mafenide

Apresenta-se ativo contra Gram + e –, *Clostridium, Pseudomonas*, com pouca ação antifúngica. Mostra-se com alto poder de penetração, dor à aplicação, absorção rápida, uso de 12/12 horas e excreção renal. Inibe a anidrase carbônica provocando bicarbonatúria, acidose metabólica e hiperventilação (alcalose respiratória compensatória).

Antibiótico sistêmico

Deve ser evitada a introdução de antibiótico profilático ou sistêmico empírico. Pelas oclusões vasculares dos tecidos lesados, os antibióticos não chegariam às áreas atingidas. Deve-se utilizá-los quando a concentração bacteriana ultrapassar 100 mil germes/gr. de tecido, independentemente de hemoculturas negativas. Também pode iniciar antibioticoterapia sistêmica quando da manipulação cirúrgica (desbridamento/autoenxertia), pois o tecido lesado é considerado potencialmente contaminado para efeitos operatórios.

Tratamento cirúrgico do queimado

Escarotomia e fasciotomia

Queimaduras em extremidades, circunferenciais, em espessura total, poderão levar a um comprometimento vascular por aumento da pressão tissular, podendo chegar à gangrena, se não houver intervenção adequada para manter a perfusão. O fluxo sanguíneo pode ser avaliado através do exame clínico dos arcos superficiais das mãos e pés, bem como do pulso proximal. Também podem ocorrer dormência, parestesia e cianose de extremidades. Na verdade, o Doppler é o único método real para se fazer uma avaliação circulatória dos membros. Quando necessária, a descompressão é iniciada por incisões localizadas tanto lateral quanto medialmente dos membros, incluindo toda a pele e o tecido celular subcutâneo. Se mesmo assim persistirem os sinais de isquemia e cianose, incisa-se a fáscia que envolve os compartimentos musculares para descomprimir os vasos. No tórax e abdome e, as queimaduras circulares podem ocasionar restrições e até insuficiência respiratória, podendo-se realizar incisões de relaxamento longitudinais, permitindo uma adequada expansão da caixa torácica.

Excisão e enxertia

As escaras (do latim = casca) devem ser excisadas o mais precocemente possível após a estabilização do paciente. Com isso, diminuem-se a estabilização do paciente, diminuindo a exposição à infecção e a dor provocadas pelos banhos e curativos diários, reduz-se a hospitalização e há um menor custo com resultado estético melhor. As excisões podem ser realizadas na forma de ***excisão fascial***, que retira a pele queimada, gordura indo até a fáscia. Embora garanta um leito viável para enxertia, tem a desvantagem de sacrificar tecidos sadios, gordurosos, linfáticos, trazendo um resultado estético ruim. Está indicado para grandes queimados com lesões muito profundas, em que os pacientes não podem correr o risco de perder o enxerto ou de ter maiores perdas sanguíneas e múltiplos tempos cirúrgicos. Outra opção é a ***excisão tangencial*** em que são feitas excisões em fatias finas do tecido queimado até que se encontre um tecido viável para enxertia. Traz uma perda maciça de sangue, risco de não integração dos enxertos sobre um leito incerto sem sacrificar tecido sadio e com resultado estético melhor. Só se opera pacientes sem anemia, com reserva de sangue para transfusão. Deve ser aplicada a uma área máxima de 15% da superfície corporal, pois com isso são diminuídos os riscos de hipotermia e hipovolemia. Curativos biológicos, cultura de pele, homo e heteroenxertos, banco de pele e imunologia fazem parte de inúmeras pesquisas nesse campo.

Infecção da área queimada

As infecções ainda são um obstáculo a ser superado e representam uma das principais causas de óbito do paciente queimado. É muito importante a identificação das diferentes manifestações nos processos infecciosos, pois o paciente apresenta uma pele não íntegra, sendo a porta de entrada dos micro-organismos. São considerados sinais e sintomas de infecção em queimadura:

- Alteração da coloração da lesão.
- Edema de bordas das feridas ou do segmento corpóreo afetado.
- Aprofundamento das lesões.

- Mudança do odor (cheiro fétido).
- Descolamento precoce da lesão seca e transformação em lesão úmida.
- Coloração hemorrágica sob a escara.
- Celulite ao redor da lesão.
- Vasculite no interior da lesão (pontos avermelhados).
- Aumento ou alteração da dor.

Importantíssimo

- Nunca aplique nenhum produto caseiro como: sal, açúcar, pó de café, pasta de dente, pomadas, ovo, manteiga, óleo de cozinha ou qualquer outro ingrediente, pois podem complicar a queimadura e dificultar um diagnóstico mais preciso.
- Não aplique gelo diretamente no local, pois pode piorar a queimadura e induzir hipotermia.
- Evite pomadas ou remédios naturais, assim como qualquer medicação que não for prescrita por médicos.
- Em caso de ingestão de produtos cáusticos ou queimaduras em boca e olhos, lavar o local com bastante água corrente e procurar o pronto-socorro.
- Não toque a área afetada.
- Não tente retirar pedaços de roupa aderidos na pele. Se necessário, recorte em volta da roupa que está aderida à pele queimada.
- Não cubra a queimadura com algodão.

Referências bibliográficas

1. Sassine SW, Guastelli LR, Lamblet LCR, Ribas MR. Assistência ao paciente queimado. In: Knobel E, ed. Condutas no paciente grave. 3ª ed. São Paulo: Atheneu; 2006; 2483-9.
2. Silva KP, Caparroz MR, Totquato JA. Prevalência de complicações respiratórias em pacientes com queimaduras internados em um hospital público estadual de São Paulo. Revista brasileira de queimaduras. out/nov/dez 2010; 9(4):130-5.
3. Macedo JLS, Santos JB. Complicações infecciosas em pacientes queimados. Rev Soc Bras Cir Plástica. 2006; 21(2):108-11.
4. Vale ECS. Primeiro atendimento em queimaduras: a abordagem do dermatologista. Rio de Janeiro. An. Bras. Dermatol. Jan./Feb. 2005; 80(1).
5. Blecha FP, Guedes MT. Tratamento de radiodermatite no cliente oncológico: subsídios para intervenções de enfermagem. Revisão de Literatura. Revista Brasileira de Cancerologia, 2006; 52(2):151-63.
6. Oliveira FL, Serra MCVF. Infecções em queimaduras. Revista Brasileira de Queimaduras. Goiânia jul. 2012; 10(3):96.
7. Atendimento pré-hospitalar ao traumatizado, PHTLS/NAEMT. 7ª ed. Rio de Janeiro: Elsevier; 2011: 355-74.
8. Cartilha para tratamento de emergência das queimaduras/Ministério da Saúde, Secretaria de Atenção à Saúde, Departamento de Atenção Especializada. – Brasília: Editora do Ministério da Saúde, 2012; 20 p.:il.

capítulo 21

Emergências Psiquiátricas

• Maria do Perpétuo Socorro Sousa Nóbrega • Ana Stella de Azevedo Silveira

Introdução

A emergência psiquiátrica (EP) pode ser definida como qualquer situação de natureza psiquiátrica na qual exista um risco significativo para o usuário, terceiros e ambiente, envolvendo geralmente distúrbios do pensamento, sentimento e comportamento que necessitam de intervenções imediatas.

O pronto-socorro é o serviço mais bem preparado para atender esse tipo de situação. No entanto, ela também pode ocorrer em centros de atenção psicossocial, unidades de internação e até em unidades básicas de saúde.

O atendimento em EP tem como objetivos:

- **Promover a estabilização do quadro:** o sintoma-alvo é abordado e controlado.
- **Estabelecer uma hipótese diagnóstica do quadro:** mesmo que provisória, pois servirá como referencial para a avaliação da evolução do usuário.
- **Encaminhar adequadamente:** garantia do seguimento do tratamento do quadro.

A seguir serão abordadas as condições psiquiátricas mais comuns em um setor de emergência.

Agitação psicomotora e o usuário potencialmente agressivo

Definição e etiologia

A agitação psicomotora (AP) e o comportamento agressivo caracterizam uma emergência psiquiátrica, pois podem ocasionar danos ao usuário, às pessoas ao seu redor e ao ambiente.

A AP é caracterizada por um ou mais dos seguintes sinais e sintomas: inquietação, irritabilidade e atividade motora e verbal exacerbadas ou desorganizadas.

O comportamento agressivo pode ou não ser precedido por um quadro de agitação psicomotora e consiste na ameaça ou execução de danos morais ou físicos a si mesmo ou a outros.

Diversos quadros psiquiátricos ou clínicos podem levar o indivíduo à agitação psicomotora, com ou sem agressividade. Intoxicação ou abstinência por álcool e/ou drogas e surtos psicóticos são os mais comumente relacionados a essa condição e outros quadros possíveis são crises de ansiedade, pânico, mania, transtornos de personalidade, demência, *delirium* e outros transtornos mentais orgânicos. Os quadros clínicos que podem levar à agitação são traumas, infecções, acidentes vasculares cerebrais, epilepsia e hipoglicemia, entre outros. Algumas medicações utilizadas na clínica têm potencial de promover efeitos colaterais que se assemelham ao quadro de agitação psicomotora, como a metoclopramida e alguns antipsicóticos que podem causar acatisia e os corticoides e antiparkinsonianos que podem causar sintomas psicóticos.

Abordagem inicial

Diante da AP, o enfermeiro que admite o usuário deve investigar seus antecedentes psiquiátricos, presença de comorbidades, uso de medicações ou substâncias psicoativas, início do quadro, estressores psicossociais, quedas e traumas.

Exames complementares, como teste de glicemia, hemograma, exame de urina tipo I, radiografia de tórax, eletrocardiograma e saturação de oxigênio, são importantes para descartar causas orgânicas. Outros exames devem ser solicitados conforme as principais características do quadro apresentado. Tais procedimentos nem sempre são passíveis de ser realizados durante a emergência do quadro.

A primeira intervenção na agitação **sempre** deve ser proteger a integridade física do usuário e das pessoas ao redor. O profissional nunca deve colocar-se em situações de risco, tal como abordar sozinho um usuário e prevenir alguns danos ao ambiente e à estrutura do serviço.

Terapêutica

A primeira opção para acalmar um usuário em AP é a contenção verbal (CV), que consiste no uso de técnicas de comunicação terapêutica a fim de tirar o usuário da situação de risco em que se encontra. É sempre a primeira escolha, mas em casos onde ele possa oferecer risco imediato pode ser necessário o uso de contenção mecânica ou química em primeiro lugar. A empatia e o respeito pelo sofrimento do usuário são essenciais para que ele se sinta acolhido e possa confiar no profissional que o aborda, atenuando o quadro de agitação e eventualmente colaborando espontaneamente.

A fala do profissional deve ser firme e clara, mas sem autoritarismo. A imposição de limites auxilia no manejo da situação e dá os esclarecimentos sobre comportamentos não admitidos no ambiente. Não se deve de modo algum gritar, ameaçar ou insultar.

É comum que o quadro não consiga ser controlado apenas com a contenção verbal, uma vez que, especialmente em situações envolvendo pronto-socorro, o profissional de saúde que faz a intervenção é geralmente desconhecido do usuário, o que dificulta o ganho de sua confiança e estabelecimento de vínculo. Nesses casos, a segunda opção é a contenção química (CQ), que consiste no uso de medicação para conter o quadro de agitação.

A medicação pode ser administrada por via oral (VO) intramuscular (IM). O seu efeito IM é mais rápido, mas, caso o quadro de agitação seja mais leve e o usuário aceite, a medicação VO deve ser a primeira escolha. Em caso de recusa por VO, utiliza-se a medicação IM de modo voluntário – quando o usuário aceita a intervenção – ou involuntário – quando não aceita.

A medicação mais indicada para cada situação de emergência baseia-se nos sinais e sintomas apresentados. Deve-se antes questionar história de intolerância a medicações, especialmente síndrome neuroléptica maligna (SNM) e distonia aguda (efeitos colaterais de antipsicóticos), sendo o primeiro potencialmente fatal e o segundo relatado como muito desconfortável e doloroso, e investigar também história de uso de substâncias psicoativas, a fim de evitar sedação. A combinação entre antipsicóticos e benzodiazepínicos é bastante utilizada para realizar tranquilização rápida, mas existem outras possibilidades (Figura 21.1).

Na impossibilidade ou ineficácia do uso da contenção química, a opção seguinte é a contenção mecânica (CM), a qual consiste no uso de dispositivos, como faixas, para restrição dos movimentos. É precedida da contenção física (CF), caracterizada pela restrição dos movimentos apenas pela força humana. A CM deve ser realizada por equipe treinada mediante prescrição médica e sob asupervisão de profissional enfermeiro, de acordo com protocolo aprovado pela instituição. É inaceitável o uso de qualquer forma de contenção com objetivo punitivo.

O primeiro passo para esse procedimento é reunir quatro ou cinco membros da equipe e escolher um porta-voz que comandará a ação. O porta-voz abordará o usuário verbalmente, buscando acalmá-lo e esclarecendo a situação. Quando ele já é conhecido da equipe, o porta-voz deve ser o profissional

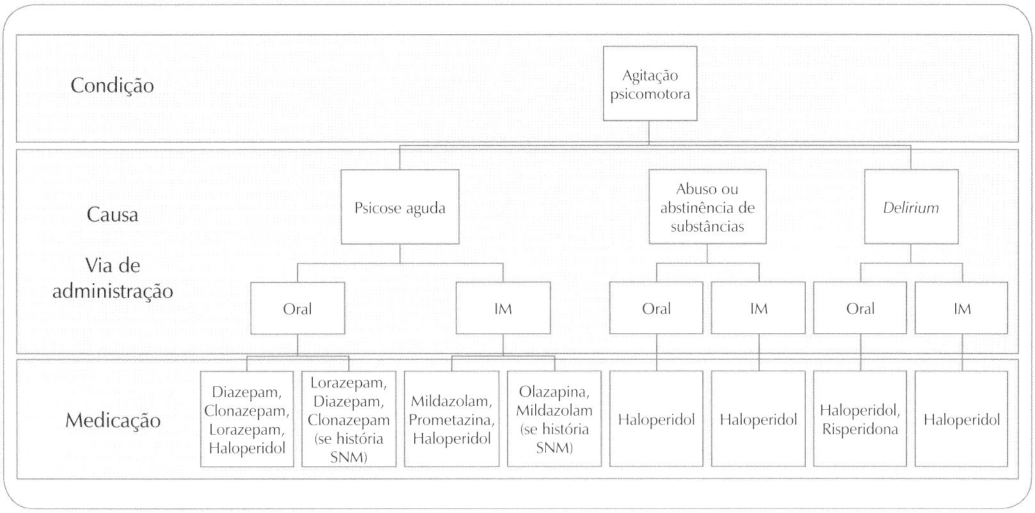

Figura 21.1 Medicação para tranquilização rápida na agitação psicomotora.

mais vinculado a esse usuário. À medida que é feita a abordagem, os outros profissionais devem posicionar-se estrategicamente de modo que possam segurar com facilidade os quatro membros do usuário.

Quando o porta-voz dá o comando da contenção, que pode ser através de frases como: "Já que não estamos conseguindo controlar a situação, teremos que te segurar...", a equipe deve entrar rapidamente em ação. Quando o usuário se dá conta de que vai ser contido, ele pode se tornar mais agitado ou violento, pois se sente ameaçado. Os demais profissionais localizados à frente do usuário devem segurar os membros superiores (cotovelos e punhos) e membros inferiores (joelhos e tornozelo) dele. O porta-voz deve estar posicionado atrás do usuário e abraçá-lo contra seu tórax com um dos braços, enquanto a mão livre segura e pressiona para trás a testa do usuário. Na ausência desse quinto profissional, a prioridade é dada à restrição dos membros.

Depois de imobilizado, o usuário deve ser levado ao leito, enquanto as faixas de contenção são rapidamente providenciadas. A contenção em maca não é recomendada por proporcionar risco de queda. As faixas devem ser posicionadas nos MMII na altura dos tornozelos e em MMSS na altura dos punhos. Não podem ser muito apertadas para evitar garroteamento dos membros. Quando essas quatro não são suficientes para restringir os movimentos e garantir a segurança do usuário, outras quatro podem ser posicionadas na altura das coxas e braços. Por último, o uso de uma faixa torácica pode ser necessário. Elas devem ser próprias para esse procedimento, confeccionadas em algodão reforçado ou lona. O uso de ataduras de crepe ou mesmo de lençol não é recomendado.

Caso não seja possível levar o usuário ao leito, ele deve ser mantido no local da imobilização, se necessário sobre o chão, até que seu transporte se torne possível. Terminado o procedimento, o usuário deve ser orientado quanto ao motivo da contenção e, logo que se acalmar, deve ser liberado.

Devem ser avaliados seus sinais vitais a cada 30 minutos, como também perfusão periférica, cobrir o usuário com lençol ou cobertor, mantendo extremidades descobertas. O usuário deve ser atendido em suas necessidades básicas como alimentação, hidratação e eliminações. Deve-se garantir a segurança do usuário, retirando qualquer objeto perigoso, como armas, isqueiros e facas. A contenção deve ser mantida pelo menor tempo possível. Caso não tenha sido realizada uma medicação anteriormente, essa deve ser rapidamente providenciada, a fim de adiantar a retirada das faixas.

Assim que o usuário adormecer ou estiver mais tranquilo, deve ser liberado da contenção. Usuário e acompanhante devem ser orientados sobre o motivo da realização do procedimento, ser acolhidos e ter suas dúvidas sanadas nesse momento.

Assistência de enfermagem

A equipe de enfermagem deve exercer papel essencial nessas situações, pois lhe cabem a identificação do risco de agitação, a realização dos diversos tipos de contenção e a avaliação periódica do usuário nessa situação. A equipe deve proporcionar a ele um ambiente seguro, livre de estímulos que gerem ansiedade e objetos que possam causar ferimentos como agulhas e suportes de soro.

A agitação psicomotora muitas vezes pode ser prevenida quando se lida com os sinais preditores e com uma condição importante que é o delírio (Tabela 21.1).

Tabela 21.1
Definição de delírios e sinais preditivos de APM

Delírios	*Sinais preditores*
Ideias irreais, muitas vezes bizarras, de convicção absoluta e irredutíveis Geralmente causam ansiedade	Exacerbação dos movimentos e gestos Ameaças Aumento do tom de voz Irritabilidade Hostilidade

Os delírios dos usuários devem ser acolhidos com empatia e não devem ser confrontados através de explicações lógicas, especialmente em uma situação de emergência. Do mesmo modo, não devem ser reforçadas as ideias delirantes.

O enfermeiro deve saber reconhecer as principais indicações e efeitos colaterais das medicações mais utilizadas e comunicar complicações decorrentes de seu uso. A família deve ser orientada a respeito da natureza da agitação, suas manifestações e sobre como identificá-la e manejá-la caso ocorra nova crise.

Delirium ou estado confusional agudo

Definição e etiologia

O *delirium* ou estado confusional agudo consiste em uma síndrome neurocomportamental caracterizada por alterações relacionadas a um distúrbio sistêmico subjacente. Costuma apresentar de início rápido e curso breve e ser reversível, manifestando-se por alterações quali ou quantitativas do nível de consciência, da atenção, da orientação, de senso de percepção (alucinações, ilusões), do pensamento (desorganização e delírios), da memória recente, da atividade motora e do humor. Em geral, os sintomas flutuam ao decorrer do dia e são exacerbados durante a noite, causando sonolência diurna e agitação noturna.

Estima-se que entre 10%–40% dos usuários em hospitais apresentem *delirium* em algum momento da hospitalização. O *delirium,* especialmente em idosos que chegam à emergência com queixa de alteração do comportamento e confusão, pode ser facilmente confundido com um quadro demencial, principalmente quando o usuário já o tem de base, o que pode levar ao óbito.

Estados pós-operatórios, infecções, distúrbios metabólicos, doenças cardiovasculares, doenças do sistema nervoso central e abstinência de substâncias são algumas das condições mais comumente relacionadas ao *delirium.*

Abordagem inicial

Ao receber o usuário em *delirium,* o enfermeiro deve coletar um histórico completo incluindo exame físico, psíquico e neurológico, além da história detalhada do surgimento dos sintomas e de antecedentes pessoais, contando com relatos do usuário e da família.

Exames complementares são importantes para orientar a conduta, como hemograma, glicemia, exame de urina tipo I, radiografia de tórax, oximetria e eletrocardiograma.

Terapêutica

A medicação psicotrópica é utilizada para atenuar os sintomas, devendo ser escolhida levando em consideração idade do usuário, quadro clínico, possíveis interações medicamentosas e sintomas mais evidentes. As principais situações que necessitam tratamento medicamentoso são agitação psicomotora, psicose e insônia.

Nas duas primeiras situações, antipsicóticos como Haloperidol ou Risperidona, costumam ser a primeira escolha do médico por sua eficácia nos sintomas de agitação e baixo efeito sedativo que pode mascarar o quadro subjacente. Em caso de doença cardíaca, devem ser usados com cuidado em razão do risco de alterações eletrocardiográficas. Os benzodiazepínicos de meia-vida curta, como Lorazepam e Midazolam, são utilizados mais frequentemente para insônia. Os sinais vitais desses usuários devem ser rigorosamente monitorados.

O quadro psicopatológico só terá remissão completa quando tratada a sua causa: a condição clínica subjacente. Cada situação específica deve ser diagnosticada e tratada o mais brevemente possível, sendo essa a prioridade nos casos de *delirium*.

Assistência de enfermagem

O enfermeiro e os componentes da equipe são as pessoas que efetivamente documentam a maioria dos sintomas decorrentes do *delirium*. O enfermeiro deve estar preparado para reconhecer essa condição, incluindo a avaliação do comportamento e do estado mental dos usuários em sua rotina e sabendo relacionar essas alterações com dados do histórico e com a condição de saúde, como emagrecimento, desidratação e hipertermia.

A confusão mental torna o usuário mais vulnerável a diversos riscos. As alucinações e os delírios podem levar o usuário a querer levantar-se sozinho assustado ou até fugir, promover risco de queda, de suicídio e de agressividade. O posicionamento do leito do usuário próximo ao posto de enfermagem e a manutenção de grades elevadas são importantes medidas de segurança nesses casos.

Tentativa de retirada de acessos venosos, sondas e cateteres também pode ocorrer, os quais devem ser muito bem fixados e de difícil acesso. A contenção no leito deve ser evitada, pois pode exacerbar os sintomas de *delirium*, mas pode ser necessária.

O usuário pode demandar ajuda da equipe de enfermagem na realização de necessidades básicas, como alimentação e eliminações. Quando a comunicação estiver prejudicada, a equipe deve esforçar-se para entendê-lo e se fazer entendida. A redução dos estímulos e dos procedimentos durante o sono auxiliam na preservação de um ciclo sono-vigília mais adequado.

Usuário e familiar devem ser orientados a respeito do quadro de *delirium*, prevenção, tratamento e prognóstico, a fim de aliviar angústias e permitir a realização de um reconhecimento mais precoce dos sinais e sintomas, evitando assim recorrências.

Crise e transtorno do pânico

Definição e etiologia

O ataque ou crise de pânico é um quadro de emergência psiquiátrica, caracterizado por uma crise súbita de ansiedade que pode ou não ser desencadeada por um evento estressor. É geralmente composto por dispneia, taquicardia e sensação subjetiva de ansiedade. O usuário ainda relata a impressão nítida de que está prestes a enlouquecer, sofrer um ataque cardíaco ou morrer. Geralmente dura entre 5–30 minutos. A repetição dessas crises e o aumento de sua frequência podem caracterizar o transtorno do pânico (Tabela 21.2).

Tabela 21.2
Critérios do DSM-IV-TR para ataque e transtorno de pânico

Ataque de pânico – período distinto de intenso temor ou desconforto, no qual quatro ou mais dos seguintes sintomas desenvolveram-se abruptamente e alcançaram um pico em dez minutos	Transtorno de pânico – ataques de pânico recorrentes e inesperados, sendo que pelo menos um dos ataques foi seguido pelo período mínimo de 1 mês com uma (ou mais) das seguintes características
Palpitação ou taquicardia	Preocupação persistente acerca de ter ataques adicionais
Sudorese	Preocupação acerca das implicações do ataque ou suas consequências
Tremores ou abalos	Uma alteração comportamental significativa relacionada aos ataques
Sensações de falta de ar ou sufocamento	
Sensação de asfixia	
Dor ou desconforto torácico	
Náusea ou desconforto abdominal	
Sensação de tontura, instabilidade, vertigem ou desmaio	
Desrealização (sensações de irrealidade) ou despersonalização (estar distanciando de si mesmo)	
Medo de perder o controle ou enlouquecer	
Medo de morrer	
Parestesias (anestesia ou sensações de formigamento)	
Calafrios ou ondas de calor	

Abordagem inicial

O primeiro passo ao se deparar com um usuário em crise de pânico na emergência é descartar causa orgânica. Diagnósticos diferenciais comuns são: angina, infarto agudo do miocárdio, acidente vascular cerebral, asma, enxaqueca, intoxicação por drogas e abstinência alcoólica.

Exames complementares, como eletrocardiograma, avaliação de enzimas cardíacas e exames de imagem, direcionados pelos sinais e sintomas apresentados são essenciais para um diagnóstico bem feito.

Terapêutica

O uso de medicação benzodiazepínica, como Alprazolam, Lorazepam e Clonazepam, é recomendado na vigência da crise. Não é recomendável prosseguir com o tratamento diário com benzodiazepínicos por mais de 6 semanas, em razão do seu potencial de tolerância e dependência.

Estabilizado o quadro, é importante questionar a periodicidade e as características de crises anteriores a fim de orientar um tratamento em longo prazo, essencial para evitar novas situações de emergência. Apesar de os benzodiazepínicos serem eficazes para a crise, funcionando como uma espécie de "extintor de incêndios", o tratamento do transtorno do pânico deve ser feito por antidepressivo com ação em sintomas ansiosos (Sertralina e Paroxetina), em associação ou não a um benzodiazepínico.

Assistência de enfermagem

A avaliação de enfermagem deve conter história detalhada da doença, incluindo tratamentos anteriores, uso de substâncias e antecedentes familiares. Deve-se proporcionar uma escuta terapêutica ao usuário em crise, visando a sua tranquilização e promoção da segurança, além de controlar sua própria ansiedade para não transmiti-la ao usuário.

É importante a presença de algum profissional de enfermagem durante a crise para acolher e tranquilizar o usuário. As técnicas de relaxamento e exercícios de respiração são medidas simples que podem fazer parte da intervenção de enfermagem.

Deve-se explicar ao usuário e familiar o que é um ataque de pânico, reconhecimento dos sintomas, transitoriedade do quadro e a necessidade de seguimento. É inadequado minimizar a crise com frases como "você não tem nada, fique tranquilo, isso passa logo".

Intoxicação aguda pelo álcool

Definição e etiologia

A intoxicação aguda pelo álcool é uma síndrome reversível específica à ingestão recente dessa substância. Os critérios que a definem baseiam-se nas evidências recentes do uso e incluem comportamento inadequado, agressividade, labilidade do humor, prejuízo na coordenação psicomotora e julgamento de realidade, lentificação psicomotora e déficit cognitivo.

A apresentação clínica da intoxicação alcoólica (Tabela 21.3) depende da quantidade de álcool ingerido e absorvido pelo indivíduo, necessitando de mais cuidados, quanto maior for essa quantidade. O álcool etílico é uma substância depressora do SNC e, após sua ingestão por via oral, 10% são absorvidos no estômago. A porcentagem de absorção varia se o estômago encontra-se vazio ou na presença de alimentos.

Tabela 21.3 Principais sinais de intoxicação por álcool
Hálito etílico
Conjuntivas hiperemiadas
Marcha atáxica
Perda da crítica
Euforia
Irritabilidade
Labilidade emocional
Lentificação ou agitação psicomotora
Dificuldade na fala
Distorções percentuais
Sedação

Abordagem inicial

A abordagem deve ser focada nas alterações de comportamento que podem culminar em franca agitação psicomotora e violência. Ao receber o indivíduo sob intoxicação alcoólica, o enfermeiro deve investigar, sempre que possível, o tipo de bebida ingerida, a quantidade, o último horário de ingesta e outras informações adicionais como o padrão de consumo alcoólico usual e problemas preexistentes relacionados ao álcool. Também é prudente investigar a associação com outras substâncias psicoativas, quer sejam medicamentos ou substâncias ilícitas.

Ao investigar a quantidade e padrão de consumo, é possível configurar se o indivíduo faz uso nocivo ou apresenta extrema dependência do álcool. Esse levantamento norteará a assistência e permitirá prever a possibilidade da instalação de um quadro de síndrome de abstinência do álcool (SAA).

Terapêutica

O usuário que chega a um pronto-socorro sob intoxicação alcoólica deve ser submetido a uma avaliação física que detecte e descarte traumas e outras condições clínicas. A intoxicação pode ser acompanhada por hipoglicemia, que deve ser corrigida por reposição de glicose e ser posterior à reposição de Tiamina (Vitamina B1) com o objetivo de prevenir a encefalopatia de Wernicke.

A hidratação é uma conduta indicada, associada à correção de distúrbios hidroeletrolíticos. Usualmente é utilizada a instalação de soro fisiológico a 0,9%.

Em casos de agitação psicomotora e violência, é dada preferência a antipsicóticos de alta potência, como o Haloperidol, até atingir o controle da situação.

Assistência de enfermagem

Ao se formar conhecimento de que, em muitos casos, pessoas que fazem uso de substâncias, como o álcool, retornam frequentemente ao pronto-socorro sob intoxicação, é necessário que a equipe esteja preparada para confrontar-se com sentimentos diversos, que podem ser despertados em decorrência do comportamento recorrente e das atitudes inadequadas do usuário.

Por mais complicado que seja lidar com o comportamento da pessoa intoxicada, o enfermeiro e sua equipe devem procurar disponibilizar-se internamente para atender as necessidades básicas afetadas e oferecer segurança. A equipe precisa ser flexível, ao mesmo tempo em que estabelece limites diante de condutas inadequadas, para não agravar o sofrimento do usuário e também para protegê-lo.

Medidas a serem adotadas:

- Garantir a proteção da vida e integridade física do indivíduo.
- Atentar para os riscos de convulsão, arritmias cardíacas e outras complicações clínicas.
- Monitorar dados vitais, especialmente pressão arterial, pulso e glicemia.
- Manter o usuário em um ambiente terapêutico, compreendido como desprovido de estímulos e de condições que possam trazer riscos à vida.
- Posicionar o usuário em decúbito lateral, evitando, assim, a broncoaspiração de êmese;
- Assegurar as necessidades humanas básicas relacionadas à hidratação, alimentação, higienização e conforto, conforme as limitações e possibilidades do usuário.
- Realizar medidas de contenção mecânica em caso de agitação psicomotora ou agressividade.
- Observar atentamente o comportamento do usuário, procurando sinais que evidenciem risco para ele ou os demais, assim como estabelecer limites de modo firme e coerente como medida terapêutica para o comportamento inadequado.

Síndrome de abstinência do álcool (SAA)

Definição e etiologia

A SAA, que ocorre em função da interrupção ou redução do uso da substância, após um período de uso pesado e prolongado, caracteriza-se por uma alteração física e comportamental com prejuízo cognitivo e fisiológico. O indivíduo em SAA sente necessidade premente de consumir a substância com o intuito de reduzir o desconforto decorrente da falta delas. A SAA pode ser classificada como *leve, moderada ou grave*, podendo levar ao coma e à morte (Tabela 21.4).

Tabela 21.4
Apresentação clínica da SAA

Leve/moderado *Nível 1*	*Grave* *Nível 2*
Leve agitação	Agitação psicomotora
Tremores finos	Tremores generalizados
Cefaleia episódica	Sudorese intensa
Náusea sem vômito	Cefaleia
Sensibilidade visual	Náuseas e vômitos
Sem alteração da percepção auditiva e tátil	Convulsões
Sudorese facial discreta	Contato prejudicado
Orientação no tempo e espaço	Desorientação no tempo e espaço
Crítica preservada	Crítica prejudicada
Leve ansiedade	Ansiedade
	Pensamento descontínuo ou delirante
	Alucinações táteis ou visuais

A SAA representa fase clinicamente importante da Síndrome de Dependência do Álcool (SDA) e é caracterizada por desconforto físico e psicológico que motiva o usuário a procurar tratamento. O manejo clínico/monitoração da SAA é conhecido como desintoxicação. Uma vez que alguns dos sintomas da SAA são no mínimo desconfortáveis e, na pior das hipóteses, uma ameaça à sobrevivência, as intervenções médicas e de enfermagem são necessárias, especialmente para prevenir o agravamento da abstinência.

Abordagem inicial

Os objetivos imediatos do atendimento ao indivíduo em SAA são promover abstinência segura, que seja humana e assegure sua dignidade, incluindo nesse processo cuidados de saúde, ambiente seguro, ancorados por atitude sensível, respeitosa e confidencial.

No primeiro contato com o usuário deve-se investigar o último uso de álcool (quantidade e horário) e sinais de abstinência. É necessário realizar exame psíquico e físico e, juntamente com a equipe médica, verificar comorbidades físicas por meio de exames complementares.

Terapêutica

A SAA nível 2, ou seja, grave, deve ser conduzida no espaço hospitalar. É considerada uma condição clínica de caráter emergencial, dadas as possíveis consequências da vida do sujeito e requer cuidados mais intensivos. O planejamento geral do tratamento da SAA inclui medidas farmacológicas e não farmacológicas. As medidas terapêuticas que devem ser adotadas estão descritas na Tabela 21.5.

Tabela 21.5
Medidas terapêuticas na SAA

Condutas não medicamentosas	*Condutas medicamentosas*
Monitorar o comportamento do usuário	Reposição de vitamina: Tiamina (Vitamina B1) para evitar a síndrome de Wernicke
Orientar o usuário em relação a tempo, espaço e procedimentos a serem realizados	Uso de benzodiazepínicos: a prescrição é baseada nos sintomas
Manter o indivíduo com dieta leve ou jejum em virtude dos riscos de aspiração e complicações respiratórias	Hidratação endovenosa e reposição de eletrólitos
Monitorar a gravidade da SAA pela escala CIWAA	
Monitorar níveis de glicemia, eletrólitos e hidratação	
Manter o usuário em repouso	
Promover ambiente tranquilo	
Reduzir ao máximo os estímulos audiovisuais	
Realizar medidas de contenção mecânica em caso de agitação psicomotora ou agressividade	

Assistência de enfermagem

A assistência é focada em cinco áreas: risco de progressão para abstinência severa e ameaça de vida; risco de danos a si mesmo, a outros ou comportamento autodestrutivo devido ao estado mental alterado; risco para desidratação, desequilíbrio nutricional e eletrolítico; potencial para convulsões e presença de doenças simultâneas que são mascaradas ou imitadas por abstinência. As intervenções de enfermagem devem ter como objetivo diminuir ou extinguir tais riscos, além de assegurar as necessidades humanas básicas relacionadas à hidratação, alimentação e conforto conforme as limitações e possibilidades do usuário.

O enfermeiro deve realizar o papel de educador, oferecendo orientação sobre a SAA, qualquer que seja a sua intensidade e dificuldade cognitiva encontrada no usuário; dando tempo para que ele processe todas as informações oferecidas e orientando familiares e outros significantes sobre a abstinência e suas consequências, trazendo-os para assumir o compromisso de ajuda nessa condição.

A SAA pode ser mensurada pela escala *Clinical Institute Withdrawal Assessment for Alcohol* (revised) CIWAA – Ar (Anexo). Pode ser usada diariamente ou de acordo com a necessidade do usuário. É um excelente recurso para orientar a avaliação quanto à gravidade da SAA e à necessidade de administração de medicamentos.

Comportamento suicida

Definição e etiologia

O comportamento suicida pode ser definido pelo ato no qual o indivíduo se agride, independentemente do grau de letalidade desejado, em que há o reconhecimento por parte do indivíduo de sua atitude. O comportamento suicida pode ser compreendido dentro de um continuo que vai desde ideação suicida ao suicídio, compreendendo:

Ideação suicida: caracterizada pela apresentação de ideias recorrentes ou permanentes de perda da vontade de viver, desejo de estar morto e de acabar com a própria vida, como também de autodestruição.

Plano suicida: caracterizado pelo plano de execução do ato suicida que inclui método, acesso ao método e data.

Ato suicida: caracterizado por alteração na conduta do indivíduo que faz com que aja de forma voluntária e intencional, buscando tentar a própria morte. Sua realização pode ter dois desfechos: a) provoca a morte e passa a ser chamado de suicídio e b) falha em provocar a morte e passa a ser chamado de suicídio.

Tentativa de suicídio: caracterizada pela falha do ato suicida. É a situação na qual o indivíduo não morre em decorrência ao ato suicida.

Risco de suicídio: caracterizado pela probabilidade de que a ideação suicida concretize-se no ato suicida e tenha a morte autoinfligida como desfecho.

Suicídio: caracterizado pela morte intencional autoinfligida provocada por um quadro deliberado de autoagressão realizado na expectativa de ser fatal.

Alguns fatores contribuem para o comportamento suicida. Atualmente, sabe-se que existe um determinante neurobiológico independentemente de doença psiquiátrica de base. Indivíduos com quadro de depressão maior são mais vulneráveis a impulsos em razão da diminuição na função serotoninérgica cerebral. No entanto, a aplicabilidade clínica desses achados ainda é restrita, e com o avanço de técnicas de neuroimagem espera-se utilizar o metabolismo da serotonina como parâmetro para o risco de suicídio.

Com relação aos aspectos genéticos, dados clínicos de família, gêmeos e estudos de adoção têm demonstrado que existe uma suscetibilidade genética para o suicídio, que somente se manifestará em períodos de estresse intenso ou durante a manifestação de uma doença psiquiátrica. A presença de transtornos psiquiátricos tem sido fortemente associada ao comportamento suicida. Entre os mais prevalentes em usuários suicidas estão: transtorno depressivo, transtorno afetivo bipolar com risco aumentado em mudanças muito rápidas do estado depressivo e no começo e fim de episódios depressivos. Abuso ou dependência de álcool, esquizofrenia, transtornos de personalidade e transtornos mentais orgânicos e doenças físicas incapacitantes, crônicas, dolorosas e terminais também estão relacionados ao comportamento suicida.

Atualmente, o suicídio representa um grave problema de saúde pública, alcançando uma taxa entre 10 e 20/100 mil habitantes no mundo. No Brasil, ela varia de 4–6/100 mil habitantes. As tentativas são, em geral, entre 10–15 vezes mais frequentes do que o suicídio. De acordo com a Organização Mundial de Saúde (OMS), ocorrem aproximadamente um suicídio a cada minuto e uma atitude suicida a cada 3 segundos.

Abordagem inicial

Em um ambiente de emergência, podemos nos deparar com dois tipos de situação que necessitam de avaliação rigorosa: o usuário que tentou suicídio e aquele com risco de suicídio.

Aquele que tentou suicídio pode chegar à emergência em duas condições: a primeira em que o ele ainda se encontra em risco de vida em decorrência da tentativa e a segunda na qual já se encontra fora de risco.

Na abordagem da primeira situação deve-se ter como objetivo principal a *proteção da sua vida*, ou seja, salvar a vida dele. O enfermeiro deve avaliar a gravidade da tentativa através de entrevista e exame físico e intervir objetivamente nas situações clínicas apresentadas. As ações devem ser dirigidas de acordo com o método utilizado na tentativa (ex.: politraumatismo, afogamento, ferimento por arma de fogo ou arma branca, enforcamento, envenenamento/intoxicação por drogas).

Na segunda situação, o enfoque deve ser dado nas motivações que levaram à tentativa, como também na avaliação do risco de recidiva. Uma tentativa jamais deve ser minimizada. Também deve ser dada especial atenção às medidas de segurança e controle do ambiente, como retirada de objetos potencialmente letais do usuário e do ambiente (ex.: armas, lâminas, perfurocortantes, cordas, etc.).

Atitudes de empatia, respeito e não julgamento são necessárias à abordagem em um espaço sigiloso, como também o estabelecimento de uma relação de confiança, em que há estímulo à expressão de pensamentos e sentimentos quanto à ideação ou planejamento suicida.

A avaliação do risco de suicídio é uma tarefa extremamente complexa que deve ser realizada para todos os usuários em risco, independentemente de ter havido tentativa ou não. O avaliador precisa estar mentalmente preparado para entender o que está acontecendo na vida do indivíduo que o levou a pensar ou tentar se matar. Deve ser feito um levantamento dos fatores de risco (Tabela 21.6) e avaliar sentimentos de desesperança, considerado o sentimento mais prevalente em usuário que tentaram suicídio ou apresentam ideação grave. Quanto maior o grau de desesperança, maior o risco de êxito letal.

Tabela 21.6 Fatores de risco para o comportamento suicida
Sexo masculino
Maior de 45 anos
Divorciados/solteiro/viúvo
Problemas no funcionamento familiar
Relacionamentos sociais e sistemas de suporte deficientes
Perdas pessoais ou de emprego
Falta de habilidade em lidar com problemas
Doença física ou dor crônica
Transtornos mentais (depressão, transtorno de personalidade, esquizofrenia e abuso de álcool e outras drogas)
Acesso a meios letais
Exposição ao suicídio de outra pessoa

Terapêutica

O tratamento é tão complexo quanto o próprio fenômeno do suicídio. É necessário elaborar um plano individualizado, no qual devem ser abordados tanto os transtornos psiquiátricos, como o desenvolvimento de habilidades para resolução de problemas externos. O plano terapêutico deve basear-se na gravidade da tentativa e no risco de suicídio.

A hospitalização é geralmente indicada depois de uma tentativa de suicídio violenta, quase fatal ou premeditada, quando o plano ou intenção suicida permanecem, quando há comportamento impulsivo persistente, comprometimento sério do estado mental, pouca crítica ou recusa evidente de ajuda, quando o usuário não se arrepende da tentativa e quando há limitação no convívio familiar, suporte social precário, perda de condição socioeconômica.

Existem poucas evidências conclusivas sobre como intervir e prevenir os atos deliberados de autolesão. Sabe-se, no entanto, que é essencial que o tratamento da condição psiquiátrica subjacente à tentativa seja iniciado o mais rápido possível e seja seguido em longo prazo para prevenir recidivas.

Assistência de enfermagem

A avaliação e a conduta correta da equipe de enfermagem para com o usuário com comportamento suicida (tentativa ou risco) são necessárias para garantir a segurança do indivíduo. Após a estabilização do quadro crítico, o enfermeiro e sua equipe devem focar as seguintes intervenções:

- Identificar e reforçar o usuário com comportamento suicida na passagem de plantão.
- Encorajar pontos positivos quando possível.
- Observar reações emocionais que dão indícios de risco de suicídio: *desânimo, frases pessimistas e sem perspectivas, vontade de encontrar pessoas que já morreram.*
- Estimular e orientar sobre a utilização dos sistemas de apoio familiar e comunitário.
- Ressaltar a importância do tratamento e continuidade para usuário e familiar ou responsável.

- Auxiliar a identificar saídas para o problema e as perspectivas.
- Desencorajar tomada de decisão em momento de angústia.
- Transmitir mensagens de esperança e apoio.
- Disponibilizar ajuda e orientar os lugares e pessoas a buscar resolver seus momentos de crise;
- Reavaliar periodicamente ideias e planos de suicídio.
- Supervisionar momentos de higiene, medicação, visitas e procedimentos de enfermagem;
- Estabelecer medidas preventivas – revista de objetos pessoais, identificação na prescrição e prontuário, etc.

Considerações finais

Este capítulo resumiu as principais condições psiquiátricas que podem conduzir o indivíduo a um serviço de emergência. Embora seja de fundamental importância, o atendimento em EP somente recentemente ganhou destaque. Diversas são as situações que exigem atendimento psiquiátrico em pronto-socorro, como também são aquelas em que o enfermeiro exerce sua atividade profissional nesse cenário. Nas situações de emergências psiquiátricas, o enfermeiro e sua equipe devem usar as condutas terapêuticas que incluam técnicas de comunicação, empatia, atitudes de não julgamento e respeito, garantindo, assim, um cuidado individualizado e de qualidade em saúde mental.

Referências bibliográficas

1. Bertolote JM, Mello-Santos C, Botega N. Detecção do risco de suicídio nos serviços de emergência psiquiátrica. Rev Bras Psiquiat, 2010; 32(Suppl II):87-95.
2. Botega NJ. Prática psiquiátrica no hospital geral: interconsulta e emergência. 2ª ed. Porto Alegre: Artmed, 2006: 365-77.
3. Cordeiro DC, Baldaçara L. Emergências Psiquiátricas. 1ª ed. São Paulo, Rocca, 2007; 65-70.
4. DSM-IV-TR Manual Diagnóstico e Estatístico Transtornos Mentais (4ª ed., texto revisto). American Psychiatric Association. Artmed, Porto Alegre, 2002.
5. Johnson ME et al. Ligações Entre NANDA, NOC e NIC – Diagnósticos Resultados e Intervenções. 2ª ed. Porto Alegre: Artmed, 2009.
6. Kaplan HI, Sadock B, Grebb J. Compêndio de Psiquiatria: ciências de comportamento e psiquiatria clínica. 9ª ed. Porto Alegre: Artmed, 2007; 972-81.
7. Stuart GW, Laraia MT. Enfermagem Psiquiátrica. 4ª ed. Rio de Janeiro: Reichmann & Affonso, 2002.
8. Townsend M. Enfermagem Psiquiátrica – Conceitos e Cuidados. 3ª ed. Rio de Janeiro: Guanabara Koogan, 2002; 205-12.
9. Pillon SC e Nóbrega MPSS. Desintoxicação Alcoólica realizada por Enfermeiras. In: Dependência Química: novos modelos e tratamento. 1ª ed. Roca, São Paulo, 2001.
10. Mello-Santos C, Frágua Jr, Wang YP. Suicídio e tentativa de suicídio. In: Saraiva HM, Damasceno MCT, Baracate SA. Pronto-socorro: Diagnóstico e Tratamento em Emergências. Editora Manole, Barueri, 2008; 1487-94.
11. Stefanelli MC, Fukuda IMK, Arantes EC. Enfermagem psiquiátrica em suas dimensões assistenciais. Editora Manole, Barueri, 2008.
12. Sullivan J, Sykora M, Schneiderman J et al. Assessment of alcohol withdrawal: the revised Clinical Institute Withdrawal for Alcohol Scale (revised) (CIWA-Ar). Br J Addict, 1989; 84:1353-7.
13. Silva NG, Nóbrega MPSS. Intervenções de enfermagem no comportamento suicida. In: SilvaL A, Santos I. (Org.). Cuidar de pessoas em situações de emergências psiquiátricas, ideações suicidas e problemas relacionados a adições. 1ª ed. Paraná: Appris Editora, 2017; 4(9):199-217.

Anexo

Escala CIWAA – Ar	*Dias de abstinência*							
Data	*1º*	*2º*	*3º*	*4º*	*5º*	*6º*	*7º*	*8º*
Sintomas								
I – Náuseas e vômitos								
0 – Sem náuseas ou vômitos								
1 – Leve náusea sem vômito								
4 – Náuseas intermitentes com ânsia de vômito								
7 – Náusea constante ânsia de vômito								
II – Tremores – com braços estendidos								
0 – Sem tremores								
1 – Não visível, mas pode se sentir nas pontas dos dedos								
4 – Tremor moderado com braços não estendidos								
7 – Severo mesmo com braços não estendidos								
III – Sudorese								
0 – Sem suor								
1 – Sudorese discreta, mãos úmidas								
4 – Com gotas de suor na testa								
7 – Completamente suado								
IV – Convulsão								
1 – Sim								
0 – Não								
V – Dor de cabeça								
0 – Não								
1 – Muito leve								
2 – Leve								
3 – Moderada								
4 – Moderadamente severa								
5 – Severa								
6 – Muito severa								
7 – Extremamente severa								
VI – Distúrbios táteis								
0 – Nada								
1 – Muito leve								
2 – Leve								
3 – Moderado								
4 – Moderadamente severo								
5 – Alucinação severa								
6 – Extremamente severa								
VII – Distúrbios auditivos								
0 – Não sente								
1 – Muito pouco desagradável								
3 – Moderado								
4 – Alucinações moderadamente severas								
5 – Alucinações severas								
6 – Alucinações extremamente severas								

(*continua*)

Escala CIWAA – Ar	*Dias de abstinência*							
Data	*1º*	*2º*	*3º*	*4º*	*5º*	*6º*	*7º*	*8º*
Sintomas								
VIII – Alucinações								
0 – Não								
1 – Auditiva ou visual somente								
2 – Auditiva e visual não difundida								
3 – Auditivas e visuais não difundidas								
IX – Distúrbios visuais								
0 – Não presente								
1 – Sensibilidade muito leve								
2 – Leve								
3 – Moderada								
4 – Alucinação moderadamente severa								
5 – Alucinações severas								
6 – Alucinação extremamente severa presente								
X – Turvação da consciência								
0 – Orientado e pode fazer somas simples								
1 – Não pode fazer somas ou não tem certeza da data								
2 – Desorientado no tempo não mais do que 2 dias								
3 – Desorientado no tempo mais do que 2 dias								
4 – Desorientado para lugar e pessoa								
XI – Ansiedade								
0 – Sem ansiedade								
1 – Leve ansiedade								
4 – Moderadamente ansioso								
7 – Equivalente ao estado de pânico agudo								
XII – Agitação								
0 – Atividade normal								
1 – Algo mais do que o normal								
4 – Moderadamente inquieto								
7 – Não consegue ficar parado durante a entrevista								
XIII – Rubor facial								
0 – Não								
1 – Leve para moderado								
2 – Severo								
XIV – Qualidade do contato								
0 – Contato com examinador								
1 – Contato flutuante								
2 – Parece contatar, mas desconhece ou esquece o ambiente								
4 – Periodicamente parece estar desligado								
7 – Não faz contato com examinador								
XV – Distúrbios do pensamento								
0 – Sem distúrbio								
2 – Tomado por pensamentos desagradáveis								
3 – Pensamentorápido e descontínuo								
Pontuação								

CIWAA-Ar: escores 0–20 Abstinência Leve; 20–24 Abstinência Moderada; mais do que 24 pontos Abstinência Severa.

capítulo 22

Emergências Obstétricas

• Flavia Westphal • Patrícia de Souza Melo

Introdução

A World Health Organization (WHO) assinala que, globalmente, em 2015, houve 303 mil de óbitos maternos relacionados à gestação, parto, puerpério e abortamento[1].

A redução da mortalidade materna e neonatal representa um desafio para a saúde pública no Brasil. Com a ampliação do acesso ao pré-natal e ao parto institucional em nosso país, tem-se observado uma redução dos índices de óbito. Entretanto, muito ainda deve ser feito.

Para diminuição das taxas de morte materna e perinatal são fundamentais o pronto e o adequado atendimento às emergências obstétricas.

Síndromes hemorrágicas

Embora o sangramento seja um evento marcante em todas as síndromes hemorrágicas, é fundamental conhecer as características que as diferenciam e estabelecer as intervenções adequadas, visando à redução da morbimortalidade materna e perinatal

Didaticamente as principais situações hemorrágicas podem ser divididas entre aquelas que ocorrem na primeira metade da gestação e as que surgem na segunda. São consideradas síndromes hemorrágicas da primeira metade da gestação todos os tipos clínicos de abortamento, a gestação ectópica, a doença trofoblástica gestacional e o descolamento corioamniótico. Na segunda metade, temos o descolamento prematuro da placenta, a placenta prévia, a ruptura uterina e a vasa prévia[2].

Neste capítulo abordaremos as síndromes que representam maior risco de repercussão no estado hemodinâmico materno pela possibilidade de ocorrência de grandes hemorragias.

Abortamento

O limite entre abortamento e nascimento prematuro está relacionado à vitalidade do produto conceptual[3]. A Organização Mundial da Saúde (OMS) define o abortamento como a expulsão ou a extração fetal antes da 20ª–22ª semana de gestação ou com o feto de peso inferior a 500 g. Todavia, esses critérios são contraditórios e é possível encontrar divergências na literatura[2-3]. É denominado aborto o produto da concepção eliminado no processo de abortamento[2].

Classificação

O Ministério da Saúde[2] classifica o abortamento em:

- **Abortamento espontâneo:** quando ocorre a perda involuntária da gestação.

- **Ameaça de abortamento:** há sangramento uterino com a cérvix fechada e sem a eliminação de tecidos ovulares.
- **Abortamento completo:** quando a totalidade do conteúdo uterino foi eliminada.
- **Abortamento incompleto:** quando apenas parte do conteúdo uterino foi eliminada.
- **Abortamento inevitável:** quando há sangramento e dilatação cervical, mas ainda não ocorreu eliminação do conteúdo uterino.
- **Abortamento retido:** quando ocorre a morte do embrião ou feto e ele permanece na cavidade uterina sem ser eliminado. De uma maneira geral, o colo se encontra fechado, podendo ocorrer leve sangramento.
- **Abortamento infectado:** é o processo de abortamento acompanhado de infecções genitais, tais como endometrite, parametrite e peritonite.
- **Abortamento habitual:** perdas espontâneas e sucessivas de três ou mais gestações.

Etiologia

A etiologia do abortamento pode ser classificada em causas maternas ou fetais. Entre as causas maternas podem ser citadas principalmente[2]:

- Malformações uterinas, miomatose, sinéquias, tumores, fibromas.
- Incompetência istmocervical.
- Extremos de vida reprodutiva.
- Endocrinopatias (insuficiência luteínica, diabetes *mellitus* descompensado e alterações tireoidianas).
- Trombofilias hereditárias e alterações da imunidade.
- Infecções maternas.
- Traumatismos.

Com relação às causas fetais, temos:

- Alterações cromossômicas (anomalias do ovo e na divisão embrionária, fertilização por gametas anormais).
- Anomalias na fertilização.
- Degeneração cística dos vilos coriônicos (mola hidatiforme).

Quadro clínico

O quadro clínico caracteriza-se pelo sangramento vaginal e/ ou dor abdominal[4].

Diagnóstico

O diagnóstico deve ser baseado na história clínica e nos exames laboratoriais e complementares, se necessário[2-3]. Na ocorrência de sangramento vaginal no primeiro trimestre, a gestante deve ser submetida a exame especular e toque. A ultrassonografia está indicada quando houver dúvida no diagnóstico ou se o colo estiver impérvio[2].

Tratamento

A escolha do tratamento deve ser de acordo com a classificação do abortamento[2-5].

No abortamento evitável é recomendado repouso com restrição de atividades físicas e analgesia se necessário.

No inevitável completo é necessário ter atenção ao sangramento e/ou à infecção uterina.

Já no inevitável incompleto ou retido, a meta é o esvaziamento uterino. Com a utilização de medidas farmacológicas e/ou curetagem dependendo da idade gestacional.

No abortamento infectado, deve ser iniciada a antibioticoterapia de largo espectro e esvaziamento uterino.

Gestação ectópica

A gestação ectópica é definida como a implantação do ovo fora da cavidade uterina. Cerca de 90%–95% das gestações ectópicas são implantados nos segmentos da tuba uterina[2,6-7].

A gestação ectópica pode ocorrer também na cérvice, nos ovários, na cavidade abdominal ou em uma cicatriz preexistente de cesariana[6-7].

Etiologia

Em muitos casos, acredita-se que a gravidez tubária esteja relacionada à anatomia anormal da tuba uterina, a maior utilização de técnicas de reprodução assistida, ao tratamento de gestação tubária pregressa, à recuperação de fertilidade ou esterilização, à história pregressa de infecções sexualmente transmissíveis ou aos outros processos inflamatórios pélvicos[6-8]. O tabagismo também pode estar associado, embora seu mecanismo não seja evidente[7].

A ocorrência de gravidez ectópica em mulheres em uso de qualquer tipo de método contraceptivo é reduzida. Contudo, com as falhas de alguns métodos, como esterilização tubária, dispositivo intrauterino (DIU), que liberam cobre ou progestogênio e anticoncepcionais somente com progestogênio, o risco relativo de gravidez ectópica aumenta[7]. Mulheres que usam DIU têm risco menor de gravidez ectópica quando comparadas às que não usam nenhuma forma de contracepção, visto que é um método altamente eficaz. No entanto, até 53% das gravidezes que ocorrem com um DIU no local são ectópicas[6].

Após uma gravidez ectópica a probabilidade de recorrência é de 10%[6-8].

Quadro clínico

Os sinais e sintomas clássicos da gestação ectópica são: atraso menstrual, dor abdominal (quase todos os casos, normalmente unilateral) e sangramento vaginal[2,5,7].

Em razão do risco potencial de ruptura tubária, impõem-se diagnóstico rápido e assistência de urgência[6,8].

Nos casos em que ocorre a ruptura tubária, é comum encontrar sinais de choque hipovolêmico, com exacerbação da dor, do tipo lancinante e dor nos ombros e no pescoço, consequentes à irritação peritonial[2,5,7].

Diagnóstico

A análise conjunta dos dados da anamnese, do exame físico, da dosagem sérica de gonadotrofina coriônica humana e da ultrassonografia transvaginal permite o diagnóstico da gestação ectópica[2,5-8].

Tratamento

O tratamento da gestação ectópica pode ser clínico ou cirúrgico, devendo ser individualizado, considerando o estado hemodinâmico da mulher, paridade e desejo de gestação futura[2,7].

O tratamento clínico pode ser expectante, nos casos em que há indícios de regressão espontânea, sendo necessário controle ultrassonográfico e de dosagem de HCG sanguínea periódicos. Em certas condições clínicas, pode ser adotado tratamento clínico medicamentoso, com o uso do quimioterápico metotrexato, que tem a ação de destruir o tecido trofoblástico e induzir a absorção da gravidez ectópica por processo cicatricial[6-7]. Para sua indicação é importante que a mulher esteja hemodinamicamente estável, que tenha integridade tubária e que não tenha contraindicações absolutas à administração de metotrexato[6]. Além disso, deve ser comprovada a ausência de atividade cardíaca embrionário, bem como considerar o tamanho da massa e a dosagem de HCG sanguíneo[2,7-8].

Já o tratamento cirúrgico pode ser conservador ou radical. Para as mulheres com desejo reprodutivo futuro é indicado o tratamento cirúrgico conservador, através da salpingostomia ou salpingotomia[6-8].

Nos casos de ruptura tubária, peritonite, abdome agudo hemorrágico, choque hemorrágico ou em que haja qualquer repercussão sobre o estado hemodinâmico materno deve ser empregado o tratamento cirúrgico radical, que consiste na salpingectomia por via laparotômica ou laparoscópica[6,8].

Descolamento prematuro da placenta (DPP)

O descolamento prematuro da placenta é definido como a separação total ou parcial da placenta da parede uterina antes da expulsão fetal em gestação de 20 semanas ou mais[2,9-10].

Etiologia

As causas do descolamento prematuro da placenta podem ser divididas em não traumáticas e traumáticas. As síndromes hipertensivas, uma das causas não traumáticas de DPP, representam mais da metade da totalidade dos casos. Em menor porcentagem, aparecem ainda a idade materna avançada, ruptura prematura das membranas pré-termo, tabagismo, uso de álcool e cocaína, multiparidade, DPP em gestações anteriores, trombofilia[2-9-10] e dengue[10].

Entre as causas traumáticas, a mais comum é o trauma decorrente de acidente automobilístico, pela desaceleração ou impacto direto ao abdome. Outras podem ser citadas, como as condições que causem sobredistensão uterina (polidrâmnio, gestação gemelar)[2,9-10].

Quadro clínico

O quadro clínico característico do DPP é a dor abdominal, de início súbito e intensidade variável, acompanhada ou não de sangramento vaginal[2,5,9-10].

O descolamento placentário provoca o aumento do tônus uterino. À palpação, o útero é duro e doloroso[5,9-10].

O sangramento pode manifestar-se por hemorragia exteriorizada, hemoâmnio e sangramento retroplacentário. Em até 20% dos casos, o sangramento é oculto, com formação de coágulo retroplacentário que não se exterioriza. A quantidade do sangramento exteriorizado pode não refletir a exata perda sanguínea, sendo frequentemente observados sinais de hipovolemia[2,9]. Deve-se atentar ainda para o risco de complicações, como coagulação intravascular disseminada e lesão renal aguda[9-10].

Diagnóstico

Em razão da gravidade desse evento, seu diagnóstico deve ser essencialmente clínico[2,5,10] e fundamenta-se na presença de dor abdominal intensa de início súbito com ou sem sangramento vaginal[5].

Pode ainda ser diagnosticado por exame ultrassonográfico, através da visualização da área descolada e coágulo retroplacentário quando presente[2,10], porém, na suspeita de DPP, o tratamento não deve ser postergado para a espera de resultados de exames complementares.

Tratamento

O DPP representa grave emergência obstétrica e exige terapêutica imediata. O tratamento dependerá do grau de descolamento que se reflete no estado hemodinâmico materno e vitalidade fetal e na idade gestacional[2,9-10].

Nas gestações a termo, em que a condição materna é estável e o estado do feto é tranquilizador ou em que já houve morte fetal, indica-se o parto vaginal. Havendo falha na progressão, instabilidade materna ou fetal, opta-se pela operação cesariana[9-10].

Já nas gestações pré-termo opta-se pela resolução do parto em todas as situações em que a condição materna ou fetal for instável. Estando a mãe estável e o estado fetal tranquilizador, o manejo pode ser conservador, prescrevendo-se corticosteroides e monitorando atentamente a mãe e o feto[5-10].

Ruptura uterina

A ruptura uterina, considerada grave intercorrência em obstetrícia, pois pode levar a uma rápida descompensação do estado hemodinâmico materno, é caracterizada pela ruptura de um útero íntegro podendo ser classificada em[2,11]:

- **Completa:** ocorre o rompimento de todas as camadas da parede uterina, resultando em comunicação direta entre as cavidades uterina e peritoneal. É uma urgência obstétrica, levando a risco de vida tanto da mãe quanto do feto;
- **Incompleta:** há a separação da musculatura uterina, porém o peritônio parietal permanece intacto. Geralmente não é complicada, podendo permanecer assintomática após um parto vaginal.

Etiologia

O maior fator de risco é a presença de cicatriz uterina, principalmente por cesariana prévia. Outras causas possíveis são antecedentes de curetagem uterina com perfuração, hiperdistensão e anomalias uterinas, miomectomia, acretismo placentário, uso inapropriado de ocitocina, traumas obstétricos (versão por manobras externas, pressão exercida no fundo uterino durante o parto, fórceps difícil) ou não obstétricos (violência e acidentes automobilísticos)[2,9,11-12].

Vale ressaltar que o uso de ocitocina para condução do trabalho de parto não aumenta o risco de ruptura quando comparado ao trabalho de parto espontâneo. Porém, o uso deve ser criterioso e monitorado como em todo trabalho de parto conduzido com ocitócitos. Já o uso de prostaglandinas para amadurecimento cervical não é recomendado em presença de cesárea anterior, em razão do aumento do risco de ruptura uterina[2].

Quadro clínico

A ruptura uterina pode ocorrer no pré-parto, intraparto e pós-parto, sendo mais frequente no intraparto, quando o principal achado é a perda súbita dos batimentos cardíacos fetais. A gestante pode ou não apresentar sangramento vaginal, sinais e sintomas de choque hipovolêmico, com taquicardia importante, hipotensão e parada das contrações após intensa dor. Na palpação abdominal, as partes fetais são facilmente palpadas no abdome materno e, ao toque vaginal, há a subida da apresentação[2,12].

No pós-parto, é causa de hemorragia e deve ser prontamente identificada e tratada cirurgicamente[2].

Tratamento

A assistência à ruptura uterina deve ser imediata, com pronta abordagem cirúrgica, sendo normalmente indicada a laparotomia, que confirma o diagnóstico e possibilita a avaliação da sua extensão e localização[12].

Deve-se objetivar a estabilidade hemodinâmica da gestante, assegurando a ventilação adequada e promovendo a reposição volêmica. As prioridades no tratamento são a retirada do feto, que pode estar total ou parcialmente localizado no abdome materno juntamente com a placenta e a correção da hemorragia no pós-parto. A presença do feto na cavidade abdominal materna agrava o prognóstico fetal, sendo causa importante de óbito perinatal. Na maioria das vezes é necessário realizar histerectomia para tratar a ruptura uterina, pois ocorrem lesões vasculares, com dificuldade de conservação do útero[2,12].

Assistência de enfermagem

Ao se considerar a ocorrência de sangramento materno, que pode trazer repercussões hemodinâmicas graves, é essencial a assistência imediata à mulher.

Os principais diagnósticos, características definidoras/fatores de risco e intervenções de enfermagem para gestantes com síndromes hemorrágicas encontram-se no Quadro 22.1.

Quadro 22.1
Principais diagnósticos, características definidoras/fatores de risco e intervenções de enfermagem para as gestantes com síndromes hemorrágicas[5,13-15]

Diagnósticos de enfermagem	*Características definidoras/ fatores de risco*	*Intervenções de enfermagem*
Domínio: Segurança/proteção		Identificar as causas do sangramento Monitorar atentamente a gestante quanto à hemorragia (p. ex., peso ou quantidade de forros utilizados, roupas, lençóis, etc.)
Risco de choque	Hipotensão Hipovolemia	Obter o histórico obstétrico, bem como das perdas sanguíneas da gestante (p. ex., início, quantidade, presença de dor e coágulos), se houver
Risco de sangramento	Complicações relativas à gravidez (p. ex., rompimento prematuro de membrana, placenta prévia/descolamento de placenta, múltiplas gestações) Coagulopatia intravascular disseminada	Revisar a ocorrência de fatores de risco relativos a sangramento em gestação adiantada (p.ex., descolamento prematuro da placenta, tabagismo, uso de cocaína, síndromes hipertensivas e placenta prévia) Obter o cálculo exato da idade gestacional por meio de relatos da data da última menstruação e/ou laudos ultrassonográficos, se disponíveis Examinar o períneo quanto à quantidade e às características do sangramento Monitorar os sinais vitais maternos e dor, sempre que necessário, com base na quantidade de sangue perdido Monitorar a coloração da pele e o nível de consciência Monitorar eletronicamente a frequência cardíaca fetal Auxiliar a reanimação fetal, conforme apropriado, diante de sinais anormais de insuficiência uteroplacentária Palpar o abdome para verificar a presença de aumento do tônus ou contrações uterinas Retardar o toque vaginal até a verificação da localização placentária (laudos ultrassonográficos) Realizar ou auxiliar o exame especular para visualização da perda sanguínea e a condição cervical Monitorar o aparecimento de sinais/sintomas de choque hipovolêmico (p. ex., aumento da sede, frequência cardíaca aumentada, resistência vascular sistêmica aumentada, débito urinário diminuído, perfusão periférica diminuída, estado mental ou respirações alteradas) Iniciar procedimentos de emergência para hemorragia pré-parto, conforme apropriado (p. ex., oxigenoterapia, terapia intravenosa, tipo sanguíneo e prova cruzada) Colher amostras para exames laboratoriais, incluindo níveis de hemoglobina/hematócrito, antes e após a perda sanguínea e monitorar testes de coagulação, conforme apropriado Administrar imunoglobulina Rho(D), conforme apropriado Registrar ingestão e eliminações Elevar as extremidades inferiores para aumentar a perfusão aos órgãos vitais e ao feto Administrar derivados do sangue, conforme apropriado Tomar as precauções adequadas ao manusear derivados do sangue Iniciar medidas de segurança, como repouso no leito e posição lateral Orientar a gestante a informar o aumento do sangramento vaginal Preparar a gestante para o parto de emergência, se necessário

(*continua*)

Quadro 22.1
Principais diagnósticos, características definidoras/fatores de risco e intervenções de enfermagem para as gestantes com síndromes hemorrágicas[5,13-15] (*continuação*)

Diagnósticos de enfermagem	*Características definidoras/ fatores de risco*	*Intervenções de enfermagem*
Domínio: segurança/proteção **Risco de infecção** **Integridade da pele prejudicada** **Risco de integridade tissular prejudicada**	Procedimento invasivo Alteração na integridade da pele Diminuição de hemoglobina Alteração na integridade da pele Tecido destruído Tecido lesado	Monitorar a pressão arterial, pulso, temperatura e padrão respiratório, conforme apropriado Alocar o espaço adequado a cada gestante, conforme orientações do Centro de Controle de Prevenção de Doenças (CDC) Limpar adequadamente o ambiente após o uso de cada gestante Trocar equipamentos para cuidados da gestante conforme protocolo institucional Lavar adequadamente as mãos, antes e após cada atividade de cuidado à gestante Instituir precauções universais Usar luvas, conforme exigência dos protocolos de precauções universais Limpar a pele da gestante com agente antimicrobiano, conforme apropriado Trocar os cateteres intravenosos periféricos conforme orientações atuais do CDC Trocar fixação de cateteres, conforme protocolo institucional, observando a presença de hiperemia, calor e edema local Monitorar sinais e sintomas sistêmicos e locais de infecção
Domínio: conforto **Dor aguda** **Conforto prejudicado**	Autorrelato da intensidade usando escala padronizada de dor Autorrelato de características da dor usando instrumento de dor padronizado Comportamento expressivo (p. ex., agitação, choro, vigilância) Comportamento protetor Expressão facial de dor (p. ex., olhos sem brilho, aparência abatida, movimento fixo ou disperso, careta) Mudanças no parâmetro fisiológico (p. ex., pressão sanguínea, frequências cardíaca e respiratória, saturação de oxigênio, concentração de dióxido de carbono [CO_2] ao final da expiração) Posição para aliviar a dor Ansiedade Choro Desconforto com a situação Incapacidade de relaxar Inquietação Irritabilidade Medo Sensação de desconforto	Realizar um levantamento abrangente da dor, de modo a incluir o local, as características, o início/duração, a frequência, a qualidade, a intensidade ou a gravidade e os fatores precipitantes. Observar indicadores não verbais de desconforto, sobretudo em gestantes incapazes de se comunicar com eficiência. Assegurar à gestante cuidados precisos de analgesia Investigar com a gestante os fatores que aliviam ou pioram a dor Utilizar um método de avaliação desenvolvido de modo adequado que possibilite o monitoramento de alterações na dor e auxilie a identificar fatores precipitadores reais e potenciais Avaliar com a gestante e a equipe de cuidados de saúde a eficácia de medidas de controle da dor que tenham sido utilizadas Informar sobre a dor, suas causas, duração e desconfortos antecipados em decorrência dos procedimentos Notificar o médico se as medidas adotadas não funcionarem ou se a queixa atual consistir em uma mudança significativa na experiência de dor da gestante Criar um ambiente seguro para a gestante Dar atenção imediata às chamadas e manter a campainha sempre ao alcance da mão

(*continua*)

Quadro 22.1
Principais diagnósticos, características definidoras/fatores de risco e intervenções de enfermagem para as gestantes com síndromes hemorrágicas[5,13-15] (*continuação*)

Diagnósticos de enfermagem	*Características definidoras/ fatores de risco*	*Intervenções de enfermagem*
Domínio: enfrentamento/ tolerância ao estresse		Usar abordagem calma e tranquilizadora Explicar todos os procedimentos, inclusive sensações que a gestante possa ter durante os procedimentos Oferecer informações reais sobre diagnóstico, tratamento e prognóstico
Ansiedade	Inquietação Medo Nervosismo Tensão facial Preocupação	Criar uma atmosfera que facilite a confiança Encorajar a expressão de sentimentos, percepções e medos Identificar mudanças no nível de ansiedade Orientar a gestante sobre o uso de técnicas de relaxamento Observar sinais verbais e não verbais de ansiedade
Medo	Inquietação Palidez Sensação de medo Sensação de pânico Sensação de receio Tensão aumentada Mudança na reação fisiológica	Permitir, sempre que possível, que a família permaneça com a gestante. Conversar com a gestante sobre as experiências emocionais Fazer declarações de apoio e empatia Apoiar o uso de mecanismos de defesa adequados Auxiliar a gestante a identificar sentimentos como a ansiedade, raiva ou tristeza e a encorajar a expressá-los Escutar e encorajar manifestações de sentimentos e crenças
Risco de sentimento de impotência	Ansiedade Conhecimento insuficiente para controlar a situação Dor Imprevisibilidade do curso da enfermidade	Facilitar a identificação, pela gestante, do padrão usual de resposta ao enfrentar medos Oferecer apoio durante a fase de negação, raiva, barganha e aceitação do luto, se houver Encorajar o diálogo ou choro como formas de reduzir a resposta emocional Oferecer assistência na tomada de decisão
Risco de pesar complicado	Morte de pessoa significante	
Síndrome do estresse por mudança	Ansiedade Insegurança Medo Preocupação Estado de saúde comprometido Estratégias de enfrentamento ineficazes História de perda Impotência Imprevisibilidade da experiência	
Domínio: sexualidade		Revisar o histórico obstétrico, se possível, para determinar fatores de risco
Risco de binômio mãe feto perturbado	Complicações da gestação Regime de tratamento Transporte de oxigênio ao feto comprometido	Questionar sobre ingestão oral, uso de cigarro e de medicamentos Verificar frequências cardíacas da mãe e do feto antes de iniciar o monitoramento eletrônico do feto Obter o traçado inicial da frequência cardíaca do feto, conforme o protocolo Oferecer estimulação vibroacústica, se necessário.

Síndromes hipertensivas da gravidez

A hipertensão arterial é considerada uma importante complicação do ciclo gravídico puerperal, resultando em alto risco de morbidade e mortalidade materna e perinatal[16]. Nos países em desenvolvimento, a hipertensão arterial na gravidez constitui a primeira causa de morte materna[17].

As síndromes hipertensivas na gestação podem ser em[2,18]:

- **Hipertensão crônica**

Observada antes da gravidez antes de 20 semanas de gestação ou, ainda, diagnosticada pela primeira vez durante a gestação e não se resolve até 12 semanas após o parto[2].

- **Hipertensão gestacional (sem proteinúria)**

É caracterizada pela elevação da pressão arterial (PAS $\geq$ 140 mmHg e/ou PAD $\geq$ 90 mmHg, considerando-se o 5º ruído de Korotkoff, confirmada por outra medida realizada com intervalo de 4 horas) após a 20ª semana de gestação, na ausência de proteinúria e desaparecendo até a 12ª semana pós parto. O aparecimento da proteinúria pode ser tardio, devendo ser afastada a hipótese de pré-eclâmpsia. Nessa situação, as condutas clínicas e obstétricas devem ser as recomendadas para a pré-eclâmpsia.

- **Pré-eclâmpsia e eclâmpsia**

Hipertensão que ocorre usualmente após 20 semanas de gestação acompanhada de proteinúria significativa, com desaparecimento até 12 semanas após o parto. Na ausência de proteinúria a suspeita se fortalece quando o aumento da pressão arterial aparece acompanhado por cefaleia, turvação visual e ou escotomas, dor abdominal, plaquetopenia, elevação das enzimas hepáticas, comprometimento renal, edema pulmonar ou distúrbios cerebrais. Dependendo da gravidade da doença, ela pode ser classificada como leve ou grave.

A pré-eclâmpsia pode ser ainda agravada pelo aparecimento da Síndrome HELLP, quadro clínico caracterizado por hemólise (H = "*hemolysis*"), elevação de enzimas hepáticas (EL = "*elevated liver functions tests*") e plaquetopenia (LP = *low platelets count* ")".

Já a eclâmpsia é definida pela manifestação de uma ou mais crises convulsivas tônico-clônicas generalizadas e/ou coma, em gestante com hipertensão gestacional ou pré-eclâmpsia, na ausência de doenças neurológicas. Normalmente é precedida de sintomas premonitórios, como cefaleia severa e hiper-reflexia. Pode ocorrer durante a gestação, na evolução do trabalho de parto e no puerpério imediato.

- **Pré-eclâmpsia sobreposta à hipertensão crônica**

É o surgimento de pré-eclâmpsia em mulheres com hipertensão crônica ou doença renal. Essa associação se agrava surgindo ou piorando a proteinúria após a 20ª semana de gestação, podendo surgir também plaquetopenia (< 100.000/mm^3) e elevação das enzimas hepáticas[2].

Trataremos neste capítulo das síndromes ligadas ao processo da gestação.

Etiologia

Os distúrbios hipertensivos gestacionais são mais comuns em primigestas (expostas pela primeira vez às vilosidades coriônicas), em casos de mola hidatiforme e gemelaridade (superabundância de vilosidades coriônicas), com diabetes, doença renal ou cardiovascular preexistente (ativação de células endoteliais ou inflamação) e/ou geneticamente predispostas à hipertensão gestacional[19].

É importante ressaltar que um feto não constitui um requisito para a pré-eclâmpsia, sendo as vilosidades coriônicas essenciais para o seu desenvolvimento[19].

Quadro clínico e diagnóstico

A pré-eclâmpsia pode não apresentar sintomas. Por isso é importante estar atento a qualquer mulher com hipertensão na gravidez e observar o aparecimento súbito ou manifestação de sintomas que sugiram o agravamento da doença[20].

Quando presentes, os principais sinais e sintomas da pré-eclâmpsia são: pressão arterial sistólica ≥ 140 mmHg ou diastólica ≥ 90 mmHg, em duas medidas com intervalo de no mínimo 4 horas, em mulher com pressão arterial prévia normal e proteinúria ≥ 300 mg/24h ou, na ausência de proteinúria, qualquer um dos seguintes critérios: trombocitopenia (plaquetas < 100.000/mm^3), insuficiência renal (creatinina no soro > 1,1 mg/dL, elevação das transaminases hepáticas (duas vezes a concentração), edema pulmonar ou sintomas cerebrais ou visuais[18,21].

Considera-se pré-eclâmpsia grave quando presentes um ou mais dos seguintes critérios: pressão arterial ≥ 160/110 mmHg, proteinúria ≥ 2 g/24h, creatinina sérica > 1,2 mg%, oligúria < 500 mL/24h, distúrbios visuais e/ou cerebrais, edema pulmonar ou cianose, dor epigástrica ou no quadrante superior direito do abdome, disfunção hepática, plaquetopenia, eclâmpsia, restrição de crescimento fetal, cefaleia, náuseas e vômitos, escotomas[2].

Na eclâmpsia, além dos sintomas de pré-eclâmpsia grave, observa-se a convulsão seguida de coma. Os sintomas que precedem a convulsão são: cefaleia frontal, escotomas e visão turva[21]. Uma pequena proporção de mulheres com eclâmpsia tem pressão arterial normal[20].

As manifestações clínicas da síndrome HELLP são dor epigástrica ou no quadrante superior direito, associada a náuseas e vômitos. Hipertensão e proteinúria podem estar ausentes. O diagnóstico é mais evidente em gestantes com pré-eclâmpsia grave que apresentem a tríade laboratorial sugerindo lesão eritrocitária, dano hepático e trombocitopenia[21].

Tratamento

Após o diagnóstico da síndrome hipertensiva na gestação e avaliação de sua gravidade, deve ser estabelecido o tratamento adequado[2,19].

Pré-eclâmpsia leve

O tratamento tem como principal objetivo identificar precocemente a pré-eclâmpsia em agravamento e planejar o parto em momento adequado, de acordo com a idade gestacional e condições materno-fetais[19].

As gestantes com pré-eclâmpsia leve, de preferência, devem ser hospitalizadas para avaliação diagnóstica inicial. Após a estabilização, a gestante pode realizar tratamento ambulatorial com consultas semanais e deve-se estar atento para sinais de agravamento, como cefaleia, distúrbios visuais, dor epigástrica e ganho de peso acelerado. Além da observação da sintomatologia, deve-se avaliar a movimentação fetal (diariamente pela mulher), níveis pressóricos (duas vezes por semana), contagem de plaquetas, enzimas hepáticas e proteinúria (semanalmente), bem como controle ultrassonográfico com Doppler da artéria umbilical[18,21].

Pré-eclâmpsia grave e eclâmpsia

A pré-eclâmpsia grave e eclâmpsia devem ser tratadas com terapia anticonvulsivante e, normalmente, anti-hipertensivas, seguidas pela interrupção da gestação. O tratamento visa conter as crises convulsivas, prevenir hemorragia intracraniana e lesões graves de órgãos vitais, além de evitar complicações materno-fetais[19].

As gestantes com diagnóstico de pré-eclâmpsia grave deverão ser internadas, solicitados os exames de rotina e avaliadas as condições maternas e fetais[2,19].

A conduta a ser adotada dependerá da idade gestacional, sendo indicada sua interrupção se maior ou igual a 34 semanas de gestação[2,18]. Com menos de 34 semanas, estando a mãe e o feto estáveis, a conduta pode ser expectante desde que em locais com recursos adequados para cuidado intensivo do binômio sendo nesse período recomendada a terapia com corticoesteroide com vistas à maturação pulmonar fetal[18].

O manejo da crise de eclâmpsia visa ao tratamento das convulsões, distúrbios metabólicos e estabilização do quadro materno para a interrupção da gestação[2].

A terapia anticonvulsivante na gestação tem como droga de escolha o sulfato de magnésio e necessita de cuidados específicos durante a sua administração[18-21], que serão abordados neste capítulo no tópico Assistência de Enfermagem.

Vale ressaltar que todas as gestantes com crise convulsiva devem ser consideradas portadoras de eclâmpsia até que outras causas sejam descartadas[19].

Síndrome HELLP

As condutas na síndrome HELLP se assemelham às aplicadas na pré-eclâmpsia grave. Recomenda-se que, em idade gestacional < 24 semanas ou > 34 semanas, a gestação seja interrompida após estabilização materna. Para gestações entre 24–34 semanas, o parto deve ser postergado por 24–48 horas, se as condições maternas e fetais permitirem, para a administração do ciclo completo de corticoesteróides para maturação pulmonar fetal[18].

A piora dos parâmetros da síndrome HELLP elevam o risco de morbidade e mortalidade materno-fetal, podendo surgir complicações como ruptura de hematoma hepático, insuficiência renal aguda, lesão pulmonar aguda e síndrome de angustia respiratória. A intubação e a ventilação assistida podem ser necessárias em algumas gestantes[2].

Em caso de coagulação intravascular disseminada (CID), administram-se plasma fresco congelado e concentrado de hemácias, bem como plaquetas se a trombocitopenia ficar próxima de 20.000/mm[3 21]

Assistência de enfermagem

A assistência de enfermagem deverá ser individualizada e determinada a partir do diagnóstico e da gravidade do quadro da gestante.

Os principais diagnósticos, características definidoras/fatores de risco e intervenções de enfermagem para gestantes com síndromes hipertensivas da gravidez, encontram-se no Quadro 22.2.

Quadro 22.2
Principais diagnósticos, características definidoras/fatores de risco e intervenções de enfermagem para as gestantes com síndromes hipertensivas da gravidez[5,13-15]

Diagnósticos de enfermagem	*Características definidoras/ fatores de risco*	*Intervenções de enfermagem*
Domínio: nutrição Volume de líquidos excessivo	Alteração na pressão sanguínea Alteração no estado mental Ansiedade Dispneia Edema	Pesar a gestante diariamente, em jejum Monitorar níveis de albumina sérica e proteína total, se possível Monitorar o padrão respiratório em busca de sintomas de dificuldade respiratória (p. ex., dispneia, taquipneia e falta de fôlego) Monitorar a função renal (p. ex., níveis de uréia e creatinina), se possível Monitorar ingestão e eliminação (balanço hídrico, se possível) Monitorar os sinais vitais conforma apropriado Monitorar sinais de edema periférico Monitorar resultados laboratoriais relevantes à retenção de líquidos Ajustar uma taxa de fluxo apropriado para infusão intravenosa Administrar diuréticos prescritos, conforme apropriado Elevar a cabeceira da cama para melhorar a ventilação, conforme apropriado Observar indicadores de desidratação (p. ex., turgor insatisfatório da pele, retorno capilar retardado, pulso fraco/filiforme, sede excessiva, mucosas ressecadas, débito urinário diminuído, hipotensão) Oferecer uma dieta adequada, conforme indicado

(*continua*)

Quadro 22.2
Principais diagnósticos, características definidoras/fatores de risco e intervenções de enfermagem para as gestantes com síndromes hipertensivas da gravidez[5,13-15] (*continuação*)

Diagnósticos de enfermagem	*Características definidoras/ fatores de risco*	*Intervenções de enfermagem*
Domínio: atividade/repouso		Avaliar o nível de consciência Monitorar frequentemente a frequência cardíaca, a pressão arterial e alteração pupilar Indicar e estimular o repouso apropriado Verificar o padrão miccional: frequência, volume e características da urina Realizar balanço hídrico Realizar cateterização para controle do débito urinário quando indicado Acompanhar os resultados de exames laboratoriais Examinar as extremidades inferiores quanto a presença de edema Palpar pulsos pediosos e tibiais posteriores Determinar o tempo de enchimento capilar, coloração e temperatura dos membros Orientar a elevação dos membros inferiores, quando em repouso Orientar o uso de vestimenta confortável, que não cause compressão dos membros
Risco de perfusão tissular cerebral diminuída	Agente farmacológico Coagulação intravascular disseminada Hipertensão Regime de tratamento	
Risco de perfusão tissular cardíaca diminuída	Agente farmacológico Hipertensão	
Risco de perfusão renal ineficaz	Hipertensão arterial Hipovolemia Sexo feminino	
Risco de perfusão tissular periférica ineficaz	Edema	
Domínio: enfrentamento/ tolerância ao estresse		Usar abordagem calma e tranquilizadora Explicar todos os procedimentos, inclusive sensações que a gestante possa ter durante os procedimentos Oferecer informações reais sobre diagnóstico, tratamento e prognóstico Criar uma atmosfera que facilite a confiança Encorajar a expressão de sentimentos, percepções e medos Identificar mudanças no nível de ansiedade Orientar a gestante sobre o uso de técnicas de relaxamento Observar sinais verbais e não verbais de ansiedade Permitir, sempre que possível, que a família permaneça com a gestante Conversar com a gestante sobre as experiências emocionais Fazer declarações de apoio e empatia Apoiar o uso de mecanismos de defesa adequados Auxiliar a gestante a identificar sentimentos como a ansiedade, raiva ou tristeza e a encorajar a expressá-los Escutar e encorajar manifestações de sentimentos e crenças Facilitar a identificação, pela gestante, do padrão usual de resposta ao enfrentar medos Oferecer apoio durante a fase de negação, raiva, barganha e aceitação do luto, se houver Encorajar o diálogo ou choro como formas de reduzir a resposta emocional Oferecer assistência na tomada de decisão
Ansiedade	Inquietação Medo Nervosismo Tensão facial Preocupação	
Medo	Inquietação Palidez Sensação de medo Sensação de pânico Sensação de receio Tensão aumentada Mudança na reação fisiológica	
Risco de sentimento de impotência	Ansiedade Conhecimento insuficiente para controlar a situação Dor Imprevisibilidade do curso da enfermidade	
Risco de pesar complicado	Morte de pessoa significante	
Síndrome do estresse por mudança	Ansiedade Insegurança Medo Preocupação Estado de saúde comprometido Estratégias de enfrentamento ineficazes História de perda Impotência Imprevisibilidade da experiência	
Domínio: sexualidade		Revisar o histórico obstétrico, se possível, para determinar fatores de risco Questionar sobre ingestão oral, uso de cigarro e de medicamentos Verificar frequências cardíacas da mãe e do feto antes de iniciar o monitoramento eletrônico do feto Obter o traçado inicial da frequência cardíaca do feto, conforme o protocolo Oferecer estimulação vibroacústica, se necessário.
Risco de binômio mãe-feto perturbado	Complicações da gestação Regime de tratamento Transporte de oxigênio ao feto comprometido	

(*continua*)

Quadro 22.2
Principais diagnósticos, características definidoras/fatores de risco e intervenções de enfermagem para as gestantes com síndromes hipertensivas da gravidez[5,13-15] (*continuação*)

<table>
<tr><th>Diagnósticos de enfermagem</th><th>Características definidoras/ fatores de risco</th><th>Intervenções de enfermagem</th></tr>
<tr><td>Domínio: segurança/proteção</td><td></td><td rowspan="7">Monitorar a pressão arterial, pulso, temperatura e padrão respiratório, conforme apropriado
Alocar o espaço adequado a cada gestante, conforme orientações do CDC
Limpar adequadamente o ambiente após o uso de cada gestante
Trocar equipamentos para cuidados da gestante conforme protocolo institucional
Lavar adequadamente as mãos, antes e após cada atividade de cuidado à gestante
Instituir precauções universais
Usar luvas, conforme exigência dos protocolos de precauções universais
Limpar a pele da gestante com agente antimicrobiano, conforme apropriado
Trocar os cateteres intravenosos periféricos conforme orientações atuais do CDC
Trocar fixação de cateteres, conforme protocolo institucional, observando a presença de hiperemia, calor e edema local
Monitorar sinais e sintomas sistêmicos e locais de infecção
Em uso de terapia anticonvulsivante:
Inserir cateter vesical e manter um sistema fechado de drenagem urinária, quando apropriado
Limpar externamente o cateter urinário na região do meato
Esvaziar o aparelho de drenagem urinária a intervalos específicos
Registrar as características da drenagem urinária (volume e coloração)
Posicionar a gestante e o sistema de drenagem urinária de modo a promover a drenagem da urina
Remover o cateter, assim que possível
Identificar déficits cognitivos ou físicos da gestante, capazes de aumentar o potencial de quedas em determinado ambiente
Identificar características ambientais capazes de aumentar o potencial de quedas
Travar as rodas da cadeira de rodas, cama ou maca durante a transferência da gestante
Colocar objetos pessoais ao alcance da gestante
Colocar o leito mecânico na posição mais baixa, quando apropriado
Responder imediatamente ao chamado da gestante ou família
Monitorar tratamento farmacológico (p. ex., terapia anticonvulsivante e anti-hipertensiva)
Orientar a gestante sobre potenciais fatores precipitadores
Orientar a gestante e família a solicitar ajuda caso iniciem os sintomas de convulsão
Avaliar a frequência respiratória, que deverá ser maior que 16 incursões por minuto
Certificar-se da presença de reflexos patelares
Controlar o volume de diurese e atentar para volume inferior a 25 mL/h
Ter disponível para uso imediato uma ampola de gluconato de cálcio que atua como antídoto do sulfato de magnésio no caso de eventual parada respiratória
Atentar para sinais e sintomas de eminência de eclâmpsia (p. ex., cefaleia, visão turva, epigastralgia)
Monitorar o nível de consciência, o reflexo de tosse, reflexo do vômito e capacidade de deglutir
Manter uma via aérea pérvia
Manter a cabeceira e grades da cama elevadas
Em caso de convulsões:
Liberar vias aéreas usando a técnica de elevação do queixo ou manobra de elevação da mandíbula
Posicionar a gestante de modo a maximizar o potencial ventilatório
Identificar gestantes que necessitem de inserção real/ potencial de via aérea artificial
Inserir via aérea artificial nasofaríngea ou oral, conforme apropriado
Auscultar sons respiratórios, observando áreas de ventilação diminuída ou ausente e presença de ruídos adventícios
Realizar aspiração endotraqueal ou nasotraqueal conforme apropriado
Administrar ar ou oxigênio umidificado, conforme apropriado
Monitorar a condição respiratória e a oxigenação, conforme apropriado</td></tr>
<tr><td>Risco de infecção</td><td>Procedimento invasivo
Alteração na integridade da pele
Diminuição de hemoglobina</td></tr>
<tr><td>Risco de quedas</td><td>Equilíbrio prejudicado
Hipotensão ortostática</td></tr>
<tr><td>Risco de lesão</td><td>Mecanismos de defesa primária prejudicados</td></tr>
<tr><td>Risco de aspiração</td><td>Esfíncter esofágico inferior incompetente
Esvaziamento gástrico retardado
Motilidade gastrointestinal diminuída
Nível de consciência reduzido</td></tr>
<tr><td>Integridade da pele prejudicada</td><td>Alteração na integridade da pele</td></tr>
<tr><td>Risco de integridade tissular prejudicada</td><td>Tecido destruído
Tecido lesado</td></tr>
</table>

(*continua*)

Quadro 2.2
Principais diagnósticos, características definidoras/fatores de risco e intervenções de enfermagem para as gestantes com síndromes hipertensivas da gravidez[5,13-15] (*continuação*)

Diagnósticos de enfermagem	*Características definidoras/ fatores de risco*	*Intervenções de enfermagem*
Domínio: conforto		Controlar fatores ambientais capazes de influenciar a resposta da gestante ao desconforto (p. ex., temperatura, iluminação e ruídos ambientais)
Dor aguda	Autorrelato da intensidade usando escala padronizada de dor Autorrelato de características da dor usando instrumento de dor padronizado Comportamento expressivo (p. ex., agitação, choro, vigilância) Comportamento protetor Expressão facial de dor (p. ex., olhos sem brilho, aparência abatida, movimento fixo ou disperso, careta) Mudanças no parâmetro fisiológico (p. ex., pressão sanguínea, frequências cardíaca e respiratória, saturação de oxigênio, concentração de dióxido de carbono [CO2] ao final da expiração)	Realizar um levantamento abrangente da dor, de modo a incluir o local, as características, o início/duração, a frequência, a qualidade, a intensidade ou a gravidade e os fatores precipitantes. Observar indicadores não verbais de desconforto, sobretudo em gestantes incapazes de se comunicar com eficiência. Assegurar à gestante cuidados precisos de analgesia Investigar com a gestante os fatores que aliviam ou pioram a dor Utilizar um método de avaliação desenvolvido de modo adequado que possibilite o monitoramento de alterações na dor e auxilie a identificar fatores precipitadores reais e potenciais Avaliar com a gestante e a equipe de cuidados de saúde a eficácia de medidas de controle da dor que tenham sido utilizadas Informar sobre a dor, suas causas, duração e desconfortos antecipados em decorrência dos procedimentos Notificar o médico se as medidas adotadas não funcionarem ou se a queixa atual consistir em uma mudança significativa na experiência de dor da gestante Criar um ambiente seguro para a gestante
Conforto prejudicado	Posição para aliviar a dor Ansiedade Choro Desconforto com a situação Incapacidade de relaxar Inquietação Irritabilidade Medo Sensação de desconforto	Dar atenção imediata às chamadas, manter a campainha sempre ao alcance da mão Adaptar a iluminação para benefício terapêutico Controlar ou prevenir ruídos excessivos ou indesejáveis sempre que possível

Parada cardiorrespiratória (PCR) na gestante

Nas últimas décadas observamos importantes mudanças socioculturais, como papel da mulher na família, sua inserção no mercado de trabalho e a ocupação de cargos que exigem maior grau instrução. Tais mudanças têm trazido influências na característica de natalidade com menor número de filhos e gestações mais tardias. Dessa forma, é crescente o número de mulheres que engravidam em idades avançadas e a coexistência de fatores de risco para doenças cardíacas[22].

O principal problema da parada cardiorrespiratória (PCR) na gestante é que ela compromete tanto a mãe quanto o feto, pois a sobrevida fetal está relacionada à materna.

Etiologia

A parada cardiorrespiratória pode relacionar-se com condições próprias da gravidez ou condições coexistentes com a gestação.

As causas mais comuns de PCR na gestante são: hemorragia, doenças cardiovasculares, embolia por líquido amniótico, sepse, pré-eclâmpsia e eclâmpsia, trauma. Pode também estar relacionada à administração de sulfato de magnésio e anestésicos[15, 23-24].

Tratamento

Adaptações são necessárias quando a RCP é realizada na segunda metade de gestação. Em situações em que a idade gestacional é desconhecida, a mesma deve ser estimada com base na altura do fundo uterino em relação à cicatriz umbilical[23].

Na gestante em PCR as compressões torácicas produzem normalmente um débito cardíaco ainda menor do que nas mulheres não grávidas (cerca de 30% do normal), devido a compressão aortocava gerada pelo útero gravídico. Dessa forma, é imprescindível que o útero seja deslocado lateralmente à esquerda durante os esforços de reanimação[15, 23-24].

Deve ser iniciado imediatamente o suporte básico de vida (SBV) com transição para o suporte avançado de vida (SAV), se indicado[23-24]. Caso seja necessária desfibrilação, as pás devem ser colocadas um espaço intercostal acima do habitual em virtude de discreto deslocamento do coração causado pelo aumento do volume uterino[15].

Se a RCP não for eficaz em até 4 minutos, deve ser indicada a cesariana *perimortem*, uma vez que ela pode facilitar os esforços de reanimação materna[15, 23-24]. O débito cardíaco aumenta 60% após o esvaziamento uterino. Vale ressaltar que para a cesariana *perimortem* não é necessário ambiente cirúrgico ou técnica estéril, devendo ser realizada no local em que a gestante estiver sendo reanimada[24].

Parto de emergência

O parto normal pode, em alguns casos, acontecer de maneira inesperada mesmo no ambiente hospitalar.

A parturiente poderá dar entrada no hospital já na fase de expulsão fetal ou segundo estágio do parto. Dessa maneira, até um profissional treinado na assistência ao parto, como o médico ou enfermeira obstetra, poderá necessitar reestruturar a forma de conduzir essa situação.

Quando a parturiente se encontra nessa condição de período expulsivo, a equipe pode não estar pronta para a realização do parto, não ter materiais e equipamento ou ainda não estar em ambiente adequado para a realização do parto.

Alguns cuidados devem ser tomados para a realização do parto expulsivo:

- Levar a parturiente imediatamente à sala de parto ou centro de parto normal, se for possível.
- Caso isso não seja possível, afastar outras pessoas que não estejam envolvidas no atendimento ao parto.
- Preparar o local para que a parturiente fique confortável.
- Oferecer apoio para que a parturiente e o acompanhante mantenham-se calmos.
- Retirar as roupas que possam obstruir o canal do parto, tomando cuidado para preservar a privacidade da parturiente.
- Não tentar impedir, retardar ou acelerar o processo do nascimento.
- Lavar as mãos e braços com sabão ou antisséptico.
- Calçar as luvas,
- Ao visualizar a cabeça fetal no introito vaginal, realizar a assistência ao período expulsivo, como será descrito posteriormente.

Assistência durante o segundo período do parto

Esse período é caracterizado pela completa dilatação do colo uterino. Não há consenso em relação da duração máxima do segundo período do parto, podendo, na ausência de anestesia, durar cerca de 3 horas em nulíparas e até 1 hora em multíparas[25-26].

A posição para que o parto ocorra deve ser escolhida pela parturiente, desde que ela ofereça conforto, incluindo as posições de cócoras, lateral ou quatro apoios. Devem ser desencorajadas as posição supina, decúbito dorsal horizontal ou posição semissupina no segundo período do trabalho de parto[25].

Caso seja possível, a ausculta cardíaca fetal intermitente deverá ser realizada com um sonar Doppler ou estetoscópio de Pinard. Recomenda-se que a avaliação do bem-estar fetal em parturientes de risco habitual seja realizada em todos os locais de parto. A ausculta deve ser realizada durante pelo menos 1 minuto, atentando-se para alterações grosseiras de ritmo e frequência, registrando como uma taxa única. Acelerações e desacelerações devem ser registradas se ouvidas e o pulso materno deve ser palpado se houver suspeita de alguma anormalidade, a fim de diferenciar os batimentos fetais e da mãe[25].

Nesse período as contrações tornam-se cada vez mais frequentes, duradouras e intensas. O feto é forçado a passar pelo canal do parto, impulsionado pelas contrações uterinas e força da musculatura abdominal. Dessa maneira, o canal se distende de forma progressiva para o nascimento[27].

Não deve ser realizada episiotomia de rotina durante o parto vaginal espontâneo. Caso seja necessária sua realização, deve ser assegurada analgesia efetiva, e sua indicação deve ser justificada. A episiotomia é um procedimento que deverá ser realizado apenas pela enfermeira obstetra ou médico[25].

No momento do desprendimento fetal, o profissional que fará o auxílio deverá:

- Proceder à antissepsia da região perineal[25].
- Utilizar a tanto a técnica de 'mãos sobre' (proteger o períneo e flexionar a cabeça fetal) quanto a técnica de 'mãos prontas' (com as mãos sem tocar o períneo e a cabeça fetal, mas preparadas para tal). Se a técnica de 'mãos sobre' for utilizada, controlar a deflexão da cabeça e orientar a mulher para não empurrar nesse momento[25].
- Certificar-se da ausência de circular de cordão, logo após o desprendimento do polo cefálico, passando um dedo ao redor do pescoço do feto e procedendo ao seu afrouxamento, se necessário[28].
- Aguardar a rotação externa espontânea do feto. Deve-se assistir ao desprendimento fetal espontâneo e realizar manobras de auxílio apenas se necessário[29].
- Anotar o horário de nascimento[29].
- Promover contato pele a pele colocando o recém-nascido sobre o abdome materno[29].
- Realizar a secção do cordão umbilical ao término de sua pulsação[29].

Assistência durante o terceiro período do parto

A dequitação ou terceiro período do parto é o momento desde o nascimento da criança até a expulsão da placenta e membranas[25,27-28]. Deve ser considerado prolongado após decorridos 30 minutos. Durante esse período a mulher deve ser mantida em observação rigorosa com as seguintes avaliações: condição física geral, coloração de pele e mucosas, respiração e sensação de bem-estar e perda sanguínea[25].

No terceiro período podem ser adotadas a conduta fisiológica (sem uso rotineiro de uterotônicos, clampeamento do cordão após parar a pulsação e expulsão da placenta por esforço materno) ou a conduta ativa (uso rotineiro de substâncias uterotônicas; clampeamento e secção precoce do cordão umbilical e tração controlada do cordão após sinais de separação placentária)[25,28]. A conduta ativa é recomendada na assistência ao terceiro período do parto, pois está associada a menor risco de hemorragia e transfusão sanguínea. Porém, se uma mulher com baixo risco de hemorragia pós-parto solicitar conduta expectante, deve-se apoiá-la em sua escolha[25].

Após a dequitação, realizar uma avaliação cuidadosa da placenta e membranas quanto às suas condições, estrutura, integridade e vasos umbilicais[25,29].

Cuidados maternos imediatamente após o parto

Também conhecido o quarto período ou período de Greemberg, estende-se por 1 hora após a dequitação da placenta[27-28]. É considerado de risco para a ocorrência de hemorragias no puerpério[27-28] e é também de grande importância para o estabelecimento de vínculo entre mãe e filho.

Como cuidados específicos para esse período destacam-se[25]:

- Controle dos sinais vitais a cada 15 minutos.
- Avaliação do sangramento vaginal e do tônus uterino (ele deve estar firmemente contraído na altura da cicatriz umbilical ou ligeiramente abaixo).
- Revisão do canal de parto em busca de lacerações.
- Verificação de sinais de distensão vesical.
- Avaliação precoce das condições emocionais da mulher em resposta ao trabalho de parto e parto.
- Solicitar assistência de médico obstetra, se ele não for o profissional responsável, na ocorrência das seguintes situações: pulso >120 bpm em 2 ocasiões com 30 minutos de intervalo; PA sistólica ≥ 160 mmHg ou PA diastólica ≥ 110 mmHg em uma única medida; PA sistólica ≥ 140 mmHg ou diastólica ≥ 90 mmHg em 2 medidas consecutivas com 30 minutos de intervalo; proteinúria de fita 2++ ou mais e uma única medida de PA sistólica ≥ 140 mmHg ou diastólica ≥ 90 mmHg; temperatura de 38°C ou mais em uma única medida ou 37,5°C ou mais em 2 ocasiões consecutivas com 1 hora de intervalo; bexiga palpável e ausência de micção 6 horas após o parto; emergência obstétrica – hemorragia pós-parto, convulsão ou colapso materno; placenta retida ou incompleta; lacerações perineais de terceiro e quarto graus ou outro trauma perineal complicado.

Assistência de enfermagem

Os principais diagnósticos, características definidoras/fatores de risco e intervenções de enfermagem no parto expulsivo encontram-se no Quadro 22.3.

Quadro 22.3
Principais diagnósticos, características definidoras/fatores de risco e intervenções de enfermagem no parto expulsivo[5,13-15]

Diagnósticos de enfermagem	*Características definidoras/ fatores de risco*	*Intervenções de enfermagem*
Domínio: sexualidade **Risco de binômio mãe-feto perturbado**	Complicações da gestação Regime de tratamento Transporte de oxigênio ao feto comprometido	Informar a parturiente e o acompanhante sobre a antecipação de procedimentos e profissionais extras durante o nascimento Monitorar os sinais vitais maternos entre as contrações, conforme protocolo institucional ou as necessidades Auscultar os batimentos cardíacos fetais a cada 15–30 minutos durante o período de dilatação e de 5–10 minutos no período expulsivo, de acordo com as condições de risco Monitorar as contrações uterinas para determinar a frequência, a duração, a intensidade e o período de repouso Comunicar as mudanças na condição materna e fetal ao profissional responsável, conforme apropriado Monitorar o nível da dor e oferecer métodos alternativos para o seu alívio Ensinar técnicas de respiração, relaxamento e visualização Preparar o equipamento apropriado, inclusive monitor eletrônico fetal, ultrassom, equipamento para anestesia, instrumentos para reanimação neonatal e berço aquecido para o bebê Notificar os demais assistentes para que auxiliem no nascimento (p. ex., neonatologista, enfermeiros de atendimento intensivo neonatal e anestesiologista) Explorar as posições que melhorem o conforto materno e mantenham a perfusão placentária Oferecer auxílio na paramentação da equipe obstétrica Usar precauções universais

(*continua*)

Quadro 22.3 Principais diagnósticos, características definidoras/fatores de risco e intervenções de enfermagem no parto expulsivo[5,13-15] (*continuação*)		
Diagnósticos de enfermagem	***Características definidoras/ fatores de risco***	***Intervenções de enfermagem***
		Cobrir a parturiente para garantir sua privacidade durante o procedimento Fazer a manobra de Leopold para determinar a posição fetal Realizar os exames vaginais para determinar a dilatação cervical, conforme apropriado Documentar as características do líquido, a frequência cardíaca fetal e o padrão das contrações após a ruptura espontânea ou provocada das membranas amnióticas Monitorar o progresso do trabalho de parto, inclusive dilatação da cérvice e descida do feto Manter a parturiente e o acompanhante informados da evolução Explicar a finalidade das intervenções necessárias durante o parto Obter consentimento informado antes de procedimentos invasivos Realizar a antissepsia do períneo Orientar a parturiente e família durante o segundo estágio do parto Avaliar os esforços espontâneos e a duração do período expulsivo Acompanhar o desprendimento da apresentação fetal Verificar a presença de circulares de cordão umbilical, desfazendo-as conforme apropriado Aspirar secreções de narina e boca do bebê, se necessário Auxiliar na passagem dos ombros Apoiar o corpo do recém-nascido Clampear e seccionar o cordão umbilical após o término das pulsações e se não houver contra-indicação Coletar sangue do cordão umbilical para tipagem sanguínea e avaliação dos gases sanguíneos do cordão, se necessário Acompanhar a expulsão espontânea da placenta Examinar a cérvice quanto a ocorrência de lacerações após a expulsão da placenta Examinar a placenta, membranas e cordão após o nascimento Estimar perda de sangue após o parto Higienizar o períneo Registrar o horário do nascimento e os eventos/intercorrências durante o parto
Domínio: segurança/proteção **Risco de sangramento**	Complicações relativas à gravidez (p. ex., rompimento prematuro de membrana, placenta prévia/descolamento de placenta, múltiplas gestações) Coagulopatia intravascular disseminada	Identificar as causas do sangramento Monitorar atentamente a parturiente quanto à hemorragia (p. ex., volume de sangramento em forros, roupas e lençóis utilizados) Obter o histórico obstétrico, bem como das perdas sanguíneas da parturiente (p. ex., início, quantidade, presença de dor e coágulos) Revisar a ocorrência de fatores de risco relativos a sangramento em gestação adiantada (p.ex., descolamento prematuro da placenta, tabagismo, uso de cocaína, síndromes hipertensivas e placenta prévia) Obter o cálculo exato da idade gestacional por meio de relatos da data da última menstruação e/ou laudos ultrassonográficos, se disponíveis Examinar o períneo quanto à quantidade e às características do sangramento Monitorar rigorosamente os sinais vitais maternos Monitorar a cor, o nível de consciência e a dor da parturiente Monitorar eletronicamente a frequência cardíaca fetal Auxiliar a reanimação fetal, conforme apropriado, diante de sinais anormais de insuficiência uteroplacentária Monitorar o aparecimento de sinais/ sintomas de choque hipovolêmico (p. ex., aumento da sede, frequência cardíaca aumentada, RVS aumentada, DU diminuído, perfusão periférica diminuída, estado mental ou respirações alteradas) Iniciar procedimentos de emergência para hemorragia pós-parto, conforme apropriado (p. ex., oxigenoterapia, terapia intravenosa, tipo sanguíneo e prova cruzada) Administrar imunoglobulina Rho(D), conforme apropriado

(*continua*)

Quadro 22.3
Principais diagnósticos, características definidoras/fatores de risco e intervenções de enfermagem no parto expulsivo[5,13-15] (*continuação*)

Diagnósticos de enfermagem	*Características definidoras/ fatores de risco*	*Intervenções de enfermagem*
Domínio: segurança/proteção **Risco de integridade da pele prejudicada**	Fatores mecânicos	Orientar ou auxiliar na higiene do períneo, em intervalos regulares Examinar o períneo, inclusive a condição da episiorrafia ou sutura de laceração, se houver Aplicar compressa fria no períneo, conforme apropriado
Domínio: conforto **Dor aguda**	Autorrelato da intensidade usando escala padronizada de dor Autorrelato de características da dor usando instrumento de dor padronizado Comportamento expressivo (p. ex., agitação, choro, vigilância) Comportamento protetor Expressão facial de dor (p. ex., olhos sem brilho, aparência abatida, movimento fixo ou disperso, careta) Mudanças no parâmetro fisiológico (p. ex., pressão sanguínea, frequências cardíaca e respiratória, saturação de oxigênio, concentração de dióxido de carbono [CO_2] ao final da expiração) Posição para aliviar a dor	Monitorar o nível da dor Controlar fatores ambientais capazes de influenciar a resposta da gestante ao desconforto (p. ex., temperatura, iluminação e ruídos ambientais) Realizar um levantamento abrangente da dor, de modo a incluir o local, as características, o início/duração, a frequência, a qualidade, a intensidade ou a gravidade e os fatores precipitantes. Observar indicadores não verbais de desconforto, sobretudo em parturientes incapazes de se comunicar com eficiência. Assegurar a parturiente cuidados precisos de analgesia, incluindo a oferta de métodos não farmacológicos para o alívio da dor Investigar com a parturiente os fatores que aliviam ou pioram a dor Utilizar um método de avaliação desenvolvido de modo adequado, que possibilite o monitoramento de alterações na dor e auxilie a identifique fatores precipitadores reais e potenciais Avaliar com a parturiente e a equipe de cuidados de saúde a eficácia de medidas de controle da dor que tenham sido utilizadas Informar sobre a dor, suas causas, duração e desconfortos antecipados em decorrência dos procedimentos Notificar o médico se as medidas adotadas não funcionarem ou se a queixa atual consistir em uma mudança significativa na experiência anterior de dor da gestante Criar um ambiente seguro para a parturiente Dar atenção imediata às chamadas, manter a campainha sempre ao alcance da mão Adaptar a iluminação para benefício terapêutico Controlar ou prevenir ruídos excessivos ou indesejáveis sempre que possível
Domínio: segurança/ proteção Risco de infecção	Conhecimento: controle da infecção Controle de riscos: processo infeccioso Integridade tissular: pele e mucosa	Monitorar a pressão arterial, pulso, temperatura e padrão respiratório, conforme apropriado Alocar o espaço adequado a cada parturiente, conforme orientações do CDC Limpar adequadamente o ambiente após o uso de cada parturiente Trocar equipamentos para cuidados da parturiente conforme protocolo institucional Lavar adequadamente as mãos, antes e após cada atividade de cuidado à parturiente Instituir precauções universais Usar luvas, conforme exigência dos protocolos de precauções universais Limpar a pele da parturiente com agente antimicrobiano, conforme apropriado Trocar os cateteres intravenosos periférico conforme orientações atuais do CDC Trocar fixação de cateteres, conforme protocolo institucional, observando a presença de hiperemia, calor e edema local Monitorar sinais e sintomas sistêmicos e locais de infecção

Considerações finais

Embora a gestação seja considerada um evento fisiológico, sabe-se que aproximadamente 20% têm potencial para complicações que se associam à mortalidade materna e perinatal. Todavia, um número significativo de urgências obstétricas ocorre em pacientes sem fatores de risco, o que evidência a necessidade de prevenção e identificação precoce de potenciais complicações, bem como rápida intervenção para que sejam evitados desfechos negativos para a mãe e o feto.

Referências bibliográficas

1. Alkema L, Chou D, Hogan D, Zhang S, Moller AB, Gemmill A et al. Global, regional, and national levels and trends in maternal mortality between 1990 and 2015, with scenario-based projections to 2030: a systematic analysis by the UN Maternal Mortality Estimation Inter-Agency Group. Lancet, 2016; 387:462-74.
2. Brasil. Ministério da Saúde. Secretaria de Atenção à Saúde. Departamento de Ações Programáticas Estratégicas. Gestação de alto risco: manual técnico. 5. ed. Brasília: Editora do Ministério da Saúde, 2012. 302 p.
3. Cunningham FG et al. Abortamento. In: Cunningham FG, et al. Obstetrícia de Williams. Tradução: Ademar Valadares Fonseca, et al. 24 ed. Porto Alegre: AMGH, 2016:350-76.
4. Montenegro CAB, Rezende Filho J. Abortamento. In: Montenegro CAB, Rezende Filho J. Obstetrícia fundamental. 14. ed. Rio de Janeiro: Guanabara Koogan, 2018:344-62.
5. Lowdermilk DL et al. Obstetrícia e saúde da mulher. Tradução: Maisa Ritomy Ide, et al. 10 ed. Rio de Janeiro: Elsevier, 2012:1024 p.
6. ACOG Committee on Practice Bulletins – Gynecology. Tubal Ectopic Pregnancy. Practice Bulletin Nº 191. Obstet Gynecol, 2018 Mar; 131(3):e91-e103.
7. Cunningham FG et al. Gravidez ectópica. In: Cunningham FG, et al. Obstetrícia de Williams. Tradução: Ademar Valadares Fonseca, et al. 24ª ed. Porto Alegre: AMGH, 2016:377-95.
8. Montenegro CAB, Rezende Filho J. Gravidez ectópica. In: Montenegro CAB, Rezende Filho J. Obstetrícia fundamental. 14ª ed. Rio de Janeiro: Guanabara Koogan, 2018:363-80.
9. Cunningham FG et al. Hemorragia Obstétrica. In: Cunningham FG, et al. Obstetrícia de Williams. Tradução: Ademar Valadares Fonseca, et al. 24 ed. Porto Alegre: AMGH, 2016:780-828.
10. Montenegro CAB, Rezende Filho J. Descolamento prematuro da placenta. In: Montenegro CAB, Rezende Filho J. Obstetrícia fundamental. 14ª ed. Rio de Janeiro: Guanabara Koogan, 2018:411-22.
11. Cunningham FG et al. Cesariana anterior. In: Cunningham FG, et al. Obstetrícia de Williams. Tradução: Ademar Valadares Fonseca, et al. 24ª ed. Porto Alegre: AMGH, 2016:609-21.
12. Montenegro CAB, Rezende Filho J. Ruptura uterina e lacerações de trajeto. In: Montenegro CAB, Rezende Filho J. Obstetrícia fundamental. 14ª ed. Rio de Janeiro: Guanabara Koogan, 2018:748-57.
13. North American Nursing Diagnosis Association Internacional. Diagnósticos de Enfermagem da NANDA: definições e classificação 2015–2017. Org. Herdman TH, Kamitsuru S. tradução: Regina Machado Garcez. 10ª ed. Porto Alegre: Artmed, 2015:468p.
14. Bulechek GM, Butcher HK, Dochterman JM. Classificação das intervenções de enfermagem (NIC). Tradução: Soraya Imon de Oliveira et al. 5ª ed. Rio de Janeiro: Elsevier, 2010:901p.
15. Ricci SS. Enfermagem materno-neonatal e saúde da mulher. Tradução: Maisa Ritomy Ide. 3ª ed. Rio de Janeiro: Guanabara Koogan, 2016:835p.
16. World Health Organization. WHO recommendations on antenatal care for a positive pregnancy experience. World Health Organization, 2016.
17. Brasil. Ministério da Saúde. Secretaria de Atenção à Saúde. Departamento de Atenção Básica. Atenção ao pré-natal de baixo risco [recurso eletrônico]/Ministério da Saúde. Secretaria de Atenção à Saúde. Departamento de Atenção Básica. 1ª ed. rev. – Brasília: Editora do Ministério da Saúde, 2013:318 p.
18. American College of Obstetricians and Gynecologistes. Task force on Hypertension in Pregnancy. Hypertension in pregnancy, 2013.
19. Cunningham FG, et al. Distúrbios Hipertensivos. In: Cunningham FG, et al. Obstetrícia de Williams. Tradução: Ademar Valadares Fonseca, et al. 24 ed. Porto Alegre: AMGH, 2016:728-79.
20. World Health Organization. Managing complications in pregnancy and childbirth: a guide for midwives and doctors – 2ª ed., 2017.
21. Montenegro CAB, Rezende Filho J. Toxemia gravídica/Pré-eclâmpsia/Eclâmpsia. In: Montenegro CAB, Rezende Filho J. Obstetrícia fundamental. 14ª ed. Rio de Janeiro: Guanabara Koogan, 2018:323-43.
22. Kikuchi J, Deering S.Cardiac arrest in pregnancy. Semin Perinatol. 2018 Feb; 42(1):33-38. Epub 2017 Dec 13.
23. Lavonas EJ, Drennan IR, Gabrielli A, Heffner AC, Hoyte CO, Orkin AM, Sawyer KN, Donnino MW. Part 10: special circumstances of resuscitation: 2015 American Heart Association Guidelines Update for Cardiopulmonary Resuscitation and Emergency Cardiovascular Care. Circulation. 2015; 132(suppl2):S501-S-518.
24. Montenegro CAB, Rezende Filho J. Coagulação Intravascular Disseminada, Choque, Reanimação Cardipulmonar e Reanimação Neonatal. In: Montenegro CAB, Rezende Filho J. Obstetrícia fundamental. 14ª ed. Rio de Janeiro: Guanabara Koogan, 2018:423-50.

25. Brasil. Ministério da Saúde. Secretaria de Ciência, Tecnologia e Insumos Estratégicos. Departamento de Gestão e Incorporação de Tecnologias em Saúde. Diretrizes nacionais de assistência ao parto normal: versão resumida [recurso eletrônico]. Brasília: Ministério da Saúde, 2017:51 p.
26. National Collaborating Centre for Women´s and Children´s Heath. Intrapartum Care: Care of health women and their babies during childbirth. NHS: National Institute for Health and Clinical Excellence (NICE): London, 2014. Available from: htttps://www.nice.org.uk/guidance/cg190/chapter/1- .
27. Montenegro CAB, Rezende Filho J. Parto/ Estudo Clínico e Assistência. In: Montenegro CAB, Rezende Filho J. Obstetrícia fundamental. 14ª ed. Rio de Janeiro: Guanabara Koogan, 2018:266-92.
28. Cunningham FG et al. Parto vaginal. In: Cunningham FG, et al. Obstetrícia de Williams. Tradução: Ademar Valadares Fonseca, et al. 24ª ed. Porto Alegre: AMGH, 2016:536-73.
29. São Paulo. Manual Técnico das Casas de Parto Município de São Paulo (versão preliminar). Série Enfermagem. Área Técnica de Saúde da Mulher – SMS-SP, 2016:175 p. Disponível em: http://www.prefeitura.sp.gov.br/cidade/secretarias/upload/saude/arquivos/manualcasasdeparto15122016.pdf. Acesso em: 15 de maio de 2018.

capítulo 23

Assistência de Enfermagem em Emergência em Idosos

• Meiry Fernanda Pinto Okuno • Andréa Fachini da Costa

Introdução

A Organização Mundial de Saúde (OMS) aponta que nas próximas décadas a população mundial com mais de 60 anos vai chegar a 2 bilhões até 2050, tornando as doenças crônicas e o bem-estar da terceira-idade novos desafios de saúde pública global[1].

As projeções indicam que em 2050 a população brasileira será de 253 milhões de habitantes, a quinta maior população do planeta, abaixo apenas da Índia, China, EUA e Indonésia[2].

O aumento da expectativa de vida da população brasileira é algo positivo. Entretanto, retrata a necessidade de os serviços de saúde do País adquirirem subsídios necessários para atender essa população em seus aspectos biopsicossociais. É importante salientar que essa parcela da população continua muito vulnerável aos agravos de saúde, apresentando um declínio de reserva fisiológica, acarretando uma significativa incidência de complicações[3].

O envelhecimento populacional está relacionado à prevalência de doenças crônicas não transmissíveis, gerando necessidades de saúde mais complexas e maior utilização dos serviços de saúde pelos idosos como os serviços de emergência (SE)[4].

Os idosos representam 12%–21% das visitas ao serviço de emergência (SE) esta porcentagem deverá aumentar nas próximas décadas, podendo chegar até a 34% em 2030. Os dados italianos indicam que esses pacientes já excedem 30% dos usuários nesse serviço. Os idosos têm doenças mais graves do que outras faixas etárias na chegada ao SE, em razão da medição feita pelo Acolhimento com Classificação de Risco, diagnóstico e taxa de admissão hospitalar[4].

Um estudo brasileiro realizado no SE do Hospital Universitário de Santa Maria com o objetivo de identificar o perfil clínico-epidemiológico dos pacientes adultos observou predominância de atendimento a paciente entre a faixa etária de 65–107 anos (34,4%)[5].

Os idosos a partir dos 65 anos usam o SE com mais frequência e cada vez mais ao longo dos anos, usam mais recursos e são mais propensos a experimentar resultados adversos para a saúde, como hospitalização, internação prolongada, declínio funcional e mortalidade quando comparados com os usuários mais jovens[6].

A principal causa de procura dos idosos ao SAMU, de acordo com uma pesquisa realizada em Maceió por meio de dados secundários dos registros de atendimento pré-hospitalar efetivados pelo Serviço de Atendimento Móvel de Urgência (SAMU), identificou que a procura desse grupo etário se deu por causas clínicas (77,5%) e por trauma (19,17%)[6].

Delirium

O *delirium* é uma das principais causas clínicas que acometem os idosos, sendo até considerado um distúrbio neurocomportamental mais frequente em situação de hospitalização, podendo acometer 56%–72% daqueles internados em unidades críticas, como Unidade de Terapia Intensiva e Serviço de Emergência[7]. A queda da própria altura no que diz respeito ao trauma é a mais prevalente (65,22%) nessa população e merece atenção por parte dos profissionais da saúde, uma vez que pode provocar impacto negativo na capacidade funcional dos idosos muitas vezes associada à fragilidade, à dependência, à institucionalização e a morte[3,8].

O *Delirium* ou estado confusional agudo é identificado como uma síndrome neurocomportamental causada por comprometimento transitório da atividade cerebral, caracterizado por alteração cognitiva com início súbito, curso flutuante, prejuízo nos níveis de consciência, atenção, orientação, memória, pensamento, percepção e comportamento[9,10].

A etiologia desse estado confusional é geralmente multifatorial, ocorrendo o seu desenvolvimento em virtude da associação entre os fatores predisponentes e os precipitantes[11]. Entre os predisponentes dessa síndrome no idoso, os mais importantes são idade avançada, déficit cognitivo, fragilidade, gravidade da doença e comorbidades. Quanto aos precipitantes, os que mais se destacam são fármacos, infecções e alterações laboratoriais, seguidos de eventos cardiovasculares, traumatismos e iatrogenia[11].

Clinicamente, esses quadros podem manifestar-se de maneira hiperativa com agitação psicomotora e alucinação ou sob a forma hipoativa, com rebaixamento de nível de consciência, sonolência, apatia, discurso raro ou letárgico e ou ainda ocorrer com alternância entre os dois polos, concomitantemente[11].

O diagnóstico de *delirium* é eminentemente clínico, realizado à beira do leito, por meio de avaliação criteriosa e história clínica do paciente[11], com abordagem inicial centrada no diagnóstico e tratamento específico[10] com a remoção da causa-base ou fator precipitante e controle da sintomatologia[9].

Conforme o Manual Estatístico e Diagnóstico da Associação Psiquiátrica Americana (DSM-IV), esse diagnóstico demanda a presença de quatro características fundamentais[12]:

1. Distúrbios de consciência com redução da percepção do ambiente.
2. Alteração da cognição (deficiência de memória, orientação ou linguagem).
3. A instalação do quadro se dá em curto espaço de tempo (geralmente horas a dias) e tende a flutuar durante o dia.
4. Há evidências na história, exame físico ou exames laboratoriais de que o distúrbio seja causado pelas consequências fisiológicas diretas de uma condição clínica geral qualquer.

Estudos demonstram que essa síndrome é comumente subdiagnosticada, o que pode trazer complicações graves e desfechos negativos, como aumento do tempo de internação, déficit funcional e cognitivo a longo prazo[13,14].

A enfermagem tem um papel fundamental na prevenção do *delirium* como, por exemplo, avaliação do estado físico, mental, orientação tempo espacial e posicionamento adequado. As ações de enfermagem voltadas ao ambiente são indicadas para reduzir os fatores que podem piorar o quadro. Ao criar e manter um ambiente mais íntimo, permitir a presença de fotos de família ou objetos preferidos, o enfermeiro pode contribuir para diminuição ou cessão das interpretações errôneas e confusão. No ambiente hospitalar muitas vezes não há a presença de janelas, luz natural, e é difícil a percepção da passagem do tempo, o que pode ser uma experiência estressante para o idoso. A orientação, a existência de janelas ou a mudança na iluminação durante a passagem do tempo, a presença de relógios e calendários contribuem para a melhora do ciclo de sono-vigília e, consequentemente, para a manutenção do sono do paciente. É importante que a equipe de enfermagem informe os dias da semana, os horários de refeições, banhos, exames de rotina e visitas[15].

Quadro 23.1
Principais diagnósticos de enfermagem para idosos com *delirium*

Diagnósticos de enfermagem (NANDA)[16]	*Características definidoras/ fatores relacionados*	*Intervenções de enfermagem (NIC)*[17]
Ansiedade	**Características definidoras:** **Cognitiva:** alteração na atenção **Fatores relacionados:** ameaça à condição atual	Utilizar abordagem calma e tranquilizadora Explicar todos os procedimentos, inclusive sensações que o paciente possa ter durante o procedimento Oferecer informações reais sobre diagnóstico, tratamento e prognóstico Escutar paciente com atenção Observar sinais verbais e não verbais de ansiedade Evitar ou reduzir o uso de medicações que possam precipitar o *delirium* Monitorar sinais vitais.
Confusão aguda	**Características definidoras:** Alteração na função cognitiva Alteração no nível de consciência Alucinações **Fatores relacionados:** *Delirium* Idade ≥ 60 anos	Manter ambiente seguro Monitorar estado neurológico continuamente Administrar medicamentos conforme prescrição médica para ansiedade ou agitação Oferecer conforto e tranquilidade Abordar a paciente com tranquilidade e respeito Orientar paciente e acompanhante sobre o risco de queda Colocar pulseira de identificação de risco de queda no paciente
Déficit de autocuidado: banho/higiene, vestir-se/arrumar-se, alimentar-se, higiene íntima	**Características definidoras:** capacidade prejudicada de manipular os alimentos na boca **Fatores relacionados:** alteração na função cognitiva **Características definidoras:** capacidade prejudicada de lavar o corpo **Fatores relacionados:** alteração na função cognitiva **Características definidoras:** capacidade prejudicada de manipular as roupas para realizar a higiene íntima **Fatores relacionados:** alteração na função cognitiva **Características definidoras:** capacidade prejudicada de vestir cada um dos itens do vestuário (p. ex., camisa, meias, sapatos) **Fatores relacionados:** alteração na função cognitiva	Detectar e tratar o eventual comprometimento cognitivo do *delirium* Promover auxílio na alimentação e incentivo durante as refeições Avaliar a hidratação do paciente e reconhecer precocemente a desidratação Incentivar a ingestão oral de líquidos e a reposição hídrica Encorajar a família a participar da assistência do paciente Assegurar privacidade, evitar correntes de ar e preservar o recato do paciente Dar assistência no banho/higiene Promover higiene oral no paciente.
Dor aguda	**Características definidoras:** Autorrelato da intensidade usando escala padronizada de dor (p. ex., escala FACES de Wong-Baker, escala visual analógica, escala numérica de classificação) Autorrelato de características da dor usando instrumento de dor padronizado (p. ex., Questionário de Dor McGill, Inventário Breve de Dor) Comportamento expressivo (p. ex., agitação, choro, vigilância) Expressão facial de dor (p. ex., olhos sem brilho, aparência abatida, movimento fixo ou disperso, careta) Relato de outra pessoa sobre comportamento da dor/ mudanças na atividade (p. ex., familiar, cuidador) **Fatores relacionados:** Agente lesivo biológico (p. ex., infecção, isquemia, neoplasma)	Monitorar sinais vitais Assegurar que o paciente receba cuidados precisos de analgesia Observar a ocorrência de indicadores não verbais de desconforto, em especial nos pacientes incapazes de se comunicarem com eficiência Usar medidas de controle da dor antes do seu agravamento Monitorar sinais vitais Reduzir ou eliminar fatores que precipitam ou aumentam a experiência da dor Verificar nível de desconforto do paciente, registrar mudanças no prontuário e informar os demais profissionais de saúde que trabalham com o paciente.

(*continua*)

Quadro 23.1
Principais diagnósticos de enfermagem para idosos com *delirium* (*continuação*)

Diagnósticos de enfermagem (NANDA)[16]	*Características definidoras/ fatores relacionados*	*Intervenções de enfermagem (NIC)*[17]
Mobilidade física prejudicada	**Características definidoras:** Alterações na marcha Movimentos descoordenados Fatores relacionados: Alteração na função cognitiva Prejuízos sensório-perceptivos	Selecionar técnica de transferência adequada ao paciente Oferecer privacidade, evitar correntes de ar e preservar o recato do paciente Manter o corpo do paciente no alinhamento correto durante os movimentos Realizar mudança de decúbito de 2/2h Manter roupas de cama limpa e bem esticada
Padrão de sono prejudicado	**Características definidoras:** Alteração no padrão de sono **Fatores relacionados;** Barreira ambiental (p.ex., ruído ambiental, exposição à luz do dia/escuridão, temperatura/umidade do ambiente, local não familiar) Privacidade insuficiente	Reduzir e controlar luminosidade do ambiente Promover estratégias para reduzir e controlar ruídos em toda a unidade Programar trechos de sono ininterruptos, ajustando horário de medicamentos, rotinas e procedimentos e minimizando distúrbios e intervenções à noite Monitorar padrão de sono e quantidade de horas dormidas
Risco de Quedas	**Fatores de risco:** **Cognitivos:** alteração na função cognitiva **Ambientais:** cenário pouco conhecido	Orientar paciente e acompanhante sobre o risco de queda Colocar pulseira de identificação de risco de queda no paciente Travar as rodas da maca durante a transferência para outra maca ou cadeira de rodas Manter elevadas as grades de proteção da maca Manter cama em altura adequada para prevenir quedas

Quedas

A queda é um evento acidental que tem como resultado a mudança de posição do indivíduo para um nível mais baixo, em relação à sua posição inicial, com incapacidade de correção em tempo hábil e apoio no solo[18].

As quedas em idosos são um tema de ampla investigação científica, seja por sua natureza multifatorial, por suas repercussões na saúde, nos gastos com tratamentos ou na identificação de medidas preventivas[19].

Como um dos maiores problemas de saúde, as quedas ocorrem comumente e com frequência entre os adultos mais velhos com um terço dos adultos com idade a partir de 65 anos, caindo pelo menos uma vez em determinado ano. As principais consequências das quedas para os indivíduos incluem lesões físicas e fraturas, levando ao declínio funcional, deficiência e menor qualidade de vida. Para a sociedade, as quedas impõem altos encargos financeiros e custos de saúde em razão da hospitalização causada por queda e mortalidade[20].

As quedas afetam uma grande proporção de idoso, muitas vezes ocasionando a lesões e morte. Para os afetados, as quedas podem causar medo de futuras quedas, o que, por sua vez, pode levar ao isolamento social e ao declínio da saúde[21].

Os preditores de quedas incluem mobilidade prejudicada e marcha, polifarmácia, história de quedas anteriores, comportamento sedentário, idade avançada, sexo feminino, deficiências visuais, cognição prejudicada e fatores ambientais. Alguns são modificáveis e podem ser direcionados por intervenções para reduzir o risco de queda. Além desses preditores bem estabelecidos, certas construções psicológicas demonstraram influenciar a queda, como, por exemplo, o medo de queda, dor, depressão e excesso de confiança[22].

O atendimento ao idoso que sofreu queda baseia-se nos mesmos critérios aplicados ao adulto que sofreu trauma, devendo-se, entretanto, respeitar as especificidades dessa população. A abordagem segue os seguintes passos[23,24]:

A. Avaliação das vias aéreas e controle da coluna cervical

Assegurar via aérea pérvia é a primeira prioridade no tratamento e reanimação do traumatizado. O profissional de saúde durante a avaliação da responsividade deve estar próximo ao paciente. Estabelecer tom de voz não agressivo, alto e pausado. No processo de envelhecimento há diminuição da acuidade auditiva. O idoso pode responder com um volume de voz diminuído e a velocidade da fala lentificada, não significando de imediato alterações neurológicas em razão do trauma.

O reflexo de vômito também é diminuído, tornando-o vulnerável à aspiração de fluidos, alimentos ou outros objetos sólidos, o que pode complicar a situação clínica do paciente. A cavidade oral deve ser examinada em busca de prótese dentária, corpo ou substância estranha que possa ou esteja obstruindo a via aérea, e que deverá ser removida nessa etapa do atendimento. Ainda durante esse processo devem ser mantidos a imobilização, o alinhamento da coluna cervical e a prancha rígida, atentando-se para diferenças de anatomia da coluna cervical e torácica, dificuldades na abertura das vias aéreas, osteoporose e presença mais frequente de próteses dentárias.

B. Respiração

Verificar se o idoso está respirando. Em caso afirmativo, avaliar frequência respiratória e esforço inspiratório – elevação do tórax; observar e palpar o tórax rapidamente; auscultar os pulmões para identificar murmúrio vesicular anormal, diminuído ou ausente.

Identificar possíveis lesões: grandes ferimentos com contusão pulmonar podem originar pneumotórax hipertensivo e hemotórax (drenar em solo). Atentar para turgência de jugular desvio de traqueia e diminuição dos murmúrios vesiculares. A estrutura óssea torna-se mais vulnerável ás fraturas.

A respiração requer avaliação frequente considerando-se ser comum no idoso a limitação da reserva respiratória. Há aumento do trabalho respiratório, consequentemente sobrecarga do sistema cardiovascular, além do risco maior de infeção pulmonar.

A dispneia e a hipóxia são eventos que podem estar presentes no idoso, sem que tenha ocorrido o trauma de tórax. No entanto, seu tratamento deve ser instituído imediatamente com oxigênio suplementar. Na ocorrência direta sobre o tórax, especialmente com fraturas de costelas, o idoso deve ser cuidadosamente observado, pois estará sujeito à instalação rápida da hipoxemia e insuficiência respiratória.

As floras da orofaringe e das vias aéreas superiores possuem predomínio de bactérias gram-negativas, e associado ao menor *clearance* do sistema mucociliar há maior incidência de complicações infecciosas e de broncoaspiração.

C. Circulação e controle de hemorragias

Avaliar perfusão: no pulso avaliar presença, qualidade e regularidade, na pele: observar cor da pele e tempo de enchimento capilar, verificar temperatura relativa da pele e umidade, aferir pressão arterial e realizar exame físico cardíaco.

Providenciar acesso venoso calibroso para coleta de exames e infusão de volume/hemocomponentes. Há diminuição de colágeno, elastina, substância fundamental da derme, proteínas e açúcares, em especial do ácido hialurônico, que influenciam no turgor da pele; esses também apresentam alterações bioquímicas, fazendo com que haja uma perda de elasticidade e compressibilidade da pele. Portanto, a derme envelhecida se torna um tecido rígido, inelástico e não responsivo à tensão, com menor capacidade de resposta a estresse ou trauma. Assim, torna-se importante que a fixação do acesso venoso seja realizada com utilizando película transparente ou fita micropore. (https://www.unip.br/presencial/comunicacao/publicacoes/ics/edicoes/2014/01_jan-mar/V32_n1_2014_p94a101.pdf)

Controlar hemorragias visíveis: realizar compressão direta ou curativo compressivo. No caso de hemorragias internas: avaliar abdome e pelve e atentar para os sinais de choque (taquicardia, hipotensão, pele fria e úmida, diminuição do débito urinário e alteração no nível de consciência)

O sistema condutor do miocárdio e os receptores beta-adrenérgicos apresentam diminuição de sua resposta às demandas do sistema cardiovascular, fazendo com que ocorra uma menor resposta na frequência cardíaca e na contratilidade cardíaca. Essas alterações fisiológicas podem interferir na avaliação inicial, condicionando que a reanimação volêmica possa ser com sobrecarga ou insuficiente. Assim, a melhor monitoração do sistema cardiovascular é a invasiva com um cateter na artéria pulmonar, que também orienta o manejo de drogas vasoativas.

D. Incapacidades

Avaliar nível de consciência com Escala de Coma de Glasgow. Avaliar causas ao diminuir o nível de consciência: hipóxia ou hipoperfusão, lesão em sistema nervoso central, intoxicações ou distúrbios metabólicos. Avaliar pupilas: diâmetro (midriáticas, mióticas, médias), simetria (isocórica, anisocórica) e fotorreação. Na avaliação neurológica, deve-se manter contato visual, fazer perguntas que tenham respostas simples, investigar presença de diminuição da acuidade auditiva e/ou visual e se há alguém que estava na cena que possa dar referência segura sobre o estado do paciente antes do acidente. Avaliar risco potencial de traumas leves, como queda da própria altura, no idoso, como potencialmente grave. Considerar que uma queda aparentemente sem importância pode ter sido decorrente de infarto agudo do miocárdio ou acidente vascular periférico, por exemplo. Investigar presença de doença de Alzheimer.

E. Exposição e ambiente

Remover a vestimenta do paciente para determinar a presença ou a ausência de uma condição ou lesão. É também nessa etapa que avalia o dorso e prevenir a hipotermia.

No idoso, os mecanismos normalmente utilizados para termorregulação estão prejudicados e vários fatores contribuem para que isso aconteça. Por isso, há a necessidade do cuidado na exposição do idoso no momento da avaliação. Deve-se expor apenas a área a ser avaliada, mantendo-se as outras aquecidas. Em caso de necessidade de exposição maior, fazer avaliação o mais rápido possível. A dor pode estar diminuída ou ausente, em razão das alterações do sistema nervoso periférico.

Quadro 23.2
Principais diagnósticos de enfermagem para idosos que sofreram quedas

Diagnósticos de enfermagem (NANDA)[17]	*Características definidoras/ fatores relacionados*	*Intervenções de Enfermagem (NIC)*[18]
Risco de choque	**Fatores de risco:** Hipotensão Hipovolemia Hipoxemia Hipóxia	Prevenção do choque Controle dos sinais vitais
Mobilidade física prejudicada	**Características definidoras:** Redução na amplitude de movimentos **Fatores relacionados:** Alteração na integridade de estruturas ósseas Dor Prejuízo musculoesquelético	Determinar a capacidade atual do paciente em transferir-se (exemplo nível de mobilidade, limitações aos movimentos, resistência, capacidade para ficar em pé e suportar o peso, nível de consciência, capacidade de cooperar, capacidade de compreender instruções)

(*continua*)

Quadro 23.2
Principais diagnósticos de enfermagem para idosos que sofreram quedas (*continuação*)

Diagnósticos de enfermagem (NANDA)[17]	*Características definidoras/ fatores relacionados*	*Intervenções de Enfermagem (NIC)*[18]
Ansiedade	**Características Definidoras:** **Cognitiva:** preocupação **Comportamentais:** Hipervigilância Inquietação Observação atenta **Fatores relacionados:** Ameaça de morte Ameaça à condição atual	Esclarecer dúvidas do paciente em relação ao tratamento Estabelecer relação de confiança com o paciente Estimular o paciente quanto ao relato de sua ansiedade Monitorar o estado emocional do indivíduo Oferecer um ambiente calmo e agradável Oferecer informações sobre o diagnóstico, tratamento e prognóstico
Dor aguda	**Características definidoras:** Autorrelato da intensidade usando escala padronizada de dor (p. ex., escala FACES de Wong-Baker, escala visual analógica, escala numérica de classificação) Autorrelato de características da dor usando instrumento de dor padronizado (p. ex., Questionário de Dor McGill, Inventário Breve de Dor) Comportamento expressivo (p. ex., agitação, choro, vigilância) Expressão facial de dor (p. ex., olhos sem brilho, aparência abatida, movimento fixo ou disperso, careta) Relato de outra pessoa sobre comportamento da dor/mudanças na atividade (p. ex., familiar, cuidador) **Fatores relacionados:** Agente lesivo físico (p. ex., abscesso, amputação, queimadura, corte, levantamento de algo pesado, procedimento cirúrgico, trauma, excesso de treinamento)	Realizar uma avaliação completa da dor, incluindo local, características, início/duração, frequência, qualidade, intensidade e gravidade, além de fatores precipitadores Administrar analgésicos, quando prescritos Aplicar calor/frio quando apropriado
Integridade tissular prejudicada	**Características definidoras:** Tecido destruído Tecido lesado **Fatores relacionados:** Agente farmacológico Alteração na sensibilidade Circulação prejudicada Fator mecânico insuficiente	Realizar curativo com a medicação tópica, adequada Observar sinais e sintomas de infecção Observar e manter cuidados com áreas de pressão, manter a pele seca e hidratada
Conforto prejudicado	**Características definidoras:** Ansiedade Desconforto com a situação Incapacidade de relaxar Inquietação Irritabilidade Medo	Mudar o decúbito de 2/2h Determinar a localização da dor, características, severidade, dentre outros Monitorar os sinais vitais antes e depois da administração de analgésicos Programar medidas do conforto (posicionamento, redução da luz, musicoterapia, entre outros)

Para que a assistência ao idoso no SE seja segura e com qualidade faz-se necessário que os profissionais de saúde estejam dispostos a escutá-los, sendo imprescindível a tolerância diante das dificuldades de comunicação naturais dessa faixa etária e outras dificuldades relacionadas como, por exemplo, demência, afasia, etc. O diálogo precisa ser estabelecido de forma efetiva, compassiva e respeitosa com os idosos e seus familiares/cuidadores, promovendo a expressão de suas necessidades. É fundamental estabelecer prioridades em conjunto com o idoso e sua família, envolvendo-os no processo de cuidado[25].

A presença de um acompanhante junto ao idoso atendido no SE é de grande importância além de ser um direito garantido pelo Estatuto do Idoso e, portanto, torna-se necessário assegurá-la durante o período de permanência do idoso no serviço. É imprescindível iniciar, desde a admissão do idoso no serviço, a educação dos familiares e cuidadores, para o planejamento da alta e suporte e apoio aos familiares[25].

Os profissionais de saúde devem trabalhar respeitando o princípio da integralidade, vendo o idoso na sua totalidade e de forma contextualizada. É necessário incorporar à rotina dos SE a avaliação de satisfação dos usuários idosos em relação ao atendimento recebido na emergência. É necessário implementar, na rotina do SE, protocolos de avaliação geriátrica (como risco de quedas, avaliação da capacidade funcional, cognitiva, controle da dor, polifarmácia, prevenção de úlceras, etc.) para estabelecer melhores práticas baseadas em evidências e guiar o plano de cuidados mais adequado às suas necessidades[25].

É necessário durante o planejamento da alta dos idosos realizar avaliação de risco, por meio de instrumento validado, para identificar aqueles com maiores riscos de retornarem ao SE ou novas hospitalizações; dessa forma, os profissionais podem melhor orientá-los para a alta ao domicílio (ou referência) sobre os cuidados necessários e a prevenção de novos eventos adversos. O plano de alta é de extrema importância para a continuidade dos cuidados ao idoso e, portanto, necessita do acompanhamento de um enfermeiro responsável ou profissional devidamente capacitado que realize as orientações necessárias a todos os idosos que receberem alta do SE, e seus familiares/cuidadores[25].

As orientações feitas no momento da alta devem ser fornecidas e esclarecidas também por escrito e entregues ao idoso ou seu familiar/cuidador, junto a outras informações relevantes do atendimento recebido[25].

Torna-se imprescindível a utilização de linguagens e sinalizações adequadas a fim de melhor guiar os idosos na orientação do espaço no SE. O ambiente do SE necessita dispor de acesso a equipamentos de adaptação para os idosos, como andadores, bengalas e cadeiras de rodas. O ambiente no SE deve ser organizado para a segurança e promoção da autonomia dos idosos, por meio de iluminação, redução de barulho, sinalização, corredores livres e outros elementos "amigáveis aos idosos", como corrimãos e barras de apoio. As salas do SE devem dispor de mobília adequada para a promoção da segurança, autonomia e conforto dos idosos. O ambiente físico necessita de equipamentos que colaborem com a privacidade dos idosos, como o uso de cortinas e biombos. É necessário que o ambiente possua piso antiderrapante, visando diminuir o risco de quedas em idosos[25].

Referências bibliográficas

1. Nações Unidas no Brasil. ONUBR. Mundo terá 2 bilhões de idosos em 2050; OMS diz que 'envelhecer bem deve ser prioridade global'. Acesso: 28/03/2018. Disponível em: https://nacoesunidas.org/mundo-tera-2-bilhoes-de-idosos-em-2050--oms-diz-que-envelhecer-bem-deve-ser-prioridade-global/
2. Miranda GMD, Mendes ACG, Silva ALA. O envelhecimento populacional brasileiro: desafios e consequências sociais atuais e futuras. Rev bras geriatr gerontol, 2016; 19(3):507-19.
3. Silva APF, Silva LL. Perfil epidemiológico dos idosos atendidos pelo serviço de atendimento móvel de urgência (SAMU) na cidade de Maceió/AL. Cadernos de Graduação - Ciências Biológicas e da Saúde Fits, 2013; 1(2):135-43.
4. Gasperini B, Cherubini A, Pierri F, Barbadoro P, Fedecostante M, Prospero E. Potentially preventable visits to the emergency department in older adults: Results from a national survey in Italy. PLoS One. 2017; 12(12):e0189925.
5. Lima SBS, Magnago TSBS, Schardong AC, Peres RR, Ceron MDS, Andrea Prochnow A. Perfil clínico epidemiológico dos pacientes internados no pronto-socorro de um hospital universitário. Saúde (Santa Maria). 2013;39(1):77-86.

6. Wachelder JJH, Stassen PM, Hubens LPAM, Brouns SHA, Lambooij SLE, Dieleman JP, et al. Elderly emergency patients presenting with non-specific complaints: Characteristics and outcomes. PLoS One. 2017;12(11):e0188954.
7. Faustino TN, Pedreira LC, Freitas YS, Silva RMO, Amaral JB. Prevenção e monitorização do delirium no idoso: uma intervenção educativa. Rev Bras Enferm, 2016; 69(4):725-32.
8. Oliveira AS, Trevizan PF, Bestetti MLT, Melo RC. Fatores ambientais e risco de quedas em idosos: revisão sistemática. Rev Bras Geriatr Gerontol, 2014; 17(3):637-45
9. Moraes EN, Marino MCA, Santos RR. Principais síndromes geriátricas. Rev Med Minas Gerais, 2010; 20(1):54-66.
10. Chagas NMS, Borges DGS, Chagas MHN. Delirium como fator de risco para demência em idosos: uma atualização. J Bras Psiquiatr. 2016;65(1):94-8.
11. RR Lôbo, SRB Silva Filho, NKC Lima, E Ferriolli, JC Moriguti. Delirium. Medicina (Ribeirão Preto). 2010;43(3):249-57.
12. American Psychiatric Association. Diagnostic and Statistical Manual of Mental Disorders, 4th edition. Washington, DC: American Psychiatric Association, 1994.
13. Krogseth M, Wyller TB, Engedal K, Juliebo V. Delirium is an important predictor of incident dementia among elderly hip fracture patients. Dement Geriatr Cogn Disord, 2011; 31(1):6370.4.
14. van Munster BC, de Rooij SE. Delirium: a synthesis of current knowledge. Clin Med (Lond), 2014; 14(2):192-5.
15. Pincelli EL, Waters C, Hupsel ZN. Ações de enfermagem na prevenção do delirium em pacientes na Unidade de Terapia Intensiva. Arq Med Hosp Fac Cienc Med Santa Casa São Paulo, 2015; 60:131-9.
16. NANDA. North American Nursing Diagnosis Association. Diagnósticos de enfermagem da NANDA: Definições e classificação 2009-2011/NANDA International. Porto Alegre: Artmed, 2010.
17. Bulechek GM, Butcher HK, Dochterman JM. Classificação das intervenções de enfermagem (NIC). 5ª ed. St. Louis: Mosby, 2007.
18. Ribeiro AP, Souza ER, Sousa CAM, Freitas MG. Quedas acidentais nos atendimentos de urgência e emergência: resultados do VIVA Inquérito de 2014. Ciênc saúde colet, 2016; 21(12):3719-27.
19. Amorim JSC. Divergent estimates of falls among the elderly: an epidemiological debate based on the conceptual characteristics. Cien Saude Colet. 2018; 23(1):345-6.
20. Du Y, Wolf IK, Knopf H. Association of psychotropic drug use with falls among older adults in Germany. Results of the German Health Interview and Examination Survey for Adults 2008-2011 (DEGS1). PLoS One. 2017;12(8):e0182432.
21. Freitas MG, Bonolo PF, Moraes EM, Machado CJ. Idosos atendidos em serviços de urgência no Brasil: um estudo para vítimas de quedas e de acidentes de trânsito. Cien Saude Colet, 2015; 20(3):701-12.
22. McMinn D, Fergusson SJ, Daly M. Does pride really come before a fall? Longitudinal analysis of older English adults. BMJ. 2017; 359:j5451.
23. Hirano ES, Fraga GP, Mantovani M. Trauma no idoso. Medicina (Ribeirão Preto), 2007; 40 (3):352-7.
24. Schweitzer G, Nascimento ERP, Moreira AR, Bertoncello KCG. Protocolo de cuidados de enfermagem no ambiente aeroespacial a pacientes traumatizados: cuidados antes do voo. Rev Bras Enferm, 2011; 64(6):1056-66.
25. Santos MT, Lima MADS, Zucatti PB. Serviços de emergência amigos do idoso no Brasil: condições necessárias para o cuidado. Rev Esc Enferm USP, 2016; 50(4):592-9.

capítulo 24

Terapia Nutricional em Pronto-Socorro

• Claudia Satiko Takemura Matsuba • Lillian de Carla Sant'Anna Macedo • Adriana da Silva Magalhães

Introdução

A desnutrição no ambiente hospitalar pode desenvolver-se como consequência da ingestão insuficiente de nutrientes, absorção ou perda de nutrientes em razão da doença ou trauma e aumento das demandas metabólicas. A definição de desnutrição continua sendo assunto de debate, com várias sociedades propondo diferentes critérios, em virtude da variabilidade da prevalência relatada na literatura. Geralmente, se considera a desnutrição como perda de peso não intencional > 5% em um curto período, com a diminuição da ingestão alimentar associada à deterioração do estado nutricional[1].

A desnutrição hospitalar tem despertado a atenção e o cuidado dos profissionais da área da saúde, diante dos índices de 40%–60% de deficiências nutricionais, demonstrados em diversos países[2].

Pesquisa realizada pelo IBRANUTRI com 4.000 pacientes em todas as regiões do Brasil revelou prevalência de 48,1% de desnutrição na população hospitalizada, sendo 12,5% na forma grave. Nessa população também se observou maior risco de desnutrição, triplicando nos pacientes com mais de 15 dias de internação[3].

Três estudos avaliaram a mudança na prevalência de desnutrição durante a hospitalização na população em geral. Em um estudo de 1688 pacientes internados no Brasil no intervalo de 7 dias mostrou que prevalência de desnutrição aumentou com o tempo de internação. A proporção de pacientes com desnutrição se elevou de 40,2% no momento da admissão para 55,2% no 7º e 64,6% no 14º dia. Achados semelhantes foram relatados em um estudo multicêntrico de 5.355 adultos hospitalizados no Equador; a prevalência de desnutrição aumentou de 31,2% no momento da admissão para 64,7% entre o 16º–30º dia. Finalmente, em um estudo de 244 adultos admitidos em um hospital comunitário no Brasil, 46% tinham desnutrição entre o 1º–5º dia em comparação com 68% entre dias 5º–15º dia e 83% após o 15º dia[1].

Há 30 anos, o conceito de nutrição baseava-se em suporte para atenuar os efeitos da resposta metabólica no paciente. No entanto, com os avanços das práticas na terapia nutricional (TN), esse conceito foi modificado, tornando-se coadjuvante do tratamento de cuidados intensivos.

Os resultados dessa prática são apresentados no trabalho de Gramlich e colaboradores em 2004[4], concluindo que a utilização da terapia nutricional enteral (TNE) estava associada a baixas complicações infecciosas sem diferença significativa na mortalidade, sendo a primeira escolha para os pacientes.

A TNE mantém a integridade do sistema gastrointestinal e estimula o fluxo sanguíneo e a atividade das células produtoras de IgA secretora do tecido linfoide associado à mucosa intestinal (GALT – *gut-associated lymphoid tissue*)[5].

Ao procurar avaliar sistematicamente esses cuidados em pacientes críticos, Vincent, em 2005, elaborou uma expressão mnemônica em inglês *FAST HUG*, em que temos F (*Feeding* = nutrição), A (Analgesia), S (Sedação), T (*Thromboembolic prophylaxis* = profilaxia do tromboembolismo), H (*Head-of-bed-elevation* = elevação da cabeceira), U (*Stress ulcer preventation* = prevenção de úlcera de estresse) e G (*Glucose control* = controle glicêmico)[6].

A avaliação precoce para início da terapia nutricional faz parte da rotina de diversos hospitais que possuem equipe multiprofissional de terapia nutricional (EMTN). Esses profissionais que compõem o grupo utilizam-se de inúmeras estratégias e protocolos para indicação da melhor fórmula para cada indivíduo.

Pacientes atendidos em unidades de emergência fazem parte do atendimento pelas EMTNs. O atendimento especializado pode favorecer positivamente na recuperação pela detecção do risco nutricional, pela minimização do jejum prolongado e na melhor tolerância do trato gastrointestinal.

Avaliação nutricional no pronto-socorro

O impacto negativo da desnutrição hospitalar é atualmente considerado um dos problemas mais graves na área da saúde com consequente aumento nas taxas de morbimortalidade, tempo de internação e custos hospitalares. É nesse contexto que a preocupação em prevenir e diagnosticar precocemente a desnutrição vem crescendo exponencialmente.

Sabe-se que a manutenção do estado nutricional de cada indivíduo está ligada ao equilíbrio constante entre consumo e necessidade de nutrientes. Vários métodos de avaliação nutricional têm sido propostos, utilizando testes de avaliação clínica, bioquímica, antropometria e exames de composição corporal[7].

As metas da terapia nutricional são iniciadas com a triagem nutricional e passam por diferentes etapas. A identificação precoce dos pacientes em risco nutricional favorece o início imediato do tratamento nutricional, podendo melhorar a qualidade de vida e reduzir os custos hospitalares.

A habilidade de coletar informações do paciente no momento da internação, de maneira acurada para a identificação do risco nutricional, relacionado às complicações do estado de saúde atual, é fundamental para a adoção de ações de assistência nutricional e de medidas para recuperação do estado nutricional, de acordo com as recomendações exigidas pela *Joint Commission for Accreditation of Healthcare Organizations*[8].

A triagem nutricional envolve o uso de técnicas simples de avaliação para identificar pacientes desnutridos, em risco nutricional ou que provavelmente passarão a ter risco nutricional e que poderiam ser beneficiados por meio de avaliação nutricional mais complexa. Essa deve ser realizada em todos os pacientes internados, independentemente do diagnóstico ou faixa etária. Quanto mais precoces forem a identificação dos pacientes e o início da intervenção, mais serão os benefícios da terapia nutricional[9].

Um exemplo é a avaliação subjetiva global, proposta por Detsky e cols., em 1987, considerado um método prático, fácil, não invasivo, além de ser utilizado para determinar formas subclínicas de desnutrição, predizendo o risco de complicações[10].

Um total de 10 estudos avaliou a prevalência de desnutrição em uma população de idosos (n = 1669). Desses, seis mediram a prevalência usando o Míni Avaliação Nutricional (MNA). A prevalência variou de 38,5%–71%, com cinco dos seis estudos relatando uma prevalência de mais de 60%. Nos dois estudos que relataram prevalência baseada na Avaliação Subjetiva Global (ASG), 44,2% e 66% dos pacientes foram classificados como desnutridos. A prevalência de estudos que avaliou as variáveis nutricionais de acordo com o Índice de Massa Corporal (IMC) foi menor do que os estudos do MNA ou da ASG[1].

Avaliação nutricional

É necessário utilizar indicador de risco nutricional para identificar os pacientes que provavelmente se beneficiarão com a Terapia Nutricional?

Com base no consenso de especialistas, sugerimos a determinação do risco nutricional como, por exemplo, triagem pela Nutritional Risk Screening (NRS) (2002) e pontuação pelo NUTRIC Score em todos os pacientes admitidos[11].

Indicações da terapia nutricional (TN)

Atualmente, considera-se a TN como um conjunto de procedimentos terapêuticos que visa à manutenção ou recuperação do estado nutricional do paciente por meio da nutrição enteral, parenteral ou via oral[12,13].

Entre as terapias existentes, a TNE tem sido reconhecida em muitas publicações pela importância da preservação da mucosa intestinal e pela administração de nutrientes, como também a manutenção da homeostase e da imunidade.

A Resolução RDC nº 63 define TNE como: "Alimento para fins especiais com a ingestão controlada de nutrientes, na forma isolada ou combinada, de composição química definida ou estimada, especialmente elaborada para o uso por sonda ou via oral, industrializada ou não, utilizada exclusiva ou parcialmente para substituir ou complementar a alimentação oral em pacientes desnutridos ou não, conforme suas necessidades nutricionais, em regime hospitalar, domiciliar ou ambulatorial, visando a síntese ou manutenção de tecidos, órgãos ou sistemas"[12].

Indicações[14]

Por sonda enteral com locação gástrica/jejunal.

- Impossibilidade de ingestão adequada de nutrientes por via oral.
- Inapetência severa.
- Quando a via oral estiver contraindicada ou não for suficiente para atingir as necessidades nutricionais.
- Desnutrição.
- Politraumatismo.
- Trato gastrointestinal em condições de uso seguro efetivo.
- Pacientes com rebaixamento do nível de consciência e risco de broncoaspiração.
- Pacientes submetidos a procedimentos cirúrgicos, como, por exemplo, cirurgia do quadril, neoplasias gastrointestinais, pulmonares, esofágicas, cerebrais, entre outras.
- Pacientes com anorexia grave: faringite, esofagite, caquexia cardíaca, doença pulmonar obstrutiva crônica.
- Pacientes com disfagia grave secundária a processos neurológicos, neoplasia do esôfago ou cirurgia, lesão de face e mandíbula.
- Ressecção do intestino delgado.
- Fístulas enterocutâneas de baixo débito.
- Ostomias.
- Previsão de terapia nutricional superior a 4 semanas
- Desordens do sistema nervoso central (SNC).
- Miastenia grave.
- Neoplasia de orofaringe, gástrica ou pancreática.
- Estreitamento/neoplasia esofágica ou duodenal.
- Cirurgias de cabeça e pescoço.
- Esofagectomia, gastrectomia ou vagotomia.
- Ressecção maciça do intestino delgado.
- Pancreatectomia.
- Laparotomia por trauma.

Contraindicações absolutas de TNE[14]

- Obstrução intestinal total.
- Íleo adinâmico ou hipomotilidade intestinal.
- Diarreia grave.
- Instabilidade hemodinâmica.

- Fístulas enterocutâneas de alto débito.
- Enterocolite necrotizante.
- Peritonite ou íleo paralítico.
- Hemorragia digestiva.

Contraindicações relativas ou temporárias de TNE[14]

- Doença terminal.
- Diarreia.
- Intestino curto.
- Vômitos e diarreia intratáveis e sem outra etiologia além da nutrição enteral.
- Inflamação do trato gastrointestinal, doença de Crohn em atividade.

Nas situações de risco nutricional, a terapia nutricional também deve ser instituída, segundo os parâmetros da ESPEN (2006)[15]:

- Perda ponderal > 10%–15% nos últimos 6 meses.
- Índice de Massa Corporal (IMC) < 18,5 kg/m^2.
- Albumina sérica < 3 mg/dL (sem evidências clínicas de insuficiência renal ou hepática).

Em setores de Unidade de Terapia Intensiva (UTI) ou Emergências, são considerados parâmetros hemodinâmicos e de perfusão adequados para início da terapia: pressão arterial média > 70 mmHg; saturação venosa central ou mista 70% e níveis da lactato normal[16].

A terapia nutricional parenteral (TNP) também tem sido amplamente utilizada, sendo definida como "solução, composta basicamente de carboidratos, aminoácidos, lipídios, vitaminas e minerais, estéril e apirogênica, acondicionada em recipiente de vidro ou plástico, destinada à administração intravenosa em pacientes desnutridos ou não, em regime hospitalar, ambulatorial ou domiciliar, visando à síntese ou manutenção dos tecidos, órgãos ou sistemas" [13].

Indicação[14]

As principais indicações da TNP podem ser:

- Complementação das necessidades nutricionais e metabólicas a pacientes sob uso de TNE e alimentação por via oral.
- Indisponibilidade do trato digestório por disfunção, oclusão ou quando essa condição se prolongue por um período superior a 7 dias.
- Vômitos incoercíveis ou intratáveis.
- Diarreia grave de difícil controle.
- Mucosite ou esofagite (quimioterapia).
- Íleo adinâmico/grandes cirurgias abdominais.
- Obstrução intestinal completa.
- Repouso intestinal/fístulas enterocutâneas de alto débito.
- Peritonite.
- Síndrome do intestino curto.
- Má absorção grave.
- Pré-operatório de pacientes com desnutrição grave.

Contraindicações[14]

Essa terapia deve ser contraindicada nas situações em que houver instabilidade hemodinâmica (choque hipovolêmico, cardiogênico ou séptico), edema agudo pulmonar, anúria sem diálise ou graves distúrbios acidobásicos e eletrolíticos.

O uso da TNP é controverso em doença terminal, necessitando de análise individual.

Fórmulas enterais

Após a indicação da TNE será necessário selecionar a fórmula enteral. Para isso, devem ser conhecidas as exigências específicas do paciente e a composição nutricional da dieta. A fórmula escolhida deve ser nutricionalmente completa e adequada para uso em períodos curtos e longos; precisa satisfazer as exigências nutricionais do paciente, ser bem tolerada, de fácil preparação e econômica. As condições individuais do paciente devem ser consideradas[12].

Em função da grande variedade de dietas enterais, recomenda-se analisar de forma detalhada a composição das fórmulas[14]:

- Fontes e complexidade dos nutrientes: carboidratos, lipídios, proteínas, vitaminas e minerais.
- Densidade calórica (expressão de quantas calorias são fornecidas por mililitro (mL) da dieta enteral).
- Osmolaridade (número de miliosmoles por litro de solução, representando a concentração de partículas osmoticamente ativas).
- O cálculo do volume a ser administrado depende dos seguintes fatores[14]:
- Necessidades hídricas e nutricionais.
- Condições digestivas e absortivas.
- Função renal e cardiorrespiratória.

Quanto à complexidade de nutrientes, as fórmulas enterais podem ser classificadas em poliméricas (proteína intacta), oligoméricas (proteína parcialmente hidrolisada) e monoméricas (aminoácidos livres)[17].

Os fatores inerentes ao tratamento, como ventilação mecânica, uso de sedativos e fármacos vasoativos, tornam a TN um desafio aos profissionais envolvidos. A via de administração, o tipo e a quantidade de dieta ofertada devem ser criteriosamente avaliados para diminuir a incidência de complicações[18].

Ao longo das últimas duas décadas foram acrescentadas as fórmulas enterais de nutrientes específicos, denominados nutrientes imunomoduladores, visando à restauração e manutenção da resposta imune[19].

O efeito dos vários nutrientes imunomoduladores depende do fundamento fisiopatológico do quanto e como os substratos influenciam na função imune celular, na síntese de mediadores inflamatórios e na geração de radicais livres[20].

Fórmulas parenterais

A nutrição parenteral (NP) pode ser constituída por macro e micronutrientes, como glicose, aminoácidos, emulsão lipídica, eletrólitos, oligoelementos e vitaminas, características que permitem identificar a classificação e analisar a composição das fórmulas parenterais.

Quanto ao preparo, a NP pode ser do tipo preparada ou pronta para uso (industrializada).

A NP pronta para uso é comercializada pela indústria farmacêutica e contém, em sua maioria, aminoácidos, glicose, lipídios e eletrólitos, tendo maior estabilidade e segurança. No entanto, não permite a individualização da prescrição conforme estado nutricional, condição clínica do paciente, não sendo permitidas para pacientes pediátricos[21].

A NP preparada pode ser classificada como individualizada (quando prescrita formulação específica para cada paciente) e padrão (quando prescrita para cada grupo de doença)[22].

A qualidade da formulação dessa NP está relacionada ao controle de qualidade, realização de validações, existências de padrão de procedimentos operacionais, registro das etapas do processo de manipulação e dispensação.

As formulações de NP apresentam grande risco de interações, resultando compostos indesejáveis, como, por exemplo, a formação de precipitado de fosfato de cálcio e glóbulos de gordura de tamanho elevado, não sendo considerado um veículo para administração de medicamentos[23].

A determinação do prazo de validade pode ser baseada em avaliações da estabilidade físico-química dos componentes, esterilidade ou estabilidade. As informações sobre essa condição devem incluir: referências de compêndios oficiais, recomendações dos fabricantes e pesquisas publicadas, considerando que a NP preparada deverá ser conservada sob refrigeração à temperatura de 2 °C–8°C[13].

Manejo e cuidados na administração da TNE e TNP

O reconhecimento das possíveis complicações existentes na TNE pode tornar precoce o atendimento, reduzindo os custos e as taxas de morbimortalidade.

Ao enfermeiro dessa equipe compete orientar os pacientes, familiares ou responsáveis legais quanto à utilização e controle da TN; preparar o paciente, materiais e o local para o acesso enteral ou parenteral e realizar curativos e fixação adequada para manutenção da terapia; proceder à colocação da sonda, seja ela oro ou nasogástrica ou pós-pilórica; prescrever os cuidados de enfermagem necessários para uma adequada e segura terapia; garantir que todos os processos operacionais obedeçam as etapas obrigatórias desde a seleção, padronização, licitação e aquisição de equipamentos até a conservação, inspeção visual da TN, administração, observando princípios de assepsia, registro das informações, treinamento de pessoal e educação continuada.

Complicações da TNE e TNP e seu manejo

Uma pesquisa pioneira com 64 pacientes cardiopatas internados em UTI revelou que as complicações mais frequentes durante a infusão da TNE foram constipação (50%), distensão abdominal (29%), hiperglicemia (26%), diarreia (20%) e vômito (11%); com saída acidental da sonda em 18 pacientes e obstrução em três ocasiões (14). Com amostra maior na UTI envolvendo 400 pacientes, Montejo (1999) observou que as complicações gastrointestinais foram também as mais frequentes, tendo alto refluxo (39%), diarreia (14%), distensão abdominal (13,2%) e vômitos (12,2%)[24].

As complicações na administração da dieta enteral podem ser classificadas em gastrointestinais, mecânicas, metabólicas, infecciosas, respiratórias e psicológicas. O Quadro 24.1 descreve as complicações e as principais intervenções de enfermagem.

Quadro 24.1
Complicações da TNE e intervenções de enfermagem[24-26]

Complicação	*Causas*	*Cuidados de enfermagem*
	Mecânicas	
Obstrução do acesso enteral	Irrigação inadequada da sonda enteral	1) Cumprimento de rotinas para manutenção da patência do acesso enteral com volumes a partir de 20 mL de água filtrada ou mineral 2) Irrigação da sonda antes e após a suspensão da administração da dieta
	Formação de composto insolúvel devido à interação droga-nutrientes ou alteração da estabilidade da fórmula enteral	1) Recomendação de uso de medicamentos líquidos ou na apresentação magistral, quando possível. 2) Irrigação da sonda entre a administração de medicamentos
	Diluição inadequada da fórmula enteral	1) Realização de movimentos uniformes e periódicos do frasco verificando sinais de aglutinação da fórmula
	Viscosidade elevada da fórmula enteral	1) Verificação da viscosidade da dieta com o calibre da sonda enteral. No insucesso da desobstrução, retirar a sonda e repassar nova sonda

(*continua*)

Quadro 24.1
Complicações da TNE e intervenções de enfermagem[24-26] (*continuação*)

Complicação	*Causas*	*Cuidados de enfermagem*
Irritação nasofaríngea, nasolabial	Uso prolongado de sondas de grosso calibre constituído de material não compatível, como a borracha ou vinil	1) Utilização de sondas de fino calibre (< 10 French) composto de materiais biocompatíveis como silicone ou poliuretano
	Compressão da sonda enteral na fossa nasal	1) Monitoramento periódico da fixação da sonda enteral a cada 6 horas, evitando compressão nas narinas
	Falta de secreção salivar pela redução ou falta de mastigação	1) Avaliação do uso de sondas de gastrostomia ou jejunostomia
	Mecânicas	
Sinusite aguda, rinite e colonização da cavidade oral por fungos ou bactérias	Uso prolongado de sondas de grosso calibre constituído de material não compatível como a borracha ou vinil	1) Utilização de sondas de fino calibre (< 10 French) compostas de materiais biocompatíveis, como silicone ou poliuretano 2) Higienização da cavidade oral e nasal, estímulo ao gargarejo com antisséptico 3) Avaliação para uso de sondas de gastrostomia ou jejunostomia
	Oclusão da sonda enteral nos seios da face	1) Passagem da sonda enteral por outra narina. 2) Avaliação para uso de sondas de gastrostomia ou jejunostomia
Deslocamento do acesso enteral	Tosse	1) Retirada da sonda e repassagem em outra narina
	Vômito	1) Repassagem de sonda enteral e verificação do posicionamento antes de iniciar a sua infusão
	Deslocamento da sonda de gastrostomia para o intestino delgado	1) Certificação da fixação da gastrostomia 2) Monitoramento periódico da fixação da gastrostomia a cada 6 horas
Irritação da pele e escoriação ao redor da ostomia	Extravasamento de secreção gástrica ou intestinal ao redor do estoma	1) Utilização de curativo adequado de acordo com a rotina institucional 2) Manutenção da fixação do botão da ostomia 3) Verificação do volume de água insuflado no balonete da sonda de gastrostomia
	Gastrointestinais	
Alto volume residual gástrico	Esvaziamento gástrico lentificado	1) Verificação de resíduo gástrico a cada 6 horas para pacientes adultos. Na impossibilidade de verificação de resíduo gástrico, monitorar a circunferência abdominal e sinais de distensão abdominal e náuseas. O volume a ser considerado dependerá dos protocolos institucionais. Suspender a infusão caso a circunferência abdominal seja de 8–10 cm acima do valor normal em pacientes adultos 2) Posicionamento da porção distal da sonda enteral no ligamento de Treitz 3) Utilização de infusão contínua 4) Utilização de medicamentos procinéticos
	Cabeceira do leito não elevada pelo menos a 30º durante e depois da infusão da TNE	1) Manutenção da cabeceira do leito elevada no mínimo a 30º durante a infusão da nutrição enteral e até 30 minutos após a infusão intermitente
Náusea e vômitos	Infusão rápida de fórmulas enterais	1) Administração da dieta enteral por meio de infusão contínua a baixa velocidade com aumento gradativo considerando a tolerância do paciente
Distensão abdominal, flatulência	Infusão rápida de fórmulas enterais	1) Administração de fórmulas enterais de forma contínua, com baixa velocidade de infusão, com aumento gradativo quando tolerado
	Má-absorção de nutrientes	1) Utilização de fórmulas enterais compostas de nutrientes hidrolisados, evitando fórmulas cuja fonte possam promover má-absorção

(*continua*)

Quadro 24.1 Complicações da TNE e intervenções de enfermagem[24-26] (*continuação*)		
Complicação	***Causas***	***Cuidados de enfermagem***
Esvaziamento gástrico lentificado	Gastroparesia diabética	1) Checagem do resíduo gástrico antes de iniciar a infusão da nutrição enteral e a cada seis horas para administração contínua em pacientes adultos, conforme protocolo institucional 2) Utilização de infusão contínua 3) Avaliação da prescrição e contato com farmacêutico sobre o uso de medicamentos que poderão afetar o esvaziamento gástrico 4) Verificação do uso de procinéticos
	Medicamentos (anticolinérgicos, opiáceos, analgésicos)	1) Avaliação do uso de medicamentos procinéticos que podem promover o estímulo da motilidade do trato gastrointestinal sem induzir o aumento do suco gástrico
Obstipação	Diminuição do peristaltismo	1) Utilização de dietas ricas em fibras 2) Aumento no volume de hidratação, conforme orientação da equipe multiprofissional de terapia nutricional (EMTN)
	Desidratação	1) Avaliação do balanço hídrico, suplementando quando possível. 2) Administração de água após a infusão da dieta enteral ou em intervalos programados, conforme orientação da EMTN
Gastrointestinais		
Diarreia	Uso de medicamentos (por ex.: antibióticos de amplo espectro)	1) Uso de protocolos de antibioticoterapia específicos e monitoração diária 2) Solicitação de avaliação clínica pelo Serviço de Controle de Infecção e Epidemiologia Hospitalar. 3) Solicitação de cultura de fezes, conforme prescrição médica 4) Avaliação para possível substituição de antibióticos
	Infusão rápida da nutrição enteral *in bolus* ou intermitente	1) Uso de infusão contínua por bomba infusora, preferencialmente
	Contaminação microbiana	1) Recomendação de boas práticas de preparo, conservação e administração da fórmula enteral 2) Utilização de equipamentos limpos, treinamento da equipe de enfermagem e nutrição quanto às técnicas de assepsia, estocagem adequada dos frascos da nutrição enteral
	Infusão de dieta enteral fria	1) Administração da fórmula enteral à temperatura ambiente
Infecciosas		
Gastroenterocolite	Lavagem inadequada das mãos antes do preparo da fórmula enteral e antes da sua administração	1) Lavagem das mãos adequadamente antes do preparo da dieta enteral durante a manipulação da fórmula enteral, inclusive dos materiais necessários para a sua administração
	Inadequada higienização dos equipamentos utilizados para o preparo da fórmula enteral	1) Controle adequado da higienização dos utensílios utilizados para a administração da fórmula enteral, incluindo-se a área de preparo 2) Utilização de fórmulas enterais comerciais esterilizadas quando possível ou técnica asséptica durante seu preparo
	Uso prolongado do mesmo sistema de administração da TNE	1) Troca do sistema de administração da fórmula enteral (equipos, frascos) no máximo a cada 24 horas ou de acordo com as recomendações do fabricante
	Contaminação da fórmula enteral por manipulação excessiva do sistema de administração e uso de fórmulas enterais com sistema aberto	1) Infusão de dieta enteral preferencialmente por meio do sistema fechado
	Manipulação por período prolongado de fórmula enteral a temperatura ambiente	1) Administração de dieta enteral em um período máximo de duas horas (considerando-se forma intermitente)

(*continua*)

Quadro 24.1 Complicações da TNE e intervenções de enfermagem[24-26] (*continuação*)		
Complicação	***Causas***	***Cuidados de enfermagem***
	Metabólicas	
Hiperglicemia	Resistência à insulina (diabetes, trauma, sepse, uso de corticoides)	1) Administração de insulina intravenosa, subcutânea e/ou hipoglicemiantes orais, conforme protocolo institucional 2) Monitoração diária de glicemia capilar, conforme recomendação médica
Hipercapnia	Hiperalimentação	1) Monitoração do aporte proteico-calórico
Alterações das funções hepáticas	Sobrecarga calórica, substratos inapropriados e toxinas	1) Observação dos níveis das transaminases. 2) Utilização de fórmulas especializadas
	Respiratórias	
Pneumonia aspirativa	Posicionamento inadequado da sonda	1) Avaliação do posicionamento inicial da sonda pela verificação da tira de fixação da sonda, aspiração do resíduo gástrico e pela radiografia abdominal
	Posicionamento inapropriado do paciente	1) Manutenção do decúbito elevado (30º) ou sentado 2) Realização da aspiração do resíduo gástrico antes de infundir cada dieta ou a cada 6 horas em pacientes adultos, de acordo com a rotina institucional
	Deslocamento da sonda enteral com migração para o esôfago	1) Verificação da localização da sonda enteral antes de iniciar a administração da dieta enteral e de medicamentos. Caso necessário retirar a sonda enteral e repassá-la
	Obstrução do esôfago por sonda enteral de grosso calibre	1) Utilização de sondas de calibre menor para prevenir o comprometimento do esfíncter esofágico inferior
	Refluxo gastroesofágico, diminuição do reflexo de tosse	1) Quando possível, realizar a infusão da dieta enteral na porção duodenal ou jejunal
	Regurgitação do conteúdo gástrico (frequentemente ocorrendo com o esvaziamento gástrico lentificado)	1) Monitoração do resíduo gástrico, conforme rotina institucional 2) Uso de sonda nasogástrica para drenagem ou sonda nasogastrojejunal, nas situações em que houver opção por alimentação pós-pilórica e drenagem gástrica
	Psicológicas	
Depressão, ansiedade, dependência	Falta de alimentação oral	1) Orientação ao paciente e seus familiares sobre a importância da terapia nutricional
Pouca cooperação com o tratamento Recusa das dietas enterais	Horários fixos da administração da dieta	1) Elaboração de plano de apoio sistematizado com o serviço de psicologia, procurando alinhar todas as etapas da terapia

As principais complicações decorrentes do uso da TNP são as mecânicas, as infecciosas e as metabólicas[27,28] (Quadro 24.2).

Quadro 24.2 Complicações da TNP e intervenções de enfermagem		
Complicações	***Causas***	***Cuidados de enfermagem***
	Mecânicas	
Flebite	Uso de solução com alta osmolaridade em via inadequada	1) Remoção do cateter após avaliação médica 2) Uso de antibioticoterapia, caso necessário 3) Atenção quanto à osmolaridade das soluções parenterais e vias de acesso
Trombose venosa	Uso de cateter inadequado para infusão da solução	1) Remoção do cateter, após avaliação médica 2) Utilização de cateter constituído de material biocompatível
	Ausência de protocolos de irrigação do dispositivo	1) Elaboração e cumprimento de rotina para manutenção da perviedade do acesso
	Coleta de amostras sanguíneas na via de infusão da NP	1) Uso de cateter exclusivo para NP

(*continua*)

Quadro 24.2 Complicações da TNP e intervenções de enfermagem (*continuação*)		
Complicações	***Causas***	***Cuidados de enfermagem***
	Infecciosas	
Infecção relacionada ao uso do cateter	Infecções na via distal do cateter e do reservatório e na corrente sanguínea	1) Administração da NP em via exclusiva 2) Estabelecimento de rotinas de troca dos sistemas
	Contaminação durante a passagem do cateter	1) Cumprimento de rotina para prevenção de infecções na passagem do cateter e durante a infusão da solução 2) Coleta de hemocultura e reavaliação do cateter pela equipe médica, conforme rotina do SCHIEH
	Quebra ou vazamento nas conexões da linha do cateter	1) Cumprimento de rotina para prevenção de infecções na manutenção do cateter e durante a infusão da solução 2) Treinamento de todos os membros da equipe de enfermagem
	Metabólicas	
Hipo/ hiperglicemia	Infusão inadequada da solução da NP	1) Avaliação de todas as etapas de administração da NP 2) Avaliação da bomba infusora 3) Treinamento de todos os membros da equipe de enfermagem 4) Monitoração da glicemia capilar e, se necessária, infusão de insulina para normalização da glicemia, conforme protocolo institucional
	Condições clínicas como diabetes e sepse Drogas como corticosteroides	1) Monitoração da glicemia capilar e, se necessária, infusão de insulina para normalização da glicemia, conforme protocolo institucional

A síndrome de realimentação ocorre durante o jejum prolongado. O organismo adapta-se para metabolizar menor quantidade de carboidratos e maior de gorduras. Com o início da TNP ocorre rápida passagem de líquidos e de eletrólitos (em particular, fósforo e potássio) para o espaço intracelular, com queda dos níveis séricos no paciente. As consequências da hipofosfatemia consistem na insuficiência respiratória e disfunção cardíaca nas primeiras 24 horas a 48 horas após iniciada a TNP[29].

Diagnósticos de enfermagem

O cuidado de enfermagem deve ser um processo sistematizado e os enfermeiros devem utilizar ferramentas que permitam individualizar a assistência. Os diagnósticos de enfermagem servem de base para as intervenções a fim de atingir as metas e avaliar seus resultados nas diferentes condições clínicas e faixa etárias (Quadro 24.3).

Quadro 24.3 Principais diagnósticos, resultados e intervenções de enfermagem utilizados em pacientes com TN na unidade de emergência[30,31]
Diagnósticos de enfermagem
Risco de aspiração: Risco de entrada de secreções gastrointestinais, secreções orofaríngeas, sólidos ou fluidos nas vias traqueobrônquicas. ( ) Administração de medicamentos ( ) Tubo gastrointestinal ( ) Trauma oral ( ) Trauma facial ( ) Trauma do pescoço ( ) Nível de consciência reduzido ( ) Reflexos de vômitos diminuídos ( ) Situação que impede a elevação da parte do corpo ( ) Alimentação por sonda ( ) Pressão intragástrica aumentada ( ) Motilidade gastrointestinal diminuída
Resultado: controle do risco **Intervenções principais** Terapia para deglutição Controle do vômito Administração de medicamentos enteral Alimentação por sonda enteral para administração de medicamentos enteral Alimentação por sonda enteral Aspiração das vias aéreas Controle de vias aéreas Monitoração dos sinais vitais Monitoração neurológica Posicionamento

(*continua*)

Quadro 24.3
Principais diagnósticos, resultados e intervenções de enfermagem utilizados em pacientes com TN na unidade de emergência[30,31] (*continuação*)

Risco de perfusão gastrointestinal ineficaz:
risco de redução na circulação gastrointestinal que pode comprometer a saúde

Fatores relacionados:
( ) Acidente vascular cerebral ( ) Aneurisma aórtico abdominal
( ) Síndrome compartimental ( ) Trauma ( ) Doença gastrointestinal ( ) Hemorragia gastrointestinal aguda
( ) Instabilidade hemodinâmica ( ) Infarto agudo do miocárdio ( ) Varizes gastroesofágicas

Resultado: perfusão tissular dos órgãos abdominais

Intervenções
Administração de medicamentos enteral
Controle da dor
Controle de náuseas
Controle da Nutrição
Controle de eletrólitos/líquidos
Monitoração dos líquidos
Administração de medicamentos endovenosos

Náuseas:
Um fenômeno subjetivo de uma sensação desagradável, na parte de trás da garganta e no estômago, que pode ou não resultar em vômitos.

Características definidoras:
( ) Relato de náuseas ( ) Relato de gosto amargo na boca ( ) Salivação aumentada ( )

Fator relacionado:
( ) Distensão gástrica ( ) Pressão intracraniana ( ) Tumores abdominais ( ) Toxinas
( ) Dor ( ) Doença esofágica ( ) Doença pancreática ( ) Irritação gástrica

Resultado: nível de conforto, hidratação.

Intervenções de enfermagem
Inserção de endovenosa
Administração de medicamentos
Controle da dor
Controle do vômito
Controle de líquidos/eletrólitos
Precaução contra aspiração
Terapia endovenosa

Nutrição alterada menos do que as necessidades corporais:
ingestão insuficiente de nutrientes para satisfazer as necessidades metabólicas.

Fatores relacionado:
( ) Capacidade prejudicada de absorver alimentos ( ) Capacidade prejudicada de digerir os alimentos
( ) Capacidade prejudicada de ingerir os alimentos ( ) Fatores biológicos ( ) Fatores psicológicos
( ) Fatores psicológicos ( )

Resultado: estado nutricional, ingestão de alimentos, líquidos e controle do peso

Intervenções:
Terapia nutricional
Alimentação por sonda
Terapia nutricional para deglutição
Monitoração de líquidos/eletrólitos
Monitoração nutricional

(*continua*)

Quadro 24.3
Principais diagnósticos, resultados e intervenções de enfermagem utilizados em pacientes com TN na unidade de emergência[30,31] (*continuação*)

Volume de líquidos deficientes: diminuição do líquido intravascular, intersticial e/ou intracelular. Refere-se à desidratação. Perda de água, sem mudança no sódio

Características definidoras: ( ) Aumento do pulso ( ) Aumento da temperatura corporal ( ) Aumento na concentração urinária ( ) Diminuição da pressão sanguínea ( ) Diminuição do pulso ( ) Diminuição do débito urinário ( ) Diminuição do enchimento capilar ( ) Diminuição do turgor da língua ( ) Diminuição do turgor da pele ( ) Sede ( ) Mudança do estado mental

Fatores relacionados: falha dos mecanismos reguladores ( ) Perda ativa de volume de líquidos ( )

Resultado: equilíbrio de líquidos

Intervenções:
Administração de medicamentos
Controle da eliminação urinária
Controle de choque hipovolêmico
Controle de diarreia
Controle de eletrólitos
Monitoração de sinais vitais
Reposição rápida de líquidos
Controle hemorrágico
Prevenção do choque
Redução do sangramento
Administração de hemoderivados
Controle de nutrição

Deglutição prejudicada: Funcionamento anormal do mecanismo de deglutição associado a déficit na estrutura ou função oral, faríngea ou esofágica

Características definidoras: ( ) Evidências observada para deglutir ( ) Hematêmese ( ) Hiperextensão da cabeça ( ) Dor ao engolir ( ) Vômito ( ) Regurgitação de conteúdo gástrico ( ) Engasgo antes da deglutição ( ) Sialorreia ( ) Fechamento incompleto dos lábios ( ) Formação lenta do bolo ( ) Incapacidade de esvaziar a cavidade oral

Resultado: Controle da broncoaspiração

Intervenções
Controle de vias aéreas
Identificação do risco
Posicionamento
Alimentação por sonda enteral
Aspiração das vias aéreas
Controle de medicamentos
Terapia para deglutição
Assistência no autocuidado para alimentação
Precaução contra aspiração
Supervisão

Equipe multiprofissional de terapia nutricional (EMTN)

A Agência Nacional de Vigilância Sanitária (ANVISA) destaca a obrigatoriedade da formação de EMTN nos hospitais brasileiros. Essa regulamentação é regida pela RDC 63 e pela Portaria 272 do Ministério da Saúde.

São atribuições da EMTN[12,13]:

- Avaliar o estado nutricional e metabólico.
- Realizar triagem e vigilância nutricional.
- Utilizar terapia nutricional adequada, bem como sua indicação, prescrição e preparação.
- Armazenar e promover a qualidade e segurança no transporte dos insumos.

- Monitorar a administração da terapia.
- Elaborar estudos, protocolos e diretrizes em TN.
- Promover educação e capacitação dos profissionais da área da saúde
- Implantar gerenciamento de risco por meio de indicadores de qualidade relacionados à TN.
- Acompanhar os custos envolvidos na TN.

Apesar da prática da TN iniciar-se na década de 70, sabe-se atualmente que no Brasil inúmeros hospitais não dispõem da formação de uma EMTN[32].

A certificadora *Joint Commission Internacional* recomenda assistência interdisciplinar na TN por meio de padrões internacionais de segurança desde a triagem nutricional ao monitoramento da efetividade[33].

As legislações da TN determinam a constituição de uma EMTN com pelo menos um profissional de cada categoria, sendo médicos, enfermeiros, nutricionistas e farmacêuticos.

Em pesquisa com pacientes adultos hospitalizados em uso de TNP durante 1 ano após a formação de EMTN verificou-se redução de custos, de prescrição médica inadequada e de complicações infecciosas[34].

Conclusão

Pelo fato de promover impactos nas taxas de morbimortalidade, tempo de internação e custos hospitalares, a desnutrição hospitalar e suas consequências são atualmente considerados grandes problemas na área saúde. Os pacientes hospitalizados em UTI ou no setor de Emergências devem ser monitorados continuamente quanto à possibilidade de início da terapia nutricional.

É imprescindível que os profissionais da área multiprofissional atuem de forma efetiva diante da complexidade da terapia nutricional, seja na indicação/prescrição das fórmulas, na seleção e avaliação dos dispositivos, na avaliação dos resultados clínicos e no gerenciamento de riscos, procurando otimizar a infusão e garantir a eficácia dessa terapia.

Referências bibliográficas

1. Correia MITD et al., Hospital malnutrition in Latin America: A systematic review, Clinical Nutrition (2016), http://dx.doi.org/10.1016/j.clnu.2016.06.025
2. Matsuba CST, Sant'Anna LC. Nutrição em Terapia Intensiva. In: Cheregatti AL, Amorim CP. (eds.) São Paulo: Martinari, 2010.
3. Waitzberg DL, Caiaffa WT, Correia MI. Hospital malnutrition: the Brazilian national survey (IBRANUTRI): a study of 4000 patients. Nutrition, 2001; 17(7):573-80.
4. Gramlich L, Kichian K, Pinilla J, Rodych NJ, Dhaliwal R, Heyland DK. Does enteral nutrition compared to parenteral nutrition result in better outcomes in critically ill adult patients? A systematic review of the literature. Nutrition, 2001; 20:843-8.
5. Kreymman KG, Merger MM, Deutz NEP, Hiesmayr M, Jolliet P, Kazandjiev G et al. ESPEN Guidelines on Enteral Nutrition: intensive care. Clin Nutr, 2006; 25:210-23.
6. Vincent JL. Give your patient a fast hug (at least once a Day). Crit Care Med, 2005; 33(6):1225-9.
7. Correia MITD. Assessing the nutritional assessment. BCP, 14: 142-3, 1999.
8. Consórcio Brasileiro de Acreditação, CBA. Manual Internacional de Padrões de Acreditação Hospitalar. Rio de Janeiro: UERJ, CEPESC, 2011.
9. Knobel E, Oliveira RMC, Cal RGR. Terapia Intensiva – Nutrição. São Paulo: Atheneu, 2005.
10. Cordeiro RG, Moreira EAM. Avaliação nutricional subjetiva global do idoso hospitalizado. Rev Bras Nutr Clin, 2003; 18:106-12.
11. McClave SA, Martindale RG, Vanek VW et al. Guidelines for the provision and assessment of nutrition support therapy in the adult critically ill patient: Society of Critical Care Medicine (SCCM) and American Society for Parenteral and Enteral Nutrition (A.S.P.E.N.). JPEN J Parenter Enteral Nutr, 2016;40(2).
12. Brasil. Ministério da Saúde. Agência Nacional de Vigilância Sanitária. RCD nº 63, de 6 de julho de 2000. Aprova o Regulamento Técnico para fixar os requisitos mínimos exigidos para a Terapia de Nutrição Enteral. Diário Oficial da União da República Federativa do Brasil. Brasília, 7 jul. 2000.

13. Brasil. Ministério da Saúde. Agência Nacional de Vigilância Sanitária. Portaria nº 272, de 8 de Abril de 1998. Aprova o Regulamento Técnico para fixar os requisitos mínimos exigidos para a Terapia de Nutrição Parenteral. Diário Oficial da União da República Federativa do Brasil. Brasília, 15 abr. 1999.
14. Sobotka L. Bases da nutrição clínica. Rio de Janeiro: Rubio; 2008.
15. Lochs M. Introductory to the ESPEN Guidelines on Enteral Nutrition: Terminology, Definitions and General Topics. Clinical Nutrition, 2006; 25:180-6.
16. Critical Care Clinical Practice Guidelines Committee. Canadian clinical practice guidelines for nutrition support in mechanically ventilated, critically ill adult patients. JPEN J Parenter Enteral Nutr. 2003 Sep-Oct; 27 (5): 355-73.
17. Baxter YC, Waitzberg DL. Alimentação enteral. In: Silva SMCS, Mura JDP. Tratado de alimentação, nutrição e dietoterapia. São Paulo: Roca, 2007.
18. Spain DA - When is the seriously ill patient ready to be fed? J Parenter Enteral Nutr, 2002; 26:(Suppl6):S62-S68.
19. Ferreira IKC. Terapia nutricional em unidade de terapia intensiva. Rev. Brasileira de Terapia Intensiva, 2007; 19:90-7.
20. Heyland D, Dhaliwal R. Immunonutrition in the critically ill: from old approaches to new paradigms. Intensive Care Med, 2005; 31:501-3.
21. Matsuba CST, Muniz LKM. Nutrição parenteral total em pediatria. In: Associação Brasileira de Enfermagem; Gaiva MAM, Ribeiro CA, Rodrigues EC, organizadores, PROENF Programa de Atualização em Enfermagem: Saúde da Criança e do Adolescente: Ciclo 8. Porto Alegre: Artmed/Panamericana; 2014; 67-108 (Sistema de Educação em Saúde Continuada a Distância, v.3).
22. Waitzberg DL, Nogueira MA, Rocha MHM, Segatto S. Indicação, formulação e monitorização em Nutrição Parenteral Central e Periférica. In: Waitzberg DL. Nutrição Oral, Enteral e Parenteral na Prática Clínica. 5ed. Rio de Janeiro: Atheneu, 2017; 1069-83.
23. Puzovic M, Hardy G. Stability and compatibility of histamine H2-receptor antagonists in parenteral nutrition mixtures. Curr Opin Clin Nutr Metab Care, 2007 May; 10(3):311-7.
24. Montejo JC. Enteral nutrition-related gastrointestinal complications in critically patients: a multicenter study. The nutritional and metabolic working group of the Spanish society of intensive care medicine and coronary units. Critcal Care Med, 1999; 27(8):1447-53.
25. Bankhead R, Boullata J, Brantley S et al. Enteral Nutrition Practice Recommendations. Journal of Parenteral and Enteral Nutrition. 2009; 33(2):122-67.
26. Boullata J, Carrera AL, Harvey L et al. ASPEN safe Practices for Enteral Nutrition Therapy. Journal of Parenteral and Enteral Nutrition. 2016; 41(1):15-103.
27. Matsuba CST. Boas Práticas de enfermagem em nutrição e terapia nutricional enteral. In: Viana LD. Boas Práticas de Enfermagem. São Caetano do Sul: Yendis Editora, 2010; 145-75.
28. Singer P, Berger MM, den Berghe Van et al. ESPEN Guidelines on Parenteral Nutrition: Intensive care. Clinical Nutrition, 2009; 28:387-400.
29. Matsuba CST, Macedo LCS, Alves E. Terapia e Manutenção Nutricional. In: Viana RAPP, Whitaker IY. Enfermagem em Terapia Intensiva: Práticas e vivências. Porto Alegre: Artmed, 2011; 288-306.
30. Herdman HT, Kamitsuru S. Tradução: Regina M. Garcez. Diagnósticos de enfermagem da NANDA: definições e classificação 2012–2014. 9ª ed. Porto Alegre: Artmed, 2013.
31. Johnson M, Bulechek G, Dochterman MJ, Mass M, Moorrhead S. Diagnósticos, resultados intervenções de enfermagem: ligações entre Nanda, Noc e Nic. 1ª ed. Porto Alegre: Artmed, 2005.
32. Benfenatti MINS. A terapia nutricional no Hospital Universitário Sul Fluminense: uma reflexão sobre a necessidade da capacitação de acadêmicos da saúde para equipe multiprofissional. [Dissertação]. Niterói: Centro Universitário Plínio Leite; 2008.
33. Joint Commission International. Manual internacional de padrões de certificação hospitalar (editado por) Consórcio Brasileiro de Acreditação de Sistemas de Serviços de Saúde: CBA: 2005.
34. Newton R, Timmis L, Bowling TE. Changes in parenteral nutrition supply when the nutrition support team controls prescribing. Nutrition. 2001; 17(4):347-50.

capítulo 25

Interações Medicamentosas na Emergência: Por Que Saber?

• Silvia Regina Secoli • Maria Cristina Mateus • Aparecida Santos Noia
• Itamar Souza de Oliveira Junior • Ariadne Sanches Gonçalves

Introdução

A diversidade de condições clínicas e cirúrgicas e o atendimento das necessidades mais emergentes do paciente que, muitas vezes, colocam em risco a vida, acompanhados da falta de informações acerca do histórico medicamentoso, são alguns dos elementos que tornam o indivíduo, no contexto da emergência, mais vulnerável às interações medicamentosas.

A interação medicamentosa (IM) pode ser definida como uma resposta na qual os efeitos de um medicamento são alterados pela administração concomitante ou prévia de outros ou do uso concorrente com alimentos[1,2]. Atualmente, dado o grande número de medicamentos disponíveis, a complexidade dos regimes prescritos e as inúmeras possibilidades de combinações, a IM representa um dos principais fatores que podem alterar o resultado terapêutico.

Apesar da conotação negativa associada ao termo, as IMs podem ser úteis no atendimento ao paciente, especialmente quando a combinação de medicamentos resulta na ampliação da eficácia, na redução de efeitos adversos ou da dose de medicamentos potencialmente tóxicos[1,3]. Entretanto, são as IMs adversas que preocupam os profissionais da saúde, em razão das consequências, que podem variar de leve a grave, ocasionando disfunções permanentes ou mesmo eventos fatais.

A prevalência da IM é diretamente proporcional ao número de medicamentos coadministrados. Investigações têm mostrado que 37% a 60% dos pacientes admitidos em hospitais podem apresentar uma ou mais combinações terapêuticas como fator de risco para IM[4,5]. Em um setor de emergência observou-se prevalência de IM de 37% para pacientes que receberam de quatro a sete medicamentos e de 83% para aqueles cuja prescrição apresentou oito ou mais medicamentos[6].

Na emergência, o desafio dos diferentes profissionais, no trabalho integrado, é identificar a relevância clínica de IM preexistente e evitar introduzir novos medicamentos que possam interagir e causar dano ao sistema. Desse modo, o presente capítulo tem como finalidade discutir alguns fatores que aumentam o risco de exposição à IM e os princípios farmacológicos que regem esse fenômeno, a partir de exemplos que podem ser encontrados na emergência.

Fatores que aumentam o risco de exposição à IM

A gravidade, a frequência e os desfechos potenciais advindos da IM estão relacionados à idade avançada, às condições clínicas, às características e ao número de medicamentos (polifarmácia) usados pelo idoso[1,2,7].

O processo de envelhecimento acarreta alterações fisiológicas importantes, as quais têm impacto na farmacocinética e farmacodinâmica dos medicamentos. As alterações no organismo como, distribuição da água, massa muscular e gordura corporal, afetam o metabolismo e a eliminação dos medicamentos, aumentando a meia-vida (t ½) e, consequentemente, a atividade farmacológica desses agentes[1,3,8,9]. Desse modo, o idoso tende a apresentar um risco maior de IM. Pela maior probabilidade da presença de inúmeras doenças e sintomas desconfortáveis associados ao processo de envelhecimento, os idosos, geralmente, são usuários de polifarmácia e automedicação[8,9]. Estudos prévios mostraram que é bastante comum entre eles, o uso de duas a seis prescrições e a prática de automedicação com mais de dois medicamentos[10,11]. Tal fato é um problema, porque nessa faixa etária o uso simultâneo de mais de seis agentes pode elevar o risco de IMs graves em até 100%[3,9].

A saúde global do indivíduo tem efeito significativo na ocorrência e intensidade dessa interação. Em adultos ou idosos que apresentam doenças crônicas, o uso de regime terapêutico complexo, composto por medicamentos com potencial interativo, o tempo de exposição prolongado a esses agentes (meses ou anos) e o comprometimento de sistemas orgânicos envolvidos na farmacocinética os tornam muito vulneráveis às IMs. Por exemplo, em pacientes com cardiopatias, hepatopatias, nefropatias, frequentemente ocorre aumento da meia-vida (t ½) dos medicamentos, elevando o risco de IM[1,12]. Além disso, o uso de cateteres intravenosos, muitas vezes de lúmen único, para infusão de vários medicamentos tende a elevar ainda mais o risco, especialmente quando aspectos como, por exemplo, compatibilidade entre medicamentos e intervalos de administração, não são considerados[1,12,13].

Todos os medicamentos supostamente podem envolver-se em IM. Todavia, alguns denominados potencialmente interativos (precipitadores e objetos) parecem ser mais frequentemente envolvidos em interações de relevância clínica[1,7,15]. São medicamentos não farmacologicamente relacionados em termos do modo de ação e que apresentam características "especiais", as quais, se conhecidas pelos profissionais (médicos, farmacêuticos, enfermeiros), podem ajudar a predizer o seu potencial.

Medicamentos precipitadores são capazes de afetar os processos farmacocinéticos (distribuição, metabolização ou excreção) do medicamento objeto e de causar redução da eficácia terapêutica ou aumento da toxicidade. Os medicamentos-objeto possuem estreito índice terapêutico, cuja alteração ainda que pequena da dose pode causar mudanças expressivas na resposta farmacológica[1,7,15]. A Tabela 25.1 ilustra exemplos de medicamentos pertencentes aos dois grupos.

Tabela 25.1
Medicamentos precipitadores e objetos

Precipitadores		***Objetos***	
Características	***Exemplos***	***Características***	***Exemplos***
Inibidores enzimáticos	Amiodarona, anlodipino, bromazepam, diclofenaco, fluconazol, omeprazol, sertralina	Índice terapêutico estreito	Aminoglicosídeos, anticoagulantes, hipoglicemiantes, digoxina, quimioterápicos antineoplásicos, varfarina
Indutores enzimáticos	Acido valpróico, carbamazepina, dexametasona, fenobarbital, fenitoína, pioglitazona		
Alta ligação ás proteínas plasmáticas	Aspirina, cetoprofeno, fenilbutazona, varfarina		
Alteração do *clearance* renal	Furosemida, bumetanida		

Em se tratando de medicamentos potencialmente interativos, um dos aspectos que merece ressalva e que torna o risco ainda maior é que esses agentes são usados frequentemente por indivíduos com distúrbios crônicos ou com doenças que põem em risco a sua vida (p. ex.: digoxina usada na insuficiência cardíaca congestiva, varfarina para prevenção de infarto do miocárdio).

Entretanto, o conhecimento de princípios farmacológicos, como a farmacocinética e a farmacodinâmica, representa a fonte para o entendimento da IM, possibilitando, até mesmo predizer muitas delas.

Princípios farmacológicos que regem as IMs

As interações farmacocinéticas podem causar alteração nas fases de absorção, distribuição, metabolização e excreção, modificando a magnitude e duração do efeito do medicamento[1,2,7].

As IMs que afetam a **absorção** são causadas por medicamentos que alteram o pH, a motilidade e o tempo de esvaziamento do trato gastrointestinal (TGI). Mudanças no pH, ocasionadas por antagonistas histaminérgicos H_2 (ex.: cimetidina, ranitidina, famotidina), antiácidos, bloqueadores de bomba de prótons (ex.: omeprazol, lansoprazol, pantoprazol), retardam a absorção de antifúngicos, como o cetoconazol e o itraconazol. Anticolinérgicos causam redução da motilidade do TGI (ex.: escopolamina, morfina, antidepressivos tricíclicos), aumentando o tempo de contato e a absorção de medicamentos como digoxina[1,2,7,15].

A fase da distribuição pode ser alterada quando são usados medicamentos com alta ligação com proteínas plasmáticas – PP (ex.: amiodarona, cetoprofeno, diazepam, furosemida e midazolam). Esses agentes tendem a deslocar outros medicamentos de seus sítios de ligação às proteínas plasmáticas (PP), aumentando a fração livre e elevando, assim, o nível sérico, com consequente intensificação do efeito farmacológico[1,2,7,15]. Esse tipo de IM apresenta relevância clínica quando envolve medicamentos que apresentam índice terapêutico estreito, como, por exemplo, a varfarina.

O processo de metabolização ou biotransformação dos medicamentos é afetado quando são usados inibidores ou indutores enzimáticos, especialmente do sistema citocromo P_{450} (CYP_{450}). Esse sistema é formado por um grupo de enzimas que apresenta cerca de 40 tipos de isoenzimas, as quais são agrupadas em superfamílias (CYP1, CYP2) e subdivididas em subfamílias (CYP2D6). Esse conjunto de enzimas é responsável pelo metabolismo de muitos medicamentos, os quais funcionam como substratos, inibidores e indutores do metabolismo dessas isoenzimas[14-17].

São exemplos de indutores do sistema CYP_{450}carbamazepina, fenitoína, fenobarbital, carbamazepina e rifampicina. A coadministração de indutores e substratos pode causar redução dos níveis séricos. A aminofilina é um dos substratos desses indutores. Assim, o uso de fenitoína e aminofilina ocasiona redução da eficácia terapêutica desse broncodilatador.

São exemplos de inibidores do sistema CYP_{450}cimetidina, fluoxetina, fluconazol, paroxetina e ticlopidina. A coadministração de inibidores e substratos do mesmo sistema enzimático ocasiona aumento dos níveis séricos. A varfarina é um dos substratos desses inibidores. Desse modo, a associação de amiodarona e varfarina pode ter como desfecho o risco de sangramento.

É importante conhecer os inibidores que podem ocasionar prolongamento do intervalo QT, cujo uso concomitante aumenta o risco do desenvolvimento de *torsades pointes*. São exemplos desse grupo amiodarona, eritromicina, claritromicina, ciprofloxacino, haloperidol e sulfametoxazol + trimetoprima[14,15,18]. A coadministração de antibióticos da classe quinolonas (gatifloxacino, levofloxacino, moxifloxacino) e amiodarona expõe o paciente ao risco de arritmias.

As interações farmacodinâmicas ocorrem quando dois medicamentos usam o mesmo local de ação ou causam efeitos farmacológicos semelhantes, podendo ocasionar respostas opostas (antagonismo) ou aditivas (sinergismo)[1,2,7].

O sinergismo representa um tipo de resposta intensificada, cujo resultado é maior do que a simples soma dos efeitos isolados de cada um dos medicamentos combinados (o efeito de A+B > efeito de A e B isolados)[1,2,7,15]. Dessas combinações sinérgicas podem surgir efeitos positivos e negativos, os quais deverão ser monitorados. São exemplos de sinergismo terapêutico, os anti-inflamatórios não esteroidais (AINEs) + analgésico opioide no tratamento da dor pós-operatória. Um sinergismo negativo ou adverso pode ser observado no uso de AINEs + varfarina, cujo desfecho clínico é o risco de sangramento[14,15,19].

O antagonismo é a situação na qual o efeito de um determinado medicamento é suprimido ou reduzido na presença de outro. Por exemplo, a administração de AINEs + inibidores da enzima conversora de angiotensina (IECA) pode ocasionar redução da eficácia terapêutica do anti-hipertensivo. Na clínica, o antagonismo pode ser usado também nos casos em que há necessidade de reverter um determinado efeito indesejado causado pelo medicamento. Por exemplo, o flumazenil é utilizado como antagonista dos benzodiazepínicos.

Interações medicamentosas de classes terapêuticas usadas na emergência

No âmbito da emergência, apesar da existência de grande diversidade de medicamentos, há destaque para algumas classes terapêuticas, que são amplamente utilizadas, quais sejam: analgésicos, broncodilatadores, hipnóticos e sedativos[20]. Muitos medicamentos pertencentes a essas classes são consumidos sem prescrição médica, por serem considerados pouco perigosos, porém se encontram envolvidos em IMs que podem colocar em risco a vida de pacientes, especialmente quando pertencentes aos grupos vulneráveis.

Na apresentação das IMs considerou-se a classe terapêutica e não o representante.

Tendo em vista que a dor – nas diferentes etiologias – representa uma das principais queixas na emergência, é de esperar que os analgésicos, os anti-inflamatórios não esteroidais (AINEs) e opioides (AOs) integrem o ranking dos grupos mais usados. A Tabela 25.2 ilustra as IMs dos AINEs e AOs[14,15,20].

Tabela 25.2
Interações medicamentosas dos analgésicos

Classe terapêutica	*Interações medicamentosas*
Anti-inflamatórios não esteroidais – AINEs	↑ Reações adversas dos AINEs AINEs, varfarina (risco de sangramento), probenecida ↑ Reações adversas dos seguintes agentes: fenitoína, ácido valproico, lítio, hipoglicemiantes orais ↓ Efeitos dos AINEs Colestiramina ↑ Efeitos dos seguintes agentes: Furosemida, diuréticos tiazídicos, IECA.
Analgésicos opioides	↑ Reações adversas dos anticoagulantes varfarina (risco de sangramento) ↑ Reações adversas dos seguintes agentes: Antidepressivos, neurolépticos (risco de depressão respiratória, retenção urinária) Anticolinérgicos (risco de constipação e retenção urinária) Bloqueadores neuromusculares e cimetidina (risco de depressão respiratória) ↑ Reações adversas dos análogos opioides Buprenorfina, tramadol, meperidina, oxicodona, fentanila e outros

IECA = inibidores da enzima conversora de angiotensina.

Os quadros de broncoespasmos advindos de doenças, como asma, pneumonias, doença pulmonar obstrutiva crônica ou reações anafiláticas, demandam o uso de broncodilatadores, os quais são representados por diferentes classes farmacológicas. A Tabela 25.3 ilustra as IMs desses agentes[14,15,20].

Tabela 25.3
Interações medicamentosas dos broncodilatadores

Broncodilatadores	*Interações medicamentosas*
	Agonistas adrenérgicos
Adrenalina	↑ Reações adversas da adrenalina Anestésicos inalatórios halogenados, alfa e betabloqueadores, antidepressivos tricíclicos, inibidores da MAO ↓ Efeito broncodilatador betabloqueadores ↓ Efeito hipoglicemiante Hipoglicemiantes orais
Fenoterol	↑ Efeito do fenoterol Ipratrópio, simpatomiméticos, inibidores da MAO e antidepressivos tricíclicos ↓ Efeito broncodilatador Betabloqueador
Salbutamol	↑ Reações adversas do salbutamol Simpatomiméticos, metildopa, inibidores da MAO e antidepressivos tricíclicos ↓ Efeito broncodilatador Betabloqueador
Terbutalina	↑ Reações adversas da terbutalina Simpatomiméticos, metildopa, inibidores da MAO e antidepressivos tricíclicos ↓ Efeito broncodilatador Betabloqueador
	Xantinas
Aminofilina	↓ Efeitos da aminofilina: Carbamazepina, cetoconazol, isoproterenol, fenobarbital, fenitoína, rifampicina, ritonavir, simpatomiméticas ↑ Reações adversas da aminofilina Álcool, alopurinol (> 600 mg/dia), betabloqueadores, bloqueadores de canais de cálcio, cimetidina, ciprofloxacino, claritromicina, corticoides, diuréticos de alça, efedrina, isoniazida, metotrexato, contraceptivos orais, tiabendazol, tacrina, hormônios tireoidianos, verapamil.
	Antagonista colinérgico
Ipratrópio	↑ Reações adversas do ipratrópio Medicamentos com efeitos anticolinérgicos e outros com propriedades anticolinérgicas

Os hipnóticos-sedativos por produzirem depressão do SNC em graus variados ocasionam sedação, hipnose, anestesia e coma, dependendo da dose, via de administração e sensibilidade do paciente. Desse modo, na emergência são extremamente úteis para controlar estados confusionais agudos; induzir, facilitar e manter o sono; facilitar a intubação e realização de procedimentos invasivos, e aliviar o medo e ansiedade do paciente. Entretanto, muitos dos representantes são potencialmente interativos. A Tabela 25.4 ilustra as IMs dos hipnóticos-sedativos[12,14,15,20].

Tabela 25.4
Interações medicamentosas dos hipnóticos-sedativos

Hipnóticos-sedativos	*Interações medicamentosas*
Prometazina	↑ Reações adversas da prometazina Atropina, álcool, AO, sertralina, desipramina, clorpromazina, fluoxetina, quinidina, ritonavir, propranolol ↓ Efeitos da prometazina Carbamazepina, fenobarbital, fenitoína, Levodopa: pode ter a ação antiparkinsoniana inibida pela prometazina Adrenalina: pode ter a ação vasopressora revertida pela prometazina

(*continua*)

Tabela 25.4 Interações medicamentosas dos hipnóticos-sedativos (*continuação*)	
Hipnóticos-sedativos	***Interações medicamentosas***
Clorpromazina	↑ Reações adversas da clorpromazina Propranolol, antidepressivos IRSS, AO, álcool, barbitúricos, anti-histamínicos ↑ Reações adversas dos seguintes agentes: Anfetaminas, betabloqueadores cardiosseletivos, lidocaína, antidepressivos tricíclicos, anticolinérgicos, anti-hipertensivos, lítio, acido valpróico ↓ Efeitos da clorpromazina Antiácidos à base de alumínio ou magnésio, codeína, oxicodona, tramadol Clorpromazina em baixas doses pode reverter o efeito vasopressora da adrenalina
Haloperidol	↑ Reações adversas do haloperidol Antifúngicos azólicos, clorpromazina, ciprofloxacino, claritromicina, diclofenaco, fluoxetina, propofol, propranolol, quinidina, verapamil ↑ Efeitos dos seguintes agentes Anfetaminas, betabloqueadores cardiosseletivos, bloqueadores de canais de cálcio, ciclosporina, fluoxetina, lidocaína, sildenafil, antidepressivos tricíclicos, álcool, AO, sedativos-hipnóticos, anti-hipertensivos ↓ Efeitos do haloperidol Carbamazepina, fenobarbital, rifampicina, tabagismo ↓ Efeitos dos seguintes agentes Codeína, oxicodona, tramadol
Diazepam	↑ Reações adversas dos seguintes agentes: AO, barbitúricos, fenotiazinas, álcool, anti-histamínicos, IMAO, sedativos-hipnóticos, antidepressivos ↑ Reações adversas do diazepam Omeprazol, ticlopidina, antifúngicos azólicos, ciprofloxacino, claritromicina, diclofenaco, propofol, quinidina, verapamil ↓ Efeitos do diazepam Carbamazepina, fenitoína, fenobarbital e rifampicina
Midazolam	↑ Reações adversas do midazolam Antifúngicos azólicos, ciprofloxacino, claritromicina, diclofenaco, propofol, quinidina, verapamil ↓ Efeitos do midazolam Carbamazepina, fenitoína, fenobarbital e rifampicina

IRSS = inibidores seletivos de recaptação de serotonina; AO = analgésicos opioides; IMAO = Inibidor da monoaminoxidase.

Relevância clínica

A relevância clínica de uma determinada IM é proveniente de informações acerca do tipo e magnitude do efeito, além da necessidade de monitoramento do paciente. Desse modo, em um regime terapêutico é importante analisar o potencial de gravidade de uma IM para que haja sempre avaliação do risco *versus* benefício da coadministração.

O potencial de gravidade é classificado como maior, moderado e menor. Na gravidade maior, os efeitos da IM ameaçam a vida do indivíduo, podendo causar danos permanentes. Na moderada, os efeitos podem causar dano ao paciente ou aumentar o tempo de hospitalização. Na menor, os efeitos são leves e as consequências podem incomodar o indivíduo ou passarem despercebidas. Todavia, não é necessário nenhum tratamento adicional[14,15].

A Tabela 25.5 ilustra interações medicamentosas graves de medicamentos usados na emergência[14,15].

Tabela 25.5
Interações medicamentosas graves e respectivos desfechos clínicos

Classificação terapêutica	*Interação com medicamento*	*Desfechos clínicos*
	Analgésicos e antipiréticos	
Cetoprofeno	Anticoagulante (varfarina, heparina), antiagregante plaquetário (aspirina), antiplaquetário (clopidogrel), antidepressivos ISRS	Risco de sangramento
Diclofenaco sódico	Anticoagulantes (heparina), antiplaquetário (clopidogrel), antidepressivos ISRS	
Tenoxicam	Antidepressivos ISRS, anticoagulantes e antiplaquetário (clopidogrel)	
	Antiarrítmicos	
Amiodarona	Betabloqueadores	Hipotensão, bradicardia ou parada cardíaca
	Bloqueador de canal de cálcio (diltiazem, verapamil)	Bradicardia, bloqueio AV
	Cetoconazol, fluconazol, metronidazol	Cardiotoxicidade
	Digoxina	Intoxicação digitálica
	Lovastatina, sinvastatina	Miopatia, rabdomiólise
	Varfarina	Risco de sangramento
	Antibacterianos	
Ciprofloxacino	Antiarrítmicos	Cardiotoxicidade
	Antidiabéticos	Risco de hipoglicemia ou hiperglicemia
	Sinvastatina	Risco de miopatia, rabdomiólise
	Teofilina	Risco de toxicidade da teofilina
Claritromicina	Antidepressivos tricíclicos, antipsicóticos, antiarrítmicos, fluconazol	Cardiotoxicidade
	Atorvastatina, sinvastatina, lovastatina	Risco de miopatia, rabdomiólise
	Digoxina	Risco de intoxicação digitálica
Levofloxacino	Antiarrítmicos, fenotiazinas	Cardiotoxicidade
	Antidiabéticos	Risco de hipoglicemia ou hiperglicemia
	Fluconazol, haloperidol	↑ Intervalo QT
	Teofilina	Toxicidade da teofilina (náuseas, vômitos, palpitações, convulsões)
	Varfarina	Risco de sangramento
Metronidazol	Amiodarona	Cardiotoxicidade
	Varfarina	Risco de sangramento
	Antiemético	
Ondansetrona	Antiarrítmicos	Cardiotoxicidade
	Anticonvulsivo	
Fenobarbital	Medicamentos que deprimem SNC (benzodiazepínicos, zolpidem, hidrato de cloral), analgésicos opioides, relaxantes musculares	Risco de depressão respiratória
	Anti-hemorrágicos	
Varfarina	Sulfametoxazol	Risco de sangramento
	Fluconazol	
	Naproxeno	
	Moxifloxacino	
	Levofloxacino	
	Metronidazol	
	Voriconazol	
	Cetoprofeno	
	Celecoxibe	

(*continua*)

Tabela 25.5 Interações medicamentosas graves e respectivos desfechos clínicos (*continuação*)		
Classificação terapêutica	***Interação com medicamento***	***Desfechos clínicos***
	Anti-hipertensivos	
Captopril/enalapril	Azatioprina	Mielossupressão
	Alopurinol	Hipersensibilidade grave
	Diuréticos poupadores de potássio (espironolactona)	Hipercalemia
Propranolol	Amiodarona, verapamil	Hipotensão, bradicardia
	Diltiazem	Hipotensão, bradicardia, distúrbio de condução AV
	Haloperidol	Hipotensão e parada cardíaca
	Diuréticos	
Hidroclorotiazida	Digoxina	Toxicidade dos digitálicos
	Lítio	↑ Níveis séricos do lítio
	Sotalol, antiarrítmicos	Cardiotoxicidade
	Glicosídeos cardíacos	
Digoxina	Amiodarona	Risco de intoxicação digitálica
	Claritromicina	
	Verapamil, diurético tiazídico, espironolactona, itraconazol	

ISRS = Inibidor seletivo da recaptação de serotonina.

Incompatibilidades de medicamentos intravenosos

Ao se considerar que, a incompatibilidade para alguns autores, é um dos tipos de IM denominada farmacêutica, comprometendo a segurança da terapia intravenosa, destacar-se-ão alguns aspectos relativos a esse fenômeno.

A incompatibilidade causa alterações físicas (precipitação, turvação, mudança de cor e viscosidade dos gases da solução) ou químicas (degradação > 10% de um ou mais componentes do preparado). Vários fatores influenciam na ocorrência desse fenômeno, incluindo pH (potencial hidrogênico), tipo de cossolvente (álcool ou éter), tipo de material, exposição do medicamento a altas temperaturas ou luminosidade[1,2,13].

A precipitação pode ocorrer quando um medicamento estável em uma determinada faixa de pH, por exemplo, ácido (dobutamina, pH 2,5–5,5) é associado a outro de pH alcalino (aminofilina, pH 8,6–9,0). A precipitação, mediada pelo pH, pode ocorrer imediatamente depois de certo tempo de contato entre as substâncias ou em determinadas concentrações[13,21].

Medicamentos (p. ex.: diazepam e fenitoína) que são pouco solúveis em água necessitam na formulação parenteral do uso de solventes como álcool, o qual muitas vezes é responsável pela precipitação da solução.

Alguns medicamentos são incompatíveis com o recipiente no qual são diluídos para a infusão. O cloridrato de polivinil (PVC) é um dos materiais mais envolvidos nesse fenômeno. No processo de adsorção ocorre fixação das moléculas de uma substância (adsorvato – medicamento) na superfície de outra (adsorvente – PVC). A amiodarona apresentou redução de 10% e 25% da dose após infusão de 2 e 24 horas, respectivamente. O diazepam, em contato com esse mesmo material, mostrou após 30 minutos de infusão redução da dose em 29% e de 89% em 24 horas[13,21].

Esse tipo de interação ocorre especialmente na administração de medicamentos por via intravenosa (TIV). Pode haver mistura de agentes incompatíveis (ex.: diluente e medicamento, medicamento-medicamento) no momento da adição de ambos na solução ou durante a infusão nos dispositivos multicanais (p. ex.: extensões em Y, injetores laterais, "torneirinha de três vias")[1,12,13].

A Tabela 25.6 ilustra a compatibilidade de medicamentos comumente usados na emergência em infusão contínua[21,22].

Tabela 25.6
Compatibilidade de medicamentos

Medicamentos	*pH*	*SF 0,9%*	*SG 5%*	*RL*	*Medicamentos compatíveis em Y*
Amiodarona	4	C	C	NT	Dexmedetomidina, dobutamina, dopamina, fentanila, insulina regular, metilprednisolona midazolam, morfina, nitroglicerina, noradrenalina
Cisatrácurio	3,25 - 3,65	C	C	I	Dexametasona, dexmedetomidina, dobutamina, dopamina, fentanila, hidrocortisona, midazolam, morfina, nitroglicerina, ranitidina
Heparina	55 - 7,5	C	C	C	Bicarbonato de sódio, dexametasona, dexmedetomidina, dopamina, fentanila, furosemida, hidrocortisona, insulina regular, metilprednisolona, metoclopramida, midazolam, morfina, nitroglicerina, nitroprussiato de sódio, noradrenalina, ondansetrona, propofol, ranitidina
Insulina regular	7 - 7,8	C	NT	NT	Amiodarona, bicarbonato de sódio, dobutamina, heparina, midazolam, morfina, nitroglicerina, nitroprussiato de sódio, pantoprazol, propofol
Midazolam	2,9 - 3,7	C	C	I	Amiodarona, cisatracúrio, gluconato de cálcio, dobutamina, dopamina, fentanila, heparina, insulina regular, metilprednisolona, morfina, nitroglicerina, nitroprussiato de sódio, noradrenalina, propofol, ranitidina
Morfina	2,5 - 6,5	C	C	C	Amiodarona, bicarbonato de sódio, cisatracúrio, dexametasona, dobutamina, dopamina, fentanila, heparina, hidrocortisona, insulina regular, metilprednisolona, metoclopramida, midazolam, nitroglicerina, nitroprussiato de sódio, noradrenalina, ondansetrona, pantoprazol, ranitidina
Nitroprussiato de sódio	3,5 - 6	C	C	C	Cisatracúrio, dexmedetomidina, dobutamina, dopamina, furosemida, heparina, insulina regular, midazolam, morfina, nitroglicerina, noradrenalina, propofol
Nitroglicerina	3,5 - 6,5	C	C	C	Amiodarona, atracúrio, diltiazem, dobutamina, dopamina, fentanila, furosemida, heparina, insulina, midazolam, morfina, noradrenalina, propofol, ranitidina, tiopental
Noradrenalina	3 - 4,5	C	C	C	Amiodarona, cisatracúrio, dexmedetomidina, dobutamina, dopamina, fentanila, furosemida, heparina, hidrocortisona, midazolam, morfina, nitroglicerina, pantoprazol, propofol, ranitidina
Prometazina	4 - 5,5	C	C	C	Cisatracúrio, dexmedetomidina, ondansetrona

C = compatível; I = incompatível; SG5% = solução glicosada 5%; SF 0,9% = solução fisiológica 0,9%; RL = ringer lactato.

Como evitar interações farmacocinéticas e farmacodinâmicas e as incompatibilidades?

O uso de dois medicamentos, dependendo das características, é um risco para IM. Desse modo, e são fundamentais, a avaliação do risco e o benefício do uso concomitante. Benefícios devem superar os riscos.

O monitoramento da terapia, por meio da observação de sinais e sintomas indicativos de aumento de toxicidade ou ausência de efeitos terapêuticos, é uma medida simples. A equipe de enfermagem tem papel importante nessa "vigilância terapêutica".

Na prescrição de precipitadores e objetos, em regime combinado, muitas vezes, o médico necessita realizar ajuste posológico, especialmente quando são introduzidos ou retirados da terapia inibidores e indutores enzimáticos.

No que tange ao risco de incompatibilidade de medicamentos intravenosos, há que considerar sempre a realização *flushing* (lavagem do cateter ou extensão) com solução salina entre a administração sequencial de medicamentos.

Atitudes que devem ser evitadas pela equipe de enfermagem incluem: aprazamento simultâneo de vários medicamentos no mesmo horário e mistura (solução, seringa, extensão) de medicamentos de compatibilidade desconhecida.

Atitudes que devem ser incluídas na rotina de trabalho da equipe de enfermagem incluem: quando da introdução de um medicamento ou eletrólitos na solução, agite delicadamente; consulta ao farmacêutico sempre que houver dúvidas em relação aos medicamentos; consulta ao fabricante e a monografia do produto, especialmente quando são novos; consulta a fonte de informações confiáveis sobre medicamentos. No Brasil, em português, destaca-se o livro *Medicamentos intravenosos*[22], que consta na lista de referências. Todavia, há em inglês inúmeros compêndios de excelente qualidade, quais sejam: *Drugs Facts and Comparisons, Drug Information Handbook, Drug Interaction Handbook, Handbook of Injetable Drugs e a base Micromedex/United States Pharmacopeia.*

De modo geral, a maioria dos medicamentos e soluções intravenosas é estável por 24 horas em temperatura ambiente (não controlada). Assim, caso não haja recomendação do fabricante quanto a esse aspecto, recomenda-se o seu descarte após 24 horas.

Considerações finais

A segurança da terapia depende, sobretudo, do monitoramento das respostas farmacológicas, além de um planejamento terapêutico cuidadoso com base em uma avaliação individualizada do risco-benefício de cada combinação. Adicionalmente, é importante ter em mente que a magnitude da resposta a uma determinada IM em um paciente é difícil de predizer. Por isso, é essencial o conhecimento acerca da farmacologia dos medicamentos, buscando fontes de informação que estejam além da consulta ao tradicional Dicionário de Especialidades Farmacêuticas (DEF).

Referências bibliográficas

1. Secoli SR. Interações medicamentosas: fundamentos para a prática clínica da enfermagem. Rev Esc USP, 2001; 35:28-34.
2. Oga S, Basile AC, Carvalho MF. Guia Zanini-Oga de interações medicamentosas. São Paulo: Atheneu; 2002.
3. Secoli SR, Figueras A, Lebrão ML, Lima FD, Santos JLF. Risk of potential drug-drug interactions among Brazilian elderly: a population-based, cross-sectional study. Drugs Aging. 2010; 27:759-70.
4. Egger SS, JurgenDrewe, Raymond G. Schlienger. Potential drug-drug interactions in the medication of medical patients at hospital discharge. Eur J Clin Pharmacol. 2004; 58:773-8.
5. Gosney M, Tallis R. Prescription of contraindicated and interacting drugs in elderly patients admitted to hospital. Lancet. 1984; 2:564-7.
6. Gaeta TJ, Fiorini M, Ender K et al. Potential drug-drug interactions in elderly patients presenting with syncope. J Emerg Med, 2002; 22:159-62
7. Grahame-Smith DG, Aronson JK. Interações medicamentosas. In: Grahame-Smith DG, Aronson JK. Tratado de farmacologia clínica e farmacoterapia. Rio de Janeiro: Guanabara Koogan 2004; 98-109.
8. Secoli SR. Polifarmácia em idosos: interações e reações adversas a medicamentos. Rev Bras Enf, 2010; 63:136-40.
9. Gallagher LP. The potential for adverse drug reaction in elderly patients. Appl Nurs Res, 2001; 14(4):220-4.
10. Delafuente JC. Undersdending and preventing drug interactions in elderly patients. Crit Rev OncolHematol. 2003; 48:133-43.
11. Anderson JR, Nawarskas JJ. Cardiovascular drug-drug interactions. Cardiol Clin. 2001; 19:215-34.
12. Secoli SR Terapia farmacológica e enfermagem: enfoque no paciente em estado crítico. Prática Hospitalar, 2001; 3:20-6.
13. Secoli SR; Perez-Esquirol E, Matellano MJ, Vendrell-Bosh L, Alino HM. Incompatibilidades en la terapia intravenosa: que hacer para prevenirlas? Enfer Clin 2009; 19:349-53.

14. Bachmann KA. Drug interactions handbook. Hudson: Lexi-Comp, 2003.
15. Tatro DS. Drug interactions facts. Saint Louis: Facts and Comparisons, 2002.
16. Spriet I, Meersseman W, Hoon J, Winckelmann S, Wilmer A, Willems L. Mini-séries: II. Clinical aspects. Clinically relevant CYP450-mediated drug interactions in the ICU. Intensive Care Med, 2009; 35:603-12.
17. Guastaldi RBF, Secoli SR. Drug interactions of antimicrobial agents used in hematopoietic stem cell transplantation. Revi. Latino-Am. Enfermagem, 2011; 19:960-7.
18. Prybys KM. Deadly drug interactions in emergency medicine. Emerg Med Clin N Am, 2004; 22:845-63.
19. Chan TY. Adverse interaction between warfarin and nonsteroidal anti-inflammatory drugs: mechanism, clinical significance, and avoidance. Ann Pharmacother, 1995; 29:1274-83.
20. Secoli SR, Tonon LM. Medicamentos usados em emergências clínicas – fundamentos teóricos para uma administração segura. In: Calil AM, Paranhos WY. O enfermeiro e as situações de emergência. São Paulo: Atheneu, 2007: 173-90.
21. Trissel LA. Handbook on injectable drugs. 13ª ed. Bethesda: American Society of Health System Pharmacists, 2005.
22. Gahart BL, Nazareno AR. Medicamentos intravenosos. Rio de Janeiro: Elsevier, 2011.

capítulo 26

Segurança do Paciente no Setor de Emergência

• Denise Miyuki Kusahara • Ariane Ferreira Machado Avelar

Segurança do paciente

Na atualidade as discussões acerca da segurança do paciente remetem ao conceito de redução de riscos de danos decorrentes de erros que ocorrem durante a prestação de assistência à saúde a um grau mínimo aceitável. Tal conceituação fundamenta-se em taxonomias e classificações propostas pela Organização Mundial da Saúde (OMS), sendo temática de destaque na agenda de trabalho de países-membros da OMS desde o ano 2000, envolvendo instituições destinadas à assistência, ensino e pesquisa na área da saúde[1].

No mundo, a segurança do paciente é ainda reconhecida como um sério problema de saúde pública. Quase 20 anos após o lançamento do histórico relatório *To Err Is Human: Building a Safer Health System*, novos estudos destacam o progresso alcançado, mas também argumentam que o ritmo e a escala de melhoria foram decepcionantemente lentos e limitados e que ainda estamos longe de fazer cuidados tão seguros como deveria ser para todos os pacientes. Em uma variedade de configurações de uma ampla gama de provedores de cuidados, é notável o quão difícil é oferecer cuidados seguros em ambientes complexos de cuidados à saúde como nos setores de emergência[2,3].

A assistência à saúde é caracterizada como um processo complexo, especializado e dinâmico que envolve interações diversas entre pessoas, estruturas, processos, procedimentos, normas e tecnologias em condições nem sempre controladas e ou planejadas. A complexibilidade e a imprevisibilidade desse sistema podem expor o usuário a riscos[4]. De acordo com James Reason, algumas características do sistema de saúde podem predispor à ocorrência de falhas, devendo servir como campo de investigação e intervenção para a redução de erros. Para esse pesquisador deve-se compreender como os erros acontecem para que possam ser prevenidos[5,6] (Quadro 26.1).

É possível reconhecer similaridade entre características do sistema de saúde que predispõe a erros e características próprias dos setores de emergência. O setor de emergência é repleto de desafios pela própria natureza da assistência a ser prestada. Estressores físicos e emocionais podem desafiar os profissionais em suas habilidades técnicas, cognitivas e de comunicação. Ainda o atendimento de emergência envolve diversos setores que não necessariamente compartilham práticas, políticas e lideranças comuns. A característica fragmentada do atendimento de emergência e sua interface com outras unidades exigem extensiva colaboração entre todos os envolvidos no atendimento para reconhecer atributos do sistema que possam levar à ocorrência de eventos adversos, definir formas de identificação e notificação desses eventos sem criar uma cultura punitiva, projetar e implementar soluções que possam prevenir a ocorrência dos erros e eventos adversos [7].

Quadro 26.1 Características do sistema de saúde que predispõe a erros
Incerteza e dinamicidade dos ambientes
Fontes de informação múltiplas
Mudanças de metas
Necessidade de processamento de informações atualizadas em circunstâncias variadas
Consequências imediatas e múltiplas decorrentes de diferentes ações
Momentos de intenso estresse permeados por longos períodos de atividade rotineira e repetitiva
Tecnologia sofisticada, porém redundante
Interface complexa entre operador e equipamentos
Alto risco
Vários indivíduos com diferentes prioridades

Fonte: Adaptado de Reason J. Safety in the operating theatre – part 2: Human error and organizational failure. Qual Saf health Care 2005;14:56-61.

Setor de emergência

As unidades de emergência, locais destinados ao atendimento de pacientes com agravos à saúde que necessitam de atendimento imediato, podem ser classificadas como unidades de pronto atendimento, pronto-socorro e emergência, estendendo-se para as unidades de atendimento móvel de urgência[8]. No Brasil, nas últimas décadas, essas unidades têm representado a porta de entrada para usuários do sistema público de saúde que buscam resolubilidade para demandas que poderiam ser atendidas em outros níveis de atenção à saúde.

Em razão da oferta restrita de serviços, o público excedente procura atendimento em locais que correspondam ao perfil de atender as demandas de forma mais ágil e concentrada, como os prontos-socorros e emergências hospitalares, que reúnem recursos, como consultas, remédios, procedimentos, exames laboratoriais e internações, enquanto as outras unidades de saúde não oferecem [9,10].

Assim, unidades de emergência possuem uma demanda espontânea, muitas vezes maior que a prevista, e uma dinâmica de trabalho intensa e inconstante que exige agilidade e objetividade do profissional. Tais características misturam-se, sobrecarregam os serviços e geram condições de trabalho nem sempre adequadas e seguras.

A imprevisibilidade da demanda associada à gravidade dos pacientes e à complexidade do cuidado à saúde torna o setor de emergência ambiente propício para a ocorrência de erros com comprometimento à segurança do paciente. Estudos norte-americanos e australianos têm identificado que os setores de emergência são locais indicados para a ocorrência de erros humanos e eventos adversos preveníveis[11,12].

O *Harvard Medical Practice Study*[11], por exemplo, identificou taxa de ocorrência de eventos adversos em setores de emergência de aproximadamente 2,9%, percentual semelhante àqueles identificados em outras áreas consideradas críticas, como centro obstétrico e terapia intensiva. Um total de 70,4% desses eventos foi atribuído à negligência e 93% classificados como potencialmente preveníveis. O *Quality in Australian Health Care Study*[12], de maneira similar a esse estudo, identificou cerca de 1,5% de eventos adversos ocorridos em setores de emergência, sendo 82% evitáveis.

Pesquisa prospectiva e observacional analisou a notificação de erros e eventos adversos ocorridos durante uma semana em um setor de emergência de um hospital-escola que atende anualmente cerca de 100.000 pacientes. Durante o período de coleta de dados foram atendidos 1.935 pacientes e identificados 346 erros (18 erros/100 pacientes). Desses, 22% foram relacionados a exames diagnósticos (falhas técnicas, extravio de amostras, indicação errada do exame), 13% à documentação (extravio de documentos, prontuários incompletos, documentos arquivados em prontuários trocados, identificação e registro incorreto de pacientes, preenchimento incorreto de documentos), 12% à comunicação (falha na comunicação entre equipes, distúrbio de comunicação entre equipe e paciente, informações incompletas entre setores), 11% a fatores ambientais e de manutenção (mau funcionamento de equipamentos, estocagem inapropriada de equipamentos e materiais, limpeza e checagem dos equipamentos inapropriados) e 9% a outras causas (prescrição incorreta de medicamentos, fármacos armazenados inapropriadamente)[13].

Uma revisão sistemática da literatura que teve por objetivo avaliar prevalência, possibilidade de prevenção, gravidade e tipos de eventos adversos em setores de emergência identificou variação substancial na proporção de pacientes que sofreram eventos adversos em setores de emergência. A ocorrência de eventos adversos variou de 0,16% a 6%, foram considerados preveníveis de 36% a 71% dos eventos. Erros relacionados a medicamentos, diagnóstico e gerenciamento do serviço foram os mais frequentes[14].

Vários fatores podem comprometer a segurança do paciente em setores de emergência sendo raramente isolados, e também ser relacionados ao profissional, ao procedimento ou ao sistema. Condições latentes e geradoras de erros, bem como falhas no processo de cognição humana, como erros de raciocínio, deslizes e lapsos, devem ser avaliados, pois quando pessoas e sistemas atuam sinergicamente para a promoção da segurança do paciente torna-se mais fácil fazer o certo e mais difícil cometer erros, prevenindo a ocorrência de eventos adversos evitáveis (Quadro 26.2)[6].

Quadro 26.2 Fatores de risco para a ocorrência de eventos adversos no setor de emergência
Número elevado de pacientes para atendimento
Complexidade dos acometimentos
Emergência e restrição de tempo para a implementação das intervenções
Interrupções, distração ou falta de atenção
Sono e cansaço dos profissionais
Nível de treinamento e conhecimento dos profissionais
Carência de padronização dos procedimentos
Trabalho em equipe deficiente
Comunicação deficiente

Para melhor entender as causas e o impacto da prestação de um cuidado inseguro sob uma perspectiva global, a Organização Mundial da Saúde (OMS) reuniu um grupo de trabalho a fim de estabelecer prioridades de estudo na temática segurança do paciente. Para organizar as prioridades, o grupo reuniu as evidências disponíveis na literatura atual. Foram identificados 23 principais tópicos sobre segurança do paciente a serem mais profundamente pesquisados e implementados nas instituições[15,16] A maioria foi classificada em fatores estruturais, de processo e de resultado (Quadro 26.3), os quais apesar de não terem sido estudados especificamente para a emergência podem ser facilmente identificados e aplicados nessa área.

Quadro 26.3
Tópicos referentes à segurança do paciente identificados como prioridade de estudo

Domínio	*Tópico*
Estrutura	Determinantes organizacionais e falhas latentes
Estrutura	Acreditação e regulamentação para a segurança do paciente
Estrutura	Cultura de segurança
Estrutura	Treinamento e educação inadequados, aspectos relacionados à força de trabalho
Estrutura	Estresse e fadiga
Estrutura	Produção de pressão
Estrutura	Falta de conhecimentos adequados, disponibilidade de informações e transferência de conhecimento
Estrutura	Equipamentos e dispositivos elaborados sem a análise de fatores humanos pela engenharia
Processo	Erro no processo de cuidado em razão dos subdiagnósticos
Processo	Erro no processo de cuidado devido às falhas de seguimento
Processo	Erro na estrutura e processo de cuidado pelo uso de medicamentos fora de padrão
Processo	Medidas definidas e comprovadas para a segurança do paciente
Processo	Práticas inseguras de administração de medicamentos injetáveis
Resultado	Eventos adversos devido aos equipamentos e dispositivos médicos
Resultado	Eventos adversos em razão do uso incorreto de medicamentos
Resultado	Eventos adversos em função dos erros cirúrgicos
Resultado	Eventos adversos virtude de infecções associadas ao cuidado à saúde
Resultado	Eventos adversos provenientes da administração insegura de hemoderivados
Resultado	Segurança do paciente para gestantes e recém-nascidos
Resultado	Segurança do paciente idoso
Resultado	Quedas
Resultado	Úlcera por pressão
Resultado	Envolvimento dos pacientes nas discussões sobre segurança do paciente

Fonte: Adaptado de: Jha AK, Prasopa-Plaizier N, Larizgoitia I, et al. Patient safety research: an overview of the global evidence. Qual Saf Health Care 2010;19:42e47.

Cultura de segurança

O ambiente de trabalho tem grande influência sobre a prática assistencial, a satisfação profissional, os resultados do cuidado e a segurança do paciente. A cultura de segurança do paciente tem como alicerce central o paciente e os resultados alcançados por ele. É baseada em atitudes, valores e normas relacionadas com a segurança do paciente. Nessa cultura, metas de segurança são discutidas com a mesma importância das metas de atendimento e financeiras, e os atributos, tais como comunicação aberta sobre os problemas de segurança, prática colaborativa e apoio da liderança local e organizacional, estão presentes[15-17].

Na área da saúde, adotar uma cultura de segurança é um fator determinante para a melhoria da qualidade da assistência prestada. Pesquisadores têm demonstrado efeitos favoráveis entre oferecer boas condições de trabalho, características da equipe e consequências positivas no cuidado. A natureza multidimensional da cultura de segurança significa que intervenções que abordam apenas determinados aspectos podem ter impacto limitado[15-17].

Os serviços de emergência funcionam a um ritmo acelerado e são extremamente dependentes de sistemas confiáveis. Falhas no sistema não são, na maioria das vezes, ocasionadas pelo profissional. No entanto, a menos que o profissional se sinta seguro para avançar e denunciar uma falha do processo, ele permanecerá falho, deixando a organização em risco para novos eventos adversos. Assim, a organização deve desenvolver uma cultura de segurança do paciente em que um profissional de saúde se sinta seguro para apontar um processo que poderia falhar[14].

Fatores organizacionais: falhas ativas e latentes

Falhas em sistemas complexos e bem desenhados podem ser denominadas como "acidentes organizacionais", uma vez que todo sistema deve ser considerado perfeitamente desenhado para produzir seus próprios resultados. Elas surgem de fatores originários em diferentes níveis do sistema e podem envolver vários processos, falhas latentes ou supervisão ineficaz[6,16].

As condições latentes consideradas são aquelas organizacionais, administrativas e relacionadas a processos e tomada de decisões. Já as condições ativas geradoras de erros são as associadas ao ambiente, equipamentos, equipes, indivíduos, complexidade e desempenho. Resumidamente, falhas ativas ocorrem no contexto do acidente, são causas imediatas que determinaram a ocorrência, como atos inseguros ou erros na operação de equipamentos ou dispositivos de segurança. Falhas latentes são anteriores ao acidente, atos que criaram condições para a ocorrência, tais como decisões erradas ou modelo incompleto de gestão da atividade[18,19].

Condições para a ocorrência do erro surgem quando, ao se projetar o sistema, vários fatores podem ter sido desconsiderados, como, por exemplo, a cultura do trabalhador e as condições do ambiente de trabalho[20,21]. Atualmente, a cultura vigente no sistema de saúde incorpora pelo menos dois obstáculos para a melhoria da segurança do paciente. O primeiro se relaciona à crença de que, após longo e árduo treinamento, o profissional da saúde sempre faz o que é certo e não pode nunca errar. O segundo obstáculo diz respeito à tendência de estigmatizar e sancionar a falibilidade. Erros são atribuídos a falhas na conduta ou conhecimento dos profissionais, sendo equiparados à incompetência[15,16].

Conjuntamente, essas características e esse tipo de abordagem produzem efeitos negativos, dificultando a identificação, análise e correção dos fatores implicados na ocorrência do erro. Torna-se difícil para o profissional admitir seus erros ou aprender com eles coletivamente, uma vez que tal aprendizagem é pré-requisito para uma mudança de cultura[6].

Assim, o sistema de saúde pode ser incluído na "Síndrome do Sistema Vulnerável"; a qual é composta por três elementos que interagem e que se autoperpetuam: a atribuição de culpa aos indivíduos da linha de frente, a negação da existência de erros sistêmicos, provocando seu enfraquecimento, e a perseguição cega a indicadores financeiros e de produção[15,16].

Uma série de técnicas de auditoria, tais como medidas de processo, foram concebidas para identificar as dimensões organizacionais que prioritariamente necessitam de melhorias com acompanhamento subsequente do progresso. As dimensões variam de uma situação para outra, mas geralmente incluem questões genéricas, como trabalho em equipe, comunicação, protocolos, escalas de serviço e programação, *design* e manutenção. A investigação deve ser dirigida à forma como os fatores organizacionais combinados com fatores humanos, tais como fadiga ou falta de treinamento adequado, podem afetar a segurança do paciente[15,16].

Para que ocorram mudanças, os gestores das instituições de saúde devem posicionar as metas de segurança no mesmo patamar de outros objetivos estratégicos e desenvolver relação de confiança mútua entre trabalhadores[6].

Responsabilidade estrutural: uso da acreditação e regulamentação para garantir a segurança do paciente

Os gestores de instituições de saúde, a fim de promover qualidade no atendimento aos pacientes atendidos em setores de emergência, vêm implementando planejamento, revisão de processos e acompanhamento do desempenho dos profissionais a partir da reestruturação, inovação e busca de excelência, com a instituição de práticas mais racionais e direcionadas às demandas dos pacientes. Para o atendimento a essas demandas, a acreditação, consistindo de uma metodologia desenvolvida para a apreciar a qualidade da assistência em todos os serviços da organização com base em padrões previamente aceitos, vem sendo desenvolvida em ampla escala[20].

A acreditação é realizada por uma entidade externa que avalia a qualidade de processos e procedimentos pautada em padrões internacionalmente legitimados, que resultará em orientações para a instituição, visando à melhoria do desempenho, sem caráter fiscalizatório. Tem como base a avaliação de padrões de referência desejáveis, construídos por peritos da área e previamente divulgados, e nos indicadores ou instrumentos que o avaliador emprega para constatar os padrões que estão sendo observados[21]. Já a regulamentação refere-se ao estabelecimento de normas governamentais às quais as instituições de saúde devem aderir. Devido a um valor de mercado significativo, a acreditação tem-se tornado o método preferido para direcionar as instituições a uma cultura de segurança do paciente, além de serem reconhecidas pela certificação, o que agrega valor à instituição, a partir do reconhecimento dos pacientes pela busca de qualidade de atendimento[16].

Trata-se de uma ferramenta de avaliação de qualidade e gerenciamento que promove a visibilidade do compromisso de melhoria da qualidade, proporcionando um ambiente de trabalho seguro e eficiente, com redução de riscos aos profissionais da instituição, aos pacientes e familiares, como melhora significativa da satisfação dos profissionais no ambiente de trabalho[20].

Organizações de acreditação já existem em pelo menos 39 países, e esse número deve crescer. A regulamentação embora mais generalizada, em geral, define apenas os requisitos mínimos para a prática. Já no processo de acreditação, os serviços e departamentos são avaliados conjuntamente, pois as estruturas e processos do hospital são de tal ordem interligados que o funcionamento de um componente interfere em todo o conjunto e no seu resultado[15]. O processo de acreditação se estrutura por níveis de padrões, que variam do nível 1 – acreditação, com enfoque na segurança a partir de itens formais, técnicos e de estrutura; nível 2 – acreditação plena, com foco nos processos; ao nível 3 – acreditação com excelência, que enfoca os resultados.[22] Cada padrão representa uma definição e uma lista de itens de verificação que permitem a identificação precisa do que avaliar e a concordância com o padrão estabelecido.

A qualidade reúne três dimensões: técnica, interpessoal e ambiental que se referem respectivamente à utilização de conhecimentos científicos e técnicos na resolução de problemas de saúde do usuário, à relação entre o prestador de serviços e o usuário e ao conforto e bem-estar[21].

No atendimento de emergência também existem itens ou padrões de verificação por níveis, sendo eles: nível 1 – padrão: o serviço conta com médicos e equipe de enfermagem de plantão ativo para o atendimento das emergências, funcionando em local de uso exclusivo, dispondo de elementos de área física para as diferentes atividades de apoio diagnóstico e terapêutico, incluindo radiologia, laboratório e hemoterapia; nível 2 – padrão: o serviço dispõe de um manual de normas, rotinas e procedimentos; de equipes especialistas em ortopedia, neurologia, cirurgia vascular e anestesiologia; de equipamento e equipe treinada para o atendimento de reanimação cardiorrespiratória, existindo atividades de avaliação dos processos da unidade de emergência; Nível 3 – padrão: o serviço oferece pelo menos uma especialidade, além das citadas, dispondo de equipamentos e recursos correspondentes; a equipe faz uso de protocolos clínicos para o atendimento de situações de emergência e realiza avaliações periódicas em relação a sua eficácia[21].

Estudo desenvolvido com objetivo de analisar as percepções da equipe multiprofissional de um hospital público sobre a acreditação identificou que o processo é visto pelos profissionais de forma positiva, pois favorece a gestão da qualidade, com desenvolvimento de competências profissionais e melhora da gestão financeira, da estrutura organizacional, o gerenciamento da assistência e a percepção de orgulho e satisfação no trabalho[23].

Nesse contexto, devem-se determinar quais os padrões da acreditação e regulamentação que melhor contribuem para a segurança do paciente nos serviços de emergência, o custo-benefício da acreditação e regulamentação e como os esforços conjuntos da acreditação e regulamentação devem ser coordenados, a fim de também favorecerem a melhoria da satisfação e o maior comprometimento dos profissionais da instituição.

Recursos humanos, treinamento e educação

Uma das principais ameaças à segurança do paciente relaciona-se ao número inadequado e equitativamente mal distribuído de profissionais de saúde no mundo. Adicionalmente há como fato agravante a falta de profissionais qualificados e o desconhecimento sobre práticas seguras[24].

O número de profissionais da área de saúde no mundo supera 100 milhões. A magnitude desse número de pessoas torna esse quantitativo um recurso essencial para tornar o cuidado mais seguro. No entanto, ainda há carência de aproximadamente 2,4 milhões de profissionais da área da saúde em cerca de 57 países[15].

Estudos realizados em países desenvolvidos têm demonstrado associação significativa entre o maior nível educacional de enfermeiros e menores taxas de mortalidade e de complicações em pacientes internados. Melhor preparo e maior competência profissional dos profissionais contribuem também para redução das taxas de infecção relacionadas aos cuidados à saúde, com consequente redução nos gastos referentes a menor período de internação e de utilização de antibióticos[4,24].

A melhor qualificação dos profissionais confere a eles maior conhecimento científico, maior capacidade de raciocínio crítico, utilização de dados de pesquisa na prática, comunicação mais efetiva e maior capacidade de identificar e implementar soluções eficazes para problemas[4,25].

A equipe de saúde das unidades de emergência deve ser qualificada para o atendimento de todas as adversidades possíveis. Os profissionais devem ser capazes de tomar decisões rápidas e distinguir prioridades, avaliando o paciente como um ser integrado em todas as suas funções[26]. Deve ser suficientemente preparada para o enfrentamento de intercorrências emergentes e para oferecer à clientela atendimento imediato e de qualidade, baseado em conhecimento científico e em sua expertise clínica[26]. Os setores de emergência requerem profissionais alertas, com conhecimento científico e habilidade técnica para identificar, evitar e prevenir erros.

Estresse e fadiga

Plantões prolongados aumentam consideravelmente o risco para que profissionais da área da saúde cometam erros durante a prestação dos cuidados ao paciente. Exemplo dessa afirmativa pode ser observado na comparação entre médicos que não fazem plantões de 24 horas e médicos residentes que frequentemente realizam plantões por mais de 24 horas. Esses últimos chegam a cometer 36% a mais de erros, possuem o risco cinco vezes maior de falharem na determinação diagnóstica, sofrem duas vezes mais acidentes automotivos e 61% a mais de acidentes de trabalho[16].

Pesquisa realizada com enfermeiros norte-americanos demonstrou que a ocorrência de erros era três vezes maior quando os profissionais trabalhavam por mais de 12 horas consecutivas, sendo que trabalhar por mais de 40 ou 50 horas por semana aumentou significativamente a probabilidade de se cometer um erro[27].

O aumento na quantidade de horas trabalhadas tem efeito negativo direto ao paciente, que sofre com as consequências da privação de sono, déficit de atenção, fadiga, cansaço e estresse dos profissionais[15]. Assim, análises são necessárias para identificar formas de otimizar a continuidade do cuidado e educação na área da saúde e, ao mesmo tempo, reduzir a quantidade de horas trabalhadas para níveis mais seguros.

Profissionais de serviços de emergência trabalham em uma variedade de turnos para fornecer serviço contínuo de 24 horas às comunidades. A natureza desse trabalho inclui atuar durante a noite, horários rotativos, despertar antecipado e sono noturno interrompido. Essas ações perturbam o ritmo circadiano e resultam em disincronose. A consequência mais grave da disincronose é a diminuição da quantidade e qualidade do sono. A privação de sono produz deficiências no sistema nervoso central com prejuízo que acomete desde as funções mais básicas, como controle de apetite e temperatura, até funções superiores, como memória e atenção, o que tem sido associado a aumentos de incidentes involuntários, como colisões de veículos motorizados e lesões ocupacionais e fadiga mental e física dos profissionais[28].

O estresse é a resposta fisiológica e de comportamento de um indivíduo que se esforça para adaptar-se e ajustar-se a pressões internas e externas. Como a energia necessária para essa adaptação é limitada, o organismo pode entrar em fase de esgotamento. Estudo que teve por objetivo identificar estressores de enfermeiros atuantes em unidades de pronto-socorro de instituições de alta complexidade de assistência prestada das cinco regiões brasileiras identificou que, independentemente da região geográfica, a estrutura organizacional da instituição hospitalar tem responsabilidade no nível de estresse dos enfermeiros[29].

Estudo similar realizado com 73 enfermeiros de unidade de emergência de instituição hospitalar, com o objetivo de determinar o nível de estresse desses profissionais, demonstrou que os enfermeiros da unidade de emergência apresentavam médio nível de estresse e que as condições de trabalho para o desempenho das atividades de enfermeiro e atividades relacionadas à administração de pessoal foram consideradas as mais estressantes para os indivíduos pesquisados. Constatou-se nessa pesquisa que para o enfermeiro de unidades de emergência, apesar de sua pronta e efetiva atuação frente à instabilidade da situação do paciente, as condições externas a essa situação eram as mais estressantes, ou seja, o ambiente de trabalho tem grande influência sobre a prática profissional, a satisfação e os resultados do cuidado e segurança do paciente[30].

Produção de pressão

A "produção de pressão" ocorre quando é excedida a capacidade máxima de um sistema ou profissional da saúde para cuidar de um paciente. A produção de pressão excessiva pode adversamente afetar o cuidado, por exemplo. Pesquisadores têm demonstrado que a ocorrência de quedas, de infecções do trato urinário e de úlceras por pressão pode ser menor em instituições nas quais a relação enfermeiro:paciente é adequada[15,16].

Estudo realizado em 30 hospitais ingleses avaliou a proporção entre pacientes e enfermeiros e a correlacionou com resultados obtidos pelos pacientes no período pós-operatório. Os resultados demonstraram que hospitais nos quais havia uma proporção maior de pacientes para cada enfermeiro apresentaram taxas de mortalidade até 26% maiores quando comparados aos hospitais nos quais a proporção profissional:paciente era adequada[31]. Tais estudos demonstram a importância da adequação do número de profissionais à quantidade de pacientes nas unidades a fim de se atingirem melhores resultados.

Ademais, pesquisas mostram que os trabalhadores de enfermagem executam várias atividades, muitas das quais não relacionadas, especificamente, à enfermagem e apontam para a necessidade de os enfermeiros e de as instituições de saúde reverem seus processos de trabalho, buscando concentrar esforços para disponibilizar mais tempo à execução das atividades profissionais específicas[4,5].

Conhecimento adequado e transferência de conhecimento

O conhecimento em diferentes níveis afeta o modo como ele é transferido. A comunicação e passagem de plantão adequada entre profissionais da saúde são essenciais para a segurança do paciente. Falha na comunicação significa erro de distorção ou omissão em relação ao registro e transmissão de informações que podem resultar em erro de avaliação na condução do cuidado ou tratamento[15,16].

A transição de cuidados dos pacientes deve ser avaliada como momento de intersecção entre equipes, pacientes e familiares, em que informações críticas são compartilhadas. Essas transições ocorrem em uma variedade de configurações e muitas vezes não é vista como uma etapa crítica para a segurança do paciente. No entanto, é uma peça vital do cuidado dos pacientes e pode ajudar na determinação das próximas condutas.

Sempre que ocorra uma transição de cuidados, profissionais da emergência devem garantir que toda a informação seja compartilhada de forma sucinta e padronizada. Técnicas para melhorar a comunicação entre equipes no sistema de saúde têm sido propostas, mas a adoção desses métodos tem sido lenta, como mostra um estudo que evidenciou que em uma determinada instituição entre 21 estratégias para melhorar a passagem de plantão apenas oito eram utilizadas[32].

Um exemplo de técnica utilizada para sistematizar a troca de informações entre equipes é a abordagem *Situation, Background, Assessment, Recommendation* (SBAR), a qual fornece uma estrutura para que os membros da equipe possam comunicar-se efetivamente. É uma ferramenta fácil de memorizar e usar para a troca de informações que necessitem de atenção e ação imediata de um profissional em qualquer cenário.

Também na transferência de pacientes entre o serviço pré-hospitalar e hospitalar, o uso de estrutura de comunicação padronizada é a chave para uma transição bem-sucedida. Nesses casos, o E-STAT é outro exemplo de uma ferramenta que pode ser usada.

Quadro 26.4
Descrição do SBAR e E-STAT

SBAR	*E-STAT*
Situação - O que está acontecendo com o paciente? Antecedentes - Qual é o contexto clínico? Avaliação - O que acho que o problema é? Recomendação - O que eu recomendaria?	E = Eventos (explique por que você foi chamado para buscar o paciente); S = Resultados subjetivos (o que você aprendeu sobre o paciente durante seu curto tempo com ele); T = Triagem / Tempo (qual foi a prioridade do paciente e o cronograma de sintomas); A = Alergias / avaliação (qualquer alergia que você identificou ou outra informação sobre história médica passada) T = Tratamento (que cuidado você forneceu durante o transporte).

Dispositivos e procedimentos

A engenharia de fatores humanos é uma ciência aplicada ao desenho de sistemas de interação entre homens, máquinas e o ambiente de trabalho. Um dos objetivos dessa ciência é assegurar que os equipamentos e materiais sejam desenhados de forma a minimizar a probabilidade de erros otimizando a segurança. Assim, por meio de importantes ferramentas, tal ciência é capaz de revelar a forma como seres humanos interagem com a tecnologia em geral e como é possível melhorar o projeto de determinado instrumento ou equipamento visando reduzir o número de erros cometidos por seus usuários[15,16,18].

A engenharia de fatores humanos pode ser utilizada para analisar a causa raiz dos eventos adversos, avaliar os riscos associados à utilização de determinados dispositivos e equipamentos para auxiliar na tomada de decisões sobre aquisições de dispositivos e equipamentos, além de melhorar questões de *design* envolvendo arquitetura, dispositivos e procedimentos[15,16,18].

Nos setores de emergência há um influxo de novos dispositivos e tecnologias, bem como modificações e melhorias nos dispositivos atuais. Muitas dessas inovações melhoraram a qualidade e segurança para o paciente e aliviaram a carga de trabalho para o profissional, mas, como qualquer ferramenta, esses dispositivos podem ter pontos fracos ou podem não ser implementados no sistema conforme esperado[14].

Falhas de dispositivos são frequentes e variam desde um erro operacional até o não funcionamento do dispositivo durante a sua manipulação. Essas falhas podem ser vinculadas a uma variedade de fatores. Alguns dos fatores mais comuns incluem uso impróprio ou desgastante de um dispositivo, falta de manutenção preventiva e até mesmo problemas com a fonte de alimentação como bateria e energia elétrica.

Subdiagnóstico

O subdiagnóstico é um enorme e ainda inexplorado aspecto relacionado à segurança do paciente. Há ainda grande dificuldade em estudar esse problema e as complexas causas e consequências desse tipo de erro.

Existem aspectos relacionados a essa temática que devem ser estudados para melhorar a segurança do paciente no setor de emergência: falha no diagnóstico de condições que levam ao risco iminente de morte, atendimento rápido nas ocorrências de traumas, erros na interpretação de imagens radiológicas e falha cognitiva na determinação do diagnóstico correto[15,16].

Outra importante falha de processo diagnóstico é a falta de acompanhamento adequado de exames. Dados de países desenvolvidos demonstram que somente metade dos resultados de exames laboratoriais que revelam condições que expõem a vida do paciente a riscos é seguida por tratamento e tempo adequados, causando falhas e lapsos no processo de cuidado do paciente crítico[15,16].

Estratégias potenciais para minimizar a frequência e o impacto dos erros diagnósticos no setor de emergência incluem: redesenho do sistema de saúde para diminuir a dependência da memória do profissional, prover melhor infraestrutura para o aprendizado de resultados diagnósticos, análise não punitiva dos erros, processos que minimizem o resultado danoso do diagnóstico incorreto e ou atrasado e treinamento para melhorar habilidades cognitivas do profissional[15,16].

Atendimento pré-hospitalar: aspectos relacionados à segurança do paciente

Modelos de sistemas seguros e processos confiáveis em todas as fases do atendimento nos serviços de atendimento pré-hospitalar vão desde o acolhimento, regulação médica, profissionais envolvidos, ambientes físicos propícios, procedimentos, transportes e o importante fator do ambiente social[33].

Nessa complexa cadeia de atendimento é importante reconhecer quais são os processos mais críticos e, portanto, com maior probabilidade de ocorrência para que seja possível desenvolver ações eficazes de prevenção. O *Center for Patient Safety,* em 2015, divulgou relatório destacando dez tópicos relevantes para a segurança do paciente em serviços de emergência, por tornarem profissionais e pacientes vulneráveis à ocorrência de eventos adversos. São eles: manuseio de vias aéreas, atendimento de pacientes com alterações comportamentais, acidente com os veículos de transporte, falhas de dispositivos, erros de medicação, atendimento de pacientes pediátricos, cultura de segurança, atendimentos com múltiplas vítimas, integração entre serviços e transição de cuidados[34].

Revisão sistemática da literatura que teve por objetivo identificar ameaças à segurança do paciente próprias de serviços de atendimento pré-hospitalar identificou, além dos fatores citados acima, o julgamento clínico, notificação de erros e comunicação[34].

O cenário do atendimento de emergência pré-hospitalar pode ser composto por distratores que podem aumentar as chances de um evento adverso ocorrer. As características físicas desse cenário incluem a presença de ruídos altos, falta de iluminação, movimentação descontrolada de pessoas e veículos e pequenos espaços. Os dispositivos a serem utilizados são frequentemente armazenados em mochilas compactas, em vez de armários e gavetas espaçosos e bem demarcados. Essa limitação reduz a oportunidade de colocar lembretes e recomendações e ainda organizar os equipamentos de forma otimizada[33].

Além disso, o trabalho pode ser comprometido por múltiplas passagens de plantão entre os profissionais do suporte básico de vida, suporte avançado de vida, tripulações de resgate aéreo e, finalmente, a equipe do hospital. Os plantões dos profissionais do atendimento pré-hospitalar duram 12 ou 24 horas e, muitas vezes, com poucas oportunidades para alimentação e descanso. Isso pode levar à fadiga, fator importante na prevenção e análise da ocorrência de eventos adversos[33].

Outro fator identificado como influente para a segurança do paciente é a superlotação da sala de emergência. Os profissionais do atendimento pré-hospitalar às vezes têm que esperar várias horas antes que possam transferir os cuidados do paciente à equipe da sala de emergência, requerendo que os mesmos prestem cuidados contínuos para pacientes instáveis[33].

O processo de treinamento dos profissionais da equipe pré-hospitalar também tem sido relatado como problemático. O ambiente pré-hospitalar não é como a sala de emergência ou unidades de terapia intensiva, onde outros profissionais supervisionam a prática, ajudam e fazem recomendações. Oportunidades limitadas durante o treinamento prático podem comprometer o desenvolvimento de expertise necessária para a prestação de práticas seguras. Ainda a falta de treinamento resulta em habilidades precárias de avaliação e gera decisões que podem comprometer a segurança do paciente[33].

Desta forma, nesta área recomendam-se períodos de treinamento mais longos, aprendizado em cenários de prática de situações bastante complexas, maior supervisão da prática e auditorias regulares para estabelecer e manter as competências minimamente necessárias ao profissional que atua no ambiente pré-hospitalar[33].

Adicionalmente, profissionais que atuam em cenários estressantes de emergência devem estar cientes do potencial de falhas de comunicação entre profissionais, pacientes, seus familiares ou outras pessoas que estão na cena do atendimento. Falha na comunicação é causa de número elevado de eventos adversos. Estratégias para a segurança do paciente que encorajam a clara comunicação por meio do uso de ferramentas que facilitem esse processo, tais como protocolos, tabelas de dosagem, regras para decisão clínica e para ordem verbal, são vistas de forma positiva e podem ajudar a reduzir esses riscos potenciais. Ainda, uma lista completa de medicamentos atuais, incluindo doses e frequência e uma cópia de resumos de alta, exames ou documentos dos serviços de saúde podem ajudar a minimizar erros de medicação, de interpretação e preencher lacunas importantes de conhecimento, a falta de compreensão, barreiras de comunicação e linguagem, confusão, entre outros[33].

Quanto aos fatores relacionados aos pacientes, deve-se discutir o fato de as pessoas acionarem o serviço de emergência por diversas situações, algumas vezes injustificadas. Nesses casos, os pacientes podem não reconhecer que o próprio transporte terrestre, na ambulância, possui um risco inerente no que diz respeito à colisão de veículos. Ademais, os pacientes raramente têm conhecimento sobre o impacto dos fatores ambientais e emocionais para profissionais da equipe pré-hospitalar, sendo improvável que consigam minimizar esses estressores através de uma comunicação eficaz sobre o seu processo de doença ou lesão traumática[33].

Diferentes organizações trabalham em conjunto para garantir que o serviço pré-hospitalar seja adequadamente oferecido à comunidade, tais como o grupamento de bombeiros, polícia, centrais de regulação e hospitais de base. Devido ao envolvimento desses vários grupos, surgem oportunidades para falhas na comunicação e ocorrência de eventos adversos. Como diferentes organizações empregam práticas diversas, políticas e programas de qualidade, lacunas na cultura e comunicação podem não ser facilmente reconhecidas. A descontinuidade e a fragmentação desse sistema como um todo podem levar a situações nas quais eventos adversos similares ocorrem repetidamente ou o mesmo fator causal do evento não seja reconhecido. Colaboração e unificação das políticas de cuidado nas diversas agências podem contribuir para um ambiente mais seguro ao paciente[33].

Posicionamentos de profissionais quanto à segurança do paciente

North American Emergency Nurses Association

De acordo com a *North American Emergency Nurses Association*, os programas de segurança do paciente em setores de emergência devem ter o foco voltado a uma abordagem multidisciplinar, cuidadosamente desenvolvida, implementada e mantida dentro de uma cultura de segurança. Enfermeiras especialistas em emergência devem participar da notificação de erros e eventos adversos, de pesquisas na área de segurança e em processos educacionais direcionados à identificação de erros e quase erros. Dessa forma, a *Emergency Nurses Association* declara que[35]:

- Pacientes têm o direito de receber atendimento de emergência livre de danos.
- Enfermeiras especialistas em emergência são membros essenciais na equipe, propiciando a identificação de riscos vigentes ou potenciais, comunicando as ameaças à segurança e prevenindo danos ao paciente.
- Gestores de instituições de saúde devem garantir uma abordagem interdisciplinar para a melhoria de processos e sistemas falhos a fim de melhorar a segurança do paciente. Tais programas devem incluir sistemas de notificação de erros e centrar-se na melhoria dos processos de trabalho, cultura organizacional e estratégias para liderança e desenvolvimento da força de trabalho.
- A cultura de segurança, incluindo atos não punitivos frente à notificação de erros, deve ser adotada por enfermeiras especialistas em emergência e lideranças das instituições de saúde, a fim de encorajar todos os profissionais de saúde a notificar erros e quase erros, de forma que fatores que dão margem a erros possam ser identificados e analisados, e melhorias possam ser feitas.
- Enfermeiras especialistas em emergência devem respeitosamente questionar umas as outras, a equipe de saúde e os líderes organizacionais quando práticas destinadas à segurança do paciente são violadas ou desrespeitadas
- Enfermeiras especialistas em emergência precisam estar ativamente envolvidas em pesquisas destinadas à segurança do paciente, realizadas em setores de emergência.
- Gestores das instituições de saúde devem encorajar o aprendizado multidisciplinar sobre erros e compartilhar conhecimentos sobre o efeito das mudanças comportamentais para a prevenção de danos recorrentes.
- Princípios da engenharia de fatores humanos e o envolvimento de usuários e profissionais na concepção de serviços e aquisição de equipamentos devem ter alta prioridade nos sistemas de atendimentos a emergências[35].

American College of Emergency Physicians

O *American College of Emergency Physicians* divulgou um relatório em que recomenda soluções de alto impacto e baixo custo para resolver o problema da retenção de pacientes internados no departamento de emergência, uma prática controversa que é a principal causa de superlotação e faz com que os pacientes sejam submetidos a sofrimento desnecessário e ao risco da ocorrência de eventos adversos. O relatório recomenda[36]:

- Transferir pacientes internados no setor de emergência para outras áreas de internação, a fim de distribuir uniformemente o número de pacientes entre os setores, evitando a sobrecarga do serviço de emergência.
- Coordenar a alta dos pacientes nos setores de internação, a fim de obter mais leitos disponíveis, melhorando o fluxo dos pacientes da unidade de emergência.
- Coordenar o agendamento de cirurgias eletivas. O fluxo irregular de pacientes eletivos (demanda maior no início da semana) é um fator fundamental para que se exceda a capacidade.

Ademais, a Força Tarefa para Segurança do Paciente do *American College of Emergency Physicians* desenvolveu os seguintes princípios para a segurança do paciente no setor de emergência[33]:

- Financiamento e recursos adequados devem estar disponíveis para suportar a estrutura dos serviços de emergência.
- Recursos para garantir contingente adequado de profissionais, integração de sistemas de informação e implementação de ações educativas destinadas a melhorar a segurança do paciente.

- Esforços devem incluir a avaliação do seu impacto sobre todos os aspectos do cuidado de emergência.
- Terminologia uniforme sobre segurança do paciente deve ser desenvolvida e aceita pelas instituições e profissionais.
- Sistemas de notificação de erros durante a assistência em saúde devem focar no desenvolvimento de soluções para melhorar o cuidado ao paciente.
- Esforços para colaborar com as agências públicas e privadas para promover a segurança do paciente são fundamentais para melhorar a qualidade de atendimento de emergência[36].

Conclusão

Setores de emergência são ambientes dinâmicos e especializados nos quais são realizadas atividades complexas e onde o nível de desenvolvimento organizacional, dos processos de trabalho e dos profissionais afeta diretamente os resultados do cuidado. A aprendizagem sobre erros fornece subsídios para que se aprimorem os processos de prevenção de erros subsequentes, além da implementação de estratégias mundialmente reconhecidas para segurança do paciente a fim de que os eventos sejam prevenidos.

A segurança do paciente é fundamental para o cuidado com a saúde e um imperativo ético e moral do cuidado para com os outros. Para tanto, é necessária a adoção de cultura organizacional que gere análise sistêmica de falhas com vistas à prevenção e melhoria contínua do cuidado em saúde.

Referências bibliográficas

1. Errar é humano: estratégias para a busca da segurança do paciente. In: Harada MJCS; Pedreira MLG; Peterlini MAS; Pereira SR (eds.). O Erro Humano e a Segurança do Paciente. 1ª ed. São Paulo: Editora Atheneu, 2006:1-18.
2. Illingworth J. Continuous improvement of patient safety. The case for change in NHS. Accessed: March, 2018. Available from: http://www.health.org.uk/sites/health/files/ContinuousImprovementPatientSafety.pdf
3. National Patient Safety Foundation. Free from Harm: Accelerating Patient Safety Improvement Fifteen Years after To Err Is Human. Boston, MA: National Patient Safety Foundation; Accessed: March, 2018. Available from: http://www.ihi.org/resources/Pages/Publications/Free-from-Harm-Accelerating-Patient-Safety-Improvement.aspx
4. Pedreira MLG, Chane DC. Enfermagem para a segurança do paciente. In: Harada MJCS editora. Gestão em Enfermagem: Ferramenta para a prática segura. São Caetano do Sul. Editora Yendis, 2011:285-94.
5. Reason J. Safety in the operating theatre – part 2: Human error and organizational failure. Qual Saf health care, 2005; 14:56-61.
6. Pedreira MLG. Erro humano no sistema de saúde. In: Pedreira MLG, Harada MJCS (organizadoras). Enfermagem Dia a Dia: Segurança do Paciente. São Caetano do Sul: Editora Yendis, 2011:3-22.
7. Jonhstone MJ. Patient safety ethics and human error management in ED contexts. Part I: Development of the global patient safety movement. Australasian Emergency Nursing Journal 2007;10:13-20.
8. Brasil. Ministério da Saúde. Portaria nº 2.048 de 05 de novembro de 2002.
9. Olivati FN, Brandão GAM, Vazquez FL et al. Perfil da demanda de um pronto-socorro em um município do interior do Estado de São Paulo. RFO 2010; 15(3):247-52.
10. Ohara Renato. Caracterização do perfil assistencial dos pacientes adultos de um pronto-socorro. Dissertação Mestrado. Escola de Enfermagem de Ribeirão Preto. 2009.
11. Leape L, Brennan T, Laird L et al. The nature of adverse events in hospitalised patients:results of the Harvard Medical practice Study II. New Eng J Med 1991; 324(6):377-84.
12. Wilson R, Runciman W, Gibberd R et al. The quality in Australian health care study. Med J Aust 1995; 163: 458-71.
13. Fordyce J, Blank FSJ, Pekow P et al. Errors in a busy emergency department. Annals of Emergency Medicine 2003;42(3):324-33.
14. Stang AS, Wingert AS, Hartling L, Plint AC. Adverse Events Related to Emergency Department Care: A Systematic Review, 2013;8(9): e74214.
15. World Alliance for Patient Safety. Summary of the evidence on patient safety: implications for research. Available from: http://whqlibdoc.who.int/publications/2008/9789241596541_eng.pdf. Acessed: april, 10, 2012.
16. Jha AK, Prasopa-Plaizier N, Larizgoitia I et al. Patient safety research: an overview of the global evidence. Qual Saf Health Care 2010;19:42e47.
17. Pedreira MIG, Harada MJCS. Aprendendo com os erros. In: Harada MJCS, Pedreira MLG, Peterlini MAS, Pereira R (organizadoras). O erro humano e a segurança do paciente. São Paulo: Atheneu; 2006:175-84.

18. Oliveira AF, Sellitto MA. Análise qualitativa de aspectos influentes em situações de risco observadas no gerador de vapor de uma planta petroquímica. Produção, 2010; 20(4):677-88.
19. Correa CRP, Cardoso Junior MM. Análise e classificação dos fatores humanos nos acidentes industriais. Produção, 2007; 17(1):186-98.
20. Bonato VL. Gestão de qualidade em saúde: melhorando assistência ao cliente. O Mundo da Saúde 2011; 35(5):319-31.
21. Lima SBS, Erdmann AL. A enfermagem no processo da acreditação hospitalar em um serviço de urgência e emergência. Acta Paul Enferm, 2006; 19(3):271-8.
22. Organização Nacional de Acreditação – ONA. (2013). Manual das organizações prestadoras de serviços hospitalares. Acessado em 12 de maio de 2018. Disponível em: http://www.ona.org.br
23. Camillo NRS, Oliveira JLC, Belluci Junior JA, Cervilheri AH, Haddad MCF, Matsuda LM. Acreditação em hospital público: percepções da equipe multiprofissional. Rev Bras Enferm 2016; 69(3): 451-9.
24. World Health Organization. Patient Safety. Accessed: April, 14, 2012. Available from: http://www.who.int/patientsafety/en/.
25. Ridley RT. The relationship between nurse education level and patient safety: na integrative review. J Nurs Educ 2008;47(4):149-56.
26. Pedreira MLG. Enfermagem para segurança do paciente. In: Pedreira MLG, Harada MJCS (organizadoras). Enfermagem Dia a Dia: Segurança do Paciente. São Caetano do Sul. Editora Yendis, 2011:23-32.
27. Rogers AE, Hwang WT, Scott LD et al. The working hours of hospital staff nurses and patient safety. Health Aff 2004; 23(4):202-12.
28. Patterson PD, Suffoletto BP, Kupas DF, Weaver MD, Hostler D. Sleep Quality and Fatigue Among Prehospital Providers. Prehosp Emerg Care, 2011; 14(2):187-193.
29. Garcia EA, Fugulin FMT. Distribuição do tempo de trabalho das enfermeiras em Unidade de Emergência. Rev Eletr Enf, 2009; 11(2):327-33.
30. Wehbe G, Galvão CM. O enfermeiro de unidade de emergência de hospital privado: algumas considerações. Rev. Latino-Am. Enfermagem 2001; 9(2):86-90.
31. Rafferty AM, Clarke SP, Coles J et al. Outcomes of variation in hospital nurse staffing in English hospitals: cross-sectional analysis of survey data and discharge records. Int J Nurs stud 2007;44(2):175-82.
32. Goldstein RS. Management of the critically ill patient in the emergency department: focus on safety issues. Crit Care Clin 2005; 21:81-89.
33. Bigham BL. Patient Safety in Emergency Medical Services - Advancing and Aligning the Culture of Patient Safety in EMS. Assessed: march, 2018. Available from: http://www.patientsafetyinstitute.ca/English/Pages/default.aspx
34. Blair L. Bigham BL, Buick JE, Brooks SC. Patient safety in emergency medical services: a systematic review of the literature. Prehospital Emergency Care, 2012; 16(1).
35. Emergency Nurses Association. Patient safety in emergency health care. Position Statement. Acessed in april, 10, 2012. Available from: http://www.ena.org/SiteCollectionDocuments/Position%20Statements/PatientSafety.pdf.
36. American College of Emergency Physicians. Patient safety and quality of emergency care. Acessed in april, 10, 2012. Available from: http://www.acep.org/News-Media-top-banner/Patient-Safety-and-Quality-of-Emergency-Care/

capítulo 27

Controle da Dor no Paciente em Situação de Emergência

• Itamar Souza de Oliveira Junior • Ariadne Sanches Gonçalves

Fisiologia da dor

Um avanço conceitual importante na compreensão da fisiologia da dor foi o reconhecimento de que ela ocorre após a maioria dos tipos de estimulação nociva e, geralmente, é protetora e bastante distinta daquela resultante de danos diretos em tecidos ou nervos. Esse primeiro tipo de dor é denominado dor fisiológica, o qual desempenha um papel adaptativo, integral, como parte dos mecanismos normais de defesa do organismo, alertando para o contato com insultos ambientais potencialmente prejudiciais e iniciando reações reflexas ou estratégias comportamentais que evitem o agente estressor. Ela também é frequentemente referida como dor nociceptiva porque é normalmente induzida quando estímulos nocivos intensos ameaçam ferir o tecido[1-4]. Dessa forma, a analgesia é importante, pois pacientes críticos internados em Unidades de Cuidados Intensivos (UCI) muitas vezes apresentam a síndrome dolorosa, que é caracterizada por: dor, privação de sono, delírio, alterações cardiovasculares, pulmonares e hormonais[5,6], e a indicação de analgésicos se baseia na prática individual.

A sedação suprime a consciência e mantém as funções vitais do sistema, sendo induzida com o uso de anestésicos, sendo a via inalatória a mais segura, pois as vias oral e intravenosa dependem do grau de absorção.

A dor é definida como experiência sensitiva, emocional, subjetiva, pessoal e desagradável relacionada a uma lesão tecidual real ou potencial[7], sendo a principal queixa de entrada em serviços de emergência. A dor nociceptiva se caracteriza por um limiar de estímulo elevado, sendo normalmente bem localizada e do tipo transitória, demonstrando uma relação estímulo-resposta semelhante às outras somatossensibilizações. Esse mecanismo possui efeito protetor e é facilitado por uma extensa rede altamente especializada de nociceptores e neurônios sensoriais primários que codificam a intensidade, duração e qualidade de estímulos nocivos e, em virtude de suas projeções, se organizam topograficamente em direção da medula espinal[1-4].

Devemos lembrar que a extrapolação desse modelo fisiológico de dor para um cenário clínico tem várias limitações, sendo necessário um entendimento das vias básicas da dor antes que a complexa dinâmica do sistema possa ser apreciada.

O componente fisiológico da dor tem a denominação de nocicepção, componente esse que consiste nos processos de transdução, transmissão e modulação de sinais neurais e esses sinais geram uma resposta ao estímulo nocivo[8].

Essa resposta é um processo fisiológico resultante da percepção consciente da dor. De uma forma simplista, o caminho pode ser considerado cadeia composta por três neurônios: o neurônio de primeira ordem, que se origina na periferia e se projeta para a medula espinal; o neurônio de segunda ordem, que ascende pela medula espinal; e o neurônio de terceira ordem, que se projeta para o córtex cerebral. Em uma maior complexidade, o caminho sináptico envolve uma rede de ramificações e comunicações com neurônios sensoriais, além de neurônios descendentes inibitórios do mesencéfalo que modulam a transmissão aferente dos estímulos dolorosos[9].

Em sua forma mais simples, a via pode ser considerada uma cadeia de três neurônios, com o neurônio de primeira ordem originando-se na periferia e projetando-se na medula espinal, o neurônio de segunda ordem subindo na medula espinal, e o neurônio de terceira ordem projetando-se para o córtex cerebral. Em um nível mais complexo, o caminho envolve uma rede de ramificações e comunicações com outros neurônios sensoriais e neurônios descendentes inibitórios do mesencéfalo que modulam a transmissão aferente de estímulos dolorosos[10].

Historicamente, para aprender alguma coisa sobre o estímulo que ativa um grande número de nociceptores, entre as fibras nervosas selecionadas aleatoriamente, foram tipicamente estudadas as que inervam a pele. Os grandes nervos periféricos são, na realidade, uma combinação de feixes, composto por milhares de fibras nervosas individuais, delimitadas por uma bainha de tecido conectivo frouxo. A velocidade de condução com que as fibras nervosas individuais, no feixe, transmitem os potenciais de ação para o sistema nervoso pode variar centenas de vezes a velocidade de condução nas fibras que transportam o sinal dos nociceptores ao encéfalo.

A sensação dolorosa é sustentada por aspectos nos quais os sinais das fibras C e Aδ-β provocam sensações distintas, com base em condições experimentais, estimulação elétrica e bloqueio nervoso nos quais as atividades das fibras são estudadas separadamente. Ao se estimular a fibra A, a sensação de dor é acentuada em picada, enquanto a das fibras C é uma sensação dolorida fraca em queimação[11].

Medicações

Os fármacos analgésicos opioides que atuam no controle da dor são também conhecidos como analgésicos narcóticos ou hipoanalgésicos. Resumidamente, a dor é uma consequência percentual, final, do processamento realizado por neurônios de uma determinada informação sensorial. Normalmente, o estímulo inicial surge na periferia e é transferido e encaminhado por nervos aferentes e sob múltiplos controles, de neurotransmissores, alcançando o córtex cerebral. Dessa maneira, a despolarização das terminações nervosas periféricas dos neurônios sensoriais reflete a tradução de estímulos intensos e externos de limiar elevado.

Opiáceos

Os opiáceos atuam como analgésicos interagindo com receptores opioides centrais e periféricos, principalmente receptores μ (mi), δ (delta) e κ (kappa). A morfina e o fentanil são os dois opiáceos mais comumente utilizados na assistência ao paciente crítico com dor. No entanto, o remifentanil tem surgido como um opioide novo e potente com propriedades únicas [12-14].

Em humanos, os genes que codificam a transcrição desses receptores estão localizados no cromossomo 1, para os receptores δ, no braço longo do cromossomo 8, para os receptores κ, e os receptores μ são codificados pelo cromossomo 3. Vale acrescentar que esses receptores são acoplados à proteína G na membrana celular[15].

Morfina

A morfina apresenta a menor solubilidade lipídica de todos os opioides, alcança seu efeito máximo no sistema nervoso central (SNC), em 15 a 20 minutos, e apresenta a maior duração de ação, que é de 3 a 6 horas. O seu metabolismo é hepático e a eliminação é renal, o que pode resultar em acúmulo de metabólitos em pacientes em insuficiência renal. Entre seus efeitos adversos estão a liberação de quantidades significantes de histamina e inibição da resposta simpática compensatória que pode resultar em hipotensão, principalmente após administração em *bolus*. Há também o risco de síndrome de abstinência com a interrupção da infusão. Nesse caso, os sinais e sintomas incluem: dilatação pupilar, lacrimejamento, sudorese, arrepios, hipertensão, hipertermia, vômito, dor abdominal, diarreia, dor muscular, artralgias e alterações comportamentais[12,13,16,17].

Fentanil

Derivado opioide sintético com potência analgésica 60 a 100 vezes maior do que a morfina, o fentanil tem alta lipossolubilidade e, por isso, conta com rápido início de ação, o que o coloca como o preferido para pacientes agudamente enfermos que necessitem de analgesia imediata. Administração endovenosa resulta em meia-vida relativamente curta, de 30 a 60 minutos, em razão da distribuição rápida para compartimentos periféricos. Quando administrado por tempo prolongado, resulta em acúmulo nos compartimentos periféricos e em tecido adiposo, com a tolerância podendo desenvolver-se rapidamente. Seu metabolismo é quase exclusivamente hepático, não resulta em metabólitos ativos e provoca menor liberação de histamina, proporcionando maior estabilidade hemodinâmica ao paciente. O fentanil pode ainda diminuir o débito cardíaco por reduzir a frequência cardíaca e, assim, representar uma vantagem em pacientes nos quais se objetivem bloqueio do estresse e/ou resposta vasopressora[12,13,16,18].

Remifentanil

O remifentanil é um opioide sintético de ação ultracurta que atua como um agonista seletivo de receptor μ, com potência semelhante ao fentanil[4,5,34]. Sua meia-vida é curta (3 minutos) por ser metabolizado pelo plasma e por esterases tissulares, além de apresentar volume muito pequeno de distribuição. Esse perfil facilita a extubação de forma mais precoce em comparação com outros opioides e, além disso, o coloca como de escolha para realização de procedimentos dolorosos em Unidade de Cuidados Intensivos (UCI). As desvantagens incluem rápido desenvolvimento de tolerância com uso prolongado, maior risco de hipotensão em relação ao fentanil e o alto custo[12,13,16,19].

Meperidina

A meperidina é um analgésico opioide que se liga a receptores opioides no SNC inibindo a transmissão do impulso doloroso, mas apresenta atividade serotoninérgica.

As vias de administração são a intravenosa e a intramuscular, ambas em solução diluída em cloreto de sódio a 0,9% ou glicose a 5%. Na intravenosa direta, a dose é de 10 mg/mL com infusão lenta (50 a 100 mg/2 mL), na intramuscular é de 50 a 100 mg/2 mL, ou 50-150 mg; possuindo uma meia-vida de 14-21 horas. Não é recomendada para uso repetitivo, uma vez que seu metabólito ativo pode causar excitação neurológica, traduzida por apreensão, tremor, delírio e convulsão[12-14,20,21].

Tramadol

O tramadol é um opioide atípico, estruturalmente relacionado à codeína. É eficaz para tratar dores de leve a moderada. Sua potência é de 10 a 15 vezes menor que a morfina e, embora apresente um metabólito ativo, é conhecido por causar menos efeitos adversos do que os demais opioides. Não deve ser administrado em pacientes que apresentem convulsões, traumatismo cranioencefálico ou que recebam drogas que reduzam o limiar convulsivo. As vias de administração são: oral (comprimido ou solução; 50 mg a cada 4-6 horas), intravenosa (não exceder 400 mg/dia), intramuscular ou subcutânea (não exceder 400 mg/dia)[12-14,20,22].

O tramadol é um analgésico opioide de ação central com meia-vida de aproximadamente 6 horas. É um agonista puro não seletivo dos receptores opioides μ, δ e κ, com uma afinidade maior pelo receptor μ(mi). Outros mecanismos que contribuem para o efeito analgésico de tramadol são a inibição da recaptação neuronal de noradrenalina e o aumento da liberação de serotonina. [12-14,20].

Os efeitos colaterais mais frequentes são: náuseas, vômito, secura da boca, dor de cabeça, tontura e sonolência. Os efeitos menos frequentes podem ocorrer relacionados à função cardiovascular: palpitação, sudorese, taquicardia, hipotensão postural, fadiga e sensação de colapso cardiovascular. Normalmente essas reações podem ocorrer particularmente quando o paciente realiza esforços excessivos [23].

Benzodiazepínicos

Os benzodiazepínicos (BDZ) são os sedativos mais utilizados em UCI, agem como ansiolíticos, anticonvulsivantes, hipnóticos e como relaxantes musculares, não proporcionam alívio da dor e causam amnésia anterógrada, isto é, impedem a aquisição e a codificação de novas informações, o que diminui os traumas psicológicos inerentes ao estresse ao qual o paciente é submetido em uma UCI.

Sua ação central é feita através da facilitação inibitória do ácido gama-aminobutírico (GABA), que faz parte do maior sistema inibitório do SNC, possuindo pequena ação sobre o sistema cardiovascular, mas atua de maneira importante sobre o sistema respiratório, podendo provocar depressão respiratória. O metabolismo é hepático e a excreção é renal. Portanto, na insuficiência renal ou hepática, as doses devem ser reajustadas. Os principais benzodiazepínicos utilizados em UCI são midazolam, diazepam e lorazepam, podendo os seus efeitos sedativos ser revertidos pelo flumazenil[12].

Os BDZ são classificados, de acordo com sua meia-vida plasmática, como sendo de ação **muito curta** (midazolam, 1,5-2,5 horas, dose 15 mg), **curta** (diprazolam, 6-20 horas, dose 0,75-4 mg; bromazepam, 12 horas, dose 1,5-18 mg; lorazepam, 9-22 horas, dose 2-6 mg), **intermediária a longa** (clordiazepóxido, 10-29 horas, dose15-100 mg; clonazepam, 19-42 horas, dose 1-3 mg; diazepam, 14-61 horas, dose 4-40 mg; nitrazepam, 16-48 horas, dose 5-10 mg).

Vale lembrar que, apesar dessa divisão, o grau de afinidade da substância pelo receptor benzodiazepínico também interfere na duração da ação. A administração normalmente se faz por ingestão, e a via intramuscular deve ser evitada por conta da distribuição errática[24].

Os principais efeitos colaterais, principalmente nos primeiros dias, são sonolência excessiva diurna, piora da coordenação motora fina, amnésia anterógrada, tontura, quedas, zumbidos, reação paradoxal, amnésia emocional, risco de dependência[25].

Tiopental

O tiopental é um anestésico potente, com rápido início de ação. A dose anestésica de 2–5 mg/kg provoca depressão respiratória, exigindo medidas para manutenção de via aérea pérvia. Depressão miocárdica e hipotensão arterial dose-dependente são seus principais efeitos adversos e, por isso, devem ser evitados em pacientes com instabilidade cardiocirculatória. Outros efeitos adversos são depressão respiratória, tosse, laringoespasmo e anafilaxia. Em geral, os barbitúricos não devem ser administrados a crianças com asma grave porque estimulam a liberação de histamina[26].

Entre suas indicações estão estado de mal convulsivo refratário e trauma crânioencefálico em hipertensão intracraniana grave. Nesse caso, é administrado em infusão contínua de 1 a 5 mg/kg/h. O uso de infusão de tiopental pressupõe o uso de vasopressores e suporte ventilatório. Em pacientes obesos ou com comprometimento hepático e, especialmente após uso prolongado, pode observar-se longo período de sedação, mesmo após a suspensão da droga. Uso prolongado pode resultar em tolerância e abstinência. *Recomendação*: Atualmente, pouco se utiliza no paciente crítico por produzir instabilidade hemodinâmica[13].

Fenobarbital

O fenobarbital estimula a transmissão gabaérgica (agonista em receptores GABAa), aumentando a duração das descargas de corrente sem alterar a frequência. É um fármaco bem absorvido por via oral, tendo uma ligação de aproximadamente 50% com a albumina, além de possuir uma meia-vida que varia de 50 a 140 horas. Outras vias de administração podem ser a intramuscular (100-200 mg) em pré-cirurgia, em crianças de 16-100 mg, ou a intravenosa (30-120 mg) em episódios convulsivos agudos com repetição máxima de 400 mg/24 horas, para crianças 3-5 mg/kg/dia[27].

O uso pode ocasionar sonolência, dificuldade para acordar e, às vezes, disartria, problemas de coordenação motora e de equilíbrio, vertigem com cefaleia, reações alérgicas de pele, dores articulares, alterações de humor e anemia[28].

Midazolam

O midazolam comporta-se como todos os benzodiazepínicos quanto aos seus efeitos sobre os receptores gabaérgicos, pois atuam como inibidores no SNC, sendo utilizado para sedação. As vias de administração incluem a intravenosa, a intramuscular, a oral, a intranasal e a retal, sendo as duas primeiras as de escolha em emergência e, para sua administração, o fármaco se apresenta em solução injetável de 10 mg/2 mL e possui uma meia-vida de 2-4 horas. As doses para a via intravenosa variam de 10-30 mg e por via intramuscular de 10-20 mg, adaptando a posologia de acordo com a necessidade[29-31].

Outros farmacos

Etomidato

O etomidato é um derivado imidazólico, pertence ao grupo mediado por receptores GABAa, aumentando, por exemplo, a atividade desses receptores e levando, assim, à diminuição da excitabilidade neuronal, também sendo utilizado na intubação de emergência em pacientes instáveis. O **etomidato** é metabolizado no fígado e, após 24 horas, aproximadamente 75% da dose administrada são eliminados por via urinária. O etomidato tem uma meia-vida de 3-5 horas com lenta distribuição a partir do compartimento periférico profundo. Esse fármaco está indicado para indução em anestesia geral ou como suplemento em anestesia regional. O etomidato se apresenta na forma de solução intravenosa (ampola 20 mg/10 mL), ou seja, 2 mg de etomidato por 1 mL, com dose hipnótica de 0,2 a 0,3 mg/kg com uma duração de 5 minutos, não devendo exceder 30 mL[32-34].

Propofol

O propofol é um composto pouco solúvel em água, sendo uma emulsão leitosa de coloração branca. Ele é conhecido por produzir efeito sedativo e anestésico pela modulação positiva da função inibitória do neurotransmissor GABA através do receptor GABAa ativado por ligante. Alguns modelos farmacocinéticos sugeriram uma meia-vida de distribuição entre 2 a 4 minutos e de 30-60 minutos para a meia-vida de eliminação. É um agente de anestesia geral de curta duração com rápido início de ação de aproximadamente 30 segundos. A recuperação da anestesia geralmente é rápida. É o agente de indução mais utilizado por sua capacidade de suave e rápida indução com menos incidência de náuseas e vômitos. Em pacientes com ou sem pré-medicação, recomenda-se titulação de acordo com a resposta do paciente. Administrar aproximadamente 40 mg a cada 10 segundos em adulto razoavelmente saudável por injeção intravenosa em *bolus* ou por infusão, até que os sinais clínicos demonstrem o início da anestesia. A maioria dos pacientes adultos com menos de 55 anos possivelmente requer de 1,5 a 2,5 mg/kg. A dose total necessária pode ser reduzida pela diminuição da velocidade de administração (20- 50 mg/min). Acima dessa idade, as necessidades serão geralmente menores[35-37].

Referências bibliográficas

1. Woolf CJ. Recent advances in the pathophysiology of acute pain. Br J Anaesth, 1989; 63:139-46.
2. Willis WD, Coggeshall RE. Sensory Mechanisms of the Spinal Cord. New York, Plenum Press, 1991.
3. Woolf CJ, Chong MS. Preemptive analgesia-Treating postoperative pain by preventing the establishment of central sensitization. Anesth Analg 1993; 77:363-79.
4. Woolf CJ. Somatic pain-pathogenesis and prevention. Br J Anaesth, 1995; 75:169-76.
5. StanleyTH, Allen SJ, Bryan-Brown CW - Sleep, Pain and Sedation, em: Shoemaker WC, Thompson W, Ayres SM et al. Critical Care, 2ª ed., Philadelphia, Saunders, 1989;1155-69.

6. Cordell WH, Keene KK, Giles BK, Jones JB, Jones JH, Brizendine EJ. The high prevalence of pain in emergency medical care. Am J Emerg Med, 2002; 20:165-9.
7. II Consenso Nacional de Dor Oncológica. 1ª ed. São Paulo: Moreira Junior; 2011. 176p.
8. Kosek E, Ordeberg G. Lack of pressure pain modulation by heterotopic noxious conditioning stimulation in patients with painful osteoarthritis before, but not following, surgical pain relief. PAIN 2000; 88:69-78.
9. Gallace A, Bellan V. The parietal cortex and pain perception: a body protection system. Handb Clin Neurol, 2018; 151:103-17.
10. Rainvile P, Bao QV, Chrétien P. Pain-related emotions modulate experimental pain perception and autonomic response. Pain 2005; 118(3):306-18.
11. Bishop GH, Landau WM, Jones MH. Evidence for a double peripheral pathway for pain. Science, 1958; 128(3326):712-4.
12. Playfor S at al. Consensus guidelines on sedation and analgesia in critically ill children. Intensive Care Med 2006; 32:1125-36.
13. Bartolomé SM, Cid JLH, Freddi N. Analgesia and sedation in children: practical approach for the most frequent situations. J Pediatr 2007; 83(2):S71-82.
14. Jacobi J, Fraser G, Coursin DB, Riker RR, Fontaine DRN, Wittbrodt ET et al. Clinical practice guidelines for sustained use of sedatives and analgesics in critically ill adult. Crit Care Med, 2002; 30:119-41.
15. Dhawan BN, Cesselin F, Raghubir R et al. International Union of Pharmacology. XII. Classification of opioid receptors. Pharmacol Rev, 1996; 48(4):567-92.
16. Lynn A, Nespeca MK, Bratton SL, Struss SG, Shen DD. Clearance of morphine in postoperative infants during intravenous infusion: the influence of age and surgery. Anesth Analg, 1998; 86:958-63.
17. Casamayor M, DiDonato K, Hennebert M, Brazzi L, Prosen G. Administration of intravenous morphine for acute pain in the emergency department inflicts an economic burden in Europe. Drugs Context. 2018 Apr 11;7:212524
18. Barreveld A, Witte J, Chahal H, Durieux ME, Strichartz G. Preventive analgesia by local anesthetics: The reduction of postoperative pain by peripheral nerve blocks and intravenous drugs. Anesth Analg, 2013; 116:1141-61.
19. Gálvez JL, Errando CL, Serrano S, Martín-Ayuso M, Valverde-Mantecón JM. Intravenous Remifentanil Analgaesia for an Obstetric Patient with Type I Neurofibromatosis and a Factor V Leiden Mutation. Sultan Qaboos Univ Med J. 2017;17(4):e468-e471
20. Vender JS, Szokol JW, Murphy GS, Nitsun M. Sedation, analgesia, and neuromuscular blockade in sepsis: an evidence-based review. Crit Care Med 2004;32(11):S554-61.
21. Khajavi MR, Aghili SB, Moharari RS, Najafi A, Mohtaram R, Khashayar P et al. Subcutaneous tramadol infiltration at the wound site versus intravenous administration after pyelolithotomy. Ann Pharmacother, 2009; 43(3):430-5
22. Van Brussel C, Delefortrie Q, Kerzmann B, Grégoire C, Adam JF. [Oxynorm® instant versus Tradonal® odis as level 2 analgesic in an emergency service: a monocentric double blind randomized non-inferiority study]. Rev Med Liege, 2017; 72(10):448-53.
23. Fieni S, Angeri F, Kaihura CT, Ricci L, Bedocchi L, Galanti B et al. [Evaluation of the peripartum effects of 2 analgesics: meperidine and tramadol, used in labor]. Acta Biomed Ateneo Parmense. 2000; 71(Suppl 1):397-400.
24. Dart RC. Medical Toxicology. 3ª ed. United States of America, Lippincott Williams & Wilkins, 2004:811-20.
25. Seldenrijk A, Vis R, Henstra M, Ho Pian K, van Grootheest D, Salomons T et al. [Systematic review of the side effects of benzodiazepines]. Ned Tijdschr Geneeskd. 2017; 161(0):D1052.
26. Vahidi E, Hemati R, Momeni M, Jahanshir A, Saeedi M. Comparison of sedative effectiveness of thiopental versus midazolam in reduction of shoulder dislocation. World J Emerg Med, 2018; 9(2):125-9.
27. .Varona J, Escribano E, Martín-Calderón JL. Fenobarbital: farmacocinética, toxicología y monitorización por el Laboratorio. Rev Diag Biol 2001; 50(1):13-6
28. Perucca P, Gilliam FG. Adverse effects of antiepileptic drugs. Lancet Neurol 2012; 11(9):792-802
29. Greenblatt D, Abernethy DR, Locniskas A, Harmatz JS, Limjuco RA, Shader RI. Effects of age, gender and obesity on midazolam kinetics. Anesthesiology, 1984; 61:27-35.
30. Gross JB, Farmington CT, Bailey PL et al. Practice Guidelines for sedation an analgesia by non-anestesiologists. Anesthesiology, 2002; 96:1004-17.
31. Methuku KR, Li X, Cerne R, Gleason SD, Schkeryantz JM, Tiruveedhula VVNPB, Golani LK, Li G, Poe MM, Rahman MT, Cook JM, Fisher JL, Witkin JM. An antidepressant-related pharmacological signature for positive allosteric modulators of α2/3-containing GABAA receptors. Pharmacol Biochem Behav, 2018. pii: S0091-3057(18)30078-9.
32. Buggy DJ, Nicol B, Rowbotham DJ, Lambert DG. Effects of intravenous anesthetic agents on glutamate release: a role for GABAA receptor-mediated inhibition. Anesthesiology, 2000; 92:1067-73.
33. Malapero RJ, Zaccagnino MP, Brovman EY, Kaye AD, Urman RD. Etomidate derivatives: Novel pharmaceutical agents in anesthesia. J Anaesthesiol Clin Pharmacol, 2017;33(4):429-31.
34. Olsen RW. GABAA receptor: Positive and negative allosteric modulators. Neuropharmacology. 2018. pii: S0028-3908(18)30036-4.
35. White PF. Propofol: pharmacokinetic and pharmacodynamics, Seminars in anesthesia 1988; 7: 4-20.
36. Smuszkiewicz P, Wiczling P, Przybyłowski K, Borsuk A, Trojanowska I, Paterska M, Matysiak J, Kokot Z, Grześkowiak E, Bienert A.The pharmacokinetics of propofol in ICU patients undergoing long-term sedation. Biopharm Drug Dispos, 2016; 37(8):456-66.
37. Sukumar V, Radhakrishnan A, Keshavan VH. Effect site concentration of propofol at induction and recovery of anaesthesia - A correlative dose-response study. Indian J Anaesth, 2018; 62(4):263-8.

capítulo 28

Paciente Oncológico no P.S.

• Mara Michele Nunes de Moura • Ligia Miyori Muraki Remuska Cortez • Lucíola Pontes Leite de Barros

Introdução

A emergência oncológica se caracteriza por uma condição aguda, causada pelo cancro ou pelo próprio tratamento, e requer rápida avaliação e intervenção para redução de danos e um melhor prognóstico. As emergências oncológicas podem ser classificadas como metabólicas, neurológicas, cardiovasculares, hematológicas, respiratórias, urológicas ou decorrentes de efeitos colaterais ao tratamento. Essas emergências podem ocorrer em qualquer fase do curso da doença, sendo muitas delas representantes iminentes de ameaça à vida dos doentes. Diante do exposto, faz-se necessária uma avaliação precoce e precisa dos sinais e sintomas apresentados e referidos pelos pacientes, incluindo a realização de exame físico completo, exames laboratoriais e de imagem específicos para auxiliar o diagnóstico e determinar o tratamento. Este capítulo tem como objetivo auxiliar os profissionais de enfermagem no reconhecimento das principais emergências oncológicas, prevenindo situações de alto risco.

Hipercalcemia

Definição

A hipercalcemia é classificada como a urgência metabólica mais comum, presente entre 10% e 30% dos pacientes oncológicos, podendo ocorrer em qualquer tipo de tumor sólido ou hematológico. Sua incidência está mais frequentemente relacionada aos tumores da mama, do pulmão, do rim, de cabeça e pescoço e ao mieloma múltiplo. Caracteriza-se pela presença de nível sérico de cálcio total superior a 12 mg/dL[1-3].

Etiologia

A hipercalcemia da malignidade pode ser causada por vários fatores, sendo dividida em três tipos: **hipercalcemia humoral maligna**, causada por produção de substâncias análogas ao paratormônio (PTH), responsável pelo aumento de reabsorção de cálcio pelos ossos e pelos rins; **hipercalcemia por presença de metástases ósseas osteolíticas**, mais comum nos tumores sólidos, pela liberação de citocinas ativadoras dos osteoclastos; **hipercalcemia pela produção de análogos de vitamina D**, onde a forma ativa de vitamina D proporciona um aumento na absorção de cálcio pelo intestino e a reabsorção óssea de cálcio[1-3]. A **produção ectópica de PTH** pelas células tumorais, também é considerada fator predisponente à ocorrência de hipercalcemia. A depender do tipo de hipercalcemia, observa-se uma relação entre sua incidência e determinados tumores (Tabela 28.1).

Tabela 28.1
Tipos de hipercalcemia associadas a neoplasias

Hipercalcemia humoral maligna	*Metástases osteolíticas*	*Análogos de vitamina D*	*Produção ectópica de PTH*
Carcinoma de pulmão, cabeça e pescoço	Tumores da mama	Linfoma	Carcinoma do ovário
Carcinoma de células renais	Mieloma múltiplo	Disgerminonas do ovário	Carcinoma de pequenas células do pulmão
Carcinomas de bexiga	Linfoma		Tumor neuroectodermal
Tumores da mama			Carcinoma papilar da tireoide
Carcinoma do ovário			Rabdomiossarcoma
Linfoma não Hodgkin			Tumor do pâncreas
Leucemia mieloide crônica			

Fisiopatologia

A presença dos sintomas se correlaciona com o nível sérico de cálcio e a rapidez dessa elevação. Níveis de cálcio iônico > 2,6 mmol/L levam a sintomas, como fadiga, mal estar, anorexia, náusea, vômito, confusão mental, dor óssea, obstipação e poliúria. Em níveis superiores a > 3,5 mmol/L prevalecem os sintomas neurológicos, como letargia, sonolência, confusão e coma, podendo evoluir ao óbito se medidas de correção não forem precocemente instaladas[1, 2, 3].

Diagnóstico

Para determinação do diagnóstico é fundamental a análise dos valores de nível sérico de cálcio total e sua classificação[1].

- **Valores de referência:**

Cálcio normal 8–10 mg/dL (2–2,5mmol/L)
Cálcio iônico 4–5,6 mg/dL (1–1,4 mmol/L)

- **Classificação:**

Leve Cálcio total até 12 mg/dL
Moderada Cálcio total entre 12–13,9 mg/dL
Grave Cálcio total > 14 mg/dL

Tratamento

É de suma importância que o enfermeiro esteja atento aos sintomas apresentados e que saiba interpretar os resultados dos exames laboratoriais para auxiliar o médico na escolha do tratamento mais adequado. A utilização de um método mnemônico para correção de hipercalcemia pode facilitar a implementação de medidas para correção dos níveis séricos de cálcio total[3]:

A) Hidratação.
B) Bifosfanatos.
C) Corticoide.
D) Diurético de alça (furosemida).

Nos pacientes oncológicos, a investigação das possíveis causas deve ser realizada, excluindo outras patologias não relacionadas ao cancro, que possam ser responsáveis por essa alteração metabólica. Recomenda-se a dosagem de PTH e 1,25 dihidroxi vitamina D e exames de imagem em busca de metástases ósseas[1,2].

Em doentes assintomáticos ou com presença de hipercalcemia leve a moderada recomenda-se a descontinuação de suplementos orais de cálcio, incluindo a remoção de cálcio em dietas enterais ou parenterais, a descontinuação de sedativos e o estímulo da mobilização do doente. Constituem o tratamento a hidratação oral (3 litros/dia), caso o doente não possua nenhuma doença de base que restrinja o consumo hídrico[1,3].

No caso de hipercalcemia moderada ou grave, com sintomas presentes, recomenda-se hidratação venosa nas primeiras 2 horas, com volume de 1.000–2.000 mL de soro fisiológico, posteriormente mantida em infusão mais lenta (200–500 mL/h), sempre considerando as patologias de base, com precaução especial aos doentes cardiovasculares e renais. O uso de diuréticos tiazídicos não é indicado devido a seu efeito hipercalcemiante, recomendado o uso de diuréticos de alça (furosemida 20–40 mg EV) após estado euvolêmico, para auxiliar no bloqueio da reabsorção renal de cálcio. Reavaliar os valores séricos de cálcio, cálcio iônico, magnésio, potássio, ureia e creatinina após hidratação[1,3].

A administração de bifosfonatos bloqueiam a reabsorção óssea osteoclástica, sendo os mesmos considerados agentes terapêuticos de primeira linha para correção de hipercalcemia grave sintomática em tratamento conjunto com a hidratação venosa rigorosa. Sua utilização deve ser cautelosa nos casos de insuficiência renal, sendo necessária a redução de dose em alguns casos. Sua ação pode ser percebida entre 48–72 horas após a administração com duração de resposta terapêutica entre 1–6 semanas. Os bifosfonatos mais utilizados são o Ácido Zoledrônico na dose de 4 mg em infusão de 15–30 minutos e o Pamidronato na dose de 60–90 mg em infusão de 2–4 horas, sendo o ácido Zoledrônico 100 vezes mais potente do que o Pamidronato. Atualmente, há a opção de realizar o Denosumb na dose de 120 mg com a comodidade posológica de uso subcutâneo e da não necessidade de ajuste para a função renal[1,3].

A calcitonina pode ser utilizada em casos severos que requerem uma redução imediata do cálcio, como arritmias e convulsões. A dose recomendada é de 4–8 UI/kg IM ou SC a cada 12 horas, ocorrendo redução no nível sérico de cálcio 2 horas após sua administração, atingindo seu pico de resposta entre 12–24 horas. Seu mecanismo de ação eleva a excreção renal de cálcio inibindo a reabsorção óssea pelos osteoclastos, com risco de taquifilaxia[3].

Se a hipercalcemia for ocasionada por intoxicação por vitamina D, sarcoidose, tuberculose ou neoplasias hematológicas, recomenda-se a utilização de corticoides. Nos casos mais graves, a introdução de hidrocortisona 100 mg EV 8/8 horas e, nos casos menos intensos, prednisona 20 mg VO 8/8horas por um período de 3–5 dias. Esses fármacos inibem a produção de calcitriol e reduzem a absorção intestinal de cálcio[1,3].

Nos casos nos quais a hidratação não pode ser empregada, considera-se a diálise uma opção de tratamento, recomendada a pacientes com insuficiência renal ou insuficiência cardíaca grave[3].

Assistência de enfermagem

Diagnóstico de enfermagem (NANDA)[4]	Intervenções de enfermagem (NIC)[5]	Metas (NOC)[6]
Risco de desequilíbrio eletrolítico	Controle de eletrólitos: Hipercalcemia; Monitoração de eletrólitos; Monitoração hídrics	Controle de sintomas; equilíbrio eletrolítico e ácido-base; equilíbrio hídrico
Risco de confusão aguda	Controle de convulsões; monitoração neurológica; monitoração nutricional; precauções contra convulsões	Comportamento de prevenção de quedas; controle de convulsões; controle de riscos

Hiponatremia

Definição

A hiponatremia é um distúrbio metabólico muito frequente em pacientes oncológicos hospitalizados. O sódio é o principal elemento na manutenção da concentração e do volume do líquido extracelular. A estimulação da sede, o controle da excreção renal de água pelo hormônio antidiurético (HAD) e a regulação da excreção renal de sódio pelo peptídeo natriurético auricular (PNA) e sistema renina-angiotensina são mecanismos homeostáticos responsáveis por manter a concentração sérica de sódio e a osmolaridade plasmática dentro da normalidade.[1,7]

Etiologia

A hiponatremia é designada como **pseudo-hiponatremia** (osmolaridade plasmática normal ou elevada), quando não há variações no nível de quantidade total de água e sódio, havendo uma diluição do sódio pela redistribuição de água pelo espaço extracelular. Nos casos de osmolaridade plasmática baixa (hiponatremia hipotônica) é essencial a determinação do estado de volemia que permite classificar a hiponatremia em três grupos: **hipovolêmica**, redução da quantidade total de água e sódio, com maior preponderância de sódio; **euvolêmico**, aumento da quantidade total de água com valor normal ou reduzido de sódio; **hipervolêmico**, aumento da quantidade total de água e de sódio com menor preponderância de sódio.[1]

A causa mais comum de hiponatremia hipotônica em pacientes oncológicos é a síndrome de secreção inapropriada de hormônio antidiurético (SIADH). A SIADH pode ser causada pelo próprio tumor ou por agentes quimioterápicos utilizados para o tratamento. O HAD pode ser produzido por diversos tipos de tumores, sendo mais comum no carcinoma de pequenas células do pulmão. A produção de HAD ectópica pode ser estimulada por tumores duodenais, pancreáticos, de cabeça e pescoço, geniturinário e outros tipos de tumores do pulmão. Algumas drogas quimioterápicas, como a Cisplatina, Ciclofosfamida, Ifosfamida, Carboplatina e os alcaloides da vinca (Vincristina, Vinorelbina, Vinblastina), também podem aumentar a atividade ou a produção da HAD[1].

Fisiopatologia

Os sinais e sintomas de hiponatremia estão relacionados à sua gravidade e à velocidade de instalação do desequilíbrio iônico. Nos casos de hiponatremia ligeira a moderada, esses sintomas podem variar em anorexia, cansaço, náusea, astenia, cefaleia, dificuldades de concentração e cãibras musculares. Nos casos de hiponatremia severa, prevalecem os sintomas neurológicos, incluindo confusão mental, alucinações, convulsões e coma, podendo evoluir para o óbito[1,7].

Diagnóstico

Para determinação do diagnóstico são fundamentais a análise dos valores de nível sérico de sódio e a sua classificação[1].

- **Valor de referência:**

Sódio	130–145 mmol/L

- **Classificação:**

Ligeira	Sódio entre 131–135 mmol/L
Moderada	Sódio entre 126–130 mmol/L
Severa	Sódio < 125 mmol/L

Tratamento

O tratamento inicial consiste na remoção da causa adjacente, sendo apropriado identificar a causa antes do início do tratamento; em muitos casos a suspensão da droga quimioterápica e ou a ressecção do tumor são suficientes para resolução do desequilíbrio[1].

Em doentes com hiponatremia ligeira, recomenda-se a restrição hídrica (0,5–1,0 L água/dia), em associação ao aumento de aporte oral de sódio e proteínas. Em casos de hiponatremia severa sintomática, recomenda-se a reposição endovenosa de solução salina hipertônica a 3%, seguido de soro fisiológico, com objetivo de atingir elevação máxima de 1–2 mmol/L de sódio entre as primeiras 72–96 horas. É fundamental manter atenção especial à velocidade da correção da natremia, dado o risco da síndrome osmótica de desmielinização (mielinólise pôntica central), irreversível, que pode ocorrer caso a velocidade da elevação de sódio sérico ultrapasse 10–12 mmol/L nas primeiras 24 horas e 17 mmol/L nas primeiras 48 horas[1,7].

Assistência de Enfermagem

Diagnóstico de enfermagem (NANDA)[4]	Intervenções de enfermagem (NIC)[5]	Metas (NOC)[6]
Risco de volume de líquidos desequilibrados	Controle da hipervolemia; controle hídrico; controle hidroeletrolítico	Controle de sintomas; equilíbrio eletrolítico e ácido-base; equilíbrio hídrico
Risco de quedas	Cuidados com o repouso no leito; prevenção contra quedas	Conhecimento: prevenção de quedas; controle de riscos; detecção de risco

Neutropenia febril

Definição

A neutropenia febril é uma das principais complicações que acometem pacientes em curso de tratamentos quimioterápicos, em especial as neoplasias hematológicas, caracterizada pela presença de contagem absoluta de neutrófilos inferior a $1,0 \times 10^9/L$[1,8,9].

Etiologia

A febre é definida pela presença de temperatura oral $\geq$ 38,3°C ou a persistência de uma temperatura de 38°C durante ou superior ao período de 1 hora. A contagem dos valores de neutrófilos é determinante para essa condição, sendo considerada neutropenia quando a contagem absoluta de neutrófilos é inferior a $1,0 \times 10^9/L$. Quando a contagem absoluta de neutrófilos é inferior a $0,5 \times 10^9/L$, a bacteriemia representa um pior prognóstico devido à ausência de neutrófilos[1,9,10,11].

Fisiopatologia

O risco para seu desenvolvimento tem relação direta com a duração do nadir dos neutrófilos, que ocorre em média 5–10 dias após a última aplicação de quimioterapia, podendo ser agravadas por comorbidades e outros efeitos citotóxicos. O nadir consiste no intervalo entre a última aplicação da droga e o aparecimento do menor valor de contagem hematológica. Entre os agentes citotóxicos que frequentemente induzem a neutropenia estão os taxanos, as antraciclinas, os derivados de platina, os inibidores da topoisomerase, a Gencitabina, a Vinorelbina e alguns agentes alquilantes[3]. Ressalte-se que esquemas com combinação de drogas também elevam o risco de mielotoxicidade.

Diagnóstico

Para determinação do diagnóstico é fundamental a análise da contagem absoluta de neutrófilos[1,3].

- **Valores de referência:**

Neutrófilos segmentados	40–60% (3.000–7.000 células/mm³)
Neutrófilos não segmentados	0–3% (< 350 células/mm³)

A febre é habitualmente o único sintoma. A contagem absoluta de neutrófilos inferior a 0,5 x 10^9/L ou a expectativa de valores abaixo do referido em um período de 48 horas confirma o diagnóstico. Outras infecções comuns podem apresentar-se em razão da insuficiência de neutrófilos, como infecções de pele com manifestação de *rash,* infecções pulmonares sem infiltrados e infecções urinárias sem piúria. O exame físico completo é essencial, considerando a inspeção da cavidade oral para identificação de eritemas ou lesões ulceradas na mucosa, e a inspeção da região perianal deve ser realizada com cautela, não recomendado o toque retal ou a realização de outros procedimentos invasivos. O sítio de inserção de cateteres e de drenos deve ser inspecionado diariamente, atentando à presença de secreções e exsudatos purulentos, eritemas e dor[3].

O instrumento do *Multinational Association for Supportive Care of Cancer* (MASCC) foi desenvolvido para auxiliar na identificação dos doentes de alto risco com probabilidade de complicações. Os doentes com pontuação de MASCC ≥ 21 representam baixo risco; doentes com pontuação inferior a 21 representam alto risco (Tabela 28.2). Também são considerados doentes com alto risco os que mantiverem quadro de neutropenia durante um período > 1 semana e/ou neutropenia grave (< 0,1 × 10^9/L)[1,11].

Tabela 28.2
Avaliação de risco de doente com neutropenia febril – score de MASCC

Peso da doença:	
Sintomas ausentes ou ligeiros	5
Sintomas moderados	4
Sintomas graves	3
Ausência de hipotensão (TAS > 90 mmHg)	5
Ausência de doença pulmonar obstrutiva	4
Linfoma/tumor sólido sem infecção fúngica prévia	4
Ausência de desidratação	3
Doente ambulatorial	3
Idade < 60 anos	2

Tratamento

O risco para o desenvolvimento de um quadro de sepse em doente com neutropenia febril é significante; assim, a coleta de material microbiológico para estudo e a administração empírica precoce de antibióticos de amplo espectro devem ser implementadas para a redução do risco de mortalidade[3].

É indicado o tratamento ambulatorial para doentes hemodinamicamente estáveis, sendo recomendada a associação de Ciprofloxacino (500 mg em 8/8 horas) e Amoxacilina + Ácido Clavulânico (1 g em 8/8 horas) com avaliação de resposta e tolerância do doente em 72 horas. Em persistência de febre por mais de 48 horas ou agravamento dos sintomas, o doente deve ser hospitalizado[1,3].

Habitualmente, são utilizados antibióticos de amplo espectro com cobertura de agentes gram-negativos (Ceftazidine, Cefepime, Carbopenêmicos, Piperaciclina-Tazobactam). Em certas circunstâncias faz-se necessária a utilização de um fármaco ativo contra agentes gram-positivos (Vancomicina). A adição de antifúngicos sem isolamento de micro-organismo é recomendada quando há persistência de febre após 4–7 dias[3].

A administração de fatores estimuladores de crescimento mieloide (Filgrastim, Pegfilgrastim, Sargramostim) pode reduzir o período de duração da neutropenia e a incidência de neutropenia febril, sendo também indicada sua administração profilática[3].

Assistência de enfermagem

Diagnóstico de enfermagem (NANDA)[4]	Intervenções de enfermagem (NIC)[5]	Metas (NOC)[6]
Risco de Infecção	Controle de infecção; monitoração de sinais vitais; proteção contra infecção	Conhecimento: controle de infecção; controle de riscos: processo infeccioso; estado imunológico
Risco de mucosa oral prejudicada	Controle da nutrição; manutenção da saúde oral; restauração da saúde oral	Autocuidado: higiene oral; Nível de dor

Sepse

Definição

A sepse é caracterizada pela existência de manifestações clínicas acompanhadas pela presença de foco infeccioso, expressada por reações desenvolvidas pelo corpo humano em resposta à invasão de micro-organismos patogênicos com capacidade de disseminar relativamente o comprometimento contínuo da circulação sanguínea, determinando disfunção ou falência de um ou mais órgãos, podendo evoluir para o óbito[12].

Etiologia

O conjunto de manifestações clínicas é denominado a síndrome da resposta inflamatória sistêmica (SIRS) e inclui a presença de alterações de duas ou mais das seguintes condições: temperatura corporal > 38°C ou < 36°C, taquicardia, taquipneia, leucocitose ou leucopenia. Os pacientes oncológicos e transplantados constituem fatores de risco e maior suscetibilidade a infecções em virtude da imunossupressão[12, 13].

Fisiopatologia

As células fagocitárias (macrófagos, monócitos e granulócitos polimorfonucleares) são responsáveis pela primeira linha de defesa do organismo agindo de maneira não específica. Em seguida, as imunoglobulinas e as células imunocompetentes são ativadas, iniciando resposta imune específica e desencadeando resposta inflamatória, liberando as chamadas citocinas pró-inflamatórias (fator de necrose tumoral e interleucinas), estimulando intensa resposta celular com a liberação de mediadores secundários, quimiotaxia e ativação de granulócitos. Os mediadores secundários são responsáveis pela reativação das células fagocitárias e da cascata inflamatória, adquirindo função pró-coagulante e pró-trombolítica pela liberação de tromboplastina, causando uma condição pró-coagulante, aumentando a adesividade de leucócitos e plaquetas, além de contribuir para a elevação da reação inflamatória pelo aumento da permeabilidade e edema tecidual[12].

Diagnóstico

O diagnóstico e a monitoração laboratorial desempenham importante papel, havendo a presença de inúmeras alterações metabólicas oriundas da liberação de citocinas liberadas pelas bactérias ou de substâncias sintetizadas pelo organismo para combater o patógeno[12].

A coleta de hemocultura é considerada padrão-ouro e deve ser realizada antes do início da antibioticoterapia. É recomendada a coleta de duas amostras, a fim de que resultados positivos concordantes indiquem maior veracidade do resultado. A higienização da pele com soluções antissépticas no local de punção antes da realização da coleta evita a contaminação pela flora cutânea, propiciando falso resultado. As principais alterações laboratoriais na sepse podem ser confirmadas com a utilização de marcadores específicos e nos resultados expressados (Tabela 28.3)[12].

Tabela 28.3
Marcadores laboratoriais específicos para diagnóstico da sepse

Marcadores metabólicos	*Marcadores hematológicos*	*Marcadores inflamatórios*
Hiperlactatemia	Leucopenia	Proteína C reativa ↑
Acidose (pH↓)	Leucocitose	Pró-calcitonina ↑
Hiperventilação (pCO_2↓)	Anemia	TNF α ↑
Hipoxemia (pO_2↓)	Plaquetopenia	IL-1,IL-6, e IL-8 ↑
Hiperglicemia	TP/ TTPA ↑	CD64 em neutrófilos
Hipoglicemia		HLA-DR ↓
Ureia/Creatinina↑		
Na^+↓/K^+↑/Ca^{++}↓		
Hipomagnesemia		

A utilização de um escore validado para triagem e estratificação de gravidade em pacientes emergenciais pode auxiliar a equipe assistencial na identificação de pacientes com maior probabilidade de deterioração clínica. Com essa finalidade, foi desenvolvido o MEWS, que estabelece pontuação de acordo com o grau de alteração de sinais vitais e o nível de consciência. Resultados com pontuação ≥ 3 representam sinal de alerta para início precoce de medidas terapêuticas. O *National Health Service* (NHS) propôs modificações desenvolvendo um sistema de alerta, conhecido como NEWS, com ênfase na necessidade da suplementação de oxigênio e na mudança na pontuação referente a alguns sinais vitais (Tabela 28.4), considerando pontuação máxima qualquer alteração neurológica[12].

Tabela 28.4
Atualização MEWS × NEWS

MEWS	*NEWS*
FR > 16 mrpm	FR > 20 mrpm
FC > 100 bpm	FC > 90 ppm
PA < 100 mmHg	PA < 110 mmHg

Tratamento

A sepse, sepse grave ou choque séptico representam evolução de uma mesma síndrome, e a gravidade de sua evolução está diretamente relacionada com a determinação do diagnóstico.

A instituição de um protocolo com a priorização de antibioticoterapia precoce adequada reduz consideravelmente as taxas de mortalidade. O tratamento é constituído pela coleta de hemocultura seguida da administração de antibióticos de amplo espectro em um período de 1 hora a partir do diagnóstico, em associação ao controle de instabilidade hemodinâmica (30 mL/kg de cristaloides para pressão arterial média < 65 mmHg ou lactato ≥ 4 mmol/L + vasopressores para hipotensão refratária a volume)[12-14].

Assistência de enfermagem

Diagnóstico de enfermagem (NANDA)[4]	Intervenções de enfermagem (NIC)[5]	Metas (NOC)[6]
Risco de desequilíbrio na temperatura corporal	Monitoração de sinais vitais; regulação da temperatura; tratamento da febre; tratamento da hipertermia; tratamento da hipotermia	Controle de riscos: hipertermia; controle de risco: hipotermia; sinais vitais
Troca de gases prejudicada	Controle acidobásico; monitoração acidobásica; monitoração respiratória	Controle de riscos: processo infeccioso; estado respiratório: troca gasosa

Dor

Definição

O câncer como doença crônica está relacionado diretamente com a dor e o sofrimento ocasionado pelas mudanças no âmbito fisiológico, psíquico, social e espiritual decorrentes da doença ou do próprio tratamento[15].

Etiologia

A causa mais comum da dor oncológica, principalmente nas neoplasias de pulmão, mama, próstata e no mieloma, é ocasionada pela invasão tumoral óssea, sendo considerada uma dor nociceptiva somática. Quando estruturas nervosas sofrem invasão tumoral, ativam os nociceptores por pressão, isquemia e secreção de prostaglandinas e fatores de ativação de osteoclastos, dando origem à dor neuropática. A invasão tumoral visceral, a dor pós-operatória e a dor oriunda de tratamentos, como a quimioterapia e a radioterapia, também são frequentes. O reconhecimento do mecanismo originário à dor é determinante para desenvolver um plano de controle e tratamento[16,17].

Fisiopatologia

A dor oncológica transpassa a dor física, comprometendo a qualidade de vida dos doentes e gerando ansiedade e frustração em relação ao tratamento e seus efeitos colaterais. O medo, a depressão e a alteração dos padrões de sono são considerados fatores que aumentam a dor e o sofrimento do paciente oncológico[16,17].

Em alguns pacientes, a dor pode ser ocasionada pelo próprio tratamento, como a radioterapia, quimioterapia e procedimentos cirúrgicos, além de patologias que cursam com dor, como as doenças degenerativas da coluna, úlceras perfuradas, emergências vasculares e obstruções intestinais[16].

Diagnóstico

A avaliação da dor é complexa em virtude dos muitos aspectos que compõem essa condição. O autorrelato da dor e de suas características deve ser encorajado, e a realização de uma análise psicossocial do contexto de forma generalizada, incluindo a família como parte do processo de controle da dor, deve ser instituída[17,18].

A mensuração da dor é fundamental para a orientação terapêutica, sendo possível sua avaliação a partir de aplicação de escalas unidimensionais, como a escala numérica verbal, com escore de 0–10, sendo que 10 expressa dor intensa, ou a aplicação de escala de faces, com desenhos de faces que variam do sorriso à aflição, podendo ser aplicadas a crianças e pacientes com difícil compreensão dos outros instrumentos[17].

Tratamento

A terapia da dor no paciente oncológico é baseada principalmente no seu mecanismo causador (inflamatório, neuropático, isquêmico e compressivo). A combinação de métodos farmacológicos com métodos não farmacológicos, como a utilização de compressas frias ou quentes, e a mudança de decúbito podem otimizar o alívio da dor[16].

Os opioides são o principal tratamento para o controle álgico, porém, podem apresentar efeitos indesejados, como a constipação[16].

A combinação de terapias, como a cirurgia, quimioterapia, radioterapia, bifosfanatos e terapias intervencionistas, como os bloqueios de plexos, analgesia espinal e vertebroplastias, também pode ser associada (Tabela 28.5)[16].

A escolha da terapia se origina a partir da avaliação do escore de dor e deve abranger abordagem multidisciplinar, incluindo clínicos da dor, cirurgiões, psiquiatras, psicólogos, terapeutas ocupacionais e enfermeiros[16].

Tabela 28.5
Abordagem terapêutica para tratamento da dor

Dor leve	*Dor moderada*	*Dor intensa*	*Dor refratária à farmacoterapia*
Analgésico AINE	Opioides fracos + Analgésicos AINE	Opioides fortes + Analgésicos AINE	Procedimentos intervencionistas + Opióides fortes + Analgésicos AINE

Assistência de enfermagem

Diagnóstico de enfermagem (NANDA)[4]	*Intervenções de enfermagem (NIC)[5]*	*Metas (NOC)[6]*
Dor aguda	Administração de analgésicos; controle da dor	Bem-estar; Conhecimento: controle da dor; conhecimento: medicação; controle da dor
Dor crônica	Administração de medicamentos; controle de medicamentos	Bem-estar Conhecimento: controle da dor; conhecimento: medicação; controle da dor

Síndrome da Lise Tumoral (SLT)

Definição

A SLT é uma complicação relacionada ao tratamento do câncer que ocorre quando grande número de células tumorais é destruído rapidamente. A destruição da célula tumoral causa aumento dos níveis de componentes intracelulares (potássio, fósforo e ácido nucleico) por eles serem lançados na corrente sanguínea. As alterações metabólicas relacionadas à SLT incluem hiperuricemia, hipercalemia, hiperfosfatemia e hipocalcemia, que podem gerar complicações, como arritmias cardíacas, falência renal e síndrome da insuficiência respiratória aguda[18, 19].

Etiologia

O risco de desenvolver a síndrome é influenciado por vários fatores relacionados ao tumor e ao hospedeiro. Os relacionados ao tumor incluem grande carga tumoral, alta taxa proliferativa de células tumorais, níveis elevados de desidrogenase láctica e contagem elevada de células brancas. A síndrome ocorre mais frequentemente em linfomas de Burkit, leucemia linfoide aguda e linfomas de células

B. Esses tumores são caracterizados por alto conteúdo de ácidos nucleicos e fósforo, metabolismo de purina muito ativo e por serem tumores quimiossensíveis. Entretanto, pode ocorrer também em tumores sólidos, porém com menos frequência[18, 20].

Os fatores relacionados ao hospedeiro incluem uremia ou hiperuricemia preexistente, aumento da acidez urinária, desidratação, oligúria ou anúria e insuficiência ou falência renal. Os pacientes com tratamento renal prejudicado por desidratação, distúrbios metabólicos ou obstrução possuem maior risco de desenvolver a SLT porque são menos capazes de eliminar os produtos provenientes da lise tumoral[18].

A morbimortalidade em pacientes que desenvolvem a SLT não é bem conhecida. A taxa de mortalidade entre pacientes com tumores sólidos é maior do que entre os pacientes com câncer hematológico, presumivelmente em função do alto conhecimento dessa síndrome nesse último caso, da instituição de medidas profiláticas e da rigorosa monitoração de pacientes com malignidades hematológicas[18].

Estudos não randomizados mostraram que o desenvolvimento da Insuficiência Renal Aguda (IRA) associada à SLT é claramente forte preditor de mortalidade. Entre 63 pacientes com malignidades hematológicas e a síndrome, a mortalidade em 6 meses foi de 21% para aqueles sem a IRA e 66% para aqueles com ela[20].

Fisiopatologia

Apesar de o rápido lançamento do conteúdo intracelular para o espaço extracelular poder ter consequências fatais, os mecanismos homeostáticos compensatórios geralmente fazem com que a função renal permaneça inalterada[20].

A seguir, será abordado como cada metabólito alterado interfere no organismo, podendo levar à SLT.

Hiperuricemia

É causada pelo aumento do catabolismo de ácidos nucleicos e pela liberação de metabólitos da purina pela lise celular, causada, geralmente, pela quimioterapia. A via final é a metabolização da xantina pela xantina oxidase em ácido úrico. Esse, no pH tubular, é muito pouco solúvel e pode formar cristais, provocando obstruções se estiver em excesso[21].

Hipercalemia

Acredita-se que em razão do estresse sobre o metabolismo celular, além da quimioterapia e ou radioterapia e diminuição dos níveis de ATP, haja extravasamento precoce de potássio celular antes de a lise celular ser completada. Por esse motivo, há elevação precoce dos níveis de potássio sérico muito antes (12–24 horas depois da quimioterapia) das elevações de fosfato. Suas elevações são consideradas as consequências mais ameaçadoras da síndrome, podendo ocasionar a arritmias cardíacas e morte súbita[21].

Hiperfosfatemia e hipocalcemia

As células tumorais contêm quantidade de fosfato muito superior à das células normais. Por isso, com sua degradação aguda provocada pela quimioterapia ou radioterapia, elevam-se muito os níveis desse eletrólito na SLT (24–48 horas depois da quimioterapia). A hiperfosfatemia está relacionada com a lesão renal aguda pela precipitação com cálcio no túbulo renal[21].

A hipocalcemia está diretamente relacionada com a hiperfosfatemia, assumindo valores muito baixos quando se precipita com o fosfato. Sintomas neurológicos (convulsões, tetania) e cardíacos (arritmias) são comuns[21].

Diagnóstico

As manifestações da SLT são mais frequentes 48–72 horas depois do início do tratamento do câncer.[19] O diagnóstico da SLT é baseado primeiro nos achados laboratoriais e clínicos das quatro alterações metabólicas: hiperuricemia, hipercalemia, hiperfosfatemia e hipocalcemia. Uma avaliação minuciosa inicial do paciente deve ser realizada antes de iniciar a terapia antineoplásica para decidir se será necessário tratamento profilático para a SLT e para estabelecer dados de referência clínicos e laboratoriais[18].

Inicialmente, o histórico completo e o exame físico do paciente devem ser realizados para identificação de fatores de risco da síndrome. A avaliação dos fatores de risco é necessária para a prevenção e manejo da SLT, mas também pode determinar a melhor maneira para iniciar a terapia citotóxica. Pacientes com alto risco de desenvolver a síndrome devem ser hospitalizados para seu tratamento. Parâmetros laboratoriais específicos são avaliados durante todo o tratamento e incluem: potássio, fósforo, cálcio, ácido úrico, ureia, creatinina, DHL, hemograma e pH urinário. A avaliação dos sinais e sintomas é crucial para o manejo da síndrome (Tabela 28.6)[18].

Ocasionalmente, a ultrassonografia ou outros exames de imagem podem ser solicitados para encontrar outras disfunções renais não causadas pela hiperuricemia[18].

A função cardíaca é monitorada pela verificação periódica dos sinais vitais, ECG e/ou um ecocardiograma[18].

Tabela 28.6
Efeitos sistêmicos da Síndrome da Lise Tumoral

	Gastrointestinal	*Neurológico*	*Cardiovascular*	*Renal*	*Neuromuscular*
Causa	Hiperuricemia: acúmulo de toxinas	Hipocalcemia	Hipercalemia	Hiperuricemia, hiperfosfatemia e obstrução	Hipocalcemia e hipercalemia
Efeitos precoces	Náusea Vômito Diarreia Anorexia Fadiga Letargia	Agitação Irritabilidade Déficit de memória	Hipertensão Taquicardia Mudanças ECG: prolongamento do intervalo QT e inversão da onda T	Azotemia leve Dor em flanco Oligúria Aumento da osmolaridade urinária.	Fraqueza muscular Câibras e espasmos musculares Parestesia
Efeitos tardios	Náusea Vômito Diarreia Anorexia Hiperatividade intestinal Cólica intestinal	Laringoespasmo Espasmos nas mãos e pés Confusão Delírio Alucinação Papiledema	Mudanças ECG: aumento onda T, perda onda P Bradicardia Parada cardíaca Arritmia ventricular Assistolia	Cristais na urina Hematúria Azotemia grave Edema Insuficiência renal Anúria Necrose aguda tubular Falência renal aguda/crônica	Fraqueza muscular câibras e espasmos severos Sinal de Trousseau Sinal de Chvostek Tetania Convulsão

Tratamento

O principal objetivo no tratamento da SLT é sua prevenção. O reconhecimento do paciente que possui risco de desenvolver a síndrome permite a instituição de medidas preventivas de 24–48 horas antes do tratamento oncológico, diminuindo, assim, o risco de desequilíbrios eletrolíticos severos. Terapias ou medicações que contribuem para as alterações dos eletrólitos associados à SLT devem ser evitadas[18].

Os elementos-chave estabelecidos para a prevenção e intervenção da SLT são:

- **Hiper-hidratação:** importante mecanismo de prevenção da nefropatia pelo ácido úrico e da falência renal aguda. É importante que a hiper-hidratação associada ou não a diuréticos, inicie 24–48 horas antes do tratamento e continue por vários dias após o tratamento[18].

- **Alopurinol:** o alopurinol bloqueia a conversão da xantina e hipoxantina em ácido úrico, o que tem reduzido a incidência de nefropatia obstrutiva causada pela precipitação do ácido úrico. O alopurinol deve ser iniciado 1–2 dias antes da quimioterapia e mantido por 3–7 dias após o tratamento[18].
- **Rasburicase:** esse medicamento converte o ácido úrico em alantoína, um subproduto do ácido úrico. A alantoína é 5–10 vezes mais solúvel do que o ácido úrico, sendo excretada mais rapidamente pelos rins[18].
- **Alcalinização da urina:** é utilizada tanto na prevenção quanto no tratamento da SLT. A alcalinização aumenta a solubilidade do ácido úrico ajudando em sua excreção. Seu uso é controverso porque uma das suas complicações é a precipitação de fosfato de cálcio na microvascularização e túbulos que podem levar à nefropatia obstrutiva e aumentar o risco de falência renal. Houve um consenso de especialistas que recomendaram a alcalinização apenas em pacientes com acidose metabólica. Com isso, sua indicação deve ser individualizada[18].
- **Diálise:** os parâmetros laboratoriais e as condições clínicas do paciente podem mudar rapidamente. Se as alterações eletrolíticas da SLT não puderem ser corrigidas ou se a falência renal piorar mesmo com medidas agressivas, a diálise deve ser instituída prontamente. A diálise é recomendada nos casos de nefropatia obstrutiva, falência renal aguda e alterações metabólicas associadas à SLT[18].

Assistência de enfermagem

O principal objetivo do enfermeiro que cuida do paciente com risco de desenvolver a SLT é prevenir e minimizar as suas consequências. Prevenção, identificação precoce e intervenção das anormalidades metabólicas da SLT requerem conhecimento dos fatores de risco, sinais clínicos e laboratoriais e sintomas de cada alteração metabólica e medidas para tratamento[18].

A identificação de pacientes com risco baseado no tipo de malignidade, extensão da doença, condições clínicas preexistentes e valores de base laboratoriais podem proporcionar uma abordagem pró-ativa de intervenção e implementação de medidas preventivas[18].

Uma das principais responsabilidades da enfermagem com os pacientes que possuem risco de desenvolver a SLT ou que já a tiveram é educação. A educação do paciente e da família a respeito dos fatores de risco, manifestações clínicas, possíveis medidas de tratamento e onde procurar ajuda médica é a chave para prevenir essa síndrome. Todos os pacientes com risco de desenvolver a doença devem receber orientações verbais e por escrito a respeito[18].

Outra grande responsabilidade do enfermeiro é a avaliação minuciosa e contínua do paciente antes, durante e após o tratamento. A avaliação dos parâmetros laboratoriais de base e evolutivos e das manifestações clínicas irá ajudar a detectar mudanças clínicas súbitas, prevenindo, assim, sérias complicações da SLT[18].

Certos testes diagnósticos como o sinal de Chvostek, o sinal de Trousseau, reflexo de tendões profundos e o ECG são úteis para monitorar o estado clínico do paciente com risco potencial ou em SLT[18].

A intervenção médica requer participação ativa da enfermagem em várias situações do cuidado. Devido ao estado crítico do paciente, aqueles que possuem alto risco de desenvolver a SLT frequentemente são tratados na UTI. Os enfermeiros são os principais responsáveis pelos cuidados diários do paciente. O desenvolvimento de novas terapias contra o câncer, regimes profiláticos ou terapêuticos para a SLT e formas alternativas de administração de medicamentos irão afetar significativamente os resultados. A participação em estudos de pesquisa pode proporcionar o melhor entendimento da incidência, estratégias de prevenção e manejos dessa síndrome[22].

O paciente com potencial ou em atual SLT passa frequentemente por diferentes estágios do estado de saúde durante o tratamento de sua doença e o enfermeiro tem importante papel para coordenar e assegurar a continuidade dos cuidados nesse processo. Comunicar ao médico e aos outros membros da equipe multiprofissional todos os achados relacionados ao paciente é necessário para o reconhecimento precoce e tratamento da SLT[18].

A importância de prover suporte emocional ao paciente e à família não pode ser subestimada. Frequentemente é difícil para o paciente e a família entenderem que, quando o tratamento contra a doença está funcionando, podem ocorrer complicações graves e arriscadas[18].

Diagnóstico de enfermagem (NANDA)[4]	Intervenções de enfermagem (NIC)[5]	Metas (NOC)[6]
Risco de desequilíbrio eletrolítico	Controle de eletrólitos; controle de medicamentos; controle hidroeletrolítico	Equilíbrio eletrolítico e acidobase
Risco de volume de líquido desequilibrado	Controle hídrico; reposição volêmica; controle de eletrólitos; controle de peso	Conhecimento: regime de tratamento; controle de riscos; detecção de riscos; equilíbrio hídrico

Síndrome da veia cava superior

Definição

A síndrome da veia cava superior (SVCS) se desenvolve como resultado da obstrução ou compressão da veia cava superior, o que diminui o fluxo sanguíneo através dela. Independentemente da causa, a obstrução da veia cava superior (VCS) impede o retorno venoso, resultando em aumento da pressão venosa e diminuição do débito cardíaco. A SVCS se torna uma emergência oncológica quando o paciente apresenta dificuldade respiratória e edema cerebral[23].

Etiologia

A obstrução pode ser causada por fatores intrínsecos ou extrínsecos. Os intrínsecos incluem tumor intraluminal ou trombose na veia. Entre os principais fatores extrínsecos estão o tumor e os linfonodos aumentados que causam compressão da veia cava superior[23].

Atualmente, a causa mais comum da SVCS são as doenças malignas com uma incidência de 70% a 80% dos casos de SVCS. Desse modo, é o principal fator de risco. O câncer de pulmão é o tumor que mais frequentemente causa a síndrome (75% dos casos). Das causas da SVCS, 22%–40% são não malignas, principalmente em razão dos dispositivos intravasculares, como marca-passo ou cateter venoso central (70%) em virtude da formação de trombos em seu interior, sendo estes os principais fatores de riscos não relacionados à malignidade[24].

Fisiopatologia

A SVCS pode ocorrer de maneira gradual ou súbita. A obstrução da veia cava causada por trombose ou compressão em função do tumor ou aumento de linfonodos resulta em hipertensão venosa, a qual pode causar edema de face, pescoço, tórax e membros superiores. O derrame pleural ou pericárdico também pode ser o resultado do retorno venoso diminuído[24].

Outras manifestações que podem ocorrer são desenvolvimento de circulação colateral no tórax, tosse seca, dispneia (mais comum em pacientes com câncer de pulmão ou linfoma). As posições que dificultam o retorno venoso podem piorar os sintomas[24].

Os sintomas que remetem a risco de vida são mais tardios. Estertores, angústia respiratória e hemoptise podem acontecer. Os sinais tardios devidos à síndrome que afetam o sistema cardiovascular incluem cianose, taquicardia, queda da pressão sanguínea e falência cardíaca congestiva[18, 24].

Os sintomas do sistema nervoso central (SNC) incluem forte cefaleia, distúrbios visuais, irritabilidade, tontura e síncope. Confusão, rebaixamento do nível de consciência, convulsão e coma podem ocorrer como resultado do aumento da pressão intracraniana[18, 24].

Diagnóstico

O estudo diagnóstico pode ser feito por duas vias: imagem e histológica. Uma vez que o câncer é a principal causa da SVCS, o diagnóstico histológico definitivo é necessário para determinar o melhor plano de cuidado para o paciente[23].

A radiografia de tórax é frequentemente a primeira imagem obtida e, geralmente, mostra um alargamento do mediastino e é positiva em 80% dos casos de SVCS. Outros exames de imagem utilizados podem ser a tomografia computadorizada (TC) e a ressonância magnética (RNM), esse último podendo mostrar se a obstrução é causada por tumor ou trombo[23].

O próximo passo para o diagnóstico, se houver a suspeita de câncer, é obter uma amostra do tecido pelo meio menos invasivo possível para poder guiar o tratamento[23].

Tratamento

O manejo da SVCS é guiado pela severidade dos sintomas, a etiologia da síndrome, o prognóstico geral, a malignidade de base e a presença de trombose. Os objetivos do tratamento são dar alívio aos sintomas e tratar a causa da obstrução[23].

Terapia trombolítica

A SVCS causada por trombos está associada, geralmente, ao uso de cateteres intravenosos, porém também pode acontecer por obstrução parcial da luz do vaso em razão da compressão externa[23].

Os agentes trombolíticos são contraindicados em pacientes com distúrbios de coagulação, história de derrame cerebral, aumento de pressão intracraniana, história de cirurgia ou metástase cerebral[23]. A terapia trombolítica é usada para dissolver trombos pela ativação do plasminogênio em plasmina, a qual degrada a fibrina em peptídeos solúveis. Os agentes que têm sido utilizados na trombólise são estreptoquinase, uroquinase e alteplase[23].

Os agentes trombolíticos são administrados por via intravenosa. A administração desses medicamentos causa fibrinólise em mais de 90% dos pacientes, resultando em trombólise ao longo dos vasos. Para trombos na veia cava superior é administrado um *bolus* inicial, seguido de infusão entre 8–48 horas[23].

Após a terapia inicial deve ser dada sequência ao tratamento com anticoagulação para prevenir recorrência. A heparina não fracionada ou de baixo peso molecular deve ser continuada por pelo menos 5 dias após a terapia trombolítica[23].

As precauções contra sangramento são funções importantes da enfermagem durante o tratamento trombolítico e de anticoagulação. Deve-se avaliar o paciente quanto ao risco apresentado para sangramento e evitar situações que podem causar hemorragias, como a queda, por exemplo[23].

Quimioterapia

Se o câncer for a causa da SVCS, o tratamento da malignidade pode também tratar a síndrome. Para tumores altamente quimiossensíveis, a quimioterapia é o tratamento mais apropriado. O alívio completo dos sintomas é obtido em 80% dos pacientes com Linfoma não Hodgkin e câncer de pulmão de pequenas células. A combinação de quimioterápicos é o tratamento-padrão[23].

A quimioterapia pode ser combinada também com radioterapia para aumentar o alívio dos sintomas em alguns pacientes[23].

Radioterapia

A radioterapia é usada para o tratamento dos pacientes sintomáticos com SVCS, sendo bastante efetiva em vários tipos de tumores. A radioterapia é o tratamento de escolha para pacientes com câncer de pulmão de células não pequenas[23].

Estudos mostram que em pacientes submetidos à radioterapia para tratamento da SVCS houve resolução da obstrução em 31% dos casos, em 23% houve desobstrução parcial e 85% dos pacientes referem alívio dos sintomas[23].

Implante de *stent*

Outra possibilidade de intervenção é a colocação percutânea de um *stent* intravascular. Essa abordagem proporciona rápido alívio dos sintomas, geralmente em 48 horas, e pode ser realizada antes do diagnóstico histológico. Os pacientes relatam resolução dos sintomas em 68%–100% dos casos[23].

A colocação de *stent* deve ser considerada no caso de tumores que não respondem bem à quimioterapia e/ou radioterapia ou podem servir como ponte para alívio dos sintomas até que o tratamento específico surta efeito[23].

A taxa de complicação é em torno de 3%–7% e inclui infecção, sangramento, migração e oclusão do *stent*, hematoma no sítio de inserção, embolia pulmonar e, muito raramente, perfuração. A colocação do *stent* é contraindicada se há invasão tumoral do vaso[23].

Os cuidados de enfermagem após essa colocação envolvem avaliação das complicações, como hematoma, infecção, trombose venosa profunda, embolismo pulmonar ou hemorragia[23].

Assistência de enfermagem

O atendimento de enfermagem ao paciente com SVCS envolve avaliação cardíaca, pulmonar e o estado neurológico para detectar a piora dos sintomas que demandam intervenção[23].

Promover oxigenação e melhora da perfusão é importante por meio do uso de oxigenoterapia, elevação de decúbito e manejo da ansiedade. Medidas de conforto para diminuir a dispneia irão diminuir a ansiedade tanto do paciente quanto da família[23].

A avaliação da evolução dos sinais vitais, saturação de oxigênio e estado mental é necessária. Sinais de compressão brônquica, edema de laringe e alteração neurológica requerem intervenções emergenciais[23].

O controle rigoroso de balanço hídrico também é muito importante para evitar tanto a desidratação, que aumenta o risco de trombose, quanto a hiper-hidratação, que deixa os sintomas da SVCS exacerbados[23].

Em muitos casos, a SVCS é a apresentação inicial do câncer e, em outros casos, pode ser o sinal de reincidência da doença. A enfermeira oncológica deve auxiliar o paciente e a família a diminuir a ansiedade e proporcionar informações educativas sobre o quadro e cuidados com o paciente. Proporcionar suporte emocional é essencial[23].

O reconhecimento precoce dos sinais e sintomas é importante para a rápida intervenção. Pacientes com SVCS podem ser curados, dependendo da causa e do alívio dos sintomas[23].

Diagnóstico de enfermagem (NANDA)[4]	Intervenções de enfermagem (NIC)[5]	Metas (NOC)[6]
Conforto prejudicado	Administração de medicamentos; posicionamento; conduta da radioterapia	Estado de conforto: físico; qualidade de vida; controle de riscos
Mobilidade física prejudicada	Assistência no autocuidado; posicionamento; controle de pressão; cuidados circulatórios: insuficiência venosa	Mobilidade; controle de riscos: saúde cardiovascular; estado cardiopulmonar; estado respiratório; tolerância a atividade

Síndrome da Compressão Medular (SCM)

Definição

A SCM pode ser definida como a compressão do saco dural e seu conteúdo (medula espinhal e/ou cauda equina) por massa tumoral extradural. É uma complicação do câncer que causa dano à função neurológica[25, 26].

Etiologia

É a segunda principal complicação neurológica nos pacientes com câncer e ocorre em cerca de 5% a 14% dos pacientes. A compressão medular pode surgir de um tumor primário na própria medula ou como resultado de doença metastática. Os tumores primários que surgem dentro do próprio cordão são chamados *intramedulares*, e aqueles que surgem dentro das camadas meníngeas são chamados *extramedulares intradurais*. Esses tumores incluem ependimoma, astrocitoma, oligodendroglioma e meningioma[25, 26].

Os seguimentos da coluna espinhal envolvidos incluem a coluna torácica (70%), coluna lombossacral (20%) e coluna cervical (10%). A SCM não oferece risco imediato de vida, a não ser que comprometa níveis acima de C3, mas o que a torna uma emergência é que pode causar morbidade permanente e importante[26].

Fisiopatologia

Primeiro, a compressão de plexos nervosos epidurais ou o dano mecânico direto causa congestão venosa, edema vasogênico e edema da substância branca. Em seguida a compressão ocasiona a isquemia, bloqueio da condução nervosa e, muitas vezes, desmielinização da substância branca. Essa perda da bainha de mielina afeta a condução de sinais, resultando em déficits neurológicos. Com a progressão da compressão, mais substância branca é danificada e o cordão nervoso pode enfartar em função da falta de fluxo arterial ou venoso[25].

Os sinais e sintomas ocorrem em sequência, à medida que há maior compressão da medula espinhal e/ou raízes nervosas. Dor e hipersensibilidade localizadas nas costas são os sintomas mais comuns e precoces. A dor piora à noite e na posição supina e não melhora com analgésicos comuns[26].

O segundo achado mais comum é a disfunção neurológica motora, quando o paciente se queixa de pernas cansadas e dificuldade para subir escadas. Também ocorrem parestesia e hipoestesia[26].

Em uma fase tardia, acontece disfunção autonômica com impotência e incontinência de esfíncteres[26].

Diagnóstico

O tipo de avaliação para a SCM é direcionado pela condição clínica do paciente. Se o paciente apresenta queixas vagas que não ajudam a direcionar a avaliação, um exame ósseo ou um raios simples irão auxiliar[25].

A RNM da coluna vertebral tem sido a ferramenta preferida e mais segura para o diagnóstico da SCM. Essa técnica não invasiva proporciona diversas imagens que ajudam a visualizar as anormalidades na coluna espinhal e estruturas adjacentes[25].

Se a RNM não puder ser realizada, uma mielografia com TC pode diagnosticar a SCM. Guiada pela TC, o contraste é injetado na coluna por uma punção lombar e o fluxo é observado para detectar as alterações[25].

Tratamento

A sua rápida progressão pode causar intensa deterioração e paraplegia ou, até mesmo, paralisação dos movimentos respiratórios se a coluna cervical estiver comprometida. As abordagens terapêuticas são diversas e podem combinar-se, sendo elas o uso de esteroides, radioterapia, cirurgia e quimioterapia. O objetivo do tratamento inclui descompressão do tecido nervoso, erradicação do tumor, alívio da dor, preservação da função neurológica, estabilidade da coluna e prevenção de recorrência e progressão da doença[25].

Esteroides: são utilizados de maneira combinada com a radioterapia. São instituídos quando há suspeita de compressão e antes da definição do tratamento específico por aliviar a dor e melhorar a função neurológica por diminuição do edema na coluna espinhal[25].

Radioterapia: é o tratamento-padrão para a SCM. A dose de radiação e o comprimento a ser tratado dependem do tipo histológico do tumor. O grau do dano neurológico antes de iniciar o tratamento é preditivo para a recuperação da deambulação pós-tratamento. Por isso, é importante o diagnóstico precoce da compressão medular[25].

Cirurgia: antigamente a cirurgia era indicada apenas nos pacientes com déficits neurológicos que progrediam mesmo com radioterapia ou com instabilidade da coluna. Atualmente, com o aprimoramento dos exames de imagem e com novas técnicas de estabilização da coluna, a cirurgia tem sido mais efetiva e uma opção mais precoce[25].

Uma técnica cirúrgica que ajuda muito na síndrome é a descompressão circunferencial. O tumor é abordado diretamente e retirado o máximo que for possível, para se conseguir não só a descompressão, mas especialmente uma redução significativa da massa tumoral[26].

Quimioterapia: ela deve ser uma opção de tratamento para os tumores quimiossensíveis como o Linfoma de Hodgkin e não Hodgkin, câncer de pulmão de pequenas células, neuroblastoma e tumor de células germinativas. A hormonoterapia é outra opção para aqueles pacientes com câncer de próstata ou mama[25].

Assistência de enfermagem

Os cuidados de enfermagem do paciente que apresenta síndrome da compressão medular estão focados principalmente na detecção precoce e no manejo dos sintomas. A avaliação do paciente é crucial durante essa emergência para verificar o estado neurológico e manter a máxima preservação das suas funções. A avaliação inclui monitoração da função motora e sensorial, bem como a função intestinal e vesical[25].

Dor: mais de 95% dos pacientes com SCM têm dor. A avaliação da dor é crucial para ajudar a identificar intensidade, localização, fatores que diminuem ou aumentam a dor e outros sintomas que a acompanham. O enfermeiro oncologista precisa ter conhecimento dos princípios de analgesia, opioides e técnicas não farmacológicas[25].

Os anti-inflamatórios não esteroidais são muito utilizados para a dor óssea, mas podem ocasionar sangramento e problemas renais. Recentemente, anticonvulsivantes e antidepressivos têm sido usados para o tratamento de dor neuropática que ocorrem quando os nervos periféricos ou suas raízes estão comprimidos[25].

Também há as técnicas de vertebroplastia e cifoplastia, que ajudam a estabilizar a coluna e aliviar a dor por meio de preenchimento da vértebra através da injeção de cimento para preencher a parte óssea que está sendo comprimida[25].

Mobilidade: a qualidade de vida de uma pessoa está diretamente relacionada com sua capacidade de mobilidade e independência. Com isso é crucial que o enfermeiro identifique precocemente as mudanças sensoriais e motoras do paciente. Preservar e melhorar as funções motoras são importantes, pois muitos pacientes têm potencial melhora na reabilitação após o início do tratamento[25].

Alterações intestinais e vesicais: são distúrbios do sistema autonômico que incluem incontinência urinária ou fecal e retenção urinária ou constipação. A implementação de uma rotina diária das eliminações ajudará a identificar qualquer alteração urinária ou intestinal[25].

Se o paciente tiver destreza e bom prognóstico, pode adotar o autocateterismo vesical intermitente. Isso proporciona controle, oferece fácil mobilidade sem necessidade do uso de dispositivos externos e reduz o índice de infecção urinária[25].

O controle da função intestinal pode ser conseguido com dieta apropriada e laxantes ou enemas[25].

Diagnóstico de enfermagem (NANDA)[4]	Intervenções de enfermagem (NIC)[5]	Metas (NOC)[6]
Eliminação urinária prejudicada	Cuidados na incontinência urinária; assistência no autocuidado: uso do vaso sanitário; supervisão da pele	Continência urinária; controle de sintomas; estado neurológico: função sensório-motora espinal
Risco de constipação	Controle da nutrição; controle de medicamentos; monitoração hídrica; planejamento da dieta	Comportamento de adesão: dieta saudável; eliminação intestinal; controle de sintomas; função gastrointestinal

Conclusão

Nas últimas décadas tem havido grande aumento da incidência e prevalência do câncer na população mundial. Com o avanço das pesquisas para diagnóstico e tratamento também aumentaram as taxas de cura e sobrevida.

Durante o curso da doença, o paciente oncológico passa por várias intercorrências que podem estar relacionadas com o tratamento ou a própria patologia, sendo muitas vezes necessária a intervenção imediata para garantir a sobrevivência e a qualidade de vida do paciente.

Todo enfermeiro, não somente o oncológico, deve estar preparado para a imediata identificação das emergências oncológicas, pois, em muitos casos, o paciente descobre a doença em razão da intercorrência que está vivenciando.

O enfermeiro que está à beira do leito tem profundo conhecimento sobre a patologia do doente e suas características individuais. Esse profissional tem o importante papel de identificar precocemente as alterações e queixas apresentadas, comunicar a equipe multiprofissional e intervir o mais prontamente possível para garantir a recuperação do paciente.

Referências bibliográficas

1. Silva, M. Urgências oncológicas, metabólicas e infeciosas: urgências metabólicas. Urgências oncológicas, metabólicas e infeciosas: urgências metabólicas, 2012.
2. Tabak D, Maradei Simone, Arcuri, Leonardo J. Urgências metabólicas no paciente oncológico. Oncogeriatria, 2011: p. 44.
3. Fortes OC. Emergências Oncológicas. Porto. Dissertação [Mestrado integrado em medicina] – Instituto de Ciências Biomédicas de Abel Salazar; 2011.
4. Herdman TH, Kamitsuru RNS. Diagnósticos de enfermagem da NANDA: definições e classificação 2015-2017. 10ª ed. Porto Alegre: Artmed, 2014.
5. Bulechek GM, Butcher HK, Dochterman JM, Wagner CM. Classificação das Intervenções de Enfermagem. 6ª ed. Oxford: Elsevier; 2013.
6. Moorhead S, Johnson M, Maa ML, Swanson E. Classificação dos resultados de enfermagem (NOC). 4ª Ed. Oxford: Elsevier; 2008.
7. Neto OMV, Neto MM. Distúrbios do equilíbrio hidroeletrolítico. Medicina (Ribeirão Preto. Online) 2003; 36(2/4): 325-37.
8. Mendes AVA, Sapolnik R, Mendonça N. Novas diretrizes na abordagem clínica da neutropenia febril e da sepse em oncologia pediátrica. J Pediatr, 2007; 83 (Suppl 2):S54-63.
9. Rizzardini C, Espinoza X. Urgências oncológicas. Rev Ped Elec, 2005; 2(2).
10. Venâncio IMS. Neutropenia febril em doentes oncológicos. 2013.
11. Belesso M et al. Triagem para o tratamento ambulatorial da neutropenia febril. Rev Bras Hematol Hemoter, 2010; 32(5):402-8.
12. Melo WA, Silva JO. Sepse: A importância do Laboratório Clínico no Diagnóstico. Rev Multidisciplinar Saúde, 2009; 1(2):34-50.
13. Salomão R et al. Diretrizes para tratamento da sepse grave/choque séptico: abordagem do agente infeccioso-controle do foco infeccioso e tratamento antimicrobiano. Revista Brasileira de Terapia Intensiva, 2016.
14. Dutra CSK et al. Diagnósticos de enfermagem prevalentes no paciente internado com sepse no centro de terapia intensiva. Cogitare Enfermagem, 2014; 19(4).
15. Stübe M et al. Percepções de enfermeiros e manejo da dor de pacientes oncológicos. Revista Mineira de Enfermagem, 2015; 19(3):696-710.
16. Rangel O, Telles C. Tratamento da dor oncológica em cuidados paliativos. Revista Hospital Universitário Pedro Ernesto, 2012; 11(2).

17. Morete MC, Minson FP. Instrumentos para a avaliação da dor em pacientes oncológicos. Rev Dor, 2010; 11(1):74-80.
18. Lydon J. Tumor Lysis Syndrome. Yarbro CHY, Wujcik D, Gobel BH. Cancer Nursing Principles and Practice. 7th MA: Jones and Bartlett Publishers; 2011:1057-71. (1)
19. Ramos FR, Jordão ISC. Deficiência de cálcio e o consumo alimentar em portadores da síndrome da lise tumoral. Cadernos UniFOA; 2013 Mai:53-60.
20. Wilson FP, Berns JS. Tumor lysis syndrome: new challenges and recent advances. Adv Chronic Kidney Dis; 2014 Jan; 21(1):18-26.
21. Tallo FS, Vendrame LS, Lopes RD, Lopes AC. Síndrome da lise tumoral: uma revisão para o clínico. Rev Bras Clin Med. São Paulo, 2013 abr-jun; 11(2):150-4.
22. Hesselgrave J. Oncologic Emergencies. In: Baggot C, Fochtman D, Foley GV, Kelly KP (eds.). Nursing care of children and adolescents with cancer and blood disorders. 4th Ed. IL: 2011:669-93.
23. Brunbaugh HL. Superior vena cava syndrome. Yarbro CHY, Wujcik D, Gobel BH (eds.). Cancer Nursing Principles and Practice. 7th MA: Jones and Bartlett Publishers; 2011. p. 1038-47.
24. Paiva CE, Catâneo AJM, Gabarra RC, Michelin OC. O que o emergencista precisa saber sobre as síndromes da veia cava superior, compressão medular e hipertensão intracraniana. Rev Bras de Cancerologia; 2008; 54(3): 289-96.
25. Flaberty AM. Spinal cord compression. Yarbro CHY, Wujcik D, Gobel BH (eds.). Cancer Nursing Principles and Practice. 7th MA: Jones and Bartlett Publishers; 2011. p. 1022-37.
26. Costa J, Andrade A, Martins J, Berhanu N, Rodrigues J. Tratamento das metástases vertebrais. Rev. Port. Ortop. Traum; Lisboa: 2014 dez; 22(4):350-59.

Índice Remissivo